普通高等教育“十一五”国家级规划教材

北京高等教育精品教材

北京大学医学教材

口腔颌面外科学

Oral and Maxillofacial Surgery

主　　编：张震康　俞光岩

副 主 编：伊　彪

编写人员：（按姓氏笔画为序）

马　莲　毛　驰　王　兴　伊　彪

刘克英　刘瑞昌　孙勇刚　张　伟

张　益　张建国　张震康　李自力

陈仁吉　林　野　俞光岩　郭传瑸

傅开元　翟新利　蔡志刚

北京大学医学出版社

KOUQIANGHEMIAN WAIKEXUE

图书在版编目（CIP）数据

口腔颌面外科学 / 张震康，俞光岩主编. —北京：北京大学医学出版社，2007

ISBN 978-7-81071-628-4

Ⅰ. 口… Ⅱ. ①张…②俞… Ⅲ. 口腔颌面部疾病－口腔外科学－医学院校－教材 Ⅳ. R782

中国版本图书馆 CIP 数据核字 (2006) 第 110648 号

口腔颌面外科学

主　　编：张震康　俞光岩

出版发行：北京大学医学出版社（电话：010-82802230）

地　　址：（100191）北京市海淀区学院路 38 号　北京大学医学部院内

网　　址：http://www.pumpress.com.cn

E-mail：booksale@bjmu.edu.cn

印　　刷：北京圣彩虹制版印刷技术有限公司

经　　销：新华书店

责任编辑：许　立　**责任校对**：金彤文　**责任印制**：张京生

开　　本：787mm × 1092mm　1/16　**印张**：41　**插页**：2　**字数**：1048 千字

版　　次：2007 年 5 月第 1 版　2012 年 9 月第 4 次印刷

书　　号：ISBN 978-7-81071-628-4

定　　价：69.00 元

北京大学医学教材口腔医学系列

教材编审委员会

序

长学制口腔医学专业双语教材编辑委员会邀请我为16本8年制口腔医学专业的教材写一个总序。我想所以邀请我写总序，也许在参加这16本教材的百余名教师中我是年长者，也许在半个世纪口腔医学教学改革和教材建设中，我是身临其境的参与者和实践者。

1952年我作为学生进入北京大学医学院口腔医学系医预班，1953年更名为北京医学院口腔医学系，1985年更名为北京医科大学口腔医学院，2000年更名为北京大学口腔医学院。历史的轮回律使我已是老教授又回到北京大学，这是高等学府名称的变更。新中国成立后年制改动得频繁，1949年牙医学系为6年，1950年毕业生为5年半，1951年毕业生为5年并招收3年制，1952年改为4年制，1954年入学的为4年制，毕业时延长一年实为5年制。1955年又重新定为5年制，1962年变为6年制，1974年恢复招生又决定3年制，1977年再次改为5年制，1980年又再次定为6年制，1988年首次定为7年制，2001年首次招收8年制口腔医学生，以上是年制的变更。

20世纪50年代初期，没有全国统一的教科书，都是用的自编教材。到50年代末全国有三本统一的教科书，即口腔内科学、口腔颌面外科学和口腔矫形学；到70年代除了上述三本教科书外增设了口腔基础医学的两本全国统一教材，即口腔组织病理学和口腔解剖生理学；80年代除了上述五本教科书外又增加口腔正畸学（口腔矫形学更名为口腔修复学）、口腔材料学、口腔颌面X线诊断学和口腔预防·儿童牙医学。那时口腔医学专业已有全国统一的九本教材；90年代把口腔内科学教材分为牙体牙髓病学、牙周病学、口腔黏膜病学三本，把口腔预防·儿童牙医学分为口腔预防学和儿童口腔病学，口腔颌面X线诊断学更名为口腔颌面医学影像诊断学，同期还增设有口腔临床药物学、口腔生物学和口腔医学实验教程。至此，全国已有15本统一编写的教材；到21世纪初又加了一本𬌗学，共16本教材。从以上学院名称的变更、年制的变换以及教材的改动，说明新中国成立后口腔医学教育在探索中前进，在曲折中前进，在改革中前进，在前进中不断完善。而这次为8年制编写16本教材是半个世纪口腔医学教育改革中付出巨大辛劳后的丰硕收获。我相信，也许是在希望中相信我们的年制不再有变动，而应该在教学质量上不断下功夫，应该在教材的质量上不断再提高。

书是知识的载体。口腔医学教材是口腔医学专业知识的载体。一套口腔医学专业的教材应该系统地、完整地包含口腔医学基本知识的总量，应该紧密对准培养目标所需要的知识框架和内涵去取舍和筛选，以严谨的词汇去阐述基本知识、基本概念、基本理论和基本规律。大学教材总是表达成熟的观点，多数学派和学者中公认的观点和主流派观点。也正因为是大学教材，适当反映有争议的观点，非主流派观点，让大学生去思辨应该是有益的。口腔医学发展日新月异，知识的半衰期越来越短，教材在反映那些无可再更改的基本知识的同时，概括性介绍口腔医学的最新研究成果，也是必不可少的，使我们的大学生能够触摸到口腔医学科学前沿跳动的脉搏。虽然创造性不可能教出来，但是把教材中深邃的理论表达得深入浅出，引人入胜，激发兴趣，给予思考的空间，尽管写起来很难，但这是可能的，这无疑有益于培养大学生的创造性思维能力。

本套教材共有16本，是供8年制口腔医学专业的大学生用的。这16本教材为：口腔医学导论、口腔组织病理学、口腔颌面部解剖学、牙体解剖与口腔生理学、口腔生物学、口腔材料学、口腔临床药物学、口腔颌面医学影像诊断学、牙体牙髓病学、牙周病学、儿童口腔病学、口腔黏膜病学、口腔颌面外科学、口腔修复学、口腔正畸学、口腔预防医学。可以看出，这16本教材既有口腔基础医学类的，也有临床口腔医学类的，还有介于两者的桥梁类性质的科目。这是一套完整的、系统的口腔医学专业知识体系。这不仅仅是新中国成立后我院第一套系统教材，也是1943年成立北大牙医学系以来的首次，还是实行8年制口腔医学年制的首部。为了把这套教材写好，编辑委员会遴选了各学科资深的教授作为主编和副主编，百余名有丰富的教学经验并正在教学第一线工作的教授和副教授参加了编写工作。他们是尝试着按照上述的要求编写的，但是首次难免存在不足之处，好在道路已经通畅，目标已经明确，只要我们不断修订和完善，这套教材一定能成为北京大学口腔医学院的传世之作！

张震康

2004年5月

前　言

根据教育部对于“十一五”期间高等教育教材建设的精神，为适应长学制学生的素质教育和创新能力的培养，适应现代教育教学改革的要求，按照北京大学医学部的统一安排，编写了这一本口腔颌面外科长学制教材。作为我国首部用于长学制的口腔颌面外科学教科书，旨在为我国培养高层次口腔医学专门人才提供基本的、重要的教材，也为口腔科和口腔颌面外科住院医师、研究生提供一部完整的、具有中国特色的专业参考书。

教材编写过程中，我们力求体现新时期教育观念的转变，适应教学内容和教学方法的改革进程，以学习者和阅读者为中心，培养阅读者的自学能力、临床思维能力及创新意识，调动阅读者的积极性，各章或节列出复习思考题，引导阅读者思路，并列出部分参考书目，便于阅读者拓展知识。

本教材在五年制教材的基础上，有一定比例的扩充，但不同于研究生专用教材。涵盖相关执业医师资格考试的基本内容，并对口腔颌面外科专业的最新进展进行了概况性介绍。

本教材力求突破原有教材的编写框架，为了适应教学过程中“双语”教学的要求，强化学生对英文专业名词的记忆，将学生必须掌握的词汇编入教材之中，书末列出常用口腔颌面外科学名词的英文解释。版面上也有一些创新，如在各章或节开始时列出要点，尽量采用图、表的形式，并采用双色套印，努力使教材生动、活泼。

本书在编写过程中，参考了邱蔚六、张震康教授等编著的卫生部规划教材《口腔颌面外科学》第五版（人民卫生出版社，2003），在此谨向主编和各位编者表示衷心感谢。本书的编者均是北京大学口腔颌面外科在教学第一线工作的老、中、青骨干教师，其中大量资料来自于本科长期工作的积累，是本科几代人共同努力的心血的结晶。章魁华教授对全书的英文翻译进行了细致的审阅和修改；绘图室林冠华同志绘制了大量图片；彭歆、李雪、李威等同志打印、整理书稿，在此一并致以谢忱。

编写长学制教材，这是一种新的探索。由于水平和知识面的限制，缺点和错误在所难免，我们诚恳地欢迎广大师生和口腔医务工作者提出批评和建议，以便再版时加以改进。

张震康　俞光岩　伊彪

2006 年 9 月

目录

第十四章 颌骨牵引成骨技术 DISTRACTION OSTEOGENESIS FOR JAWS 552

第十五章 口腔颌面部获得性缺损与重建

ACQUIRED DEFECT AND RECONSTRUCTION IN ORAL AND MAXILLOFACIAL REGION 568

第一章

绪　论

INTRODUCTION

提　要

本章介绍口腔颌面外科的定义和本学科的内容。在简要回顾我国口腔颌面外科发展的历史基础上，着重阐述新中国成立后口腔颌面外科的形成和发展以及其特点。口腔颌面外科既是临床医学中的一个分支，其业务与耳鼻咽喉科、整形外科、头颈部外科、眼科有着密切关系，也是口腔医学的一个重要分支。其业务与口腔病理学、口腔解剖生理学、口腔修复学、口腔正畸学以及𬌗学有着密切关系。最后提及对口腔颌面外科的未来展望。

一、口腔颌面外科的定义和内容

Definition and contents of oral and maxillofacial surgery

国际权威性医学词典 2001 年 29 版 Dorland's Illustrated Medical Dictionary 关于口腔颌面外科（oral and maxillofacial surgery）的定义为：口腔颌面外科又称颌面外科（maxillofacial surgery），以前称牙外科（dental surgery）和口腔外科（oral surgery）。它是牙科业务的一个分支，内容涉及人类口腔和牙的疾病、创伤和缺陷的诊断、手术及辅助性治疗（The branch of dental practice that deals with the diagnosis and surgical and adjunctive treatment of diseases, injuries, and defects of the human mouth and dental structure. called also maxillofacial surgery and formerly dental surgery and oral surgery）。

口腔颌面外科的内容随着医学科学技术的发展及口腔医学科学技术的发展而日益丰富。一般包括12个分支：①口腔颌面部麻醉与镇痛（anesthesia and analgesia of oral and maxillofacial region）；②牙及牙槽外科（dental and alveolar surgery）；③牙颌面种植外科（dental and maxillofacial implant surgery）；④口腔颌面部感染（infections of oral and maxillofacial region.）；⑤口腔颌面部创伤（trauma of oral and maxillofacial region）；⑥口腔颌面肿瘤（tumors of oral and maxillofacial region.）；⑦涎腺疾病（salivary gland diseases）；⑧颞下颌关节疾病（temporo mandibular joint diseases）；⑨口腔颌面神经疾病（neurological diseases of oral and maxillofacial region）；⑩口腔颌面先天性畸形和缺损（congenital deformities and defects of oral and maxillofacial region）；⑪口腔颌面后天畸形和缺损（acquired deformities and defects of oral and maxillofacial region）；⑫正颌外科（orthognathic surgery）。以上 12 个分支归纳起来包含三大部分内

容：第一部分是传统的口腔外科业务，如：口腔颌面外科麻醉与镇痛、牙及牙槽外科、口腔神经疾病、颞下颌关节疾病、口腔颌面创伤等；第二部分是口腔颌面部整形外科业务，如：各种先天畸形（唇腭裂）和后天畸形，通过整形外科技术和显微外科技术（micro-surgery technique）及正颌外科（orthognathic surgery）技术等来整形修复和功能重建。第三部分是口腔颌面部肿瘤包括各种良性、恶性肿瘤以及类肿瘤的手术切除及序列综合治疗（combined and sequential treatment）等。

在中国内地，目前尚没有专科医师制度。任何口腔医学院校毕业后，取得执业医师资格有口腔医师执业证书的口腔医师都可以从事上述业务，而在大多数西方国家在牙科学院毕业的牙科医师，只能从事传统的口腔外科业务。而要进行口腔颌面肿瘤和整形手术，还必须取得口腔颌面外科专科医师证书或取得医师资格证书的医师才能执业。

二、我国口腔颌面外科简史
Brief history of oral and maxillofacial surgery in China

口腔颌面外科是在口腔外科（oral surgery）基础上逐渐发展起来的，而口腔外科最初是以拔牙学为主要内容逐渐形成。查阅文献，人类在几千年前已有拔牙的记录。5000年前，中国和埃及就已有人工牙种植（dental implant）来修复缺失牙。在南美洪都拉斯发现的化石证实公元前600年就有用贝壳磨成牙状植入下颌骨切牙缺失部位，X线检查显示有致密骨环绕贝壳，两者结合良好。但这些都是一些技艺和匠人。一直到18世纪法国外科医师Pierre Fauchard专门从事牙科医学，于1728年出版了被认为近代第一本牙医学专著“外科牙医学”（Le Chirurgien dentiste；ou，traité des dents）。牙科开始逐渐从外科领域内分化出来成为一种被社会承认的职业——牙科医师（dentist）。而当时的牙科也主要从事拔牙，因此其名称为：在外科前冠以牙科称牙外科（dental surgery），其医师称牙外科医师（dental surgeon）。1840年在美国成立了第一所牙外科学院（Baltimore College of Dental Surgery）。后来授予牙医师的学位也称牙外科博士（doctor of dental surgery，D.D.S.），并一直沿用至今。而在拔牙学中有过杰出贡献的是1844年美国牙科医师Horace Wells首次应用笑气麻醉拔牙；1846年，他的学生Green Morton最早应用乙醚吸入行全身麻醉拔牙，以及行颌下部手术成功。他们推动和促进了口腔外科乃至外科学的发展。查到的资料记载，美国的外科医师James Edmund Garretson从事口腔外科工作并于1869年最初出版了他的专著，其第6版的书名为《A system of oral surgery》，此后口腔外科被口腔医学界和医学界广泛使用。随着医学科学、外科学和口腔医学的发展，尤其是在第二次世界大战中大量口腔颌面部战伤医治。在20世纪40年代后口腔外科逐渐扩大了业务范围从传统的主要局限在口腔内部的外科治疗，发展到处理颌面部疾病而使用口腔颌面外科的称谓。

回顾我国口腔颌面外科发展的历史，在中国古代曾经有过杰出的贡献：远在4000年前出土的新石器时代文物考证中国已有拔牙术，如广东省增城县贝邱遗址，山东省宁阳县与泰安县之间的大汶口遗址，江苏省和山东省边境的大墩子遗址，台湾省高山族和垦丁等墓地出土的头骨和颌骨证实当地有拔牙习俗。1600年前《晋书·列传》的温峤传原文记载“峤先有牙疾，至足拔之，因中风，至镇未旬而卒。江州士庶闻之，莫不相顾而泣”这是我国第一例拔牙致死的记载。距今2000年前《黄帝内经·素问》一书已有三叉神经痛症状的记载称之为“厥逆”。据今1600年前晋代《晋书·魏咏之传》一书中就有唇裂修复术的记载“对兔缺可割而补之，但须百日进粥，不得笑语……”。在《唐诗记事》一书中记录了方干曾为十余名患者成功地进行了唇裂手术，人们称之为“唇裂医生”。这是世界上第一位有姓名记载的行唇裂手术的医师。宋朝（960-1279）《小儿卫生总微论方》一书中有关唇裂修补的记载：“小儿生下唇缺，亦能弥缝，然不能掩其痕”。到明朝（1368-1644）王肯堂著《疡科准绳》中详细记录了唇裂手术的方法及术后处理的过程，且论述了手术已采用局部麻醉“如缺唇，先以小气针作三截针之，用绢线一条……抹封口药于线上（乳香、没药、儿茶、当归、杉皮炭、麝香、冰片），将药线三节穿定。却以药抹于缺处，以剪刀口抹封口药，薄剪去些皮，以线即缝合就，……换药每日一次，待八日剪去线，搽药”。据《古今图书集成·医部全录》记载：15世纪外科医生洪涛曾为成化皇帝第九子进行唇裂修补术，达到“如天成”的水平。据记载1688年日本国的魏士哲医生西渡到我国福建，向名医黄金发学习中国的唇裂修复手术。回国后给日本国王之子孙尚益及其他六名患者在麻醉下作了唇裂修补术。公元682年唐朝孙思邈著《千金翼方》一书中记录有关颞下颌关节脱位手法复位术的描述“以一人提头，两手指牵其颐，以渐推之，令复入口中，安竹简如指许大，不尔牙伤人指”。宋朝已有牙再植术的记录。宋朝《太平圣惠方》叙述了“治牙非时脱落，令牢铜末散封牙上，日夜三度，三五日后牢定，一月内不得咬着硬物”，这是我国最早牙再植的记录。宋朝《圣济总录》一书中称此治疗为“复安”，强调“牙才落时，热粘牙槽中，贴药牙上”，所用药完全和上述相同。明朝，陈实攻著《外科正宗》一书中，已有下颌智牙冠周炎所引起的骨膜下脓肿及颌骨骨髓炎的记载，称“骨槽风”：“骨槽风初起生于耳前，连及腮项，痛隐筋骨，久则渐渐漫肿，寒热如症，牙关紧闭……致肌肉腐烂……致脓多臭秽。初则坚硬难消，久则疮口难合……”

从查阅我国近代口腔医学发展史的文献，早在1919年华西协合大学从牙科系扩建为牙医学院时，在其课程设置中已有口腔外科学，这可能是我国最早出现的口腔外科这一术语。1941年北平大学医学院附属医院（即现在的北京大学附属第一医院）设有牙科诊疗室，其中设有口腔外科。1943年南京军医学校附属牙科医院建成（即现在第四军医大学口腔医院）其中设有口腔外科。1945年由司徒博创办的上海牙医专科学校中设有口腔外科学。至于口腔颌面外科则是在新中国成立后才逐渐发展起来的。1951年华西协合大学存仁医院内设有12张床位的面颌外科住院部（可理解为口腔颌面外科），这可能是新中国成立后最早出现的口腔颌面外科。但正式命名口腔颌面外科是与我国当时学习前苏联的教育体制有关。1950年根据中央人民政府卫生部高等院校教材编审会议统一了口腔医学名词，将牙医学（dentistry）系更名为口腔医学（stomatology）系，同年北京大学牙医学系更名为北京医学院口腔医学系，其附属的牙医系门诊部也同时更名为口腔门诊部等。1951年华西协合大学牙学院更名为口腔医学院。1952年震旦大学牙医学系等经过调整成立上海第二医学院牙医系，不久更名为口腔医学系。1954年7月29日高等教育部和卫生部在北京联合召开了全国高等医学教育会议，决定口腔医学系内设立口腔内科学、口腔颌面外科学和口腔矫形学三个教研室，这是最早政府正式命名的口腔颌面外科学科。这样，当时在全国几个口腔医学系内十几个学科合并成口腔内科（oral medicine），口腔颌面外科和口腔矫形科（oral orthopaedics），包括口腔正畸科（orthodontics）三个临床学科。1953年四川医学院（即以前的华西协合大学）内正式成立有40张床位的独立的口腔颌面外科病房，这是我国最早规模最大的口腔颌面外科病房。1953年、1955年分别在上海第二医学院口腔系，北京医学院口腔系建立了口腔颌面外科病房，此后各口腔医学系及口腔专科医院或综合医院口腔科内相继成立口腔颌面外科病房，从此为我国口腔颌面外科的发展奠定了良好的基础。

三、我国口腔颌面外科的发展及特点

Development and characteristics of oral and maxillofacial surgery in China

口腔颌面外科是在新中国成立后，自 20 世纪 50 年代在口腔外科基础上发展起来的。因为这一命名和相应的教学和医疗机构都是由中央人民政府正式确立和批准，而且口腔颌面外科在体制上也得到了很好的保证，所以发展得比较顺利而且进展很快，并逐渐形成具有中国的特点。20世纪50年代初，口腔医师和口腔颌面外科医师开始只能开展传统的口腔外科的业务，如牙和牙槽外科，三叉神经撕脱术，口腔软组织、骨组织创伤和感染，口腔内颌骨、唾液腺小肿瘤的切除和小缺损的修复等。随着医学科学和口腔医学的发展，尤其是外科学的发展，口腔颌面外科也逐渐扩展了自己的业务范围，成功地进行了一些高难度的大型手术治疗，如腮腺浅叶切除(superficial parotidectomy)、面神经解剖术，根治性颈淋巴清扫术（radical neck dissection)、舌颌颈联合根治术、上颌骨扩大根治术（extended radical resection of the maxilla）以及颈动脉体瘤切除术等。经过 10 多年的努力到 20 世纪 60 年代已逐渐形成口腔颌面部肿瘤分支学科的雏形。在口腔颌面整形修复方面，开始只开展唇腭裂手术和小型缺损的整形术。以后在软组织整形修复方面从皮肤移植术（skin graft），局部皮瓣（skin flap）转移术，逐渐开展各种肌皮瓣手术和应用显微外科技术进行各种游离皮瓣（free flap）及肌皮瓣（myocutaneous flap）移植术。在骨组织整形修复方面，从开展单纯游离肋骨和髂骨移植发展为开展各种类型的带肌蒂的骨移植以及血管化游离骨移植。经过 20 年努力到 20 世纪 70 年代已逐渐形成口腔颌面整形分支学科的雏形并开始走向成熟。由于历史原因，当时全国尚无肿瘤专科医院，而整形专科医院也仅几所。在综合医院中几乎没有头颈部外科，整形外科也较少，而当时全国已有几十所口腔专科医院并大部分都设有口腔颌面外科。在全国一些大的综合医院，也有相当多的口腔科设有口腔科病房，开展口腔颌面外科手术，因此，新中国成立后的半个世纪内，口腔颌面外科领域的业务，如口腔颌面肿瘤、口腔颌面整形修复以及相当一部分头颈部外科业务，主要在口腔医学内发展起来，而不是在临床医学内发展起来。而大多数患者多在口腔医院或综合医院的口腔科就诊而不是在综合医院其他科就诊。情况不尽相同的是：在国际上大多数西方国家的口腔颌面外科、肿瘤和整形修复主要不在牙医学院的牙科医院中，而在医学院的附属医院或综合医院的口腔颌面外科、头颈部外科、整形外科、耳鼻喉科、肿瘤科中进行。概括起来，中国的口腔颌面外科特点有：①我国口腔颌面外科在体制上，首先也主要是作为口腔医学一个分支学科，其业务主要在口腔医院或综合医院口腔科中发展起来，而不是像有些西方国家的口腔颌面外科主要是作为临床医学一个分支学科，其业务主要在临床医学附属教学医院或综合医院的颌面外科、头颈部外科、耳鼻喉科、整形外科、肿瘤科中发展起来的。② 1966 年四川医学院建成有 100 张床位可供口腔颌面外科患者手术的口腔医院，而后几所主要的口腔医学系都设有 50 ～ 100 余张床位的口腔医院开展口腔颌面外科手术。这样规模的口腔医院，在国际上，牙科医院中是罕见的。③我国的口腔医师可以进行口腔颌面外科领域内的一切手术，而不像大多数西方国家的牙科医师，必须进行口腔颌面外科专科医师培训在取得医学博士资格后才能进行口腔颌面外科领域内的一切手术，也不像有些国家是由医学院毕业取得医学博士学位后，再进行牙医学专业培训取得牙医学博士后，才能进行口腔颌面外科领域内的一切手术。④我国的口腔颌面外科所涉及的业务范围比西方一些国家的更为广阔。

四、口腔颌面外科和相关学科的关系

Relationship between oral and maxillofacial surgery and related disciplines

口腔颌面外科在体制上是口腔医学的重要分支学科之一，但在业务技术上它不仅仅是口腔医学的一部分，又是临床医学的重要分支之一，和临床医学的很多分支学科在防治疾病的思想、理论、原则和技术上也互相渗透和交叉。比较密切的相关学科有一般外科学、临床肿瘤学（clinical oncology）、整形外科学（plastic surgery）、耳鼻喉科学（otorhinolaryngology）、头颈部外科学（head and neck surgery）、神经外科学（neurosurgery）、显微外科学等。例如：

1．牙源性上颌窦炎症是口腔医师常遇到的上颌窦感染性疾病，其诊治原则虽有特点，但治疗的方法、技术和耳鼻咽喉科常见的其他上颌窦炎症基本相同。

2．口腔医师诊治唇腭裂患者，也是整形外科业务的一部分，相互学习，取长补短。

3．口腔医师应用显微外科技术，将各种游离皮瓣、肌皮瓣、肌骨瓣等修复口腔颌面部各种软硬组织和器官缺损，就是在显微外科兴起发展之后，显微外科技术和方法在口腔颌面外科治疗缺损和畸形的应用。

4．上颌骨和颞下窝恶性肿瘤常常侵犯颅底部位，颌面畸形的外科矫治也常常涉及颅底部位。因此口腔颌面外科医师进行颅底手术时，常常要和神经外科、整形外科、眼科医师等密切合作，应用这些学科的知识和技能才能完成。

5．面中部骨折，不仅仅有上颌骨骨折，颧骨骨折，还可有鼻骨眶部和筛窦的骨折，以及鼻泪管损伤等。面中部比邻颅脑，易并发颅脑伤。诊治这样的患者，必须和眼科、耳鼻喉科以及神经外科的医师密切合作才能完成。

6．即使腮腺恶性肿瘤切除，解剖面神经切除后的面神经吻合，也需要显微神经外科的技能。面颈部动脉体瘤和动静脉瘘的诊治也需要血管外科的知识和技能以及和血管外科医师密切合作才能完成。

以上所述，虽然口腔颌面外科相当一部分业务和其他临床医学有密切关系，相关的临床学科的医师也可完成口腔颌面外科某些手术，但是根本的是任何口腔颌面外科疾病手术治疗后，造成的牙颌畸形以及口腔器官的缺损、缺失必须进行颌骨功能性重建，必须进行颌𬌗功能性重建，才能使口腔咀嚼器官发挥正常咀嚼功能和语言功能。这就涉及口腔医学中系统的基本理论知识和技能。它和𬌗学（occlusion）、口腔材料学（dental material）、口腔临床病理学（oral clinical pathology）、口腔修复科（prosthodontics）、口腔正畸科、牙体牙髓科（operative dentistry and endodontics）、牙周病学科（periodontics）、颞下颌关节病学以及口腔系统的生理解剖学诸多学科密切相关而不可分割，缺少这些学科的基本知识、理论和技能，要成为一名合格的口腔颌面外科医师是不可能的。缺少这些学科的基本知识、理论和技能，要高质量地完成口腔颌面部手术也同样是不可能的。

五、口腔颌面外科发展展望

Development trends of oral and maxillofacial surgery

目前，在口腔颌面外科领域内，对各种疾病的诊断技术、手术技术迅速发展，治疗水平不断提高。但对大多数的疾病的病因和发病机制仍然没有阐明，很多治疗仍然不是病因治疗，仍然是不彻底的，也不能根治的。对预防其发生更是束手无策。人类已经跨入21世纪，随着科学技术的发展，随着分子生物学的发展，我们对未来口腔颌面外科的发展充满信心。

1．随着以基因组学（genomics）和蛋白质组学（proteomics）为核心的分子生物学的发展，也必将推动和促进口腔颌面部肿瘤，先天性唇腭裂等有关疾病的基因研究。

2．随着基因工程、克隆技术、干细胞研究的发展，可望口腔颌面部修复和重建外科有新突破。

3．高科技突飞猛进，如新型激光器，细胞芯片，蛋白质芯片，DNA芯片也将革新口腔颌面部各种疾病的诊断技术，提高诊断水平。

4．新型计算机问世以及影像诊断技术和介入疗法的提高，口腔颌面外科将迎来无创诊断，微创外科的时代。

5．无论是对口腔颌面部恶性肿瘤的治疗或对牙颌面畸形矫治以及对先天性唇腭裂等修复治疗，综合的序列治疗将是一个趋势。在综合序列治疗过程中愈来愈要求多学科专家的联合和发挥国际合作精神，达到提高生存率、治愈率和生活质量的最高、最优化。

6．以外科手术为主要治疗手段的口腔颌面外科，从单纯切除局部病变的器官和组织，发展为同时修复形态进而功能重建并最大可能重塑健美的自然容貌也将是我们未来努力的目标之一。

从事口腔颌面外科的医师必须具备全面的、良好的口腔医学和临床医学两大学科的基本理论知识和基本的临床技能。进行各类手术必须做到胆大、眼快、心细、手巧，让患者损伤最小，获益最大。

复习思考题

1．口腔颌面外科的定义。

2．口腔颌面外科所包含的内容。

3．中国口腔颌面外科有什么特点？

4．口腔颌面外科与临床医学诸学科的关系。

5．口腔颌面外科与口腔医学诸学科的关系。

（张震康）

参考文献

1. Anderson, DM. Dorland’s Illustrated medical dictionary. 29th Edition. 北京: 人民卫生出版社, Harcourt Asia Pte Ltd. 2001: 473, 1293, 1705, 1737
2. 陈安玉主编. 口腔种植学. 成都: 四川科学技术出版社, 1991: 1
3. 关豪光、于秦曦. 国际种植义齿的发展及现状. 中华口腔医学杂志, 1995: 30: 310-312
4. 张震康、樊明文、傅民魁主编. 现代口腔医学. 北京: 科学出版社, 2003: 5, 10-16, 36
5. 郑麟蕃、张震康、俞光岩主编. 实用口腔科学. 北京: 人民卫生出版社, 2002: 2
6. 郑麟蕃、吴少鹏、李辉奉主编. 中国口腔医学发展史. 北京: 北京医科大学、中国协和医科大学联合出版社, 1998:45-55, 106, 183-188, 190-193
7. 周大成主编. 中国口腔医学史考. 北京: 人民卫生出版社, 1991: 6-7, 19-21, 41-61, 74. 100-101
8. 周大成. 兔唇一名的由来. 中华口腔科杂志, 1959: 7: 174

Definition and terminology

- **Dentistry:** That department of the healing arts which is concerned with the teeth, oral cavity and associated structures, including the diagnosis, treatment and prevention of their diseases and the restoration of defective and missing tissue.

- **Oral and maxillofacial surgery:** The branch of dental practice that deals with the diagnosis and surgical and adjunctive treatment of diseases, injuries, and defects of the human mouth and dentofacial structures. Called also maxillofacial surgery and formerly dental surgery and oral surgery.

- **Oto-laryngology:** The branch of medicine concerned with medical and surgical treatment of the head and neck, including the ears, nose, and throat, called also otorhinolaryngology.

- **Plastic surgery:** Surgery concerned with the restoration, reconstruction, correction, or improvement in the shape, function and appearance of body structures that are defective, damaged, or misshapen by injury, disease, or growth and development.

- **Stomatology:** The branch of medical science concerning the mouth and its diseases, functions and structure. Called also oralogy.

（注：主要引自Dorland's Medical Dictionary）

第二章

口腔颌面外科临床检查与基本操作

THE CLINICAL EXAMINATIONS AND BASIC SURGICAL TECHNIQUES OF ORAL AND MAXILLOFACIAL SURGERY

口腔颌面外科既是口腔科学的重要分支，也是临床医学，特别是外科学的有机组成。因此，口腔颌面部疾病的诊断、鉴别诊断、治疗方法等都要遵循临床医学的原则，又要融入口腔专科的知识，故这类疾病的临床特点和所在区域都具有一定的特殊性。本章在完整学习外科学的检查和基本操作的基础上重点介绍口腔颌面外科的专科检查与操作的特点。

第一节　口腔颌面外科临床检查

Clinical examinations of oral and maxillofacial surgery

提　要

完善的检查和准确的判断是外科学的重要组成部分，因为这样既可以明确疾病的诊断，还可以对手术方案的设计提供可靠的依据。口腔颌面外科学作为与临床医学关系最为密切的口腔医学学科，其检查、诊断和判断过程首先应该遵循外科学的原则；口腔颌面部同时又是结构复杂、重要结构较多的区域，因此该部位的检查与评估方法又具有其特殊性和复杂性。认真学习本节内容，能对口腔颌面部检查的内容有一个比较全面的了解。作为现代医学发展的标志，各项辅助检查手段都可分别用于口腔颌面外科的术前评估，是判断口腔颌面部疾病的性质和侵及范围的必要手段。

正确的临床检查是诊治疾病的前提和基础，是正确进行医疗实践的客观依据。恰当、合理的检查法与结果正确性的关系甚为密切，且对疾病的明确诊断和妥善治疗起确定作用。口腔颌面外科的临床检查应该遵循方法正确、全面细致、客观有序的原则。

一、　一般检查 General examinations

口腔颌面外科医生在接诊病人时，首先应该按照《诊断学》常规要求详细询问病史，并进行全面系统的全身检查。在全身检查完成以后，应进行口腔颌面外科专科检查。口腔颌面外科专科的一般检查包括口腔检查、颌面部检查、颈部检查、颞下颌关节检查和唾液腺检查。

（一）口腔检查 Oral examination

口腔检查应遵循由外到内、由前到后、由浅入深的顺序进行。必要时，应进行健、患侧对比检查。

1. 口腔前庭检查 依次检查唇、颊、牙龈黏膜、唇颊沟以及唇颊系带情况。注意有无颜色异常、质地改变；是否存在瘘管、窦道、溃疡、伪膜、组织坏死、包块或新生物；腮腺导管乳头是否红肿、溢脓等。例如：铅、汞等重金属中毒牙龈边缘可出现蓝黑色线状色素沉着；慢性颌骨骨髓炎和根尖周炎可见瘘管和窦道；溃疡性龈炎可见龈乳头消失；化脓性腮腺炎可有腮腺导管口红肿、溢脓。近年来，由于艾滋病患者不断增加，而艾滋病早期症状又主要是口腔表现，因此对其相关症状如牙龈线形红斑、坏死性牙周炎和口炎、白色念珠菌感染等应引起足够重视。

2. 牙及咬合检查 牙的检查主要依靠探诊和叩诊以明确牙体硬组织、牙周和根尖周情况。如是否存在探痛、叩痛，有无龈坏、缺损、折裂和牙松动。如果临床上出现多个或成排牙松动，除颌骨广泛性炎症造成的骨组织吸收破坏外，还应考虑肿瘤性病变。

检查咬合关系时，应着重检查咬合关系是否正常。咬合错乱在临床上常与颌骨骨折、颌骨畸形、颌骨肿瘤以及颞下颌关节病变有关。

张口度检查主要应明确是否存在张口受限，并对影响张口运动的因素进行分析。张口受限常表示咀嚼肌群（升颌肌）或颞下颌关节受累；也可因骨折移位阻挡（如颧弓骨折阻挡下颌喙突运动）瘢痕挛缩等原因所致。检查张口度时以上下中切牙切缘之间的距离为标准。正常人的张口度约相当于自身食指、中指、无名指三指末节合拢时的宽度，平均约为3.7cm。临床上张口受限分为四度：

轻度张口受限：上下切牙切缘间仅可置二横指，约 2 ~ 2.5cm 左右。

中度张口受限：上下切牙切缘间仅可置一横指，约 1 ~ 2.0cm 左右。

重度张口受限：上下切牙切缘间距不足一横指，约 1cm 以内。

完全性张口受限：完全不能张口，也称牙关紧闭。

3. 固有口腔及口咽检查 固有口腔检查包括对腭、舌、口底、口咽的检查。

腭部应依次检查硬腭、软腭、腭垂（悬雍垂）黏膜的色泽、质地和形态。观察是否有充血、肿胀、包块、溃疡和坏死；是否存在畸形和缺损；对腭部肿块应仔细检查其颜色、大小、形态、质地和动度。必要时还要检查软腭、腭垂、腭舌弓、腭咽弓的运动，以及咽侧壁、咽后壁和腭咽闭合情况是否正常。

舌部主要观察舌体、舌根、舌腹黏膜的色泽、舌苔变化、舌形以及舌体大小；注意是否有舌体上抬；检查舌运动情况，观察有无运动障碍和伸舌偏斜；对卷舌音发音不清的病人，应特别注意系带附着是否正常。由于部分面瘫可出现舌味觉改变，必要时应对舌的味觉功能进行检查。

口底检查除黏膜外，还应重点检查下颌下腺导管及其开口情况。对于口底占位性病变主要借助扪诊或口内外双手合诊进行。

口咽检查包括咽后壁、咽侧壁、扁桃体、软腭和舌根检查。这部分检查由于位置深在，多需借助压舌板、口镜、直接喉镜或间接喉镜进行观察。

对于唇、颊、舌、口底和下颌下区病变，可行双指合诊（图 2-1）或双手合诊（图 2-2）检查，以便准确了解病变范围、质地、动度以及有无压痛、触痛和浸润等。检查时以一手拇指和食指或双手置于病变部位上下或两侧进行。前者适用于唇、颊、舌部检查；后者适用于

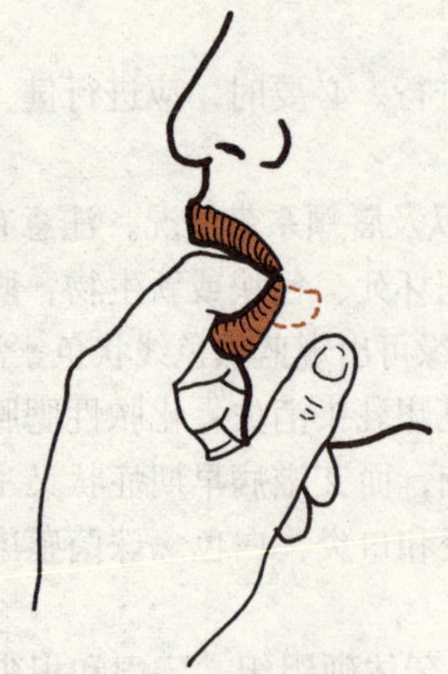

图2-1 双合诊：双指法

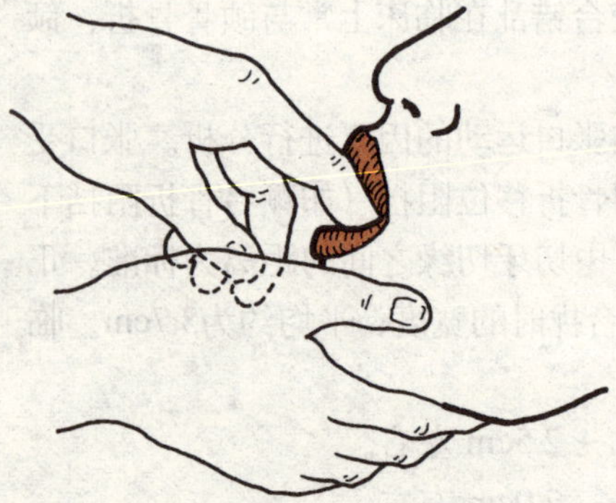

图2-2 双合诊：双手法

口底、下颌下检查。双合诊应按“由后向前”顺序进行。

（二）颌面部检查 Examination of maxillofacial region

1．表情与意识神态检查　颜面部表情和意识神态变化不仅是某些口腔颌面外科疾病的表现，也可是某些全身疾病和全身功能状态的反映。颅脑损伤或功能衰竭常伴有瞳孔和意识神态改变，颜面表情也可反映病人的体质状况和病情轻重。

2．外形与色泽检查　观察颌面部外形，比较左右是否对称，比例是否协调，有无突出和凹陷。检查颌面部皮肤色泽、质地和弹性变化对某些疾病的诊断有重要意义。例如：肿瘤、外伤和畸形都有外形改变；而炎症、血管瘤、神经纤维瘤、恶性黑色素瘤、白斑病、麻风病等也伴有皮肤颜色的改变。

3．面部器官检查　眼、耳、鼻等面部器官与某些颌面部疾病关系密切，应同时检查。

（1）眼：对颌面部伤员，特别要注意瞳孔的改变，如瞳孔的大小、对光反射等。瞳孔的变化是颅脑损伤的一个重要体征。对于与眼部相关的肿瘤患者，应注意眼球的位置和运动情况、视力如何以及有无复视等。上颌骨骨折累及眶骨时也可有眼球运动和视力改变。而畸形患者则应检查眼睑动度和睑裂大小。

（2）鼻：颌面部伤员，要注意有无脑脊液鼻漏，这是前颅底骨折的临床体征之一。上颌窦癌患者的早期症状之一可以是患侧鼻阻塞或鼻腔内有血性分泌物。对畸形的患者应特别注意缺损的部位（鼻翼、鼻尖或其他）及缺损的大小。此外，还应注意检查患者的嗅觉。

（3）耳：颌面部损伤如有外耳道流血或渗液，应注意有无因中颅底骨折而致的脑脊液耳漏。髁突骨折引起的外耳道破裂，也可有外耳道溢血。畸形的患者同样要注意缺损的部位和大小。对于耳部邻近部位如颞下颌关节及腮腺区的炎症和肿瘤，均应检察听力和耳部情况。由于眼、耳、鼻的检查具有很强的专业性，必要时应邀请有关专科会诊，协助检查，以期获得正确的结论，为临床诊治提供更可靠的依据。

4．部位和性质检查　对于已发现的病变，应作进一步的检查，以明确病变确切部位、查清病变所在的解剖区域及涉及的组织层面。同时还应明确其形态、范围、大小以及有无活动、触痛、波动感、捻发音等体征。病变的大小可以采用精确的尺度描述或以实物（如米粒、黄豆、蚕豆、核桃等）比拟。如病变部位不明确，可通过两侧对比加以确定。对于畸形和两侧不对称者，应注意区别是一侧肿大、膨隆，还是另一侧萎缩缺损。

对于病变的性质，可以通过扪诊有无压痛，病变软硬程度、是否与周围组织粘连、能否移动、扪之是否光滑、有无结节等体征进行初步判断。一些特殊征象对明确病变性质则有直接提示作用。如脓肿出现的波动感，动脉瘤可有的搏动感，颌骨囊肿触压可有乒乓球样感，海绵状血管瘤的体位实验阳性等。对于口腔颌面部的瘘管、窦道，可用探针进行探诊。必要时可注入染色剂或行造影检查，以了解其走向和深度。

5．语音及听诊检查　语音及听诊检查对某些疾病的诊断具有重要意义，如腭裂患者具有很重的鼻音，临床上称“腭裂语音”；舌根部肿块可有“含橄榄语音”；蔓状血管瘤局部可闻及明显的吹风样杂音；颞下颌关节紊乱病的患者可在关节区进行听诊，根据关节弹响发生的时间和性质，可协助该病的确诊和分型。

（三）颈部检查 Cervical examination

1．一般检查　观察颈部外形、色泽、轮廓、活动度是否异常，有无肿胀、畸形、斜颈、溃疡及瘘管。如有肿块应进一步确定其性质，明确是炎症还是肿瘤，特别应注意肿块与颈部重要神经、血管的关系（必要时可进行血管造影等特殊检查），这对确定诊断和治疗方法，以及估计手术难易度和预后均有参考价值。位于颈前正中的肿块或瘘管常与发育畸形有关，应做吞咽动作检查，如甲状舌管囊肿即可随吞咽动作而上下移动。对于可疑是发育畸形所致的颈部肿块和瘘管，可行探诊检查了解走行方向和深浅层次，从而为临床诊治提供参考。

2．淋巴结检查　淋巴结检查对口腔颌面部炎症和肿瘤患者的诊断和治疗具有重要意义。检查时患者取坐位，检查者立于患者的右前或右后方，患者头稍低，略偏向检查侧，以便皮肤、肌群松弛便于触诊。检查者手指紧贴检查部位，按一定顺序，由浅入深，滑动触诊。一般顺序位：枕部、耳后、耳前、腮腺区、颊、下颌下、颏下；顺胸锁乳突肌前后缘、颈前后三角、直至锁骨上窝。仔细检查颈深、前淋巴结（图2-3）。颈部淋巴结的所在部位和引流方向见表2-1，表2-2及图2-4，图2-5。触诊检查淋巴结时应注意肿大淋巴结所在的部位、大小、数目、硬度、活动度、有无压痛、波动感以及与皮肤或基底部有无粘连等情况。应特别注意健、患侧的对比检查。

对于颈淋巴结的分组，国际上有不同的分类和命名。国内的习惯是按平面以组、群(group)或区(area)加以区分，其分类见表2-3。

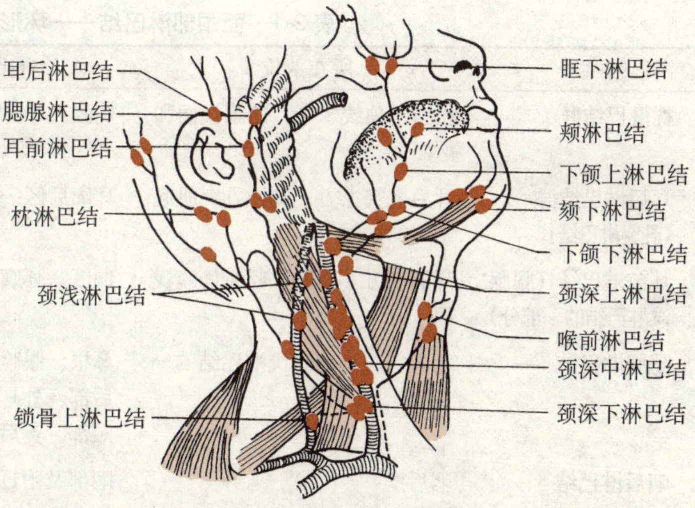

图2-3　头颈部淋巴结

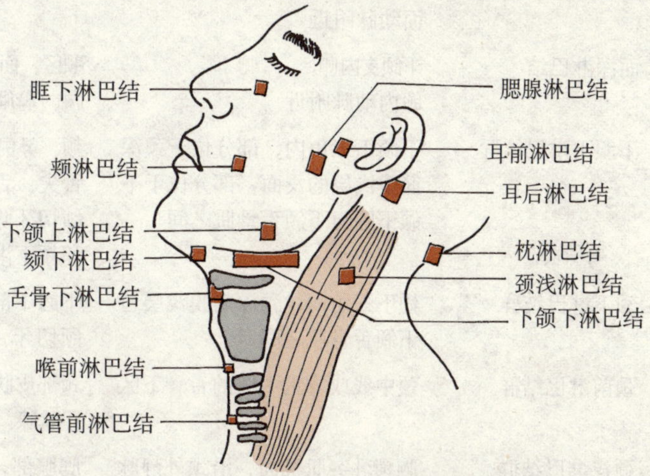

图2-4　头颈部淋巴结环形链

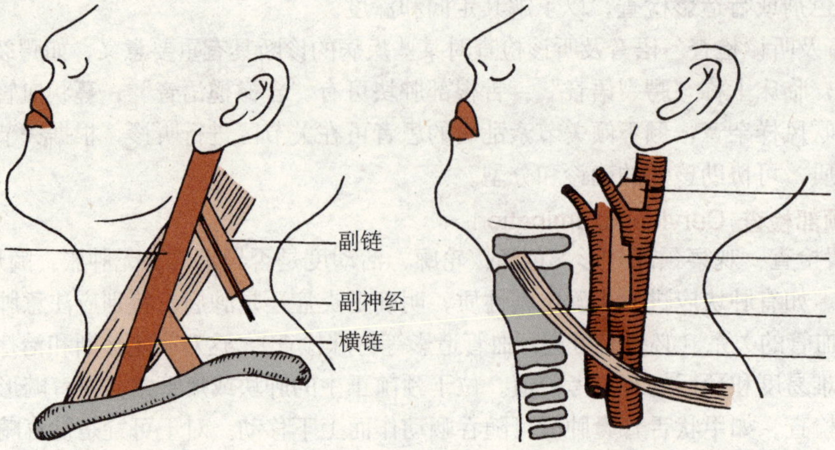

图2-5　(1) 颈淋巴结垂直链分组　(2) 颈淋巴结垂直链及分链

表 2-1　面颈部淋巴结——环形链

淋巴结	所在部位	淋巴液来源	淋巴液引流方向
枕淋巴结群	相当于项线水平，筋膜浅面和深面	枕区	颈深淋巴结上群
耳后淋巴结群(乳突淋巴结)	耳后乳突上方，胸锁乳突肌起始部的表面	耳廓后区、颞区、顶区	腮腺淋巴结、颈深淋巴结上群
耳前淋巴结（腮腺浅淋巴结的一部分）	耳屏前方、腮腺、咬肌筋膜浅面	颞区、耳廓外区	颈深淋巴结上群
腮腺淋巴结	腮腺实质（腮腺浅淋巴结的一部分）	鼻根、眼睑、腮腺颞区、腭后部、外耳道、鼓室、鼻咽、颊部、鼻后部等	颈深淋巴结上群
咽后淋巴结	咽后壁	咽部及附近淋巴管	颈深淋巴结上群
眶下淋巴结	眶下孔	眼睑、睑结膜	下颌下淋巴结
颊及下颌上淋巴结	颊肌表面、口角、咬肌前缘、面动脉附近	鼻和颊	下颌下淋巴结
面深淋巴结	下颌支内侧，颌内动脉附近	颞区、面侧深区、腭、鼻咽部	颈深淋巴结
下颌下淋巴结群	下颌下三角内，部分位于颈深筋膜浅层的浅面；部分位于下颌下腺与下颌舌骨肌之间	颊、鼻侧、上唇、下唇外侧、舌尖、舌侧、上下颌牙（下颌切牙除外）、牙龈、面部和颏下淋巴结输出管	颈深淋巴结
颏下淋巴结群	颏下三角内、颈深筋膜浅层与下颌舌骨肌之间	下唇中部、颏部、口底、下颌切牙、舌尖	下颌下淋巴结、颈深淋巴结
颈前淋巴结群	颈中线或靠近中线的舌骨下区	颈部皮肤、颈部诸器官（喉、甲状腺、气管）	颈淋巴干或胸导管
颈浅淋巴结群	胸锁乳突肌浅面，沿颈外静脉排列	腮腺部、耳廓部和耳下区	颈深淋巴结

表 2-2 面颈部淋巴结——垂直（纵）链

淋巴结	所在部位	淋巴结来源	淋巴液引流方向
颈深淋巴结上群	胸锁乳突肌深面沿颈内静脉前后，呈链状，上达颅底、下至颈总动脉分叉处	硬腭、软腭、鼻咽、扁桃体、舌根、颏下、下颌下、腮腺、面深、枕区、耳廓、颈后、甲状腺、气管、鼻腔等诸淋巴结输出管	经颈深淋巴结下群至颈淋巴干
颈深淋巴结（中）下群	颈总动脉分叉以下，沿颈内静脉至静脉角。如以甲状腺中静脉或肩胛舌骨肌横跨颈内静脉处为界，可将其再分为两组：其上组可称为颈深淋巴结中群；其下组仍称颈深淋巴结下群	颈深淋巴结上群、枕区、颈后、胸、上肢外侧等输出管	颈淋巴干、胸导管
副链	系颈深淋巴结上群向外扩展的部分，沿副神经排列		
锁骨上淋巴结（横链）	系颈深淋巴结下群向锁骨上方扩展部分，沿颈横动脉排列		

表 2-3 颈淋巴结分组位置及名称

平面	区	组、群	位 置
I	I	颏下、下颌下	颏下、下颌下三角内
II	II	颈深上	颅底至动脉分叉沿颈内静脉排列
III	III	颈深中	颈动脉分叉至肩胛舌骨肌与颈内静脉交叉，沿颈内静脉排列
IV	IV	颈深下	肩胛舌骨肌以下沿颈内静脉排列
V	V	颈后三角	颈后三角区内
VI	VI	颈前（前间隙）	气管前、气管旁及甲状腺周围

（四）颞下颌关节检查 Examination of temporomandibular joint

1．面型及关节动度检查　颞下颌关节与颌骨，特别是与下颌骨关系密切，而下颌骨参与面型构成，因此作颞下颌关节检查时，应注意观察面部左右是否对称，关节区、下颌角、下颌支和下颌体的大小和长度是否正常，两侧是否对称，此外，还应检查颏点是否居中，面下 1/3 是否协调等。

髁突活动度检查有两种方法：以双手食指或中指分别置于两侧耳屏前方，髁突外侧，让患者作开闭口运动，感触髁突动度；后将两手小指伸入外耳道内，贴外耳道前壁进行触诊（图2-6），了解髁突活动度和冲击感，并注意两侧对比，以协助关节疾病的诊断。

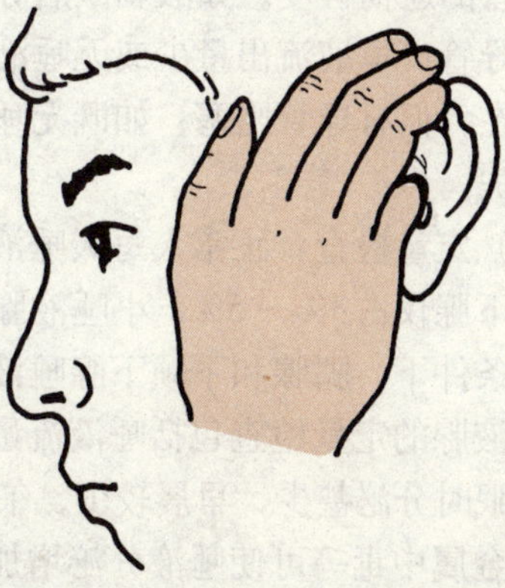

图2-6 颞下颌关节检查法：外耳道小指触诊法

2．咀嚼肌检查　检查颞肌、咬肌等咀嚼肌群的收缩力，触压其是否有疼痛，观察两侧是否对称、协调。在口内可按咀嚼肌的解剖部位，扪触颞肌前份（下颌之前缘向上）、翼外肌下头（上颌节结上方）和翼内肌下部（下颌磨牙舌侧后下方和下颌支内侧面），进行左右对比，检查有无压痛等异常。

3．下颌运动检查　通过患者的开闭口运动、前伸运动和侧颌运动，检查关节功能是否正常，有无疼痛、弹响或杂音；观察弹响发生的时间、性质、次数和响度；两侧关节动度是否一致，有无偏斜；开口度和开口型是否正常，以及在开闭口运动时是否出现关节绞索等异常现象。

4．咬合关系检查　咬合异常是颞下颌关节病病因之一，因此对咬合关系的检查切不可忽视。咬合关系检查时，首先应检查咬合关系是否正常、有无紊乱；覆殆覆盖情况及殆曲线、补偿曲线是否正常；牙磨耗是否均匀一致，程度如何。此外，还应检查有无龋病、牙周病、牙缺失和牙倾斜等，以便为关节疾病的诊断和治疗提供客观依据。

（五）唾液腺检查 Examinations of salivary glands

1．一般检查　唾液腺检查的重点是三对大唾液腺，但对某些疾病来说，小唾液腺的检查也不应忽视。唾液腺检查应采用两侧对比的方法，对两侧都有病变的患者，应与正常解剖形态、大小相比较。此外，还应注意导管口和分泌物的情况；必要时可按摩推压腺体，增加分泌，以便更好地观察分泌情况。检查中应特别注意分泌物的颜色、流量和性质，如有需要可进行实验室检查。

腮腺和下颌下腺的扪诊应包括腺体和导管。腮腺扪诊一般以食、中、无名指三指平触为宜，切忌用手指提拉触摸，因此法易将腺叶误认为腮腺肿块。下颌下腺和舌下腺的扪诊则常采用双手合诊法检查。唾液腺导管的扪诊除注意有无结石外，还应注意导管的粗细和质地。对有狭窄的唾液腺导管的检查可采用探诊。探针应钝而细，且应在排除有结石存在可能后方可进行，以免将结石推向深部。在行唾液腺造影、冲洗、注药等检查和治疗时，动作应轻柔、准确，避免刺伤导管、乳头或将药物注射到导管外的软组织中。

2．分泌功能检查　唾液腺分泌功能检查对唾液腺疾病的诊断有较大帮助。通过分泌功能检查，可以明确疾病是阻塞性病变还是萎缩性分泌抑制，是局部病变的结果还是系统疾病的表现。分泌功能的检测主要包括两个方面：

（1）定性检查：给病人以酸性物质（临床上常以2%枸橼酸、维生素C和1%柠檬酸等置于舌背或舌缘），使腺体分泌反射性增加；根据腺体本身变化和分泌情况，判断腺体的分泌功能和导管的通畅程度。如酸刺激后导管口有大量唾液流出，说明分泌功能正常，导管也无阻塞；如导管口唾液流出量少或无唾液流出，同时腺体迅速肿大，患者述腺体肿痛，说明分泌功能存在，但有导管阻塞；如既无唾液流出，也无腺体变化和肿痛症状，说明分泌功能可能已经丧失。

（2）定量检查：正常人每天唾液总量约为1000~1500ml，其中90%为腮腺和下颌下腺分泌，舌下腺仅占3%～5%，小唾液腺分泌量更少，故唾液腺分泌功能的定量检查，是根据相同刺激条件下，腮腺和下颌下腺唾液分泌量多少来协助某些唾液腺疾病的诊断的。

唾液腺的定量检查包括唾液流量定量检查和唾液成分定量检查。唾液流量除生理性变化外（睡眠时分泌甚少，早晨较少，午后增加），在某些病变时，流量也有相应改变。如急性口炎和重金属中毒等可使唾液分泌增加，而慢性唾液腺炎、唾液腺结石、淋巴上皮病等则可使唾液分泌明显减少。除常规检查外，唾液腺分泌情况也可采用放射性核素扫描进行测定。

唾液中含有的电解质、蛋白质、尿酸、尿素、镁和免疫球蛋白等，在正常人有一定的正常值；在病理条件下，各种成分会发生相应变化，因而有助于一些疾病的诊断。如唾液腺炎时钠升高，钾下降；唾液腺肥大时则钾升高，钠下降；而唾液腺炎、淋巴上皮病及口腔癌患者唾液中均可见 SIgA 升高。

二、辅助检查 Auxiliary examinations

如果一般检查时明确某些疾病的诊断仍有一定困难，就需要借助辅助检查才能确诊。临床上辅助手段和方法、设备随着科学技术的发展越来越多，若能合理使用辅助检查手段，就能在很大程度上提高临床诊断水平。但若没有进行彻底的一般检查，盲目使用辅助检查手段，不仅对疾病的确诊以及治疗计划的制定没有帮助，反而会带来混乱，也增加了病人的经济负担。作为临床医师，除了掌握扎实的基础知识外，不断学习新理论，吸收新知识，学会运用新的检查方法，对提高个人临床技能和诊治能力均有重要意义。

（一）化验检查 Laboratory tests

化验检查是全面认识疾病的重要辅助手段，对疾病的诊断、治疗和对全身情况的监测均有参考价值。检查内容主要包括临床检查、生化检查、免疫学检查、血液学检查和微生物检查等。对口腔颌面外科而言，微生物检查涉及常规需氧菌检查和厌氧菌检查；与免疫有关的疾病应行免疫学检验；手术前准备则常需进行生化和血液学检验。

口腔颌面外科病人手术前的化验检查，与其他外科手术病人一样，需要进行血细胞分析、凝血功能和血型检查，需要检查大小便情况，还要了解病人肝、肾功能以及全身代谢的情况（比如：血糖、总蛋白与白蛋白）。为避免交叉感染（cross infection），应除外病人患有乙型、丙型肝炎、艾滋病和梅毒等传染病。

（二）穿刺检查 Puncture

对触诊有波动感或非实质性含液体的肿块，可用注射针作穿刺检查。通过穿刺抽吸肿块内容物，了解内容物的颜色、透明度、黏稠度等性质，可以进一步协助诊断。穿刺检查的优点是简便、易行、直观，有时可以达到直接确诊的功效。例如：血管瘤可以抽出血液；舌下腺囊肿可以抽出蛋清样黏液；角化囊肿抽出液中可含皮脂样物质或镜下可见的胆固醇结晶；脓肿可以抽出脓液等。必要时应将抽出物送病理或涂片检查，以进一步明确其性质。

穿刺应在严格消毒的条件下进行，应注意选用适宜的针头。临床上脓肿穿刺多选用 8 号或 9 号粗针；血管瘤选用 7 号针；近年来，对唾液腺肿瘤和某些深部肿瘤也可用 6 号针头行穿刺细胞学检查，或称“细针吸取活检”（fine needle aspiration biopsy），而粗针吸取活检，除非特殊需要，多不提倡。此外，穿刺检查还应掌握正确的操作方法，要注意进针的深度和方向，以免损伤重要的组织结构。临床上如怀疑是颈动脉体瘤，则禁忌穿刺；怀疑是结核性病变或恶性肿瘤时，进针时要注意避免因穿刺形成经久不愈的窦道或肿瘤细胞种植。

（三）活体组织检查 Biopsy

活体组织检查（简称活检）是从病变部位取一小块组织制成切片，通过适当染色后在显微镜下观察细胞的形态和结构，以确定病变性质、肿瘤类型及分化程度的检查方法。这是目前比较准确可靠的，也是结论性的诊断方法。但也非绝对，必须结合临床和其他检查综合分析，才能更正确地作出诊断。另一方面，活体组织检查必须正确掌握，因为不恰当的活体组织检查不但增加患者的痛苦，而且可以促进肿瘤转移，影响治疗效果。从原则上讲，应争取诊断和治疗一期完成；必须先行活检明确诊断者，活检时间和治疗时间应尽可能接近。常用的活体组织检查方法介绍如下：

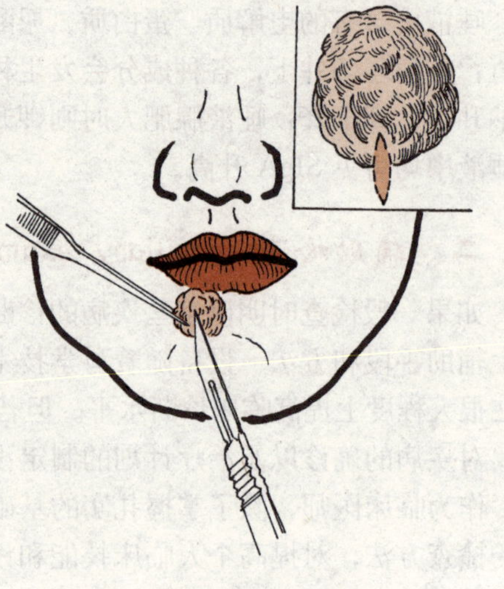

图2-7 切取活体组织检查

1．切取活体组织检查 只用于表浅或有溃疡的肿瘤。可以不用麻醉或在局部阻滞麻醉下进行，浸润麻醉不宜采用。用11号手术刀，最好在肿瘤边缘与正常组织交界处切取0.5～1cm一块楔状组织，立即放入10%福尔马林溶液中固定，以备病理检查。局部压迫止血，不必严密缝合（图2-7）。黏膜病变标本取材不应小于0.2cm × 0.6cm。对舌根及口咽部肿瘤的钳取组织活检，因一般只能钳取到表面组织，其诊断结论有时不甚可靠，必须结合临床。切取活检时，应尽量减少机械损伤，亦不宜使用染料类消毒剂，以免肿瘤细胞变形或着色而影响诊断。因电刀可引起细胞内蛋白变性，切取标本时也不应采用。还应注意切取组织宜深，不要在坏死部位切取，以免取到坏死组织，作出错误结论。对于有多处、多种损害的病变，可在不同病变部位多处取材。

需要指出的是，血管瘤和恶性黑色素瘤一般不做活体组织检查，以免造成大出血或肿瘤快速转移。

2．吸取活体组织检查 深部肿瘤或表面完整较大的肿瘤及颈部大的淋巴结可行吸取组织检查。此法操作简便，可减少病人痛苦，对面颈部肿瘤的诊断有一定的价值。但有时因吸取的组织过少，使诊断发生困难。另外的不足是可能引起内出血及存在癌细胞扩散和种植的可能。

操作方法：皮肤消毒，局麻后用尖刀将皮肤或黏膜刺开0.2cm的破口，用带芯的穿刺针接上50ml针管，自破口处刺入肿瘤。进针途径应避开重要的血管、神经和组织，进入肿瘤后，强抽针筒栓子保持针内负压，然后将针向各个方向穿刺2~3次，切断吸入针管内的组织，缓慢拔除针头后方可解除负压（图2-8）。如用粗针吸取，此时，针管内常可获得细条状肿瘤组

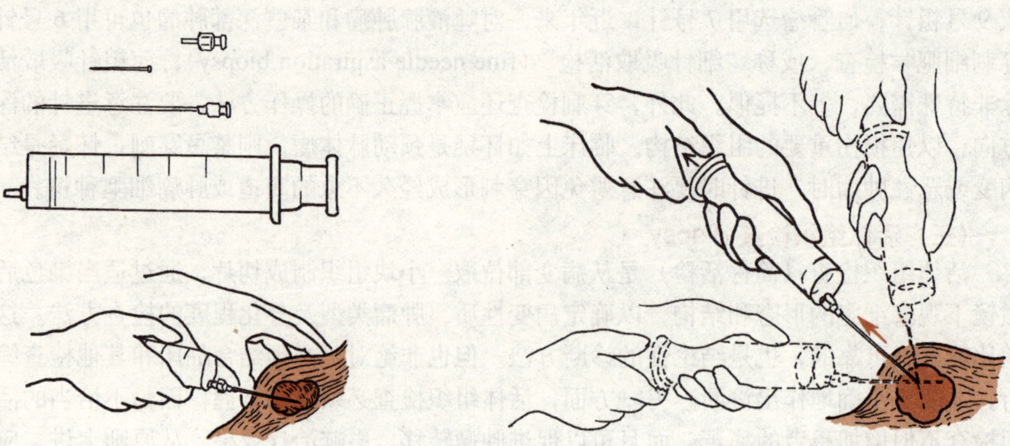

图2-8 穿刺细胞学检查

织。推出针管内肿瘤组织，放在滤纸上，再放入10%甲醛溶液中固定后送检。如吸出的是液体，亦不应轻易放弃，过滤后常有组织细胞沉淀，这时可行细胞学病理检查。此后如需手术治疗，亦需将穿刺点皮肤一并切除。

3. 切除活体组织检查　适用于皮肤黏膜完整，位于深部的可切除的小型肿瘤或淋巴结。它的优点是不打开肿瘤，不会造成肿瘤的种植或转移；整块瘤体送检，诊断信息量更多。切除活组织检查时，边界应包括病变周围一定的正常组织。

4. 冷冻活体组织检查　对已决定手术治疗的病变，应争取冷冻活体组织检查与手术一期完成。冷冻活体组织检查是一种能迅速确诊的病理检查方法，对临床上不易确诊又怀疑有恶性变的肿瘤，常可以协助迅速明确肿瘤的性质，从而确定切除的范围；如需判断涎腺多形性腺瘤有无恶变时，常采用此法。但冷冻活检也有缺点，由于切片较厚，有时对肿瘤的性质及类型不易完全确定。目前，冷冻活检的确诊率在95%以上。冷冻切片不同于石蜡切片对组织标本的要求，冷冻活检需要新鲜标本，送检前不应进行固定。

（四）涂片检查 Smear

取脓液或溃疡、创面分泌物进行涂片检查，可观察、确定分泌物的性质和感染菌种，必要时可做细菌培养和抗生素敏感试验，以指导临床用药。

（五）超声检查 Ultrasound

超声在人体内传播的时候，由于各种组织器官的密度和特性不同，正常和病变组织的声阻抗就有一定的差异，从而产生不同的回波波形、曲线和图像。据此，可以确定病变的大小、深浅和性质。超声检查的优点是：无痛、无创、软组织分辨力强、成像迅速、可观察运动的脏器。超声在口腔颌面部主要用于唾液腺、下颌下和面颈部肿块的检查，以明确是否有占位性病变，是囊性还是实性等。各型超声检查中，B型超声准确性较高，且能分辨深部肿瘤和邻近重要血管的关系。近来，彩色超声检查在皮瓣转移血供定位上有较广的应用。

（六）X线检查 Radiodiagnosis

人体各种组织器官的密度、厚度不同，经X线的吸收和透过量不一致，在照片上就形成黑白的密度对比。同一组织器官发生病理变化时，密度也会有别于正常状态，因而可以明确病变的部位、大小和性质。口腔颌面部X线检查可用于牙体、牙髓、牙周及颌骨病变的诊断。与造影剂联合应用还可对颌面部软组织器官的病变进行检查。颌面部X线检查主要包括平片检查、体层摄影检查、造影检查。荧光透视检查（简称透视），目前主要用于脏器运动功能的检查。

（七）电子计算机X线断层摄影检查 Computerized tomography

计算机X线断层摄影（computerized tomography， CT）亦称电子计算机控制的X线断层检查，即用X线束对人体某一部位按一定厚度的层面进行扫描，以探测器接受透过断层的X线，并转换成可见光后，由光电转换器转变成电流，经模拟/数字转换器转为数字，输入计算机处理后，再经数字/模拟转换器形成CT图像。相对常规X线摄片，CT具有更高的密度分辨率和空间分辨率，可以显示组织间0.1%～0.5%的X线吸收值差异，因而可以使软组织很好地显影，并在良好的解剖图像背景上显示病变影像。对颌面部肿瘤，特别是面深部肿瘤的早期诊断，及其与周围重要组织的关系，能提供较准确的信息，对指导手术有重要意义。

（八）磁共振成像检查 Magnetic resonance Image

磁共振成像（magnetic resonance image， MRI）属于生物磁自旋成像技术，是利用收集磁共振现象所产生的信号而重建图像的技术。MRI也是一种非创伤性检查方法。其特点是显示的解剖结构逼真，病变同解剖结构的关系明确，能使血管显影，且具有三维图像，因而更有利于病变的定位。临床上，凡能够被CT查出的肿瘤，都能被MRI查出，其软组织对比度更优于CT。由于MRI可作任意方向的多层面成像，对重要区域的连续成像、对了解病变的全貌有极大的帮助。颌面部常用的成像方式主要为横断面和冠状面成像，偶尔可用矢状面成像。

在颌面外科，MRI主要用于肿瘤、血管性病变及颞下颌关节疾病的检查诊断，尤其是颅内和舌根部良、恶性肿瘤的诊断和定位方面。对炎症和囊肿的检查也有临床参考价值。

（九）数字减影血管造影检查　Digital subtraction angiography

数字减影血管造影（digital subtraction angiography，DSA）是利用计算机处理数字化影像信息，并通过减影技术消除骨骼和软组织影像的新一代血管造影技术。DSA较常规的血管造影具有诊断敏感性高，造影剂密度低、剂量小，可观察血流动态图像等优点，已被广泛应用于心血管系统疾病的诊断和介入治疗；对了解颌面部肿瘤的血液供养和回流血管及其与周围大血管的关系有重要价值。目前多用于颌面颈部血管、动静脉瘘及血运丰富的良恶性肿瘤的检查、诊断和治疗，特别是颌面部血管畸形的介入栓塞治疗上，有较广泛的应用。不足之处是不能显示病变与周围组织的关系，故尚需与其他检查配合使用。

（十）放射性核素检查　Radioisotope examination

放射性核素检查主要用于肿瘤的检查和诊断，也可用于唾液腺、骨组织疾病的诊断或临床和科研的示踪手段。由于肿瘤细胞与正常细胞在代谢上有区别，核素的分布也不相同。给患者服用或注射放射性核素后，可应用扫描或记数通过测定放射性物质的分布情况来进行诊断和鉴别诊断。其中最突出的是闪烁照相的广泛应用。其优点是灵敏度和分辨率高，图片清晰，扫描时间短。目前倾向于应用半衰期短、能量低的核素，如^{99m}Tc、^{131}I、^{32}P、^{85}Sr、^{113}In、^{67}Ga等。甲状腺癌和口腔内异位甲状腺可应用^{131}I或^{125}I诊断，^{125}I分辨率较好。诊断颌骨恶性肿瘤主要用^{99m}Tc。唾液腺炎性疾病和部分肿瘤可采用唾液腺核素显影检查，其中对炎性疾病的动态功能检查被认为是唾液腺功能检查中最佳的方法。

（十一）核素发射计算机断层摄影检查　Emission computed tomography

核素发射计算机断层摄影（ECT）是当今性能最先进、最全面的核医学显影检查。其原理是由γ闪烁探测器围绕人体作180°或360°的自动旋转，对摄入体内的γ光子进行多角的探测，经计算机采集信息，再用特定软件和快速阵列处理机重建成各种断层影像。其实质是电子计算机断层(CT)与核医学示踪原理相结合的产物。根据所使用的核素和成像原理的差异，ECT又可分为正电子型(PET)和单光子型（SPECT）。由于后者应用更广，通常所说的ECT均指SPECT。与CT相比，ECT信息采集量大，示踪剂适应面广，特异性高，化学、物理及放射性负荷低，不干扰机体内环境的稳定，具有定性和定量双重功效，是唯一的活体生理、生化、功能、代谢信息的四维显像方式，故对某些疾病的诊断和对人体重要脏器的功能测定有一定的优越性。口腔颌面外科可用于唾液腺疾病的诊断以及判断恶性肿瘤有无全身转移病灶；特别是骨转移，SPECT常能在有X线表现之前可查出。此外，还可用于检查移植组织（骨或软组织瓣）血运情况和可协助颈部血管性疾病的诊断。

近年来PET的应用亦日趋增多，据信对肿瘤的诊断甚有价值，但仍不乏阳性和假阳性的病例。

（十二）关节内镜检查　Arthroendoscopy

关节内镜在口腔颌面外科主要用于颞下颌关节疾病的检查。诊断性关节镜的临床应用，主要是针对临床上怀疑有关节病，又无法用其他检查手段进行确诊，并且能否确诊将直接影响后续治疗方案的患者。由于关节内镜可以直接获取颞下颌关节囊内的组织结构图像，通过颞下颌关节镜检查，可以对颞下颌结构紊乱、骨关节病、关节滑膜炎、关节粘连、关节运动过度（半脱位和全脱位）等进行确诊。颞下颌关节镜除了可以用于关节疾病的诊断之外，近年来治疗性关节镜也获得了长足进步。需要指出的是，尽管关节镜属于微创外科，具有损伤小、恢复快的特点，但关节镜检查仍然是一种创伤性检查手段，一般提倡关节镜检查和治疗应同期完成。

（十三）手术探查 Surgical exploration

经过上述各项检查还不能明确疾病的性质，做不出确切的诊断时，可行手术探查。手术探查的目的是采用手术的方法，了解病变的性质、范围及其与周围组织的关系。必要时亦可在手术台上切取小块病变组织做病理检查，以求确诊，并根据诊断确定进一步的治疗方案。同常规手术一样，术前也应有认真的讨论和充分的准备，要避免盲目的手术探查。

完善的检查和准确的判断是外科学的重要组成部分，因为这样既可以明确疾病的诊断，还可以对手术方案的设计提供可靠的依据。口腔颌面外科学作为与临床医学关系最为密切的口腔医学学科，其检查、诊断和判断过程首先应该遵循外科学的原则；口腔颌面部同时又是结构复杂、重要结构较多的区域，因此该部位的检查与评估方法又具有其特殊性和复杂性。认真学习本节内容，能对口腔颌面部检查的内容有一个比较全面的了解。作为现代医学发展的标志，各项辅助检查手段都可分别用于口腔颌面外科的术前评估，对判断口腔颌面部疾病的性质和侵及范围，很有帮助。

第二节　消毒和灭菌
Disinfections and sterilization

口腔颌面外科作为外科学的分支，应该遵循外科学的各项原则。比如，指导外科医生治疗化脓性阑尾炎和指导口腔颌面外科医生治疗牙源性蜂窝织炎的原则是完全一样的。无菌术（asepsis）是外科学的最基本技术之一，决定着每一例外科手术的成败，进行彻底的消毒和灭菌是防止术后感染和交叉感染，保证手术的效果，减少并发症的重要措施。口腔颌面外科医生亦应严格遵循。但是无菌术会根据外科手术的部位不同，而发生某些变化。口腔颌面部存在的腔窦是细菌寄生和繁殖的温床，且口腔内无法达到无菌状态，故手术后发生感染的机会较多。但口腔颌面部丰富的血液供应和局部组织的抵抗力，又使得该部位有较高的抗感染能力。对一个口腔颌面外科医生而言，重要的是不仅了解外科的基本原则，还要掌握在口腔颌面部如何运用这些原则。

尽管口腔颌面部手术中严格实行无菌术是不可能的，但仍然无任何理由完全放弃无菌术常规。口腔颌面外科无菌术最起码应该明显地去除某些交叉感染途径，比如：由病人感染医生、由医生感染病人以及通过医生或医生使用的医疗器械的污染（contamination），由一个病人感染给另一个病人。手术创口的污染主要是由于隐匿于皮肤黏膜内的微生物；其次就是手术者的鼻、喉和手的污染；第三则是器械和敷料消毒不彻底等。三者之中，后二者都是不可原谅的。

可见，在进行口腔颌面外科手术时，同样必须严格遵守无菌观念，一丝不苟地完成消毒和灭菌工作，保证手术的最终成功。

一、手术室与手术器材的消毒灭菌 Disinfections and sterilization of the operation room and surgical armamentarium

（一）手术室的消毒与灭菌 Disinfections and sterilization of the operation room

口腔颌面外科手术室和手术器材的消毒灭菌要求及原则与一般手术室基本相同，其使用的药品和方法也基本一致。门诊手术室应与治疗室或拔牙室分开，在连接手术时应遵循先无菌、次污染、后感染的原则，以免发生交叉感染。手术室应定期进行空气消毒，一般每日应进行1次，常用的方法有紫外线照射、电子灭菌等消毒或化学药物加热蒸气消毒，如过氧乙酸（0.75~1g/m^3）、甲醛溶液（甲醛溶液10ml/m^3 加高锰酸钾5g/m^3）等。

（二）手术器械、敷料的消毒 Disinfections and sterilization of surgical Instruments and dressing

1．高压蒸汽灭菌　高压蒸气灭菌（autoclave）运用的是高压炊具的原理，所使用的是在某一特定压力下的蒸汽进行消毒。湿热消毒是现在公认的最有效的物理消毒方法，可有效地破坏某些特异性芽胞、病毒和化脓性微生物。高压灭菌消毒器是由一个带气密装置的水槽、真空泵和压力控制装置组成，其工作状态为温度121℃，压力15磅/吋，15分钟和134℃，压力30磅/吋，最少3分钟。消毒时间可根据气密水槽内装载的消毒物品进行设定。消毒包中应放置颜色可变化的试纸作为指示剂，监测消毒的效果。一般器械、布类、纱布、棉花类及棉胶类均可使用。过去认为难以消毒的高速涡轮机骨动力系统均可消毒。

2．煮沸消毒法　此方法简单，应用方便，适用于耐热、耐湿物品，但可使刀刃的锋利性受损。消毒时间应自水煮沸后开始计算。一般需15～20分钟。对肝炎患者污染的器械与物品，应煮沸30分钟。加入2%碳酸氢钠时，沸点即达105℃，可缩短消毒时间，效果更佳（金属器械煮沸5分钟即可达到灭菌要求），并可防锈。

目前认为，这种消毒方法效果有限，因为这种方法不足以杀灭细菌芽胞。选择这种消毒方法必须要保证所有器械都全部浸润在水中，才能保证消毒效果，而且，金属器械也不致生锈。

3．干热灭菌法　干热灭菌法（dry heat sterilization）是利用电热或红外线烤箱高热烘烤进行灭菌。适用于玻璃、陶瓷等器具，以及不易用高压蒸汽灭菌的明胶海绵、凡士林、油脂、液体石蜡和各种粉剂等物品。不耐高热的物品，如棉织品、合成纤维、塑料及橡胶制品等，不可用此法灭菌。干热灭菌的温度和维持时间应根据消毒物品导热快慢、包装大小和安放情况而定。一般160℃应持续120分钟，170℃应持续90分钟，180℃应持续60分钟。

4．化学消毒（冷消毒）法　化学消毒（冷消毒）（chemical or cold disinfection）应选择具有杀菌谱广、毒性低、无刺激性、性能稳定、无腐蚀性、作用速度快等优点的化学消毒剂。各种化学消毒即可按其杀灭微生物作用水平分为高、中、低三种类型，可根据不同消毒目的选用。如：

（1）乙醇：在醇类中最常用，是良好的皮肤消毒剂。医疗器械消毒，可用70%～80% 乙醇浸泡，但仅用于一般不进入无菌组织的器械灭菌，浸泡时间为30分钟。目前对乙醇作为化学消毒剂存在争论的原因是因为其对微生物杀灭作用不佳，对细菌芽胞基本无效。使用环境中存在体液、血液和脓液（pus）等时根本不发生效果。

(2) 戊二醛：此为一优良广谱消毒剂，能杀灭各种细菌繁殖体与细菌芽胞以及真菌与病毒。无色、无刺激，腐蚀性较小。有机物对其消毒效果影响极微。适用于多种医疗器械的消毒。制剂为 2% 碱性戊二醛。用其浸泡器械，在 2 分钟内，可杀灭细菌繁殖体，10 分钟内可杀灭真菌、结核杆菌，15 ～ 30 分钟可杀灭乙型肝炎病毒，杀灭细菌芽胞则需 4 ～ 12 小时。

(3) 碘伏：是碘与表面活性剂的不定型结合物。可配成水或乙醇溶液使用。可杀灭各种细菌繁殖体与芽胞，以及真菌和病毒，乙醇溶液较水溶液杀菌作用更强。消毒器械可用 1 ～ 2mg/ml 的有效碘溶液浸泡 1 ～ 2 小时。

(4) 甲醛溶液：含甲醇36% ~ 40%即甲醛溶液。本品具有良好杀菌作用，可杀灭细胞繁殖体与芽胞，以及真菌和病毒。用于外科器械灭菌，使用10%溶液，浸泡60 ~ 120分钟，用时应以灭菌蒸馏水冲净残留药液。

(5) 含氯消毒剂：消毒剂溶于水中可产生次氯酸者称为含氯消毒剂。目前常用的有漂白粉、三合二、次氯酸钙、二氯异氰尿酸钠、氯安丁、84肝炎消毒液等。含氯消毒剂杀菌谱广，对细菌繁殖体、病毒、真菌孢子及细菌芽胞均有杀灭作用。

(6) 过氧乙酸：其气体和溶液均具有较强的杀菌作用。杀灭细菌芽胞用1%浓度，5分钟可奏效，而杀灭繁殖体型微生物则仅需0.01%~05%的浓度，时间0.5 ~ 10分钟即可。对乙肝病毒也有杀灭作用。

5．特殊器械的消毒

手术室或口腔外科门诊确实有一部分器械，如气动骨动力系统的导气带，以及不耐热的塑料制品等，无法使用高温和浸泡消毒。一般可采用 40% 甲醛蒸气消毒法，应持续 40 分钟以上。

目前有的手术室已开展的使用环氧乙烷（ethylene oxide）气体消毒方法，也是比较可靠的方法之一。

总之，手术器械的消毒和灭菌是保证手术成功的重要一环。在消毒时，要保证器械上尽量少地带有油脂等杂质，以免影响消毒的效果。即使是高压蒸气灭菌，也要注意其无菌期限。另外，大量的一次性器械和物品现已广泛地用于手术当中。使用国家医药管理局认可的经过工厂化严格消毒灭菌处理的一次性物品，能有效地防止医院感染（nosocomial infection）的发生。

二．手术者的消毒 Disinfections of surgical team

手术者的消毒包括更换手术室的衣、裤、鞋、帽及口罩等清洁准备、手的洗刷浸泡、穿手术衣及戴橡皮手套等步骤，其原则、方法及消毒剂与外科手术的要求完全相同。

三．手术区的消毒灭菌 Disinfections and sterilization of surgical area

(一) 术前准备 Preoperative preparation

患者在术前应行理发、沐浴和备皮（具强有效的消毒条件或美容手术时可免去剃发）。与口腔相通的大手术，特别是需植骨、植皮者，应先作口腔洁治、龋牙充填和残根拔出，并用 1：5000 高锰酸钾液或 1：1000 氯己定液含漱；取皮及取骨区应在术前 1 日彻底清洗、备皮，以酒精消毒后用无菌敷料包扎。

（二）常用消毒药物 Common disinfectants

1．碘酊　杀菌力强，但刺激性大，故在不同部位使用浓度不同；消毒颌面颈部为2%，口腔内为1%，头皮部位3%。使用后应予脱碘，碘过敏者禁用。

2．氯己定　为广谱消毒剂，刺激性小，故使用广泛。皮肤消毒浓度为0.5%，以0.5%氯己定酒精（70%酒精）消毒效果更佳。口腔内及创口消毒浓度为0.1%。

3．碘伏　含有效碘0.5%的碘伏水溶液用于皮肤和手的消毒，同样也可用于口腔黏膜的术前消毒，其作用优于碘酊。具有消毒彻底，刺激性小，着色浅的优点。

4．75%酒精　最常应用，其消毒力较弱，故常与碘酊先后使用，起脱碘作用。

（三）消毒方法与范围 Disinfection methods and ranges

1．消毒方法　应从术区中心开始，逐步向四周环绕涂布，但感染创口相反。涂药时不可留有空白，并避免药液流入呼吸道和眼内。与口腔相同的手术及多个术区的手术应分别消毒。

2．消毒范围　头颈部手术消毒范围应至术区外10cm，四肢、躯干则需扩大至20cm，以保证有足够的安全范围为原则。

常用手术消毒范围如表2-4所示。

表2-4　口腔颌面外科常用手术消毒范围

手术区域	消毒范围
口腔内手术	（1）全部口腔 （2）面部：上界：眶上缘平线；下界：颈上线；侧界：两侧耳前线
面部手术	上界：平发际线 下界：颈上线 侧界：两侧耳前线
腮腺区手术	上界：患侧发际上8cm 下界：锁骨上线 前界：中线 后界：耳后8cm 因麻醉或手术需要显露口腔者则应消毒口内及全面部
颌下区手术	上界：眶下平线 下界：锁骨上线 前界：过中线 后界：耳后5cm
颏下区手术	上界：上唇全部 下界：颈下线 侧界：两侧耳前线
颈部手术	上界：颧骨至鼻翼、上唇线 下界：胸部乳头线 前界：过中线5cm，如系双侧或在中线处手术，对侧颈部也应全部消毒 后界：颈后三角区、同侧颈部及乳突发际上5cm
胸部手术（包括取皮、取皮瓣、取肋骨等）	上界：颈上线 下界：平脐 外界：过腋后线，包括全部肩关节及腋下区

续 表

手术区域	消毒范围
腹部手术（包括取皮、皮管制备等）	内界：过对侧锁骨中线 上界：两乳头连线 下界：耻骨联合 外界：腋后线 内界：过中线 5cm
股部手术（包括取皮、取皮瓣、骨瓣、取筋膜等）	上界：髋上 8cm 下界：膝关节下 5cm 外界：髋后上嵴 内界：过中线 5cm
上臂部手术（包括取皮瓣、皮管制备等）	上界：全肩部、腋下、前胸侧至乳头线 下界：肘关节下 5cm 内外界：应包括上臂全部
足背部手术（包括取皮瓣等）	上界：小腿下 2/3 全部 下界：足全部
前臂部手术（取皮瓣等）	上界：肘关节以上 5cm 下界：手全部

（四）消毒巾铺置法 Draping and wrapping of sterile towels and sheets

口腔颌面部的外形不规则，且有腔道、孔裂存在，头皮部生有头发，其手术铺巾具有一定的难度。一般应在消毒前戴帽遮发；消毒后以消毒巾包头，以防污染，常用的铺巾法有以下几种：

1．包头法　病人主动或被动抬头，将重叠的两块消毒巾置于头颈下手术台上，头部放下后，将上层消毒巾分别自两侧耳前或耳后向中央包绕，使头和面上部均包于消毒巾内并以巾钳固定[图 2-9（1）～（4）]。

2．手术野铺巾法

（1）孔巾铺置法：将孔巾之孔部对准术区而将头面部遮盖，以巾钳或缚带固定（图2-10）。此法适用于门诊小手术。

（2）三角形手术野铺巾法：用三块消毒巾分别铺置，呈三角形遮盖术区周围皮肤，以巾钳固定（图 2-11），此法适用于口腔、鼻、唇及颊部手术。

（3）四边形手术野铺巾法：以四块消毒巾分别铺置，呈四角形遮盖术区周围皮肤，以巾钳或缝合法固定（图 2-12），此法适用于腮腺区、颌下区、颈部及涉及多部位的大型手术。

使用三角形或四边形手术野铺巾法均应按手术的需要，调整其大小及形状，并保证消毒区大于术野暴露区。在术野周围铺巾后，再用消毒的中单和大单遮盖全身（术区周围最少3~4层，外层至少 2 层）。大单之孔裂要对准手术区（图 2-13）。对术中有可能扩大手术范围者，应在消毒、铺巾时有所考虑和准备，避免临时再扩大消毒和重新铺巾。手术区铺巾完毕后，再用一中单将手术区与麻醉区隔开。

口腔颌面部外科手术保持绝对无菌十分困难，口腔颌面部软组织和硬组织抵抗感染的能力较强，所有这些都不能成为该区域手术时忽略无菌观念的理由。口腔颌面外科手术亦必须严格遵守外科手术无菌操作的原则，一丝不苟地完成手术器械与装备、术者与病人、手术区

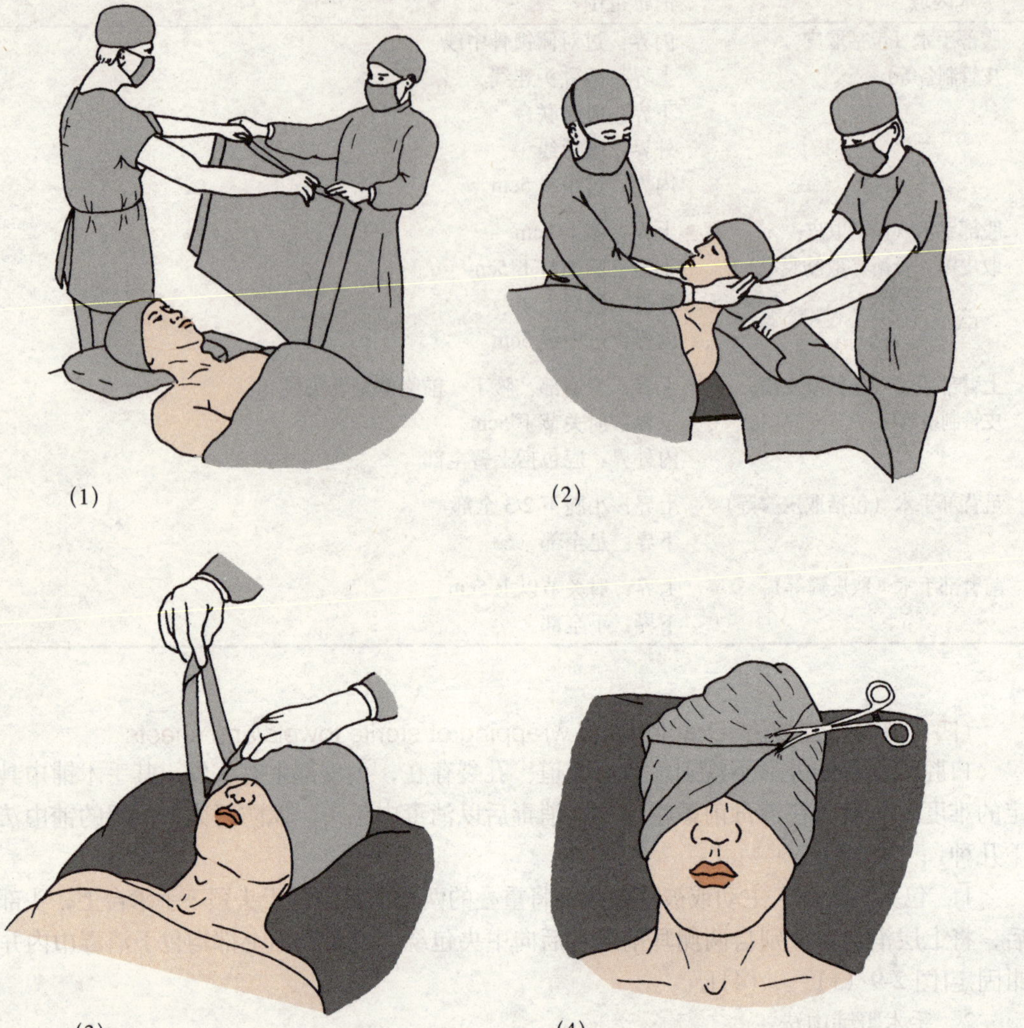

图2-9　(1) ~ (4) 包头法

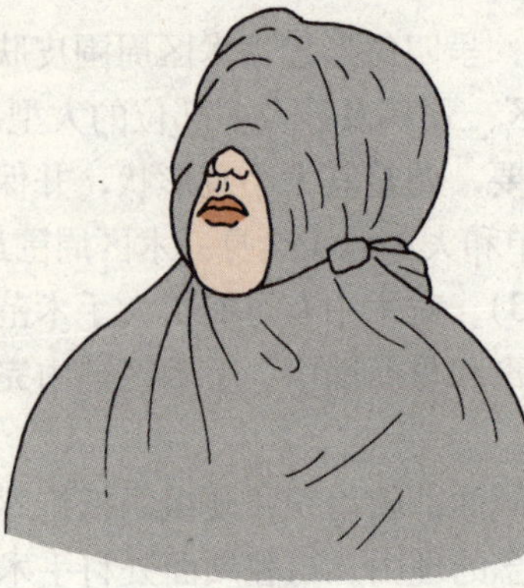

图2-10　孔巾铺巾法

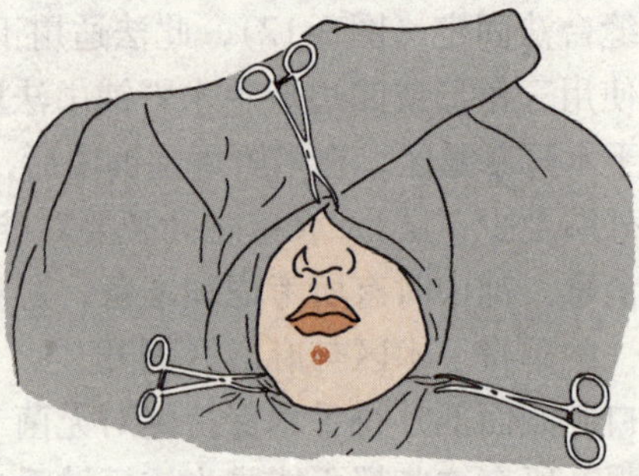

图2-11　三角形铺巾法

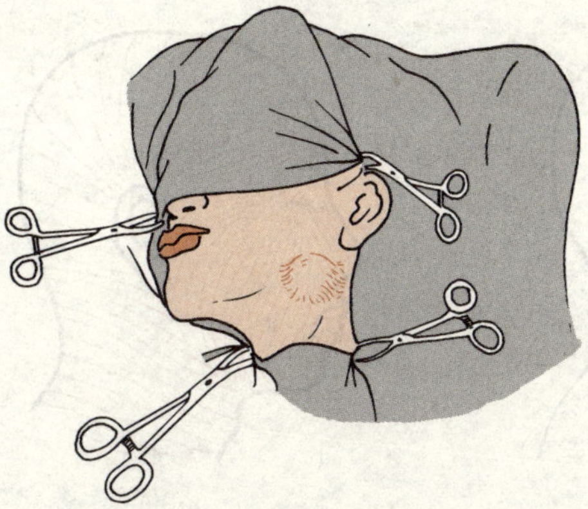
图2-12　四边形铺巾法

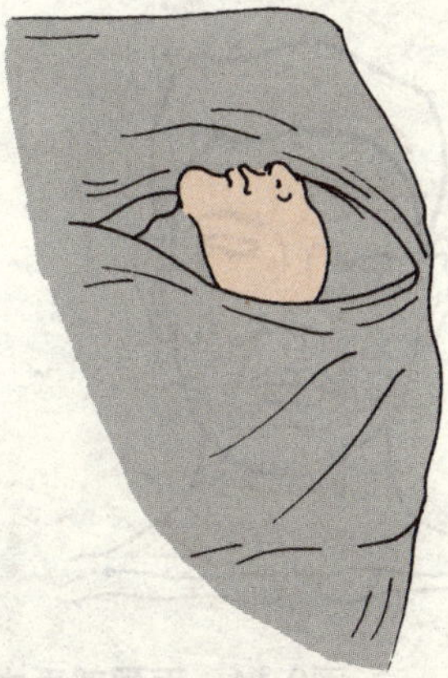
图2-13　大单铺巾法

域等的消毒、灭菌工作，才能确保手术效果。口腔颌面部不同于胸腹部，术前消毒、铺巾具有特殊性，亦具有一定难度。在学习时应特别注意。

第三节　手术基本操作
Basic techniques of operation

口腔颌面部手术的常用器械于其他外科手术器械基本相同，其使用方法也基本一致。

口腔颌面部手术的基本操作包括显露、止血、解剖分离、打结、缝合和引流六个方面，这是与外科手术相同的。鉴于口腔颌面部的解剖生理特点，在操作时又有其特殊的要求。

一、显露 Exposure of surgical field

手术野的充分显露是保证手术顺利进行的先决条件，在良好的显露情况下，可使手术野内解剖关系清楚，不但操作容易、方便、也更安全。口腔颌面部手术野的显露好坏与手术切口设计、患者体位以及照明有直接关系，手术野显露还可使用牵引拉钩和张口器等器械。

（一）切口设计 Lncision designing

为保证手术效果和减少术后瘢痕畸形，口腔颌面部手术的切口选择，必须全面、综合地加以考虑。

1．解剖　要考虑手术区的神经、血管、腮腺导管等重要组织结构的位置和行径，切口应尽量与之平行，以免意外损伤和不必要的牺牲。

2．部位　由于颌面部功能和美观的要求，切口应选择比较隐蔽的部位和天然皱褶处，如颌下、耳前、颌后、鼻唇沟等（图2-14）。切口的方向要尽量与皮纹方向一致（因皮肤张力方向与皮纹方向一致），以期获得最小、最轻微的瘢痕（图2-15）。活检手术的切口应力求与再次手术的切口一致。

3．长短　切口的长短原则上应以能充分显露为宜。设计时视具体情况而定，避免过长或过短。过长损伤组织多，术后瘢痕大；过短则显露不清，易造成意外损伤，且过分牵拉反而

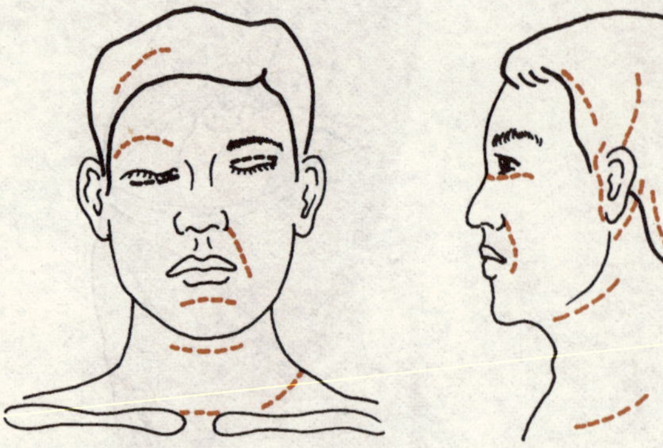

图2-14 面颈部手术切口的常用部位

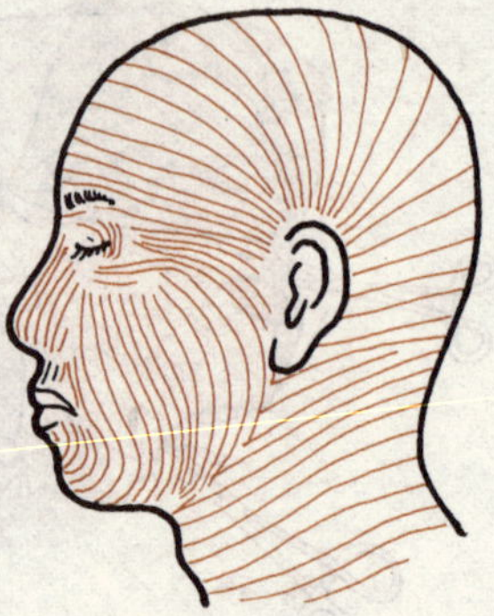

图2-15 头面颏部皮纹方向

加重损伤。此外，在行手术切口设计时还应考虑切口的形状（弧形和“S”形为好）和延长切口的可能性，以留有余地并获得最佳效果。

（二）切开 Incising

切口选择、确定后，应以亚甲蓝画线标记，以确保其准确性，长切口者尚需在其两侧加以标记，以便缝合时对位。切开时，皮肤用手绷紧或固定，手术刀与组织垂直（起刀时垂直将刀尖刺入，移动时转至45° 斜角切开皮肤，切完时又使刀呈垂直位），准确、敏捷、整齐、深度一致地一次切开。要注意层次并逐层切开（少数整复手术例外）。皮肤和黏膜切开后，肿瘤手术宜使用电刀或光刀，而整复手术不用，以期减少瘢痕。

（三）体位 Body position

应选择利于术野显露的体位，颌下、颈部手术应常规垫高肩部。

（四）照明 Llluminate

良好的照明可增加术野的清晰度，利于准确操作和避免意外损伤，这在有重要组织结构和口、咽腔部位手术时尤为必要。

二、止血 Hemostasis

止血对术中减少失血、保持术野清晰、防止重要组织损伤、保证手术安全以及术后创口愈合等均具有重要意义。手术中常用的止血方法有下列几种：

（一）钳夹、结扎止血 Forceps and ligate

此法为术中最基本、最常用的止血方法，即用血管钳将看得见的出血点进行快速、准确的钳夹止血。不可盲目乱夹，如出血点因出血而看不清，可用纱布块压迫一下，待看清楚后再夹。钳夹的组织宜少，以免过多地损伤血管周围的正常组织。表浅的微小血管，单纯的钳夹即可达到止血目的；而较大的出血点，则需在钳夹后用丝线予以结扎，也可使用电凝。结扎所用的线头，作为异物长期留在组织之中，可造成感染或引起组织排斥反应，甚至影响创口愈合，故在结扎后剪线时，应尽量剪短，避免遗留过长线头，这对整形手术和创面植皮尤为重要。对某些钳夹组织较多、钳夹组织的游离端过短以及钳夹的组织内有明显的血管者，为避免滑脱出血，可加用缝扎。对于大块的肌束应采取先钳夹，再剪断，最后缝扎，才能安全可靠，常用的缝扎方法为贯穿缝合法（图 2-16）。

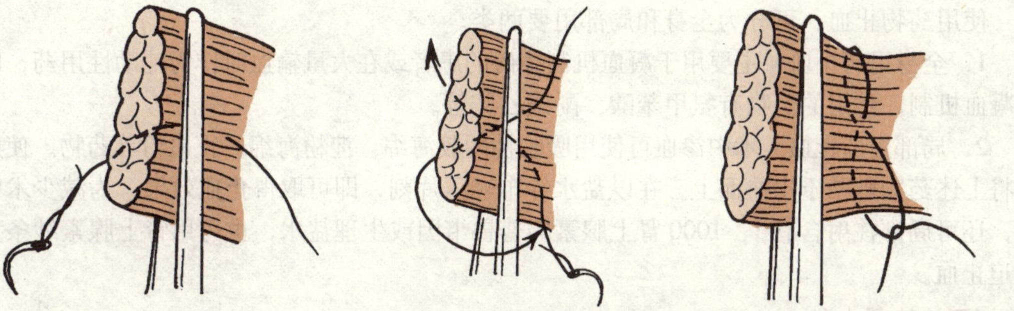

图2-16　肌束缝扎法

（二）阻断止血　Blocking

此法为临床上止血效果最明显、最可靠的方法，即用钳夹、结扎和缝扎的方法阻断知名血管或术区中较粗大血管的血流，达到区域止血的目的。

1．知名或较粗血管的阻断止血　术中处理此类血管，应顺其长轴，细心将其从血管鞘中分离解剖出来，再行两侧钳夹或结扎后剪断，即可达到防止和减少出血的目的。注意血管结扎切断后所留下的断端长度，至少应为该血管径的两倍，并应行双重甚至三重结扎，才能有效地防止滑脱。对较大动脉的第二次结扎，使用贯穿缝合法，则更为稳妥、牢靠。

2．颈外动脉结扎　颈外动脉是口腔颌面部血液供应的主要来源，因此，阻断结扎或结扎切断颈外动脉主干或其分支仍不失为预防和处理颌面部手术中出血的重要和有效的方法之一。由于颌面颈部血管侧支循环较多，在临床上双侧颈外动脉结扎的止血效果比单侧结扎更佳，但要注意其适应证，正确选择。

3．区域阻断止血　对血液循环十分丰富而又不宜使用上述两种方法止血的组织可采用此法预防和处理出血。在切口周围或在切除肿物血供的近心端先行圈式或栅栏式缝扎（图 2-17），即可达到明显的减少出血的目的。

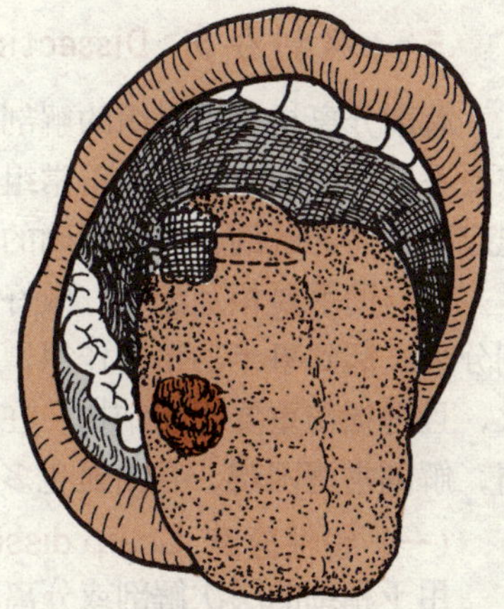

图2-17　栅栏式缝扎止血法

（三）压迫止血 Oppression

使用外力压迫局部，可使微小血管管腔闭塞，从而达到止血效果。对于较大面积的静脉渗血或瘢痕组织及某些肿瘤（如血管瘤、神经纤维瘤和嗜酸性粒细胞增生性淋巴肉芽肿等）切除时的广泛渗血，可用温热盐水纱布压迫止血。对局限性出血又查不到明显出血点的疏松组织出血区，可用荷包式或多圈式缝扎压迫止血。如组织基底移动性差，不能缝合或缝合效果不佳时，可转移邻近肌或其他组织覆盖，填塞加压止血。骨髓腔或骨孔内的出血则用骨蜡填充止血。腔窦内出血及颈静脉破裂出血而又不能缝合结扎时，则可用碘仿纱条填塞压迫止血，以后再分期逐渐抽除。对急性动脉出血，可先用手指立即压迫出血点，或压迫供应此区知名动脉的近心端，继而再用其他方法止血。

（四）药物止血 Drugs nemostasis

使用药物止血，可分为全身和局部用要两类。

1．全身用药止血　主要用于凝血机制障碍的患者或在大量输血时作为辅助性用药，以增强凝血机制，常用的药物有氨甲苯酸、酚磺乙胺等。

2．局部用药止血　术中渗血可使用吸收性明胶海绵、淀粉海绵、止血粉等药物。使用时先将上述药物敷贴于出血面上，在以盐水纱布轻压片刻，即可取得止血效果。为减少术中出血，还可局部注射含有1∶1000肾上腺素的普鲁卡因或生理盐水，也可用肾上腺素纱条直接压迫止血。

（五）热凝止血 Heat hemostasis

使用电刀或光刀手术，可显著减少术中出血量。钳夹止血后使用电凝，可减少线扎，缩短手术时间。

（六）低温止血 Cold hemostasis

低温降压麻醉（体温降至32℃左右）可减少机体周围组织的血容量，从而有效地减少术中出血。局部冷冻降温（通常使用液氮）后再进行手术，也可明显地减少出血。

（七）降压止血 Arresting bleeding by blood pressure control

术中使收缩压降至10kPa（80mmHg）左右，即可有效地减少术中出血量，但时间不能过长，一般以30分钟为宜，且对有心血管疾患的患者禁用。

以上介绍的各种止血方法，应根据手术类型、术中出血情况，患者全身及局部情况酌情选用，也可联合应用，但不论使用何种方法止血，均应在手术结束冲洗后，反复仔细检查止血是否彻底，结扎是否牢靠，再次处理明显的出血点，再逐层关闭创口，以免术后继发出血。

三、解剖分离 Dissection

解剖分离是显露组织的解剖部位、保护正常和重要组织、切除病变组织从而完成手术的重要手段。解剖分离应在正常组织层次中进行，即做到手术层次清楚、逐层剖入。为此，首先应熟悉局部解剖，具有明确的解剖概念，这是顺利完成手术、保证手术效果的基础。其次是主刀与助手要相互配合，做好组织的牵引，方可显露组织之间的潜在间隙，从而沿间隙解剖分离，起到事半功倍的作用，使手术顺利进行；否则层次不清、血肉模糊、出血多、损伤大，且易损伤重要组织结构。在局部有炎症、多次手术瘢痕较多的情况下，组织粘连界限不清，解剖常遭困难，且出血也多。

（一）锐性分离 Sharp dissection

用于精细的层次解剖或分离粘连坚实的瘢痕组织。使用的器械为锐性的手术刀和手术剪。此法对组织损伤小，动作要求细巧、准确，一般应在直视下进行。

（二）钝性分离 Blunt dissection

用于正常肌和疏松结缔组织的分离和良性肿瘤的摘除。主要以血管钳进行，也可使用刀柄、手指、纱布以及剥离子等。此法比较安全，但对组织损伤较大。

上述两种分离方法，在术中常交替和结合使用，但无论使用哪种方法，均应防止粗暴和意外损伤，且应注意手术的快慢节奏和保护创面，避免长时间的暴露和干燥坏死。

四、打结 Surgical knot

打结是外科手术中不可缺少的重要基本功，是最基本的技术操作之一，主要用于结扎血管和缝合时。打结的速度和质量决定着手术时间的长短和效果的好坏。颌面外科手术中的打结应与其他外科的手术打结一样，要求打方结（clove-hitch knot， square knot）、外科结，而防止打滑结，如此才能保证质量，避免返工重打和术后脱结出血。口腔颌面外科手术以单手打结（图2-18）和持针钳打结最为常用（图2-19），前者在结扎和一般缝合使用，后者则多用于口腔内及深部缝合，在缝线过短和缝扎时也常应用。口腔内打结应打三重结，以防松脱。

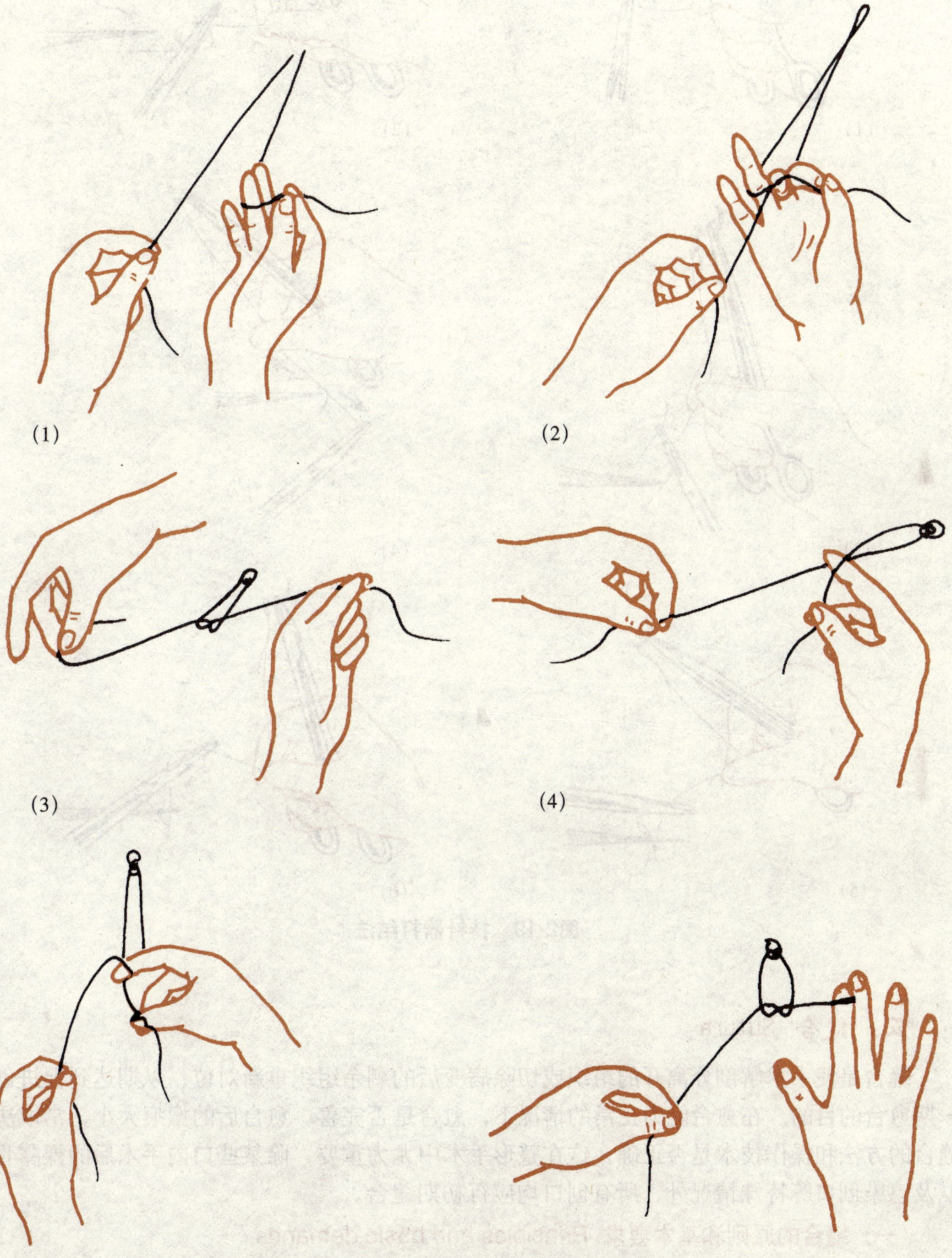

(1) (2) (3) (4) (5) (6)

图2-18 单手打结法

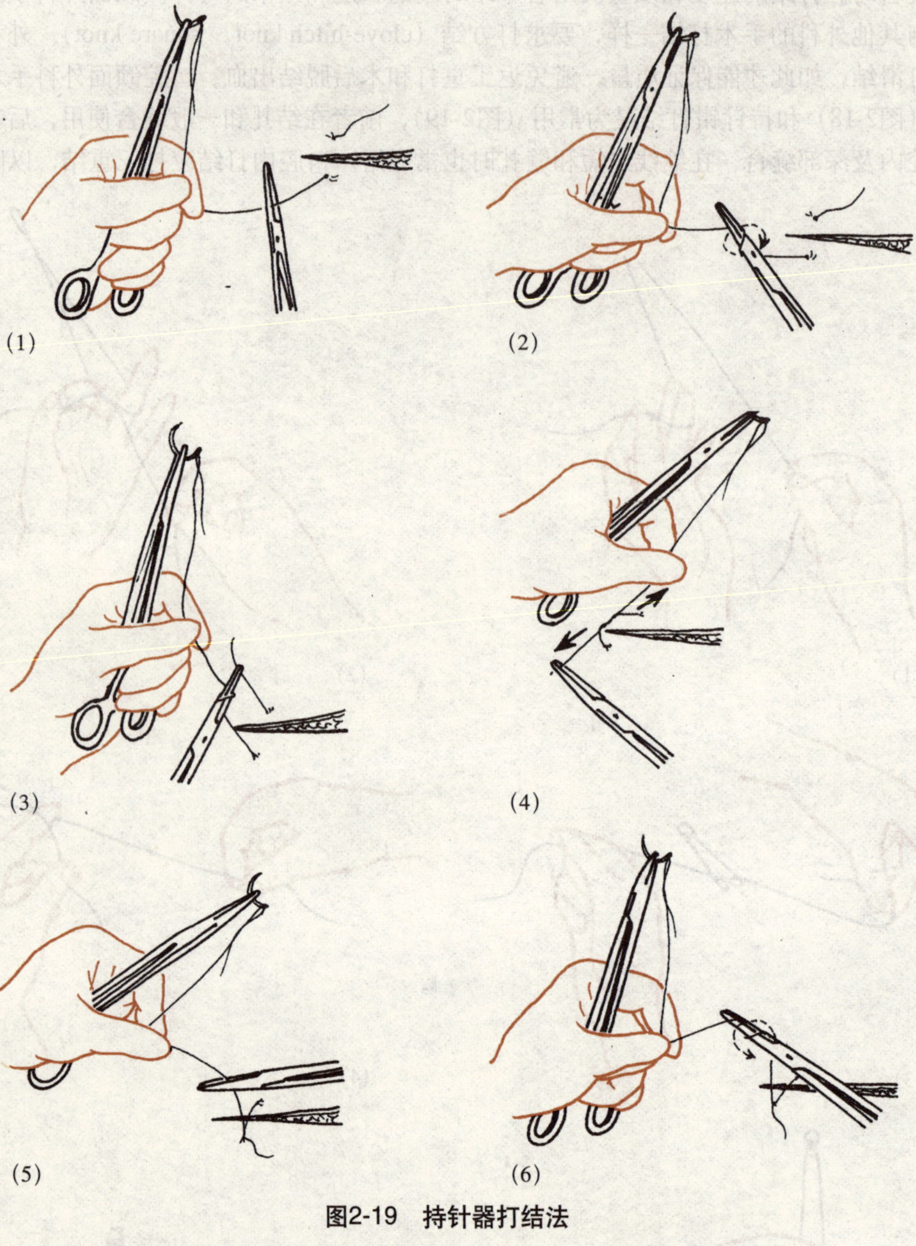

(1)　(2)　(3)　(4)　(5)　(6)

图2-19　持针器打结法

五、缝合 Suture

缝合是使手术解剖分离开的组织或切除病变后的剩余组织重新对位，以期达到促进创口一期愈合的目的。在愈合能力正常的情况下，愈合是否完善，愈合后的瘢痕大小，常取决于缝合的方法和操作技术是否正确，这在整形手术中尤为重要，除某些口内手术后的裸露骨面以及感染创口等特殊情况外，所有创口均应行初期缝合。

（一）缝合的原则和基本要求 Principles and basic demands

1．原则　在彻底止血的基础上，自深而浅逐层进行严密而正确的对位缝合，以期达到一期愈合的目的。

2．基本要求

(1) 切口两侧组织要接触良好，缝线包括的两侧组织应该等量、对称、避免留有死腔，否则将出现积血或积液，不但会延迟愈合过程，而且易导致感染。

(2) 缝合应在无张力或最小张力下进行，以免术后裂开和愈后瘢痕过粗。根据手术性质、部位和术中情况确定合适的针距和边距，整形手术对此要求更高。

(3) 缝合顺序应先游离侧，后固定侧，相反则易撕裂组织。

(4) 缝合面颈部皮肤时，除沿凹陷皱纹的切口可作内卷缝合、使瘢痕与皱纹的深浅一致外，均要防止创缘内卷及过度外翻，以免导致感染和愈合后瘢痕明显。为此，缝合应包括皮肤全层，进针时针尖与皮肤垂直，并使皮肤切口两侧进出针间距等于或略小于皮下间距，才可达到满意效果。切口两侧进出针间距大于皮下间距，造成皮肤创缘内卷；相反，进出针间距小于皮下间距则皮肤创缘呈过度外翻（图 2-20、21）。

(5) 皮肤缝合进针点离创缘的距离（边距）和缝合间隔密度（针距）应以保持创缘接触贴合而无裂隙为原则，具体要求因手术性质和部位而有所不同。一般整复手术以缝合边距2～3mm、针距为 3 ～ 5mm，颈部手术缝合边距为 3mm、针距 5mm 为宜；而组织极易撕裂的舌组织缝合时，边距和针距均应增至 5mm 以上。

(6) 缝合的组织之间不能夹有其他组织，以免影响愈合。

(7) 缝合后打结的松紧要适度，过紧不但压迫创缘，影响血供，可导致边缘坏死和术后留缝线压迹，而且可造成组织撕裂；过松则使创缘接触不良，出现裂隙，以至发生渗血、感染，还可使组织错位愈合，瘢痕增粗。

(8) 在功能部位（如口角、下睑等）要避免过长的直线缝合，否则愈后瘢痕直线收缩，导致组织器官移位，临床上常以对偶三角瓣法换位呈“Z”形曲线缝合（图 2-22）。

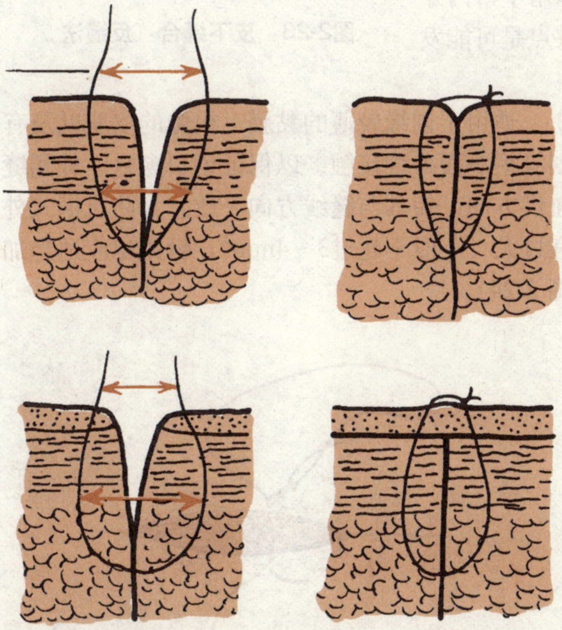

图2-20　不正确的缝合方法，易造成创缘的内卷或外翻

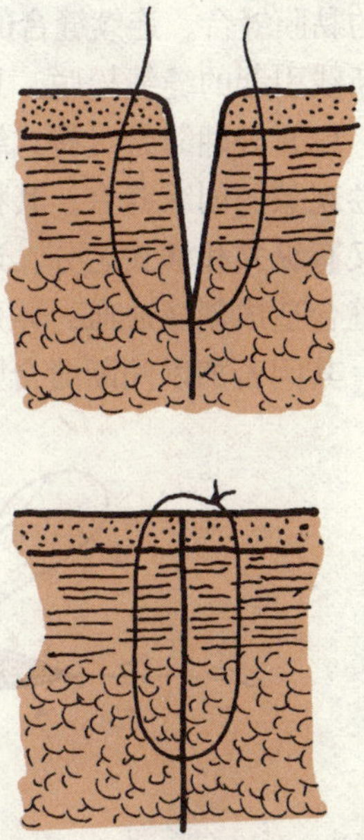

图2-21　正确的对位缝合

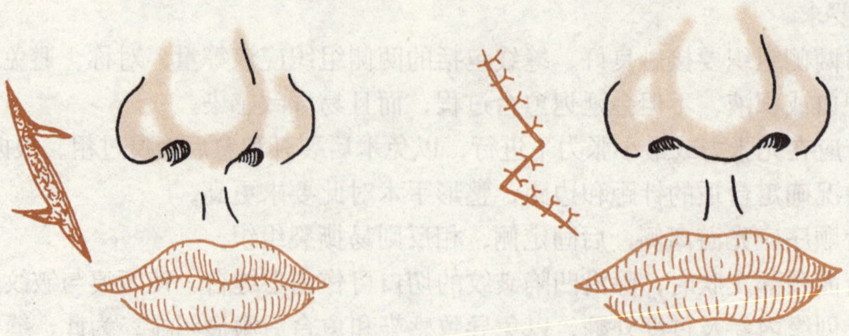

图2-22　直线切口位辅助切口后改为曲线缝合

(9) 选用合适的缝线，口腔颌面外科常用1－0、3－0和1号线，应根据不同情况选用。

(10) 张力过大的创口缝合，应作潜行分离和减张缝合。

(二) 缝合的基本方法 Basic techniques of suturing

1．创口缘缝合法

(1) 单纯缝合：即将切开的组织边缘对正缝合，可分为间断缝合和连续缝合两种。间断缝合即每缝一针打一个结，常用于肌、筋膜和皮肤的缝合，一般采用结在上的正缝法，但在皮下缝合时，为减少线头对组织愈合的刺激干扰，可采用结在下的反缝法（图2-23）。间断缝合的优点是创缘对合整齐，且在万一出现一针断线或松脱时不致影响全局；缺点是缝合速度较慢。连续缝合又可分为单纯连续缝合和连续锁边缝合（毯边缝合），前者少用，仅用于移植皮片自身嵌接处和供组织区的缝合；后者现多用于口内牙槽的黏膜缝合。连续缝合的优点是速度快，缺点是可能发生断线引起的缝线松脱，且创口对位较差。

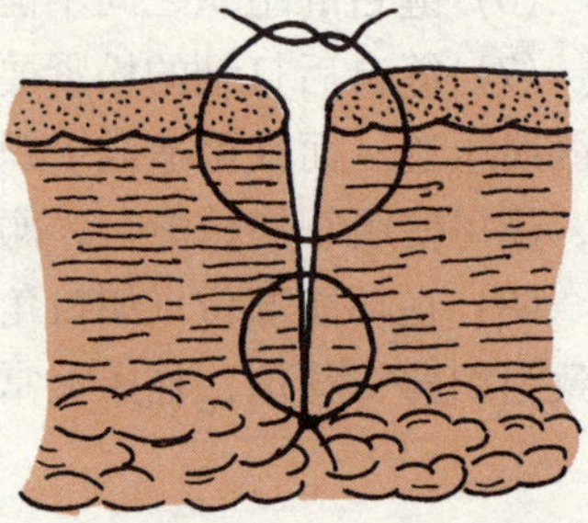

图2-23　皮下缝合：反缝法

(2) 外翻缝合（褥式缝合 mattress suture）：适用于创缘较薄的黏膜、松弛的皮肤以及有内卷现象的创缘缝合。其特点是能有更多的创缘组织面外翻接触，以保证创口愈合。外翻缝合又有纵式和横式之分，选择时应考虑创缘血供方向，使其与缝线方向一致。为防止横式外翻缝合造成创缘缺血、坏死，缝合时边距不宜过大（一般不超过3～4mm），针距也应适当加大，其间若加以间断缝合则效果更为理想（图 2-24）。

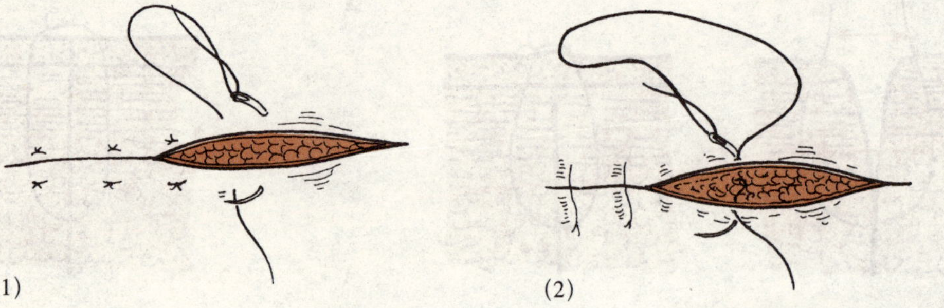

(1)　　(2)

图2-24　褥式缝合法
(1) 水平褥式　(2) 垂直褥式

(3) 皮内缝合：系指真皮层内的缝合，也分为间断和连续两种，其优点是术后瘢痕小，但要求技巧很高，才能达到正确对位，故仅用于整复小手术（图 2-25）。

2．张力创口缝合法　组织缺损在缝合时即产生张力，若不处理而勉强缝合时，势必发生创口裂开、继发感染和愈合不良等问题。因此，对有张力创口应在缝合前后采取减张措施。

(1) 潜行分离：适用于张力较小的创口，即在创口两侧行锐性潜行分离（图2-26），使其在无张力的状态下拉拢愈合。

(2) 辅助减张法：潜行分离后仍感有一定张力，即可采取此法，常用的有纽扣减张法，火棉胶、松香乙醚无菌纱布、蝶形胶布粘贴减张法和唇弓减张法等（图 2-27）。

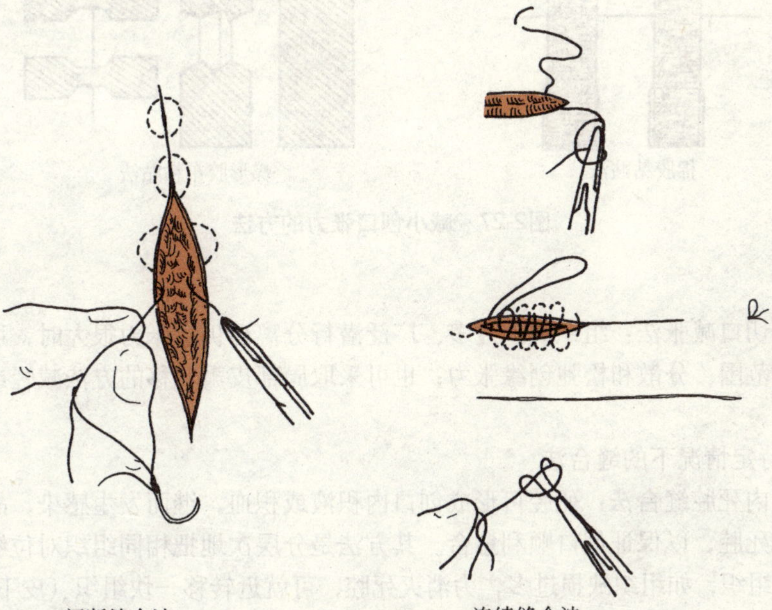

图2-25　皮内缝合法

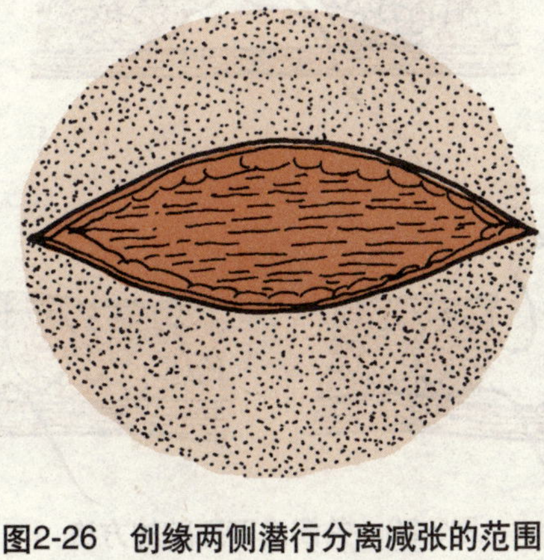

图2-26　创缘两侧潜行分离减张的范围

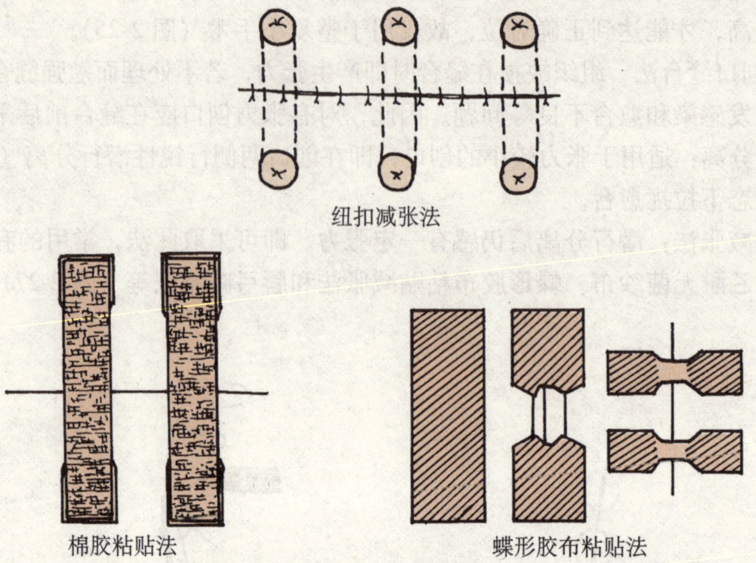

图2-27 减小创口张力的方法

(3) 附加切口减张法：组织缺损过多、广泛潜行分离后仍感张力很大时，可采取此法扩大潜行分离的范围、分散和松弛创缘张力；也可采取局部皮瓣转移的方法减轻或消除张力，保证创口愈合。

3．某些特定情况下的缝合法

(1) 组织内死腔缝合法：死腔可形成创口内积液或积血，继而发生感染，故在缝合时应特别注意消灭死腔，以保证创口顺利愈合。其方法是分层次地把相同组织对位缝合，必要时尚可带缝深层组织，如组织缺损过多，为消灭死腔，可就近转移一块组织（皮下组织、肌等）即可奏效（图 2-28）。

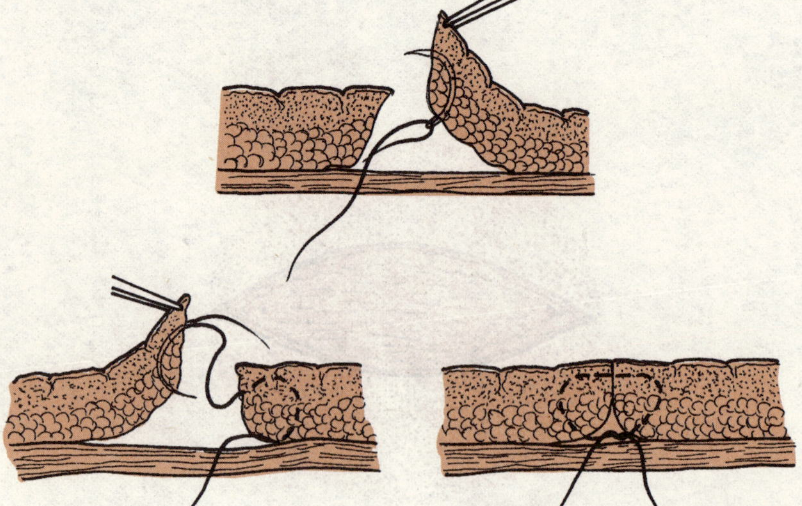

图2-28 关闭皮下死腔的方法

（2）三角形皮瓣的尖端缝合法：整复手术中三角形皮瓣的尖端缝合最为重要，处理不当则影响血运，造成尖端组织坏死。其正确的缝合原则是：三角前尖角在90°以上者，可直接缝合。尖角小于90°，则在缝合尖端时，先从对侧创缘皮肤进针，再穿过尖端的皮下组织，最后从对侧创缘另一侧出针打结，即可使尖端嵌入对侧创缘中（图 2-29）。

（3）两侧创缘厚薄不均或高低不等的缝合法：当创缘两侧组织切除不等及切开组织时刀锋偏斜即造成两侧创缘组织厚薄不均。逐层缝合时，深层组织对位不准则呈现两侧创缘高低不等的现象。这样，在缝合皮肤时，必须加以矫正，其方法是薄、低侧组织要多而深缝，而厚、高侧组织要少而浅缝，如此缝合后创缘两侧即可调整到同一水平面上（图 2-30）。

（4）两侧创缘长度不等的缝合法：两侧创缘长度不等多因缝合皮下组织或皮肤时对位不准，致使在缝至末端时出现小的皮肤折叠突起，临床上俗称“猫耳朵”，临床上均采取附加切口、游离后转移、重新对位缝合的方法加以解决（图2-31）；也可在创缘末端向长的一侧作一斜行切口，然后剪除三角形皮肤一块，即可使创缘对齐（图 2-32）。

（5）在缝合时，临床上常出现的三角形、椭圆形、圆形及菱形创面，需要以几何学的原理精确设计和潜行分离、皮瓣转移等整形学方法解决，这将在有关整复的章节中详细论述。

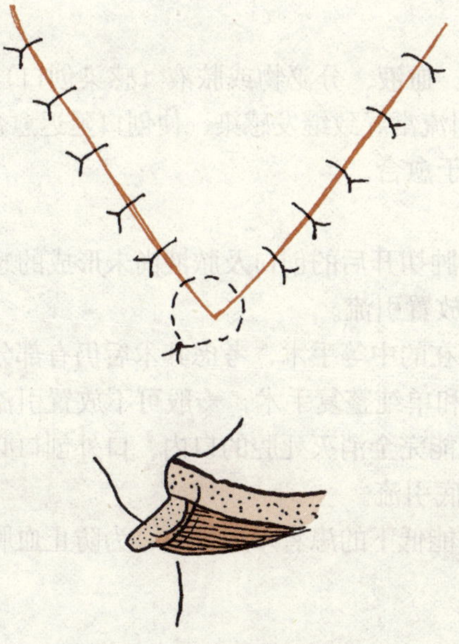

图2-29　角形皮瓣尖端缝合法

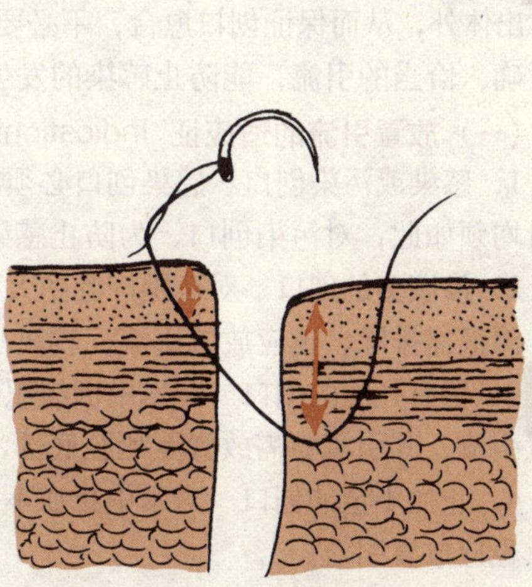

图2-30　创缘两侧不齐的缝合法

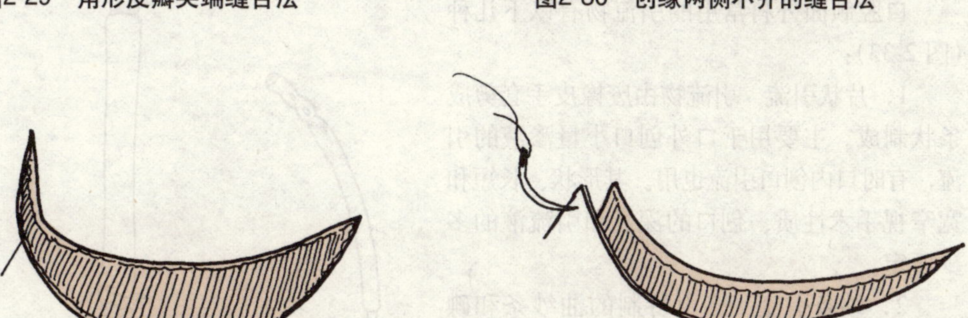

图2-31　创缘两侧长度不等的缝合法

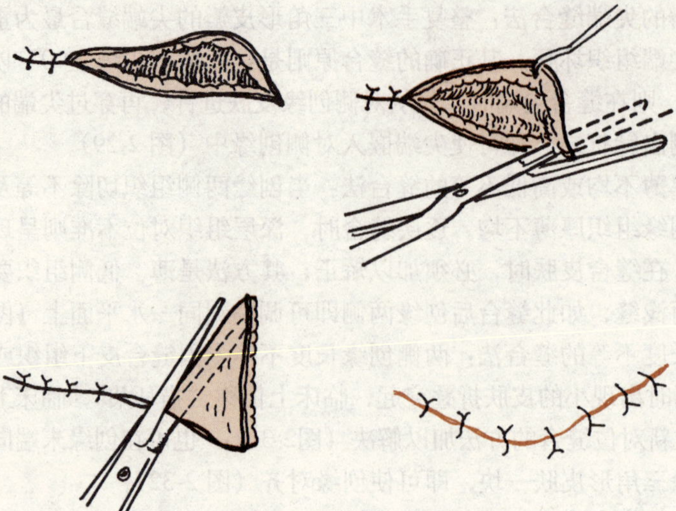

图2-32“猫耳”去除法

六、引流 Drainage

引流的目的使是创口及术区组织间隙内的渗出物、血液、分泌物或脓液（感染创口）及时排出体外，从而保证创口愈合，不必要和不正确的引流常导致继发感染，使创口延迟愈合；而正确、恰当的引流，能防止感染的发生和扩散而利于愈合。

（一）放置引流的适应证 Indications of drainage

1．感染或污染创口　感染创口必须放置引流，脓肿切开后的创口及脓液尚未形成的感染创口均须如此；对污染创口，为防止感染，也应考虑放置引流。

2．渗液多的创口　对范围广泛的大手术及部位深在的中等手术，考虑其术后仍有部分渗血、渗液需排除，也应放置引流。较浅小的无菌创口和单纯整复手术，一般可不放置引流。

3．留有死腔的创口　凡术中因组织缺损较大、未能完全消灭死腔的口内、口外创口必须放置引流，其引流物需放置至死腔底部，才能保证彻底引流。

4．止血不全的创口　对术中止血不彻底和凝血功能低下的患者术后创口，为防止血肿形成，也应放置引流。

（二）引流方法 Way's of drainage

口腔颌面外科常用的引流物有以下几种（图 2-33）：

1．片状引流　引流物由废橡皮手套剪成条状制成。主要用于口外创口小量渗液的引流，有时口内创口引流也用。其形状、长短和宽窄视手术性质、创口的深浅和引流液的多少而定。

2．纱条引流　多用特制的油纱条和碘仿纱条作为引流物。油纱条具有刺激肉芽组织生长的作用，主要用于脓腔引流；碘仿纱

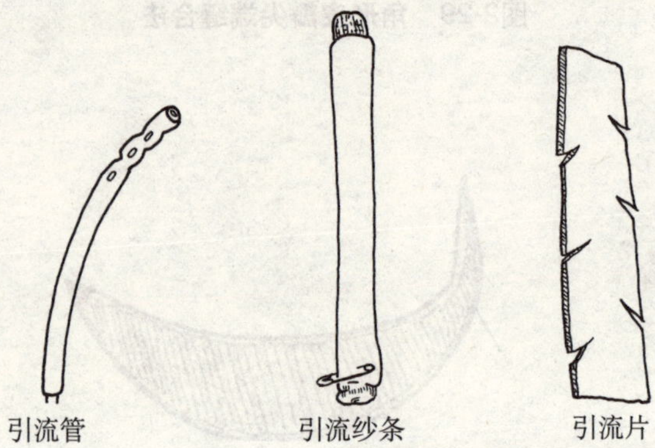

图2-33　引流物的种类

条的防腐、杀菌、除臭作用强，常用于重度和混合感染的创口引流，也用于口腔内创口的引流。

3．管状引流　由普通细橡皮管或导尿管剪成引流物，因呈管状，故其具有引流作用强和便于冲洗及可注药的特点，多用于颌面颈部较大创口和脓腔的引流。现临床上也常应用半管引流，引流物系剖开的橡皮管，既保持了引流作用强的特点，又减少了对创口的刺激。

4．负压引流　利用细塑料管或橡皮管在创口旁另戳创口引出，接于吸引器、吸引球或胃肠减压器上，使创口产生负压，从而达到负压吸引的引流目的。此引流法优点较多，具有较强的引流作用，而且不需加压包扎伤口，患者感觉舒适；因创口内是负压，组织间贴合紧密，利于创口愈合，也不易继发感染。主要用于颌面颈部较大手术的术后引流。

上述前三种引流方法，创口是开放的，故也称开放引流，后一种创口是密闭的，故称为闭式引流。

（三）引流应注意的事项 Precautions of drainage

1．引流的时间　引流物的放置时间应因手术不同而异。污染创口或为防止积血、积液而放置的引流物，多在 24 ~ 48 小时后去除；脓肿或死腔的引流物应放置至脓液及渗出液完全消除为止；而负压引流的去除时间则视引流量的多少而定，一般24小时内引流量不超过20～30ml 时，即可拔除引流管。引流物为异物，在达到引流目的后，应尽早拔除。

2．引流的部位　开放引流的引流物内端应放置在创口内深处，其外端侧应依体位放在创口最低处，以利重力引流。负压引流管应避免放在大神经血管的附近，其戳创口也应封闭，才能收到负压效应。引流口的大小要适当，太小，引流不畅；太大，在引流部位形成粗大瘢痕。

3．引流物的固定　引流物应妥善固定，以免被推入创口深部或向外脱出。预防上述现象的最常用、最牢靠的方法是利用引流口附近的缝线加以缝扎固定（图2-34），也可在引流物外端穿以安全别针，以防被推入创口内。

4．负压引流的装置　患者术后回病房，即应将引流管连接于吸引器、吸引球或胃肠减压器上，并认真检查是否产生负压、引流效果如何，特别要注意引流管的位置不可接错，以免反将引流物或空气压入创口，引起感染或皮下气肿；同时，应观察引流液的色、质、量，并作记录，发现问题及时处理。

应该说明，口腔颌面外科各类手术的基本操作，与临床外科的完全相同。只是口腔颌面手术对基本技术的要求更高，特别是有关整形外科的部分内容，尤其如此。在学习时应该引起特别的注意。

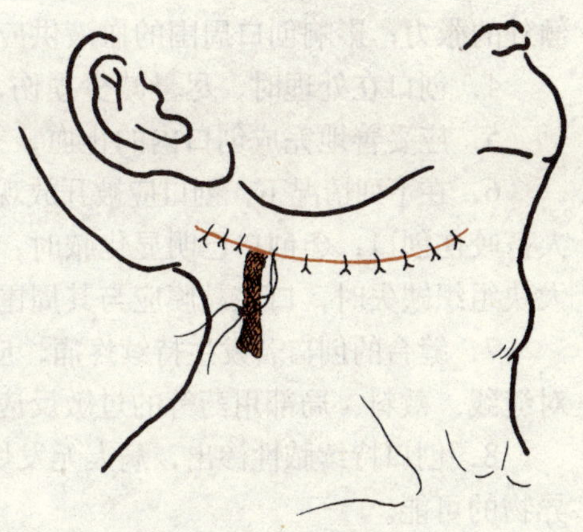

图2-34　缝线固定引流物

第四节　创口的处理

Treatment of surgical wound

一．创口愈合的过程 Healing of surgical wound

用普通手术刀（钢制品）手术后的创口，在其两缘的缝隙间首先出现炎性反应，充以血液和含有纤维蛋白原的渗出液，并迅速凝集成块。同时，在组织内出现白细胞和巨噬细胞浸润，并浸入凝血块将死亡的细胞、可能存在的细菌及无活力的组织吞噬消化，以后即进入组织修复阶段，此时，主要靠组织细胞和成纤维细胞等渗入血凝块，组织细胞可分化为成纤维细胞，其具有合成胶原的功能。在结缔组织的间质内，形成胶原纤维，借以连接两侧创缘。同时，增生的毛细血管也长入凝血块内，以供应所需营养。一般这种结缔组织的成熟视不同部位和张力大小，大约需要6～10天左右可达到临床创口的初期愈合。创口愈合后，愈合部位就形成瘢痕，瘢痕乃由结缔组织和上皮组成。结缔组织内的纤维细胞和毛细血管逐渐减少，并为致密的胶原纤维束所替代，上皮仅有薄的基底膜和上皮细胞，而无真皮结构及皮肤附件。

缝合的创口，一般在7～10天内全部愈合者，成为初期或一期愈合。未经缝合的创口，其愈合往往经过肉芽组织增生，周围上皮爬行覆盖的过程，在临床上称之为二期或延期愈合（拔牙创口的愈合即属此类），这种创口愈合后结缔组织多，在软组织部位，则形成明显的瘢痕。

临床上进行创口处理时，应注意以下几个问题：

1．创口的术后感染将会严重阻碍创口的正常愈合过程。在处理各类创口，特别是无菌创口时，无论是术中、术后的患者，医生均需要严格遵守无菌概念。

2．对创口愈合不良的病人，应特别注意其全身状态。糖尿病病人、营养不良、蛋白质缺乏和氨基酸代谢障碍是导致创口愈合不良的因素之一。若病人出现创口延迟愈合，还应特别注意病人有无维生素C缺乏。

3．创口周围的血运对创口的正常愈合非常重要。所以缝线不可过紧，否则会对创口产生额外的张力，影响创口周围的血液供应。

4．创口在处理时，尽量减少损伤，是保证其正常愈合的条件之一。

5．应妥善地完成创口内的止血，并及时清除血肿。

6．在下列情况下，创口应被开放观察：①被致病性微生物污染的可能性很大的创口，如：人畜咬伤创口；②创口已明显化脓时；③组织缺损过多，创口已不可能合拢缝合，比如唇颊大块组织缺失时，口腔黏膜应与其周围的皮肤先行缝合，待而其修复。

7．缝合的创口若发生持续疼痛，应考虑是否缝线过紧。而伤口持续发痒，则应考虑创口对缝线、敷料、局部用药等的过敏反应。

8．创口持续脓性渗出，病人无发烧且全身健康状态良好，应除外创口内部或其周围存在异物的可能。

9．创口发生异常的积液应该引流。橡皮引流物应放在创口的基底以便于积液的排除。当引流物减少至完全消失时，应适时去除引流。全身状态良好、无污染、少渗出的创口无须放置引流。

10．创口愈合过程中，若发生瘢痕的不良生长，使得瘢痕表面光滑且发生多结节状隆起，称为瘢痕疙瘩（keloid）。瘢痕疙瘩被切除后复发倾向很大。故任何曾发生瘢痕疙瘩的病史应记录于病人的病历中。医生和病人都应了解其发生的可能性。

二．临床创口分类 Clinical classification of surgical wounds

（一）无菌创口 Germ-free wound

系指未经细菌侵入的创口，多见于外科无菌切口，早期灼伤和某些化学性损伤已经及时处理者，也可以是无菌创口。口腔颌面外科的无菌创口主要是面颈部手术创口。

（二）污染创口 Contaminated wound

系指虽有细菌侵入，但尚未引起化脓性炎症的创口。口鼻腔相通或口腔内手术的创口，是在非无菌条件下进行的，故也属此类。

（三）感染创口 Infected wound

凡细菌已经侵入，繁殖并引起急性炎症、坏死、化脓的创口或在此情况下进行手术的创口均为感染创口。

三．各类创口的处理原则 Principles of treating different kinds of wound

（一）无菌创口的处理 Management of gemfree wournd

1．无菌创口均应严密缝合，有组织缺损者可采取皮瓣转移和植皮的方法解决。对术后有可能发生感染的，拟有污染或术后渗血较多的创口，应放置 24 ～ 48 小时的引流，对死腔过大或渗出物较多的创口，应延长引流时间至 72 小时以上（有时需要更换一次引流物）。

2．无菌创口除拔除引流物及怀疑已有感染者外，一般不轻易打开敷料观察，以避免污染。对确需打开者，也应遵循无菌原则。

3．面部严密缝合的创口可早期暴露，并及时以3%过氧化氢和4%硼酸及95%酒精混合液清除渗出物，切忌渗出物凝聚、结痂、成块，造成感染或影响创口愈合。

4．面部的无菌创口可行早期拆线，由于血循丰富，生长力强，可在术后5天开始，颈部缝线可在 7 天左右拆除；光刀手术创口，拆线应推迟至术后 14 天。

（二）污染创口的处理 Management of contaminted wound

1．污染创口也应行初期缝合。由损伤引起者则应在彻底清创后进行；创口较深大或可能发生感染者应置引流物；对不能进行缝合的创口可用碘仿纱条或凡士林纱条填塞覆盖，并随肉芽组织生长而更换或去除。

2．除非高度怀疑或已确诊感染者外，一般也不宜打开敷料观察。

3．面部的污染创口也可早期暴露。

4．面颈部污染创口的拆线时间与无菌创口相同，但对已化脓感染者应及早拆除缝线，放置引流。口内创口应在术后 7 ～ 10 天拆线，腭裂术后的创口缝线应延长至 10 天以上拆除。

5．为争取污染创口一期愈合，应采取抗感染预防措施，给予抗生素，磺胺或中草药；对污染较重且创口深在者应给以破伤风抗毒素（TAT）。

6． 口腔内有创口者应保持口腔卫生，选用漱口及含漱。

（三）感染创口的处理 Management of infected wound

1．感染创口不作初期缝合，而应在感染控制后或病灶清除后进行，且缝合不宜过紧并作可靠的引流，其引流物应在感染完全控制，已无脓液排除后48小时去除，脓肿切开引流后不做缝合，但必须置放引流物。

2．感染创口应覆盖和交换敷料，换药应定时；一般1日1次，分泌物多者可1日2次。

3．有肉芽组织生长并有大量脓性分泌物的创口，应予以湿敷，湿敷药物应根据细菌培养和药物敏感试验的结果选择。一般细菌感染可用0.1%醋酸、2%苯氧乙醇、0.1%～0.5%多粘菌素或0.2%～0.5%庆大霉素溶液。对高出创面的不健康肉芽组织应行剪除，肉芽组织水肿则可选用高渗盐水湿敷，健康的肉芽创面可早期植皮，使其早期愈合。

4．脓腔引流宜通畅，并可进行药物冲洗，瘘管应行刮治或烧灼。

5．对经处理以后缝合的创口，尚应放置引流物，缝线应延期至1周后拆除，以免创口裂开。

6．在感染创口的处理过程中，应酌情使用抗菌药物，对全身情况差，病程长的病人应考虑支持疗法，加强营养和维生素C的摄入，必要时给予输血，以促进创口的早期愈合。

四．换药的基本原则 Basic principles of dressing change

换药的主要目的是保证和促进创口的正常愈合，在创口周围或创口内更换药物谓之换药，不使用药物仅调换敷料者称为更换敷料，但临床上常把二者泛称为换药。临床上一般在更换或去除引流物、创口渗血较多或有大量分泌液溢出、疑有血肿形成或感染、敷料松脱或过紧、伤口剧痛以及需要观察创口或皮瓣情况等情况时才进行换药。至于换药的具体要求（时间、地点、换药的准备等）、技术要求（操作程序、拆线的方法和要求；置换引流的方法和要求；死腔、肉芽创面坏死组织及线头感染的处理）均与其他外科换药相同。

五．换药的注意事项 Precautions of dressing change

换药应严格遵守无菌操作原则，即使是感染创口也应如此，否则将造成创口感染、加重感染和混合感染。

1．换药的动作要准确、轻巧、细致，切忌粗暴。用棉球清洁暴露创面时是“蘸”而不是“揩”、“擦”的动作。对暴露创面不可应用带刺激性的药物，动作要迅速，尽量缩短时间，勿使创面暴露时间过长。

2．持镊应在上1/3处，并勿使镊触及非换药区，应掌握并使用双手持镊，保持一“脏”一“净”，即一镊接触创面，一镊接触药碗和消毒敷料。使用过的棉球和纱布等物不可在置入消毒的换药碗内，而应置于另一个药碗中，两药碗严格区分。对特异性感染创口，其换药用过的敷料更不可随便弃置，要集中焚烧。

3．多个患者换药，应遵循先无菌创口，后污染创口，再感染创口的顺序，并每换一病人后必须重新洗手，以防交叉感染。

六．绷带应用技术 Application of bandage

绷带包扎技术对保证颌面、颈部手术创口的顺利愈合和损伤救治的质量具有重要意义，正确地使用绷带包扎技术可获下列功效：

①保护术区和创口，防止继发感染，避免再度受损；②止血并防止或减轻水肿；③防止或减轻骨折错位；④保湿、止血；⑤固定敷料。

绷带多用纱布或棉布制成，也可加用丝类制成弹性绷带，加石膏粉制成石膏绷带，临床上则根据需要选用。

（一）绷带包扎的基本原则 Basic principles of bandage packing

1．包扎绷带应力求严密、稳定、舒适、美观、清洁。

2．压力均匀，并应富有弹性。

3．松紧适度，利于引流。

4．注意消灭死腔，防止出血。

5．经常检查，发现绷带松动、脱落时，应及时予以加固或更换，如有脓血外溢或渗出，应酌情加厚或更换。

（二）绷带包扎的注意事项 Precautions of bandage packing

颌面、颈部创口的包扎，应根据创口所在部位的解剖特点，结合创口的性质和手术的要求，综合进行考虑以下几点：

1．无菌创口在包扎时应注意无菌操作，覆盖的无菌纱布，应有一定的厚度和范围。感染创口也要防止其再污染，所置的引流应保持通畅。

2．绷带在包绕颌下区和颈部时，应特别注意保持呼吸道通畅，防止压迫喉头和气管。

3．所施压力应均匀适度，防止组织因过度受压而坏死。

4．腮腺区创口的包扎，应施以一定压力，并应富于弹性，以免发生涎瘘。

5．对于切开引流的创口，第一次包扎应加以适当压力，以利止血，以后换药包扎时，应注意引流通畅，而不宜过紧。

6．整形手术的创口包扎，压力不宜过重，以免影响组织的血运。游离植皮术后包扎时，覆盖创口的纱布应力求平整，外加疏松纱布和棉垫，再以绷带作适当的加压包扎。

7．骨折复位后的创口包扎，应注意防止错位。

（三）绷带的选择 Selection of bandage

颌面部创口在使用敷料后多用绷带固定，以防止敷料的脱落或移位，并有保护创口防止污染、减轻疼痛、止血和减轻水肿的作用。绷带种类较多，常用的有卷带、四头带和三角巾，此外，还有弹性绷带和石膏绷带。绷带的包扎方法也多种多样，有条件时可根据创口的部位、特点等选择适宜的绷带和包扎方法。

在颌面部最常使用卷带，有时也可用三角巾或毛巾等代替。某些颌骨的中、小型手术之后，为止血和减轻水肿，常用四头带包扎或加压。石膏绷带用途很广，在颌面部常用于制作石膏帽，以利颌骨骨折的牵引复位、固定。四头带也用于鼻、颏部创口的包扎固定。上下颌骨骨折的固定，有时还加用弹性吊颌帽。

（四）绷带应用技术 The bandage technique

绷带的应用最为广泛和简便，可适用于各种部位创口的包扎，包扎的方法则可因不同的部位和要求而多样。绷带取材方便，一般以纱布或普通棉布裁成长条卷成。其长度和宽度可因使用的部位不同而异，使用时根据需要确定。颌面部常用宽8～10cm、长5cm左右之绷带。

常用的绷带包扎法有以下几种：

1．交叉十字绷带（也称环绕法） 用绷带先由额至枕部环绕两周，继而反折经一侧耳前腮腺区向下，再经颌下、颏部至对侧耳后向上，再经顶部向下至同侧耳后绕颌下、颏部至对侧耳前；如此反复缠绕，最后再如前作额枕部的环绕，以防止绷带滑脱，止端以胶布固定。缠绕时应注意勿使耳廓受压，以防止疼痛或局部坏死。此法广泛使用于颌面和上颈部术后和损伤的创口包扎（图 2-35）。

2．面部绷带（也称单眼交叉绷带） 于鼻根部健侧先置一上下斜行的短绷带或纱布条，

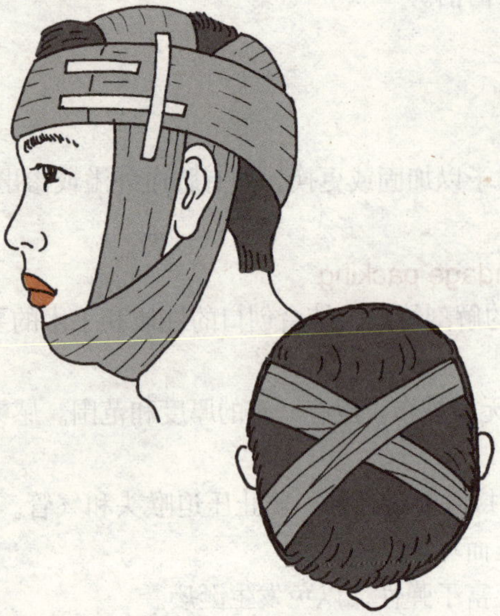

图2-35　交叉十字绷带包扎

并在患侧耳周垫以棉垫或纱布，以免包扎时压迫耳廓。绷带自额部开始，先环绕额枕两卷，继而斜经头后绕至患侧耳下并斜行向上经同侧颊部、眶下至鼻背、健侧眶上，如此环绕数圈，每圈覆盖前一层绷带的1/3～1/2，直至包扎妥善为止；最后再绕头周一圈，以胶布固定，将留置的短绷带或纱条打结收紧，以裸露健眼。面部绷带常用于颌骨、面、颊部手术后的创口包扎（图2-36）。

3．头部绷带（也称回反绷带）先以绷带在额枕部作环形缠绕两周，由助手在额前固定绷带，自头中线一侧反折至枕部，并由助手固定，再反折至另一侧额部，如此反复向两侧额枕部由后向前，由前向后，来回交替进行，每一次来回均需覆盖前一层绷带的1/3～1/2，最后在环绕头周数圈，即可包盖整个头部。头部绷带常用于头部手术的创口包扎，如皮瓣转移，游离植皮及颅颌根治手术等（图 2-37）。

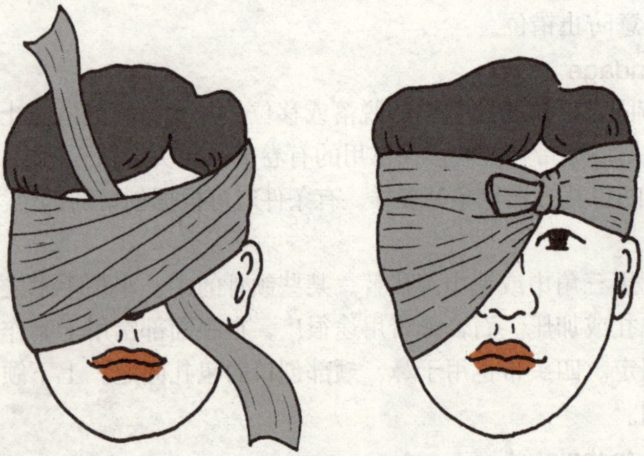

图2-36　面部绷带包扎

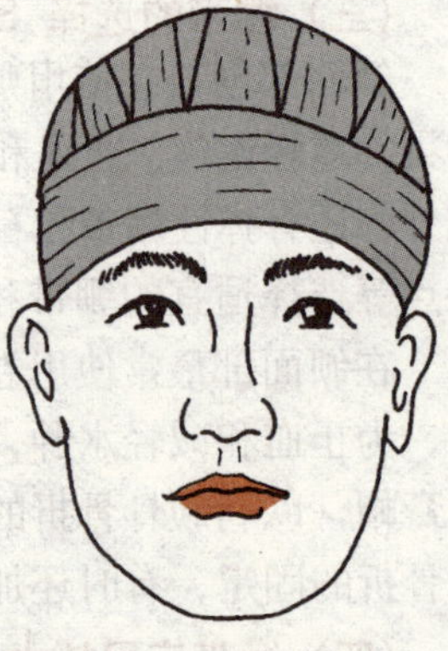

图2-37　头部绷带包扎

4．颈部绷带　此法简便易行，仅以绷带在颈部螺旋形环绕数周即可，即每层必须覆盖部分前层（图2-38）。包扎时应特别注意掌握其松紧度，防止过紧造成呼吸道梗阻。利用宽胶布从颈后向颈前、胸部交叉粘贴以固定颈前部敷料也为颌面外科所常用，但切忌以胶布作颈部环绕固定。

5．颈腋“8”字绷带　先以绷带在颈部作螺旋形环绕两周，继而由患部颈侧经肩上向后下至肩胛区，穿绕过腋下（应垫以棉垫），再自前胸壁外侧向上跨越锁骨上区至颈后反回绕至患颈侧，由此反复数圈即可。此法主要用于颈淋巴清扫术后锁骨上积液的创口包扎（图2-39）。

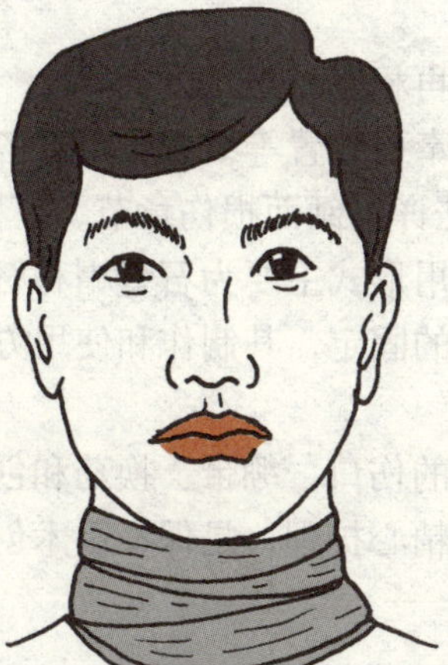

图2-38 颈部绷带包扎

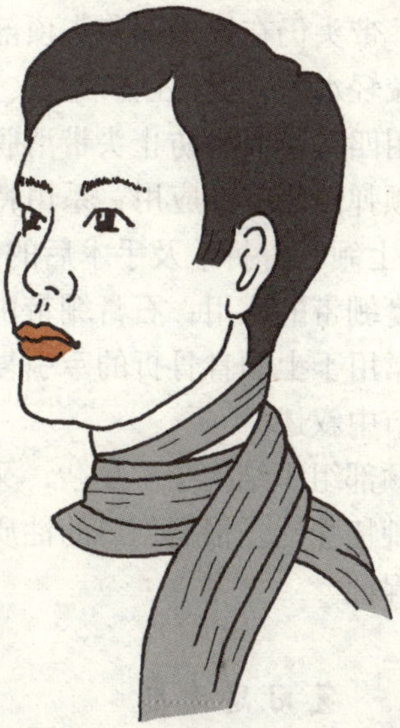

图2-39 颈腋绷带包扎

四头带应用技术：四头带又称四尾带，其制作方法简便，临床上常用一段绷带，将其两端剪开一定长度，形成四个带头即可。带的长度一般为70cm左右，剪开的长度视需要而定。其用途如下：

（1）包扎鼻部创口：将四头带之中份至于鼻部（覆盖敷料，并与鼻孔处剪洞以利呼吸），后方两头自左右分别至枕下打结，另两头亦自左右反折向上至头顶打结（图 2-40）。

（2）包扎下颌、颏部创口：将四头带中份置于并兜住颏部（可垫以棉垫），上方两带头分左右绕至枕下打结，下方两带头分别向上经下颌部与前者交叉，上至头顶打结，即可达到下颌骨制动和限制张口之目的（图 2-40）。多用于临时性固定颌骨。

（3）压迫术后创口：与四头带中份包入纱布数块，使之卷成圆柱状，使用时将其置于创

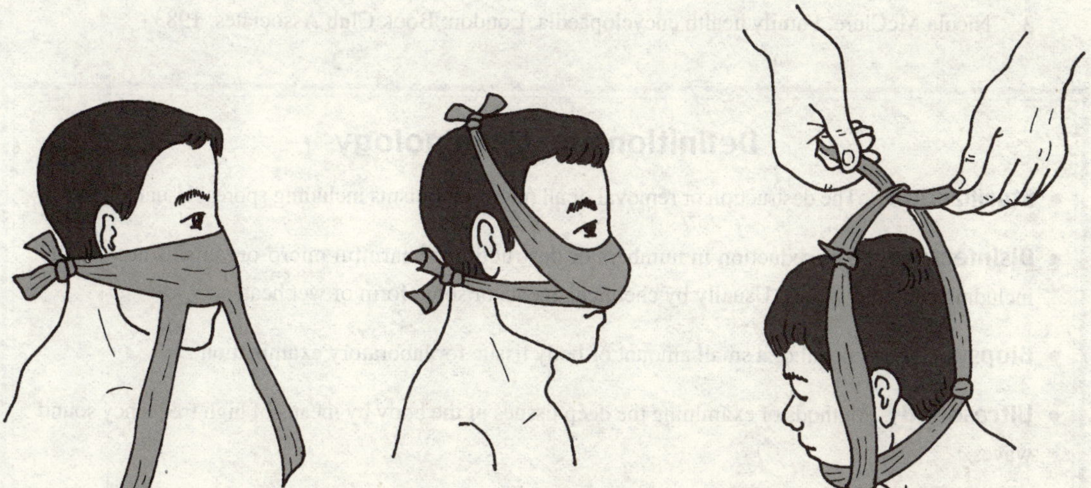

图2-40 鼻部和下颌、颏部创口的四头带包扎

口外区，带头仍在枕下部和头顶部打结（图2-40）。应用四头带压迫创口有减轻疼痛、止血、防止或减轻水肿，促使创口贴复、稳定之功效。

使用四头带时为防止头带滑脱，可将顶枕两结之头再相互拴结。

颅颌弹性绷带的应用：系用特制的帽、颏托及弹力牵引装置等组成，用于各类颌骨骨折（主要是上颌骨骨折）及手术后的颌骨制动，其使用方法详见颌面损伤章节。

石膏绷带的应用：石膏绷带由绷带和石膏构成。使用形式主要为石膏帽和石膏交叉十字绷带。常用于上颌骨骨折的牵引复位、皮管皮瓣转移时的固定，其制作和使用方法亦在颌面损伤章节中叙述。

头颈部组织结构层次复杂，又存在消化道与呼吸道的伤口，绷带、换药和创口的处理都具有某种特殊性。根据创口的性质、部位和手术的规模精心护理，是保证手术创口良好愈合的根本保证。

复习思考题

1．唾液腺、颞下颌关节的检查内容包括哪些？
2．高温蒸气灭菌的条件是什么？
3．缝合时如何减小皮下组织的死腔？
4．腮腺区手术后采用何种包扎技术？

（伊　彪）

参考文献

1. Theodore A. Lesney. Textbook of oral and maxillofacial surgery 6th edition, St Louis Toronto: The C. V. Mosby Company, 1984, 9-39
2. Margaret J. Parker and Vivien A. Stuck. Microbiology for nurses 6th edition, London: English language book sociey and Bailliere Tindall, 1982
3. Nicola McClure. Family health encyclopaedia. London: Book Club Associates, 1983

Definition and terminology

- **Sterilization**：The destruction or removal of all micro-organisms including spores .Usually by heat.
- **Disinfection**：The reduction in numbers or destruction of harmful micro-organisms not usually including bacterial spores .Usually by chemical agents or some form of wet heat.
- **Biopsy**：The removal of a small amount of body tissue for laboratory examination .
- **Ultrasound**：Methods of examining the deep tissues of the body by means of high frequency sound waves.

第三章

麻 醉 学

ANESTHESIOLOGY

麻醉学的历史（history of anesthesia）是人类与疼痛作斗争的历史。在古希腊和中国，人们用阿片来止疼，用曼陀罗作蒙汗药使人意识丧失。在古埃及，人们用阿拉明和大麻来止疼。在古时候的一些地方，也有用压迫动脉和神经打击（木棒打击头部）的方法来进行外科处理。我国还有扁鹊用毒酒，华佗制麻沸散为病人刮骨疗毒和治伤的历史。人们不能控制上述方法的程度，很多人为此失去了生命。但人们仍在苦苦地寻找治疗疼痛的方法。

在现代麻醉学历史的早期，牙科医师作了挑战性的探索，取得了创造性的成就。1842年美国乡村医师 Long 最早将乙醚（ether）用于临床实践。1844 年牙科医师 Wells 将氧化亚氮（笑气，nitrous oxide，N_2O）应用于牙科镇痛，但因公开演示失败遭人非议。现代麻醉学的开端是自 1846 年 10 月 16 日，美国牙医 Morton WT 在麻省总医院为病人施行乙醚麻醉的公开演示，使病人下颌部肿瘤被成功地切除而开始的。

现代麻醉学的范畴不仅限于使病人手术无痛、安全渡过手术期的临床麻醉（clinical anesthesia），还包括急救（emergency）、心肺复苏（cardiopulmonary resuscitation，CPR），重症监测治疗（intensive care unit，ICU）、重症医学和疼痛的诊治（pain treatment）。应根据病人的年龄、体质、疾病的性质、手术范围的大小和手术部位以及病人的自主行为能力等方面来考虑实施局部麻醉还是全身麻醉。全身麻醉应由麻醉专业人员实施，局部麻醉由口腔科医师操作。

麻醉专家认为21世纪的麻醉学进展方向可能在生物医学工程和信息技术两方面，包括麻醉工作站的建立和普及；人造血的研制、生产和应用；更先进的药物输注系统的应用等诸多方面的研究。

第一节 局 部 麻 醉

Local anesthesia

提 要

利用阻滞神经传导的药物使麻醉作用局限于身体某一局部时，称为局部麻醉。感觉神经传导机能被阻滞时则产生局部痛觉消失，如果运动神经同时被阻滞则产生肌肉松弛。这种阻滞作用应该是暂时的、可逆的。

局麻药种类很多，按其化学结构可分为酯类和酰胺类。国内常用局麻药物有脂类的普鲁卡因、丁卡因；酰胺类的利多卡因、布比卡因。局麻药的脂溶性、蛋白结合率、解离常数（pK_a）决定着麻药的作用强度、显效时间和持续时间。除此，临床上某些因素对麻醉效果也可产生较大影响。这些因素包括：局麻药剂量和浓度、缩血管药、注射部位、局麻药的pH、局麻药联合应用。

口腔颌面外科临床常用的麻醉方法，有浸润麻醉法、阻滞麻醉法、表面麻醉法和冷冻麻醉法（局部低温麻醉）。冷冻麻醉应用较少。

局麻可能出现的并发症有：晕厥、变态反应（过敏反应）、毒性反应、血肿、感染、针折断、暂时性面瘫、暂时性牙关紧闭、神经损伤、暂时性复视或失明；颈丛神经阻滞时可能发生颈交感神经综合征、暂时性声带麻痹、膈神经阻滞及全脊髓麻醉。

利用神经传导的药物使麻醉作用局限于身体某一局部的方法，称为局部麻醉。感觉神经传导功能被阻滞后，局部的痛觉及感觉则被抑制或消失；如果运动神经同时被阻滞则产生肌肉运动减弱或完全松弛。这种阻滞作用经过一定时限后完全能够恢复。为了做到麻醉完善，术者必须熟悉口腔颌面部解剖和局麻药的性能，并熟练掌握麻醉方法。对于小儿或精神紧张病人，除了做好思想工作外，还需配合其他麻醉，如强化麻醉、安静镇痛麻醉、基础麻醉等才能进行手术。

一、 局部麻醉药 Local anesthetics

（一）局麻药的作用原理 Action principle of the local anesthetic

动作电位（action potential）的产生是神经细胞传递功能的基础，这已被神经生理学研究所证实。动作电位的产生是Na^+由细胞膜外向细胞膜内快速转移的结果。局麻药对神经细胞的静息膜电位（resting membran potential）几乎没有影响。虽然神经细胞处于极化静止状态，但局麻药使其兴奋阈值有所提高。随着局麻药浓度的增加，去极化（depolarization）速率逐渐减慢，动作电位上升的幅度也降低。当局麻药浓度不变时，随着阻滞时间延长，对去极化过程的抑制也增强。如果局麻药的抑制作用使膜电位上升幅度不能达阈电位，则不能发生去极化，动作电位也不能产生，神经传导功能即被阻断。局麻药对神经细胞膜电位的影响与其对钠通道抑制的程度直接相关。已知局麻药能封闭钠通道的内口，但机制尚不完全明了。虽有钙离子学说、受体学说、表面电荷学说、膜膨胀学说，但均证据不足。

局麻药分子的化学结构是决定其脂溶性、蛋白结合率和解离度等重要理化性质的化学基础。改变理化性质可使局麻药的作用强度、显效时间、作用持续时间发生变化。

1．脂溶性与麻醉强度　神经细胞膜含类脂90%，因此，脂溶性（lipid solubility）高的局麻药较容易通过神经细胞膜，并发挥对神经传导阻滞效能。一般而言，麻醉强度与药物脂溶性成正比关系。

2．蛋白结合率与作用持续时间　局麻药与钠通道内的受体蛋白相结合而阻断神经传导功能。与受体结合越紧密，持续时间越长，传导阻滞时间就越长。蛋白结合率（degree of protein binding）高的局麻药，麻醉时效也长。

3．解离常数（pK_a）与显效时间　常用局麻药制剂均为能溶于水的复合盐，在水溶液中存在已离解的阳离子和未离解的碱基两种形式，两者在阻滞神经传导功能的过程中都是必需的。碱基具有脂溶性，进入细胞膜的局麻药分子多少取决于其碱基的浓度。只有局麻药进入细胞后才能使与碱基发生再平衡的阳离子发挥关闭钠通道的作用。局麻药的显效时间与其碱基含量及解离度有直接关系。根据公式：

$$pK_a = pH - \log \frac{[碱基]}{[阳离子]}$$

如果pH值为7.4，则碱基浓度与局麻药的离解常数（dissociation constant）pK_a成反比。因此，局麻药的 pK_a 是决定该种药物起效时间的主要因素。

表 3-1 常用局麻药的理化性质及麻醉效果

药名	pK_a	脂溶性	蛋白结合率（%）	强度 *	显效时间（min）	持续时间（min）	一次最大用量（mg）
普鲁卡因	8.9	0.6	6	1	1 ~ 3	45 ~ 60	1000
丁卡因	8.5	80	76	10	5 ~ 10	120 ~ 150	100
利多卡因	7.7	2.9	64	2	1 ~ 3	90 ~ 120	400
布比卡因	8.1	28	95	10	5 ~ 10	180 ~ 480	200

* 以普鲁卡因等于 1 作为标准

（二）麻醉效果的影响因素 Influence factors of anesthesia effect

1．剂量　局麻药必须与神经组织直接接触后才能发生作用。从注射部位到神经组织，局麻药必须穿透神经组织外周数层组织及包膜方能与神经组织接触。在这运转过程中，局麻药是依靠其浓度梯度而弥散（diffusion）。增加药物剂量和浓度对神经阻滞的显效快慢、麻醉强度和作用持续时间均有正性增强作用。在临床应用中，还必须掌握各种局麻药的最大用量值，以避免片面追求麻醉效果而忽略过量引起的毒性反应。

2．缩血管药　局麻药液中加入适量缩血管药，通过减少血液对局麻药的吸收，使神经细胞膜药量增加，从而达到增强麻醉强度、延长时效和减少毒性反应的目的。局部浸润麻醉时还可减少出血，使术野清晰。肾上腺素（adrenaline）是临床常用的缩血管药。虽然去甲肾上腺素（noradrenaline）、新福林（phenylephrine）及麻黄碱（ephedrine）等也有此种效能，但并不优越于肾上腺素的效果。近来新合成的血管加压素同型药渥克他加压素（octapressin）既无抗利尿剂效应也无缩冠状血管作用，可明显增强局麻药的阻滞效能和延长作用持续时间，对心血管副作用甚微，临床应用优越于肾上腺素。

肾上腺素与局麻药液的比例为 1:100 000 ~ 200 000（即 1mg 肾上腺素加入 100 ~ 200ml 局麻药液），局部浸润麻醉时以 1:200 000 为宜，肾上腺素最大剂量不得超过 200μg。如果用量过大或注射时误入血管，可引起烦躁、心动过速、血压升高等症状，严重者可导致肺水肿及心脑血管意外。局麻药中是否加入肾上腺素等血管收缩剂，需要考虑手术时间、术中止血、病人全身情况等因素。以下情况应禁用肾上腺素：①严重或不稳定心绞痛；②恶性心律失常；③未经治疗或控制的严重高血压；④甲状腺功能亢进；⑤肢体末端或供血差的部位行局部麻醉时。近年来有关研究认为：局麻药溶液中加入微量肾上腺素不会引起血压的明显变化，对心血管病、甲状腺功能亢进的病人一般不会导致不良反应。由于所取得的良好麻醉效果，反而可避免因疼痛而引起的血压剧烈波动。

3．注药部位　由于颌面部各神经、血管的组织结构及解剖特点各异，因此不同部位应用局麻药时，其效果也可不同，阻滞剂量和起效时间各有差异。如腭大孔阻滞麻醉时，用药剂量小、效果强，而圆孔阻滞麻醉时用药量要求较大，起效也较慢。

4．pH 值　根据前面提到的离解常数（pK_a）公式，可以看出 pH 的变化可改变局麻药在溶液中碱基和阳离子浓度比例。pH值升高，碱基浓度增加，局麻作用增强。局麻药的碳酸化就是通过改变局麻药溶液的pH值，达到缩短潜伏期和增加作用强度的措施。在临床上当人体发生组织感染或脓肿时，因该部位堆积着许多的乳酸和其他酸性物质，使局部pH值下降而影响到局麻药碱基的产生，导致局麻效能削弱，甚至失败。为此，必须应用较高浓度局麻药或在局麻药溶液中加入缓冲剂，以求 pH 接近于生理范围。

5．局麻药联合应用　临床常采用两种局麻药混合液，其目的在于利用不同局麻药的优缺点相互补偿，以期获得更好的临床效果。一般都以起效快的短效药与起效慢的长效药联合应用，例如利多卡因与丁卡因合用于颈丛神经、下颌神经的阻滞。

（三）常用局麻药 Local aneasthetics

能够完全的、暂时地阻滞神经传导功能的药物称为局部麻醉药。理想的局麻药应具备以下条件：局部麻醉作用确切可靠；对不同种类的神经〔交感神经（sympathetic nerve）、感觉神经（sensory nerve）及运动神经（motor nerve）等〕有一定选择性；麻醉作用完全可逆；潜伏期短，维持时间能满足临床需要；全身毒性微小；对局部组织无刺激作用；不造成神经组织的损伤；理化性能稳定，易于灭菌和储存。

局麻药的种类很多，国内常用的有普鲁卡因（procaine）、利多卡因（lidocaine）、丁卡因（dicaine）、布比卡因（bupivacaine）。在牙槽突外科及牙治疗中，应用渗透性强、浓度较高、毒性较小的麻醉剂进行局部浸润麻醉，用来替代阻滞麻醉是今后的发展方向。碧蓝麻（复合阿替卡因注射液）是近年来应用在口腔科的专用麻醉药。此药含4%阿替卡因（articaine）和1:100 000的肾上腺素，在临床上取得了良好效果。但由于药源、价格及需要专用注射器等因素，目前应用尚不广泛。

1．普鲁卡因　属于短效酯类（ester）局麻药。其盐酸盐水溶液不稳定，久存或高压灭菌后容易变质氧化呈淡黄色，虽然麻醉效价不变，但pH值可降低。如为深黄色则不宜使用。此药的脂溶性、蛋白结合率和麻醉强度均较低、作用时效短。弥散能力差，不适用于表面麻醉。

静注小剂量[<0.2mg/（kg · min）]普鲁卡因对中枢神经有镇痛和镇静作用，临床用于镇痛、止痒。在用硫喷妥钠诱导的全麻中，虽大剂量[1～2mg/（kg · min）]亦不致引起毒性反应，并可以维持一定的全身麻醉深度。普鲁卡因对心肌和心肌传导系统有抑制作用，对血管及支气管平滑肌有明显舒张作用。在体内主要由血浆假性胆碱酯酶（pseudocholinesterase）水解，代谢速度很快，代谢产物多由肾脏排泄。临床常用0.5%或1%普鲁卡因行局部浸润麻醉，用2%溶液行神经阻滞麻醉。成人一次最大剂量为 1g。

2．丁卡因　为酯类长效局麻药。盐酸丁卡因水溶液不太稳定。麻醉强度为普鲁卡因的10倍。脂溶性高，穿透性强，表面麻醉效果可靠。

丁卡因对中枢系统有明显抑制作用。对心肌抑制较强，对血管平滑肌有松弛作用。其主要由血浆胆碱酯酶水解，代谢速度慢，代谢产物由肾脏排泄，小量以原型随尿排出。

丁卡因表面麻醉的浓度为1%～2%，常用于口腔牙龈黏膜、咽喉、鼻腔及气管黏膜的表面麻醉。由于丁卡因时效长、起效慢的特点，临床常用 0.3% 的丁卡因与 2% 利多卡因混合应用，以求速效和长时间的阻滞。成人一次剂量不超过 100 mg。

3．利多卡因　为酰胺类（amide）中效局麻药。其盐酸水溶液稳定，可长时间储存和耐高压灭菌。麻醉强度大，起效快，弥散力强。

利多卡因对血管平滑肌无明显舒张作用，故可用于不适合加肾上腺素的病人。血药浓度升高时，可引起心脏传导速度减慢、房室传导阻滞，抑制心肌收缩力使心输出量下降。可用于治疗室性心律失常，对原有室内传导阻滞者应慎用。

碳酸利多卡因注射液是近期问世的药物，它通过提高溶液的pH值使药效增加。与盐酸利多卡因溶液相比，潜伏期缩短，阻滞作用强度增加，但持续时间和毒性无明显区别。

利多卡因可用于表面麻醉，浓度为2%～4%。局部浸润麻醉用0.25%～0.5%溶液。1%～2% 溶液用于阻滞麻醉，成人一次最大量为 350 ～ 400mg。

4．布比卡因　又名唛卡因，为酰胺类长效局麻药。盐酸布比卡因水溶液性能稳定，可耐重复高压灭菌。麻醉性能强，作用持久。其毒性较大，尤以心脏明显，往往心脏虚脱与惊厥同时发生。成人一次或 4 小时内用量不应超过 150mg，低浓度布比卡因（0.125% ～ 0.25%）可用于局部浸润麻醉，0.25% ～ 0.5% 溶液可用于神经阻滞。此药无表面麻醉作用。

二、局部麻醉的方法 Methods of local anesthesia

欲达到麻醉完善的目的，临床上不外乎使用几种方式：①广泛地浸润；②重复地浸润；③双重或多重阻滞；④麻醉前或麻醉中使用镇静药以降低皮质的兴奋性；⑤麻醉前向病人充分解释以取得合作；⑥并用基础麻醉或强化麻醉。对难以合作或主观拒绝局麻的病人，应视为局麻禁忌证。口腔颌面外科局部麻醉方法有：冷冻麻醉法、表面麻醉法、浸润麻醉法和神经阻滞麻醉法。

（一）冷冻麻醉 Frozen anesthesia

冷冻麻醉是应用沸点（boiling point）低而极易挥发的药物喷散于局部组织，借局部温度迅速蒸发，使局部组织温度骤然下降，削弱神经的传导功能，从而达到局部镇痛的目的。常用药物是氯乙烷（ethyl chloride）。

冷冻麻醉适用于浅表而局限的脓肿切开。操作时用氯乙烷从 20 ～ 30cm 的距离向手术区表面喷射，当表面颜色变白时即可施行手术。

氯乙烷对组织刺激性强，麻醉前对手术区周围的皮肤、黏膜应加以保护，可涂凡士林或用消毒孔巾遮盖。氯乙烷不能用量过大，更不能进入眼内或被吸入。

（二）表面麻醉 Superficial anesthesia

表面麻醉是利用渗透性（permeability）强的局麻药涂抹或喷雾在手术区表面，使该区域表面的神经末梢被阻滞的一种麻醉方法。常用药物为1% ～ 2% 丁卡因和2% ～ 4% 利多卡因。

现有的局麻药还难以穿透皮肤，临床上表面麻醉主要用于黏膜的麻醉。如：表浅的黏膜下脓肿切开；极松动牙的拔除；上颌窦根治术下鼻道开窗时鼻黏膜的表面麻醉；气管插管前的气管黏膜麻醉等。腭部、舌根行手术前实施喷雾表面麻醉，可减少手术操作时恶心反射的发生。

麻醉前需将黏膜表面擦干，用棉球蘸麻醉剂涂抹或用喷雾法喷射于手术区，2～3分钟后即可施行手术。

（三）浸润麻醉 Infiltration anesthesia

浸润麻醉是将局麻药注射于手术区组织内麻醉神经末梢（nerve endings），使该区组织无痛的麻醉方法。

口腔颌面部软组织浸润麻醉适用于脓肿切开引流、外伤的清创缝合、成形和肿物切除等软组织手术。操作时先在切口的一端将注射针斜行刺入皮内，注入少许麻药，使局部成一小皮丘，再沿手术切口线分层注射。需要向远方或深层部位浸润时，应由已浸润过的组织进针，以减少疼痛。注射局麻药时应适当加压，使其在组织内形成张力性浸润，达到与神经末梢广泛接触，以增强麻醉效果，进针时不应穿过感染灶和肿瘤，以防炎症扩散和肿瘤细胞的种植。

在拔除上颌前牙、前磨牙、下颌切牙和乳牙时也可采用浸润麻醉。因为这些部位的牙槽骨骨皮质薄而疏松、多孔，麻醉液能通过这些小孔渗透到牙根部神经丛（neuroplexus）。注射方法是在手术区的唇颊侧黏膜皱折处进针，先注入少量麻药，然后针尖沿骨膜面滑行至牙根尖，注入麻药1～1.5ml。为了避免针尖直接刺入骨膜下，当针头触抵骨面后，应退针2mm左右再注入麻药。若需要麻醉几个牙的区域，可将针斜向前后到各牙的根尖部分别注射麻药（图3-1）。此方法也称骨膜上浸润麻醉（supraperiosteal infiltration）。如果麻效不佳，可行骨膜下浸润麻醉（subperiosteal infiltration）。针尖刺入牙根中部骨膜下，沿骨面滑行至根尖处注药1ml（图3-2）。骨膜下浸润麻醉应在骨膜上浸润麻醉后施行，避免针刺骨膜及注药加压造成的剧痛。

对于伴有血友病和类似出血倾向（bleeding tendency）的病人，在牙治疗时可采用牙周膜

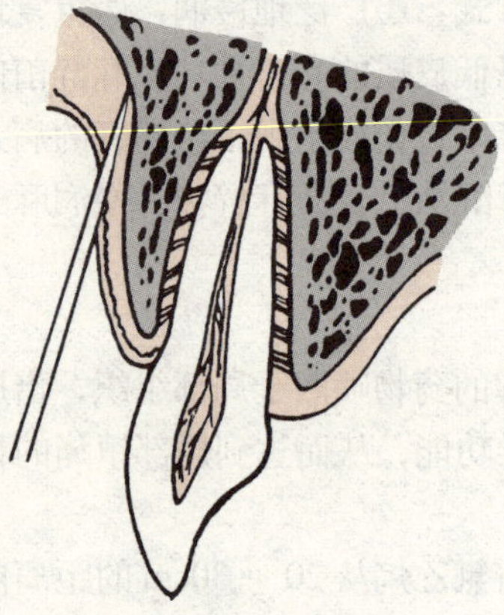

图3-1 骨膜上浸润麻醉针的位置

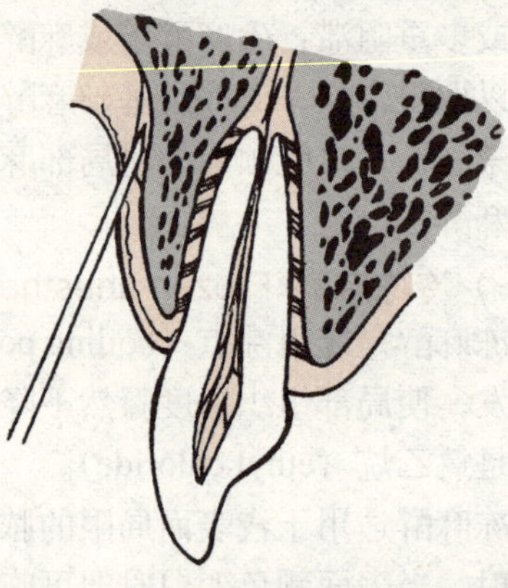

图3-2 示意骨膜下浸润麻醉骨膜分离

注射法。这种麻醉方法的缺点是注射时比较疼痛，所以应用并不广泛。但因注射所致的损伤很小，所以可避免其他浸润麻醉或阻滞麻醉时产生的血肿，特别是上牙槽后神经阻滞麻醉时容易发生的颞下间隙严重出血。其次，单纯用黏膜下浸润或阻滞麻醉镇痛效果不全时，加用牙周膜注射（periodontal membrane injection），常可取得较好的镇痛效果。操作时需选用短而较细的注射针头，自牙的近中和远中侧刺入牙周膜，深约0.5cm，分别注入局麻药0.2ml，即可麻醉牙及牙周组织（图 3-3）。

（四）阻滞麻醉 Block anesthesia

神经阻滞麻醉也称传导麻醉（conduction anesthesia），是将局麻药注射至神经干（nerve-trunk）周围，暂时地阻断神经末梢传入的刺激，使该神经分布的区域产生麻醉效果。

口腔颌面外科临床上，分布于颌骨和牙的神经分支多位于颌骨深部，尤其是下颌骨的骨组织结构致密，用浸润麻醉效果差；瘢痕组织浸润麻醉注射困难，药液不易扩散，麻醉效果不好；局部有炎症或其他病灶，亦不宜用浸润麻醉。这些均以神经阻滞麻醉为佳。

神经阻滞麻醉用药量少，麻醉区域广，麻醉时间长，是口腔颌面部手术常用的麻醉方法。

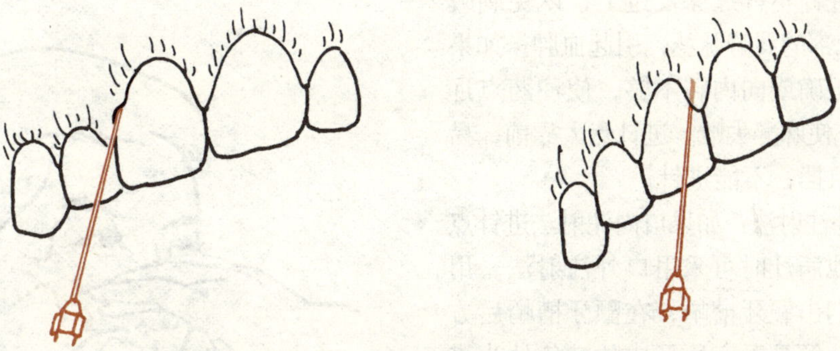

图3-3 牙周膜注射法远中侧和近中侧注射

神经阻滞的成功，有赖于穿刺入路和注药点的准确，需要利用体表标志，并且通过扪摸、测量和针感，正确掌握进针方向和进针深度。操作时，应严守无菌原则，以防感染。每次注射麻醉药之前，必须回抽注射器，如有回血，应稍退出注射针，改变方向后再进针，直至回抽无血时方可注药。

1．上牙槽后神经阻滞麻醉（block anesthesia of posterior superior alveolar nerve） 将麻醉剂注射于上颌结节处上牙槽后神经孔附近，麻醉上牙槽后神经及上牙龈支，使其分布的上颌窦黏膜、第二、三磨牙及第一磨牙的远中颊根和腭根以及相应的牙周组织、骨膜和牙龈无痛。此方法又称上颌结节注射法（tuberosity injection）。

（1）口内注射法：病人取坐位，头稍后仰，半张口，术者将病人口角和颊部尽量向外上方拉开，充分暴露上磨牙区。以上颌第二磨牙颊侧远中根部黏膜皱折处为进针点，针尖斜面向着骨面，注射针沿着骨膜面并与上颌牙𬌗面成45° 角向上、向后，同时向内推进，进针约 2 ～ 2.5cm，注药 1.5 ～ 2ml，一般 5 ～ 10 分钟后显效（图 3-4）。

上颌磨牙已缺失的成年病人，则以颧牙槽嵴后1cm作为进针点。在上颌第二磨牙未萌出的儿童，则以上颌第一磨牙远中颊侧根部的黏膜皱折处为进针点。

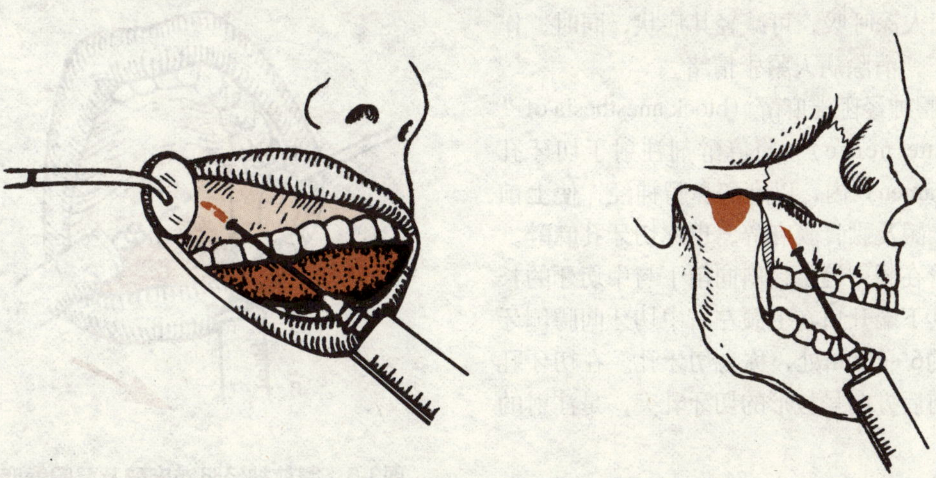

图3-4 上牙槽后神经阻滞麻醉口内法

操作时进针不宜过深及过上，以免刺破上颌结节后上部的翼静脉丛，引起血肿。如果进针方向不正确或向内转不够，使注药点远离上颌结节亦使麻醉失败。进针点太靠前，易被颧牙槽嵴阻挡，不能进针。

(2) 口外注射法：如果口内注射法进针点有炎症或其他病灶时可采用口外注射法。用手指在颊部扪出颧牙槽嵴，在颧牙槽嵴后方颧骨下缘与上颌骨颧突所形成的交角处为进针点。注射针刺入皮肤直达骨面，然后针尖沿骨膜面向上、向内、向后进针2cm，即可注射麻药 2ml（图 3-5）。

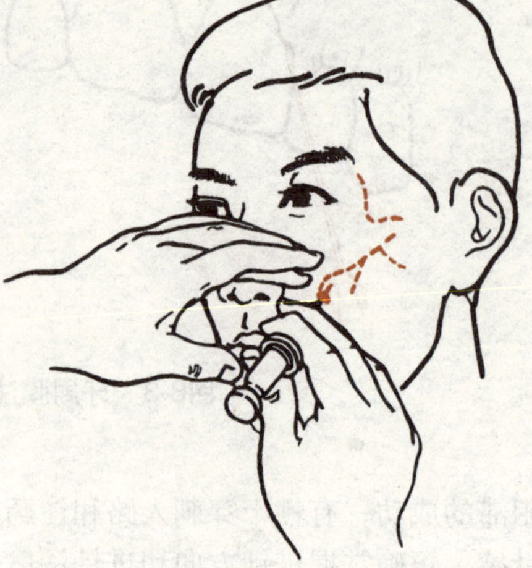

图3-5　上牙槽后神经阻滞麻醉口外法

2．腭前神经阻滞麻醉　将麻醉剂注射于腭大孔稍前处，麻醉腭前神经（anterior palatine nerve)，使其分布的前磨牙、磨牙腭侧牙龈及黏骨膜产生麻效。又称腭大孔注射法（greater palatine foramen injection）。

腭大孔位于上颌第三磨牙腭侧龈缘至腭中线弓形凹面连线的中点；覆盖其上的黏膜可见小凹陷。如第三磨牙尚未萌出，腭大孔则位于第二磨牙之腭侧。如果磨牙缺失，腭大孔位于软硬腭交界前 0.5cm 处。如从殆平面观，腭大孔的位置应在腭侧龈缘至腭中线连线的中外 1/3 交界处。

操作时，让病人头后仰，大张口，充分暴露腭部，注射针在腭大孔的表面标志稍前处刺入腭黏膜，注药 0.5ml（图 3-6）。

腭前神经与鼻腭神经在尖牙腭侧相吻合，如手术涉及尖牙腭侧组织时，应同时行鼻腭神经麻醉，或行尖牙腭侧黏骨膜局部浸润麻醉。

腭大孔麻醉注射部位不宜过后，麻醉液量亦不宜过大，否则腭中、腭后神经被麻醉后产生异物感，可引起病人恶心、呕吐。如遇此种情况时，令病人深呼吸，可减轻其症状，同时，作好解释工作，消除病人紧张情绪。

3．鼻腭神经阻滞麻醉（block anesthesia of nasopalatine nerve）　将麻醉剂注射于切牙孔（incisor foramen）内，以麻醉鼻腭神经，使上前牙区腭侧牙龈及黏骨膜麻醉。也称切牙孔麻醉。

切牙管在腭中缝上，斜向前下与中切牙的长轴平行。其下端开口在上颌左右中切牙间腭侧牙槽突后方约6～7mm处，称为切牙孔。在切牙孔浅面有一前后方向呈梭形的切牙乳突，是注射的标志。

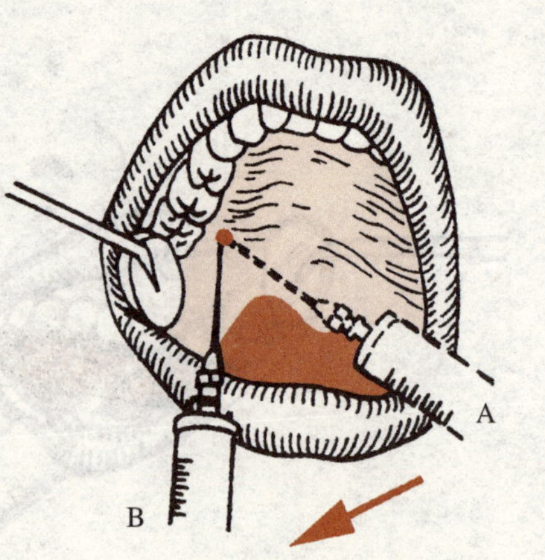

图3-6　腭前神经阻滞麻醉及翼腭管麻醉
A. 注射针自对侧刺入腭大孔稍前方的腭黏膜
B. 注射针移至同侧并进入翼腭管

操作时让病人头后仰，暴露腭前部，自切牙乳突侧方进针，在黏膜下注射少量麻药，然后改变针的方向，使之与中切牙长轴方向一致，进针5～7mm达切牙管内。该处组织致密，注射麻药时需用较大压力，一般注入量为0.2～0.3ml，3～5分钟显效（图3-7）。尖牙腭侧远中的组织因有腭前神经交叉分布，所以，该处不能获得完全的麻醉效果，必要时应辅以局部浸润麻醉。

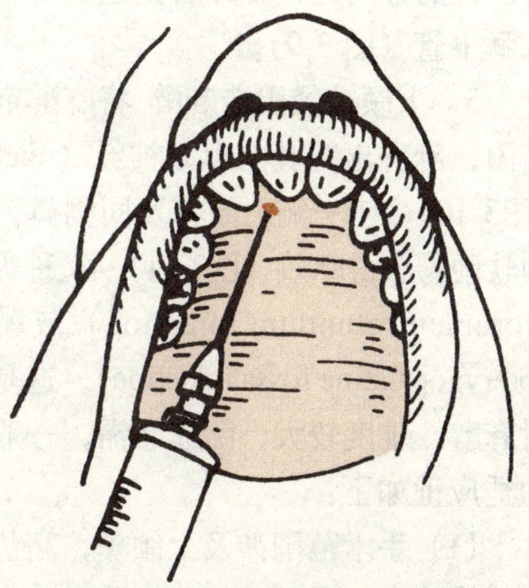

图3-7 鼻腭神经阻滞麻醉

4．眶下神经阻滞麻醉 将麻醉剂注射于眶下孔内，以麻醉上牙槽前、中神经和眶下神经（infraorbital nerve）终末支，使其分布的上前牙、前磨牙、第一磨牙近中颊根和相应的唇颊黏膜、骨膜、上颌窦黏膜、鼻侧从下眼睑到上唇的皮肤和黏膜等组织产生无痛。此方法又称眶下孔注射法（infraorbital foramen injection）。

（1）口外注射法：眶下孔位于眶下缘中点下方0.5～1cm处。注射时用左手食指置于眶下缘，以示标记。右手持注射器，注射针自同侧鼻翼旁约1cm处刺入皮肤，注射少许麻药后，使注射针与皮肤呈45°，向上、后、外进针约1.5cm，可直接刺入眶下孔，有时针尖抵触骨面不能进入管孔，可注射少量麻药，使局部无痛，然后移动针尖寻探眶下孔，直到感觉阻力消失，表明已经进入孔内（图3-8）。随即注射麻药1～1.5ml。一般3～5分钟后即显麻醉效果。注射针进入眶下管不应过深，以防刺伤眼球。

（2）口内注射法：牵引上唇向前向上，注射针与上颌中线成45°，向上于侧切牙根尖相应

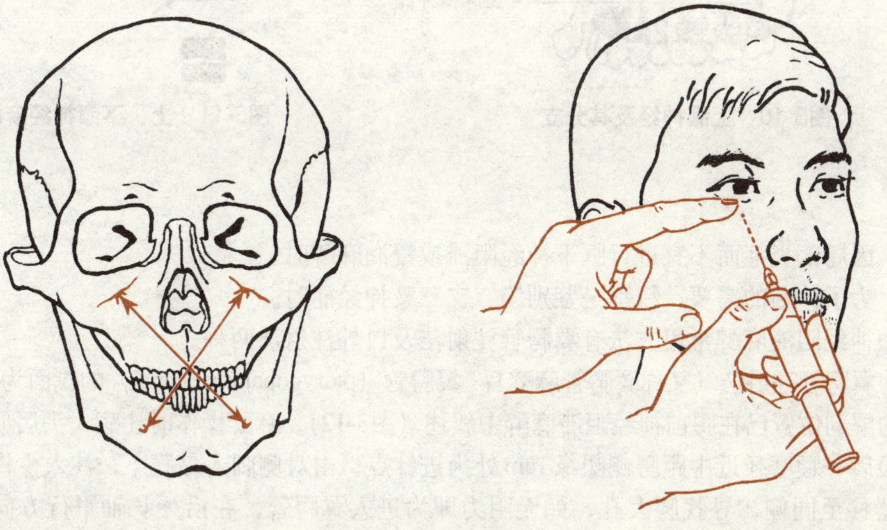

图3-8 眶下神经阻滞麻醉口外法

A. 示进针方向 B. 示口外注射位置

部位的黏膜皱折（mucosa fold）处刺入，向上、后、外的方向进针，即可到达眶下孔，但不易进入眶下管（图 3-9）。

5．上颌神经阻滞麻醉 将麻醉剂注射于翼腭凹内，麻醉出圆孔的上颌神经（maxillary nerve）(图3-10)，使一侧上颌骨及同侧鼻、下睑、上唇和软硬腭获得麻效（图3-11)。又称为圆孔注射法(foramen rotundum injection）或翼腭凹注射法(pterygopalatine fossa injection)。这是一种深部注射麻醉，难度较大，除非必需，一般少用。本法的适应证如下：

（1）手术范围涉及上颌窦，高位埋伏的第三磨牙拔除术，上颌骨部分切除术，上颌骨骨折复位或上颌骨畸形矫治手术等。

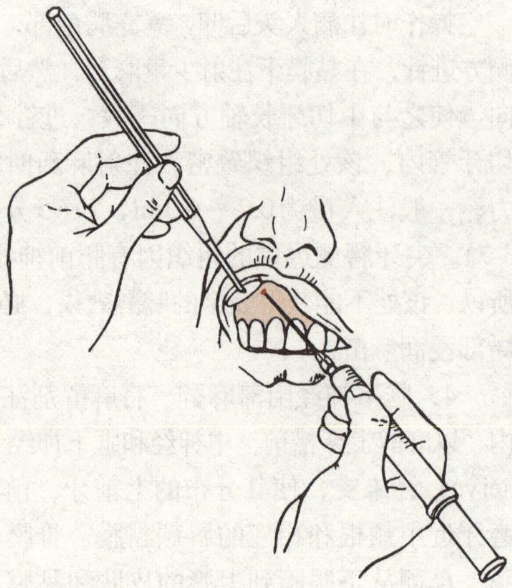

图3-9 眶下神经阻滞麻醉口内法

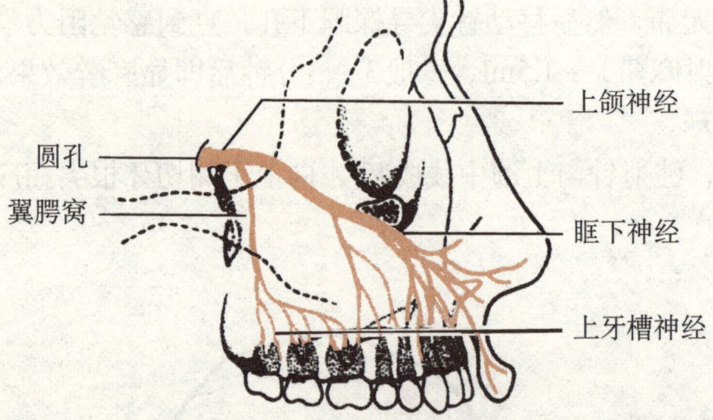

图3-10 上颌神经及其分支

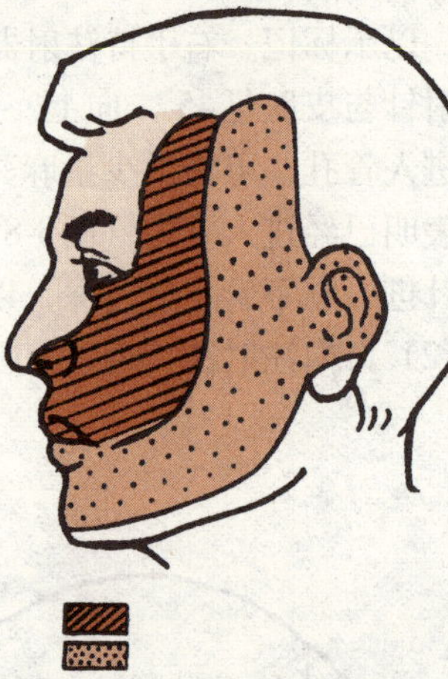

图3-11 上、下颌神经麻醉区域

（2）因局部炎症而不宜进行眶下神经阻滞或浸润麻醉时。

（3）为了诊断的需要，特别是鉴别第二支三叉神经痛时。

上颌神经阻滞麻醉常用方法有翼腭管注射法及口外注射法两种。

（1）翼腭管注射法（又称翼腭管麻醉）：翼腭管（pterygopalatine canal）的浅面为腭大孔。腭大孔的解剖位置已在腭前神经阻滞麻醉中叙述（图3-12)。麻醉操作时让病人头后仰，大张口，以最后一颗磨牙近中距腭侧龈缘 1cm 处为进针点，由对侧刺入黏膜下，注入少许麻药后将注射器移至同侧，寻找腭大孔，如无阻力即为进入翼腭管，在沿牙长轴平行方向进针约 3cm，注射麻药 2 ~ 3ml，7 ~ 8 分钟显效。有时很难将注射针推到应有的深度，此时可借渗透作用使麻药渗透出翼腭管上端而麻醉上颌神经。如果触及骨面不能进入翼腭管，可稍改变进针点和进针方向，重新刺入。也有少数病人由于翼腭管弯曲使注射针不能进入。回吸有气

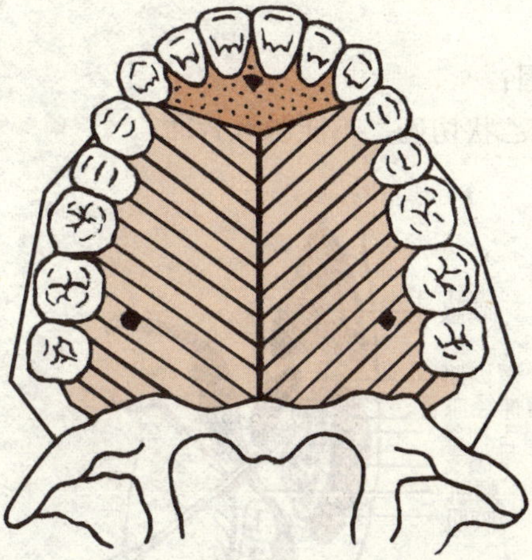

图3-12 腭大孔及切牙孔的位置并示意腭前神经麻醉区域和鼻腭神经麻醉区域

泡者，说明注射针刺入点偏后，进入鼻咽腔(nasopharynx cavity)，应退出更换注射器及麻醉剂，进针点向前移，重新刺入。无磨牙病人可于软硬腭交界线前7～8mm，距牙槽嵴约1.5cm处进针。

(2) 口外注射法：是避开下颌骨喙突，在其前方或后方，从颧弓下方进针直达翼腭凹以麻醉上颌神经的方法。较常用的为喙突后注射法（posterior coronoid process injection)。也称颧下翼突法。选用7～8cm长的针头，置一消毒橡皮片于距针尖5cm处，作为进针的限制深度。以颧弓下缘，乙状切迹中点为进针点。注入少量麻药于皮下，再自皮肤垂直进针直抵翼外板。此时，调整橡皮片的位置使之距皮肤约1cm，即欲进针至翼腭凹的深度，一般总深度不超过5cm。然后退针到皮下，针尖重新向上10°、向前15°进针，直到橡皮片标志处即已达到翼腭凹圆孔附近，注射麻药4～5ml（图3-13)。

6．下牙槽神经阻滞麻醉（block anesthesia of inferior alveolar nerve） 将麻药注射到下颌骨升支内侧面的下颌孔附近，麻药扩散后可麻醉下牙槽神经。使同侧下颌骨、下牙、牙周膜和第一前磨牙之前的唇侧牙龈、黏骨膜及下唇产生无痛。注射麻药时，针尖达到翼下颌间隙内，故又称翼下颌注射法（pterygomandibular injection)。

下牙槽神经阻滞麻醉有口内、口外两种注射方法。口内注射法是临床常用的方法。

(1) 口内注射法：操作时让病人头稍后仰，大张口，并使下牙殆面与地面平行，将口角拉向外侧。在磨牙后方，可见一纵行的黏膜皱襞，叫做翼下颌皱襞，其深面为翼下颌韧带(pterygomandibular ligament)。另外在颊部有一底边向前、尖端正对翼下颌韧带中点的三角形颊脂垫。此二者为重要的体表标志。将注射器摆向对侧前磨牙区，与中线呈45°角，在殆平面上1cm平行进针，以颊脂垫(corpus)尖为进针点。若颊脂垫不明显，可在翼下颌皱襞中点外3mm处作为进针点（图3-14)。当进针深度2.5cm左右时即可触及下颌升支内侧下颌孔上方的下颌神经沟骨面(图3-15)，注射麻药1.5～2ml。约5分钟后，

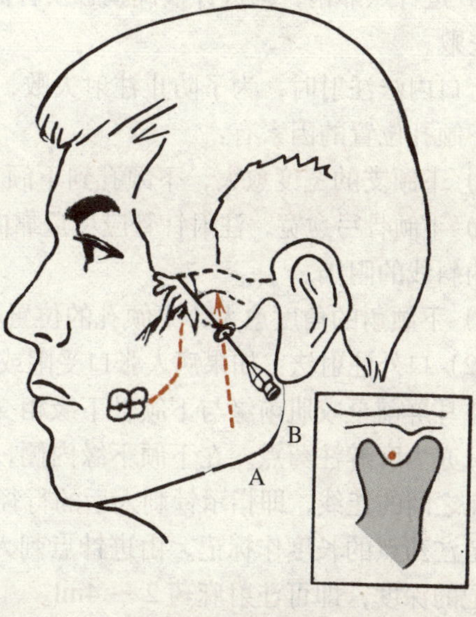

图3-13 上颌神经圆孔阻滞麻醉口外法（颧下翼突法)

A. 针直达翼板的方向

B. 示意针向前向上达圆孔（右下图示意进针点)

病人即感同侧下唇口角区麻木、肿胀感，刺激无痛；如超过10分钟仍未出现麻醉征，可能是注射部位不准确，应重新注射。

进针点和进针方向不准确是麻醉失败的主要原因：

1）进针点偏高，进针方向太向上，使针尖高于乙状切迹，不能触及骨面；

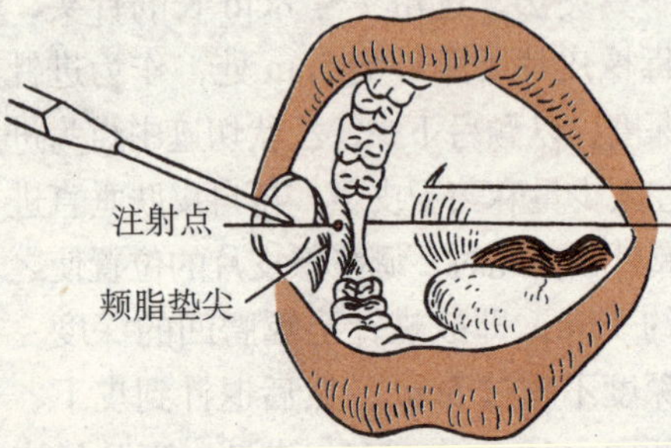

图3-14 下牙槽神经阻滞麻醉口内法进针标志

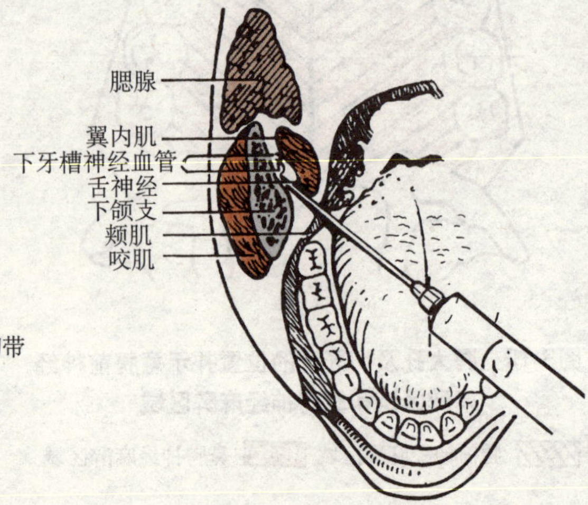

图3-15 下牙槽神经阻滞麻醉口内法进针位置及比邻标志

2）进针点低或进针方向向下，使针尖的终点位于下颌小舌以下；

3）进针方向偏后，使针尖不能触及骨面，超出下颌升支后缘，会将麻药注射于腮腺内，造成面神经麻醉后的暂时性面瘫（transient facial nerve paralysis）；

4）进针点靠前，则进针很浅就触及骨面（下颌骨升支前部），使注药点远离下牙槽神经，因此失败。

行口内法注射时，为了防止注射失败，在注射麻药之前，应注意观察下颌骨形态，可能影响下颌孔位置的因素有：

1）下颌支的宽度愈大，下颌孔到下颌支前缘的距离愈大，进针深度应增加。

2）下颌骨弓愈宽，注射针管应尽量靠向磨牙区，加大与中线的夹角角度，使针头避开下颌骨内斜线的阻挡。

3）下颌角的角度愈大，下颌孔的位置相应变高，注射时进针点应适当上移。

（2）口外注射法：如果病人张口受限或口内进针区有化脓性炎症及肿瘤，可采用此方法。

自耳屏前至咬肌前缘与下颌骨下缘相交点作连线，连线的中点即为下牙槽神经沟的投影位置，亦为麻醉注药点。在下颌下缘内侧，自下颌角至咬肌前缘的中点为进针点。进针点至注药点之间的连线，即指示针刺入后的行径和深度（图3-16）。注射前可用消毒橡皮片，按进针点至注药点的长度作标记。由进针点刺入，紧贴下颌骨升支内侧，沿指示线推进至橡皮片所标记的深度，即可注射麻药 2 ~ 4ml。

7．舌神经阻滞麻醉（block anesthesia of lingual nerve） 舌神经（lingual nerve）由下颌神经分出后在下牙槽神经前内侧下行，经过翼内肌与翼外肌之间在下颌神经沟的水平时，舌神经位于下牙槽神经前内方约 1cm 处。

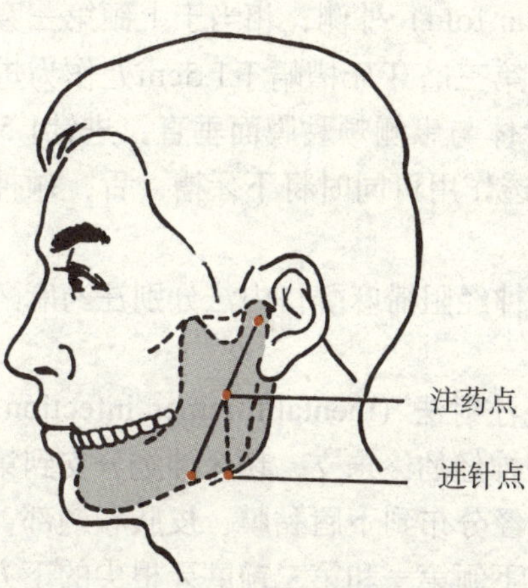

图3-16 下牙槽神经阻滞麻醉口外注射标志

在行下牙槽神经阻滞口内法注射后将注射针退出 1cm，此时注射麻药 1ml 即可麻醉舌神经。另外，舌神经在行径下颌第三磨牙内侧时，其位置十分表浅，仅有黏膜覆盖。也可在此处进行舌神经的阻滞麻醉。

舌神经阻滞麻醉后可使同侧下颌舌侧牙龈、黏骨膜、口底黏膜及舌前 2/3 区域无痛。舌可有麻木、烧灼、肿胀感，尤以舌尖部更为明显。如同时行下牙槽神经阻滞麻醉，一般舌神经出现麻醉征早于下牙槽神经。

8．颊神经阻滞麻醉　颊神经（block anesthesia of buccal nerve）又叫颊长神经。该神经自下颌神经分出后向下前行，在颞肌止端上份进入颞肌鞘膜，在下颌升支前缘内侧与颞肌腱平行向下。约在下颌磨牙牙合面水平，颊神经离开鞘膜，其终末支分布于颊部黏膜、颊肌、皮肤及下颌第二前磨牙以后的颊侧牙龈、黏骨膜（图 3-17）。

由于行下牙槽神经麻醉的进针点在翼下下颌韧带中点外侧3mm处，此进针点接近颊神经干，所以，在行下牙槽神经阻滞麻醉过程中，针尖退至黏膜下注射麻药 0.25 ~ 1ml，可一并将颊神经阻滞，2 ~ 3分钟即可产生麻效。亦可以下颌磨牙牙合面的水平线与下颌支前缘交界点的颊黏膜（大致在腮腺导管口下、后约 1cm 处）作为进针标志，进针后在黏膜下注射麻药0.5 ~ 1ml。如行下磨牙拔除术还可在该磨牙远中根颊侧黏膜处做局部浸润麻醉来替代颊神经阻滞麻醉。

9．下牙槽、舌、颊神经一次阻滞麻醉　此法亦称下颌升支内侧隆突注射法（internal ramus prominence injection）。下颌升支内侧隆突位于下颌小舌的前上方，是由髁突向前下与喙突向后下汇合成的骨嵴。在此区域内由前往后有颊神经、舌神经、下牙槽神经通过，三条神经之间相距较近（图3-18）。当大张口时，下颌升支内侧隆突可随下颌骨的运动向下移，不致

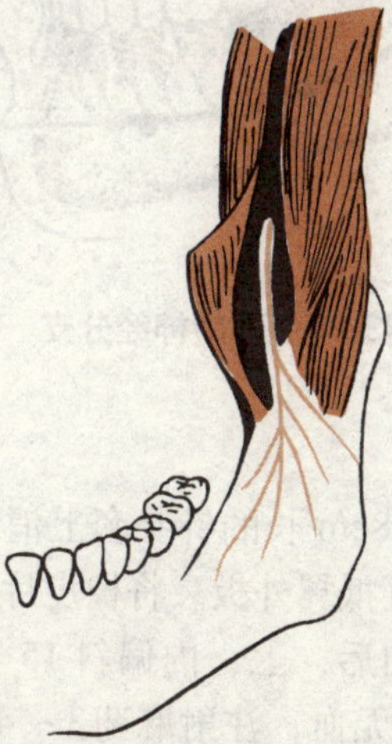

图3-17 颊神经在升支前外侧分布的位置

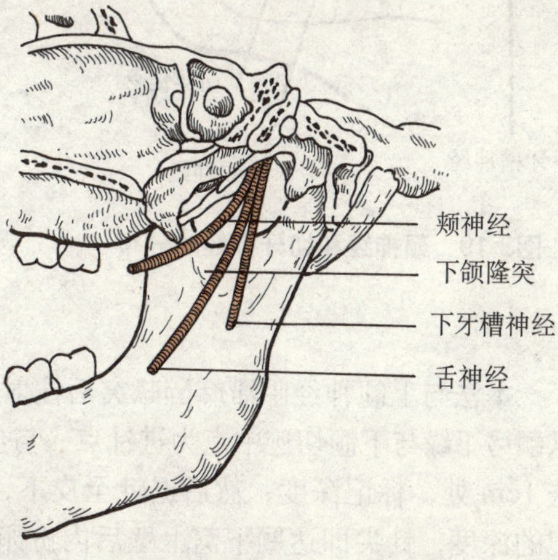

图3-18 下颌升支内侧隆突处的神经位置

被上颌骨后缘所遮挡。在翼下颌皱襞（pterygomandibular fold）外侧，相当于上颌第三磨牙𬌗平面下0.5cm处为进针点。若上颌无牙，则在相当于第三磨牙牙槽嵴下1.5cm处作为进针点。操作时，将针管置于对侧口角，并尽量后推，使针体与患侧颊黏膜面垂直，进针1.5cm左右时，针尖触及骨面，即可注射麻药2ml。麻药经渗透作用可同时将下牙槽、舌、颊神经麻醉。

由于此方法掌握较为困难，与前面叙述的用下牙槽神经阻滞麻醉口内法分别注药麻醉三条神经相比，优点并不明显，所以临床采用不多。

10．颏神经、切牙神经阻滞麻醉　此方法亦称颏孔注射法（mental foramen infection）。颏神经、切牙神经（mental and incisive nerve）是下牙槽神经的终末支，切牙神经分支到第一前磨牙、尖牙和切牙、牙槽骨和牙周膜。出颏孔的颏神经分布到下唇黏膜、皮肤和颏部；口内分布至第一前磨牙、尖牙和切牙的唇侧龈。颏孔位于下颌第一和第二前磨牙根尖的下方，距下颌骨下缘 1cm 处（图 3-19）。

(1) 口内注射法：轻拉开口角，在下颌第二前磨牙根尖相应的口腔前庭沟进针，向前、下内方寻找颏孔，一般能顺利进入孔内，注入麻药 0.5 ~ 1ml。

(2) 口外注射法：从下颌第二前磨牙根尖部稍后处皮肤进针，先注入少量麻药做一皮丘，然后推进到骨面，再用针尖向前、下内方寻找颏孔，有落空感时，即表示进入颏孔，注入麻药 0.5 ~ 1ml。

11．下颌神经阻滞麻醉　将局麻药注射于卵圆孔附近，以麻醉出卵圆孔的下颌神经(mandibular nerve)，使其分布的同侧下颌骨、下颌牙、舌、口底以及下颌骨周围组织、颊部组织、颞部皮肤得到无痛（图 3-20）。也称为卵圆孔注射法（foramen oval injection）。

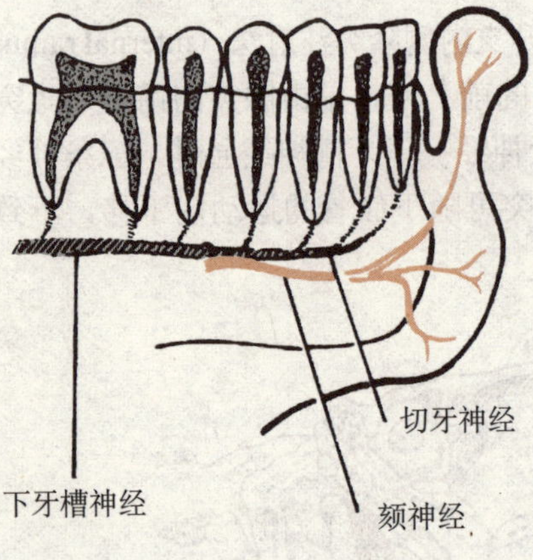

图3-19　颏神经和切牙神经的分布

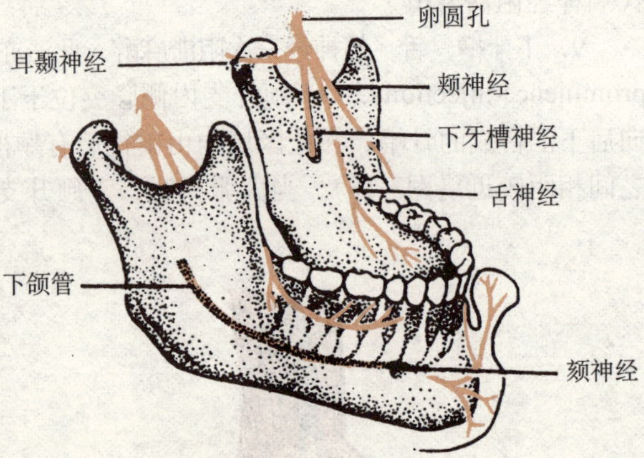

图3-20　下颌神经分支

本法与上颌神经阻滞麻醉喙突后注射法相似。用 7 ~ 8cm 长的针头套上消毒橡皮片，以颧弓下缘与下颌切迹中点为进针点，与皮肤垂直进针，直抵翼外板。将橡皮片固定于距皮肤 1cm 处，标记深度。然后退针至皮下，重新使注射针向后、上、内偏斜 15°，推进至标记的深度，针尖即达颞下窝上壁后内份卵圆孔附近。回抽无血，注射麻药3 ~ 4ml，5 ~ 10 分钟显效。

12．咬肌神经阻滞麻醉　三叉神经第三支的运动神经分支，分别分布于咬肌、颞肌、翼外肌和翼内肌，因而又叫咀嚼肌神经（masseteric nerve）。麻醉该神经可以暂时解除或减轻某些炎症造成的肌肉痉挛，如冠周炎，牙源性感染等引起的牙关紧闭（trismus），增大张口度，以利病灶牙的早期拔除，缩短病程。咬肌神经封闭还可用以治疗颞下颌关节紊乱病。

注射时按照下颌神经阻滞麻醉的进针标志垂直刺入皮肤，进针2.5～3.5cm，注射麻药4～6ml（图3-21）。5～10分钟显效后，病人有同侧面部灼热、麻木感。张口度有不同程度改善，下颌活动度加大。

13．颈丛神经阻滞麻醉　颈丛神经（cervical plexus）由第1～4，颈神经前支组成，除第1颈神经主要是运动纤维外，其他均为感觉纤维。2、3、4颈神经出椎间孔后，从后面横过椎动脉和椎静脉，到达横突的尖端，分为升支和降支。这些上下相邻的分支，在胸锁乳突肌深面相互连接形成神经袢，并发出多数分支。深支组多为分布到颈部肌的神经和膈神经。浅支组是在胸锁乳突肌后缘中点处向各方向散开的分支。浅支组包括枕小神经、耳大神经、颈横神经（颈皮神经）和锁骨上神经，又统称为颈神经丛的皮支。颈浅丛分布于颈部皮肤，上达枕部、腮腺咬肌区和耳廓，下达肩部皮肤。

（1）颈浅神经丛阻滞麻醉：病人仰卧位，头偏向对侧。在胸锁乳突肌后缘颈外静脉交叉点的后下方，注射针垂直刺入皮肤，达胸锁乳突肌后缘，分别向上、中、下三个方向注射麻醉药，即可阻滞颈丛浅支（图 3-22）。

（2）颈深神经丛阻滞麻醉：病人体位同上，表面标志可自乳至第 6 颈椎横突前结节（相当于环状软骨水平）成一直线。在该线上确定相当于颈2（乳突下面1.5～1.6cm，后面0.7～

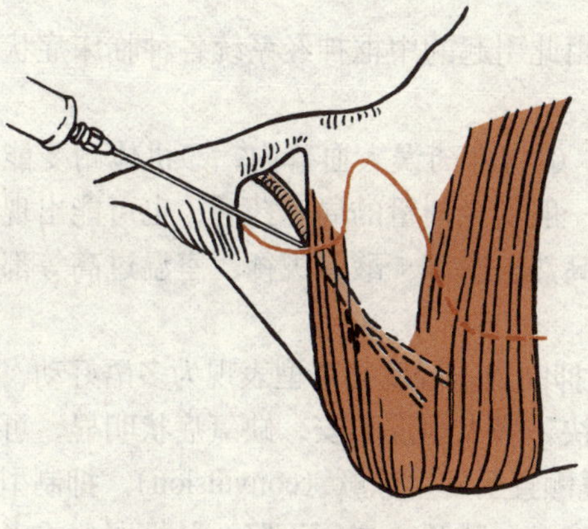

图3-21　咬肌神经麻醉

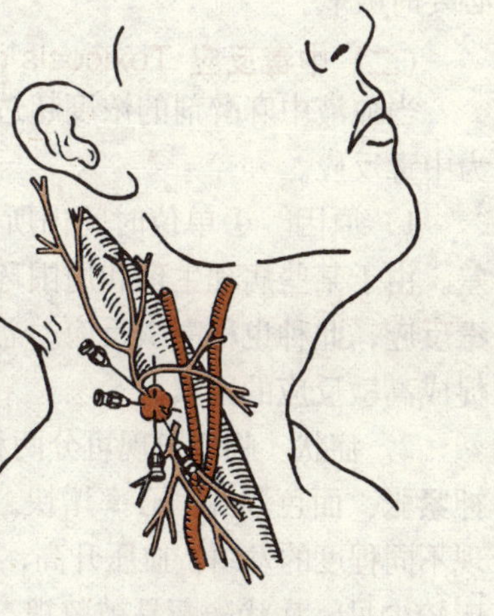

图3-22　颈前神经丛阻滞麻醉

1cm，即下颌角水平）、颈3（第4颈椎横突上1.5cm，相当于舌骨体水平）、颈4（胸锁乳突肌后缘与颈外静脉交叉点之上 1.5cm 处，相当于甲状软骨的上缘）平面的三点，分别注射麻药做小皮丘。注射针刺入皮肤向后内方向推进，约2cm左右可触及横突侧缘；然后沿其前缘再向中线推进少许，便是脊椎前结节外侧所在。分别注射局麻药 4 ～ 5ml（图 3-23）。

改良颈丛阻滞技术已为临床广泛应用，可在颈4点穿刺，针尖抵达颈4横突后注入麻药10～

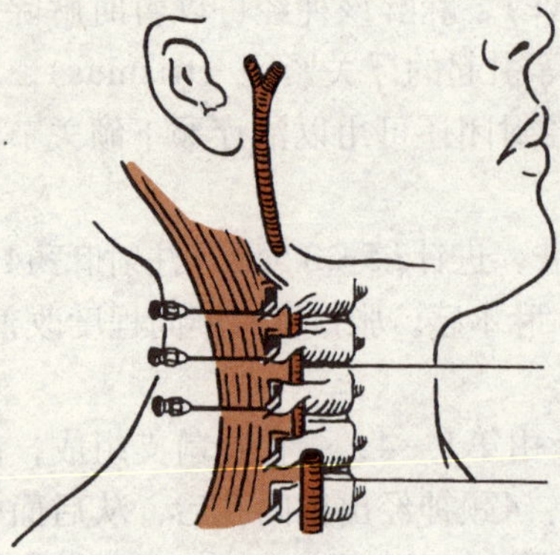

图3-23 颈深神经丛阻滞麻醉

15ml，同时手指压迫颈5横突处，以防药液向下扩散，这样可获得整个颈神经丛的阻滞。

三、局部麻醉的并发症 Complications of local anesthesia

（一）晕厥 Syncope

晕厥是植物神经反射引起的一时性脑缺血，并由此而发生的一系列症状群，是较常见的一种并发症。

1．原因　常见原因多是紧张、恐惧、焦虑等精神心理因素。穿刺针、手术器械、出血等造成的视觉不良刺激可诱发。如遇环境闷热、疲劳、空腹、疼痛及体位不良时也易发生晕厥。

2．症状　头晕、眼花、胸闷、心悸、无力、面色苍白、全身冷汗，严重时有短暂意识丧失，脉搏缓慢无力，血压下降等症状。

3．防治　麻醉前应做好思想解释工作，指导病人全身放松，医生用语言转移病人过于集中的注意力。对出现晕厥的病人，应立即停止注射，放平椅位，松解衣领，保持呼吸通畅，并且给以安慰。对于较轻晕厥，不需特殊治疗，一般可逐渐缓解。对于失去知觉的重症晕厥，可嗅氨水（ammonia water）、酒精刺激病人呼吸；压迫或针刺人中穴（philtrum）有助意识恢复；心率、血压降低者可静脉注射阿托品（atropine）0.5mg、麻黄碱（ephedrine）15～30mg，必要时吸氧。

（二）中毒反应 Toxicosis reaction

当血液中麻醉剂的浓度超过机体耐受浓度时，由此引起的中枢神经系统各种临床症状称为中毒反应。

1．原因　①单位时间内所用局麻药剂量过大；②将麻药误入血管内；③机体耐受能力差。由于某些病理生理和周围环境的改变，当接受一般安全剂量的局麻药后，也可能出现中毒反应，此种也称高敏反应。恶病质、严重感染、高热、脱水、酸碱失衡、室温过高等都是促成高敏反应的因素。

2．症状　临床表现可分两种类型，即兴奋型和抑制型。轻度兴奋型表现为多语好动、精神紧张、面色潮红、心率增快。加重时呼吸加深加快，病人烦躁不安，缺氧症状明显，可呈现不同程度的发绀、血压升高，肌张力剧增，肌肉震颤直至发生惊厥（convulsion）。抑制型临床较少见，症状隐蔽易被忽视。轻度者表现为神志淡漠、嗜睡、血压下降、脉细弱。重者呼吸变浅变慢、心率缓慢或心律失常，最终心搏停止。

3．防治　应了解各种局麻药毒性大小和一次最大用量，颌面和颈部血管丰富，吸收药物较快，应适当减少局麻药用量。麻醉前应用安定（diazepam）或巴比妥类（barbiturates）药可提高机体对局麻药的耐受能力。对可能发生高敏反应的患者，应尽量排除影响因素，术前给以适当镇静药，并减少局麻药剂量，降低药液浓度和注药速度。局麻药中加入缩血管药，以延缓吸收时间。注射麻药前必须回抽无血，避免将麻药注入血管内。用较大剂量行神经阻滞时，可联合应用局麻药，因各局麻药的血药浓度峰值出现时间不同，其毒性不致完全叠加，可在一定程度上减少中毒反应的发生。

（三）变态反应 Allergic reaction

变态反应又称过敏反应。是指曾接受过局麻药注射并无不良反应，当再次使用该药时却出现不同程度的中毒样反应。理论上局麻药均为低分子物质，不足以成为抗原或半抗原，不致引发变态反应，但临床上有关局麻药变态反应的病例时有报道，尤以普鲁卡因引起变态反应的报道较多。普鲁卡因的代谢产物对氨基苯甲酸（PABA）和局麻药中的防腐剂对羟基苯甲酸甲脂（methylparaben）有成为过敏原的可能。

1．症状　可分即刻反应和延迟反应。即刻反应在注药数分钟内即出现不同程度的中毒样反应，全身发痒和寒战、皮肤出现荨麻疹（nettle rash），严重者立即出现哮喘样呼吸困难并进入休克状态，若抢救不及时可导致衰竭而死亡。延迟反应多在数小时后发生，常为血管神经性水肿体征，也可有荨麻疹、药疹、哮喘和过敏性紫癜。

2．防治　术前询问过敏史，对酯类（ester）局麻药过敏或过敏体质者可改用酰胺类（amide）局麻药，并预先作过敏试验（allergy test）。轻症变态反应可静注10%葡萄糖酸钙（calcium gluconate）10ml、地塞米松（dexamethasone）5～10mg、异丙嗪（phenergan）10～20mg；重者给予吸氧，哮喘和血压下降时静脉注射肾上腺素0.5～1mg，并按休克治疗原则进行处理。

3．局麻药过敏试验　在进行试验前，应备好肾上腺素、氧气等急救药及用品，以防发生意外。

（1）普鲁卡因皮内试验：1%普鲁卡因0.1ml稀释至1ml，皮内注射0.1ml。20分钟后局部出现红肿，红晕直径超过1cm者为阳性。

（2）普鲁卡因黏膜试验：用上述稀释液涂布一侧鼻腔黏膜，然后每隔2分钟观察局部反应。黏膜充血肿胀，甚至该侧鼻孔完全阻塞者为阳性。

（3）利多卡因皮内试验：2%利多卡因0.1ml稀释至1ml，皮内注射0.1ml。20分钟看反应。阳性标准同普鲁卡因。

局麻药可使局部血管扩张充血，假阳性率可在50%以上，所以常规过敏试验的做法并不可取。

（四）血肿 Hematoma

注射针刺破血管后，使血液渗透到组织间隙内，即为血肿。当刺破静脉丛或血管后，黏膜下或皮下出现紫色淤斑肿块。还可造成局部肿胀，引起病人不适并可能发生继发性感染、牙关紧闭及疼痛。

防治　保证针尖锐利无倒钩，避免反复穿刺动作。出现血肿后，应立即压迫出血部位，并予以冷敷，必要时给予止血药物，出血后期可行热敷，促进血块吸收，并且酌情应用抗感染药物。

（五）感染 Infection

如果注射针被污染或进针区消毒不严格，针头可将细菌带入颞下凹、翼下颌间隙、咽旁间隙等深部组织，造成感染。患者多在注射后1～5天，于穿刺区出现红肿、热、痛等炎症表现，并可伴有开口困难和全身感染症状。

防治　防止注射针被污染，严格消毒进针区。如果口腔内为两个进针点麻醉时，可各用一注射针或者先选深部的注射点，后选浅层注射点。注射时避免穿过或直接在炎症区注射。如有感染发生，应按感染治疗原则处理。

（六）注射针折断 Needle breakage

注射针质量差是断针的主要原因，操作时使用暴力、技术不当或病人躁动也可造成针折断。

防治措施为：注射前检查注射针质量；进针后针头至少在组织外保留1cm；操作时针头不可过分弯曲，遇阻力时不应强力推进。发生断针后，病人保持注射时状态，减少颌骨运动，用牙钳或镊子挟出。若针完全在组织内，切勿盲目探查，需在X线片定位后再行手术取出。

（七）暂时性面瘫 Transient facial paralysis

一般多见于下牙槽神经口内阻滞麻醉时，由于注药点偏向后方，针头未能触及骨面，或偏上超过乙状切迹，致使麻药注入腮腺内麻醉面神经而发生暂时性面瘫；也偶见于咀嚼肌神经阻滞注射过浅。这种情况待麻醉药作用消失后，神经功能即可恢复，故不需特殊处理。但对病人需做好解释工作，并对不能闭眼者给予眼保护措施。

（八）神经损伤 Nerve injury

注射针穿刺，或注入混有刺激性的溶液，都能造成神经损伤。表现为感觉异常、神经痛或麻木。临床上，多数神经损伤是暂时性、可恢复的病变，轻者数日后可自行缓解，不需治疗；重者恢复较慢，甚至不能恢复。由于对神经损伤程度的判断难以肯定，因此，凡术后较长时间麻木症状未能恢复者，即应给予积极处理，促进神经功能的恢复。可以采用针刺、理疗、激素（损伤早期）和维生素 B_1 或 B_{12} 等。

（九）暂时性牙关紧闭 Transient trismus

牙关紧闭或张口受限，可发生于下牙槽神经口内阻滞麻醉时，但较为罕见。由于麻醉药注入翼内肌或咬肌内，使肌失去收缩与舒张的功能，并停滞收缩状态，因而出现牙关紧闭。除感染所致之牙关紧闭外，一般都是暂时性的。大多在 2 ~ 3 小时内自行恢复。

（十）暂时性复视 Transient double vision 或失明 transient loss of sight

下牙槽神经阻滞时，由于误将麻药注入下牙槽动脉，麻药可逆行，经脑膜中动脉、眼动脉或其主要分支入眶，引起眼肌、视神经麻痹而出现暂时性复视或失明。这种并发症待局麻药作用消失后，眼运动和视力即可恢复。注射麻药前坚持回吸，避开血管，是预防这种并发症的有效方法。

（十一）颈丛神经阻滞麻醉的并发症 Complication of block anaesthesia of cervical plexus

1．霍纳综合征　霍纳综合征（Horner's syndrome）也称颈交感神经综合征，是由于麻醉药浸润到颈交感神经干所致。患者表现为同侧上睑下垂、眼裂变小、结膜充血、瞳孔缩小、面色潮红、皮肤干燥、鼻孔堵塞等症状。这些症状不需处理，可随麻醉作用的消退自行缓解。

2．声带麻痹　迷走神经被局麻药浸润后，喉返神经的传导也被阻滞。病人表现发音困难或声音嘶哑。一般不必处理，此症状随麻醉作用的消失而消失。如果双侧迷走神经均被阻滞，可出现双侧声带麻痹（vocal cord paralysis），甚至导致上呼吸道梗阻的严重并发症，所以不可同时行双侧颈深神经丛阻滞麻醉。

3．膈神经阻滞　膈神经由第4、5颈神经组成。行颈深神经丛阻滞时，常使膈神经（phrenic nerve）受累，病人可有呼吸困难、胸憋症状。必要时给予氧气吸入，待其自行缓解。

4．全脊麻醉　穿刺针向上并过深，经椎间孔进入蛛网膜下腔，注射麻醉药后引起全脊髓神经麻痹。病人表现血压下降、呼吸困难、神志消失、甚至死亡。此并发症虽为罕见，一旦发生则病情凶险，故应提高警惕，准确掌握注射标志和方法。出现全脊麻醉（total spinal block）后，应立即给予升压药物、输液扩容、辅助呼吸、吸入氧气，不失时机地进行抢救。

（刘瑞昌）

复习思考题

1．现代麻醉学的范畴包括什么？
2．与局麻作用相关的局麻药理化性质有哪些？麻醉效果的影响因素有哪些？
3．哪些情况下局麻药中禁用肾上腺素？
4．普鲁卡因、利多卡因一次最大剂量是多少？
5．在拔除牙 $\underline{87|78}$、$\underline{6|6}$、$\overline{765|567}$ 时，常采用的麻醉方法分别是什么？
6．常见局麻药并发症有哪些？如何防治？

第二节 全身麻醉
General anesthesia

提 要

全身麻醉是凭借药物和其他方式产生对中枢神经系统的抑制作用，从而可逆地改变中枢神经系统的某些功能，达到手术时无痛的目的，及满足手术的特殊要求。

理想的全身麻醉药应代谢完善，麻醉诱导和苏醒迅速，麻醉深度易于控制。

全身麻醉对人的生理状态影响显著。全身麻醉应在有麻醉装置和抢救复苏条件下才能实施。全身麻醉时，应密切注意观察病人的血压、脉搏、呼吸、瞳孔变化、肌张力及口唇颜色的变化；还应监测心电图、血氧饱和度、麻醉药浓度、吸入氧浓度和二氧化碳浓度。特殊情况下还应有血气分析、脑功能、经食道超声及心脏漂浮导管等监测内容。

一、口腔颌面外科全身麻醉的特殊性
Characteristics of general anesthesia for oral and maxillofacial surgery

由于口腔颌面外科手术的特点，颌面部解剖功能上的特点（如呼吸道开口外，血运丰富等）麻醉也有其特殊性。

1．麻醉者远离头部操作　由于手术区在头部，为避免麻醉操作与手术操作的互相干扰，麻醉者要远离头部进行操作，看不到瞳孔变化，只能根据血压、脉搏、呼吸及肌肉松弛的程度来判断麻醉深度，不利于气管插管麻醉的管理。

2．采用气管内插管分开口腔和呼吸道　气管内插管（endotracheal intubation）也使口腔、颌面部手术区与呼吸道分开，除气囊充气外，纱布填塞咽腔的方法也多采用，来防止血液（冲洗液、骨渣及异物）误入气管内。但纱布填塞不要过紧过深。否则，手术后会因压迫紧而出现咽喉水肿。填塞过深过小的纱布，还会被病人吞咽时咽下。被咽下的纱布术后数日内应严密观察纱布是否自消化道排出。

3．气管内插管的固定要牢固　由于口腔颌面部手术时需要经常移动病人头部的位置。麻醉医师又远离头部，不利于气管插管的管理，术中移动病人头部时可将气管插管脱出，扭曲和插入过深而出现窒息或通气障碍。置入或撤出开口器时以及颌骨切除时都可将导管（tube）脱出。因此，要求气管插管的固定一定要牢固。经鼻腔的气管内插管固定比较牢固。因鼻腔可将导管夹紧，使导管不易移动，术中不致发生导管脱出或插入过深。经口腔的气管内插管可将导管自舌根部就放置在非手术侧（而不是放在舌正中），使导管相对稳定地固定于一侧口周围皮肤。这样，在病人吞咽时或舌、咽及腭部手术时导管处于相对稳固状态，不致使导管脱出。

4．应重视失血及失血性休克　口腔、颌面部血液循环丰富，出血及渗血较多，有些手术是在大血管周围操作（如颈清除术），术中不慎发生大血管损伤。动静脉血管畸形手术时出血凶猛。上颌骨截骨或切除时需完全截骨后或颌骨切除后才能彻底止血，手术时间的长短决定失血的多少。口腔、颌面手术时应严格计算失血量，重视血容量的补充。一般健康成年病人血红蛋白在100g/L以上，HCT＞30%可不需要输血。近年来，年轻病人输血指征经常低于以上标准。血红蛋白＜60g/L时需要输血。血红蛋白60～100g/L时，应根据病人可能承受氧合不足的风险考虑是否输血。提倡成分输血，提倡使用血液稀释或控制性低血压技术来减少出血。

控制性低血压技术：全身麻醉时以减少出血和输血为目的，将病人的平均动脉压（MAP）降低到6.67～8.67kPa（50～65mmHg）。控制性低血压的安全低限为MAP6.67～7.3kPa（50～55mmHg），脑的血流动力学不会产生明显变化。麻醉药对严重低血压造成的脑代谢不足有一定的保护作用。慢性高血压病人术前进行规范的抗高血压治疗，术中仍可安全实施控制性低血压。控制性低血压时应维持足够的心肌代谢所需要的氧供。硝普钠引起反射性心率增快但又减轻心脏的后负荷，心肌总耗氧量是下降的。艾司洛尔和硝酸甘油可避免心肌缺血。疑有缺血性心脏病的病人，不应实施控制性降压。

5．口腔、颌面部疾病的影响　一些口腔、颌面部疾病常给麻醉诱导和气管内插管造成困难，清醒经鼻盲探气管内插管是经常采用的插管方法。

（1）张口受限或完全不能张口：下颌、腮腺嚼肌区、颞下凹及翼腭凹的肿物可侵犯开闭口肌群使张口受限。颞下颌关节强直可致张口受限或完全不能张口。颌间瘢痕挛缩，烧伤后瘢痕口周畸形都可造成张口受限。

（2）术前已有部分呼吸道梗阻者：舌根、口底、咽旁和腭部的较大肿物可部分地阻塞呼吸道。小颌畸形，严重颏后缩，将舌根及口底组织向后压，使咽腔变窄（舌根至咽后壁的间隙变窄）或同时伴有睡眠呼吸暂停综合征。腭裂伴有小颌畸形（Pierre Robin综合征）病人也可有部分的呼吸道梗阻。颌面部外伤、咽部、舌根、口底、颌下区及上颈部的血肿都可造成呼吸道的阻塞。部分颌面部间隙感染，蜂窝织炎也可阻塞呼吸道。

（3）颏颈部烧伤后瘢痕：瘢痕可使颏颈、颏胸或颈胸粘连，头后仰受限或完全不能后仰。瘢痕还可使气管移位。瘢痕时间长可使气管软化。

（4）口腔内出血：口腔内血管畸形可有紧急出血现象；口腔内手术后大出血常需全麻下止血；急诊外伤病人，如上下颌骨开放性骨折及软组织损伤、口腔颌面部出血明显或同时伴有咽、口底、舌根及颈部血肿时，气管内插管及呼吸道管理相当困难。

（5）再次手术的病人：口腔、颌面部手术后需再次手术的病人及外伤后畸形需要行手术矫正的病人都伴有口腔颌面部解剖位置改变，组织缺损造成的明显畸形。麻醉时可因张口受限、气管移位和面部塌陷造成面罩漏气及下颌托起困难等，而使麻醉及气管内插管出现困难。

6．术后拔管　口腔、颌面外科病人手术后要完全清醒后才能拔除气管内插管。手术后颌面部解剖位置改变病人多需留置口咽或鼻咽通气道（oropharyngeal airway or nasopharyngeal airway），个别病人需保留气管内插管。对疑有呼吸道问题者，床旁要做好紧急环甲膜穿刺（cricothyroid membrane puncture）、环甲膜切开术（Cricothyrotomy）及气管切开术（Tracheotomy）的准备。

二、全身麻醉方法 Methods of general anesthesia

全身麻醉因给药的方式不同，又分为强化麻醉、氯胺酮麻醉、吸入麻醉和静脉麻醉。

（一）强化麻醉 Sedation analgesia

强化麻醉是利用麻醉性镇痛药、镇静药和酚噻嗪类药物，增强局部麻醉、神经阻滞麻醉和全麻的麻醉作用。在局部麻醉中应用，可使病人安静，情绪放松，能够耐受手术操作，使局麻效果满意。在小儿基础麻醉和氯胺酮麻醉中应用。可使麻醉药用量减少，麻醉作用增强，在全身麻醉中应用可减少吸入或静脉麻醉药的用量，减少不良反应，麻醉维持和苏醒平稳，适用于较长时间的手术。

适应证：增强局部麻醉、氯胺酮麻醉和全身麻醉的效果，及 ICU 病人的镇静。

药物：

（1）哌替啶（pethidine）1 ~ 2mg/kg，异丙嗪（promethazine）0.5 ~ 0.75mg/kg，氯丙嗪（chlorpromazine）0.4 ~ 0.5mg/kg，肌注或分次静脉小壶给药。

（2）Innovar：芬太尼（fentanyl）0.001 ~ 0.002mg/kg，氟哌利多（droperidol）0.05 ~ 0.1mg/kg，分次静脉小壶给药。

（3）安定（diazepam）5 ~ 10mg 或 0.2 ~ 0.3mg/kg 静脉小壶滴入。或咪唑安定（咪达唑仑，midazolam）1.5 ~ 3mg 或 0.03 ~ 0.06mg/kg 静脉小壶滴入。

方法：手术开始前 30 分可将以上（1）组药物肌肉注射。(1)、(2)、(3) 组药物可在手术前或手术中经静脉分次给药。

注意事项：

（1）1 岁以下的小儿或体弱的儿童勿给哌替啶。

（2）全身状况较差的病人应酌情减量，部分呼吸道梗阻的病人慎用。

（二）氯胺酮麻醉 Ketamine anesthesia

氯胺酮（ketamine）抑制丘脑向大脑的投射系统和脊髓网状结构系统的上行传导，产生镇痛作用。在小儿手术中较常用。

适应证：小儿手术、术后拆线、短小手术。

药物：氯胺酮 6 ~ 8mg/kg 肌肉注射；1 ~ 2mg/kg 静脉注射。

方法：病人手术前 6 小时禁食水，麻醉前 30 ~ 60 分钟时给入麻醉前用药（preanesthetic medication）。氯胺酮首次用量为：1 岁以内 6 ~ 8mg/kg，2 ~ 4 岁左右 4 ~ 5mg/kg，6 岁左右 3 ~ 4mg/kg，肌肉注射，一次用量最大不超过 100mg。全身状况较差的病人应酌情减量。肌注给药后 2 ~ 5 分钟入睡，应将患儿肩部垫高，头后仰，使声门处于高位，使呼吸道通畅以免误吸。肌注给药可维持30分钟，若注射15分钟后效果不满意时，可追加首次剂量的1/2量肌注。也可以 1 ~ 2mg/kg 静注维持麻醉，静脉注射作用可维持 10 ~ 15 分钟。

氯胺酮麻醉时可以辅助局部麻醉使麻醉效果满意，使氯胺酮的用量减少。

注意事项：

(1) 麻醉前应准备好麻醉机、气管内插管器械、吸引器及吸痰管。

(2) 氯胺酮麻醉时咽喉反射亢进，有发生喉痉挛的可能，术前药给入氯丙嗪可降低喉头的敏感性。

(3) 剂量过大，给药速度过快或与呼吸抑制药合用可发生明显呼吸抑制。

(4) 氯胺酮麻醉可出现四肢抽动、僵直、不随意运动等锥体外系征，可给入安定、咪唑安定对抗。

(5) 窦房结病变的病人，颅压高、眼压高的病人禁用。

（三）吸入麻醉 Inhalation anesthesia

吸入麻醉是经呼吸道吸入麻醉气体或挥发性麻醉药的蒸气而产生全身麻醉的。吸入麻醉药分为挥发性麻醉药和气体麻醉药。自乙醚以来相继用于临床的挥发性药物有氯仿、氯乙烷、乙烯醚、三氯乙烯、乙醚（Ether）、氟烷（Halothane）、甲氧氟烷（Methoxyflurane）、恩氟烷（Enflurane）、异氟烷（Isoflurane）、七氟烷（Sevoflurane）和地氟烷（Desflurane）。气体麻醉药有氧化亚氮（Nitrous Oxide）、环丙烷和乙烯。理想的吸入麻醉药应具备理化性质稳定；无爆炸燃烧性；麻醉作用强和麻醉作用可逆性；血/气分配系数低；无刺激性；无代谢性；无毒性；对生理干扰轻微；无环境污染；价格低廉等特点。

吸入麻醉药的毒副作用：

肝毒性：吸入麻醉药的毒性与其在体内生物转化过程中的降解物有关，毒性程度和降解物的性质和量相关。

肾毒性：卤代类吸入麻醉药肾毒性罕见，肾毒性的检测标准：氟离子（F^-）< 50μmol/L。

一氧化碳（CO）毒性：二氧化碳吸收剂干燥或回路中温度过高，生成CO。

吸入麻醉分为：

(1) 开放式吸入麻醉：多为面罩点滴吸入药物，吸入方式完全与大气相通。方法简单，方便，不易形成过深的麻醉。缺点是麻醉不易控制平稳及空气污染。

(2) 半开放式及半紧闭式吸入麻醉：麻醉机需装有与大气相通的活瓣装置。当气体流量大于成人每分通气量（8L）时，多余的气体将CO_2带入大气为开放式，否则为半紧闭式。

(3) 紧闭式麻醉：麻醉环路中要有二氧化碳吸收装置，多为循环紧闭式。节省麻醉剂，麻醉维持平稳，减少空气污染。紧闭式应进行去氮操作，将呼吸袋内气体排出麻醉机外。循环紧闭式吸入麻醉是主要应用的吸入方法。

（四）静脉麻醉 Intravenous anesthesia

静脉麻醉是经静注或静滴给入麻醉药产生全身麻醉。全身麻醉药物经静脉给药后，通过血流转运迅速进入中枢系统并作用于效应部位，达到麻醉状态。静脉麻醉的给药方式有：单次注射、恒速注射和靶控输注技术。

静脉麻醉诱导：经静脉给入麻醉药使病人由清醒状态转为意识消失，进入麻醉睡眠状态称为麻醉诱导（induction）。常用药物有硫喷妥钠（thiopental）、戊炔巴比妥（methohexital）、氯胺酮、咪唑安定，依托米酯（etomidate）或异丙酚（丙泊酚，propofol，diprivan）。静脉麻醉药＋肌松剂静脉诱导可用于快速气管内插管时，γ-羟丁酸钠＋安定静脉诱导可保持自主呼吸进行气管内插管，多用于插管较困难的儿童病人。

静脉麻醉维持：静脉麻醉维持（maintenance of anesthesia）可用于辅助吸入麻醉，也可是全凭静脉麻醉（total intravenous anesthesia，TIVA）。麻醉深度靠静脉滴药速度调节。近年来，由于新的短效麻醉药（丙泊酚）和麻醉性镇痛药（瑞芬太尼、舒芬太尼）的临床应用和计算机技术在临床药代动力学和药效动力学方面研究的深入，静脉麻醉的理论和临床进展很快，提高了静脉麻醉的灵活性和可控制性。靶控输注技术（target controlled infusion，TCI）用作静脉麻醉的诱导和维持，为静脉麻醉的临床应用提供了理论和设备基础。

三、ASA 分级 ASA physical status

ASA 分级是美国麻醉医师协会（American Society of Anesthesiologists）发布的体检标准分级，通常被用来评估手术前病人健康状况及手术风险。

Ⅰ级：身体健康，无全身疾病的病人。

Ⅱ级：伴有轻度全身系统疾病，治疗后可耐受手术。

Ⅲ级：伴有严重全身系统疾病及功能受限，但可以代偿。

Ⅳ级：伴有严重全身系统疾病并失去代偿，对生命造成威胁。

Ⅴ级：濒死病人，不能活过 24 小时的病人。

ASA Ⅰ ~ Ⅱ级的病人麻醉和手术的风险较小，能够耐受手术和麻醉，能够安全度过围手术期。ASA Ⅲ ~ Ⅳ级的病人对麻醉和手术的耐受性差，麻醉和手术的风险大大增加。

四、麻醉并发症及处理 Anesthetic complications and management

全身麻醉时，由于麻醉及手术前准备不足，麻醉药物的影响，麻醉操作和手术的创伤及不良的神经反射都可导致麻醉并发症。如不及时外理会危及病人的生命。

（一）恶心、呕吐及误吸 Nausea，vomiting and aspiration

麻醉诱导时发生恶心、呕吐多见于小儿或饱食病人，术前准备不足。全身麻醉前应严格禁食水，婴儿禁水或奶应达 3 ~ 4 小时以上，儿童禁食水应在 6 小时以上，成人吃固体食物者禁食应在 8 小时以上，若在术前吃较多不易消化的食物，即使禁食 8 小时仍有发生呕吐的可能。麻醉后拔管时发生呕吐的病人多见于胃液较多或手术中咽下血液的病人。

麻醉时发生呕吐，病人会将呕吐物误吸入或被吹入呼吸道内，造成呼吸道梗阻，吸入性肺炎或肺不张。因此，手术前病人应严格禁食水，急诊饱食病人应行清醒气管内插管。颌面外科手术后病人可于拔管前反复吸痰刺激其呕吐后再拔管，对可能咽下血液的病人应经胃管抽吸干净后再拔除气管内插管。

（二）术后咽痛 Sore throat

颌面外科较长时间的手术，或手术操作时反复转动头部位置，就会因为插管反复摩擦和挤压声门或因插管操作时的损伤，术后出现咽痛。因此应在手术前向病人告之术后可能出现咽痛。在手术操作时应尽量减少头部的活动度，这样就可减少气管与声门的创伤。手术中应给予地塞米松（dexamethasone）10mg 静脉滴入。手术后尽早给予雾化蒸气吸入。

（三）尿潴留 Retention of urine

全身麻醉后的病人可在麻醉后数小时内出现排尿无力，排尿困难，但多数病人仍可自行排尿。对老年男性病人应特别小心，手术前应询问有无排尿困难的病史，若有前列腺肥大病史，应于术前插入导管，防止术后出现严重尿潴留及插尿管困难，否则，可能需行紧急膀胱造口术。

（四）褥疮及肢体麻痹 Decubital ulcer and acro-paralysis

口腔、颌面部较长时间的手术后的病人可在顶枕部，双侧肩胛骨处，双髂后上嵴处，尾骨处，双足跟处出现受压时间过长形成的淤斑，严重者会导致褥疮。经鼻气管插管的鼻孔边缘也会因手术时间长，插管的压迫出现淤斑，严重时会出现糜烂、破溃。手术时间长，上肢外展或约束内收时间过长，手术操作又在病人的头部及上肢处，操作的影响及不慎，手术后病人可出现副神经损伤及臂丛神经（或分支）损伤的症状，严重者会出现上肢麻痹。手术时间较长的病人应在可能出现褥疮的部位垫上棉垫或海绵垫。约束病人要适当，双上肢不要过分内收或外展。手术当中应定时观察病人可能受挤压部位的情况，防止出现严重并发症。

（五）上呼吸道梗阻 Upper airway obstruction

原因：血块、痰或分泌物堵塞，舌后坠，喉痉挛。

症状：突然的呼吸困难，出现发绀、三凹现象，缺氧严重时会意识消失。喉痉挛（laryngeal spasm）轻度时有喉鸣音，有部分气流通过；中度时，呼吸困难，吸气时喉鸣音明显增强，发绀加重；重度时，无气流通过，严重发绀和明显三凹现象。

处理：立即将下颌托起，舌后坠严重可用舌钳将舌牵出，呼吸道梗阻严重者，必要时可行紧急气管内插管（emergency intubation）。痰或分泌物梗阻者应立即吸除。喉痉挛时，立即给予纯氧吸入或加压吸入一般可缓解。若仍不缓解，可静注氯化琥珀胆碱（scoline）使喉部肌肉松弛行气管内插管术或采用紧急环甲膜穿刺或环甲膜切开术（cricothyrotomy）。强行气管内插管可解除一部分喉痉挛但也可使喉痉挛进一步加重使插管失败。

（六）下呼吸道梗阻 Lower airway obstruction

原因：血块、呕吐物的误吸，痰或分泌物阻塞小气道，脱落牙，骨渣等异物误入气管内和支气管痉挛（bronchospasm）。

症状：呼吸困难，可出现缺氧发绀或血氧饱和度的下降，可闻一个肺叶或一侧肺呼吸音低。支气管痉挛时，呼气阻力增加并可闻哮鸣音，肺顺应性下降，严重时氧气吹入困难。

处理：立即给予纯氧吸入，误吸或异物误入时不要加压给氧，应用长吸痰管吸除血块和分泌物。异物误入时应立即行支气管镜（bronchoscopy）检查将异物取出。支气管痉挛时可给入氨茶碱（aminophylline）125～250mg 静滴或给入地塞米松 5～10mg 静滴，解除支气管痉挛。梗阻解除后应给入抗生素预防肺部感染。对有哮喘或慢性气管炎及慢性阻塞性肺部疾患病史的病人应高度重视，手术前应进行系统治疗控制病情稳定后再手术。经过系统治疗的病人，麻醉和手术的风险会大大降低。

五、心脏骤停和心肺复苏 Cardial arrest and cardiopulmonary resuscitation（CPR）

心脏骤停是循环突然停止，病人处于濒临死亡的危急情况。若不及时进行心肺复苏会造成脑和全身组织器官的不可逆性损害，最后导致死亡。心肺复苏应在发现心脏骤停后立即开始，同时尽快建立心电监测。病人发生心脏骤停的同时必然伴有呼吸暂停。

原因：

1．心脏本身的疾病：如心肌炎、急性心肌梗死、心脏瓣膜病变、先天性心脏病、心脏或主动脉瘤等。

2．意外打击：如电击、雷击和溺水等。

3．麻醉或手术中易发生的问题：如缺氧和二氧化碳蓄积，或手术刺激迷走神经引起反射性心脏骤停。血流动力学的剧烈变化，麻醉药过量或麻醉过深，药物中毒或过敏反应等。

诊断：

1．突然的意识丧失。

2．瞳孔散大。

3．呼吸暂停或残喘，口唇颜色发灰、发绀。

4．颈动脉或股动脉搏动消失。

5．心电图可能有如下表现：①心室颤动；②缓慢无效的心室自主心律；③心室停顿。

处理：

1．基本生命支持 basic life support, BLS

如果确认病人发生心脏骤停，应立即开始实施复苏的ABC，保持呼吸道通畅（airway），施行人工呼吸（breathing），开始心脏按压（cardiac massage）。

（1）人工呼吸（artificial respiration）：有效的人工呼吸是心肺复苏的先决条件。

1）口对口人工呼吸：方便易行，能立即开始，不需特殊器械。①将病人的颈部伸直，使气道通畅。操作者一只手托起病人的下颌角使下颌向前；②操作者的另一只手捏紧病人的鼻腔，以防漏气。操作者的口对准病人的口进行吹气。操作者也可用口对病人的鼻吹气，此时应封闭病人的口腔；③每一次呼吸时观察病人胸廓的起伏。呼吸道梗阻的病人可放入口咽或鼻咽通气道帮助气道通畅。

口对口人工呼吸的气体中含有16%～18%的氧气。在病人肺部正常的情况下有效的口对口人工呼吸可使动脉氧分压（PaO_2）提高10kPa，血氧饱和度（SaO_2）可至89%。

2）加压给氧人工呼吸：可用简易呼吸器或麻醉机通过麻醉面罩加压给氧，或气管内插管后人工呼吸。在有复苏条件的情况下，应以100%纯氧吸入。

人工呼吸时应注意防止多余的气体吹入胃内造成胃扩张。

（2）人工心脏按压（cardiac massage）：

1）胸外心脏按压在心脏骤停发生时，应立即开始。将病人置于水平仰卧位，背部垫上硬板，操作者位于病人的一侧，两手掌放平重叠，双臂伸直，借身体重力用力按压病人的胸骨下半部，使胸骨下陷4～5cm，按压后立即放松，使胸廓恢复原状，利于血液回流。每5次心脏按压给1次人工呼吸。若为一人操作，可每15次心脏按压后给2次人工呼吸。2005年美国心脏学会推荐的按压：呼吸比率为30∶2。心脏按压的频率应为80～100次/分。

有效的心脏按压的判断：①可摸到颈动脉或股动脉的搏动；②血压升至60mmHg以上；③发绀减轻；④瞳孔开始缩小；⑤可能出现自主呼吸。心肺复苏时要随时检查病人的自主心跳和呼吸是否恢复。

2）胸内心脏按压（cardiac massage，open-chest）：切开胸腔，直接按压心脏。此方法常用于手术中的或胸廓畸形病人的心脏骤停。胸壁消毒，在左侧胸部第四或第五肋间，由胸骨旁2～2.5cm至腋前线切开，切断第四、五、六肋软骨。操作者将手掌放入病人胸腔内，挤压心脏。可根据情况采用单手挤压或双手挤压。操作时应注意不要损伤心肌及冠状血管。挤压完毕应缝合胸壁并置入胸腔闭式引流管。

2．进一步生命支持（advanced cardiac life support，ACLS）是基本生命支持的补充，包括气管插管，建立静脉通路，电除颤及药物治疗。

（1）气管插管：可以控制呼吸，保证病人氧合充分。气管插管还可以作为经气管内给药的途径。

（2）开放静脉通路：复苏成功的保证，可以保证液体的入量，并维持给药的途径，药物可以进入中央循环。

（3）心肺复苏药物的给入：肾上腺素（adrenalin）是心脏骤停的首选药物。

利多卡因（lidocaine）是室性心律失常的首选药物，用于室颤、室速、频发室早、二联律或三联律。溴苄铵（bretylium tosylate）可用于对其他治疗无效的室颤。阿托品（atropine）主要用于血流动力学稳定的心动过缓或房室传导阻滞。多巴胺（dopamine）开始使用，逐渐增加剂量，用于升高血压、增加心率和心肌收缩力及尿量增加。异丙肾上腺素（isoprenaline）在缓慢心律失常对阿托品无反应时使用，或在安放起搏器之前临时使用。钙剂（calcium）只有在高钾血症（hyperkalemia）、高镁血症（hypermagnesemia）或钙通道阻滞剂（calcium channel blockers）中毒时治疗心脏骤停。碳酸氢钠（sodium bicarbonate）在原有代谢性酸中毒或高钾血症时使用，首次剂量1mmol/kg静滴，以后每5分钟给入0.5mmol/kg，并根据血气结果随时调整。

抗心律失常药见表3-2。

表3-2　心脏骤停抢救用药

药物	剂量	作用
肾上腺素	100μg～1mg静脉内、气管内（稀释后）或心内注射	α受体和β受体兴奋作用可引起室速或室颤，可每3～5分钟重复一次
阿托品	0.5～1mg气管或静脉内注射	兴奋窦房结，解除迷走抑制
溴苄铵	250～500mg静脉内注射	延长动作电位，利于除颤
多巴胺	200mg/5%葡萄糖500ml，2～5μg/(log.min)，静滴	α、β受体兴奋作用
葡萄糖酸钙或氯化钙	10ml静脉推注	增加心肌收缩力和心室自律性
异丙肾上腺素	2mg/5%葡萄糖500ml，5～10μg/min，静滴	β受体兴奋作用
利多卡因	100mg（1.5mg/kg）静滴	膜稳定作用

（4）电击除颤与电起搏

1）电击除颤（defibrillation）：用高能电脉冲直接或经胸壁作用于心脏，使之转复为窦性心律，在室颤发生1分钟以内除颤效果最好。因此有条件的情况下（没有除颤器可单手拳击心前区），心脏骤停时应立即开始电除颤。电极板可分别置于胸骨右缘第二肋间和心尖部或分别置于左胸前后，涂以导电糊或盐水与皮肤接触严密。第一次除颤所需能量为200J（焦耳），儿童1～2J/kg。若第一次除颤未成功，应考虑在3分钟内给予第二次除颤。可连续除颤三次（200J、300J、360J）。若第三次除颤后仍有室颤，以后每次用360J除颤。在第四次360J除颤前静脉给入肾上腺素1mg。第五次360J除颤时应先静脉给入利多卡因100mg。溴苄铵500mg可增加纤颤阈。维持15分钟，但可引起低血压。

2）电起搏（pacing）：为紧急临时起搏方法，使用人工心脏起搏器对心脏反复发放电脉冲引起心肌兴奋与收缩。多用于高度或完全房室传导阻滞、交界性心律和严重心动过缓。可采用经皮起搏器或经静脉穿刺安置心内膜电极，开胸直接安置心肌电极，和经胸壁穿刺安置紧急起搏电极等方法。

(5) 心肺复苏后的处理

1）维持有效的循环和呼吸，维持血压：血管收缩药物和呼吸兴奋药物的应用。

2）防止脑水肿和脑缺氧。

3）维持水电解质平衡。

4）防止肾衰竭。

5）预防继发感染。

六、困难气管内插管 Difficult endotracheal intubation

如前所述，口腔、颌面及整形外科的许多疾病使得麻醉处理时气管内插管相当困难，可以碰到许多棘手的问题。经口或经鼻盲探气管内插管较多采用。

1．经鼻盲探气管内插管术（blind nasotracheal intubation）

适应证：经口腔插管有困难的病人，如张口困难、口咽部肿物造成部分呼吸道梗阻的病人，颞下颌关节强直病人，仰头受限病人，急诊外伤口腔内有出血的病人。

(1) 经鼻盲探气管内插管术的条件：①合适的镇静药：给药后病人表情淡漠，可以耐受经鼻插管的操作，可以规则地呼吸与操作者配合，手术后可将插管的过程遗忘，这样的镇静药即达到最佳的给药效果。②完善的表面麻醉：1% ~ 2% 丁卡因 + 1% 麻黄素喷鼻三次后，行1% ~ 2% 丁卡因2ml环甲膜内注射，可达到很好的表面麻醉效果。病人可耐受气管插管而不呛咳。喷鼻及环甲膜注射的操作要规范，喷药要充分。若环甲膜注射失败后应重新操作，任何环节都不可忽视，表面麻醉应确切、可靠。③操作前向病人解释清楚，争取病人的配合。

(2) 经鼻盲探气管内插管的三头位方法：①正常头位：气管导管自鼻腔插入后出后鼻孔至咽腔时，采用正常头位，病人仰卧，头部放平；②仰头位：气管导管从咽腔至插入声门时应首选仰头位。这样导管尖端可以上抬，对正声门，个别病人仰头位时，导管不能进入声门考虑采用低头位或正常头位；③低头位：导管进入声门后至插入到气管内适当深度时应采用低头位，使导管与气管长轴方向一致，减少插管进入时对气管内黏膜的损伤。

2．经口腔盲探气管内插管术（blind endotracheal intubation）

适应证：手术要求口腔内插管的病人或只能行经口插管的病人，又同时伴有小口畸形，张口受限，口腔内外伤出血，上颌骨较大肿物或部分气道梗阻的病人，不能行快速诱导的病人都要采用经口腔盲探气管内插管。

经口腔盲探气管内插管的条件同经鼻腔盲探气管内插管术。也需要合适的镇静药的给入，表面麻醉应确切可靠，并争取病人的主动配合。口咽部及环甲膜只用丁卡因做表面麻醉，不需麻黄碱喷雾。

经口腔盲探气管内插管时可使病人头部后仰，经口腔插入气管插管至口咽部，凭借呼吸气流调整导管位置至呼吸气流量最大时插入声门，若管尖上提不够时可借助管芯将管尖翘起，对正声门，在病人吸气时将导管插入气管内，再使病人呈低头位将导管插入至适当深度。

（刘克英）

复习思考题

1．口腔颌面外科全身麻醉的特殊性有哪些？
2．麻醉时，可能出现气管内插管困难的口腔颌面外科疾病有哪些？
3．口腔颌面外科常用的麻醉方法有哪些？
4．ASA 分级是什么？
5．口腔颌面外科麻醉时常见的并发症有哪些？应怎样处理？

第三节 疼痛与镇痛
Pain and analgesia

提 要

疼痛已被认为是一种疾病，不仅仅是一种症状。疼痛过程包括：传导，伤害性刺激因子作用于游离神经末梢并产生神经冲动；传递，这一神经冲动经有髓Aδ纤维和无髓C纤维传递到脊髓后角；调控，脊髓和丘脑的中枢神经元活动，以衰减和控制进入中枢的疼痛信号；感知，疼痛信号最终到达高级神经中枢（大脑皮质），使患者感觉到疼痛并产生疼痛相关的行为。外周致敏和中枢致敏使机体对外界非伤害性刺激产生痛觉（痛觉异常），对伤害性刺激产生过度疼痛反应（痛觉敏感）。

疼痛是一种个人的主观体验，它受文化水平、所处状态、注意力和其他心理学变量的影响。目前疼痛评估方法很多，在临床研究中，VAS（视觉模拟尺即画线法）和 MPQ（McGill 疼痛问卷）被认为是进行疼痛测量时最常使用的自我评估方法。

常见的口颌面疼痛有颞下颌关节疼痛、咀嚼肌疼痛、外伤骨折疼痛、术后神经痛、三叉神经痛、非典型面痛、癌症疼痛等。根据疼痛的强度、性质、部位和分布、疼痛的发生和持续过程，可帮助诊断、鉴别诊断以及确定治疗方案。

疼痛治疗分为药物治疗和非药物治疗。药物治疗包括：非甾体类抗炎药、阿司匹林和扑热息痛等非阿片类镇痛药、阿片类镇痛药、“辅助”药物如抗抑郁药阿米替林和抗惊厥药卡马西平等。非药物治疗包括神经刺激疗法、神经阻滞疗法、外科手术、物理治疗、心理－行为疗法等。

疼痛是一种常见的临床主诉。Crook 等报道 16% 的普通人群近两周内曾经历过疼痛。高达81%的普通人群一生中至少有过一次明确的疼痛经历。Brattberg 等报道，普通人群中随机抽取 827 人，66% 自述身体不同部位有疼痛或不适的主诉，近 10% 主诉疼痛位于头、面或颈部。Von Korff 等调查 1016 名参加健康保险组织的人群，发现近 6 个月内有颌面疼痛症状的达12%。最常见的颌面疼痛是牙痛，近12.2%；颞下颌关节疼痛5.3%；面颈部疼痛1.4%。国内王艺等对北京市 29 个企事业单位及居民住宅区普通人群进行抽样抽查，共 1006 人，既往有过颌面疼痛 8.6%，其中慢性疼痛 4.2%。

通过这些流行病调查可以看出，人群中疼痛的存在非常普遍。持续时间长的慢性疼痛对患者的性格会有深刻的破坏性影响。长时期受疼痛折磨的人常常变得烦躁不安和抑郁、逃避社交、感到孤独并往往吸毒成瘾。疼痛不仅影响患者个体的健康，而且也影响社会，如因疼痛寻求治疗、缺工、工作效率低下和创造力下降。

一、疼痛的定义和分类 Definition and classification of pain

国际疼痛研究学会（International Association for the Study of Pain，IASP）把疼痛定义为：确实存在的或潜在的组织损伤引起或患者描述有这样的组织损伤的一种不愉快的感觉和情感体验（an unpleasant sensory and emotional experience associated with actual or potential tissue damage or described in terms of such damage）。疼痛不仅仅指一种感觉强度，应包含情感、动机、环境及认知的改变。慢性疼痛可以导致中枢神经系统功能或器质性损害，因而已被明确认为是一种疾病。口腔医师经常遇到各种各样的疼痛临床问题，但诊断和治疗却并不容易。对于同一种疾病，不同患者可以有不同程度和不同类型的疼痛，即使同一类型的疼痛，不同患者所表达的描述语可以各不相同。目前，关于疼痛发生的机理、疼痛的处理仍有许多问题有待解决。

根据疼痛产生的部位，可以分为：①浅表皮肤痛（cutaneous pain）：疼痛源于身体表面皮肤、黏膜、结膜及皮下组织；②深部躯体痛（deep somatic pain），疼痛源于躯体深部，如：肌肉、骨骼、关节；③深部内脏痛（deep visceral pain），疼痛源于呼吸道、循环、消化、泌尿生殖系统等脏器内部；④神经源性疼痛（neurogenous pain），支配身体某一部位的神经元或神经干本身的病理改变，致中枢神经元异常电活动而产生疼痛感觉，与疼痛部位是否存在伤害性刺激因子无关。根据病程分为急性疼痛（acute pain）和慢性疼痛（chronic pain）。

急性疼痛是由于明确的组织损伤所致，是给肌体发出危险信号的一种保护性反应，具有以下特点：①突然发生，有自限性；②有一特定的过程，去除炎症或者损伤愈合后疼痛停止；③非甾体类抗炎药止痛有效。

慢性疼痛的特点：①疼痛持续 3 ～ 6 个月以上；②疼痛持久，无特定的过程，外周往往无明确的器质性病变；③往往伴有精神症状，如抑郁、睡眠差、性欲低下等；④非甾体类抗炎药止痛往往无效。

疼痛的名称种类繁多，按病理变化可分为：①正常疼痛（normal pain）；②炎症性疼痛（inflammatory pain）；③神经病理性疼痛（neuropathic pain）。按照组织器官分为：牙痛（dental pain）、肌肉痛（muscle pain）、关节痛（joint pain）、腹痛（abdominal pain）、背痛（back pain）、头痛（headache）等。按照疾病可分为：骨关节炎疼痛（osteoarthritis pain）、术后疼痛（post-operative pain）、癌症疼痛（cancer pain）等。

二、疼痛过程 Pain process

疼痛可分为四个过程：①传导（transduction），伤害性刺激因子作用于游离神经末梢（疼痛感受器），导致局部电活动（去极化，depolarization）并产生神经冲动（动作电位，action potential）；②传递（transmission），把这一神经冲动传递到中枢神经系统；③调控（modulation），指中枢神经元活动，以衰减和控制进入中枢的疼痛信号；④感知（perception），疼痛信号最终到达高级神经中枢（大脑皮质），使患者感觉到疼痛并产生疼痛相关的行为。我们可以抑制或影响疼痛四个过程的任何一个环节，来达到控制（治疗）疼痛的目的。

（一）外周痛觉传导 Peripheral pain transduction

初级感觉神经元（primary sensory neuron）胞体位于背根神经节（dorsal root ganglion）

或者三叉神经节（trigeminal ganglion），它的外周神经纤维中分布于组织器官的游离神经末梢，称为伤害感受器（nociceptors）。外周伤害性刺激兴奋伤害感受器，引起局部电活动（去极化，depolarization）产生神经冲动（动作电位，action potential），并传递到脊髓后角，称为伤害感受（nociception）（图3-24）。痛觉的感觉神经纤维沿着躯体神经和内脏神经走行时，同其他的感觉和运动纤维混在一起。所有的感觉纤维都经背根进入脊髓，或者通过某些脑神经（如三叉神经）进入脑干。

伤害感受器可分为：温度敏感伤害感受器（thermal nociceptor）、机械敏感伤害感受器（mechanical nociceptor）和多觉型伤害感受器（polymodal nociceptor）。温度刺激（>45℃或者<5℃）和机械压力刺激引起的痛觉由细的有髓Aδ纤维传导（图3-25），强烈的机械刺激、化学性刺激或温度刺激均可兴奋多觉型伤害感受器，产生的动作电位由无髓C纤维传导到中枢（图3-25）。Aδ纤维直径6～8μm，传导速度快（5～30 m/s），感受到的痛觉尖锐，定位明确。C纤维，无髓鞘，直径2～4μm，传导速度慢（<1m/s），感受到的疼痛常被描述为钝痛、烧灼样或弥散性疼痛。

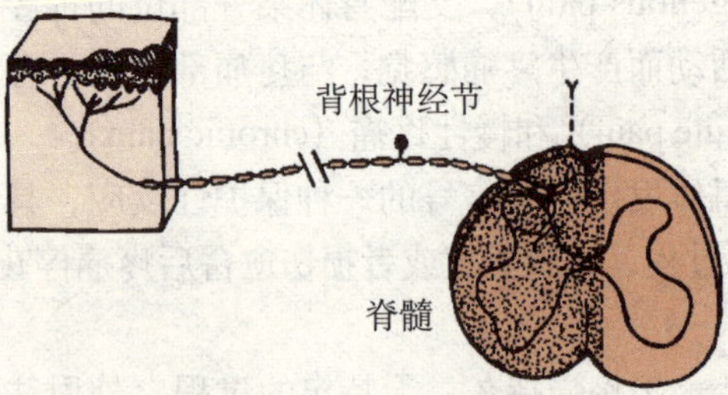

图3-24 伤害感受

外周伤害性刺激兴奋传递到脊髓后角，即伤害感受

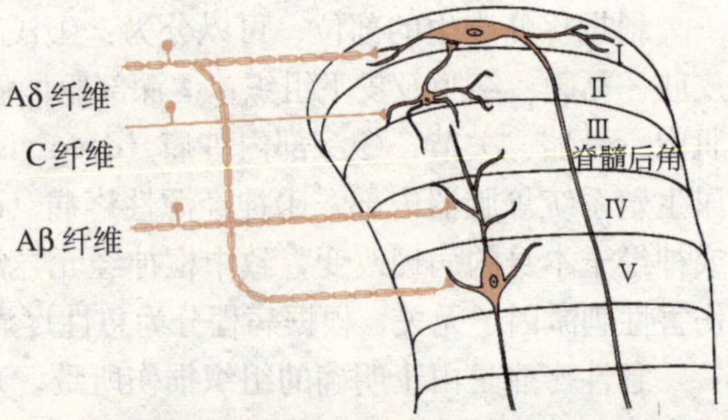

图3-25 脊髓水平的痛觉传递

传递伤害性疼痛信息的Aδ纤维和C纤维止于脊髓后角，与脊髓后角二级神经元构成突触联系

（引自：kandel ER, Schwartz JH, Jessell TM. Principles of Neural Science.Fourth edition. The McGraw-Hill Companies. 2000）

（二）脊髓水平的痛觉传递 pain transmission in spinl cord

传递伤害性疼痛信息的Aδ纤维和C纤维把神经冲动经脊神经节细胞的中枢端神经终末到达脊髓后角（dorsal horn），与那里的二级神经元构成突触联系（图3-25）。神经元相互发生功能联系的点，如一个神经元的轴突分支与另一神经元的胞体或树突发生接触的点，称突触（synapse）。动作电位信号到达神经终末，该处去极化，钙离子内流，从而释放多种神经递质（neurotransmitters）。兴奋性氨基酸（excitatory amino acid，EAA）如谷氨酸（glutamate），与二级神经元表面谷氨酸受体AMPA（alpha-amino-3-hydroxy-5-methylisoxazole-4-propionate）结合（图3-26）。另一重要的神经递质是神经肽物质，如P物质（substance P）作用于神经元表面NK-1（neurokinin-1）受体（图3-26）。当谷氨酸受体和NK-1受体激活时，神经元膜离子通道开放，大量Na离子内流，膜去极化产生动作电位，引起脊髓后角二级神经元兴奋。Aδ纤维主要终止在板层I、II（lamina I，II），部分终止于板层V外侧部，无髓C纤维终止于板层II（也称作胶状质，substania gelatinosa）（图3-25）。这一部位的二级神经元与同一或邻近脊髓节段的前角和侧角细胞联系，起到躯体反射和植物反射的作用。支配痛觉的神经纤维则走向对侧（少量同侧）汇合成脊髓丘脑束（或三叉神经丘脑束），其轴突与丘脑中的三级神经元

构成突触，这些三级神经元发出轴突到大脑皮质，从而大脑皮质的电活动指挥产生反映疼痛的运动和情感反应。

颌面部疼痛信号通过初级传入神经纤维经三叉神经节进入脑干部三叉神经感觉核团(trigeminal sensory nuclear complex)。三叉神经核团上连脑桥，下接颈髓，可分为三叉神经感觉主核（trigeminal main sensory nucleus）和三叉神经脊索核（trigeminal spinal tract nucleus)。根据细胞构筑把三叉神经脊索核从上到下分成嘴侧部（trigeminal subnucleus oralis，Vo)、极间部（subnucleus interpolaris，Vi）和尾侧部（subnucleus caudalis，Vc）(图 3-27)。其中尾侧部是颌面部伤害性信号投射的主要部位（图3-28)。三叉神经脊索核尾侧部的解剖和功能与脊髓后角I、II层相当类似。该部位的二级神经元和脊髓后角一样可以分成三类：特异性伤害感受神经元（nociceptive-specific，NS)，广动力范围神经元（wide dynamic range，WDR）及低阈值机械感受神经元（low-threshold mechanoreceptors，LTM)。NS神经元广泛应答外周有害刺激，接受Aδ纤维和C纤维传入的信号，WDR神经元可以被外周有害刺激激活，也可以被无害刺激激活，如：触摸。因此，WDR神经元还可以接受粗的有髓A纤维的传入信号。来自口面部皮肤、黏膜、牙髓、颞下颌关节、咀嚼肌、颈部及硬脑膜血管的传入信号可投射到三叉神经脊索核尾侧部同一NS和WDR神经元，这可能是临床上经常遇到的头面部牵涉痛原因。LTM 神经元正常情况下不接受伤害性刺激信号，但感受粗的有髓A纤维传入的轻触觉。

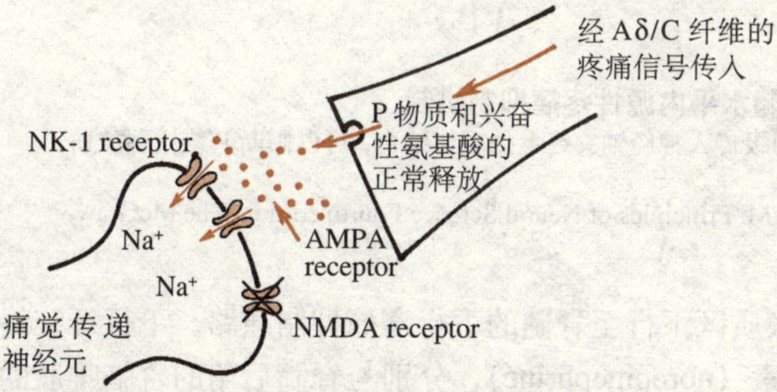

图3-26 正常疼痛在脊髓后角的痛觉传递。
NK-1 receptor: 神经激肽 -1 受体；AMPA receptor: 2- 氨基 -3- 羟基 -5- 甲基 -4- 异唑基丙酸受体；NMDA: N- 甲基 -D- 天冬氨酸受体

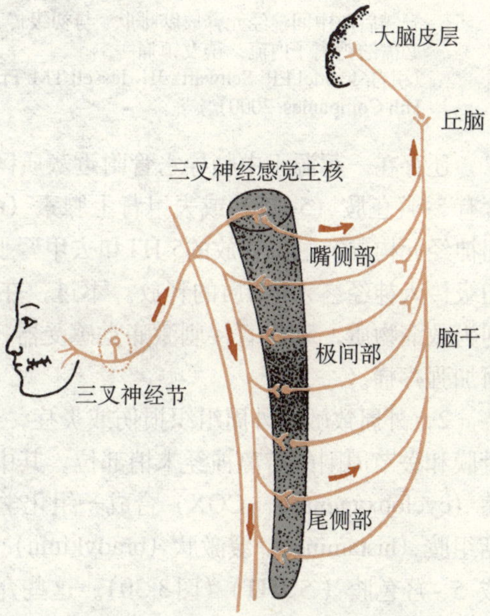

图3-27 脑干三叉神经脊索核的分布

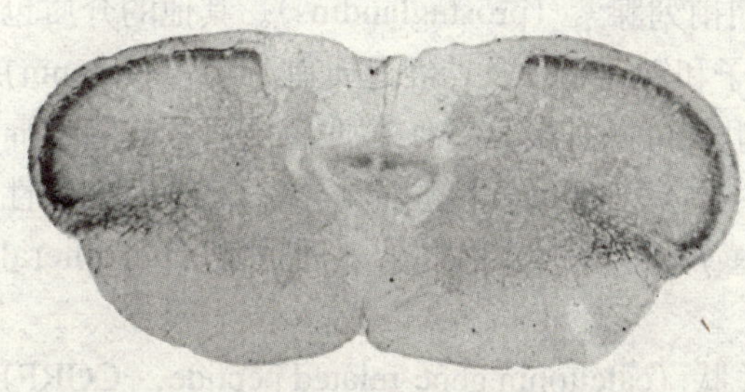

图3-28 含P物质的初级传入神经终末在脑干三叉神经脊索核尾侧部的分布（免疫组化染色）

（三）疼痛的调制 Pain modulation

1. 疼痛的抑制系统 研究发现，三叉神经脊索核区和脊髓后角含P物质的初级传入神经终末附近存在一种小的中间神经元。这些中间神经元含有一种内源性阿片物质脑啡肽(enkephalin)（图3-29）。当脑啡肽与初级传入神经轴突终末上的受体结合，可以阻断P物质释放所必需的钙离子内流，因此诱发镇痛。目前特异性的阿片受体已被证实存在于脊髓的初级传入纤维（Aδ，C）终末和后角神经元以及延髓网状核、内侧丘脑核、杏仁核等。阿片类镇痛作用涉及突触前和突触后两种机制，其作用强度取决于和受体的亲和力。在某种意义上可以认为，某种疼痛的中枢效应取决于脑内的脑啡肽浓度。神经系统特定区域内此物质的缺乏可解释持续性疼痛或过度疼痛。临床上使用针灸和经皮神经电刺激（transcutaneous electrical nerve stimulation，TENS）被认为是激发了脊髓后角内源性阿片物质的释放，阻断了疼痛上行传导通路。

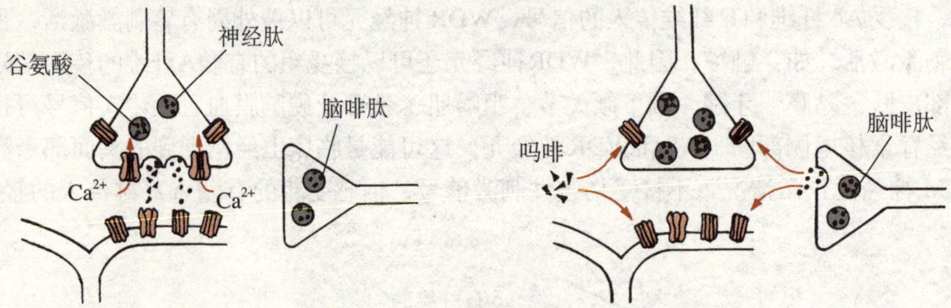

图3-29 脊髓水平内源性疼痛抑制机制

脊髓后角中间神经元释放脑啡肽，与初级传入神经轴突终上的受体结合，可以阻断P物质释放所必需的钙离子内流，诱发镇痛

（引自：kandel ER, Schwartz JH, Jessell TM. Principles of Neural Science.Fourth edition. The McGraw-Hill Companies. 2000）

还存在一起源于中脑导水管附近灰质区下行至脊髓的下行疼痛抑制通路。下行纤维终末含有5-羟色胺（5-HT）或去甲肾上腺素（norepinephrine），分别与脊髓后角的含脑啡肽的中间神经元构成突触。释放的5-HT和去甲肾上腺素刺激这些中间神经元释放脑啡肽，最终抑制初级传入神经终末P物质的释放。不过，在外周炎症或创伤部位产生的5-HT和去甲肾上腺素则为致痛物质，5-HT直接刺激痛觉感受器，而去甲肾上腺素则使局部血管收缩造成缺氧，从而加强疼痛。

2. 外周致敏 外周组织损伤或炎症，各种化学物质释放到皮肤、血管、骨骼肌、黏膜、骨膜和关节周围的游离神经末梢部位，其中之一叫花生四烯酸（arachidonic acid），经环氧合酶（cyclooxygenase，COX）合成一组化学物质叫前列腺素（prostaglandins）。其他的介质包括组胺（histamine）、缓激肽（bradykinin）、氢离子和钾离子以及神经递质血清素（serotonin）或5-羟色胺（5-HT）（图3-30）。这些介质如组胺可以直接兴奋伤害性感受器，或降低痛觉阈值而对外界非伤害性刺激（如机械刺激）产生痛觉（allodynia，痛觉异常），或对伤害性刺激产生过度疼痛反应（hyperalgesia，痛觉敏感），这种现象称之为外周致敏（peripheral sensitization）。

游离神经末梢释放的P物质和降钙素基因相关肽（calcitonin gene-related peptide，CGRP）也参与了外周致敏（图3-30）。近年来研究表明，外周损伤部位释放的炎症性细胞因子如白介素1（interleukin 1，IL-1）、肿瘤坏死因子（tumor necrosis factor，TNF）、白介素6（interleukin

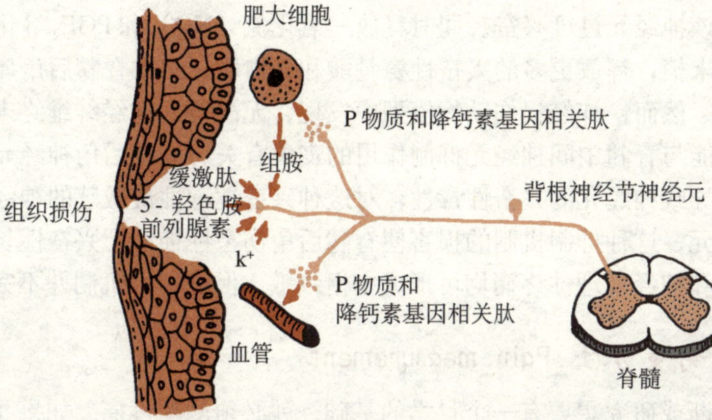

图3-30　外周组织损伤或炎症后外周致敏机制示意图

6，IL-6）以及神经生长因子（nerve growth factor，NGF）在疼痛的产生和持续中起重要的作用。它们可以直接兴奋C纤维或刺激局部细胞释放炎症致痛介质影响伤害性感受器。

3．中枢致敏　传递伤害信息的神经系统在经受强烈、多次伤害刺激的冲击下，其结构和功能可发生一系列变化，如注射化学致痛剂造成浅表组织局限性急性炎症或者慢性关节炎可引起脊髓后角、丘脑和大脑体感皮层神经元功能改变。不仅对炎症部位的传入冲动，而且对其他部位会聚投射来的神经冲动也产生兴奋，同时伴有中枢神经肽化学物质含量和基因表达水平的改变，使得脊髓后角或更高一级的神经元兴奋性过高。因此，对炎症部位轻微的运动产生明显的痛觉，对短暂的轻机械刺激产生突发性疼痛，痛觉敏感持久，这种现象称为中枢致敏（central sensitization），相应的神经元结构和功能以及局部神经化学物质的含量改变称为神经可塑性变化（neuroplaticity）。这可能是临床上慢性疼痛、炎症损伤部位外正常组织的痛觉敏感以及炎症损伤痊愈后局部持续性疼痛的中枢机制。

中枢致敏机制相当复杂，它的基本变化是脊髓后角传入神经纤维末梢突触后神经元膜上NMDA（N-methyl-D-aspartate）受体的激活（图3-31）。强烈的持续性的C纤维神经冲动，导致其在脊髓后角的神经终末释放大量的兴奋性氨基酸和P物质，使NMDA受体通道开放，钙

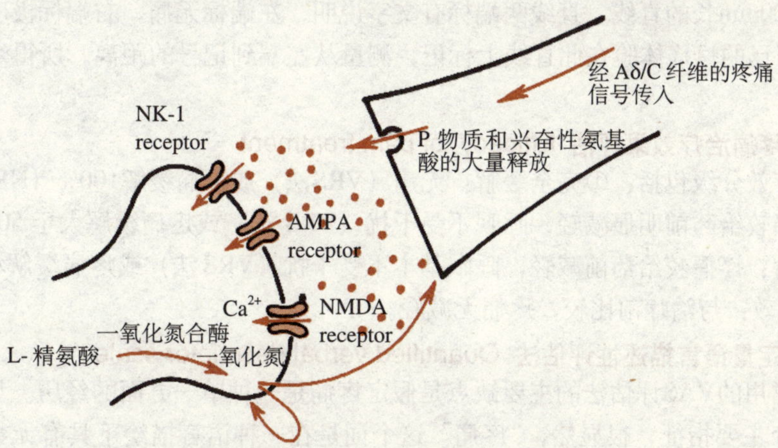

图3-31　脊髓后角中枢致敏机制示意图

（引自：Watkins LR and Maier SF. Glia:A novel drug discovery target for clinical pain. Nature Reviews, 2003）

离子大量内流，使该神经元过度兴奋。同时释放一氧化氮（NO）和PGE_2等化学物质，反过来作用于传入神经末梢，释放更多的兴奋性氨基酸和P物质，结果脊髓后角痛觉传导神经元长时间的过度兴奋。然而，神经损伤动物模型中发现，无髓传入神经纤维终末P物质表达减少，其中枢致敏可能与脊髓中间神经元抑制作用的丧失有关。脊髓后角神经元兴奋性过高，钙离子的大量内流导致神经元的兴奋性毒性，对这种兴奋性毒性最敏感的神经元可能是局部的抑制性中间神经元，这种抑制机制的损害使脊髓后角伤害性神经元兴奋性长时间的升高。因此，炎症性疼痛和神经病理性疼痛均可形成中枢致敏，但它们的机制并不完全相同。

三、疼痛的测量方法 Pain measurement

人体疼痛的诊断或研究想要有一个科学的基础，就必须测量疼痛。如果我们想知道一种新药（或治疗手段）的有效性，就必须有一定数量的患者说疼痛被某种程度的减轻或消失。疼痛不只是一个纯粹的感觉过程，涉及复杂的心理和生理变化。Melzack和Casey（1968年）提出疼痛心理活动包括三个重要的方面，即感觉—区分（sensory-discriminative）、动机—情感（motivational-affective）和认知—评估（cognitive-evaluative）。因此，临床疼痛评估主要测量患者疼痛的主观过程。

（一）口头叙述法 Verbal descriptors

将疼痛程度分为无痛、轻、中、重和极度疼痛，如主诉疼痛分级（verbal rating scale，VRS）。VRS 0级即无痛；VRS 1级即轻度疼痛：有痛感但可忍受，能正常生活，睡眠不受干扰；VRS 2级即中度疼痛：不能忍受疼痛，要求用止痛剂，睡眠受干扰；VRS 3级即重度疼痛：疼痛剧烈，可伴有植物神经功能紊乱（出汗、烦躁、休克），睡眠严重受干扰，须用镇痛剂。

（二）数字评估法 Numerical rating scales，NRS

将一100mm长的直线划分为十等份，从左到右依此标有0、1、2、3、4、5、6、7、8、9、10，其中0代表无痛，10代表患者能想象的最剧烈疼痛，然后让患者根据自己的疼痛体验在此直线上标记。有研究提示垂直图示更易被患者所接受。0~3为轻度，4~6为中度，7以上为重度疼痛。

（三）视觉模拟尺即画线法 Visual analogue scale，VAS

一条100mm长的直线，直线两端标有文字说明，左端标无痛，右端标极度疼痛，然后让患者根据自己的疼痛体验在此直线上标记，测量从左端到记号的距离，所得毫米数就是疼痛分值。

（四）疼痛治疗效果评估 Efficacy of pain treatment

镇痛疗效分级包括：①完全缓解：无痛（VRS法）或疼痛缓解100%（NRS法）；②部分缓解：疼痛较给药前明显减轻，睡眠不受干扰（VRS法）或疼痛缓解大于50%（NRS法）；③轻微缓解：疼痛较给药前减轻，睡眠基本不受干扰（VRS法）或疼痛缓解小于50%（NRS法）；④无效：与治疗前比较，疼痛无减轻。

（五）定量语言描述性评估法 Quantified verbal descriptor scale

临床常用的VAS评估法的主要缺点是假定疼痛是一种单一方面的经历。尽管强度无疑是疼痛的一个主要指征，很显然，“疼痛”这个词是在一种语言描绘下具有无数性质的一种感觉，不是仅有强度改变的特异的单纯感觉。定量语言描述法：含两组描述语，每组12个词汇，分别评估疼痛的感受强度和情感不愉快性。由患者作出最合适的选择，代表患者对自己疼痛强度和情感不愉快性的评估。每一描述语均有对应的相对量值。临床和实验研究证明，该方法可分别评估疼痛的感觉强度和情感不愉快性，全面反映患者疼痛的主观体验。每个描述语所对应的量值具有高度的检验—再检验可靠性，感觉强度和情感不愉快程度具有高度内在的一致性，用于临床疼痛评价和药物止痛效果评价敏感。

（六）McGill 疼痛问卷 McGill pain questionnaire，MPQ

患者有目的地去阅读 MPQ 的描述语表，仅选择能描述患者即刻所感受的和感觉的那些词，这样一来就可得到感觉（sensory）、情感（affective）、评价（evaluative）和其他方面的评分和总分。研究表明，每种疼痛都有独特的一群描述语。患有同一或相似疼痛疾病的患者在描述语的选择上有相当高的一致性。自从1975年引入MPQ以来，MPQ已被应用于100多个急性、慢性和实验性疼痛研究中，已被翻译成10多种语言，而且还产生了其他语种的相似的疼痛问卷表。

（七）行为测定法 Behavioral measurement

众所周知，疼痛可引起人和动物的带有刻板动作的行为。疼痛刺激引起面部的扭曲、发声、舔、跛行和揉擦。这些自然出现的反应以及外在刺激后的逃避行为都被用于痛觉的评估。对疼痛行为测量的研究，产生了大量复杂的用来评估与疼痛过程相伴的客观行为的观测技术和评估级别。已证实，这些技术具有高度的可靠性和有效性，尤其适用于婴儿、儿童以及语言表达能力差的成年人或意识不清、不能进行有目的交流的患者。如果患者能够评估自己的主观状态时，不应该用行为测量代替自我评估测量。

（八）生理学方法 Physiological measurement

疼痛常伴有显著的生理变化，尤其是在急性损伤时。测定的生理相关指标有心率、血压、皮肤的电活动、肌电图和皮层诱发电位等。尽管疼痛发作和这些生理反应的变化有高度的相关性，但许多指标随疼痛的持续而恢复。此外，这些反应不是疼痛特异的，激动状态和应激状态时也会出现。因此，生理学方法很少用于疼痛的测量。

疼痛是一种个人的主观体验，它受文化水平、所处状态、注意力和其他心理学变量的影响。目前疼痛评估方法很多，这些方法的测量结果不总是高度一致的，患者的自我报告是最有效的评估方法。在临床研究中，VAS和MPQ被认为是进行疼痛测量时最常使用的自我评估方法。

四、疼痛的临床特征 Clinical features of pain

很多口腔疾病均可表现为疼痛，本节主要介绍颞下颌关节疼痛、咀嚼肌疼痛、外伤骨折疼痛、术后神经痛、三叉神经痛、非典型面痛、癌症疼痛。各种疼痛的临床表现均可从以下几个方面进行考察，来帮助诊断、鉴别诊断以及确定治疗方案：①疼痛强度（pain intensity）；②疼痛的性质（pain quality）；③疼痛的部位和分布（location and area of pain）；④疼痛的发生和持续过程（pain initiation and duration）。

（一）颞下颌关节疼痛 Temporomandibular joint pain

颞下颌关节创伤、滑膜炎症、关节盘移位、骨关节炎等均可引起疼痛。疼痛特点：①多是轻度到中度疼痛，急性滑膜炎可出现强烈的疼痛；②疼痛多表现为隐痛、牵扯痛、钝痛、胀痛，有时仅表现为不适感、僵硬感或肿胀感；③疼痛部位为颞下颌关节区，有时可牵涉颞部、耳部、半侧咀嚼肌，甚至可引起半侧头痛；④关节运动时疼痛或疼痛加重，一般下颌静止不活动时不痛。滑膜炎症可表现为自发痛。

（二）咀嚼肌疼痛 Masticatory muscle pain

包括缺血性肌肉疼痛（ischaemic muscle pain）和机械性损伤引起的迟发性肌肉疼痛（delayed-onset muscle pain）。疼痛特点：① 轻度到中度疼痛；②疼痛性质多为钝痛或隐痛，锐痛和撕裂样痛少见，但有时在触发点处有敏感的触痛（肌筋膜扳机点），肌痉挛患者有时疼痛强烈，伴痛性痉挛、强直、抽搐等肌活动异常；③局部的或广泛的肌肉压痛；④疼痛发生多表现持续性，患者常主诉咀嚼乏力、疲劳，晨起面部肌肉有胀感，活动后减轻。部分慢性疼痛患者常有全身乏力、抑郁、生活事件等心理和社会问题。

（三）外伤骨折后疼痛 Traumatic pain after fracture

疼痛是骨折的主要症状，主要来源于骨膜和周围软组织的损伤，表现为剧烈的锐痛，活动或引起反射性肌肉痉挛的任何刺激均使疼痛加重。相反，某种活动或姿势使痉挛和疼痛缓解。骨折复位固定可以很快解除肌肉痉挛并使疼痛明显缓解。如有合并神经血管损伤，则使原有的疼痛加重，而完全性的神经损伤疼痛可能反而消失。

（四）术后神经痛 Neuropathic pain after surgery

外伤手术后局部组织不同程度的创伤、肿胀、组织受压、小的周围神经损伤、或有时较大的神经离断，均可出现术后急性持续性疼痛。术后神经痛，疼痛反复发作或沿术后瘢痕持续存在，特点是由通常的疼痛感觉演变成烧灼样，常伴有感觉迟钝。如损伤处形成了神经瘤，表现为皮肤痛觉敏感，或异常疼痛（轻触皮肤引起严重的疼痛）。

（五）三叉神经痛 Trigeminal neuralgia

是令人苦恼的最疼痛疾病之一，但容易通过药物和外科疗法得到控制。三叉神经痛的疼痛特征：①疼痛剧烈；②电击样、短暂的刺痛；③疼痛局限在三叉神经分布区，单侧疼痛；④ 洗脸、漱口、轻触等非伤害性刺激引发疼痛（扳机点现象），疼痛突然发作，也同样突然停止，两次发作间歇患者完全没有症状。

（六）非典型面痛 Atypical oral and facial pain

被患者描述为一种持续性的、烧灼样的钝痛，没有不痛间歇，没有临床上可以检查出的相关植物神经异常，牙及相关组织和副鼻窦没有病理改变，所有影像学检查均正常。中年女性多见，常有心情抑郁或焦虑不安。疼痛特点有别于三叉神经痛：①疼痛虽被描述得很剧烈，但不影响进食和说话；②疼痛不是阵发性的，常被描述为持续性和烧灼样疼痛；③常为双侧或单侧，但超过三叉神经分布区而扩展到颈皮区；④没有引起疼痛突然发作的扳机点，皮肤刺激可引起感觉不一致，但很少有任何的感觉丧失。

（七）癌症疼痛 Cancer pain

急、慢性癌症疼痛很常见，患者因疼痛可引起严重的心理和躯体痛苦。解除癌症患者疼痛是一种道义上的要求，不幸的是，尽管已有疗法可以使大多数患者减轻或消除疼痛，但患者得不到适当的治疗的情况却依然常见。世界卫生组织提出对肿瘤的治疗应包括三个方面：①控制肿瘤；②缓解症状（躯体的和心理的）；③恢复功能。疼痛治疗应包含在肿瘤治疗过程中。癌症疼痛表现多样，可以是伤害感受性疼痛，也可以是神经病理性疼痛。①疼痛强度，中重度剧烈疼痛多见；②疼痛表现为锐痛、跳痛或压迫样疼痛。神经病理性疼痛表现为灼痛、刺痛或电击样疼痛；③癌症疼痛往往不限于一处，可以是局灶性或广泛性疼痛，有时表现为“牵涉痛（referral pain）”；④癌症疼痛可以是急性的，也可以是慢性的。慢性癌症疼痛可能与慢性病理过程有关，疼痛一般随肿瘤生长而加剧。在轻中度疼痛的基础上发生一过性的疼痛加剧，称为突破痛（breakthrough pain）。对慢性癌症疼痛所做的一项调查中，约有三分之一的患者有重度或极重度的突破痛。

五、疼痛的治疗 Pain therapy

疼痛治疗的观念近20年来有了很大的转变，现在认为：疼痛是一种疾病，需要及时治疗。疼痛治疗分为药物治疗和非药物治疗。药物治疗包括：①非阿片类镇痛药；②阿片类镇痛药；③“辅助”药物。

（一）药物治疗 Pharmacotherapy

非阿片类镇痛药（non-opioid analgesics）：非甾体类抗炎药（nonsteroidal anti-inflammatory drugs，NSAIDs）、水杨酸盐阿司匹林（aspirin）和扑热息痛（acetaminophen）三类不同的药物，这些药物的作用机制相似。NSAIDs通过抑制环氧合酶（cyclooxygenase，COX）而阻止花生四烯酸合成炎症和疼痛介质前列腺素，从而发挥止痛和抗炎作用。NSAIDs包括结构和药理作用相似的一组化合物（布洛芬、吲哚美辛、双氯芬酸、酮洛芬、萘普生等）。近年来，研究发现COX存在两种同工酶：COX-1和COX-2。COX-2主要在炎症部位表达，诱导合成炎症、疼痛和发热的前列腺素。COX-1是机体本身固有的酶，存在于大多数正常组织中，调节组织器官内生理性前列腺素。大多数NSAIDs对COX-1和COX-2的抑制作用缺乏选择性。抑制了COX-1，使在胃肠黏膜中起保护作用的前列腺素合成受到了抑制，是NSAIDs产生胃肠道损伤等副作用的主要原因。也就是说，对COX-2的抑制是构成NSAID抗炎止痛治疗的基础，选择性抑制COX-2可以减少或消除其在治疗剂量下的副作用。因此，自1998年以来开发出多种特异性COX-2抑制剂新药，如塞来昔布（celecoxib）、罗非昔布（refecoxib）、美洛昔康（meloxicam）等。然而，最新研究表明有关选择性COX-2抑制剂的假说对COX-1和COX-2的功能描述简单化了，是非常不清楚的。许多例子表明，在维持胃肠道黏膜完整性方面，由COX-2合成的前列腺素也起着重要的作用，特别是在已发生黏膜炎症和溃疡时。由COX-1合成的前列腺素也会促进炎症的发展。近来的研究结果表明，选择性COX-2抑制剂并不具有比同时抑制COX-1和COX-2的NSAID更好的抗炎效果。所以，对选择性COX-2抑制剂抗炎效果以及有无胃肠道损伤副作用的评价应取决于患者的使用结果，而不是简单地看它是不是COX-2选择性抑制剂。最新相继报道，万络和西乐葆均可能增加服用者患心脏病和卒中的几率，已要求停止使用该药。原有的NSAID和新开发的选择性COX-2抑制剂的疗效和不良反应的评价仍需长期的临床应用和进一步的研究。

NSAIDs主要不良反应是胃肠道的刺激，严重者可发生溃疡、出血、穿孔。扑热息痛不同于NSAIDs，对前列腺素的抑制作用主要局限在中枢神经系统，具有镇痛、退热作用，几乎没有抗炎作用，很少有胃肠道副作用，但过量可导致肝毒性。

阿片类镇痛药（opioid analgesics）：包括天然来源的阿片（opium）及其所含有效成分，如吗啡（morphine）、可待因（codeine），也包括人工合成（曲马多和芬太尼及其类似物）或半人工合成化合物（海洛因、羟考酮）。阿片类镇痛药是抑制疼痛的最有效物质，可分为两大类：① 弱阿片类，如可卡因；② 强阿片类，如吗啡、羟考酮等。作用机制：中枢和外周神经系统广泛分布有特异的阿片受体。阿片类药物与其特异的相应受体结合，激活中枢疼痛抑制通路，并减少疼痛传导所需的各种神经递质。阿片类镇痛药主要适用于中重度疼痛、急性发作的疼痛、外伤或手术后疼痛及癌症止痛。阿片类药物以其有效性、易于调整剂量和良好的危险－收益比成为控制中重度疼痛的主要药物。

“辅助”药物（adjuvant drugs）：抗抑郁药（antidepressants）对多种慢性疼痛有效，如：

原发性头痛（偏头痛、紧张性头痛）、慢性骨骼肌疼痛（肌筋膜疼痛、纤维肌疼痛）以及有些神经病理性疼痛（非典型牙痛、治疗后神经痛、损伤性三叉神经痛）。三环类抗抑郁药可以阻断神经终末对血清素和去甲肾上腺素的再摄取功能，提高突触处这些神经递质的有效含量。从疼痛这一角度来看，血清素和去甲肾上腺素是下行疼痛抑制通路中重要的神经递质。在脊髓水平，与脊髓后角的含脑啡肽的中间神经元构成突触。释放的血清素和去甲肾上腺素激活这些中间神经元释放脑啡肽，从而抑制伤害信号传递到高级中枢。研究表明，起止痛作用的三环类抗抑郁药与其抗抑郁药理作用无关。止痛效应出现于服药后几天，而抗抑郁效应则需2～3周以上。一般说，很低剂量的三环类抗抑郁药就可以产生止痛效应，但需较大剂量才能起到抗抑郁作用。三环类抗抑郁药可以改善睡眠、减轻夜间磨牙，从而间接地起到减轻疼痛的治疗作用。最常用的是三环类抗抑郁药阿米替林（amitriptyline），通常小剂量开始给药(5mg，睡前)，每2～3天追加5mg，直至止痛有效或患者不能忍受副作用（如镇静或口干）。抗惊厥药（anticonvulsants）卡马西平（carbamazepine）具有稳定神经元细胞膜的功能，减弱产生动作电位的钠和钾离子的电流，抑制神经元的反复激活。已证实对治疗阵发性的神经病理性疼痛综合征有效，比如三叉神经痛、舌咽神经痛以及其他各种类型的刀割样的疼痛症。卡马西平通常首次剂量100mg，每天2次（或3次），每天增加100mg，直至疼痛减轻或毒性副作用出现。

（二）非药物治疗 Non-pharmacotherapy

非药物治疗，包括神经刺激疗法、神经阻滞疗法、外科手术、物理治疗、中医针灸、心理—行为疗法等。

神经刺激疗法（nerve stimulating therapy）：传入神经纤维可以被经皮神经电刺激(transcutaneous electrical nerve stimulation， TENS)、植入电极或振动等自然刺激兴奋。粗的有髓Aβ传入神经纤维的兴奋冲动可以通过脊髓后角浅层的抑制通路抑制细的无髓C纤维的冲动传递（痛觉传递）。电生理学、行为学和临床的证据证实，周围神经电刺激是控制疼痛的有效疗法。

神经阻滞疗法（nerve block）：将局麻药注射到组织内或外周神经附近，可以引起局部和区域性痛觉丧失，用此种方法减轻疼痛称为神经阻滞疗法，临床应用已有百余年。镇痛时间可持续数小时，甚至数日或数周。它的理论基础是，持续性的伤害性冲动传入使中枢脊髓后角神经元过度兴奋是疼痛的一个重要病理基础。局部阻滞疗法最广泛的临床用途之一是治疗有致痛点的肌筋膜疼痛综合征。关节腔内或关节周围浸润麻醉常用来治疗急性滑膜炎、关节韧带损伤或骨关节炎疼痛，局麻药可单独或与皮质激素合用。三叉神经某一支或半月神经节阻滞用于治疗三叉神经痛、口腔癌痛或非典型面痛。

外科手术（surgery）：神经根和神经节手术（root and ganglion surgery）如半月神经后根切除术或电凝术（激光、射频）治疗顽固性三叉神经痛、癌症疼痛、疱疹后神经痛。关节盘切除术（disc surgery）、骨关节成形术（orthopaedic surgery）治疗顽固性骨关节疼痛。中枢神经外科手术（central neurosurgery）如三叉神经尾侧核及三叉神经脊束损毁术等治疗顽固性三叉神经痛。

物理疗法（physical therapy）：加热和冷却的应用常作为疼痛治疗的辅助性方法，以减轻常常与骨骼肌系统有关的疼痛状态。临床上应用的有超声（ultrasound）、短波（shortwave）、微波（microwave）、激光（laser）、表面加热和冷却（superficial heat and cold）等物理治疗手段，还应包括推拿（manipulation）、按摩（massage）、运动训练（exercise）等。

复习思考题

1. 你怎样理解疼痛的定义?
2. 疼痛信号是如何传到大脑中枢的?
3. 机体在脊髓部位怎样进行疼痛信号的传递与调控?
4. 疼痛的临床评测方法有哪些?
5. 三叉神经痛的疼痛特点有哪些?
6. 简述疼痛的药物治疗和非药物治疗方法。

(傅开元)

参考文献

1. 邱蔚六主编. 口腔颌面外科学. 第 4 版. 北京: 人民卫生出版社, 2000, 19-7
2. 盛卓人主编. 实用临床麻醉学. 沈阳: 辽宁科学技术出版社, 1987, 156-164
3. 谢荣主编. 麻醉学. 第 3 版. 北京: 科学出版社, 1994, 144-161
4. 张震康主编. 现代口腔医学. 北京: 科学出版社, 2003, 911-919
5. 赵俊主编. 新编麻醉学. 北京:人民军医出版社, 2000
6. 谢荣, 杨拔贤主编. 现代临床和重症监测治疗手册. 北京: 北京医科大学、中国协和医科大学联合出版社, 1998
7. Hurford WE, Bailin MT, Davison JK 等主编. 王俊科、王多友、王凤学等译. 临床麻醉手册. 沈阳: 辽宁科学技术出版社, 1999
8. 杭燕南, 庄心良, 蒋豪主编. 当代麻醉学. 上海: 上海科学技术出版社, 2002
9. Ronald D Miller. Anesthesia. Churchill Livingstone. Fifth Edition. Harcourt. 2001, Asia
10. A.R.Aitkenhead, G.Smith. Anesthesia. Churchill Livingstone, Third Edition, Harcourt Asia. 1999.
11. 孙勇刚, 王兴主编. 现代口腔颌面外科学诊疗手册. 北京: 北京医科大学出版社, 2000
12. 黄宇光、罗爱伦主编. 麻醉学. 北京: 中国协和医科大学出版社, 2000
13. 李傢廉. 临床疼痛治疗学. 第 2 版. 天津: 天津科学技术出版社, 1998, 71-194
14. 张培林主编. 神经解剖学. 北京: 人民卫生出版社, 1995, 251-257
15. Okeson JP (ed). Orofacial pain: Guidelines for assessment, diagnosis, and management. Quintessence Publishing Co, Inc. 1996, 1-18
16. Kandel ER, Schwartz JH, Jessell TM (eds). Principles of Neural Science. Fourth edition. The McGraw-Hill Companies. 2000, 472-491
17. Merskey H, Bogduk N (eds). Classification of chronic pain: Descriptions of chronic pain syndromes and definitions of pain terms. Task force on taxonomy of the international association for the study of pain. Seattle: IASP Press. 1994: XI, 210
18. Sessle BJ, Bryant PS, Dionne RA (eds). Temporomandibular Disorders and Related Pain Conditions. Seattle: IASP Press. 1995, 47-62
19. Wall PD and Melzack R (eds). Text of Pain. 4th edition (英文影印版). 北京: 科学出版社, 2001, 59-181

Definition and terminology

- **Nerve block:** Local anesthetic is deposited close to a main nerve trunk, usually at a distance from the site of operative intervention. Posterior superior alveolar, inferior alveolar, and nasopalatine injections are examples of nerve block.
- **Allergy :** Allergy is a hypesensitive state, acquired through exposure to a particular allergen, reexposure to which produces a heightened capacity to react. Allergic reactions cover a broad spectrum of clinical manifestations ranging from mild and delayed responses occurring as long as 48 hours after exposure to immediate and life-threatening reactions developing within seconds of exposure.
- **Anesthesia:** involves administration of drugs to produce therapeutic effects while minimizing undesirable side effects or toxicity. Anesthesiologists give drugs to provide analgesia, amnesia, hypnosis, and muscle relaxation. They also administer drugs to manipulate major organ systems pharmacologically to maintain homeostasis and prevent injury.
- **Pain :** pain is defined as an unpleasant sensory and emotional experience associated with acute or potential tissue damage.
- **Nociceptor :** Certain tissues have specialized sensory receptors, called nociceptors, that are activated by noxious insults to peripheral tissues.
- **Nociceptive pain :** Nociceptive pain results from the direct activation of nociceptors in the skin or soft tissue in response to tissue injury and usually arises from accompanying inflammation.
- **Neuropathic pain :** Neuropathic pain results from direct injury to nerves in the peripheral or central nervous systems and often have a burning or electric sensation.
- **Sensitization :** Upon repeated application of noxious mechanical stimuli, nearby nociceptors that were previously unresponsive to mechanical stimuli now become responsive, the phenomenon is called sensitizatoin, including peripheral and central sensitization.
- **Allodynia and hyperalgesia :** In pathological situations activation of nociceptors can lead to two types of abnormal pain states: allodynia and hyperalgesia. In allodynia, pain results from stimuli that normally are innocuous: a light stroking of sunburned skin, the movement of joints in patients with rheumatoid arthritis, even getting out of bed the morning after a vigorous workout (particularly when one is not in shape). Patients with allodynia do not feel constant pain; in the absence of s stimulus there is no pain. In contrast, patients with hyperalgesia, an excessive response to noxious stimuli, often perceive pain spontaneously.

第四章

牙及牙槽外科

DENTAL AND ALVEOLAR SURGERY

牙及牙槽外科目前主要涉及牙拔除术、植牙术、修复前外科和其他牙槽外科手术。牙拔除术包括一般牙的拔除术和阻生牙拔除术。植牙术现在主要指的是牙移植术和再植术，牙种植随着口腔种植学的发展和完善，正在向独立的体系分化。修复前外科是指通过外科手段，改造口腔状况，为义齿修复提供较好的条件。除上列内容外，以牙槽突为中心所涉及的疾病、畸形的外科处理也属于牙及牙槽外科的范畴。

第一节　牙拔除术
Extraction of tooth

摘　要

牙拔除术应在外科原则的指导下，结合医生、患者和设施条件等多方面的因素决定患牙是否属于拔牙适应证，有无禁忌证，所应采取的预防措施。

分离牙龈、挺松患牙、安放牙钳、脱位和拔牙创的检查处理为拔牙的基本步骤。牙钳作为创伤最小的拔牙器械，在使用时应依据牙根数目和形态、周围骨质状况合理地组合使用摇动、转动和牵引脱位力拔除患牙。牙挺作为主要的拔牙器械应了解其力学原理，掌握使用中应当注意的要点。拔牙操作应根据所拔牙的牙根形态和数目、周围骨质的解剖状况，使用组合动作因势利导地将患牙拔除。

充分了解牙拔除术所可能发生并发症的原因、诊断及处理方法。

一、概述 principles of tooth extraction

牙拔除术（exodontia）是口腔颌面外科最经典、最基础的手术。是治疗某些牙病的最终手段，也是治疗牙源性颌面部疾病或某些全身疾病的外科措施。是口腔科应用最广泛的技术之一。口腔科医师应当很好地掌握。只有掌握了充足的知识、熟练的技术和完美的技巧才能取得手术的成功。

牙拔除术作为一种外科手术，不可避免地造成术区软、硬组织不同程度的损伤，产生出血、肿胀、疼痛等局部反应，同时也会引发不同程度的全身反应，可造成其他系统疾病的激化或加重，因此要求医生既要掌握牙拔除术的操作，也应对其可能引发的各种并发病症及对全身疾病的影响有深入的了解，并对牙拔除术可能产生的患者心理影响，给予充分的重视。以围手术期管理掌控手术全过程。

牙拔除术的准备和操作应遵循无痛、无菌、少创伤等一切外科原则。尽管其手术是在口腔内特定的环境下进行，手术的视野、入路受到限制；唾液和口腔宿留微生物使手术几乎不可能在无菌条件下进行；但绝不能因此放松对各项手术无菌原则的要求。疼痛控制应当作为成功完成手术的先决步骤，不得以任何借口借以懈怠。医生应当追求以最小损伤，换取手术的成功，而不应单纯为使手术操作方便或片面追求速度而盲目地扩大创伤。

口腔是一种污染的手术环境，并且所要拔除的患牙周围通常有感染存在，拔牙过程中的挤压，可能使细菌循断裂开放的血管进入血循环，引起一过性的菌血症，多数报告拔牙造成菌血症的发生率可达50%～80%，与牙周组织状况、拔牙数目、手术时间和口腔卫生状况有关，大多情况下不会引起严重不良后果，而对心血管瓣膜受损类疾病、极度衰竭的患者则可能造成严重威胁。

二、术前评估 Preoperative evaluation

作为外科手术，牙拔除术同样需要在手术前，对患者口腔颌面部局部病况、全身状况、既往病史等相关情况充分了解掌握，对各种可能发生的问题和处理考虑周全，才能安全、稳妥地完成手术。

拔牙术前评估所要达到的目的是：患牙该不该拔；能不能拔；什么时候拔；怎么拔；注意什么；预防什么；需要采取哪些辅助治疗和监测。

为了使术前评估客观、全面、完善，对于口腔医生而言，对医学病史的询问应有足够的重视，对患牙与口颌系统、口颌系统与全身系统这两种局部与系统背景的关系有清醒的认识。

（一）适应证 Indications

牙拔除术的适应证是相对的。随着口腔医学的发展，先进治疗方法的出现；性能优异的治疗器具的开发；口腔治疗技术的提高；口腔微生物学和药物学的进展，口腔材料和口腔修复手段的不断改进，拔牙适应证在逐步缩小。据原北京医科大学口腔医院的统计，1953年拔牙人次数占全院就诊人次的43.8%，1986年则为9.49%。在口腔医学的同一发展阶段，医生的诊疗水平将起到决定性的作用，必须强调，口腔医生的责任首先是保存牙，最大限度地保持其功能和美观。决定是否拔牙要极端慎重。

1．牙体疾患　牙体组织龋坏严重、用现有的修复手段无法恢复和利用者。如牙冠破坏严重而牙根经治疗后可用桩核、根帽等方式利用者应尽力保留。牙隐裂经一定治疗后可考虑保留。

2．根尖周病　根尖周病变不能用根管治疗、根尖切除等口腔内、外科方法治愈者。应当注意的是根尖周病变的恢复需要一定的时间，应慎重判断。

3．牙周炎　晚期牙周炎，牙周骨组织支持大部丧失，采用常规和手术治疗无法取得牙的稳固和功能。

4．牙创伤　冠折通常是可以保留的。冠根折应依据断面位于龈下的位置、松动度、牙周组织状况、固定条件等综合考虑尽量保留，也可经冠延长等手术改良条件后留存患牙。根中1/3折断一般为拔牙适应证。根尖1/3折断可经治疗后观察。脱位或半脱位的牙，如牙体组织基本完整，均应复位后保留。

5．移位、错位牙 影响功能、美观、造成邻近组织病变或邻牙龋坏，不能用正畸等方法恢复正常位置者均可考虑拔除。

6．多生牙 多生牙常会引起正常牙的萌出障碍或错位，造成错䝼畸形，常为拔牙适应证。

7．埋伏牙、阻生牙 引起邻牙牙根吸收、冠周炎、牙列不齐、邻牙龋坏均应拔除。

8．滞留乳牙 影响恒牙萌出者应当拔除。如成人牙列滞留的乳牙，其对应恒牙先天缺失或无法就位，可暂保留。

9．治疗需要 因正畸治疗需要进行减数的牙；因义齿修复需要拔除的牙；囊肿或良性肿瘤累及的牙，可能影响治疗效果者；可为拔牙适应证。恶性肿瘤放疗前，为减少某些并发症的发生，拔牙的指征可适当放宽。

10．病灶牙 引起颌骨骨髓炎、牙源性上颌窦炎等局部病变的病灶牙为拔除适应证。

内科疾病的病灶感染学说认为在极少数情况下，口腔内患牙的局部病变可能会成为远隔组织、器官疾病的致病因素，可能引发亚急性心内膜炎、某些肾炎、虹膜睫状体炎、视神经炎、视网膜炎等。在相关学科医生的要求下可慎重考虑拔除。

（二）全身疾病对牙拔除术的影响及禁忌证 Managenent of patients with compromising medical conditions

全身其他系统疾病对牙拔除术手术时机的选择、术后恢复和创口愈合必然造成影响。但牙拔除术的禁忌证亦具有相对性。禁忌证受口腔局部情况、全身系统状况、患者精神心理状况、医师水平、设备药物条件等因素的综合影响。在一定程度上，拔牙的禁忌证是可以转化的。某些疾病经综合处理后，在一定的监测条件下可以实施拔牙手术。

在复杂的局部病情和全身背景交织的情况下，口腔医师应详细、全面地收集病情资料，会同各有关科室的医生共同商讨，审慎地决定可否拔牙。如决定进行手术则应周密准备，术前采用调控、预防措施，术中准确判断病情变化，以娴熟轻柔的动作快捷地完成手术，术后不能放松监控和预防，应避免口腔医生完成手术即可终止责任的想法，应将牙拔除术按标准外科手术进行围手术期管理，以保障在不发生并发症的前提下，伤口顺利愈合。

对于存在全身系统疾病的患者，不应只了解疾病的种类，更应注意：疾病的病程、病期；疾病目前的控制水平；病情发作时的前兆征候；日常用药情况，特别是可能对手术造成影响的药物，如抗凝剂等；疾病发作时通常使用的应急药物和效果。这样可以准确地判断手术是否可以进行，提前发现疾病的不良逆转，及时有效地采取调控措施。

有系统疾病的患者，所承受的、对手术的精神心理压力一般较正常人要大，而患者对手术的忧虑、紧张、恐惧会成为诱发或加重全身疾病并发症的重要原因。对这类患者精神心理疏导的重要性不容忽视。通常降低患者焦虑状况，除口服镇静剂外，术前减少等待时间；避免刺激性的语言、噪声，手术器械应避开患者的视野；多使用安慰性语言，分散注意力；采用轻柔的手法；耐心的医嘱都可取得良好的效果。有条件时，可采用吸入或静脉镇静术。

总之，要求口腔医生在全面系统了解患者情况的前提下，依据所拥有的条件、自身的手术技巧、其他人员的配合，慎重地判断患者能否耐受牙拔除术的全过程，并在保证安全的前提下完成手术。

1．心血管疾病 心血管病患者拔牙是口腔医生所面对的全身不良背景中所占比率最高的，其危险程度也较高。根据原北京医科大学口腔医院对心电监护下拔牙的患者统计：冠心病最多（78.7%），以后依次为风湿性心脏病（10.4%），高血压心脏病（4.1%），心肌炎（1.5%），先天性心脏病（1.2%），肺源性心脏病（0.9%），其他（3.1%）。这篇报告的统计结果也表明绝大多数的心脏病患者可以耐受拔牙手术的打击。

心血管病患者拔牙时，消除紧张情绪、无痛操作的保障、轻柔快速的手术、完善的术后处理至关重要，有条件的可在心电监护下完成牙拔除术。心电监护下拔牙有很多优点：通过内科医生的参与可以共同探讨手术的可行性，更好地筛查患者；可以提高患者的信任感，降低紧张情绪；相对安静的环境减少了激惹因素；连续动态的观察可以提前发现病情逆转的前兆信息，及时采取有效的防治措施；术前、术中、术后的用药针对性、准确性更高。随着设备条件的不断提高，多导多程的生理检测手段逐步引入，使拔牙术的安全性、可控性进一步提高。

心血管病患者使用的局麻药物以使用2%利多卡因为宜。但如有Ⅱ度以上传导阻滞不宜使用。血管收缩剂的使用无疑对提高局麻麻醉效果，延长麻醉时间，减少术中出血起到了关键的作用，但也存在加快心率、升高血压、减小心肌供血等副作用。近期的研究普遍认为加用血管收缩剂的利大于弊，但应控制剂量，主张成人每30分钟周期内，注入含1：100 000去甲肾上腺素的局麻药不要超过4ml，即去甲肾上腺素的总剂量应控制在0.04mg以内。注射速度也应当控制。也有人使用其他对心脏影响较小的血管收缩剂，如异丙肾上腺素和去氧肾上腺素。

一般认为下列情况时为拔牙禁忌证：①有近期（六个月以内）心肌梗死病史者；②近期心绞痛频繁发作；③心功能Ⅲ～Ⅳ级；④心脏病合并高血压，血压超过180/110mmHg，应先控制血压后拔牙；⑤严重的、未控制的心律失常。

2．心瓣膜病　拔牙、口腔某些治疗和手术，可引起一过性的菌血症。而以下情况可能会因此导致细菌性心内膜炎的发生：风湿性心脏病和其他获得性瓣膜功能不全；多数先天性心脏畸形；人工心脏瓣膜和瓣膜手术后的患者；有细菌性心内膜炎病史者。

细菌性心内膜炎的病死率很高，预防其发生极为重要。引起细菌性心内膜炎的重要因素之一是绿色链球菌（甲型溶血性链球菌）菌血症。此细菌对青霉素高度敏感，但24小时后即可产生耐药株，且消失慢，2周后仍可存在。

预防性使用抗生素是心瓣膜病患者接受口腔内、外科处理前所必需的，这也包括龈下深刮、口腔种植体植入、某些根尖周治疗等外科性治疗。对于心瓣膜病患者应改善口腔卫生情况后，术前按药物血浆浓度峰值产生时间使用青霉素族抗生素（无过敏史者）。但近14日内使用过青霉素的患者，则不得使用青霉素预防心内膜炎。为便于临床应用，可以使用阿莫西林（成人2g，儿童50mg/kg）术前1小时口服为标准预防用药。阿莫西林作为甲型溶血性链球菌的有效杀灭剂，胃肠道吸收好，有较高和持久的血药浓度。对于青霉素过敏的患者可以使用大环内酯类的抗生素，如红霉素、克林霉素、阿奇霉素、克拉霉素等口服、肌注或静脉点滴。部分患者可在术后继续使用3天。

3．高血压病　此处指单纯性高血压病。在无心、脑、肾并发症的情况下，高血压患者一般对拔牙手术均可以耐受。手术的激惹，如精神紧张、疼痛、手术中的声响等，必然造成血压的骤然升高，如术前血压较高，可能导致高血压危象。过高的血压还会增加术后出血的几率。

如血压高于180/110mmHg，则应先控制血压后再行拔牙。在关注手术当日的收缩压、舒张压、脉压的同时，还应注意患者的自觉症状、既往血压最高值和近期血压的波动情况。如患者有头痛头晕症状、血压在既往最高水平、近来血压波动较大，这些状况说明患者处于不稳定状态，即使当日血压未达前述值也应暂缓拔牙。

术前可给予硝苯地平、安定类药物控制较高血压，减少血压波动，采用缓解焦虑措施。必须取得完全的麻醉效果后，方可手术。控制肾上腺素的剂量不超过0.04mg。术后拔牙创的处理应注重预防术后出血。术后应继续控制血压，防止拔牙后出血。对血压进行连续监测是保障安全的理想方式。

4．糖尿病　作为代谢内分泌疾病，糖尿病患者手术后发生感染的可能性大于正常人，伤口的愈合因蛋白合成障碍可能延迟。一般的牙拔除术对糖尿病的影响较小，对于严重的、未控制的，特别是有合并症的糖尿病患者应暂缓拔牙。空腹血糖控制在8.88mmol/L(160mg/dl)，无酮症酸中毒时可以拔牙。术后应注意进食情况、继续控制血糖，可考虑预防性使用抗生素。

5．感染急性期　这里指的是口腔颌面部的急性感染。急性感染如拔牙可能因手术的创伤造成感染加剧或扩散，而且局部麻醉效果常不理想。在感染的急性期拔牙应根据感染的部位、波及的范围、病程的发展阶段、细菌的种类和毒力、拔牙创伤的大小、医生所能使用的抗生素水平、患者的全身状况、是否已存在感染并发症等因素综合考虑。为达到去除原发病灶，引流炎症产物，减轻症状的目的，如感染是牙源性的、已通过治疗使感染控制局限、拔牙后有利于引流、未发生全身并发症、且易于拔除的牙，可在有效的抗生素控制下拔牙。术后应严密观察。腐败坏死性龈炎、急性传染性口炎应暂缓拔牙。

6．肝炎　急性肝炎期间应暂缓拔牙。慢性肝炎患者可能出现凝血功能障碍。在决定能否拔牙之前，应充分了解肝功能状况，全面检查凝血机能。在肝功能代偿期、无明显出血倾向者可以拔牙，术中应止血充分，必要时局部或全身使用止血药物。

7．造血系统疾病　贫血患者血红蛋白在8g/dl以上，红细胞压积在30%以上，一般可以拔牙。慢性贫血者机体的适应性和代偿功能较好时，血红蛋白在6g/dl，一般可以耐受牙拔除术。贫血患者在注意血红蛋白的同时，也应对白细胞和血小板的水平给予重视。

粒细胞减少的患者，中性粒细胞如低于1×10^9/L(1000/mm^3)时易引起严重感染和影响伤口愈合，应避免拔牙和手术。如中性粒细胞在（2～2.5）$\times 10^9$/L、粒细胞总数在4×10^9/L以上可耐受拔牙。

急性白血病为拔牙禁忌证。慢性白血病经治疗在稳定期内、必须拔牙者，在血液内科医生指导配合下审慎进行，重点预防出血和感染。

原发性血小板减少性紫癜拔牙应选择血小板在50×10^9/L以上时进行，必要时可先输血小板或新鲜全血。

血友病患者第Ⅷ因子水平在正常的30%以上可以拔牙。

8．甲状腺功能亢进　甲状腺功能亢进患者可因手术的刺激或创口感染诱发可能危及生命的甲状腺危象。拔牙术应在病情得到控制，静息脉率在100次/分，基础代谢率+20%以下，方可进行。术中慎用肾上腺素，术后注意预防感染。

9．肾脏病　各类急性肾病均应暂缓拔牙。各种肾病导致的慢性肾功能不全如处于肾功能代偿期，临床无症状，在注意预防感染的基础上，一般可以拔牙。

10．妊娠期和月经期　在正常妊娠期如遇必须拔牙的情况，在严密观察下可以进行。但如为可择期进行的牙拔除术，怀孕的第4、5、6个月期间较为安全。妊娠前三个月易引发流产，后三个月可能早产。在妊娠期拔牙还应注意是否有妊娠合并症（贫血、高血压）的存在，最好与有关科室配合，以保证母子的安全。

月经期全身抵抗力下降，激素水平的变化可能导致代偿性出血，一般考虑延缓拔牙。如必须拔牙，则以防止术后出血为要点进行。

11．恶性肿瘤　受恶性肿瘤累及的牙，单纯拔牙可能激惹肿瘤并引起扩散，应视为禁忌。

对于需放射治疗的恶性肿瘤患者，照射野内的患牙，要在放射治疗前7～10天拔除或治疗。放射治疗后患牙的拔除应取慎重态度。传统观点认为在放疗后3～5年内不应拔牙，否则可能引起放射性骨坏死。也有学者提出放射性骨坏死的发生与拔牙并非必然联系，而是放射线对骨组织直接损害造成的，这类患者无法治疗的患牙，在尽量减少手术创伤，密切观察下亦可拔除，对手术创伤大、全身状况差者可预防性使用抗生素。

12．长期使用抗凝药物治疗　陈旧性心肌梗死、冠心病合并高血脂、血黏滞性增高、持续性房颤、或有脑血栓病史的患者现多采用抗凝剂降低血液黏滞度、防止血栓形成，以预防复发。对长期服用小剂量阿司匹林的患者考虑停药的风险比拔牙后出血的危害更大，拔牙前通常可以不停药，如需停药应在术前5天开始，术后拔牙创内可置入碘仿海绵等止血药，并密切观察30分钟后，无活动性出血即可离开。术后当日无活动性出血，即可恢复血小板抑制类药物的服用。对心瓣膜置换术、冠状动脉搭桥或成形术后的患者，可使用巴曲酶预防术后出血。对长期使用肝素的患者，如停药，药效需在五个半衰期后方可解除，通常肝素静脉注射6小时后、皮下注射24小时后，方可进行手术。使用法华令，如停药应在术前2～3天。如停药可能导致危险的栓塞出现，不能停药的情况下，凝血酶原时间国际正常化比值(International Normalized Ratio，INR）应控制在1.5INR至2INR之间亦可考虑拔牙。

三、术前准备 Preparation

（一）患者的心理准备 Psychological preparation

患者对自己所患疾病普遍存在忧虑和焦急心理，对拔牙有紧张恐惧心理，据原北京医科大学口腔医院的统计：拔牙患者牙科焦虑症患病率为38%，而精神心理状态的变化可以造成机体生理功能的变化，对于有全身系统疾病的患者其影响尤为明显。术前心理准备的目的就是：增强患者对治疗的信心；取得与医生的配合；减少情绪波动对生理机能的影响，使手术顺利平稳的完成。

首先应与患者良好地沟通，通过适当的解释、安慰性的语言取得患者的信任，避免使用刺激性的字眼。对于恐惧严重的患者可以使用放松、分散注意力、呼吸放松疗法等椅旁调整缓解方法。目前国际上在牙科治疗中已广泛采用镇静术(sedation)，获得了良好的效果。

在术前谈话中应向患者和家属说明手术的必要性；局麻下可能出现的术中感受；如何配合医生；术中及术后可能出现的问题和并发症；术后注意事项，使患者对手术有充分的了解和信心。对复杂、困难的牙拔除术应与患者及家属签署手术同意书。

（二）术前检查 Preoperation examinations

术前检查的内容有病史采集，局部检查和全身检查，以及必要的辅助检查。应将患牙与口颌系统、口腔颌面部与全身作为相互密切关联的整体加以全面关注。

在全面了解现病史的同时，既往史的追溯也要高度重视，特别是有全身其他系统疾病时。对于拔牙术可诱发或加重的重要器官疾病（如心脏病、高血压）、易发生术后感染的疾病（如糖尿病、开放性肺结核）、可能引起拔牙后出血的疾病（如血液病、肝病）、可能造成伤口愈合延迟的疾病（如糖尿病、消耗性疾病、放射治疗）应当着重了解。

全身检查除相关生命体征外，对有全身疾病者，与疾病相关的检查不应遗漏，有条件时应对拔牙术中状况作持续性监测。

局部检查不应只注意患牙的状况。邻牙、对䏰牙、邻近组织、乃至整个口颌系统也应做全面地检查。

X 线片作为牙拔除术非常重要的辅助检查手段，有时是必不可少的。X 线片对判断牙根的数目和形态可提供直观的资料；可以用来判定阻生牙和埋伏牙在颌骨中的位置、与邻牙的关系以及重要解剖结构的相对位置；可以了解根周病变和骨质状况。拔牙前，可根据所要了解的情况，选择适用的投照位置作 X 线片检查。

经全面检查要明确：拔哪个牙；为什么拔；现在能不能拔；麻醉方法和药物；术中可能出现的情况和对策；准备用什么器械；用什么方法拔。做到心中有数，处置有方。

（三）患者体位 Position

患者取半坐位。拔除上颌牙时，患者头部应稍后仰，使张口时上颌牙的𬌗平面约与地平面成45°，患者的上颌与术者的肩肘之间约在同一水平，便于上臂用力，避免疲劳。拔除下颌牙时，应使患者大张口时下颌牙的𬌗平面与地面平行，下颌与术者的肘关节在同一高度或下颌略低。术者通常立于患者的右前方，如反握牙钳或用牙挺拔右下后牙等情况，术者也可立于患者的右后方。

（四）手术区准备 Preparation for operation area

口腔是多种致病微生物和非致病微生物驻留的环境，但绝不能因此而放弃无菌原则，应尽可能减少口腔内的细菌量，更不能发生医源性感染。在术前准备时，最好先完成牙周龈上洁治；术前口腔冲洗或含漱是有效减少细菌量的方法，可用 1:5000 的高锰酸钾溶液或 0.05% 的醋酸氯己定溶液；较为复杂的口腔手术应使用70%酒精消毒口周和面部皮肤，然后用无菌孔巾遮盖面部；拔牙术区使用 1% 碘酊消毒。

（五）器械准备 Instrumental preparation

根据患牙位于牙列中的位置、牙冠大小、牙根的数目和形态、牙体组织破坏程度、周围骨质状况选择合理、适用、效率高的拔牙器械，牙龈分离器和刮匙也是必备器械。同时根据手术步骤的需要准备相应的辅助器械，如手术刀、骨膜分离器、骨凿、持针器、手术剪、缝针缝线、涡轮机等。

四、拔牙器械和用法 Instruments for extraction of tooth

（一）牙钳 Forceps

牙钳是牙拔除术所使用的最基本器械，也是所有拔牙器械中造成创伤最小的，因此牙钳应作为牙拔除术的首选器械。初学阶段使用者应对主要类型的牙钳全面掌握，特定牙位应当选用特定牙钳。熟练掌握各类牙钳的特点后，可按照牙钳的结构结合自己的临床经验，根据所拔患牙情况选择牙钳，而不必教条地沿用某种牙钳只能拔除某个牙，或某个牙必须用某种牙钳拔除，适合就是准则。

1．牙钳的结构　各种牙钳的基本设计结构是相同的，即由钳柄（handle）、关节（joint）、钳喙（beak）构成（图4-1）。

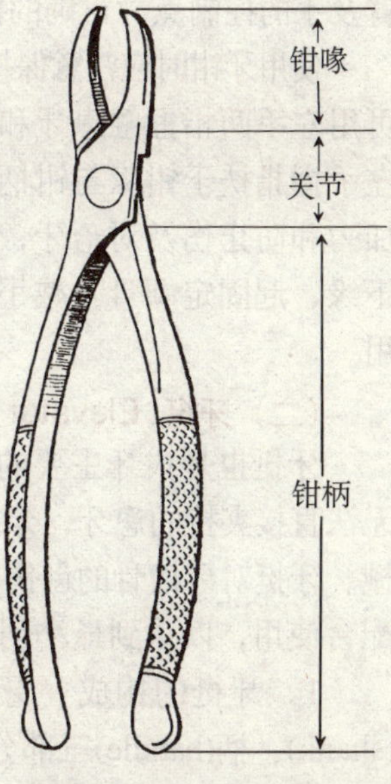

图4-1　牙钳的结构

钳柄是使用者持握的部位，它有各种形态，以适应牙钳避让邻近组织而探入口腔内患牙部位的要求，并能舒适牢固地持握。钳柄的长度增加了人力的机械效率。

牙钳关节的设计目的是使钳喙、柄自由开合，在夹持患牙时不会夹住唇、颊等邻近组织。

钳喙是牙钳夹持患牙的部分。为与所要夹患牙的形态、大小、牙根数目和分布相适应，钳喙有多种形态。多数牙钳采用通用型钳喙，其形态是对称的，钳喙为外凸内凹，内凹面使牙钳与牙根成面与面的接触，非锐利的喙缘与牙面成线面形接触，锐利喙缘可使牙龈附着进一步分离，并增进牙钳更广泛地夹住牙根。

2．牙钳的类型

(1) 按形态分可分为直钳、反角式钳、刺枪式钳、直角鹰嘴式钳。

(2) 按钳喙形态分可分为对称型，既通用型；非对称型是为拔上颌磨牙设计的，左、右各一，特点是颊侧钳喙中部有一角形突起，以伸入上颌磨牙两颊根分歧处更紧密的夹持磨牙。

(3) 按常用于的牙位分，如下前牙钳、上双尖牙钳、上根钳等。此分类有利于初学者识别牙钳，待熟练掌握后，选择使用牙钳不必拘泥于其名称的限制。

(4) 按国际通用编码分。该分类中各厂家的产品可能外形上有某些差异，英式和美式亦有差异。与常用功能相对应的牙钳编码：No.1（上前牙钳）、No.150（上双尖牙钳）、No.53L& No.53R（左、右上颌磨牙钳）、No.151（下颌双尖牙钳）、No.17（下颌磨牙钳）。

3．牙钳的使用　牙钳的握持一般多为右手握钳，将钳柄置于手掌，以食指和中指把握一侧钳柄，另一侧钳柄紧贴掌心，而拇指按于关节上，无名指与小指深入二钳柄之间，以便分开钳柄。在钳住牙冠后，将无名指和小指退出两钳柄之间，和食、中指同居一侧再紧握钳柄，即可开始拔牙动作（图4-2）。也可采用反向握钳法，其动作与正握法的区别是右手拇指位于钳柄末端一侧。反握法夹持及摇动力度较大，多用于拔除牢固的牙。牙钳持握时，应注意握持区尽量靠钳柄的末端区，以增大牙钳的杠杆机械效率。

牙钳的安放一般应与患牙的长轴平行，以防断根及伤及邻牙。在拔牙的全过程应始终夹紧患牙，以完成各种拔牙动作，并向根方推进。力量的控制极为重要，绝不允许使用未受控制的暴力，操作中力的控制依靠正确的患者体位、术者合理的位置、以上臂和肩作前臂及手的控制点、正确的握钳、适宜的力度。

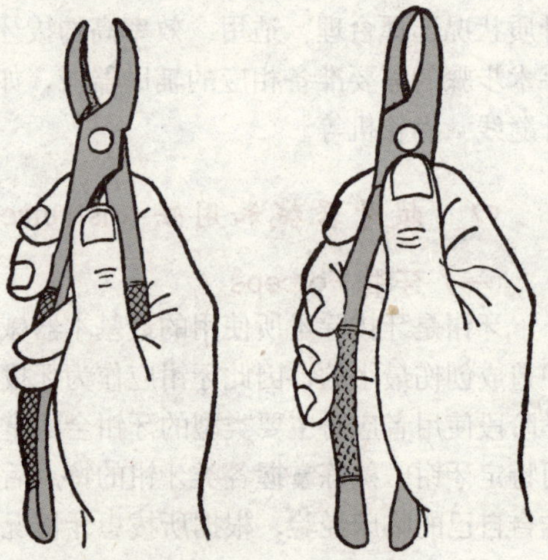

图4-2　牙钳的持握手法

使用牙钳时应注意保护。拔上颌牙，术者可用左手两指捏触患牙和邻牙；拔下颌牙用左手拇指扶于钳喙与钳柄交界区，起到辅助加力和防止伤及对牙，其他手指托住下颌下缘，起固定颌骨及减小颞颌关节损伤的作用。

（二）牙挺 Elevator

牙挺也是拔牙主要的器械。对牢固的或无法直接夹持的患牙，牙挺常为首选使用的器械。牙挺对牙槽骨的创伤较大，术中要与牙钳配合使用，以达到最小创伤下拔除患牙。

1．牙挺的构成　牙挺由刃(blade)、杆(shank)、柄(handle)三部分构成（图 4-3)。

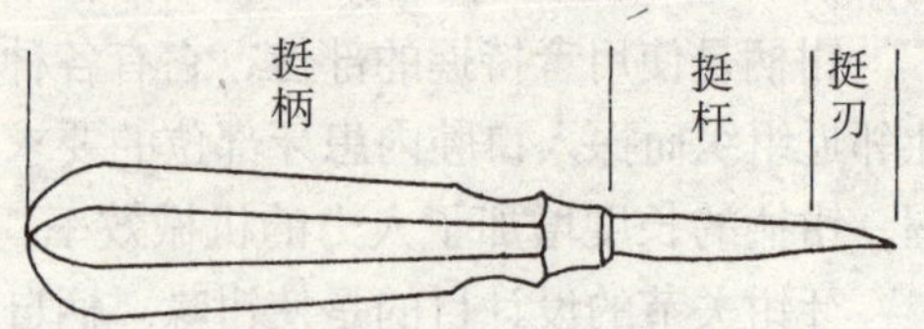

图4-3　牙挺的结构

挺刃是作用于病牙的部分，它的形状及大

小随使用目的而有所不同。挺刃多数中间有稍倾斜的纵行凹槽，刃端为圆弧状锐利边缘。也有的末端成尖状。

挺柄是术者握持的部分。有直柄和横柄两种。直柄的牙挺，柄与中轴在一条直线上。横挺挺柄和挺杆的中轴约成 90° 角。

挺杆是挺刃和挺杆的连接部分。多为直型，也有因功能不同而成曲折状的，其角度因功能要求而不同。

2．牙挺的类型

按形状分直挺、弯挺、三角挺。

按挺刃的宽窄和功能分牙挺、根挺、根尖挺（图 4-4）。

3．牙挺的工作原理

(1) 杠杆原理：牙挺可被视为一个杠杆。根据力学公式：力 × 力臂 = 重 × 重臂，力臂比重臂越长，所获得的机械效率越大。牙挺使用时以牙槽骨为支点的撬动，挺刃抵于牙槽嵴的转动，都产生杠杆力（图 4-5）。

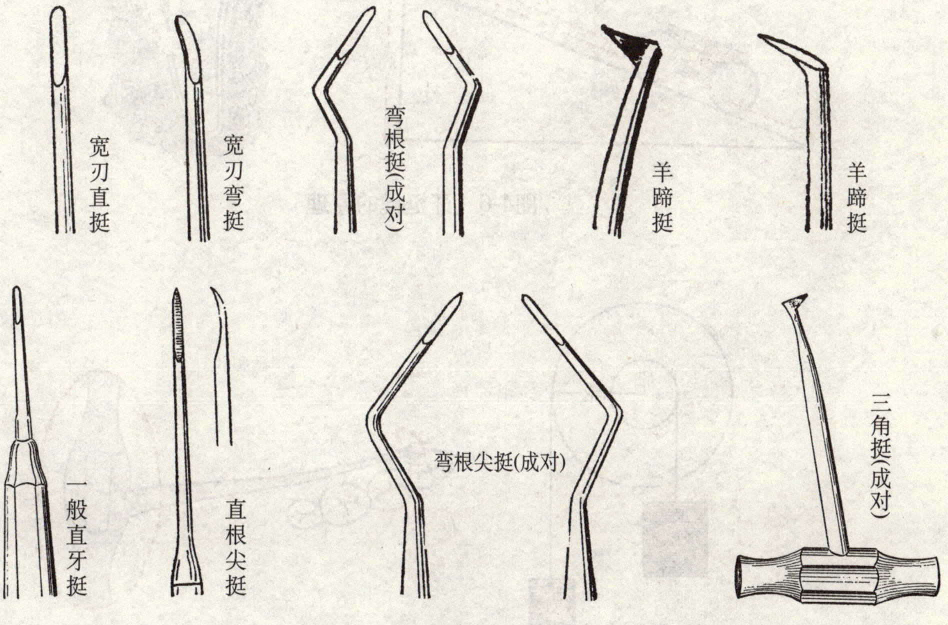

图4-4 牙挺的类型

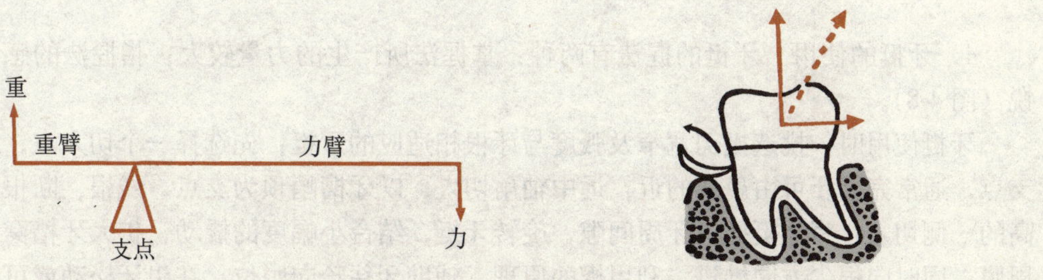

图4-5 牙挺的杠杆原理

（2）楔的原理：临床上使用的根挺及根尖挺都有楔型的挺刃，当插入牙根与牙槽骨之间时，根据“两个同样的物体不能同时存在于一个同样的空间”的原理，由楔产生斜面的机械效益，将牙根自牙槽窝内挤出（图 4-6）。

（3）轮轴原理：其公式为：力 × 轮半径 = 重 × 轴半径。轮半径比轴半径越大越省力。临床上挺刃、特别是三角挺的旋转使用的就是轮轴原理（图 4-7）。

在通常的情况下，牙挺使用三种力学原理的组合性动作，以达到高效、低创伤的结果。过于使用单一的力量，特别是撬动的杠杆力，易导致暴力的产生，引发较大的创伤乃至严重并发症。

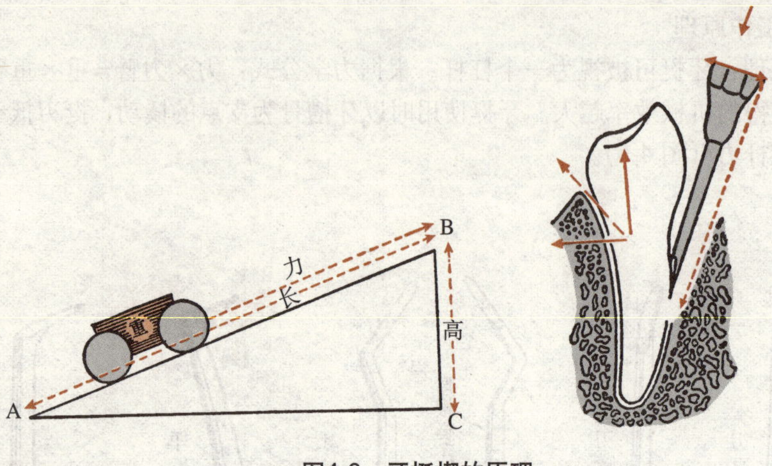

图4-6　牙挺楔的原理

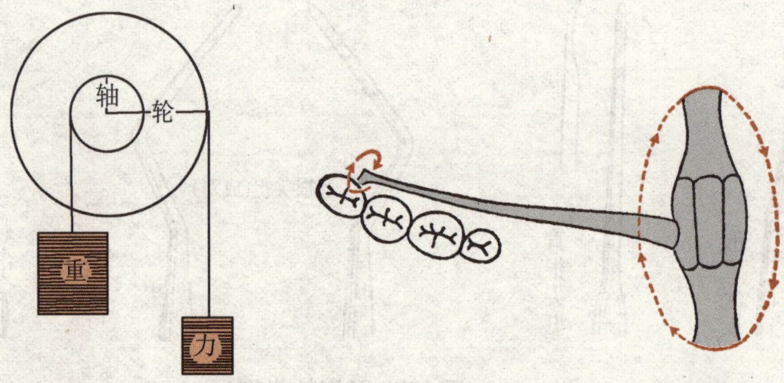

图4-7　牙挺的轮轴原理

4．牙挺的使用　牙挺的握法有两种：掌握法所产生的力量较大；指握法的感觉更为敏锐（图 4-8）。

牙挺使用时，挑选挺刃宽窄及弧度与牙根相适应的牙挺；先选择一个切入点，继而寻求支点，通常完整牙可由患牙的近、远中轴角切入，以牙槽嵴顶为支点，残根、断根可从断面高的一侧切入；将牙挺插入牙周间隙，旋转牙挺，结合小幅度的撬动，扩大牙槽窝并撕裂牙周膜；同时向根尖方向推进，利用楔的原理，辅助牙往𬌗向脱位；在患牙松动或可用牙钳夹持时，应使用牙钳完成脱位动作。这是水平插入法。

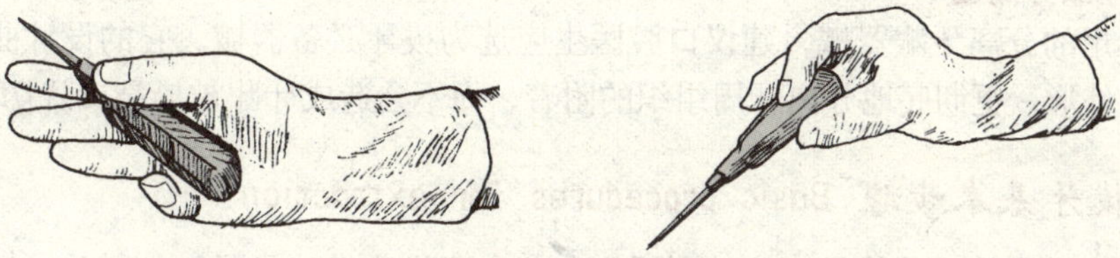

图4-8 牙挺的握法

垂直法是将直牙挺与牙轴垂直向插入。插入点在所拔牙的近中，其支点在牙槽中隔，挺刃凹面向远中；向𬌗面方向旋转，同时推进结合撬动，牙的脱位方向是𬌗面远中。此法常用于拔除阻生智牙；而且因力量大和支点落于邻牙的可能性大，可用于邻牙也需拔除时。

牙挺使用中要避免以邻牙作支点，不得使用暴力，防止滑脱伤及邻近组织，操作中应注意保护。术者左手同时扶触患牙和邻牙，即可感知患牙的松动进展，也可发现邻牙是否受到影响，并可为右手做辅助支点，限制牙挺的活动范围。

（三）刮匙 Curette

刮匙有直、弯两种，常用的是弯刮匙。

刮匙的首要作用是探查。牙拔除后，一部分牙周膜保留在牙槽窝的骨壁上，这对拔牙创的愈合是有利的，不应盲目将其刮除或进一步破坏。

持握刮匙应为持笔式，轻握，不要急于搔刮拔牙创而应以敏锐的手感进行探查，如确认有残余的肉芽组织、根尖肉芽肿或根端囊肿再用力刮净（图4-9）。对遗留的残片不要用力搔刮，只需清理出即可。

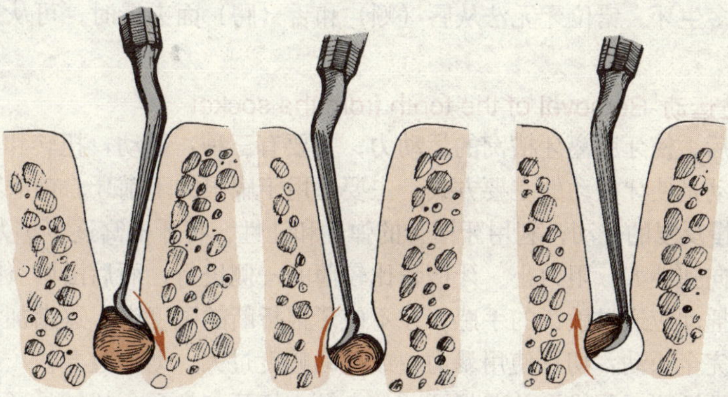

图4-9 刮匙刮除根端囊肿的方法

有急性炎症如根尖炎时，一般不使用刮匙；有脓时，亦不宜使用。乳牙拔除后不要搔刮牙槽窝，以免伤及恒牙胚。

上颌磨牙根尖上方因生理（低位上颌窦）或病理因素（根端囊肿），可能出现牙槽窝与上颌窦底之间的骨质间隔菲薄或缺如，探查和搔刮要仔细，不使用过大向上的力，避免造成上颌窦穿孔。如病变范围不大，可不必追求彻底刮净；病变范围较大应拍X线片后，决定进一步处理方案。

（四）牙龈分离器

作为专用的分离牙龈器械，建议口腔医生应选为拔牙必备器械。它的设计曲度更适于贴近牙体组织外形，更彻底地分离牙周组织的附着，而不会造成牙龈被撕裂或片切等过大损伤。

五、拔牙基本步骤 Basic procedures for extraction

牙根、牙周组织及牙槽骨牢固地联系在一起。牙拔除术就是通过外科手术操作将它们之间的联系完全分离，扩大牙槽窝后将病牙取出的过程。

在完成术前各项准备工作后，根据所拔患牙的位置和难易程度，选择适宜的麻醉方法进行麻醉；麻醉起效前，要严密观察患者的反应，不可离去；经检查，确认麻醉起效，认真核对应拔患牙的牙位后，按以下步骤进行：

（一）分离牙龈 Separation of ginginal attachment from tooth

分离牙龈的目的是安放牙钳时，为钳喙插入龈沟下提供空间，防止夹伤牙龈；避免拔牙动作连带造成牙龈撕裂。

持笔式握牙龈分离器，自牙的近中或远中，紧贴牙面插入龈沟，直达牙槽嵴顶（器械与骨接触），沿龈沟分离至牙的另一侧。先完成唇（颊）和舌侧，再分离邻面。

（二）挺松患牙 Luxation of the tooth with a dental elevator

对于牢固的或死髓牙，或牙冠有大充填体，或冠部破坏大的牙，可先用牙挺将牙挺松至一定程度后，改用牙钳。

（三）安放牙钳 Adaptation of the forceps to the tooth

合理地选择适用的牙钳，张开钳喙，沿牙面插入已被完全分离的牙龈间隙内，推进至牙颈部外形高点以下，尽量向根方推入，保持钳喙与牙长轴平行一致，夹紧患牙。必须再次核对牙位。

对于某些多生牙、错位牙无法从唇（颊）和舌（腭）面夹持时，可从近、远中方向安放牙钳。

（四）脱位运动 Removal of the tooth from the socket

牙钳夹紧后，使牙脱离牙槽窝的运动力，主要有三种：摇动，扭转和牵引。

摇动：摇动是使牙松动的主要方式。主要适用于扁根的下前牙、前磨牙和多根的磨牙。目的是通过缓慢反复的摇动，利用牙槽骨的弹性和让性，将牙槽窝逐步扩大，并撕断牙周膜。摇动次序是先向弹性大、阻力小、牙槽骨比较薄的一侧进行，而后沿唇（颊）－舌（腭）方向另一侧摇动；摇动应通过敏锐的手感，在不使牙根折断的限度内，逐渐加大运动的幅度，直至感到牙根已完全松动；切忌使用暴力，或摇动幅度过大、动作过急。

扭转：主要适用于圆锥形的单根牙，如上颌中切牙和尖牙。扭转是通过沿牙根纵轴方向做反复的旋转，而达到撕断牙周膜、扩大牙槽窝的目的。扭转角度应逐步加大；多根牙、扁根牙、弯根牙不能进行扭转，否则将出现断根。

牵引：牵引是使患牙自牙槽窝中脱出必需的、直接的力量，一般是脱位运动的最后步骤。适用于任何类型的牙。牵引运动应在牙有一定的松动度后开始，并应继续与摇动或扭动结合进行；牵引方向与牙根形态和牙槽骨阻力有关，最终脱位方向沿阻力最小路线进行，应“顺势力导”完成。直根牙可作直线牵引，弯根牙沿与根相近的弧线进行，多根牙向各根阻力合力最小的方向牵引。在牙最终松动之前，切忌使用暴力牵拉，以免发生断根和对殆牙损伤。

以上三种基本动作，在拔牙过程中不应割裂进行，而需根据拔牙的进程有机的组合，在有控制力的支配下，顺利完成手术。

（五）拔牙后的检查及拔牙创处理 Examination and managament for socket

牙拔出后，首先检查牙根是否完整、数目是否符合该牙的解剖规律，如发现有残缺，视情况而进一步处理；检查牙龈有无撕裂，明显撕裂者应予缝合，避免术后出血；用刮匙探查拔牙窝(socket)，去除异物（牙石、牙片、骨片）、炎性肉芽组织、根端小囊肿等；检查牙槽骨有无折断，折断骨片大部有骨膜附着的予以复位，基本游离者取出；过高牙槽中隔、骨嵴或牙槽骨壁，可引起疼痛、妨碍伤口愈合，并可能影响义齿修复，应加以修整；将被扩大的牙槽窝用手指垫以纱卷，自唇颊侧和舌侧用力压迫，使之复位；连续拔除多个牙时，牙龈可能游离外翻应拉拢缝合。

经上述处理后，在拔牙创表面，用消毒的纱布棉卷横架于两侧牙槽嵴，嘱患者咬紧，30分钟后弃除。有出血倾向者，经检查无活动性出血后方准离院。

（六）拔牙后注意事项 Postopertive instraction

拔牙后24小时内不可刷牙或漱口；拔牙当日应进软食，食物不宜过热；避免患侧咀嚼；勿用舌舔伤口，更不可反复吸吮。这样做的目的是保护对拔牙创愈合至关重要的血凝块，以保证伤口愈合、防止术后出血。

六、各类牙的拔出法特点 Specific techniques for removal of each tooth

在拔除不同部位的病牙时，除按照一般牙拔除术的基本方法和步骤外，还要结合各类牙的牙体解剖形态和周围牙槽骨的解剖特点灵活应用各种手法。

（一）上颌切牙 Maxillary incisor

上颌中切牙牙根较直，近圆锥形单根，唇侧牙槽骨弹性较腭侧大且壁薄。拔除时应先作扭转动作，如较牢固应配合适度的摇动，一定程度地松动后作直线牵引即可拔出（图4-10）。

上颌侧切牙牙根稍细，两侧面略扁平，根尖微弯向远中。拔除以摇动为主，扭转幅度要小于中切牙，牵引方向宜向下前并逐渐偏向远中。

（二）上颌尖牙 Maxillary canine

上颌尖牙牙根的横断面为椭圆形并略成三角形，牙根粗大是口腔中最长的，唇侧骨板较薄。拔除时先向唇侧使用摇动，结合扭转但幅度要小，最后向唇侧殆向牵引拔出。应注意该牙拔除时易发生唇侧牙槽骨骨折和牙龈撕裂。

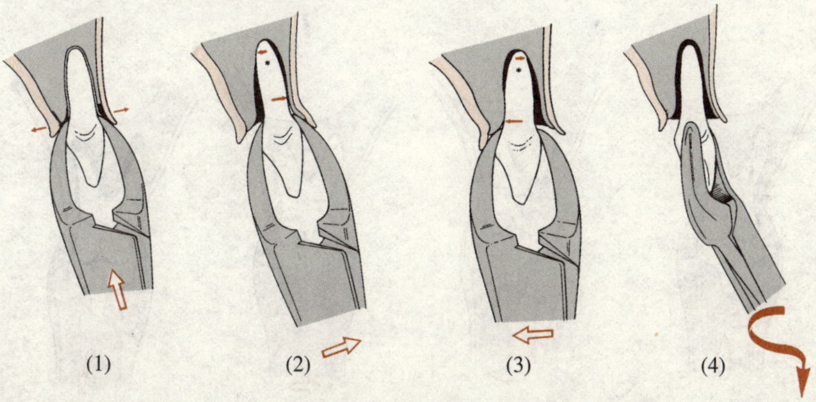

图4-10 上颌中切牙拔除手法

（三）上颌双尖牙 Maxillary premolars

上颌双尖牙是扁根，断面呈颊腭径宽的哑铃状；上颌第一双尖牙常在根尖1/3或1/2处分为颊、腭两个较细易断的根，第二双尖牙多为单根；颊侧骨壁较腭侧薄。拔除是先向颊侧小幅度摇动，感到阻力较大后，转向腭侧，逐渐增大幅度，同时向颊侧远中牵引。该牙拔除不宜使用扭转力，以免断根（图 4-11）。

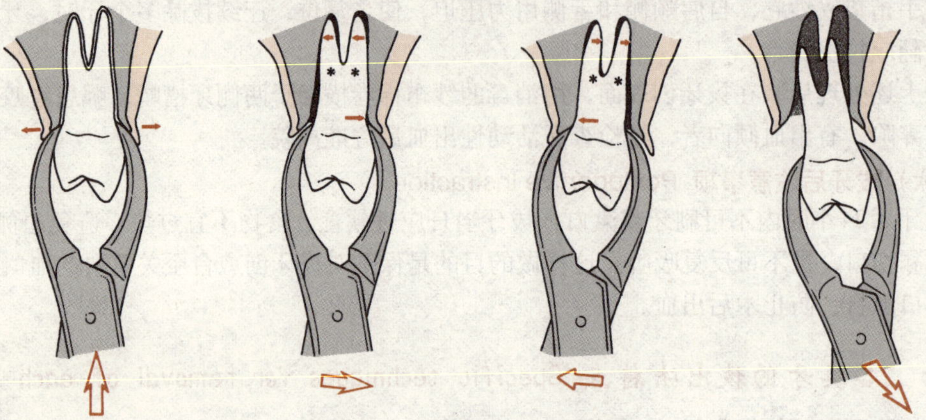

图4-11 上颌双尖牙拔除手法

（四）上颌第一、第二磨牙 Maxillary molars

上颌第一磨牙比较坚固，有三根，根分叉大，腭侧根最大，圆锥形，近中颊根多为扁平，远中颊根多为圆形较细；第二磨牙多为三根，但较第一磨牙略细，也有颊侧两个根或三根完全融合者；上颌第一、第二磨牙周围骨质坚实，颊侧稍薄，但第一磨牙的颊侧又有颧牙槽嵴的加强。拔除上颌第一、第二磨牙时，如比较牢固，可先用牙挺挺松，再用牙钳先向颊、后向腭缓慢摇动，待牙松动到一定程度，沿阻力小的方向，向下、远中、颊侧牵引拔出。切勿使用暴力(图 4-12)。

（五）上颌第三磨牙 Maxillary third molar

上颌第三磨牙牙根变异较大，但多数为单根或颊、腭两根，一般向远中弯曲，周围的骨

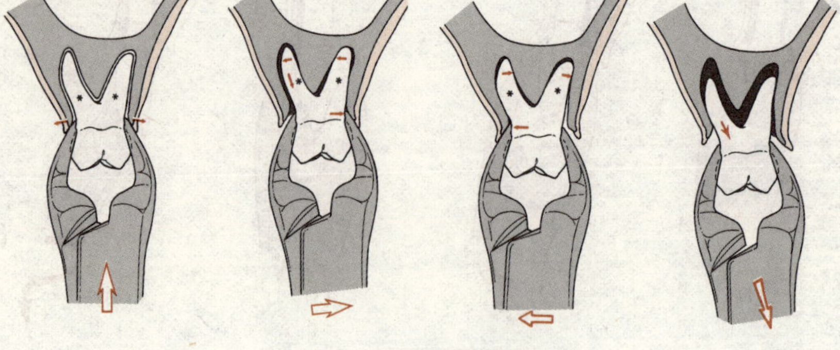

图4-12 上颌磨牙拔除手法

质疏松，远中为上颌结节，拔除相对较易。可用牙挺向后、下、外方施力，多可拔出；用牙钳在摇动的基础上，向下、远中颊侧牵引。应注意防止断根及上颌结节骨折。

（六）下颌切牙 Mandibular incisor

下颌切牙牙冠小，牙根扁平而细短，近远中径小。多为直根，唇及舌侧骨板均薄，尤以唇侧更甚。脱位运动先摇动后，向唇侧上方牵引。不宜使用扭转。牵引时应用左手拇指控制牙钳，防止碰伤对𬌗牙（图 4-13）。

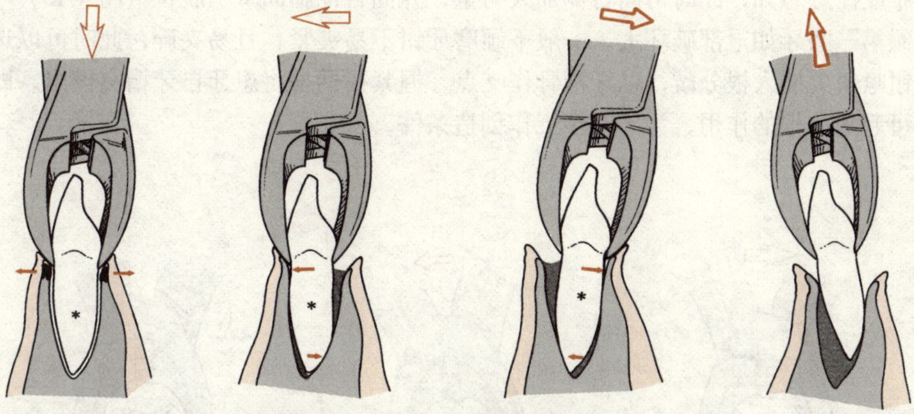

图4-13　下颌切牙拔除手法

（七）下颌尖牙 Mandibular canine

下颌尖牙为单根牙，根较长略粗，横断面近似三角形，根尖有时向远中略弯，唇侧骨板较薄。拔除时，先向唇侧，后向舌侧反复摇动，可配合小幅度的扭转，最后向上、向唇侧牵引。

（八）下颌双尖牙 Mandibular premolars

下颌第一、第二双尖牙解剖形态近似，均为锥形单根，有时根尖向远中略弯，横断面为颊舌径大的扁圆形，颊侧骨板较薄。拔牙动作主要为颊舌向摇动，辅以小幅度的扭转，最后向上、颊侧、远中方向牵引（图 4-14）。

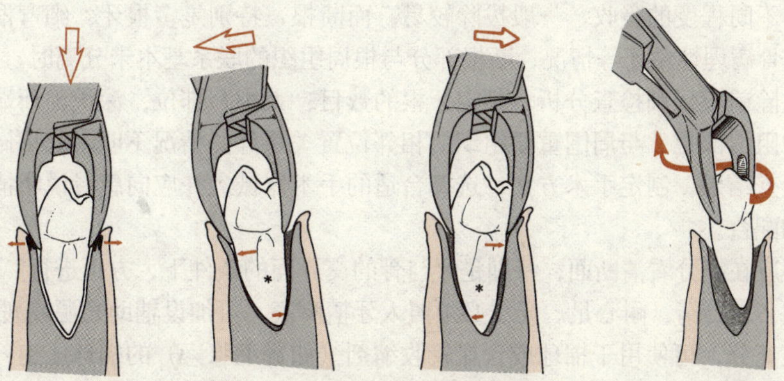

图4-14　下颌双尖牙拔除手法

（九）下颌磨牙 Mandibular molar

下颌第一磨牙多为近中及远中两根，其颊舌径大，扁平粗壮，略弯远中；有时远中可分为颊、舌二根，远中颊根边缘，与近中根相似，但稍小，远中舌根细而圆，略呈沟状弯曲，断面为圆形，术中易折断并遗留。第二磨牙多为二根，与第一磨牙相似，有时为一个融合的粗大牙根。颊、舌侧骨板坚厚，颊侧还有外斜线加强。下颌第三磨牙变异大，阻生多，将作专门论述。

拔下颌磨牙，用颊、舌向摇动力量扩大牙槽窝，松动后向颊侧上方牵引；有时舌侧骨板薄，术中应注意感知，此时可向舌侧加大力量，并向舌侧船向牵引脱位（图 4-15）。

下颌第一磨牙如冠部破坏大，一般下颌磨牙钳不易夹紧，且易夹碎，此时可以选用牛角钳。将钳喙角尖插入根分歧，以牙槽骨作支点，握紧钳柄可将患牙自牙槽窝楔出。即使不能楔出也可起到分根的作用，为下一步工作创造条件。

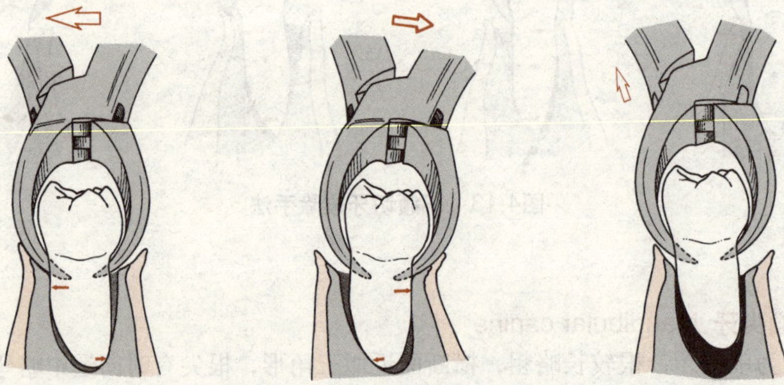

图4-15　下颌磨牙拔除手法

七、牙根拔除术 Root extraction

牙根拔除术是指将牙冠已破坏遗留于牙槽骨内的残根和牙拔除术中折断的断根取出的方法。

遗留于牙槽骨内较长时间的残根，根周多存在慢性炎症和肉芽组织，牙根、牙周膜、牙槽骨常伴有不同程度的吸收，一般拔除较易。而断根，特别是多根牙、细弯根、根端肥大、牙根与牙槽骨病理性粘连等情况，断根部分与根周组织的联系基本未分离时，拔除难度较大。

牙根拔除前应仔细检查分析，判定牙根的数目、大小、部位、深浅、断端斜面情况、拔除时可能的阻力部位、与周围重要组织的相邻位置关系等。情况不明者必须做X线检查。根据全面的检查结果，制定手术方案，选择合适的手术器械。并应向患者说明情况，以取得患者的理解和配合。

拔断根应在充分看清断面，特别是牙与骨的交界面的条件下，方可进行，切忌盲目操作。要求光源明、术野清、耐心足。光线必须照入牙槽窝底，可加设辅助光源或利用口镜的反光。术区应止血充分，可使用干棉球或含血管收缩剂（如肾上腺素）的棉球压迫，要压至牙槽窝的底部。换用手术器械时，要保留压迫的棉球，避免反复擦拭延误时间。术中应避免急躁情绪，忌用暴力，防止出现断根的进一步移位。

（一）牙根拔除术的指征 Indications for root extraction

对于残根、断根，特别是根周组织有各种病变者，原则上都应拔除。遗留牙根可能妨碍拔牙创的愈合，成为慢性病灶，造成局部感染，引起疼痛、溢脓、瘘管等症状。

如断根短小（指5mm以下），根周组织无明显病变，继续取根创伤过大，或可能引起神经损伤、上颌窦穿孔等并发症，可考虑不拔除，注意观察即可。对于全身状况不良、耐受性差、手术复杂时间长者，可考虑暂缓拔除断根。

（二）根钳取根法 Root extraction with root forceps

对高位的残根、断根可用根钳直接拔出。断面在牙颈部或更高时，可选用根钳或钳喙宽窄与之相适应的牙钳，将牙龈分离后，插钳夹牢牙根，按拔除单根牙的手法多可拔出。邻近或略低于牙槽嵴的断根，可去除少量骨质，使根钳能够夹持。

应当注意残根的表面多为龋坏的腐质，钳喙端夹持点要在坚实的牙体组织上，力量要适度，随着拔牙的进展钳喙不断向根尖方向推进，以便多夹住牙根，防止滑脱或夹碎。

只有当牙根断面低于牙槽嵴过多，无法钳夹时才配合使用牙挺或采取翻瓣去骨法。

（三）牙挺取根法 Root extraction with root elevator

牙挺是牙根拔除术重要的器械之一，根挺的结构与一般牙挺相似，工作原理也等同拔牙术。根尖挺挺刃更窄、更薄，喙端为尖锐突起，在取根尖时，更有利于楔入。根挺和根尖挺都有直、弯两种，用于不同的部位和深度。

选择挺刃的大小、宽窄要与牙根的表面曲度相适应，挺刃过宽不易插入根周间隙，还会增加创伤；挺刃过窄力量小，不能挺松较大的牙根。高位断根选择直牙挺；低位断根使用根挺；根尖1/3折断选用根尖挺。弯挺适用于后牙。

挺牙根时，支点应放在牙槽中隔、牙槽窝壁、或腭侧骨板。上下前牙的唇侧骨板较薄，不可作支点，否则会使唇侧骨板折裂，甚至造成牙龈撕裂。

使用根挺拔除断根的关键是将挺刃插入牙根与牙槽骨板之间。

如牙根断面是斜面，根挺应从斜面较高的一侧插入。插挺的最初阶段应试探性用力以找到突破口，不要受限于一点，可多点多方向试探。如插挺确有困难，可用锤轻击挺柄末端，以协助挺刃的楔入；或用小骨凿，利用骨质的可压缩性，沿根面预测的斜度方向凿出间隙，骨凿弧度也应与根面弧度相适应；对于位置深在，断根细窄的情况，可用骨凿去除一小块骨壁，形成一骨凹，以利挺的楔入及用力；有时不易找到根与骨的交界面，可用骨凿，在根断面之上，先向牙槽骨壁内凿入少许，再转向根预测的斜度方向凿出间隙。

挺插入后，主要使用楔力结合小幅的旋转撬动，在向根尖推进的同时，逐步加大旋转幅度，将牙根挺松并取出（图4-16）。

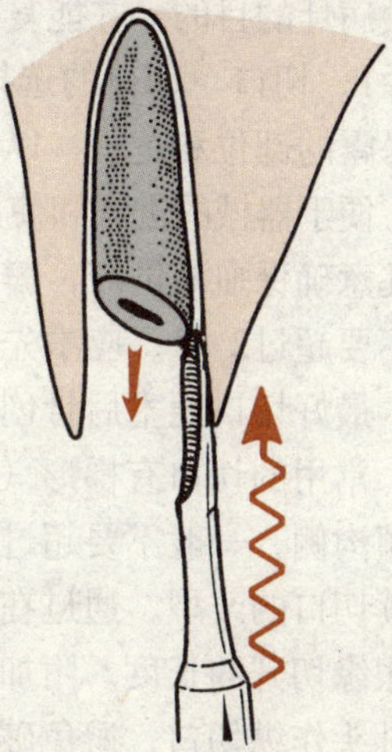

图4-16　牙挺取根

如断根为根尖，可使用根尖挺，方法与上述相同。如根管内无充填物，可试用探针或根管扩大器，插入根管内，逐渐加力摇动，使其松动后取出。在牙周膜已撕裂，根尖松动时，较易成功。

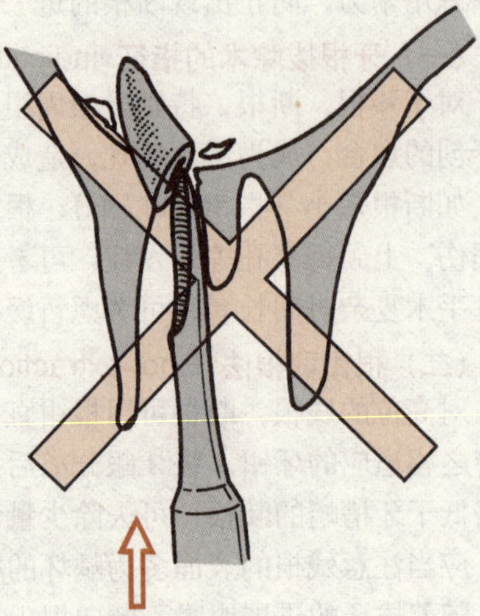

图4-17 挺、凿错误顶于根断面施力造成断根移位

牙根取出后，应仔细检查清理牙槽窝。牙龈缘常会粘连牙碎片，要注意清理。

对于多根牙，为简化手术，可以用牙挺插入根分歧，旋转撬动分开牙根后，按单根分别取出。如根分歧低、连接牙体组织厚，可用双面凿凿开或钻针磨开，完成分根。

下颌磨牙如一个牙根已拔除，另一牙根除用牙挺直接挺出外，也可用三角挺(Cryer挺)。将三角挺伸入已拔出牙根的牙槽窝，挺尖抵住牙槽中隔根部，并与牙槽中隔成垂直，以牙槽嵴作支点，向上旋转用力，将牙槽中隔连带牙根一同挺出。即使未将牙根挺出，牙槽中隔被取出后，牙根阻力减小有利于下一步挺出断根。

在取根过程中，应注意不可将挺、凿等器械顶在根断面上，向根尖方向垂直施力，以防断根移位（图4-17）。在取上颌双尖牙及上颌磨牙，尤其是上颌第一磨牙的腭侧根时，要防止将断根推入上颌窦。下颌磨牙，特别是低位的下颌第三磨牙应注意下牙槽管的位置。下颌第三磨牙的舌侧骨板薄，有时根尖骨质几乎缺如，应注意防止将根推入口底和咽旁。

（四）翻瓣去骨法 Surgical removal of root

翻瓣去骨法可用于任何用根钳和牙挺取根法无法拔出的牙根。对牙根粗大或弯曲、根端肥大、牙体组织脆而易碎、牙根与牙槽骨病理性粘连、根尖深在、断根距上颌窦等重要组织过近、或断根已发生移位的情况均可采用。但此方法对组织创伤大，且去除牙槽骨会导致牙槽嵴变窄、变低，不利于义齿的修复，故不应滥用。

翻瓣术是口腔外科的基本技术之一。除用于取根外，广泛用于阻生牙埋伏牙的拔除、牙槽嵴修整、颌骨囊肿刮治等手术中。其原理是运用外科手法，将一部分软组织，在保持自身血液供应的状况下分离掀起，以暴露下方组织，为后面的手术创造通路，达到去骨、取根、去除病灶的目的，并能复位愈合。

1．切口　切口的选择和设计是翻瓣术的关键所在。在切口设计时，首先要考虑好手术需暴露的部位和范围，以决定切口位置和长度，瓣要有足够的大小，才能有效暴露下方的术野，便于器械的进入和使用，避免牵拉张力过大造成软组织的撕裂。为保证瓣能够正常愈合，要注意确保血液供应，瓣的基底必须比游离缘宽大，有人提出其基底长度与游离长度之比一般不要超过2：1。应事先预测可能的去骨范围，切口的位置要保证瓣复位缝合后下方有骨支持，最好切口距术后骨创缘 6 ~ 8mm，否则伤口可能因塌陷、裂开而延迟愈合（图 4-18）。

常用的切口有梯形（图4-19）、角形（图4-20）和弧形（图4-21）。各种瓣的蒂都要放在龈颊沟侧。一般不要超过龈颊沟底，否则易出血，术后肿胀重。梯形切口和角形切口是龈缘连续切口的改型，通过在龈缘切口的末端作附加松弛切口，可扩大瓣翻开暴露的范围，或减小龈缘切开的长度。附加切口应位于牙面的近中或远中轴角，与龈缘约成45°角。不应在牙龈乳头作纵切口，避免破坏乳头形态；也不要切在牙面的颊侧，否则可能在颊侧附着龈形成小缺损（图 4-22）。

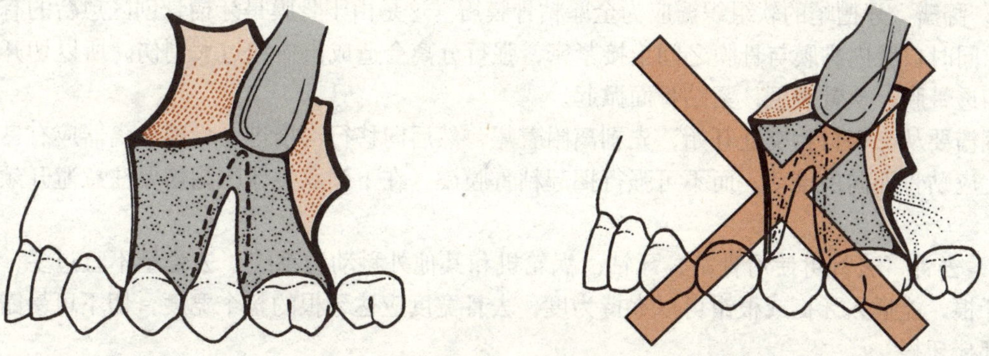

图4-18　翻瓣术

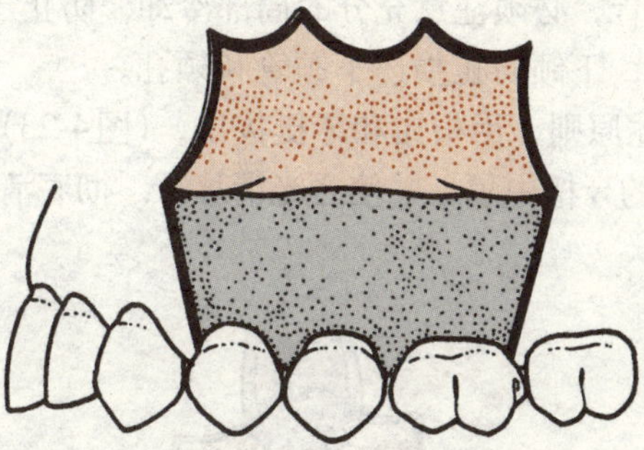

图4-19　梯形黏骨膜瓣

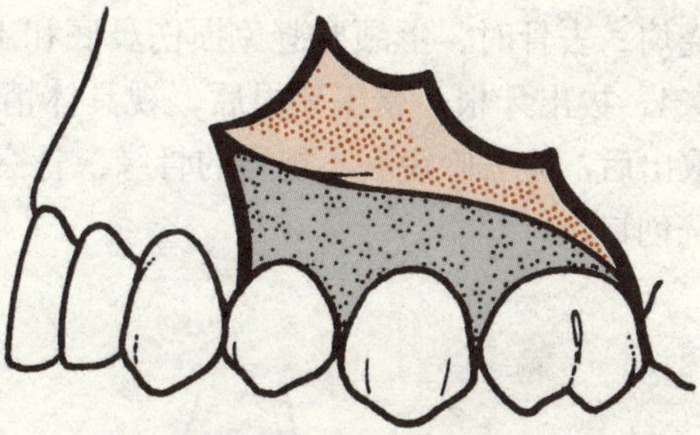

图4-20　角形黏骨膜瓣

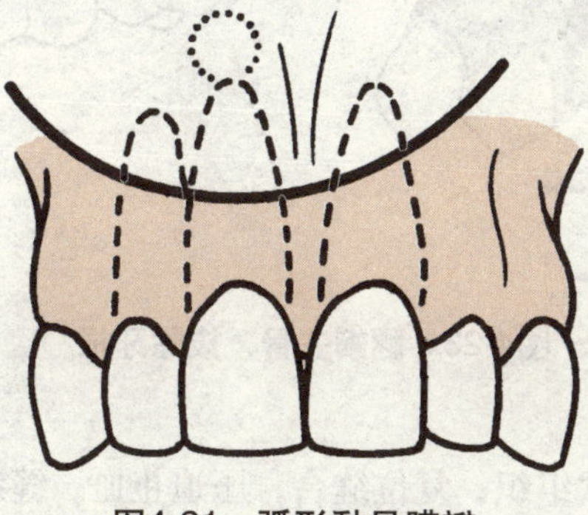

图4-21　弧形黏骨膜瓣

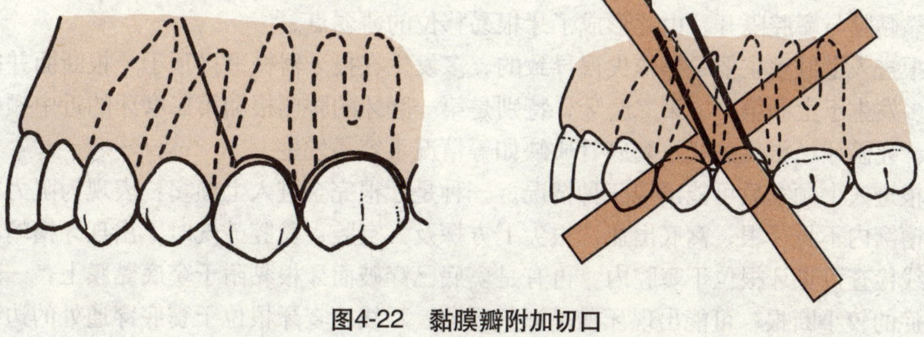

图4-22　黏膜瓣附加切口

2．翻瓣　牙槽嵴的软组织瓣应为全厚粘骨膜瓣。这是由于骨膜是牙槽骨创区愈合的有利条件；同时口腔内黏膜与骨膜之间连接紧密，强行分离会造成出血和过大创伤。所以切开时必须切透骨膜，从骨膜下，紧贴骨面掀起。

翻瓣要从二切口相交处开始，先剥离附着龈，然后向移行沟推进。骨膜分离器应有良好支点，应贴骨面向前推动，而不可强行揭起粘骨膜瓣。在下颌双尖牙区翻瓣要注意避开颏神经。

3．去骨　去骨可使用骨凿、牙钻、涡轮机和其他外科动力系统。去骨量不宜过多，以暴露牙根，能插入牙挺或根钳可以夹持为度，去骨宽度应达牙根的整个宽度，切不可暴露或伤及邻牙牙根。

骨凿去骨应有良好支点，防止滑脱。锤击时，应先告知患者。敲击方法为连续二击，第一击轻，是凿刃进入骨内，第二击稍重，反复进行至完成。敲击下颌时，助手必须用手托住下颌骨，减小对颞颌关节的刺激和损伤。使用钻去骨，必须注意充分的局部冷却，防止出现骨烧灼。去骨时，上颌要避免损伤鼻底和上颌窦壁，下颌防止损伤下颌管和颏孔。

4．拔出牙根　暴露牙根后，视具体情况按前述原则，用根钳和牙挺拔出。（图4-23）牙根取出后，应去除锐利不规则的骨缘、骨突和过高的牙槽中隔，并使之光滑移行。彻底清理、冲洗创口。

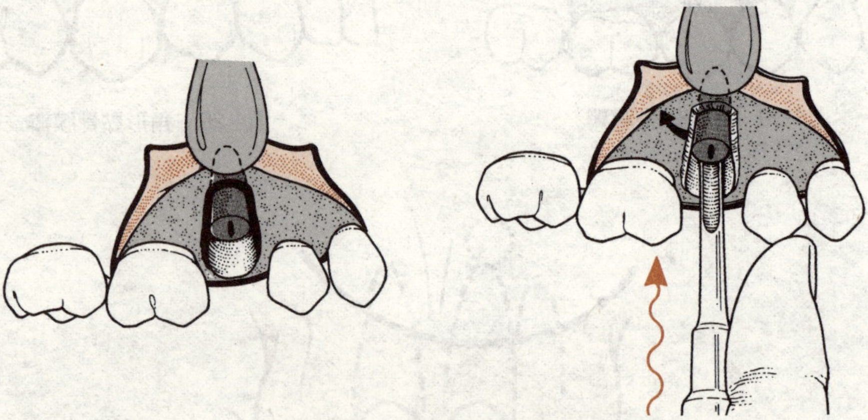

图4-23　翻瓣去骨，拔除牙根

5．缝合　根据情况修整软组织，复位缝合，压迫止血。缝线5～7天拆除。

（五）进入上颌窦的牙根取出方法 Removal of tooth root displaced into maxillary sinus

上颌窦处于上颌后牙的上方，其大小的变异很大。窦底与牙根之间的骨质，可能极薄，甚至仅靠黏膜与窦腔隔开。由此形成了牙根易移位的薄弱点。

牙根进入上颌窦主要是操作失误导致的，多发生在拔牙器械直接顶于牙根断面并向上施力时。多发生于上颌第一、第二磨牙，特别是第一磨牙的腭侧根和第二磨牙的近中颊根。在牢固牙、死髓牙、根尖病变致窦底骨质缺如等情况下容易发生。

牙根进入上颌窦后可能出现三种情况。一种是牙根完全进入上颌窦：表现为阻力突然消失，牙槽窝内不见牙根，窝底出血；根尖上方探及大空腔；鼻腔鼓气时，出现牙槽嵴漏气征象；X线检查可见牙根位于窦腔内。再有是窦底已穿破而牙根黏附于窦底黏膜上：一般是有慢性炎症的较小断根，可能出现牙槽嵴漏气现象；X线检查牙根位于窦底穿通处的边缘，未远移。还应鉴别牙根移至窦底黏膜下方，未穿破黏膜的情况：检查时可发现牙根向深方移动，但无牙槽嵴漏气征象；X线检查牙根未超越上颌窦底。

对于进入上颌窦的牙根可以使用翻瓣去骨法取出：在颊侧做一较大的梯形瓣，近中切口应考虑到作上颌窦前壁开窗的可能性，而应留有向前上延伸的余地；去除颊侧骨板，至窦底水平，如取腭根还应去除牙槽中隔；如牙根未完全进入窦腔内，此时通常可直视下发现并取出；如在窦底水平未找到牙根，可向上去除窦前壁骨板，直至找到牙根，前壁开窗要尽量小。为减小损伤可结合冲洗法：调整体位，使上牙䫙平面与地面平行；将冲洗器伸入窦腔，用无菌生理盐水向远中方向用力冲向上颌窦上壁，是水流方向从上壁向后，再向前下流动，经扩大的穿孔流入口腔；嘱患者勿乱吐或咽下，吸引器应有过滤装置；检查冲洗物及创口，牙根是否被冲出或已冲至穿孔附近，取出牙根。

取出牙根后，窦底穿孔大者按口腔上颌窦瘘处理，穿孔小可与一般拔牙后处理相同。术后应使用抗生素和滴鼻剂防止上颌窦感染。

八、拔牙创的愈合 Normal healing of extraction wounds

拔牙创愈合的研究开始于1923年Euler对狗的拔牙创进行的，此后在许多动物和灵长目动物体上又作了大量的研究，1932年Steinhardt第一次作了人体的拔牙创愈合的观察。尽管到目前，人体研究由于受到样本来源，以及诸如年龄、身体状况、拔牙创大小、血液供应等因素的影响，所得结论不够精确，但还是为临床的判断提供了合理的标准。

综合实验研究和临床观察的结果，可将拔牙创的正常愈合分为五个主要阶段。

（一）拔牙创出血和血凝块形成 Hemorrhage and clot formation

拔牙后即刻，由于根尖血管和牙周组织的撕裂，牙槽窝内出血。15分钟至30分钟后出血停止，形成血凝块封闭创口。此血块的存在有保护创口、防止感染、促进创口正常愈合的功能。如血块脱落、形成不良或无血块形成，则创口愈合缓慢，出现牙槽感染、疼痛等并发症的可能性大大增加。

（二）血块机化、肉芽组织形成 Organization of the clot by granulation tissue

拔牙后数小时，牙龈组织收缩，这也是保护血块和促进愈合的机制。约24小时后，来自牙槽骨壁的成纤维细胞向血块内生长；同时来自邻近血管的内皮细胞增殖，形成血管芽，并连成毛细血管网。大约第7天血块被肉芽组织所替代，这时牙槽嵴开始破骨性吸收。

（三）结缔组织和上皮组织替代肉芽组织 Replacement of granulation tissue by connective tissue and epithilialization of wound

拔牙后3、4天更成熟的结缔组织开始替代肉芽组织，至20天左右基本完成。术后5～8天开始形成新骨，不成熟的纤维状骨逐渐充填拔牙窝。在牙槽嵴的尖锐边缘骨吸收继续进行，当拔牙窝充满骨质时，牙槽嵴的高度将降低。

拔牙后3～4天，上皮自牙龈缘开始向血凝块表面生长，但在24～35天，乃至更长的时间内，上皮组织的生长仍未完成。

（四）原始的纤维样骨替代结缔组织 Replacement of connective tissue by course fibrillar bone

大约38天后，拔牙窝的2/3被纤维样骨质充填，3个月后才能完全形成骨组织。这时骨质的密度较低，X线检查仍可看到牙槽窝的影像。

（五）成熟的骨组织替代不成熟骨质、牙槽突功能性改建 Reconstruction of the alveolar process and replacement of the immature bone by mature bone tissue

尽管人为将拔牙窝的愈合分为五个阶段，但实际上其中许多变化是同时交织进行的。牙槽嵴的改建早在术后第 3 天就开始了。40 天后愈合区内逐渐形成多层骨小梁一致的成熟骨，并有一层密质骨覆盖这一区域。牙槽骨受到功能性压力后，骨小梁的数目和排列顺应变化而重新改造。3 ~ 6 个月后重建过程基本完成，出现正常骨结构。

以上是拔牙创正常愈合的基本过程，此过程因拔牙的情况不同和牙槽骨的不同变化很大。例如，牙槽骨因慢性炎症刺激而致密化，拔牙后出血很少，甚至无血凝块，拔牙创的愈合常由窝底及骨壁生长肉芽组织开始，愈合时间延迟。钳拔法创伤小，拔牙创的愈合基本正常；而牙挺拔牙创伤较大，愈合就会相应延迟。拔牙时多自颊侧拔出，多数牙的颊侧骨板薄，因此颊侧牙槽骨的改、重建过程（包括吸收、增生等）远较舌侧活跃，这是颊侧出现骨尖、骨隆突多的原因。

九、并发症 Complications

作为一种手术，牙拔除术可能在术中和术后发生一些并发症。解决并发症的最好途径是预防其发生。这要求手术者在术前仔细、全面地检查，对所应拔除患牙及周围组织情况了如指掌，对可能出现的问题有清醒的判断，并以此为依据制定详尽的手术方案。术中在坚持外科原则的基础上，以敏锐的观察和感觉及时发现并尽量减少可能造成并发症的情况。如已发生并发症，应及时完善处理，将病情尽量控制在易于处理的范围内。

为减少并发症的产生，术者应对自己的能力有清醒的判定，决不应做力所不及的手术。手术计划应充分考虑全身状况对手术的影响。必要的辅助检查不可因盲目迷信既往的经验而遗弃。

术前应赋予患者和家属充分的知情权，详尽地解释手术的过程、可能发生的问题。对术中出现的变化也应及时通报。对已发生的并发症应本着积极诚恳的态度告知患者。最终取得患者及家属的理解和配合。

医师也应清楚，即使进行了充分的准备、负责细心的手术，并发症仍可能发生。在做好预防的基础上，应对各种并发症的诊断和处理全面掌握。

（一）牙拔除术中的并发症 Intraoperative complications

1．晕厥　拔牙术中由于恐惧、疼痛等原因有时会发生晕厥。其发生原因、临床表现和防止原则与局部麻醉时发生者相同。手术中，特别是孔巾遮盖面部的情况下，要注意及早发现，及时处理。经适当处理恢复后，一般仍可继续手术。

2．牙根折断　牙根折断是拔牙术中常出现的并发症。造成牙根折断的原因很多，归结起来有几个方面：钳喙夹持的位置不正确，未与牙长轴平行，或夹于牙冠而未夹在牙根，使牙受到的折力较大；拔牙钳的选择不当，钳喙不能紧贴抱紧牙面，与牙体的接触面小，因压力集中将牙夹碎；牙冠破坏广泛，或有较大充填体；对于一些老年人的牙、死髓牙、根管治疗后的牙，牙体组织的脆性大，容易折断；牙根外形变异，出现弯曲、根端肥大、粗大多根、额外根、根分叉过大等情况；根周骨质因各种病理生理因素（慢性根尖炎、老年人等）致密化，造成弹性降低或牙根固连；拔牙用力过大、运动幅度超过限度、脱位方向错误、不该使用旋转力的时候使用旋转力等操作失误，是造成断根的常见原因。

掌握各类牙及周围骨质的解剖特点，准确地检查和判定其病变情况，熟练掌握正确的操作手法，不断总结临床经验，可以尽量减少技术原因造成的断根。

断根发生后，原则上均应取出。但经综合分析患者状况、断根及根周情况、创伤大小、可能的并发症等多个因素后，如对患者有利，可以不取。

3．软组织损伤

（1）牙龈损伤：牙龈损伤多为撕裂伤。主要发生于拔牙安放牙钳时，将牙龈夹入钳喙与牙之间；牙龈分离不彻底，牙与牙龈仍有连接的状况下，随牙拔出而发生牙龈撕裂；使用牙挺时动作幅度过大。牙龈撕裂是术后出血的主要原因之一，牙龈撕裂后组织内的血管破裂发生出血，而且拔牙后牙龈收缩减小创口保护血凝块的功能受到影响，导致出血不止。为避免牙龈损伤，操作中要按规范进行，安放牙钳应有插钳动作，发现牙龈与患牙仍有粘连应及时分离。已撕裂的牙龈应复位缝合。

（2）邻近软组织损伤：下颌神经阻滞麻醉的状况下，患者下唇的痛觉丧失，钳柄因此可能夹住下唇而不易发觉；骨凿、牙挺使用时，支点不牢、用力过大、保护不到位导致器械滑脱，会刺伤腭、口底等邻近组织；黏骨膜瓣设计过小，术野暴露不够，强行牵拉可致黏骨膜瓣的撕裂；使用钻，尤其是高速涡轮钻，保护隔离不力，会将软组织缠卷损伤。软组织损伤后，会引起组织的出血、肿胀、疼痛，甚至感染。操作中可靠的支点、使用有控制的力、稳妥有效的保护、避免强力的牵拉可有效地避免发生软组织的损伤。软组织撕裂伤应仔细复位缝合。牙挺致穿刺伤较深，处理时可不缝合，即使有继发感染，也可由此获得引流。

4．骨组织损伤

（1）牙槽骨骨折：牙槽骨骨折多因拔牙用力不当、牙根与牙槽骨粘连、或牙根形态异常所致。拔除上颌第三磨牙时，如挺出方向不当，向远中施力过大，易造成上颌结节骨折。拔除下颌第三磨牙劈开和挺出时，可造成舌侧骨板骨折。上颌尖牙拔除时，容易发生唇侧骨瓣骨折。牙槽骨骨折后可引起术后出血、较严重的肿胀及疼痛、牙槽嵴形态发生不利于义齿修复的改变，同时牙槽嵴骨折常伴有牙龈的撕裂。预防牙槽骨骨折的方法在于术前充分估计拔牙的困难程度，操作中勿使用突然的暴力，逐步加力扩大牙槽窝。

发现牙槽骨骨折后，如骨折片与牙根粘连，不可强行将牙拔出，应用分离器仔细分离黏骨膜后再取出，避免牙龈撕裂。如牙已拔出，骨片一半以上无骨膜附着，应取出骨片，修整锐利边缘后缝合。若骨片大部有骨膜附着，可将其附位，牙龈拉拢缝合。

（2）下颌骨骨折：作为拔牙的并发症，下颌骨骨折极罕见，且发生几乎皆在拔除下颌第三磨牙时。暴力是发生骨折的直接原因，在埋伏位置极深的阻生牙，或诸如骨质疏松症、囊肿、甲状旁腺功能亢进等病理情况下更易发生。术前仔细地分析阻生牙的位置和骨质情况，避免在凿、挺时的暴力，可防止骨折的发生。一旦发生下颌骨骨折，要及早发现，按颌骨骨折的处理原则及时处置。

5．邻牙、对𬌗牙损伤　邻牙损伤是由于所用牙钳的钳喙过宽或安放牙钳未与牙长轴一致造成，也可因牙挺使用不当，以邻牙作支点造成。选择合适的牙钳，遵循牙钳、牙挺的使用原则是避免邻牙损伤的关键。同时，术前必须认真检查邻牙，对有大充填体、全冠修复者，应向患者解释发生修复体脱落、邻牙牙体损伤的可能性。

对𬌗牙损伤易发生在拔下颌前牙。拔下颌牙最终脱位力是向上，如使用过大的垂直向上牵引力，而未加保护，牙钳在牙脱位的瞬间突然挑起击伤对𬌗牙。因此拔下颌牙时，要待牙充分松动后再牵引，并注意左手的保护位置。

6．神经损伤　拔牙时可能损伤的神经有颏神经、舌神经、鼻腭神经、颊神经和下牙槽神经。鼻腭神经和颊神经常在翻瓣手术时被切断，但它们可迅速恢复，一般不产生影响。颏神经损伤发生在下颌双尖牙区手术时，多由于切开翻瓣或器械滑脱造成；如为牵拉或碾压造成，可能在数月后恢复功能。

下牙槽神经损伤90%是拔下颌阻生智牙引起。国外报告的发生率为1.3%～5.3%，据原北京医科大学口腔医院统计为0.5%。其发生原因与下颌第三磨牙和下牙槽管解剖上邻近密切相关，也与拔牙难易、拔牙方法、拔牙技术有关。根尖距下牙槽管近、拔牙困难、创伤大、使用锤凿劈开、取深部断根，下牙槽神经损伤的发生率高。下牙槽神经损伤后，出现下唇及颏部皮肤不完全性麻木或兼有烧灼、刺痛、蚁走等异常感。为预防下牙槽神经的损伤，应术前仔细观察X线片，了解牙根与下牙槽管的关系；术中尽量减少对根尖方向的施力；深部取根要避免盲目操作，估计取出困难者可留置不取。治疗下牙槽神经损伤可使用减轻水肿、减压药物，如地塞米松、地巴唑；促进神经恢复药物，如维生素B_1、B_6、B_{12}等。亦可用理疗。下牙槽神经损伤多可在半年内恢复；但也有相当一部分不能恢复，不能恢复者的麻木区域会缩小，部分痛觉可恢复。牙髓活力电测检查可对下牙槽神经损伤恢复性的预测提供帮助，两侧牙髓活力无明显下降者，多在半年至1年内痊愈。

舌神经损伤的发生率报告为1%～3%，原北京医科大学口腔医院报告为0.1%。舌神经损伤易发生于舌侧骨板折断，或器械滑脱的情况下。有人认为舌神经损伤后的恢复较下牙槽神经慢，故应力求避免。如舌侧骨板折断，分离取出骨片时应仔细；操作注意保护。

7．颞颌关节损伤　颞颌关节可能因开口过大、时间过长，而发生脱位，尤其是既往有颞颌关节脱位史的患者。拔下颌牙的摇动、锤凿，会引起颞颌关节的不适、疼痛甚至开口受限，有颞颌关节疾病者更为明显。因此，术中固定托住下颌十分重要。

8．断根移位　断根移位通常是由于取根过程盲目操作，器械顶在断根的断面上，并向根尖方向施力造成的。易发生断根移位的部位多有解剖上的薄弱点。移位后的断根成为组织内的异物，原则上均应取出。预防断根移位应注意直视操作，凿、挺刃应插入牙周间隙，避免暴力，注意保护。

上颌磨牙区的上方有上颌窦，如上颌窦底位置低或根尖病变破坏了窦底骨质即易发生断根移入上颌窦。进入上颌窦的牙根可按前述方法取出。也有报告牙根进入无炎症的上颌窦未取，没有发生不良反应。

下牙槽骨舌侧骨板愈向后愈薄弱，故下颌磨牙的断根甚至整个牙（多为阻生之第三磨牙）会因操作不当被推向舌侧，进入下颌骨舌侧骨膜下，或穿破骨膜进入舌下间隙、下颌下间隙乃至咽旁间隙。断根如在黏膜下，一般可触及，用左手手指向上向颊侧推挤，有时可使之退入牙槽窝；也可去除部分舌侧骨板后，左手手指固定牙根，用止血钳或刮匙将其取出。如牙根远离牙槽窝，先要拍X线片定位，然后根据牙根所在的位置选择牙槽窝入路、舌侧翻瓣入路、直接黏膜切开入路等方法取出。术中动作要稳准，避免将牙根进一步推向深部。发现牙根后，要夹持牢固后再牵引取出，避免因半途滑脱而再次探找。

拔除上颌阻生前牙时，偶可发生牙或根进入鼻腔。将其取出的手术不难。但要注意防止口鼻腔瘘。

9．口腔上颌窦交通（oroantral communications）　口腔上颌窦交通多发生于上颌磨牙取根致牙根移入上颌窦，窦底穿孔；也可因磨牙根尖病变致窦底骨质缺如，搔刮病变时穿破窦底，这种穿孔一般较小。口腔上颌窦交通可引起上颌窦感染，或以后形成口腔上颌窦瘘。术中可用鼻腔鼓气法检查是否有口腔上颌窦交通。

已有交通时，处理方法决定于交通口的大小。如小的穿孔（2mm左右），可按拔牙后常规处理，使牙槽窝内形成以高质量的血凝块，待其自然愈合。术后特别注意保护血凝块，除常规注意事项外，嘱患者切忌鼻腔鼓气、吸食饮料、吸烟，避免强力喷嚏，并预防感染。

中等大小穿孔（2～6mm）也可按上述方法处理，如将两侧牙龈拉拢缝合，进一步固定保护血凝块，更有利于自然愈合。滴鼻剂的使用能降低上颌窦炎的发生，避免发生口腔上颌窦瘘。

交通口大于7mm，需用邻位组织瓣关闭创口。可将颊侧牙槽嵴适当降低后，利用颊侧梯形组织瓣关闭（图4-24）。也可使用腭侧黏骨膜舌形瓣转移封闭创口（图4-25）。组织瓣封闭交通口的关键是组织缝合区有足够的新鲜创面接触，且下方有骨支持，必须做到无张力缝合。

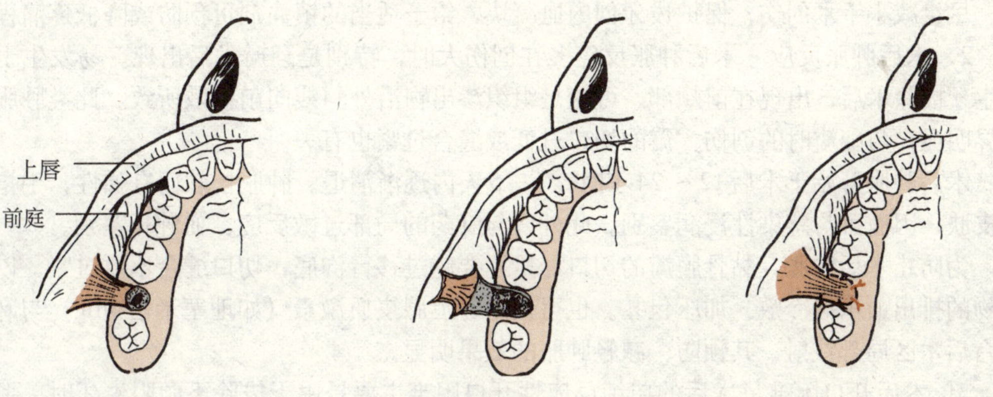

图4-24 颊侧梯形瓣关闭口腔上颌窦交通

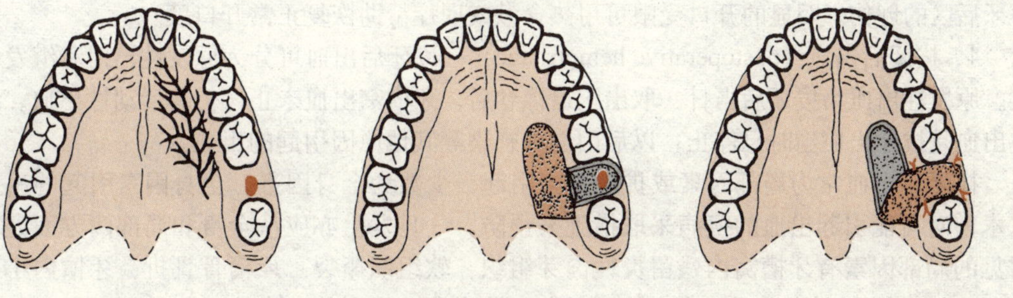

图4-25 腭侧黏骨膜瓣关闭口腔上颌窦交通

拔牙造成的口腔上颌窦交通，按上述方法处理后，通常愈合良好。在追踪复查时，近期可有小孔遗留，但多可自愈。如口腔上颌窦交通，同侧上颌窦存在明显的慢性炎症，愈合常受影响，导致口腔上颌窦瘘，需后期手术修补。

（二）拔牙后反应和并发症 Postoperative response and complications

拔牙后反应是指拔牙术对组织的创伤所引发的疼痛或肿胀，它是组织正常的应激反应。并发症是与手术直接相关的病症，不加处理可能进一步引发不良后果。而疼痛或肿胀又往往是各类并发症的首发或主要症状之一，应当认真加以鉴别。应避免将患者术后的不适不加鉴别的归为手术正常反应的倾向。

1．拔牙后反应性疼痛　牙拔除时，骨组织和软组织皆受到不同程度的损伤，创伤造成的代谢分解产物和组织应激反应产生的活化物质刺激神经末梢，引起疼痛。除创伤外，过大的拔牙创血块易分解脱落，使牙槽骨壁上的神经末梢暴露，受到外界刺激，也可引起疼痛。

一般牙拔除术后，常无疼痛或仅有轻度疼痛，通常可不使用止痛剂。创伤较大的拔牙术后，特别是下颌阻生智牙拔除后，常会出现疼痛。原北京医科大学的统计表明，拔除下颌阻生智牙后复查的540名患者，有明显疼痛反应（干槽症除外）者占441例，达81.7%，其中严重疼痛占15.4%。因此术后应常规使用镇痛剂2天。

术后反应性疼痛主要与干槽症鉴别。反应性疼痛术后当日即出现，拔牙创多正常，即使拔牙创空虚，也无腐臭，疼痛不严重，3～5天内消失。干槽症疼痛为3～5天后剧烈放射痛，拔牙创有腐臭，如不加处理，疼痛可持续达十余天。

尽量减小手术创伤，保护拔牙创内血凝块，给予适当的镇痛剂可预防或降低疼痛程度。

2．术后肿胀反应　术后肿胀反应多在创伤大时，特别是翻瓣术后出现。易发生于下颌阻生牙拔除术后，出现在前颊部，可能是组织渗出物沿外斜线向前扩散所致。此类肿胀个体差异明显；与翻瓣时的创伤、瓣的切口过低或缝合过紧也有关。

术后肿胀开始于术后12～24小时，3～5天内逐渐消退。肿胀松软而有弹性，手指可捏起皮肤，因而可与感染性浸润鉴别。此外要与麻药的局部过敏反应、血肿相鉴别。

为防止术后肿胀，黏骨膜瓣的切口尽量不要越过移行沟底；切口缝合不要过紧，以利渗出物的排出；术后冷敷、加压包扎。也可使用肾上腺皮质激素（如地塞米松5mg）与麻醉药混合后术区局部注射，其预防、减轻肿胀的效果明显。

3．术后开口困难　术后的单纯反应性开口困难主要是由于拔除下颌阻生牙时，颞肌深部肌腱下段和翼内肌前部受创伤及创伤性炎症激惹，产生反射性肌痉挛造成的。应注意与术后感染、手术致颞颌关节病发作鉴别。用去骨法拔牙时，切口及翻瓣大小应适度，尽量减轻磨牙后区的创伤。明显的开口受限可用热含漱或理疗帮助恢复正常开口度。

4．拔牙后出血（postoperative hemorrhage）　拔牙后出血可分为原发性出血和继发性出血。原发性出血为拔牙后当日，取出压迫棉卷后，牙槽窝出血未止，仍有活动性出血。继发性出血是拔牙出血当时已停止，以后因创口感染等其他原因引起的出血。

拔牙后出血常为局部因素或护理不当引起，少数为全身因素。全身因素引起的出血应在术前对可能引起出血的疾病采取措施来预防。一旦发生亦应从全身和局部两方面处理。常见的局部因素有牙槽窝内残留炎性肉芽组织、软组织撕裂、牙槽骨骨折、牙槽内小血管破裂、较大知名血管（下牙槽血管、后上牙槽血管）破裂等。血块因保护不良而脱落，也会引起出血。

对拔牙后出血复诊的患者，首先应注意患者的全身情况，了解出血情况，估计出血量，测量脉搏、血压等生命体征，出血量大或反复出血者应作血液相关检查。局部检查常见有高于牙槽嵴的松软血凝块，并可见有活动性出血。进一步检查必须在麻醉下进行，去除表面的血块，仔细查找出血部位，判定出血原因，为下一步止血处理提供依据。

有术后出血的患者因血液与大量唾液混合，常误认为出血量很多而紧张恐惧，实际出血量多在20ml以内，应先向患者解释安慰，稳定情绪以获取配合。对有全身背景的出血，在积极局部处理的同时，必须结合全身的处理，必要时可输液、输血。残余肉芽组织、软组织撕裂等原因引起出血者，可采用搔刮、缝合的方法解除。对广泛的渗血，可在拔牙窝内置入碘仿海绵、止血纱布等止血药具，水平褥式缝合两侧牙龈，结合纱卷压迫。如出血未止，可用长碘仿纱条自牙槽窝底紧密填塞，多可达到止血目的，一周后取出碘条，松散放入新碘条，保护创面，至骨面有肉芽组织生长，停止换药，待自行愈合。患者处理后，应观察30分钟以上，确认无出血后方允离开。

血液如流入邻近组织间隙中，特别是皮下，会出现淤斑，淤斑多出现于前颊部，可向下颌下区甚至颈部蔓延。出血量大时，会在流入组织间隙之低位水平形成血肿，血肿可位于前颊部，也可位于舌侧，特别是咽峡前间隙。血肿和淤斑可不作特殊处理，较大血肿应使用抗生素预防感染。理疗可促进其吸收。

5．拔牙术后感染　常规拔牙术后急性感染少见，多为牙片、骨片、牙石等异物和残余肉芽组织引起的慢性感染。

发生拔牙创慢性感染时，患者常有创口不适；检查可见伤口愈合不良，充血，有暗红色、疏松、水肿的炎性肉芽组织增生，可有脓性分泌物；X线检查常可显示牙槽窝内有高密度的残片影像。局麻下，彻底搔刮冲洗，去除异物及炎性肉芽组织，使牙槽窝重新形成血凝块而愈合。预防拔牙创慢性感染的要点是牙拔出后，应仔细检查清理拔牙创。

拔牙后急性感染主要发生在下颌阻生智牙拔除后，特别是急性炎症期拔牙选择、处理不当时。拔牙后急性感染会引起颌面部间隙感染，尤其应当注意的是咽峡前间隙感染。

咽峡前间隙位于下颌第三磨牙的舌侧下后方，是疏松的黏膜下间隙（图4-26）。咽峡前间隙感染的主要症状是开口受限和吞咽疼痛。因位置隐蔽，常被当作术后反应而误诊，使病情久拖不愈。对术后开口受限严重伴吞咽痛者，应注意检查。如发生咽峡前间隙感染，下颌角内侧有明显压痛；强行张口后，口内检查第三磨牙的舌侧下后方红肿，有明显压痛，穿刺可有脓。治疗为沿舌神经走行方向切开黏膜，分离达脓腔，引流脓液；结合使用抗生素。

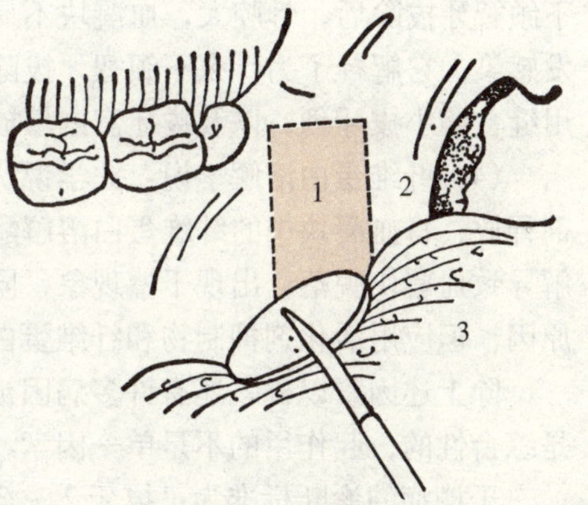

图4-26　咽峡前间隙位置

6．干槽症　干槽症(dry socket)一词为Crawford于1896年首先提出。此后因对疾病特征、病因、病理的看法不同提出了多种命名。目前应用较广泛的是干槽症及纤维溶解性牙槽炎(fibrinolytic alveolitis)。

由于采用的诊断标准不一，报告的干槽症发生率不一。国外报告，全口牙拔除后干槽症的发生率为0.9%～4.4%；下颌阻生第三磨牙干槽症的发生率为0.5%～68.4%；多数报告为25%～30%。国内无全口牙干槽症的发生率资料，下颌阻生智牙术后干槽症发生率为4%～10%。干槽症最多见于下后牙，占58%～92%，发生率依次为：下颌第三磨牙、下第一磨牙、第二磨牙，其他牙少见，前牙发病率最低。

干槽症在组织病理学上主要表现为牙槽骨壁的骨炎或轻微的局限性骨髓炎。最初为血块分解、破坏、脱落，以致骨壁暴露并发生多处小的坏死。周围的骨髓腔内有典型的轻度急性或亚急性骨髓炎，出现炎性细胞浸润和血管栓塞。主要表现为牙槽窝骨壁的感染。随之而来的是修复过程，在坏死骨组织被破骨细胞分解并脱离之后出现。愈合开始时，有成纤维细胞及毛细血管由牙槽骨壁上的小孔长入牙槽窝，形成肉芽组织，同时，白细胞亦由血管渗出，起抗感染作用；肉芽组织的形成和生长从牙槽窝底部开始，逐渐充满牙槽窝；然后有骨小梁形成，上皮生长并覆盖表面，其过程与拔牙创的愈合相似。

干槽症有剧烈疼痛的原因有不同的解释，有人认为是由于神经末梢暴露受到各种刺激引起；有人认为是激肽产生并作用于血管周围的化学感受器而引起；有人认为是神经炎造成的。

干槽症的病因有多种学说，目前均不能全面解释干槽症的发病及临床表现。

(1) 感染学说：感染学说是基于干槽症实际上表现为骨创感染，它是较早提出的病因。但迄今为止，单一的病原菌尚未发现。多数学者认为干槽症是一种混合感染，厌氧菌起重要作用。感染的作用可以是直接的；也可以是间接的，即引起血凝块的纤维蛋白溶解。基于感染学说，全身或局部使用抗菌药物可预防及治疗干槽症，针对厌氧菌的药物预防干槽症也取得了满意的效果。但也有作者的报告不支持感染学说。

(2) 创伤学说：Krogh在1937年提出创伤在干槽症病因中起重要作用。许多研究认为创伤为干槽症的主要发病因素之一。创伤引起发病的机制有不同的解释，创伤使骨组织易发生继发感染；创伤使骨壁的血管栓塞，导致牙槽窝内血凝块形成障碍；创伤产生的组胺影响伤口愈合；创伤骨组织使组织活化剂释放，导致纤维蛋白溶解。确切机制有待进一步研究。

(3) 解剖因素学说：此学说认为下颌磨牙区有较厚的密质骨，致使该部位血液供应不良；下颌智牙拔除后，骨腔大，血凝块不易附着；下颌牙拔除后，食物及唾液易进入拔牙创而引发感染。它解释了为什么下颌智牙拔除后，干槽症的发病率高于其他部位。依据这一观点采用缝合缩小拔牙创，以及拔牙窝内填放药剂占据空间的预防方法取得了较好的效果。

(4) 纤维蛋白溶解学说：此学说认为拔牙的创伤或感染，引起骨髓的炎症，使组织活化剂释放，将血凝块中的纤维蛋白溶解酶原转化为纤维蛋白溶解酶，使血凝块中的纤维蛋白溶解导致血凝块脱落，出现干槽现象，同时产生激肽，引发疼痛。它部分解释了干槽症的发生原因，但应用活化剂抑制物和纤维蛋白溶解抑制剂预防干槽症未能取得成功。

除上述因素以外，还有许多病因被提出，如全身因素、吸烟等。目前认为干槽症的病因是综合性的，起作用的不是单一因素，而是多因素的综合作用结果。

干槽症的诊断标准为：拔牙2～3日后有剧烈疼痛，并可向耳颞部、下颌区、或头顶部放散，一般镇痛药物不能止痛；拔牙窝内可空虚，或有腐败变性的血凝块，腐臭味强烈。有人提出有上述表现者为腐败型干槽症。而有部分患者有剧烈疼痛和拔牙创空虚，但没有明显腐败物存在，按干槽症处理后可以止痛，因此有人将这类情况归为非腐败型干槽症。耿温琦统计2000例下颌阻生智牙拔除术，腐败型干槽症发生率10%，非腐败型干槽症为4.1%。近来随着术后预防使用抗生素的加强，非腐败型干槽症发生比率有增高的趋势。

干槽症的治疗原则是通过彻底的清创及隔离外界对牙槽窝的刺激，以达到迅速止痛，缓解患者痛苦，促进愈合的目的。

干槽症的治疗方法很多。耿温琦、张尔旭对多种方法比较后，提出最佳方案是：通过传导阻滞麻醉，在完全无痛的情况下彻底清创。使用3%过氧化氢溶液（双氧水）棉球反复擦拭，以去除腐败坏死物质，直至牙槽窝清洁，棉球干净无臭味；不要用刮匙反复搔刮牙槽骨壁，只在有大块腐败坏死物时用刮匙。用生理盐水冲洗牙槽窝。将碘仿纱条（可加丁香油和2%丁卡因）填入拔牙创，先将纱条的一端填入牙槽窝底部，再依次叠列严密填满牙槽窝，松紧适度，最后将纱条末端塞入牙槽窝深部避免松脱，也可缝合两侧牙龈。经上述处理后，绝大多数可完全或基本止痛。如无明显疼痛，次日可不再换药。10日后去除碘条，此时牙槽窝虽空虚，但骨壁表面有一层肉芽组织覆盖，不需再放新碘条。牙槽窝待 1 ~ 2 个月后才能长满结缔组织。

干槽症引起的疼痛剧烈，迁延数日，给患者带来极大痛苦，预防其发生可减少患者病痛，提高治疗水平。预防干槽症的发生应重视减少手术创伤、保护血凝块、注意口腔卫生和术后适当休息。目前文献报告了许多预防方法，均有效果。但因对于干槽症病因的认识、诊断标准、预防条件不完全一样，很难比较判断哪种方法最优。比较好的方法有：牙槽窝内置入碘仿海绵（明胶海绵浸入 10% 碘仿液，晾干后剪成小块），使用后干槽症发生率为 0 ~ 1.2%；羟基磷灰石柱（高 7mm，直径 5mm）也可取得良好的预防效果。

7．皮下气肿　皮下气肿的发生可能由于：在拔牙过程中，反复牵拉已翻开的组织瓣，使气体进入组织中；使用高速涡轮机时，喷射的气流导致气体进入组织；术后患者反复漱口、咳嗽或吹奏乐器，使口腔内不断发生正负气压变化，使气体进入伤口，导致气肿产生。皮下气肿主要表现为局部肿胀，无压痛，可有捻发音。发生在颊部、下颌下及颏部较多。为预防其发生，应避免过大翻瓣。使用涡轮机时，应使组织瓣敞开。术后嘱患者避免做鼓气等造成口腔压力加大的动作。

复习思考题

1．心瓣膜病患者拔牙有什么危险？原因是什么？如何预防？
2．冠心病患者什么情况下不能拔牙？
3．高血压病患者拔牙应当注意什么问题？
4．糖尿病患者拔牙前血糖应控制到什么水平？
5．牙钳的结构，如何使用？
6．牙挺的结构，工作原理是什么？使用中注意哪些问题？
7．拔牙的基本步骤？
8．什么是拔牙后出血？如何预防？怎样处理？
9．干槽症的临床特点是什么？如何预防和治疗？

第二节　阻生牙拔除术
Removal of impacted teeth

摘　要

阻生牙（impacted teeth）是指由于邻牙、骨或软组织的阻碍而只能部分萌出或完全不能萌出，且以后也不能萌出的牙。阻生的主要原因是随着人类的进化，颌骨的退化与牙量的退化不一致，导致骨量相对小于牙量，颌骨缺乏足够的空间容纳全部牙。常见的阻生牙为下颌第三磨牙、上颌第三磨牙及上颌尖牙。

阻生牙的拔除因其阻生位置特殊、邻近重要解剖结构、与邻牙关系密切，而造成手术难度较大。术者应对阻生牙周围的局部解剖环境、阻生牙的形态和位置、与邻牙的关系、与周围重要组织的相邻状况在术前作出详细的检查和判断。以此为依据设计妥善全面的手术预案，并在术中根据实际情况及时调整。

阻生牙拔除术的基本设计思路是通过各种器械和手法，解除阻生牙周围的软组织阻力、邻牙阻力、冠部骨阻力及根部骨阻力，达到可使牙脱位的程度。

一、下颌阻生第三磨牙拔除术 Removal of impacted mandibular third molar

下颌第三磨牙阻生是阻生牙中最常见的。由于调查对象、调查标准不同，文献报告的下颌阻生第三磨牙的检出率差异较大。据原北京医科大学口腔医学院1982年的调查，北京地区有 1 个以上阻生智牙者为 62.8%，其中下颌智牙阻生占 86.1%，上颌智牙阻生占 13.9%。

（一）应用局部解剖 Surgical anatomy

下颌阻生智牙位于下颌体后部与下颌升支交界处。此区域颌骨骨质由厚变薄；且下颌体和下颌支的方向不同，应力向周边的传递受阻；加之牙体深入骨体内，使骨的连接更加薄弱；拔牙时，如使用暴力，有可能引起下颌角骨折。

下颌阻生智牙位于下颌升支前下缘内侧。在下颌支前下缘与智牙之间形成一骨性颊沟，下颌支前下缘向前与外斜线相延续，外斜嵴的上面常为凹槽状，此区域还有颊肌附丽。拔牙后的渗出物、出血及冠周炎的炎症产物或脓液，会沿这一路径向前下引流至第一、第二磨牙的颊侧，形成肿胀、血肿或脓肿。

下颌阻生智牙颊侧骨板较厚，并有外斜线的加强，成为骨阻力产生的重要部位，而且去骨困难。然而这也使之成为用挺时的有利支点。

下颌第三磨牙的颊侧骨皮质的纹理与下颌体平行，成层状排列，去骨时，凿骨线可能沿纹理向前延伸，导致邻牙颊侧骨板缺损。为避免这一问题的发生，水平凿骨前，应在邻牙的远中凿纵痕，中断骨纹理。用凿去骨时，可利用层状结构，顺纹理凿行，去除板层状骨片，提高去骨效率。

下颌阻生智牙舌侧骨板薄，自牙根的下方突出于下颌体的舌面（图4-27），一方面其弹让性较大，牙多向舌侧脱位；另一方面，容易导致舌侧骨板骨折，引起出血、肿胀等反应。有人提出利用这一特点，用劈开舌侧骨板的方法拔除低位阻生智牙。

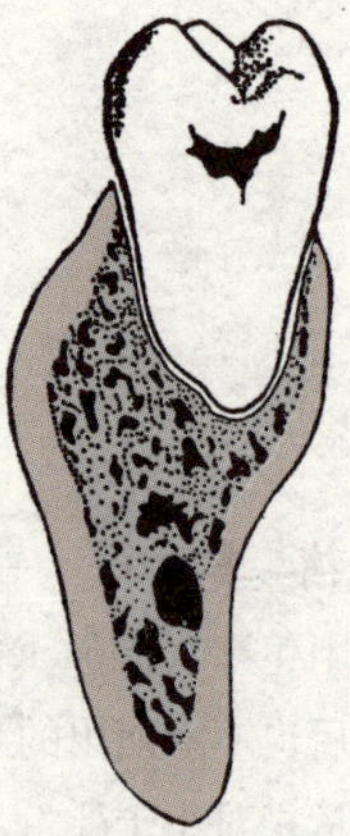

图4-27 下颌阻生智牙舌侧骨板薄，自牙根的下方突出于下颌体的舌面

舌神经在下颌第三磨牙处常位于黏膜下，有的位置较高。术中切口和累及舌侧的操作应谨慎。

下颌阻生智牙是距离下牙槽管最近的牙，牙根可在下牙槽管的上方、侧方甚至直接接触。拔牙取根时，应避免损伤下牙槽神经血管束。

下颌阻生智牙的远中是磨牙后区，磨牙后区内有一下颌血管分支经过，如远中切口延及升支前缘且较偏舌侧时，可导致术中出血多而影响术野，应予以注意。

颞肌肌腱附丽大多止于磨牙后区的后部，亦有可达智牙远中，剥离难。翼内肌的前缘距智牙牙槽窝近。拔牙和冠周感染激惹颞肌肌腱和翼内肌，是造成开口受限的主要原因（图 4-28）。

下颌阻生智牙本身的变异很大。通常牙冠颊面有 2 个发育沟，近中发育沟距根分歧近，并为牙冠的薄弱部位，常作为劈开牙冠时放置凿子的部位。舌侧发育沟位于正中，颊侧劈开失败时，可尝试由此劈开。

下颌阻生智牙以 2 根最常见，其次为合并根（包括结合根和融合根）。近中和水平阻生牙的根尖向近中弯曲较多见，成为拔牙断根的主要原因；垂直阻生时，根尖向远中弯曲多见。双侧下颌阻生智牙的牙位、牙冠、牙根、根尖形态具有一定的对称性，彼此相似者在70%以上，一侧拔牙的经验可为另一侧牙的拔除提供参考。

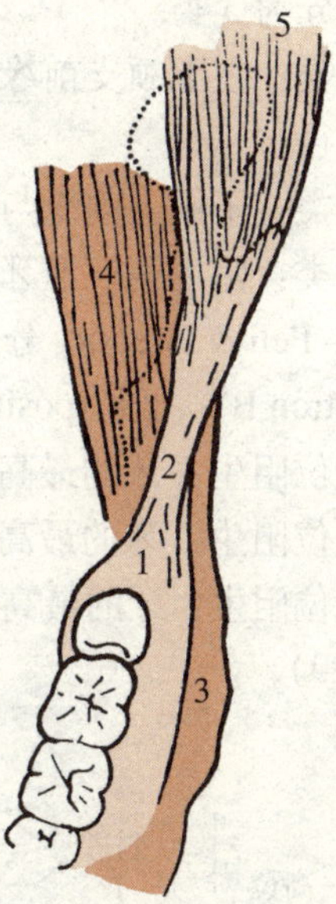

图4-28 下颌智牙远中肌肉附丽
1. 磨牙后垫 2. 颞肌肌腱 3. 咬肌
4. 翼内肌 5. 颞肌

（二）下颌阻生第三磨牙拔除适应证 Indications

对于有症状或引起病变的阻生下颌智牙均主张拔除，包括：①下颌阻生智牙反复引起冠周炎者；②下颌阻生智牙本身有龋坏，或引起第二磨牙龋坏；③引起第二磨牙与第三磨牙之间食物嵌塞；④因压迫导致第二磨牙牙根或远中骨吸收；⑤已引起牙源性囊肿或肿瘤；⑥因正畸需要，为保证正畸治疗的效果；⑦下颌阻生智牙为颞颌关节紊乱综合征可能诱因；⑧因完全骨阻生而被疑为某些原因不明的神经痛病因者，或可疑为病灶牙者，亦应拔除。

由于下颌阻生智牙可以引起局部感染、邻牙损害、颞颌关节疾病，并成为牙源性囊肿及肿瘤的潜在病源，且本身无法建立正常的咬合关系而行使功能，故有人提出对无症状的下颌阻生智牙应考虑早期预防性拔除。仅在下列情况可予保留：①已正位萌出达邻牙䶩平面，经切除远中覆盖的龈片后，可暴露远中冠面，并与对䶩牙可建立正常咬合关系者。②当第二磨牙已缺失或因病损无法保留时，如下颌阻生智牙近中倾斜角度不超过 45°，可保留做基牙，避免游离端缺失。③虽邻牙龋坏可以治疗，但因牙间骨质吸收过多，拔除阻生智牙后邻牙可能松动者，可同时姑且保留阻生智牙和第二磨牙。④完全埋伏于骨内，与邻牙牙周无相通，无压迫神经引起疼痛症状者，可暂时保留。⑤下颌第三磨牙根尖未形成，下颌其他磨牙因病损无法保留时，可将其拔出后移植于其他磨牙处。⑥第二磨牙拔除后，如下颌第三磨牙牙根未完全形成，可以自行前移替代第二磨牙，与上颌磨牙建立咬䶩，如配合正畸治疗，可建立良好的䶩关系。⑦ 8～10 岁的儿童第一恒磨牙龋坏无法保留，如第三磨牙非颊舌位（最好是前倾位），拔除第一磨牙后的间隙可能自然调整消失，配合正畸治疗，可获得良好的䶩关系。

下颌第三磨牙拔除的最好时机是在 16～18 岁时，此时牙根形成约 1/3，牙周间隙宽，周围骨质疏松，拔除较易，创伤小，并发症少，而患者耐受力、组织修复力强，易正常愈合。

下颌阻生智牙拔除的禁忌证与一般牙拔除术禁忌证相同。

（三）下颌阻生第三磨牙的临床分类 Classification

下颌阻生第三磨牙的分类是为了对其在颌骨上的生长位态作出诊断性的描述，为临床和科研工作建立比较标准，为手术方案的设计提供参考。

1．Pell & Gregory 分类(Class Ⅰ，Ⅱ，Ⅲ，1933 年） 根据牙与下颌升支及第二磨牙的

关系，分为3类。

Ⅰ类：在下颌支前缘和第二磨牙远中面之间，有足够的间隙可容纳阻生第三磨牙牙冠的近远中径。

Ⅱ类：下颌支前缘与第二磨牙远中面之间的间隙不大，不能容纳第三磨牙的近远中径。

Ⅲ类：阻生第三磨牙的全部或大部位于下颌支内。

2．Pell & Gregory 分类（1933年） 根据牙在颌骨内的深度，分为高位(position A)、中位(position B)、低位(position C）阻生。

高位阻生：牙的最高部位平行或高于牙弓𬌗平面。

中位阻生：牙的最高部位低于𬌗平面，但高于第二磨牙的牙颈部。

低位阻生：牙的最高部位低于第二磨牙的牙颈部。骨埋伏阻生（即牙全部被包埋于骨内）(图4-29)。

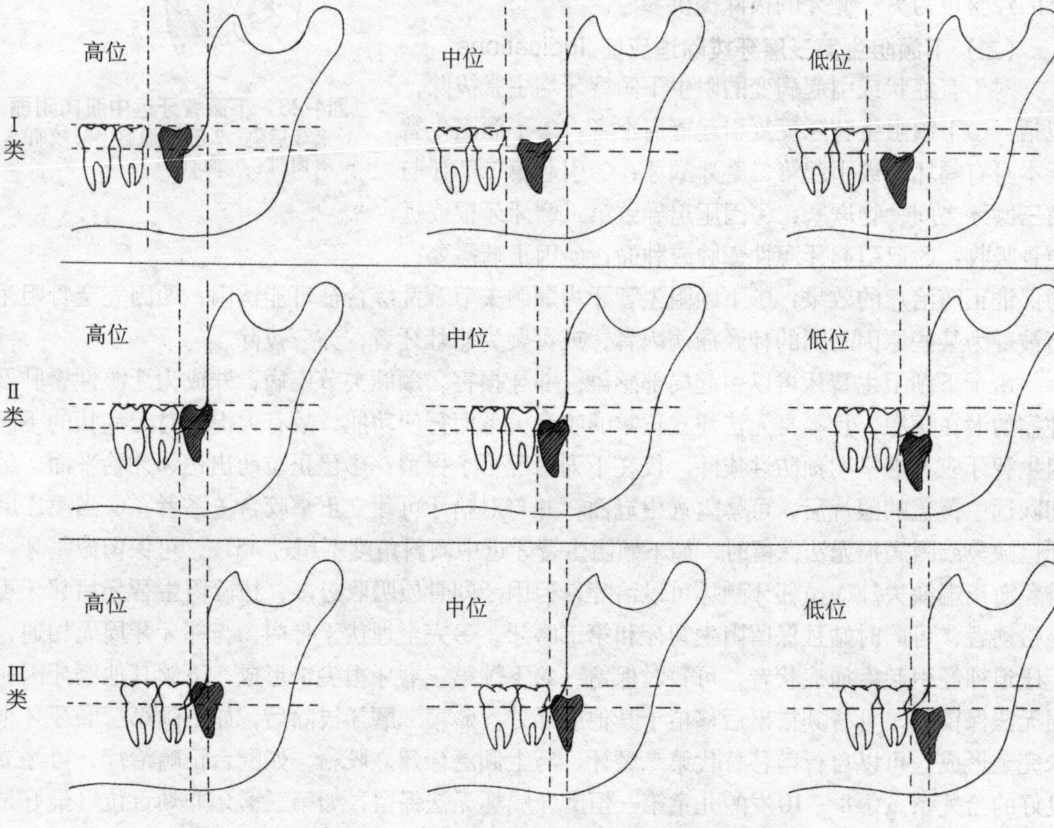

图4-29 下颌第三磨牙阻生 Pell &Gregory 分类

3．Winter 分类（1926年） 根据阻生智牙的长轴与第二磨牙长轴的关系，分成下列各类：垂直阻生（vertical impaction）、水平阻生（horizontal impaction）、近中阻生（mesioangular impaction）、远中阻生（distoangular impaction）、颊向阻生（buccoangular impaction）、舌向阻生（linguoangular impaction）、倒置阻生(inverted impaction)(图4-30)。

4．根据在牙列中的位置，分为以下各类：颊侧移位、舌侧移位、正中位。

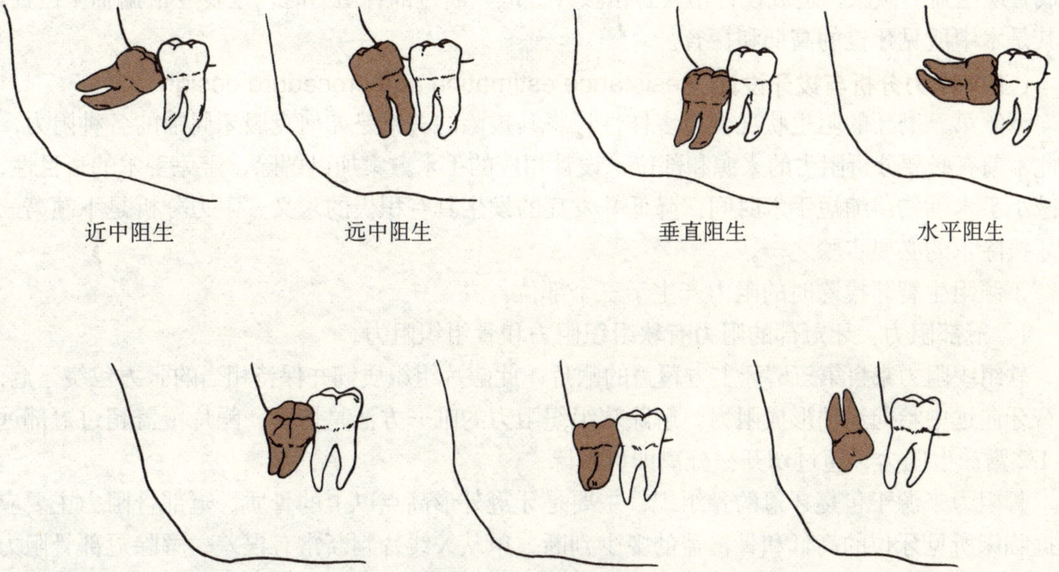

图4-30 下颌第三磨牙阻生 Winter分类

以上是常用的下颌阻生智牙的临床分类。为准确描述阻生牙的位态，应将各项分类结合，这样才能将牙的三维位置表述出来。

在阻生的下颌第三磨牙中，垂直阻生最常见（43.8%），拔除的难易有很大差距，Ⅰ类易于拔除，Ⅲ类甚难。近中阻生较多（28.5%）、水平阻生少（15.4%），但拔除难度大于近中阻生；其他阻生情况相对较少。

（四）术前检查 Preoperative examinations

同其他手术一样，阻生智牙拔除前，必须进行详细的病史询问、全面的局部和全身检查，X 线片应列为术前常规检查项目。

口腔检查时应注意：颊部皮肤有无红肿或瘘管；淋巴结是否肿大，有无压痛；下唇感觉有无异常；开口度的大小。

下颌第三磨牙的检查要掌握其在颌骨中的位置、方向与邻牙的关系；远中龈片的韧性及覆盖牙冠的大小，有无红肿、压痛或糜烂；盲袋是否有脓性分泌物；牙冠有无龋洞，破坏大小。

亦应注意第二磨牙的松动度、充填体、牙周状况，特别是远中颈部有无龋洞。术后疼痛有时是第二磨牙的牙髓炎引起的，应加以鉴别。如第二磨牙的龋洞可能或已经引起牙髓炎，应在拔牙前先行牙髓失活，以免因术后张口受限而无法开髓。

通过X线片可以更清楚的了解牙阻生情况、牙根形态、周围骨质的密度，有助于阻力的分析。X 线片可显示下牙槽管与牙根的关系和距离。读片时，要关注邻牙情况，更应注意周围是否存在其他病变，如有可疑之处，必须加拍其他投照位置以明确诊断，切不可贸然拔牙。

X线片虽能提供很多的信息，但应注意投照造成的重叠和失真。下牙槽管与牙根重叠时，易误认为根尖已突入管内，此时，应观察牙根的牙周膜和骨硬板是否连续，重叠部分的下牙槽管是否比牙根密度高、有无变窄等，以判断牙根是否已进入管内。下颌阻生智牙常位于升支前下缘内侧，在下颌体侧位片和第三磨牙根尖片上，牙冠常不同程度地与升支前缘重叠，形成骨质压盖的假象，造成设计用去骨法拔牙。故判断冠部骨阻力时，主要应根据临床检查，尤其是术中所见牙位的高低和探查。

（五）阻力分析与拔牙设计 Resistance estimation and procedure design

下颌第三磨牙的阻生状况具有多样性，将其拔除的关键是如何克服牙周围的各种阻力，因此术前有必要分析阻力的来源和部位，设计相应的手术方案加以解除，避免手术的盲目性，对减小手术创伤、缩短手术时间、降低并发症的发生具有积极的意义。阻力分析是下颌第三磨牙拔除术的必要步骤之一。

下颌阻生智牙拔除时的阻力产生于三个部位：

1．冠部阻力　牙冠部的阻力有软组织阻力和骨组织阻力。

软组织阻力来自第三磨牙上方覆盖的龈片，此龈片组织质韧并保持相当的张力包绕牙冠，对智牙向远中𬌗向运动形成阻力。解除软组织阻力的唯一方法是切开。龈片覆盖超过冠部远中 1/2 常产生阻力，通过切开、分离即可解除。

骨阻力来源于包裹牙冠的骨组织，主要是牙冠外形高点以上的骨质。冠部骨阻力主要应根据临床所见牙位的高低和骨覆盖的多少判断，单从X线片判断常有误差。解除冠部骨阻力主要采用去骨法，有时截冠或增隙也可达到减除冠部骨阻力之目的。垂直阻生时，冠部骨阻力多在远中；近中或水平阻生智牙的冠部骨阻力则多在远中和颊侧。

2．根部阻力　根部阻力是来自牙根周围的骨组织。是拔牙需克服的主要阻力。

根部阻力的大小取决于牙的阻生情况、牙根的数目和形态、根尖的形态、周围的骨质情况。牙根多、粗长、分叉大；根尖弯曲、肥大；根周骨质致密或与牙根形成粘连，都是增大根部骨阻力的因素。根部骨阻力可利用 X 线片分析。去除根部骨阻力的方法有分根、去骨、增隙。多根牙可用劈开或钻磨的方式分开后，分别取出。单纯去骨创伤较大，用摇动、骨凿楔入、细钻磨扩大根周间隙，亦可解除阻力。术中应综合利用各种方法。

3．邻牙阻力　邻牙阻力是第二磨牙在拔除智牙时产生的妨碍脱位运动的阻力。

邻牙阻力视第二磨牙与阻生智牙的接触程度和阻生的位置而定。Thoma 提出在 X 线片上，以近中阻生牙的根尖为圆心，以根尖到冠部近中牙尖为半径划弧线，如果弧线与邻牙冠部远中面相重叠，可判断会有邻牙阻力。应当指出，这种方法只能做参考，而临床观察十分重要。不能仅靠X线片显示的两牙抵触紧密情况来决定，这是因为X线片的投照角度、牙位高低、牙根长短对阻力的判断都产生影响。邻牙阻力的解除可采取分冠和去骨的方法。

拔牙设计是根据阻力分析、器械设备条件和个人操作经验，设计合适的拔牙手术方案。手术方案应包括：麻醉方法和麻醉药物的选择；设计黏骨膜瓣，此瓣应能充分暴露手术野，本身有充足的血运，缝合时，切口下方有骨支持；确定解除阻力的方法，估计去骨量和劈开部位；估计牙脱出的方向。由于阻力分析不是绝对可靠的，会出现不符合实际情况的推断，因此拔牙术前设计的方案，不应机械的执行，要根据术中出现的问题及时调整。

（六）拔牙步骤和方法 Surgical procedures and techniques

1．拔牙步骤

(1) 麻醉：通常选择下颌阻滞麻醉。为减少术中出血，保证术野的清晰，以利操作，应在智牙的颊侧近中、颊侧远中角、及远中，三点注射含血管收缩剂（肾上腺素）的药液（图 4-31）。切开前，应彻底冲洗盲袋并滴入杀菌剂。切开后还应进一步冲洗。

(2) 切开、翻瓣：高位阻生一般不需翻瓣。或以能挺出牙冠为度，仅在远中切开分离

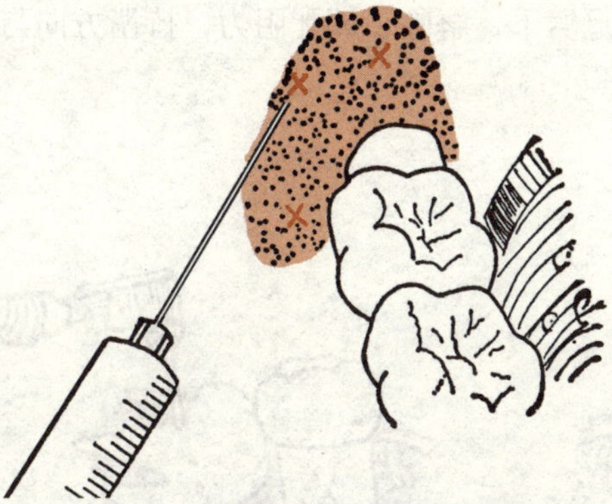

图4-31　血管收缩剂三点浸润注射

龈片。

常用的是角形切口。其近中颊侧切口自邻牙的远中或近中颊面轴角处，与龈缘约成45°角，向前下，勿超过移行沟底；远中切口从远中龈缘正中斜向外后方，勿偏舌侧。切口长度以翻瓣后能适当暴露颊侧和远中的骨面为度。切开时应直达骨面，全层切开黏骨膜。

如用涡轮机拔牙，近中切口与上述切口位置相同，远中切口宜从远中龈缘的舌侧角开始，向外后方成弧形切开。这样翻瓣后，㓗面及远中近舌侧部分暴露较多，视野清楚，可避免在操作中舌侧软组织被卷入钻针而造成撕裂伤。

翻瓣由近中切口开始，沿骨面翻起，不可将骨膜与黏膜强力分离，否则出血多、术野不清。如遇组织因反复炎症而粘连，亦应锐剥离，避免组织撕裂。颊侧瓣掀起一般不要超过外斜嵴，以免引起过重的术后肿胀。切口舌侧黏骨膜也应稍加分离，使器械可顺利插入，避免因与牙面粘连导致在牙脱位的同时软组织撕裂。

（3）去骨：翻瓣后应检查骨质覆盖牙面的状况，决定去骨量和部位。一般垂直阻生去骨要达㓗面外形高点以下；水平和近中阻生颊侧为劈开分牙，应达近中颊沟之下，远中至牙颈部以下。

去骨最好用涡轮机或其他外科动力系统，用钻针去骨速度快，震动小。使用骨凿去骨，应在第二磨牙的远中颊侧骨皮质凿一纵向切痕，形成应力中断线，防止去骨线沿骨纹理前涉（图4-32）。凿骨应利用骨纹理，按去骨量的需要，力求大块，凿次少，以减少创伤。为减小去骨量，减轻术后反应，可以结合分层去骨，用潜挖法凿除深部的骨松质。如需去除舌侧骨板，将凿置于牙远中面后，凿刃向下前方，抵舌侧骨板内侧面，与舌侧板上缘成45°角，以锤轻击。由于舌侧骨板的解剖关系，即可将舌侧板去除，解除阻力。

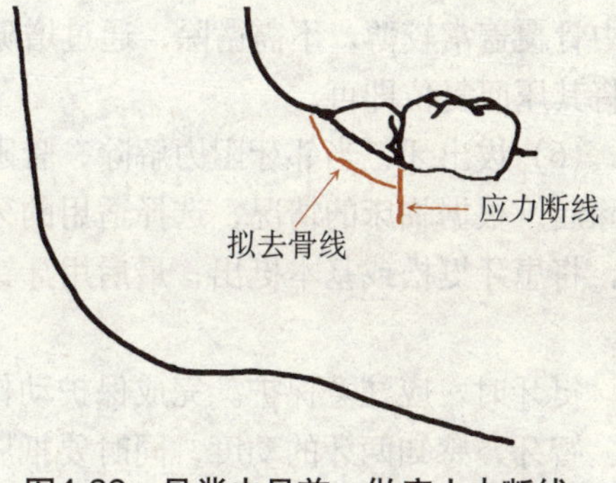

图4-32　骨凿去骨前，做应力中断线

（4）分牙：分牙的主要目的是解除邻牙阻力，减小骨阻力。分牙有劈（截）冠和分根。分牙的优点是创伤小，时间短，并发症少。缺点为用凿劈开时，如发育沟不明显或牙已松动，则不易劈开，但如使用涡轮机等动力系统就不存在这样的问题。

用锤凿法成功劈开的关键在于：牙冠发育沟清晰明显；牙冠部无龋坏；牙根分叉明显且分叉处高；牙不松动；锐利而合适的凿，应为双面凿（劈开力的方向与凿长轴一致），较薄，宽度合适；凿的放置方向正确，不滑动，锤力大小及方向适当；劈开时，牙冠应已有足够的显露，即冠部的骨阻力基本解除。

常用的劈开方法有正中劈开（纵劈）和近中劈开（斜劈）。正中劈开的劈开线与牙长轴一致，但持凿方向应比预计劈开线稍直立，正中劈开将牙一分为二，在解除邻牙阻力的同时，减小了根部骨阻力。近中劈开是将第三磨牙的近中冠劈下，解除了邻牙阻力，持凿方向与劈开线基本一致（图 4-33）。

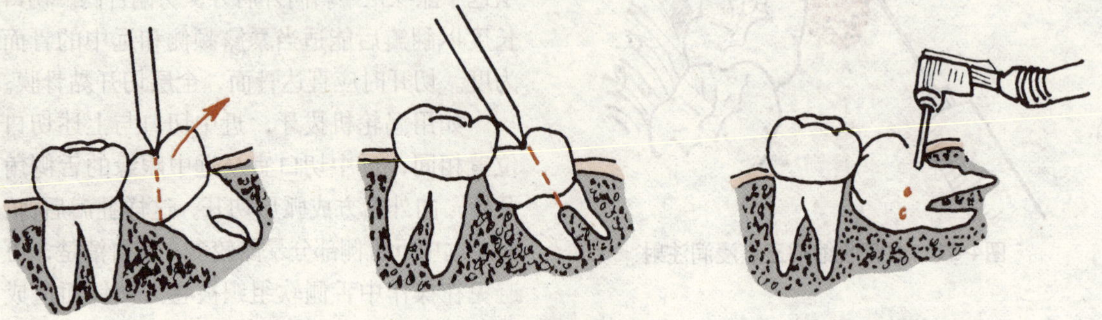

图4-33　下颌阻生智牙劈开分牙方法

是否采用劈开法分牙应在术前准确判断，如术中牙已松动，再使用劈开法常常失败，且易发生牙移位或舌侧骨板骨折。劈开方向掌握不好，常将智牙的远中冠劈去，而增大拔牙难度，此时可试用薄而窄的双面凿或矛状凿从髓室底将牙根分开，再分别取出，或用去骨法拔除，也可用钻分牙后拔除。

如用钻针分牙，多采用横断截开，并可分多块断开取出。

（5）增隙：所谓增隙是指将骨凿紧贴根面凿入，利用松质骨的可压缩性，以扩大牙周间隙，解除根周骨阻力的方法。增隙法是锤凿拔牙的重要手段。使用圆凿（峨眉凿）凿入根长的1/2或2/3即可，过深既无必要，还会增大损伤下牙槽管的危险。水平位或近中位阻生牙的远中骨覆盖常较薄，不需凿除，通过增隙法可非常容易的将该处骨质推开解除阻力，术后只需将其压回复位即可。

（6）拔出牙：当邻牙阻力解除，骨阻力在一定程度上解除后，根据临床的情况，选择适用的牙挺，插入牙周间隙，将患牙挺松或基本挺出，最后用牙钳使牙完全脱位取出。

挺牙时，应注意保护。完成保护动作的手指要接触邻牙、智牙，感知两牙的动度，同时要抵压于舌侧，控制舌侧骨板的扩开幅度，避免舌侧骨板折断及牙移位。牙拔除亦可使用牛角钳和冲出法（图4-34）。牙的最终脱位一般用牙钳完成，以减少牙挺滑脱和牙被误吸、误吞的可能。

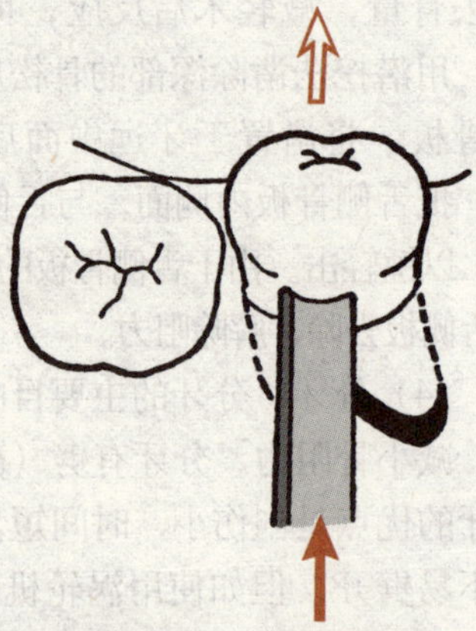

图4-34　舌向冲出法

对分牙后拔出的牙，应将牙体组织的其他部分取出，并拼对检查是否完整。如有较大缺损，应仔细检查拔牙创，取出残片。

（7）拔牙创处理：使用劈开法或去骨法拔牙，会产生碎片或碎屑，应认真清理。但不可用刮匙过度搔刮牙槽窝，以免损伤残留牙槽骨壁上的牙周膜而影响愈合。

在垂直阻生牙的远中、水平阻生或近中阻生牙冠部的下方常存在肉芽组织，X线片显示为月牙形的低密度区。如探查为脆弱松软、易出血的炎性肉芽组织，应予以刮除；如已形成较致密的纤维结缔组织，探查有韧性感则对愈合有利，不必刮除。

低位阻生牙的牙冠常有牙囊包绕，拔牙后多与牙龈相连，为防止形成残余囊肿，应将其去除。

对扩大的牙槽窝应压迫复位。锐利的骨边缘应加以修整，避免刺激黏膜而产生疼痛。大部游离的折断骨片应取出，骨膜附着多的骨片予以复位。

应避免过多的唾液进入拔牙窝与血液混合，唾液和血液混合后会形成质量不佳血凝块，影响拔牙创的愈合。封闭拔牙窝前，用生理盐水冲洗，去除各种残渣，以棉球拭干，使血液充满牙槽窝。

（8）缝合：缝合的目的是将组织复位以利愈合；防止术后出血，缩小拔牙创、避免食物进入，以保护血凝块。缝合不宜过于严密，通常第二磨牙远中、切口转折处可以不缝，这样即可达到缝合目的，又可使伤口内的出血和反应性产物得以引流，减轻术后周围软组织的肿胀，减少血肿的形成。

缝合时，先缝近中再缝远中（图4-35）。近中颊侧切口的缝合不便操作。应斜向夹针，使针与切口呈垂直交叉；先从切口近中未翻瓣侧膜龈联合稍下位置刺入，使针按其弧度贴骨面自然顺畅推进，不可强行使针穿出而造成牙龈撕裂；针前部穿出后，如继续推进困难，可用持针器夹住针前段拔出，再缝向切口远中侧；线结不要过紧，以免撕脱。一般近中颊侧切口缝合一针即可。

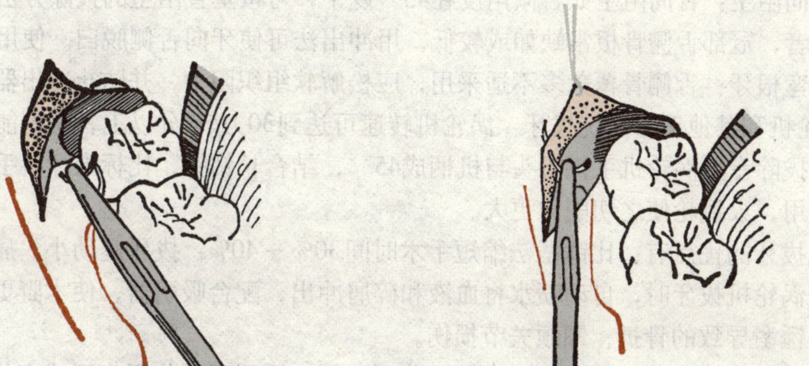

图4-35　颊侧切口缝合方法

（9）压迫止血：缝合完成后，压迫止血方法同一般牙拔除术。为预防干槽症，可放入碘仿海绵1～2小块。

复杂的阻生智牙拔除后，常伴有肿胀、疼痛、开口受限及吞咽疼痛。术后可予以冷敷，并给以消炎、止痛药物。加压包扎1～2天可减轻术后肿胀。

2．各类下颌阻生牙的拔除方法

（1）垂直位：多数垂直位阻生牙可用挺出法拔除。将牙挺置于近中，以牙槽嵴为支点，以楔力为主，挺上缘向远中转动，可使牙槽窝向远中扩大；挺下缘向远中转动，可使牙获得向上后的运动力。

软组织阻力较大时，远中切开𬌗面龈片。根部骨阻力大时，可用宽挺自颊侧楔入，向舌𬌗向施力。对于低位、骨阻力大者采用去骨、增隙、分根结合的方法，以颊侧和远中增隙为主。对高位垂直阻生，牛角钳法和冲出法也可选用。

(2) 近中阻生：高位、邻牙阻力和根阻力不大时，多可直接挺出。保护时应压紧邻牙。如牙冠下方有新月形（非炎症性骨吸收）或三角形（常为炎症性骨吸收）间隙的存在，则更有利于牙挺的插入和施力。

如邻牙阻力大，可使用近中劈开法解除之。正中劈开可在解除邻牙阻力的同时减小根部骨阻力。分牙后，如用力不当或根阻力大，会造成远中半冠折断，而增大拔牙难度，可应用牙挺向上结合向舌侧施力。如根阻力大可结合增隙和去骨法。

(3) 水平阻生：水平阻生单凭挺出法能拔除者较少，多可采用与近中阻生相近的方法拔除。

水平阻生的邻牙阻力多较大，劈冠时近中部分应尽量大些，最好用正中劈开法。应注意，有时颊侧劈开线高而凿的方向过于直立，造成舌侧劈开线低，邻牙阻力未完全解除，此时可先将牙冠向舌侧挺，待绕开邻牙外形高点后再向上挺。

中、低位水平阻生牙的阻力较大，常需结合使用劈开法和去骨法，一定要遵循“少去骨，多分牙”的原则。对不易取出的近中牙冠可使用纵劈法，将牙冠按釉柱和牙本质小管的方向，自舌侧开始分多片劈开取出。

水平阻生使用涡轮机或其他动力系统采用去骨暴露牙冠，分冠并取出牙冠，多根牙可考虑分根，去除根周少量骨质，挺出牙根。

(4) 舌向阻生：舌向阻生如舌倾角度在45°以下，可按垂直阻生的拔除方法拔牙。舌向倾斜角度大者，冠部舌侧骨板常缺如或较低，用冲出法可使牙向舌侧脱臼。使用冲出法应注意多根牙、弯根牙、舌侧骨覆盖多不适采用，应松解软组织阻力，并防止冲出器滑脱。

3．涡轮机和其他动力系统拔牙　涡轮机转速可达到30万转/分以上，切割能力强，震动小。阻生牙拔除专用涡轮机手机机头与机柄成45°，结合长钻针，比标准牙科手机更适合下颌后部的使用，大风轮使之切削力更大。

涡轮机拔牙的优点有：比锤凿法缩短手术时间30%～40%；拔牙震动小、痛苦小、患者更愿接受；涡轮机拔牙时，自动喷水将血液和碎屑冲出，配合吸引器，使术野更清晰；创伤小，避免了锤凿导致的骨折、颞颌关节损伤。

涡轮机拔牙主要用于切割牙冠、去骨、分开牙根。适用于低位阻生牙或高位阻生牙牙根部有骨阻力而不能用劈开法解除者。本着“少去骨，多分牙”的原则，涡轮机多用在分断牙，并应与挺凿法结合使用。

目前涡轮机使用也存在一些问题。涡轮机的冷却水传输管道消毒困难，无法达到无菌要求；冷却水为避免对机件的侵蚀，只能使用低渗的蒸馏水，对组织的副作用大，术后渗出多；喷射的冷却水自固定孔成雾状喷出，易受邻牙和软组织的阻碍而未达应冷却区，导致骨灼伤；涡轮机是高压气体推动，喷射的气流可能引发皮下气肿。

国外大多使用各型电动或气动外科动力系统，有的配有独立、可调节的冷却水传输系统。在使用上去骨较多，也采用分牙的方法，结合挺出法，较少使用锤凿法。

二、上颌阻生第三磨牙拔除术 Remoral of impacted maxillary third molar

（一）上颌阻生第三磨牙的分类 Classifications

1．根据在颌骨内的深度分类：（图4-36）①低位(Pell & Gregory Class A)：阻生牙牙冠的最低部位与第二磨牙𬌗面平行。②中位（Pell & Gregory Class B）：阻生牙牙冠的最低部位在第二磨牙𬌗面与颈部之间。③高位（Pell & Gregory Class C）：阻生牙牙冠的最低部位高于第二磨牙的颈部或与之平行。

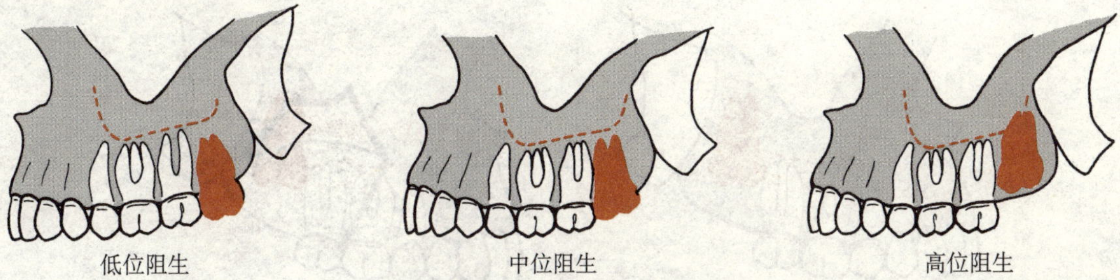

图4-36 上颌第三磨牙阻生分类 根据颌骨内深度分类

2．根据阻生牙长轴与第二磨牙长轴之间的关系分类：（图4-37）①可分为垂直阻生；②水平阻生；③近中阻生；④远中阻生；⑤倒置阻生；⑥颊向阻生；⑦舌向阻生。

3．根据阻生牙与牙弓之间的关系分类：可分为①颊侧错位；②舌侧错位；③正中错位。

4．根据阻生牙与上颌窦的关系分类：①与窦底接近：阻生牙与上颌窦之间无骨质或仅有一薄层组织。②不与窦接近：阻生牙与上颌窦之间由2mm以上的骨质。

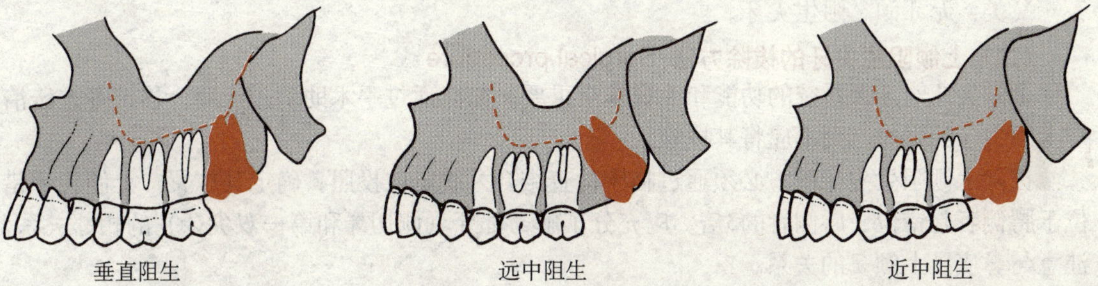

图4-37 上颌第三磨牙阻生分类 根据牙长轴关系分类

（二）拔除适应证 Indications

①牙本身龋坏；②与邻牙间食物嵌塞；③无对颌牙而过长；④部分萌出，反复诱发冠周炎；⑤咬颊或摩擦颊黏膜；⑥有囊肿形成；⑦妨碍下颌喙突运动；⑧压迫第二磨牙，产生龋坏或疼痛；⑨妨碍义齿的制作及戴入。

（三）拔除方法 Surgical procedures

上颌第三磨牙阻生垂直位占63%，远中阻生占25%，近中阻生占12%，其他位置极少；并且颊侧错位及颊向阻生，或二者均有的情况甚为常见；加之上颌结节的骨质疏松；易于挺出。

患者取半开口位，以便拉开颊部更好暴露。多选用近、远中角形切口，翻黏骨膜瓣；去除冠部骨质，主要是颊侧骨质及殆面骨质，以能插入牙挺、远中面高点暴露为度。牙挺自近中颊角插入，将牙向颊侧、远中方向挺出（图 4-38）。

拔除上颌阻生第三磨牙应注意与上颌窦的关系、与邻牙牙根的距离、牙本身牙根的变异弯曲情况。同时手术区狭窄，直视困难，操作空间小，拔牙时应耐心细致。

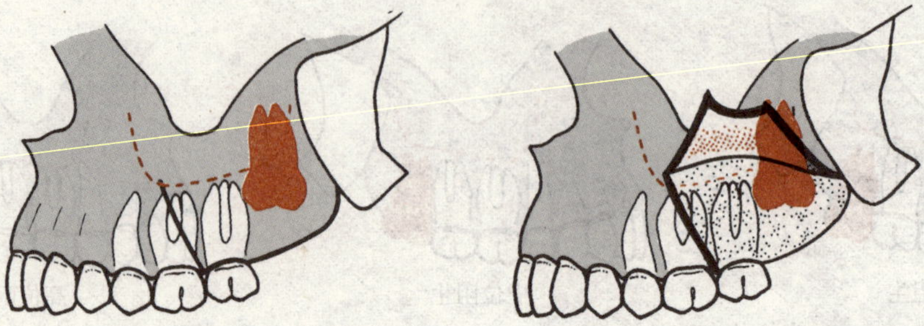

图4-38　拔除阻生上颌第三磨牙的切口设计

三、上颌阻生尖牙拔除术 Removal of impacted maxillary canine

（一）上颌阻生尖牙的分类 Classification

Ⅰ类：阻生尖牙位于腭侧，水平位；垂直位；半垂直位。

Ⅱ类：阻生尖牙位于唇侧，水平位；垂直位；半垂直位。

Ⅲ类：阻生尖牙位于腭及唇侧，如牙冠在腭侧而牙根在唇侧。

Ⅳ类：阻生尖牙位于牙槽突，多为垂直位，在侧切牙和第一双尖牙之间。

Ⅴ类：无牙颌之阻生尖牙。

（二）上颌阻生尖牙的拔除方法 Surgical procedure

上颌尖牙对牙颌系统的功能和美观非常重要，如能通过手术助萌、正畸、移植等方法治疗上颌尖牙的阻生，则不应将其拔除。

拔除上颌阻生尖牙前，必须通过临床检查结合X线定位投照，确定其位置。上颌尖牙错位于腭侧者是错位于唇侧者的3倍。应充分了解与邻牙（侧切牙和第一双尖牙）的相邻关系，注意与鼻底及上颌窦的关系。

Ⅰ类阻生尖牙拔除的切口自中切牙至第二双尖牙的远中腭侧龈缘，并沿腭中线向后延约1.5cm；双侧阻生可将双侧第二双尖牙之间腭侧的龈缘切开；如阻生位置高可距龈缘 5mm 切开。翻瓣后去骨暴露牙，如为垂直位可暴露牙冠，挺或拔出；水平位可将牙在牙颈部横断或分段截断，而后分别挺出。

Ⅱ类阻生尖牙采用唇侧梯形或弧形切口暴露，参照上述方法拔除。

对于牙冠和牙根分别位于牙弓的两侧者，手术入路应选择在牙冠所在的一侧，暴露牙冠挺松后，用牙钳试拔，如不成功，可将牙冠截除，试冲出牙根，或再由另一侧切开进入，取出牙根。

术中应注意保护邻牙，防止伤及邻牙牙根，避免与上颌窦或鼻底穿通。

复习思考题

1．下颌阻生第三磨牙如何分类？

2．下颌阻生第三磨牙拔除术中可能存在哪些阻力？如何解除？

第三节 牙再植与牙移植
Replantation and transplantation of teeth

摘 要

牙再植（replantation of teeth）作为外伤脱位牙治疗的有效手段，掌握植入时机、脱位牙的处理、良好的固定是取得满意疗效的关键。

牙移植(transplantation of teeth)为恢复缺失牙提供了简便有效的治疗方法。

一、牙再植 Replantation of teeth

牙再植是指将因各种原因导致的、完全脱位的牙，经适当的处理后，原位重新植入牙槽窝内。根据牙再植入距牙脱位的时间，分为即刻再植和延期再植。即刻牙再植是目前临床应用较多、疗效较满意的方法。

（一）牙再植愈合的方式 Healing of replantation

成功的牙再植依赖于牙周膜与牙骨质建立健康的再附着。但牙脱位后，牙根上残留的牙周膜对口腔外的干燥、温度变化、污染和手术操作非常敏感，而产生不可逆转的损伤，正常结构的再附着难以获得。Andreasen 等的研究显示：脱位时间在30分钟以内者，进行性牙根吸收发生率为10%；脱位时间在30～60分钟者，牙根吸收率在50%；脱位2小时以上者，吸收率为90%。因此，尽力缩短牙的离体时间，妥善保护残留牙周膜，对牙再植的成功至关重要。根据目前的资料，一般认为牙再植的愈合方式有三种。

1．牙周膜愈合　是指损伤的牙周膜一期愈合，形成X线片上类似正常牙周膜的外形。这是再植最理想的愈合方式，只在脱位时间极短、牙周膜保护完好时可能出现。但动物实验显示，在组织学上再植愈合的牙周膜有别于正常牙周膜的结构，是疏松的，纤维排列与牙根平行。

2．骨性愈合　牙离体时间长、牙周膜受损严重，牙植入后会引起牙根替代性吸收，即牙根面吸收，肉芽组织长入吸收区，并形成骨组织，最终导致骨性粘连。这种愈合方式临床上牙稳固，能行使咀嚼功能，也被认为是成功的愈合。

3．纤维性愈合　纤维性愈合与骨性愈合相似，但肉芽组织不能骨化，仅为纤维性粘连。这种愈合方式牙根吸收快，再植牙短时间内松动脱落，是失败的愈合。

（二）即刻再植 Immediate replantation

1．适应证

（1）因创伤脱位的牙：创伤导致牙脱位多发生在前牙区。如脱位的牙牙体组织基本完整、无断根，原牙槽窝无根尖周病变，牙周组织无明显炎症，无牙槽骨缺损和吸收，患者无严重慢性系统性疾病，均可考虑即刻再植。即刻再植术单个牙效果最佳。2个以上的牙脱位，常伴有周围软组织损伤和牙槽骨骨折，难于良好固定，影响再植效果。如创伤导致牙槽骨缺失则无法再植。

（2）位置不正的单根扭转牙，如无正畸条件，有足够牙间隙，牙体、牙周、根周组织基本正常，可采用原位扭转矫正，其愈合与再植相同。

（3）误拔的正常牙应立即再植。

（4）年龄愈小再植效果愈好，尤其是牙根发育尚未完成、根尖孔大呈喇叭口形者效果良好。

2．术前准备

（1）离体牙的处理：创伤脱位离体的牙均受到程度不同的污染，并干燥暴露了一段时间。接诊后应立即用无菌的生理盐水清洗牙体，清洗中要特别注意保护残留的牙周膜组织，以棉球轻拭去除污物，切不可搔刮根面。

清洁牙体后，将牙置入抗生素液体中浸泡5分钟，浸泡时间不宜过长，可选用0.25%氯霉素溶液或庆大霉素生理盐水，禁忌使用有蛋白凝固作用的药液。抗生素盐水短时间浸泡后，再用生理盐水冲洗备用。

对于根尖发育未完成、根尖孔呈喇叭口形者，或离体时间短（30分钟以内）可先不做牙髓处理，待一个月后再根据情况进行根管治疗，以保证尽快植入并减少对根面的损伤。对离体时间长，根尖完全形成者，为避免牙髓坏死引起牙冠变色，减少根吸收的发生，可在植入前完成根管充填，根管充填应在无菌条件下完成，操作中注意保护根面组织。

（2）扭转牙再植矫正前，应测量牙冠的近远中径与牙间隙是否一致，如有差距可适当调磨。做X线检查，了解牙根及牙周情况，特别是根尖口的大小，并可为术后对照留存资料。

（3）准备固定器材。根据需要准备结扎钢丝、牙弓夹板、釉质黏合剂、正畸用托槽和带环。

（4）患者口腔准备：去除术区内相关牙的牙石，口腔冲洗或含漱。

3．手术方法及步骤

（1）再植牙的处理：再植牙处理过程中，应操作迅速，争取最短的时间内将牙植入牙槽窝。应遵循无菌原则。一切操作要注意保护牙周膜，处理过程需用温生理盐水纱布包裹牙根，尽量减少碾搓，切勿使根面干燥。

（2）受植区的处理：创伤造成牙脱位的同时，也常导致牙龈撕裂、牙槽骨骨折，伤口污染，因此脱位牙植入前，先应彻底清理牙槽窝。处理牙槽窝可使用生理盐水冲洗，去除污物和被污染的血凝块，不得用刮匙用力搔刮骨壁。牙槽骨予以复位，缝合撕裂的牙龈，最后使牙槽窝内充满新鲜血液。

（3）植牙：将处理后的离体牙按原方位植入牙槽窝，向根方用力推入，使牙回复原有位置，如复位困难，在确认无明显骨干扰的前提下，可将牙冠垫以纱布，用锤轻轻叩击后多可复位。

扭转牙最好不要使牙脱离牙槽窝，而在牙槽窝内转动就位，确实难以就位者，可拔除后简单修整牙槽窝。

牙植入后，必须检查正中𬌗位的𬌗接触，并参照对侧同名牙的位置，以保证复位的准确。

（4）固定及调𬌗：良好的固定是保证再植成功的关键之一。根据条件可选择钢丝结扎、牙弓夹板、釉质黏合剂或带环结合托槽固定等方式。为保证固定可靠，必须有足够的、不松动、支抗牙。采用结扎法固定时，要避免结扎丝对牙施加不正确的牵拉力。釉质黏合剂应有足够的强度，亦不可过厚，不应压迫牙龈，操作熟练者应尽可能一次成型以保证黏合剂夹板表面的光滑度，减少食物残渣和菌斑堆积。

调𬌗的目的是防止过大𬌗力产生𬌗创伤。调𬌗是再植必不可少的一步。除正中𬌗外，前牙还应注意前伸𬌗。调磨牙应以再植牙为主。

固定完成即应照X线片留底，同时可以检查再植牙的复位情况。

固定时间一般为4周，有牙槽骨骨折者可适当延长。近来有研究发现固定10天再植牙的成功率最高，固定超过一周牙根吸收率随时间延长而增加，此外固定时间长还与牙槽嵴高度的丧失显著相关。所以没有必要过度延长固定时间。

4．术后处理　常规给予抗生素预防感染。注意口腔清洁，在注意不破坏固定的前提下，应鼓励患者刷牙。1个月内切勿用再植牙咬切食物。术后定期复查，固定期内宜每周一次，检查固定、咬𬌗关系、局部炎症、有无固定物引起的溃疡；拆除固定前必须先摄牙片检查。拆除固定后，应每月或隔月复查，检查松动度、牙周状况、牙冠颜色、根尖周组织情况。

5．再植牙的预后　目前认为再植牙成功的标准是：疼痛消失，没有感染，不松动，咀嚼功能正常，牙龈附着良好，X线片未见根尖异常投射影，行使功能达5年以上。

无论再植牙以何种方式愈合，临床上均可在一段时间，获得一定程度上的功能恢复。部分牙根尚未完全发育形成的再植牙，术后有可能牙髓活力恢复，牙可长期保持。牙周膜愈合的再植牙也可保留较长时间。但多数再植牙在数年后，由于根的逐渐吸收，最终松动脱落。

（三）延期再植 Delayed replantation

当受植区有严重感染，离体牙不宜立刻植入，需经一段时间治疗后，方可植入，可选择延期再植。延期再植应严格选择适应证，只限于健康的青少年单个牙脱位，邻牙稳固，牙周条件良好者。

需延期再植的牙经处理后，浸泡于抗生素生理盐水或含ATP-胱氨酸酪氨酸的林格液中，保存于－30～－40℃低温冰箱或普通冰箱中（后者保存时间不得超过5天）。再植之前，刮净牙槽窝内的纤维和肉芽组织，其他步骤与即刻再植相同。

延期再植一般不宜超过2周，且成功率较即刻再植低，非特殊情况，一般不宜采用。

二、牙移植 Transplantation of teeth

自体牙移植是指将自身的阻生牙、埋伏牙或错位牙完整拔出后，在自身口腔内易位植入。临床上应用最多的是将牙根未完全形成的下颌第三磨牙，移植到第一磨牙缺失区。

1．适应证　患者年龄最好在18岁以内，移植牙牙根形成1/2～2/3者最为理想；受植区近远中宽度应与移植牙的近远中径相当或略小，如牙稍大可少量磨改；移植牙牙周、根周无病变，可完整拔出；受植区无急性炎症，邻牙无根尖周炎和牙周炎；患者全身健康，口腔卫生良好。

2．方法和步骤

（1）术前准备：术前准备与再植术大致相同，应注意通过牙片了解移植牙的牙冠大小、牙根形态和长度、根尖发育程度、与下牙槽管及邻牙的关系，以便评估拔牙的创伤，设计受植牙槽窝。

（2）受植区准备：尽量减少创伤的前提下，拔除患牙，刮净肉芽组织，去除牙槽中隔，参照临床和牙片的检查结果，按移植牙牙根的大小、长度修整牙槽窝，使受植牙槽窝可完全容纳移植牙，且𬌗面略低于邻牙。预备牙槽窝时要注意局部的冷却，不可发生骨灼伤。预备完成，用生理盐水冲洗干净，用碘仿或盐水纱条填塞备用。

(3) 拔出移植牙：拔牙时，尽可能减小对根面的损伤，不得断根，应小心保护牙囊和根尖部的牙乳头。对于牙根完全形成的移植牙，一般主张拔出后即做根管充填。拔牙后先填塞止血。

(4) 移植：将移植牙立即植入受植牙槽窝。如需调改受植牙槽窝，必须将移植牙置入原牙槽窝或生理盐水中，离体时间不应超过20分钟。移植牙放入后，𬌗面应略低于邻牙，但不可强行压入，避免根尖受压。牙胚移植应低于牙槽嵴顶。根尖已形成的移植牙𬌗面可与邻牙一致。

(5) 固定：可用钢丝固定，也可用带环加托槽固定。固定时间一般为4周。

(6) 缝合：应将近、远中龈乳头颊舌相对拉紧缝合，并用牙周塞治剂保护。最后缝合供牙牙槽窝。

(7) 术后处理：基本同牙再植。术后2周去除牙周塞治剂。

复习思考题

1. 什么叫牙再植?
2. 什么叫牙移植?

第四节　牙槽突外科
Alveolar surgery

摘　要

修复前外科是利用外科的手段，对不适于义齿修复的口腔条件加以改造，以取得良好的稳定和固位。软组织手术主要是对系带、肌肉的附着位置加以调整，前庭沟加深，义齿承托区的黏膜整复等。硬组织准备手术主要是对骨尖、骨嵴、骨隆突进行修正，加高牙槽嵴等。修复前外科开始前，必须对口腔内的情况仔细检查，充分分析影响义齿修复的原因，在确立了修复计划后，针对不利条件制定适宜合理的手术方案。应当避免矫枉过正，尽量保存和利用原有的组织。任何牙槽突的手术均应注意对牙槽骨和角化黏膜的保存。

一、修复前外科 Preprosthetic surgery

(一) 概述 Pninciples of preprosthetic surgery

修复前外科是指为使义齿取得良好的固位和稳定，有效地行使咀嚼功能的外科技术。1853年Willard第一次提出应对总义齿修复前的口腔预备予以重视，1967年MacIntosh对修复前外科作了系统的阐述。目前作为口腔外科的一个分支学科，修复前外科技术受到口腔外科医师和修复科医师的共同关注。

牙是口颌系统的重要组成部分，各种原因导致的牙缺失对人体的咀嚼、消化、语言功能造成损害，影响容貌，可能诱发精神心理障碍，必须进行适宜的修复。在我国，据1999年的人口统计显示，65岁以上老年人口占6.9%，老年人口达到8687万人，已接近老龄化社会7%的国际惯例，因此口腔内多数牙缺失或完全缺失的患者将愈来愈多。牙缺失后，因生理和病理因素的影响，牙槽嵴乃至颌骨必将发生不同程度的吸收和萎缩。口腔各种组织的形态、质地、相对位置会发生不利于义齿修复的改变。仅靠义齿修复技巧，无法解决全部口腔条件不良造成的修复难题。修复前外科技术是在口腔外科医师和修复科医师的配合下，主动地、按照义齿修复的需要，采用外科的手段改造口腔软硬组织状况，为义齿修复创造理想条件。

义齿修复对口腔骨组织和软组织的要求应具备以下条件：骨组织有足够的软组织覆盖；无倒凹、无悬突、无锐利的嵴突或骨尖；舌、颊侧有足够的深度；上下颌牙槽嵴关系良好；无妨碍义齿就位的肌纤维、系带、瘢痕、软组织皱襞或增生。

为达到上述要求，手术可根据进行的时间不同而分为两组，即初期准备手术和二期准备手术。初期准备手术在拔牙时或拔牙后修复前进行，可分为矫正软组织缺陷和矫正骨组织缺陷两类。软组织准备手术包括系带矫正、瘢痕切除、高附着的肌矫正以及重新准备牙槽骨表面和新的软组织覆盖等手术。硬组织准备手术包括牙槽突修整术、骨隆突修整术等。此外，还有软硬组织的联合准备手术，如上颌结节修整术。二期准备手术矫正长期戴用义齿引起的牙槽骨过度萎缩、瘢痕组织形成、因牙槽骨及覆盖组织形态改变而发生的损伤等。本组手术也可分为软组织及硬组织准备手术两类，包括增生物的切除、瘢痕切除、唇颊沟的加深、牙槽嵴增高等手术。

（二）牙槽骨修整术 Alveoloplasty

牙槽骨修整术的目的是：矫正牙槽突各种妨碍义齿戴入和就位的畸形；去除牙槽突上突出的尖或嵴，防止引起局部疼痛；去除突出的骨结节或倒凹；矫正上前牙槽嵴的前突。手术应在拔牙后2～3个月，拔牙创基本愈合，牙槽嵴改建趋于稳定时进行。对拔牙时即发现有明显骨突者，亦可拔牙同时加以修正。

根据手术范围，选用局部浸润或阻滞麻醉。

孤立的小骨尖，可用钝器垫以纱布，直接锤击将其挤压平复。

小范围的修整术，做蒂在牙槽底部的弧形切口；较大范围的修整可选用梯形或“L”切口。无牙颌大范围牙槽突修整术的切口沿牙槽嵴顶做长弧形切口，在两侧磨牙区颊侧做纵行附加切口。切口顶部应位于牙槽嵴顶偏唇颊侧，既有利于暴露骨突，又可避免修剪软组织时去除过多的承托区角化黏膜。

翻瓣时，由于牙槽嵴顶多有瘢痕组织粘连，故应从唇颊侧骨板光滑处开始，尽量少暴露正常骨面，更勿越过移行沟底，以减少术后水肿。

去除骨尖、骨突、骨嵴时，可使用咬骨钳、单面骨凿、钻针。去骨量应适度，仅去除过高尖的骨质，在尽量不降低牙槽嵴高度的基础上，必须保持牙槽嵴顶的圆弧状外形。去骨后，应磨锉平整骨面，清理碎屑，将软组织瓣复位，触摸检查骨面是否平整。过多的软组织应当修剪，然后缝合伤口。术后一周拆线。

周围牙缺失较长时间的孤立牙，根周骨质在唇（颊）和舌（腭）侧多较缺失区明显突出，应在拔牙后即刻加以修正。

多个牙拔除后轻度上颌前突，可在拔牙后将牙槽中隔去除，然后将唇侧骨板凿断，向腭侧压迫，即可矫正。

（三）腭隆突修整术 Removal of palatal torus

腭隆突位于硬腭正中，表面覆有较薄的黏膜。过高、过大的腭隆突会造成义齿就位困难、翘动、压痛等问题，应予平整。术前应拍上颌正位断层片，了解腭隆突至鼻腔的距离，避免造成口腔鼻腔瘘。

手术切口自中线向两侧翻瓣。整块凿除腭隆突易穿通鼻腔，应将整块腭隆突用钻分割成多块，分次用骨凿小块去除骨质，使用单面凿，斜面与腭板平行相贴。去骨后，平整骨创面。修剪缝合黏膜瓣。可用碘仿纱布打包压迫，或使用腭托压迫，防止血肿。

（四）下颌隆突修整术 Removal of mandibular torus

下颌隆突位于下颌尖牙及双尖牙的舌侧，大小不一，可为单个或多个。

做蒂在口底侧的弧形或梯形切口；翻黏骨膜瓣，翻瓣范围尽量不向口底延伸，以减小术后肿胀；可选用宽而薄的骨凿，置于隆突的根部，沿颌骨体的方向凿去骨隆突，由于该处骨质为层叠排列，较易整块凿除。也可用钻磨一浅槽，再用骨凿去除。

（五）上颌结节肥大修整术 Maxillary bone and soft tissue tuberosity reduction

上颌结节肥大可同时伴有纤维组织肥厚，由此出现过大倒凹或下垂，将影响义齿的戴入。

对于伴有纤维组织肥厚者，可采用牙槽嵴顶入路，将嵴顶部软组织楔形切除达骨面，切口两侧组织则做黏膜下切除，去除过多的骨组织和倒凹，平整、冲洗、修剪后缝合。

如软组织无过度肥厚，可采用侧方入路。侧方入路的优点是能保存较多的牙槽嵴的角化黏膜，有利于牙槽嵴承压，还可将整个带有角化层的黏骨膜瓣滑行到颊侧，加深颊沟。切口位于颊侧，平行殆面，由后向前通过龈牙槽嵴下方切达骨面；切口两侧向下做松弛切口达牙槽嵴顶，掀起整个黏骨膜瓣；亦可在黏膜下切除部分软组织；去除骨质；从横切口上方游离，加深颊沟；将整个黏骨膜瓣滑行向上缝合，这样颊沟黏膜也覆有角化上皮；术后应立即戴上边缘已延伸的义齿，以维持颊沟的深度。

上颌结节修整通常先修整一侧，且应保持足够的牙槽嵴宽度，以不妨碍义齿戴入为准。避免双侧修整后，出现义齿固位不良。

（六）牙槽嵴重建术和唇颊沟延伸术 Reconstruction of alveolar ridge and vestibule extention

牙缺失，尤其是全牙列缺失后，由于失去了咬合力通过牙周膜传导到牙槽骨的功能刺激，骨的吸收与再生平衡失调，导致牙槽嵴萎缩。而义齿基托的直接压力作为病理性刺激，必然引起骨吸收。老年人的激素水平下降、营养和微量元素摄入不足，可能加剧骨萎缩和吸收。最终导致牙槽嵴低平而修复困难。

1．牙槽嵴萎缩的分类　牙槽嵴的萎缩和吸收为临床诊断和选择修复前外科手术适应证的需要，根据临床和 X 线表现及吸收程度，提出了各种分类。

（1）Mercier 分类：分为无萎缩、轻度、中度、重度和严重萎缩 5 类。

（2）Kent分类：分为四类：①牙槽嵴有适当的高度，但宽度不足；②牙槽嵴高度与宽度均不足，多呈刃状；③牙槽嵴完全吸收至基骨；④牙槽嵴骨吸收变薄。

（3）Cawood分类　分为六类：①自然牙列；②拔牙后阶段；③牙槽嵴圆钝，有适当的高度和宽度；④牙槽嵴呈刃状，有适度的高度，但宽度不足；⑤牙槽嵴呈扁平状，高度和宽度均不足；⑥牙槽继呈低平、凹陷状、基骨发生吸收。

（4）Lekholm 和 Zarb 分类（图 4-39）分为 5 级：A 级：大部分牙槽嵴尚存；B 级：发生中等程度的牙槽嵴吸收；C 级：发生明显的牙槽嵴吸收，仅剩基底骨（basal bone）；D 级：基底骨已开始吸收；E 级：基底骨已发生严重吸收。

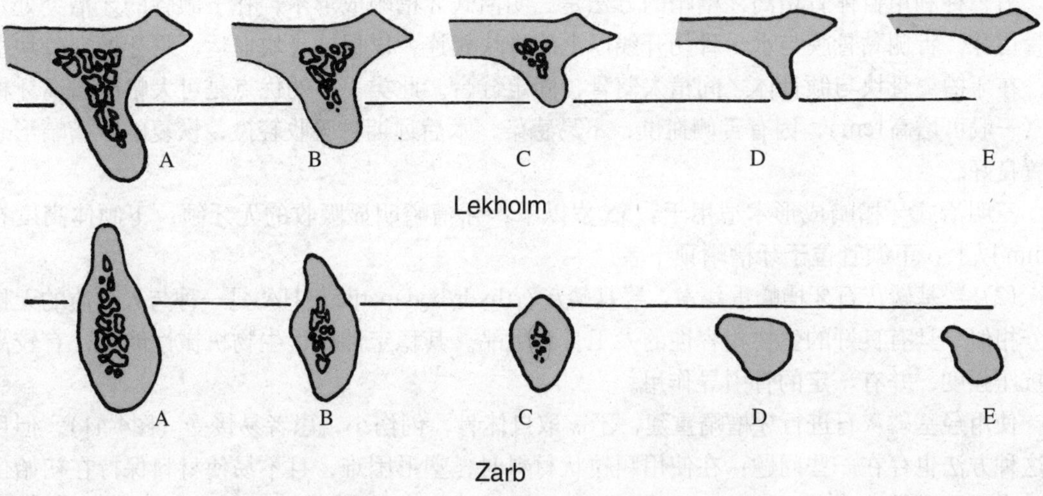

图4-39　牙槽嵴萎缩Lekholm和Zarb分类

同时根据密质骨与松质骨的含量比例及松质骨疏密程度，将颌骨质量分为4级：（图4-40）Ⅰ级：颌骨几乎完全由均质的密质骨构成；Ⅱ级：厚层的密质骨包绕骨小梁密集排列的松质骨；Ⅲ级：薄层的密质骨包绕骨小量密集排列的松质骨；Ⅳ级：薄层的密质骨包绕骨小量疏松排列的松质骨。

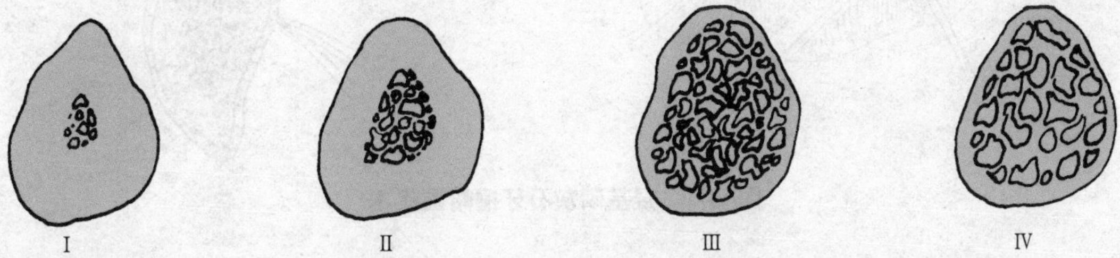

图4-40　牙槽嵴萎缩颌骨质量分类

颌骨质量分级对牙种植适应证的选择和预后有重要意义。

2．牙槽嵴重建术　严重萎缩的牙槽嵴，尤其是下颌，由于骨量严重不足，单纯唇颊沟加深术等软组织手术常不能使义齿获得足够的固位力。通过牙槽嵴重建再造，增加颌骨体的高度和宽度，在提供支持硬组织的同时，恢复颌间距离和理想面容。

（1）自体骨牙槽嵴加高术：自体骨移植是较早应用于牙槽嵴重建的方法。目前多主张采用自体髂骨移植。近来提出进行颅骨外板移植，愈合能力强，远期骨吸收少，但不易被患者所接受。

自体骨牙槽嵴加高术的适应证是：上颌牙槽嵴完全吸收，口腔前庭与腭呈水平状；下颌体高度不足10mm，尤其是因颌骨肿瘤、创伤致下颌下缘以上部分缺损者。

自体骨移植时应将骨块固定，保证有足够的软组织在无张力状况下严密缝合。应严格消毒，选择适宜的抗生素并使用足够的时间。及时进行（一般为术后4个月）唇颊沟成形及义齿修复，使植入骨表面生成骨皮质，以减小骨吸收，取得良好效果。

另一种利用自体骨增高牙槽嵴的方法是三明治式牙槽嵴成形术，在下颌骨的牙槽突处水平骨切开，舌侧黏骨膜与水平骨切开线以上的骨块相连，以保证骨块血运，将牙槽突骨块上移，在牙槽突骨块与颌骨体之间植入髂骨，固定缝合。此类手术的优点是可大幅度增高牙槽嵴（一般可增高1cm），因有舌侧血供，不易感染，术后远期骨吸收轻微，恢复的牙槽嵴形态位置良好。

三明治式牙槽嵴成形术适用于：55 岁以下；牙槽嵴明显吸收的无牙颌；下颌体高度在 13mm 以上；下颌管位于牙槽嵴顶下者。

(2) 羟基磷灰石牙槽嵴重建术：羟基磷灰石(hydroxylapatite， HA)是一种与人骨质的无机成分相似，具有良好的生物相容性的人工骨代用品。其稳定性好，生物机械性能好，有较高的抗压强度，并有一定的骨引导作用。

使用羟基磷灰石进行牙槽嵴重建，不需取自体骨，创伤小，患者易接受（图4-41）。但目前这种方法也存在一些问题：在使用颗粒状材料时，塑形困难，且不易使材料保持在初始位置；由于骨膜致密，延展性差，填塞的材料多易发生伤口裂开，因而限制了对牙槽嵴恢复的

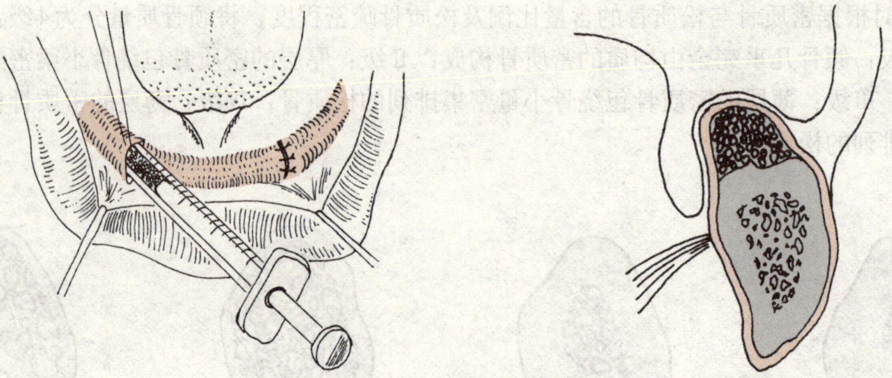

图4-41　羟基磷灰石牙槽嵴重建术

程度；虽然羟基磷灰石有一定的骨引导性，但单纯填入的羟基磷灰石较多时，常不能完全骨化，形成纤维包裹。不少作者提出解决这些问题的多种改进方法，如使用羟基磷灰石－胶原复合物、羟基磷灰石－纤维蛋白(FN)复合物、羟基磷灰石－骨形态蛋白复合物(BMP)等复合材料，提高黏附性、可塑性，或增加材料的成骨量，缩短成骨时间；也有先按照拟恢复牙槽嵴的形态，制作硅橡胶模块植入骨膜下，待形成骨膜下隧道后，取出硅橡胶，填入HA-BMP复合材料，以保证充填材料的稳定位置，较好地恢复牙槽嵴形态，并减少伤口裂开造成的手术失败。

3．唇颊沟加深术　唇颊沟加深术，或称牙槽嵴延伸术，目的是改变黏膜及肌的附丽位置，使之向牙槽突基底方向移动，加深唇颊沟，相对增加牙槽嵴的高度，让义齿基托能伸展至较大范围，加大与牙槽嵴的接触面积，从而增加义齿的稳定和固位。这种手术在存有相当量的牙槽骨时，才能实施。否则，在下颌，由于颏神经的位置、颊肌和下颌舌骨肌的位置改变，将使手术难以完成；而在上颌，前鼻棘、鼻软骨、颧牙槽嵴等移位也会影响手术结果。

唇颊沟加深术应遵循的原则是：裸露的软组织应有上皮组织覆盖，以预防术后的收缩；局部组织不足（或手术目的不能达到，或不能在无张力状态下覆盖缺损部）时，应采用远处组织移植；应预计术后的组织收缩程度，特别是使用游离移植或局部瓣时，一般应在手术时

做一定量的过矫正；断层皮片移植时，皮片越厚，收缩越小。

(1) 上颌牙槽嵴加深术：上颌牙槽嵴加深的常用方法有黏膜下前庭成形术和皮片（或黏膜片）移植前庭成形术。

1) 黏膜下前庭成形术：适用于黏膜下无过多纤维组织增生并有足量黏膜可供延伸者。判断是否有足量黏膜的方法是：将口镜置于唇侧移行沟底并上推，如上唇随之明显向上，则说明黏膜量不足。

黏膜下前庭成形术是将全上颌牙槽嵴顶和唇颊侧的黏膜，在骨膜上游离致义齿修复所需牙槽嵴高度，形成一骨膜上黏膜瓣，将预先制备（或修改）的、预期能达到所需伸展高度的成形基托（或义齿）戴入并固定。至少一周后，待黏膜瓣与骨膜重新附着后，取下成形基托，去印模，完成最终义齿修复。

2) 上颌皮片（或黏膜片）移植前庭成形术：适用于瘢痕较多，或移行沟有增生组织，覆盖组织健康的病例。

皮片（或黏膜片）移植前庭成形术是在附着黏膜和非附着黏膜交界处，从一侧颧牙槽嵴到另一侧颧牙槽嵴切开黏膜，在骨膜上向上锐剥离，将游离的黏膜瓣边缘上移至所需位置缝合于骨膜，形成新的牙槽嵴。采用中厚或全厚断层皮片移植，也可利用游离黏膜片移植，覆盖暴露的创面，考虑到术后通常有20%～30%的收缩度，移植片应比创面略大。加长义齿翼，衬以碘仿纱布，加压固定移植片。固定 7 日后去除，清洗伤口，义齿重衬后戴入。重衬时，义齿边缘应短于原义齿 1 ～ 2mm，避免刺激肉芽组织过度生长。

(2) 下颌皮片（或黏膜片）移植前庭成形术：其手术原理与上颌相似，但需在唇颊及舌侧同时进行。为获得舌侧的延伸，需降低颏舌肌、颏舌骨肌、下颌舌骨肌的附丽。颊侧手术可能损伤颏神经。手术复杂而效果不肯定，如骨吸收不严重，不需切断并降低口底肌束时，可行此术式；否则，最好行牙槽嵴增高术。

二、其他牙槽外科手术 Other operations in alveolar surgery

（一）唇系带矫正术 Labial frenectomy

唇系带矫正术常用V形切除术。在局部浸润麻醉下，用一直止血钳平行贴于牙槽骨唇面，并推进至前庭沟夹住系带。将上唇向外上拉开，使之与牙槽突成直角，用另一直止血钳平贴上唇，与已夹住系带的止血钳成直角相抵夹住系带。在两止血钳外侧面切除系带。潜行游离创口后，拉拢缝合（图 4-42）。

也可用“Z”成型术或 V-Y 成型术。

先天性唇系带异常的矫正方法与此相同。

（二）舌系带矫正术 Lingual frenectomy

舌系带过短或其附着点前移，有时颏舌肌过短，二者可同时或单独存在，导致舌运动受限。先天性舌系带过短主要表现为舌不能自由前伸运动，勉强前伸时舌尖成“W”形；同时舌尖的上抬困难；出现卷舌音和舌腭音发音障碍。在婴幼儿期可因舌前伸时系带与下切牙切缘经常摩擦，发生褥疮性溃疡。在婴儿期乳牙未萌出前，系带前部附丽可接近于牙槽嵴顶，随着年龄增大和牙的萌出，系带会逐渐相对下降移近口底，并逐渐松弛。因此，先天性舌系带异常的矫正术在 1 ～ 2 岁进行为宜。

无牙颌患者下颌牙槽嵴的吸收和萎缩，舌系带或颏舌肌的附丽接近牙槽嵴顶，常妨碍义齿的就位和固位。

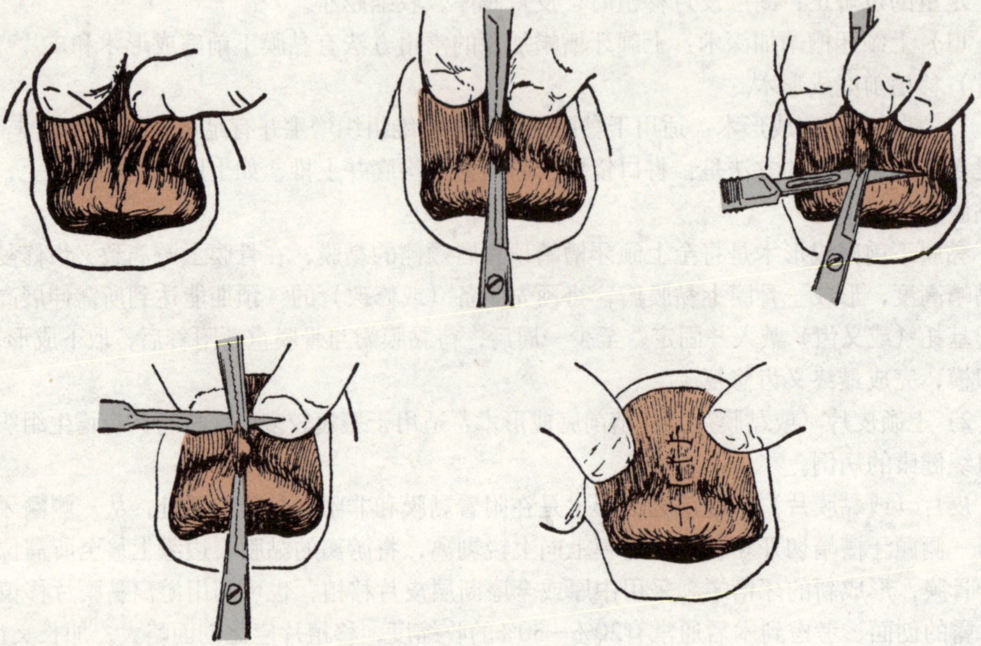

图4-42　唇系带矫正术

手术可在局麻下进行，以缝线通过舌中央距舌尖约1.5cm处，做牵引用。向上牵拉舌尖，使舌系带保持紧张，舌系带中央垂直剪开。剪开线从前向后，与口底平行，长度约2～3cm，或剪开至舌尖在开口时能接触到上前牙的舌面为止，如有必要可剪断颏舌肌。拉拢缝合横行切开出现的菱形创面，使之成为纵行线状的缝合伤口（图 4-43）。

术中应注意避免损伤下颌下腺导管和开口处的乳头。肌纤维不可切断过多，以免因术后瘢痕再度导致舌运动受限。同时，不可损伤舌腹部的静脉。

（三）口腔上颌窦瘘 Oroantral fistula

口腔上颌窦瘘多是因拔牙术中牙根移位造成，或在即刻修补口腔上颌窦交通后伤口裂开；也可能出现于上颌囊肿术后。

新发生的口腔上颌窦交通已有前述。

如口腔上颌窦交通形成慢性瘘管，即口腔上颌窦瘘，应首先控制上颌窦感染。可经瘘口行上颌窦冲洗，同时给以滴鼻剂和抗生素。选用抗生素时，应考虑有厌氧菌感染的可能。

治疗后瘘口常缩小，可用硝酸银或三氯醋酸液烧灼瘘管上皮，也可用器械削刮去除上皮，重复进行可使其自然愈合。仍不愈合者，可用前述颊或腭瓣关闭瘘口。术中应先确定骨缘位置，距骨缘2～3mm切开软组织，形成新鲜创面，转移瓣缝合后，下方有骨支持。如切开的瘘口周围软组织能翻转相对缝合则成为衬里，与转移瓣相贴合；不易拉拢即可切除。转移瓣必须无张力缝合。

术后注意事项同口腔上颌窦交通。

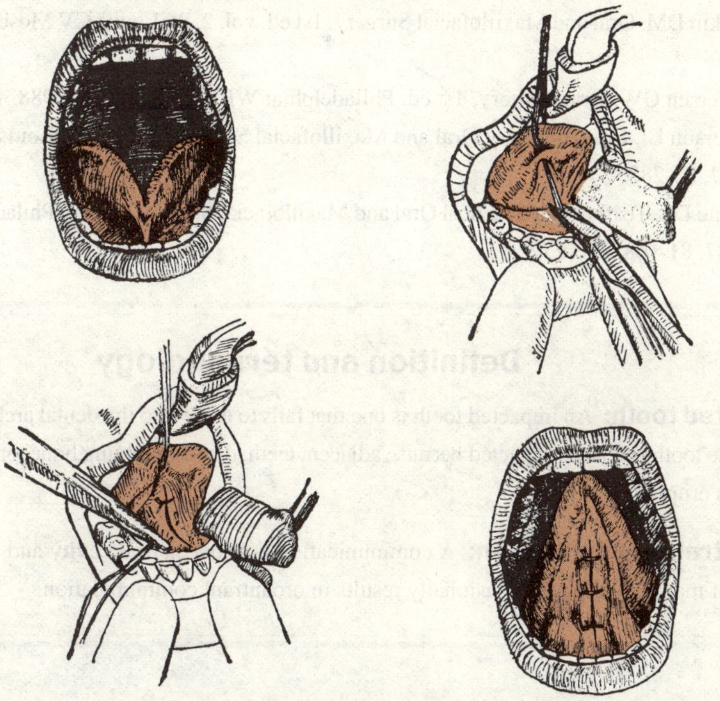

图4-43　舌系带矫正术

复习思考题

采用修复前外科的目的是什么？

（张伟）

参考文献

1. 邱蔚六主编. 口腔颌面外科理论与实践. 北京: 人民卫生出版社, 1998; 227-301, 337-347
2. 郑麟蕃, 张震康主编. 实用口腔科学. 北京: 人民卫生出版社, 1993; 938-964
3. 邱蔚六主编. 口腔颌面外科学. 第 3 版. 北京: 人民卫生出版社
4. 耿温琦. 下颌阻生智牙. 北京: 人民卫生出版社, 1992, 1-24, 68-72, 91-117
5. 王德惠. 三十年来拔牙原因的分析. 现代口腔医学杂志, 1992; 6:174
6. 张建国. 第一恒磨牙拔除后缺隙变化的临床观察. 中华口腔医学杂志, 1987; 2:65-67
7. 陈少怡. 下颌阻生智牙急性扩散型冠周炎的临床观察
8. 蔡迦. 长期服用抗凝剂患者拔牙措施的建议. 现代口腔医学杂志, 1998; 12(2):145
9. 耿温琦. 咽颊前感染的诊断与治疗. 中华口腔科杂志, 1982; 4:203-205
10. 张尔旭.干槽症预防和治疗的进一步观察. 中华口腔医学杂志, 1984; 19-29
11. 仇志斌. 羟基磷灰石复合骨形成蛋白骨表面种植的组织学研究. 现代口腔医学杂志, 1992; 2:68-70
12. Howe LH. Minor oral surgery 3rd ed. Bristol; John wright and sons Ltd. 1985; 22-183, 207-223

13. Laskin DM. Oral and Maxillofacial Surgery, 1st ed. vol, 2. St. Louis; CV Mosby Co., 1985, 3-117, 143-174
14. Pedersen GW. Oral Surgery, 1st ed. Philadelphia; WB Saunders Co., 1988, 15-118
15. Peterson LJ. Contemporary Oral and Maxillofacial Surgery, 1st ed. St. Louis; CV Mosby CO., 1988, 3-12, 85-288
16. Waite DE. Textbook of Practical Oral and Maxillofacial Surgery, 3rd ed. Philadelphia; Lea and Febiger, 1987, 81-168, 260-272

Definition and terminology

- **Impacted tooth:** An impacted tooth is one that fails to erupt into the dental arch within the expected time. The tooth becomes impacted because adjacent teeth, dense overlying bone, or excessive soft tissue prevents eruption.
- **Oroantral communication:** A communication is between oral cavity and maxillary sinus. Removal of maxillary molars occasionally results in oroantranl communication.

第五章

口腔种植外科

ORAL IMPLANT SURGERY

第一节　简要历史背景
History and background

提　要

口腔种植学经过四十多年的基础研究与临床实践已经臻于成熟，成为口腔医学领域中最具活力的临床新学科。口腔种植技术在全球范围内成为口腔临床常规治疗方法，正在深刻地改变着口腔医学的面貌。

口腔种植学（oral implantology）是20世纪中期发展起来的一门新的口腔临床分支学科。它的发展与成熟不仅给牙列缺损和牙列缺失患者带来了福音，而且被认为是口腔科学在20世纪里所取得最显著的进展，赞誉它为人们提供了类似于天然牙列的第三副牙。

龋病、牙周组织疾患、外伤、肿瘤切除等诸多因素，必不可免的会导致牙列缺损和缺失。为修复牙列缺损、缺失以恢复咀嚼、语言等生理功能并满足容貌美的需求产生了口腔修复学。传统方法修复牙列缺损采用固定义齿修复（fixed prosthesis）和可摘义齿修复（removable prosthesis）。前者患者戴用舒适，咀嚼效能好，但它对牙缺失部位的邻牙有着许多严格的要求，而且一个固定义齿的修复必须磨除相邻健康邻牙的部分结构才能完成。可摘义齿修复尽管对口腔局部条件的要求比固定义齿修复低，而且大多数牙列缺损、缺失都可以进行可摘义齿修复。但是局部可摘义齿依靠卡环和基托固位，全口总义齿则完全依靠基托固位，患者常因卡环和基托的存在而有明显的不适感。同时可摘义齿的咀嚼效能也较差。据统计，约有30%的患者因这些不适而放弃戴用可摘义齿。至于那些局部口腔条件较差者，特别是牙槽嵴严重吸收的无牙颌，可摘义齿修复后使用效果更差。不仅难以满足患者有效恢复咀嚼功能的要求，而且对患者的身心健康包括社会交往都会产生一些负面影响。这些患者的义齿修复也成为口腔修复学长期以来的临床难题。而口腔种植修复是通过手术的方法在牙槽骨里植入人工牙根并依托其修复牙列缺损或缺失，并以其无须卡环和基托固位、患者戴用舒适美观、咀嚼效能好的优势克服了常规修复的不足，同时为严重牙槽嵴吸收的无牙颌患者、后牙游离端缺失的患者提供了固定义齿修复的可能。口腔种植学正是在这样的需求背景下，经过半个多世纪的研究而逐渐得以发展和成熟。目前在国际上口腔种植修复已经被广大的临床医生和患者所接受，成为口腔临床学的常规治疗方法。

简要历史回顾（history and background）

人类学家的考古发现已经证实，在早期的欧洲、中东、中美洲人们就试图使用各种同种或异种材料的植入替代缺失的牙。这些材料包括人和动物的牙，雕刻的骨头、贝壳和珍珠母等。当然这些工作的目的主要是为了弥补牙缺失后的美观缺陷，对于咀嚼功能的恢复没有价值。

公元 1100 年，西班牙人 Alabucasim 首次使用牙的移植（transplantation）和再植（retransplantation）治疗牙列缺失。这一治疗方式曾经延续了多个世纪。甚至到了18世纪，在英国、法国的上层社会里，牙移植成为富人们的一种时尚，也出现了一些年轻人将自己的牙拔除而卖给那些有钱人以供移植。但是，由于这种移植的失败率极高，而且可能传播像结核、梅毒一类的传染病，因而不断受到批评而逐渐淘汰。

18～19世纪，人们曾试图将异种材料植入缺牙部位而替代缺失的牙。许多人使用包括橡胶、金子、陶瓷、贝壳制作的类似于牙根形状的植入体埋植入人工制备的牙槽窝内，以修复单个牙的缺失。1891 年 Hartmann 甚至将这种单个牙缺失的修复方式扩展到多个牙缺失的修复，他使用螺钉将义齿固定于植入的这类异种材料制作的牙根上。同样由于大量的失败导致了这类种植方式的消失。

1906年，Greenfield第一次使用由铱－铂合金制成的柱状中空圆形种植体植入颌骨并对此进行了长达 7 年的研究，得到美国费城口腔学会的承认。这一种植体模式被认为是中空柱状种植体的前身。

不锈钢以及钴铬钼合金的出现为口腔种植带来了新的推动力。1939 年，Strock 使用由钴铬钼合金制成类似于螺钉样种植体并在其上部制作烤瓷牙冠取得成功，而且这一修复的成功长达15年之久。他指出良好的咬合关系是防止种植体损伤和牙槽骨吸收的关键因素。他首次使用X线对种植体在颌骨内的密合程度进行检查，同时他也是最早使用组织学方法，制备组织学切片观察口腔环境中异种材料愈合行为的先驱。

1938年，Adams为一患者采用埋置方式植入带有愈合帽的螺钉状种植体，被认为是现代两阶段种植技术的先行者。

1947 年，Formiggini 首次介绍了由钽丝绕制的螺纹状种植体，植入后取得了良好愈合效果，并成功进行了修复。因此有人称其为口腔种植学之父。

1937 年，Müller 使用铱铂合金制成可以放置于骨膜与牙槽骨之间的网状种植体，这种种植体有 4 个穿过口腔黏膜暴露于口腔的突起，被称之为骨膜下种植体（subperiosteal implant）。他认为这种种植体与骨内种植体相比不损伤骨结构，更符合生理状态。但以后的研究证实这类种植体易于感染，易导致其下方骨组织的改变，加之制作程序复杂而逐渐淘汰。

1968年，Linkow为了增加骨内种植体与骨组织的接触面积，在种植体的两侧设计了片状结构。称之为叶片状种植体（blade implant）。Linkow的这一理念引发了诸多不同种植体的设计。而且这类种植体曾在 20 世纪 70 年代被广泛认同和使用。但其后大量的临床实践暴露了这一种植体设计的诸多弊端，由于缺乏标准的制备植入骨床的技术（包括工具和外科技术），这类种植体植入后种植体与牙槽骨之间不可免的存在较大间隙，因此大多为纤维性愈合，难以产生骨结合。加之这类种植体大多为一阶段植入，种植体与口腔相通易于感染。导致了种植体的大量脱落失败。到了20世纪80年代后期，这类种植体的设计理念已被人们逐渐放弃。

在 90 年代，世界各地的种植学术报告中已经难以看到这类种植体的应用。

当然，在口腔种植学的发展历史中，Linkow的叶片状种植体曾经产生过广泛的影响，也有过许多成功的病例报告，对口腔种植的发展起到过积极的推动作用。甚至有人认为这类种植体与骨组织界面之间的纤维性愈合是为种植体提供了类似于天然牙牙周膜一样的种植体周围膜（periimplantium），期望这一纤维结缔组织结构能像牙周膜一样既发挥固定种植体的作用，又能起到缓冲咬合力的作用。但是，大量的临床经验证明，这样的纤维结缔组织结构加上感染因素的存在，正是导致这类种植体大量脱落失败的原因。

现代口腔种植学的发展与成熟无疑要首先归功于Brånemark及其领导的研究小组在20世纪中期所进行的杰出基础研究工作以及按照严格标准而进行的大量临床研究工作。20 世纪 60 年代中期，先后在瑞典 Lund 大学和 Gothenburg 大学工作的解剖生理学家 Per- Ingvar Brånemark对高分化的组织因机械、化学、热损伤及放射等造成的病变的愈合问题进行研究，其目的是确定发生损伤后组织再生的必要条件。为了确定通过骨组织再生而不是低分化的瘢痕组织愈合来修复骨缺失所必须的条件，Brånemark设计了相关动物实验，在这些动物实验研究中，Brånemark使用了钽和钛金属制成的光学窥管，将其植入到实验动物的长管骨上，利用活体显微镜进行观察。在实验结束时，一个有趣的现象发生了。那就是植入的钽窥管，在一年后很容易的被取出，而高钝度钛金属制作的窥管一年后在不破坏周围骨组织的情况下无法取出，它与其周围的骨组织牢固地结合在一起，而且没有发生任何炎症和组织排异反应。为了描述这一现象，Brånemark 创造了“骨结合”（osseointegration）一词。

这一偶然的发现启发了Brånemark将钛金属作为牙科种植材料的设想，并希望开发出一种能够保证在已经萎缩的无牙颌下颌骨上进行固定桥修复的种植体。这一设想在瑞典 Nobelpharma 公司的支持下，经历 10 多年的大量基础研究，一批由各个领域专家参与共同开发研制的 Brånemark 种植体系统问世，并于 1965 年成功应用于临床。

这一种植体系统随后在世界各国广泛应用，Brånemark教授更重要的贡献在于他根据大量研究工作，提出了“骨结合”理论，这一理论奠定了现代口腔种植学发展的理论基础，Brånemark 也被公认为现代口腔种植学之父。

第二节　骨结合与其生物学基础
Osseointegration and its biological fundamentals

提　要

骨结合理论奠定了现代口腔种植学的理论基础，骨结合、根形种植体、微创种植外科技术以及不受干扰的愈合期是 Brånemark 当代口腔种植学的基本内容。

关于骨结合与其生物学基础，国际上近四十年来已有许多学者作了大量的研究和报道，本节参考该领域的有关文献对骨结合的基本概念及其生物学基础的基本原理进行综述介绍。

骨结合（osseointegration）的概念由Brånemark提出，经历了临床与实验研究几十年的重复与完善，最终被定义为有生命的骨组织与种植体之间直接的结合，无纤维组织围绕种植体，这种结合必须而且能够承受负重。

Brånemark工作的重大意义在于强调了理解种植体的生理及生物学过程。当一个金属异物被放入生物体内时，生物体内会发生一个类似正常生物学反应的愈合过程。一个在生物体上微创手术的准备过程，一个生物相容性极好的特别是能抗锈蚀的金属种植体，以及一个无干扰的愈合期是这个正常生物学反应的前提条件。具备了这一条件，有生命的骨组织对钛种植体发生正常的生物学反应，而不产生排异反应。

当生命组织如骨或软组织与非生命的异物相互作用时，就会发生各种相应的反应。Stanford描述了生命组织与金属发生反应的原理，从高度反应过程包括金属的锈蚀到缓慢的被动反应过程如金属表面与氧作用形成表面氧化层。许多金属都具有形成表面氧化层的作用，例如铝、钴铬合金、镍铬合金。然而大多数金属由于这一特性而不能作为一种长效的生物材料，因为金属的锈蚀会引起金属离子持续性释放于周围的组织，进而引起相应的局部甚至全身的组织反应，包括急慢性炎症反应，最终导致种植体周围形成纤维包裹，即机体试图隔离异物的组织反应。钛金属作为一种常用金属，重量轻，抗锈蚀，易加工且具有一定的强度。由于这些特性，钛金属被用于造船或飞机制造业，也被用于生物体。

人们认识到金属钛表面会自动形成一层极强的氧化钛层，这层氧化钛能提供一个极稳定的界面，使钙化的骨基质沉积于其上。钛金属表面的这一特性是当代种植体具有良好生物相容性的基础。一个具有良好生物相容性的骨结合金属材料为细胞及组织愈合反应提供了一个类似于正常愈合过程的表面结构，如同没有种植体或其他人工材料存在时的组织愈合过程一样，这也意味着种植体与周围骨组织的接触是一种骨进行性改建与再改建的结果。所以理解种植体与骨组织间的结合是一种动态的骨改建与吸收的过程是非常有意义的。这种过程的平衡受到多种刺激的影响，包括通过修复体传到种植体的力量及其性质，种植体的设计以及种植体周围是否有炎症存在等等。

Brånemark首先提出了精确无创的种植外科手术概念。它包括特殊设计的专用手术器械，逐级备洞的概念以及相应的外科操作规范。当一个种植体被植入受植床时，虽然种植体为生物相容性很好的材料做成，机体也会产生对创伤的反应，这个反应会影响组织反应的类型。外科备洞时产热过大，温度超过42℃，亦会干扰骨组织愈合过程。在手术区血凝块形成后，类似轻度炎症的反应出现，包括大量吞噬细胞和从邻近骨膜组织来的未分化的间充质干细胞的增生与分化，组织分化的能力与是否存在为骨细胞分化供氧的完整的血管床有关。血供较差的区域氧供差，导致纤维组织以及软骨形成而不是钙化骨质形成。

正常骨组织的愈合反应会产生完全的钙化过程，而Worthington 认为，生物机体与钛金属表面的愈合反应是一个在新形成的骨基质与钛表面相互反应的过程。种植体表面的处理及植入时的状态，包括在一个严格控制条件下生产厂家的清洁、消毒以及外科植入时防污染操作，对于种植体正常的骨结合过程极其重要。除了种植体表面的无菌处理及防污染操作外，种植体表面的形态（粗糙度、形状、特殊设计等）、表面理化特性均会影响骨组织对种植体的生物学反应。

Linder 等描述了种植体周围组织的生物学变化。当种植体植入后，受植床表面会有一薄层的骨质发生坏死（主要为死细胞及正在凋亡的细胞），随着骨结合的发生，机体逐渐将这层骨质吸收。最初血管环以每天0.5mm 的速度长入，之后在种植体植入的最初2周编织样骨开始形成。由于钛氧化表面惰性极大，从周围骨膜新分化的成骨细胞能够分泌产生编织样的骨基质最早与氧化表面形成接触，血管源性的破骨细胞开始破骨，形成骨吸收陷窝，以每天40μm的速度吸收编织样骨基质。随着骨吸收陷窝的形成，板层状骨开始形成，新分化的成骨细胞开始在上面沉积，形成成熟的哈弗系统，这一过程受周围环境因素的影响，例如种植体界面处的微小运动，局部的血供，以及全身和局部由介质控制释放的生长因子。此时，种植体与骨之间的间隙通过修复性骨再生由新形成的骨充填，即爬行替代，最终临床上种植体达到稳定固位。

最初的愈合过程是通过光学愈合小室观察的，研究发现纤维血管组织长入种植体螺纹内，大约在种植体植入后三周达到高峰。电镜下观察，这种正在形成的界面表现可见成骨细胞分泌的细胞外基质与钛金属氧化表面之间存在着密切接触。Linder 等报道，钛金属氧化表面与最邻近的胶原纤维之间的间隙为 20 ~ 50μm，该间隙被氨基葡聚糖复合物充填，其作用可能为介导细胞外基质黏附于氧化层表面。扫描电镜观察临床上已形成骨结合的种植体的界面，可见骨直接与氧化层表面接触，中间无纤维基质。成骨样细胞紧邻界面，由一薄层蛋白多糖及非晶体区分隔。厚度达 400nm。

当种植体植入机体后，氧化层表面与骨之间的界面并没有明显的界限，但是种植体与组织相互作用的区域之间的距离大于1mm。研究表明当种植体植入机体后，氧化层表面对于溶解过程非常敏感，在距离种植体一定范围内，可以检测到痕量的金属离子。因此，在选择生物材料用于临床时，要考虑到材料组成成分中游离出的离子对于局部和全身生理系统可能造成的危害。Hanawa观察临床上负重的种植体，发现了一系列非常有趣的变化。种植体植入6年后，在种植体表面形成了一层厚约2000Å惰性氧化钛表面。分析这层新形成的表面，发现其成分包括有机物和无机物（Ca，P，S），这表明虽然种植体表面的氧化层表面包被着一层蛋白质，但对这些矿物离子的摄入及增长仍非常敏感并能作出反应。当纯钛及钛合金表面暴露在机体的血液中时，如种植体植入时，在氧化层的表面自发的形成磷酸钛混合物及含羟基基团的钙化物，这表明钛与水、矿物离子、血浆发生了反应。有趣的是，如种植体植入区的 pH 值低（pH=5.2），则可以加速磷酸钙矿物质在纯钛表面的沉积。多数研究者近期的研究表明，钛种植体植入机体后，在种植体周围的组织中可以检测到钛离子（如种植体材料为钛合金），因此种植体表面的氧化层是一个动态的系统。氧化层表面所起的作用如同骨的改建，在种植体与机体之间形成一个相互适应的界面。氧化层的这种具有反应能力及自发地在其表面形成磷酸钙磷灰石的特性是钛金属材料具有良好生物相容性的原因之一。无机物材料的这种能够在自己的表面修饰自己，以适应机体需要而进行生理性的伪装的特性，在其他无机物材料中很少见。

骨结合被认为是一个动态的生物学过程。虽然达到骨结合的种植体从临床角度看很稳定，但氧化表面的生物学反应不断变化。通常评估种植体骨结合的生物学反应的方法是通过显微镜在光学水平上（即所谓的组织形态测量学）测量骨接触的范围。为了评估“已达到骨结合”的种植体的状态，将测得的接触范围与将种植体拔出时所需的强度进行对比。目前还不清楚究竟需要多大的骨接触面积才能保证临床上种植体长期的稳定，但是以下的结果是一致的。当测量种植体周围骨接触的量时，松质骨的接触范围在30% ~ 70%，平均50%。测得的数值变化非常大，这取决于测量种植体时的部位，且随着骨进行性改建，骨接触的程度也随之变化，称为“渐进性骨结合”（progressive osseointegration）。

Brånemark 认为，骨结合是一个动态的生理过程，且提出了其不受干扰的愈合期与逐级负重的概念。“骨结合”的含义是一个动态的界面环境，已达到初期愈合的区域不能受到任何压力及存在微小动度（种植体相对于骨的移动），如种植体能够正确负重，这一界面能变得更为成熟。早期的微小动度将反复干扰正常的骨重建过程，而导致种植体周围形成纤维瘢痕组织。形成最初的骨结合后，即可连接基台，按照详细及精确的逐级负重规则进行负重。众所周知，在矫形外科中，为了维持并促进骨生长，每日需要反复给予机械张力（通常为1000单位张力）刺激。骨对于机械力的反应影响着骨的塑形及改建过程以维持机体的自身平衡。一旦种植体初期愈合结束，且种植体的负重模式正确，骨接触的范围在植入后的第一年底从53%增加至74%。在穿过骨皮质的区域，最后的骨接触范围可达90%。当在X线片上观测骨界面时，在种植体植入后的最初几年种植体周围骨小梁增加，这一特点表明机体正常的改建反应已经适应了种植体支持的修复体的生理负重。

Buser，Binon 等均认为，除了种植体表面的化学特性外，种植体表面的物理特性也影响骨结合的种植体的固位强度。经过喷沙处理的粗糙的钛金属表面比经过抛光的光滑的钛金属表面骨接触的程度高得多（50%：20%），相应的抗拉出的强度也高很多。预备种植体表面时，需形成一固位系统使种植体刚植入时即达到稳固。这种固位力可以通过宏观的固位设计达到，如采用螺纹设计即机械固位或通过应用“压力就位”（press fit）即预备的种植体植入床比种植体的直径小一些以增加固位力，避免早期种植体出现微小动度。这些处理也使金属钛的氧化界面与骨结合接触面积增大。金属种植体能够达到骨结合还依赖于正确的外科操作技术，与机体具有生物相容性的金属表面结构，能够保证种植体植入后即刻达到固位与稳定的种植体表面物理特性。成功的骨结合只有通过精细的组织处理技术，精细的表面处理科学，逐级负重及关于种植修复的大量的科学知识作为支柱才能达到。

复习思考题

1．什么是“骨结合”Osseointegration?
2．骨结合的生物学过程有什么特点?

第三节　当代口腔种植系统的分类
Classifications of dental implant system

提　要

现代口腔种植系统的分类已趋向于以种植体与上部基台的连接方式、种植体的形状、以及种植体与骨的表面结构来区分当代骨结合种植体之间的不同。

随着口腔种植学在过去几十年里的迅速发展，口腔种植体的设计、加工以至类型都发生了巨大变化。截至2000年单在美国食品药品管理局注册的种植系统已达100余种。如何更好地区分不同的种植系统，以便让临床医生更好地选择适合自己的种植系统？传统的种植体分类方法显然已过时，新的被普遍接受的方法尚未成熟之前，作者在此推荐美国学者Binon的分类方法，仅供参考。

一、根形种植体及其分类 Root form implant and classification

现代口腔种植学在过去30年的临床实践证实了骨膜下种植体及叶片状种植体均难以取得满意的骨结合及长期效果，唯有纯钛材料加工而成的根形种植体（root form）被证实有可能取得满意的骨结合及长期疗效。也正是由于口腔种植学的临床实践使得当代口腔种植体材料以及种植体形态趋向单一化，即纯钛材料加工的根形种植体成为世界范围内被广泛接受的种植体材料及形状，截至2000年10月底前，在美国FDA得到注册的98个种植系统均为纯钛材料加工而成的根形种植体。在此基础上，使更合理的种植系统分类方法基于以下三点，①种植体与上部基台的连接方式；②种植体的形状；③种植体的表面结构。现分别描述如下：

1．种植体与上部基台的连接方式　种植体与其上方的修复基台均需通过一定的结构相连接，完成修复。而其连接结构决定了其连接方式。凡在种植体肩台之上仍有一定的机械结构，并用于与基台连接者，被称为外连接方式。例如，经典的Brånemark种植系统在其种植体上方有一个高度为0.7mm的外六方的连接结构（图5-1），修复基台的基底则通过中央螺栓固定于该外六方结构之上。类似于该连接方式的还有3I系统、Steri-oss系统等。凡是在种植体肩台以上无任何结构存在，而是通过修复基台下方延伸部分伸入种植体内部进行连接固定的则称为内连接方式。例如，Camlog系统的管套管连接方式（图5-2），Frialit-2系统的内六方连接，Ankylos系统的内锥形连接方式。

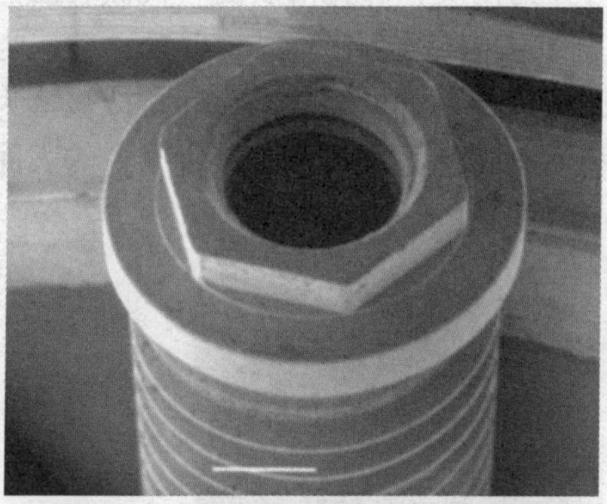

图5-1　Branemark系统外六方结构

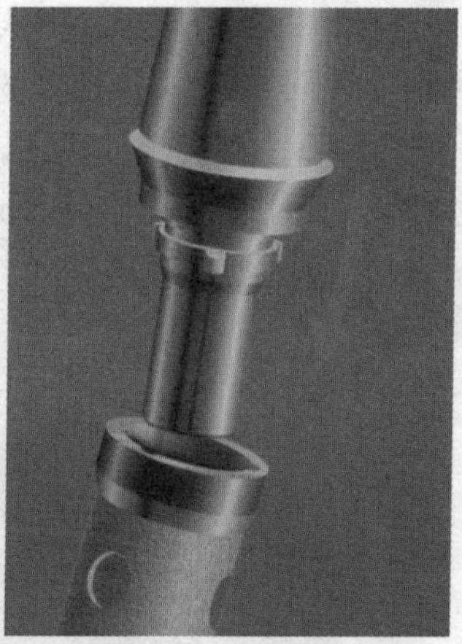

图5-2　Camlog系统管套管连接方式

因种植体的连接结构具有三个重要的功能：①连接种植体与上部结构；②抗旋转；③传递分散咬合力。以上功能的优劣直接影响了种植体的修复成功与否、长期效果，故种植体的连接方式被认为可作为种植系统分类的第一区别点。

2．种植体的形状　30多年的临床应用结果证实，唯有柱状与根形种植体，才能取得良好骨结合。而叶片状、骨膜下种植体无法取得可靠的骨结合。故在新的分类中，仅限于柱状与根形的种植系统（图5-3，4）。

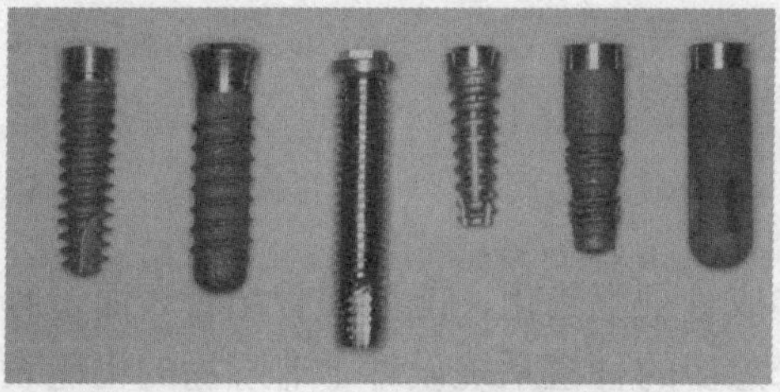

图5-3　不同形状的种植体

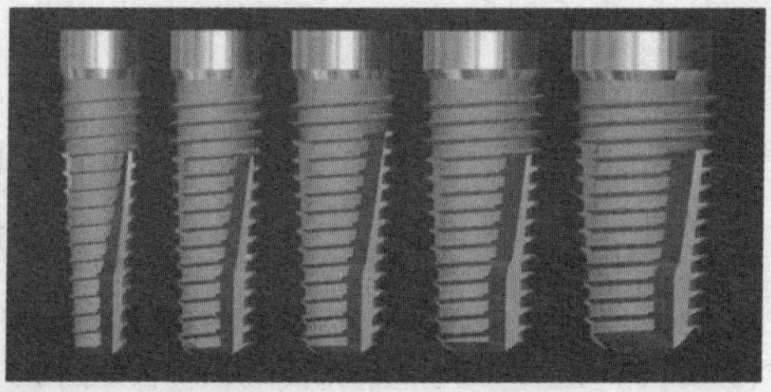

图5-4　Camlog 种植系统

柱状：典型的 Brànemake 系统为代表，ITI、IMZ。

根形：Camlog、Frialit-2、Steri-oss 等。

尽管全世界目前在美国 FDA 和欧洲 CE 注册的种植系统达 100 多个，不同的种植体型号有 1345 个，但其基本的形状分类不外乎以上两种。

在以上两大类里，又有更进一步的不同分类。

柱状种植体里又分为：

单纯柱状，如 IMZ。

螺纹柱状，如 Brànemark，AstraTech，Camlog。

根形种植系统里又分为：

螺纹根形，如 Camlog，Steri-oss。

阶梯根形，如 Frialit-2。

根形，如 Endopor。

有研究认为，柱状种植体适用于无牙颌、下颌后牙的、延期种植，而根形种植体适用于上前牙及即刻种植。种植体形状被认为是区别不同种植系统的第二要点。

3．种植体表面结构　种植体的表面结构大致可分为两类，即光滑表面（机械表面）与粗糙表面（图 5-5）。在机械加工上，凡 Sa ≤ 1μm 就被认为是光滑，而 Sa>1μm，被认为是粗糙表面（Sa 表面粗糙程度）。Brànemark 系统机械表面，Sa 为 0.53 ~ 0.96μm，故被认为是光滑表面，反之被认为是粗糙表面。研究证实，粗糙的种植体表面可增加其骨结合的表面积 20 倍左右。

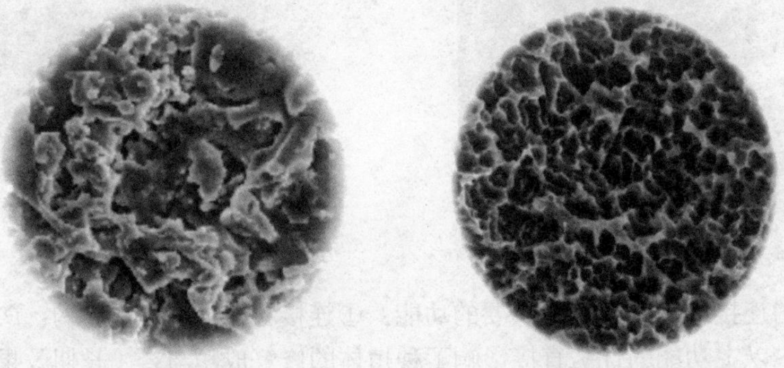

钛离子喷涂表面　　喷砂酸蚀表面

图5-5　表面结构

光滑表面：Brànemark 系统

粗糙表面

喷涂粗糙面：HA 喷涂和 TPS 喷涂，如 IMZ，Steri-oss。

非喷涂粗糙面：主要有两大类：

喷砂酸蚀表面：Camlog，ITI，Frialit-2 的syncro等。

特殊氧化表面：Brànemark 系统的 Tiunite。

另外还有烧结粗糙表面和激光粗糙表面等。

长期临床证实，非喷涂的粗糙面更有利于引导成骨细胞趋化，能增加骨结合表面，有利于骨结合，还避免了喷涂层的降解或剥脱。故愈来愈多的种植系统设计了非喷涂的粗糙表面结构。

二、种植体设计的趋势 Trend of implant design

1．内连接方式的种植系统将越来越多被接受。因其抗旋转性能好，连接稳定，长期效果可靠。

2．粗糙结构的种植体表面更有利于骨结合。例如，喷砂酸蚀处理的螺纹结构的种植体表面结构。

3．一个种植体上可有多种不同的表面结构。这是因为口腔种植体位于多个不同的解剖结构内，即牙龈组织、骨皮质、骨松质。牙龈纤维被证实为环形紧密缠绕种植体颈部，故要求种植体颈部尽可能光滑，以利于牙龈细胞包绕。骨皮质区域血供较差，成骨及改建能力差，希望能与种植体高度密合并有骨结合，故种植体顶部宜有一定程度的粗糙面。而骨松质血供好，改建能力强，故为了使种植体有较大的粗糙面，常采取喷砂加酸蚀的高度粗糙面。

已有多个种植系统在一个种植体上形成多个不同的表面结构。即，顶端部分有1 ~ 2mm高度光滑表面结构，下方为次光滑表面结构，再下方为大量的高度粗糙的表面结构，如Frialit-2 系统，Camlog 系统，Branemark Tiunite，3i 系统等。

三、种植系统的选择 Selection of implant system

当 1981 年 Brånemark 种植系统首先在北美报告时，全世界仅有屈指可数的几个种植系统，然而今天临床上130多个不同种植系统和1500多个不同上部基台可供选择，其材料、形状、规格、表面结构、界面形式等各不相同，且不同的种植系统生产标准公差从6 ~ 150μm不等。面对如此多的可选择性，但相对不足的是科学数据，如何选择种植系统？国际上尚无统一标准。

作者认为，一个成熟的种植系统应该具备以下条件：①有5年以上的有对照的临床应用研究报告；②良好的骨结合性；③理想的表面结构；④修复宽容度大、制造工艺误差小；⑤种植体－基台界面可靠；⑥上部基台选择余地大；⑦良好的软组织成形及美学效果；⑧能提供必需的附属部件及工具，如转移杆、成形基台等；⑨便于操作，即手术操作和修复操作均容易；⑩价格合理。

复习思考题

1．当代种植系统主要根据什么特征进行分类？

2．种植体－基台连接结构有什么功能？

3．当代种植系统的设计趋势是什么？

第四节　口腔种植治疗的准备与计划
Pre-operative preparation and treatment planning

提要

种植外科前的准备与计划是保证种植体成功获得骨结合的重要前提，它包括当代种植外科的专用设备及器械的准备与消毒，病人的评估咨询，准备与设计。种植体植入时在三维方向上的精确定位以及防止损伤重要解剖结构是保证后期成功修复及保证种植长期成功率的重要因素。

许多失败的种植修复都可以追溯到治疗前的准备不足、评估不准以及设计不良。所以，做好治疗前的各项准备，认真地检查筛选具有适应证的病人，全面评估患者的全身及局部条件，细致规范地设计每一个种植体的位置与轴向，是保证成功种植的重要前提。

一、基本条件 Essentials of dental implant

口腔种植治疗要求种植医生具有一定的生物学、生物力学及较广泛的口腔临床治疗学的基础知识，同时，为取得种植治疗的长期疗效，还要求种植专业医生必须具备口腔外科学、口腔修复学、牙周病学、口腔预防学等专业的丰富知识和临床技能。现代口腔种植学实践证明：口腔种植学需要多学科的密切合作，才能取得理想的治疗效果。

为保证种植成功，下列基本条件是必须的：①适当的设备、器械及人员配备；②经验丰富的外科医生及必要的外科器械；③经验丰富的修复医生、修复技工及必要的设备；④良好的临床记录体制、X 片、照片等。

临床实践证明：种植失败的主要原因是种植医生没有受过严格系统的种植专业培训，轻视种植学专业性与特殊性。常见的问题表现为：种植系统选择不当、上部结构宽容度小，外科技术不良、适应证选择不当、消毒不严密以及技工制作能力不足等。

成功的种植治疗与医生和技工丰富的专业知识与临床技能密切相关。适当的设备和器械是种植外科必须具备的条件，它包括无菌的手术室，无菌的手术器械，机头与弯机头，无菌的冷却系统，无菌手术衣及手术单。

为保证外科手术精确地植入种植体并产生骨结合，除了良好的外科技术外，还必须有相应的专用设备，主要是专用的种植机，需具备以下条件：可控制的足够扭矩的动力，转速可调节的动力，同步无菌冷却给水系统（至少 30ml/min），减速机头，通常为 20∶1。

二、病人的选择 Selection of patients

筛选有适应证的病人是保证成功的种植修复的重要环节。通过第一次咨询即初诊，患者应了解到种植修复的基本信息及其本人具体能否种植修复的可能性。医生也应对该患者的种植修复可能性及方法有一大致的判断。

初诊。初次就诊的病人多为咨询其种植修复的可能性，种植医生需对以下问题作清楚的解释：什么是种植修复，种植修复与传统修复的区别，种植修复的疗程和费用，成功率，副作用或风险等。

确定口腔种植修复意向后，种植医生需要对患者做较为详细的全身及口腔情况的检查与评估，对该患者的具体情况提出治疗建议，内容包括：种植修复可能性，是否还需要做其他治疗，如先做牙周洁治。是否需要病人做其他配合？是否需要植骨？修复的预期结果，包括美学效果如何，大致的疗程与费用，有无其他的替代治疗方法等。

术前的这种医患交流尽可能的详细与明确，对治疗过程有较大的帮助。当患者对上述信息理解，并决定接受治疗时，则可约病人进行进一步检查治疗或会诊，从而进入治疗程序。

三、检查与诊断 Examination and diagnosis

全面细致的术前检查诊断，是保证种植治疗方案正确设计和顺利实施的前提，也是保证其长期成功的前提。

1．病史　重点了解有无特殊病史或禁忌证。

（1）全身情况、营养状态及年龄：全身状况及营养状态不良的患者其种植修复的风险较大。实际年龄不是种植的绝对参考值，而患者的生理健康状态更具有参考意义。但患者可能生存的预期年限至少应有5年。

（2）内分泌代谢障碍的患者，种植修复的风险较大。如年轻人的I型糖尿病被认为是禁忌证。而妇女和老年人的骨质疏松被认为是相对禁忌证。

（3）血液系统疾病：红细胞或白细胞性血液病，凝血机制障碍等血液系统疾病均被认为是骨结合种植手术的禁忌证。

（4）心血管系统疾病：种植术前必须判断患者心血管疾病患者的患病程度、性质，以便确定能否承受种植手术。种植修复的目的是为了改善生存质量，由此而引起或诱发危及生命的风险应避免。

（5）骨性疾病：系统或局部的骨性疾病被认为是种植修复的禁忌证，如骨结核，骨炎等。

（6）系统性免疫性疾病也被认为是种植的禁忌证。如类风湿性关节炎等。

（7）长期服用特殊药物者：如长期服用激素者种植体骨结合的能力差；心脏手术术后长期服用抗凝血药患者，术后出血风险大。

（8）嗜好烟酒患者：此类患者的治疗合作性差，口腔卫生不良，种植修复的长期效果差，必须术前给患者反复交代。建议患者改善口腔卫生，戒烟。否则，缓行种植治疗。

2．其他系统性原因禁忌证包括　①妊娠患者。此类患者应避免手术刺激，应考虑在结束妊娠后行种植修复。②神经系统疾病，如癫痫患者，应避免种植手术，防止意外。③精神病患者或心理障碍患者，应避免种植手术。

3．口腔检查与局部禁忌证　种植修复要求的局部解剖条件为：龈颌距离≥5mm，正常颌间关系，单牙缺牙间隙≥6mm，缺牙区域颌骨高度≥10mm，缺牙区域牙槽突厚度≥5mm，黏膜厚度2～3mm。

局部禁忌证为：

（1）重度骨缺损：通过临床直视、触诊及X线检查，缺牙区域在三维方向重度骨缺损患者，且患者拒绝各种扩增骨量的手术时，被视为种植手术禁忌证。

（2）咬合关系不良或颌间关系不良者：咬合关系不良或颌间关系不良者，例如，深复𬌗、对刃𬌗、外伤所致的各种错𬌗，都会给种植体带来过大或不良方向受力的问题，导致种植修复的长期效果不良。龈颌距离过小或缺失区对颌牙过长都会导致无法行种植上部结构修复。

应建议患者先行正颌或正崎治疗后，再行种植修复。

(3) 颌骨病理性改变：缺牙区域颌骨内的囊肿、异物、感染性病灶，如邻牙根尖病变，根尖周囊肿等，都不宜在颌骨病理性病变治疗之前行种植手术。

(4) 病理性黏膜病变：种植区域内的黏膜白斑、红斑、扁平苔藓等均应先治疗后方可行种植修复。

(5) 头颈部放疗后：放疗会损伤颌骨的细胞及血管组织，其修复及愈合能力极差，其影响甚至可达数年以后。慎重检查判断后，再行种植手术。

(6) 舍格伦综合征患者：因口腔唾液分泌减少，清洁能力下降，在病变未能得到良好控制的情况不宜种植修复。

(7) 尚未控制的牙周病或口腔卫生极差者：不宜行种植修复。牙周病是公认的种植手术的禁忌证，必须经过牙周系统治疗，控制牙周病，控制感染后，方能考虑行种植修复。口腔卫生不良的患者，未养成口腔卫生维护的习惯。易发生种植体周围炎，不宜行种植修复。

四、研究模型 Model analysis

无牙颌患者或多牙缺失患者，在种植术前均需对种植修复的方式进行仔细设计，并预做外科模板，故一般先取研究模型，在该模型上，重点检查分析：上、下颌位置关系，上、下颌间距离，缺牙区域的龈颌距离、近远中间隙及种植体的位置、近远中的邻牙状态，有无倾斜。然后，设计种植体的位置、轴向，确定修复方式，制作外科引导颌板。

五、X线检查与排除X线放大率 Radiological examination and exclusion of the magnification

种植术前的X线检查对于了解种植区域的解剖条件及防止并发症是必需的。常规为X线曲面体层检查诊断，必要时可辅助特殊X线检查如CT等。

1. 无论是单牙种植还是无牙颌种植，术前常规需做上下颌骨曲面体层检查。其目的是判断：缺牙区域牙槽突高度、牙槽突骨质状态，有无缺损、炎症。重要解剖结构的位置，如，上颌窦底、鼻底、下牙槽神经管的位置。近远中邻牙状态，是否倾斜，有无根尖病变，仅凭牙片检查不能满足上述信息需求。

2. 特殊X线检查：对于错颌畸形、无牙颌、发育性畸形以及颌骨重建患者等，为判断颌骨的位置关系，牙槽突准确位置，植骨块×的愈合状态，有时还需加拍头颅侧位片，以便帮助诊断，确定种植修复的方式及种植体的轴向。有条件时，对于无牙颌、上颌窦底提升、植骨患者可行CT检查，可准确判断牙槽突厚度、上颌窦底位置、下牙槽神经位置。

3. 排除X线放大率：种植术前的X线曲面体层片诊断是被广大种植医生接受的常规检查。但X线曲面体层片有一定的放大效果，不能完全精确的反映颌骨的实际高度。为克服这一缺点，从20世纪80年代以来，国际上均采用了一种简便易行的方法，来排除X线的放大影响，提高诊断的精确度。即用一个已知直径的钢球（5mm）放在缺牙区域拍照曲面体层片，然后计算颌骨的真实高度，其公式为：

$$\text{颌骨的实际高度} = \frac{\text{X线上测得的颌骨高度} \times \text{已知钢球直径}}{\text{X片上测得钢球直径}}$$

20世纪90年代初，生产种植体的厂家根据临床需要，向临床提供了排除曲面体层放大率专用的测量胶片，其根据常见的曲面体层机的放大率，计算后给出几种不同放大率条件下种植体不同长度的轮廓图。临床医生只需先据第一种方法算出的本单位X片 的放大率，然后直接将厂家提供的测量胶片上对应其 X 线相放大率的种植体轮廓图，直接重叠在曲面体层片上，便可得到相应的种植体长度的颌骨高度信息。

六、种植体的位置与轴向 Position and axis of implant

种植体位于颌骨内的三维方向上的位置与轴向，直接影响到上部结构修复的可能性、美学效果、受力的合理性及修复的长期效果。为达到成功的种植修复的效果，外科植入种植体时必须充分考虑和满足其以后上部结构修复的要求，然而，种植体在三维方向上的位置与天然牙尚有一定的区别。

1．矢状方向　即前后方向上种植体的位置。前牙区域种植体应位于原天然牙的舌隆突的位置。其轴向比天然牙略为舌倾，其长轴应位于前牙切缘上或后方，一般不能超出前牙切缘连线。上、下后牙区域。多牙缺失时，近中向种植体应距剩余牙列远中牙的远中面约2～3mm，不应过近或过远。

2．水平方向　在上前牙区域，植入的种植体上缘必须低于唇侧牙龈上缘3～4mm，或者是低于牙槽嵴顶上缘2～3mm，才能使修复的烤瓷冠类似天然牙，具有从龈下穿出的美学效果。相反，如果种植体植入过深，超过了上部基台的高度范围，则可能烤瓷冠伸入龈下过多，易引起牙龈炎症。在后牙区，一般要求在水平方向上种植体平齐牙槽嵴顶线，有时种植体要求高出牙槽嵴 0.3 ～ 0.5mm。

3．冠状方向　由于种植体的最佳受力方向为垂直受力，应尽可能避免过大的侧向受力。因此，上颌后牙区域的种植体的轴向应正对着下颌后牙的工作尖－颊尖；而下颌后牙区域种植体的轴向应正对上颌后牙的工作尖－腭尖。

4．种植体的直径　应大于或等于其修复牙冠直径的 1/2。

七、外科引导颌板 Surgical guide plate

由于种植体的位置与轴向在三维方向都有严格的要求，特别是在多牙缺失时，单凭经验难以掌握种植体应植入的位置与轴向，应用外科引导颌板则会有很大帮助。

1．简易外科引导模板　取研究模型，分析；技工制作修复蜡型，翻制模型；制作热压模板并打孔定位；术中戴入引导模板定位，植入种植体。

2．原义齿作引导模板　可利用患者原活动义齿，由医生根据计划的种植体位置，定位打孔。术中戴入旧义齿，根据定位孔的位置，备洞植入种植体，保证种植体的位置与轴向。

3．套管式外科引导模板　在模型上将预成的定位套管（直径为2mm）确定种植体的轴向后，套入代表种植体位置与轴向的金属杆上，用塑料将其固定在模板上，术中外科先锋钻经过该套管进行定位定向备洞。

八、多牙缺失的治疗设计 Implant planning in multi-teeth missing

1．设计原则　天然牙列在口殆系统的功能活动中处于协调与平衡的状态，但牙列缺损以后，这种协调与平衡破坏，种植修复就是要重建这种协调与平衡的功能。所以多牙缺损以后的种植修复应遵循以下几个原则：

(1) 种植体的位置与轴向能够最大限度的承受与分散骀力。在冠状面，应尽可能轴向受力，并向颌骨牙槽突中央分散传递骀力。在矢状面，应与天然牙轴向相一致。

(2) 在种植体的数量上考虑以下三个因素：①植入种植体的表面积之和要与缺牙牙根表面积之和基本相同；②对骀牙的状态，是天然牙，则骀力较大，则要求植入的种植体有足够的数量；若对颌为修复体，则骀力相对减少，则种植体的数目可相应减少。③上、下颌均为无牙颌时，若设计修复为种植体覆盖义齿，则上颌种植体的数量与下颌种植体的数量之比为1.5 : 1。

2．非游离端的多牙缺失的修复设计　非游离端的多牙缺失种植设计应注意以下几点：①种植体与天然牙间至少有2mm间隙；②种植体与种植体间至少有2mm间隙；③种植体应位于相应缺牙的轴向位置上，并与相邻天然牙的冠状轴向基本一致，方能保证上部牙冠的顺利修复。

3．前牙多牙缺失的治疗设计

(1) 上前牙多牙缺失　若双侧切牙缺失，种植体直径应>3.8mm，否则美学效果受限。若是21|12 缺失，可以考虑2|1 2 种植体，冠桥修复减少一个种植体。植入的种植体在三维方向上需高度精确。

(2) 下前牙多牙缺失的修复设计　下前牙多牙缺失以后，其间隙一般不足以容纳相同数目的种植体植入，考虑到下前牙牙根的直径因素，种植修复时一般采用减少种植体数目的方法，对下前牙多牙缺失行种植体冠桥修复。

4．游离端多牙缺失的修复设计

(1) 单纯种植修复　种植体需有足够的数量与长度。如67| 缺失，一般要求有3个种植体2个临床冠，且种长度至少有2个在13mm以上。

(2) 种植体与天然牙联合修复　当相邻天然牙有修复必要时，可与种植体行联合冠桥修复。通常在两者之间有一栓道结构。其不仅保证了精确的连接，而且亦利于种植体的长期维护。

九、其他特殊考虑 Some special considerations

1．后牙区多牙缺失 种植体植入时，应尽可能避免种植体位于一直线上，应使种植体排列形成一个面，如三角架样，有利于负重。3个以上的种植体植入时，若能使种植体排列为三角架式，则可使种植体有效地对抗侧向力等非理想受力，减少颈部应力。

2．前牙多牙缺失种植修复时，若种植体两侧有游离的悬臂修复，则该冠应与对骀脱离接触。

3．多个种植体修复多牙缺失时，应尽量避免悬臂冠修复。

复习思考题

1．保证种植成功的基本条件有哪些?

2．口腔种植的禁忌证有哪些?

第五节　种植外科基本手术
Principles of implant surgery

提　要

种植外科的基本技术原则是微创外科技术，其目的是防止在备洞过程中产热过大，造成洞内壁表层的骨细胞坏死，避免形成与种植体的纤维结合，而不能形成骨结合。种植体植入后良好的初期稳定性是种植体获得骨结合的必要条件。

一、基本原则 Basic principles

口腔种植修复能否在有生命的口腔环境中长期行使其功能，关键取决于种植体能否获得并长期维持骨结合。钛种植体不能自动获得骨结合，种植体植入的外科操作是获得良好的长期的种植体骨结合的基本条件。符合基本原则的规范的微创而精确的种植外科手术是Branemark现代种植学理论的主要内容之一，也是种植外科手术必须遵循的原则之一。种植体在三维方向上位于理想的位置与轴向，是保证上部结构修复成功的前提，也是保证长期成功的重要因素。避免在种植外科手术中损伤相邻的重要解剖结构，如上颌窦、鼻底、下牙槽神经、邻牙牙根，也是种植外科手术必须遵循的原则。

二、外科切口 Surgical incision

种植体植入的外科手术的切口设计与植入颌骨的部位、数量以及缺牙数量等因素相关，多数学者认为种植手术切口应考虑下列因素：①软组织瓣有足够的血供，不至于发生术后坏死或伤口裂开；②能提供足够的手术视野；③不损伤或破坏相邻的重要解剖结构；④当手术区域行植骨等附加手术后，软组织瓣仍能提供较为良好的软组织封闭；⑤有利于形成或经二期手术形成种植体周围的附着龈结构。

现将种植外科手术常用的切口分别介绍如下:

1．下颌切口

(1) 下颌无牙颌切口：常用两类切口：①牙槽嵴顶正中切口，其优点是入路短、暴露好。②前庭沟切口，其优点是软组织关闭可靠，伤口裂开风险小，同时可行前庭沟成形。

(2) 下颌后牙区切口：亦分两类切口：①正中偏舌侧切口，其优点是入路短、暴露好。软组织蒂位于颊侧，必要时可行软组织蒂松懈前滑行术，减张关闭伤口。②前庭沟切口，从前庭沟处切开黏膜，黏膜下向牙槽嵴翻起，在牙槽嵴顶颊侧切开骨膜，行种植术。其优点可同时行前庭沟成形术。

2．上颌切口

(1) 上颌无牙颌切口：根据部位分两类：①牙槽嵴顶正中切口，其优点是入路短、暴露好。②牙槽嵴顶偏腭侧切口，其优点是封闭好。

(2) 上颌后牙区切口：分两类：①牙槽嵴顶偏腭侧切口，优点是便于形成滑行瓣，关闭伤口。②牙槽嵴顶正中切口，优点是入路短、暴露好。

(3) 上颌前牙区切口：上颌前牙区常因骨量不足需在种植同期行牙槽突骨增宽术，同时，手术切口又与后期的软组织成形的美学效果息息相关，故上颌前牙区的手术切口必须考虑以上两个因素。牙槽嵴顶延长切口，上颌前牙区无论是单牙还是多牙，种植的手术切口一般均行牙槽嵴顶的延长切口，向远中邻牙的根方行延长松弛切口，向上翻起黏骨膜瓣，暴露受植床。切口不能过小，否则植骨或应用 GBR 技术会受限。

三、逐级备洞 Graded drilling

种植外科采用逐级备洞原则的目的主要是：①保证种植体植入准确的位置与轴向；②保证整个手术过程中钻头产热小于 42℃，防止洞壁表面骨细胞因过度产热发生坏死。

国际上成熟的种植系统均提供一系列逐级备洞的器械与工具。Camlog系统的备洞工具（图5-6），具体操作过程为：①定点：一般均用直径为 3mm 的球钻确定种植体的植入点；②先锋钻：确定种植体的深度与轴向；③测量：检测种植体位置、深度、轴向；④扩大钻：扩大备洞，并可对种植体的轴向做小的调整；⑤终末钻成形。

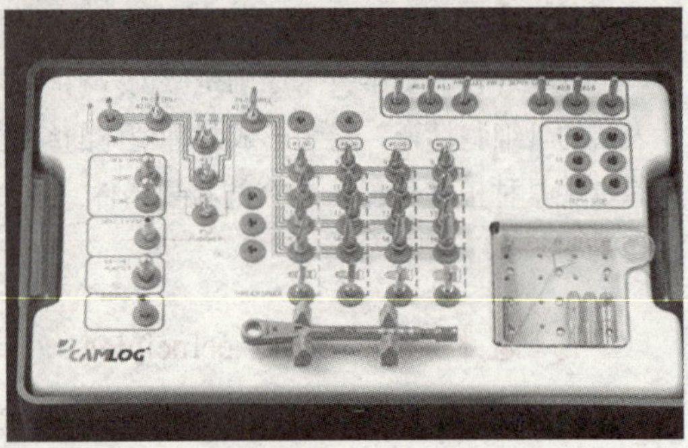

图5-6　外科工具

四、植入种植体 Placement of implant

因种植体表面都经过了特殊的处理，以促进骨结合，故种植体就位时，应避免手套、牙、唾液等物触及种植体表面，应用专门设计的夹持工具直接将种植体送入备好的洞形中。

种植体就位后应该在各个方向上没有任何动度，称为初期稳定性。良好的初期稳定性是成功骨结合的前提（图 5-7，8）。

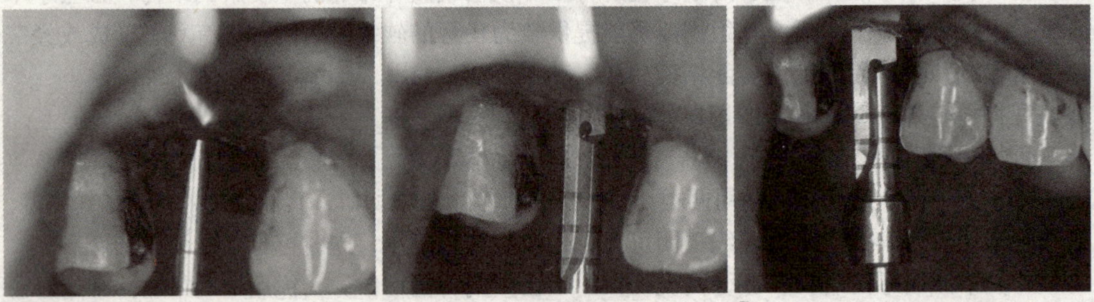

A　B　C

图5-7　逐级备洞

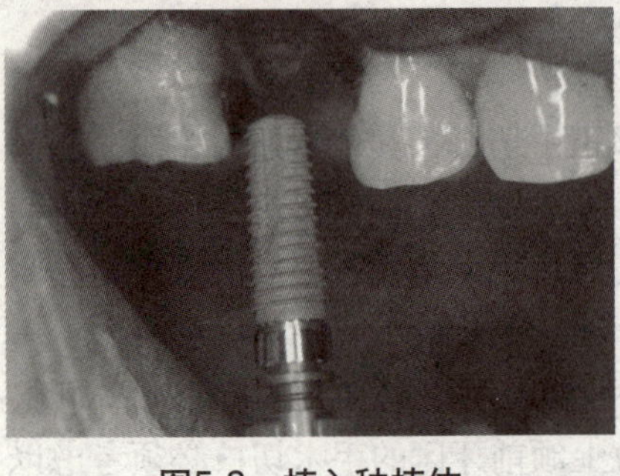

图5-8　植入种植体

五、关闭伤口 Wound closure

种植体植入后，软组织要求无张力关闭，通常采用褥式加间断缝合的方法，严密关闭伤口。必要时在软组织瓣的蒂方切断骨膜，去除张力，以利严密关闭伤口。

六、种植Ⅱ期手术 Second stage operation

1. 基本原则　种植体植入后，一般3～6个月时即可行Ⅱ期手术，暴露种植体，连接愈合基台。不同的种植系统其Ⅱ期手术略有差异，但其目的基本相同。同时，种植体Ⅱ期手术要检查评估骨结合的状态以及种植体周围软组织状态，一般来说，缺牙区域因缺乏生理性刺激，常见硬组织吸收和软组织萎缩，特别是附着龈宽度不足或缺如，所以，尽可能的要在二期手术时保留软组织和附着龈，必要时通过自体组织移植术恢复或重建种植体周围软组织结构。

2．手术切口　一般种植体Ⅱ期手术切口多用牙槽嵴正中切口，以便减小创伤，顺利暴露种植体（软组织美学处理及重建例外）。

暴露种植体后，在未旋出愈合帽之前，判断评估骨结合情况，并去除覆盖于愈合帽上方的多余骨质，然后旋出愈合帽，冲洗种植体内腔。

3．选择愈合基台　愈合基台的功能是引导软组织袖口形成。愈合基台应高于黏膜，但不能与对颌牙有接触，若黏膜厚度大于3mm时，一般应修薄黏膜厚度，旋入愈合基台，旋紧愈合基台的力量大致为10～15Ncm，可用扭矩扳手控制，以防止其松动脱落。一般来说，愈合基台应保持4～6周，方可取修复印模（图 5-9）。

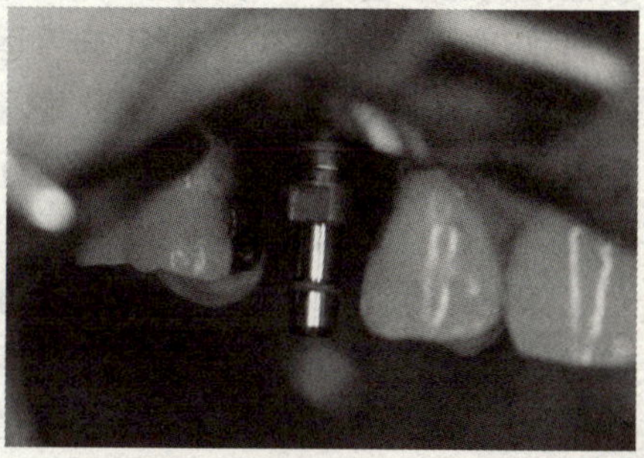

图5-9　选择愈合基台

复习思考题

种植外科的基本原则和步骤是什么？

第六节　颌骨不同区域的种植外科技术

Implant placement in different area of jaws

提　要

颌骨各个不同区域的种植外科技术要求不同。种植体的位置轴向、数目、与邻牙的距离均对成功的种植修复及长期效果有着重要影响。需要精心设计，规范操作。

由于颌骨不同部位的解剖结构不同，天然牙列不同部位的牙功能亦不同，所以，颌骨不同区域种植修复的设计也不相同，种植外科的方法与技术也不一样，须分区域进行讨论。

一、下颌无牙颌种植 Implant placement in edentulous jaws

下颌无牙颌的种植修复设计愈来愈多地采用种植体支持的覆盖义齿修复，而其上部结构多用杆式、切削杆、球帽式、双套冠以及磁性上部结构。无论其上部结构如何，种植体植入理想的位置与轴向并获得良好的骨结合是其前提。

1．下颌无牙颌种植体植入的部位　下颌无牙颌种植的部位多见于下颌颏孔区，该区域一般在无牙颌状态时仍有足够的骨量以植入种植体，且骨质较好，这对于无牙颌的老年人而言极其重要。因老年人骨质质地均较疏松，再次，该区域植入种植体的修复宽容度大。

由于下颌在功能运动，特别是在功能性负重时，下颌骨体部会有一定程度的弹性运动，而非一钢性结构，故对下颌无牙颌患者不提倡从后牙区到前牙区行一种植体支持的整体式固定修复，即使行固定修复，亦应分段固定修复。

2. 种植体的数目 下颌无牙颌种植时，植入颏孔区的种植体数目可有以下几种设计：

(1) 2个种植体：种植体主要用于固位及部分支持义齿作用，采用球帽式覆盖义齿、磁性固位覆盖义齿或杆卡式覆盖义齿。种植体位置在下颌中线两侧各10mm处，即种植体中心间距离以20mm为宜。过大则影响舌运动，过小则固位不良。

(2) 4个种植体：较为常用，修复的宽容度大，可行各式上部结构修复。植入种植体的位置：远中的两个种植体应位于颏孔近中5mm处。中线两侧的两个种植体距各自远中的种植体间至少应有7mm的距离。

如设计行切削杆上部结构，亦可植入5个种植体，即在中线处再植入一个种植体。但5个种植体不适合球帽式上部结构及杆卡式结构。

3. 下颌无牙颌种植修复还要注意黏膜厚度、附着龈宽度、牙槽骨厚度，必要时须行软组织成形术。

二、下颌后牙区种植术 Implant placement in posterior mandible

下颌后牙区特别是游离端缺失的种植义齿修复被认为是疗效显著的修复方法。但也是种植风险较大的区域之一。首先是下颌后牙区殆力负重较大，种植体负担重。其次是下牙槽神经在该区域骨内穿过，要避免损伤。

下颌后牙区种植体植入必须位于下牙槽神经之上至少1mm，以确保下牙槽神经不受损，这是该区域种植手术的基本原则。有报道，根据下牙槽神经在下颌骨体的走向，可避开下牙槽神经植入足够长度的种植体。但多数报告认为，该方法因过多考虑下牙槽神经管的位置，往往导致种植体植入的轴向不理想，后期修复困难，故较少采用。

植入3个以上种植体，则尽可能使种植体不要排列在一条直线上，以更有效地拮抗侧向受力。当下牙槽神经位置距牙槽嵴顶小于8mm，且龈殆距离过小，不足以植骨时，则要考虑下牙槽神经解剖术，游离下牙槽神经，植入足够长度的种植体。

当下颌第一、二磨牙均缺失，形成游离端缺失时，一般植入三个种植体。当下颌第一、二磨牙缺失，但对殆仅有第一磨牙时，可只修复到下颌第一磨牙，但须植入2个种植体，支持游离缺失状态下的第一磨牙。当仅为下颌第一磨牙缺失时，根据其间隙、骨量决定种植体的数量。若间隙小于13mm且骨量高度>13mm，可考虑种植1个直径、长度较大的种植体，反之需植入两个种植体支持第一磨牙。

三、上颌前牙区单牙位种植 Single implant placement in front maxilla

口腔种植修复在早期成功地用于下颌无牙颌修复以后，其经验亦被用来进行上颌前牙区单牙种植修复。然而，上颌前牙区单牙种植修复的要求很高，难度远远大于无牙颌种植。

1. 上颌前牙区单牙种植存在以下问题：①骨量不足。上颌前牙缺失后，由于生理性吸收，患者就诊时常常伴有缺牙部位骨量的不足。据统计，60%～80%的上前牙缺失患者在种植时需行不同程度与方法的植骨术。②种植体位置要求高。上前牙种植时，对种植体的位置与轴向要求极高，因其直接影响修复的美学效果。③解剖条件要求高。要求间隙与对侧同名牙类似,殆关系和龈殆距离要正常。④美学要求高。不同个体的微笑曲线高度不同。如果微笑曲线高，则美学效果不仅涉及单纯修复体的美学，也还涉及修复体根方牙龈美学效果，包括颜色、质地、轮廓、膜龈连 合线。所以，微笑曲线位于牙高度以内，修复难度小；若微笑曲线位于牙龈上，则修复难度大。上颌前牙区种植修复是牙种植修复里难度较大的一种类型。现分步讨论。

2．临床检查

(1) 缺牙原因：缺牙原因直接关系到缺牙区牙槽嵴的解剖形态。因长期牙周病或根尖周病而缺失的牙，其唇侧骨板大都因炎症吸收而缺失。外伤根折的患牙可能伴有唇侧骨板的骨折，若外伤直接造成牙缺失或已急诊拔除患牙，则可能存在其唇侧骨板外伤性缺失，要预计其植骨的量与方式。如系不能治疗的龋坏牙根或外伤尚待拔除的根折牙，则有可能是即刻种植的适应证。

(2) 缺牙区的解剖形态：检查有无明显的软硬组织缺损，硬组织厚度可通过专用测量针探知，亦可通过CT确定。评估牙龈是否充分，膜龈联合线位置是否与邻牙区一致，若上述解剖条件不理想，则可预见其种植修复的美学效果会严重受限，此时要考虑先行该区域软硬组织重建后再行二期种植，抑或种植时同期行软硬组织重建。

(3) 微笑曲线与牙列状态：微笑曲线过高、牙列不齐都会加大美学难度，应建议患者正畸排齐牙列，并及时向患者解释修复后的美学问题。

(4) 咬合关系：龈殆距离过小、深覆殆、对刃殆及各种错殆等不利种植修复或修复后的长期效果不佳。应在纠正不良的咬殆关系之后，再行种植修复，切忌简单种植。

(5) X线检查：种植体植入术前，均应行曲面体层片检查。即使是单牙缺失亦应如此。需判断相邻的颌骨主要解剖结构、缺牙间隙有无异常、邻牙位置等。在怀疑邻牙根尖有病症时，方需加拍根尖片以确诊。有条件时，应加拍缺牙区矢状CT片，其能提供牙槽突骨量的准确信息，以及应病人要求解释手术设计、植骨的必要性等。但X线检查无法对软组织状态提供足够的信息。

通过上述临床及X线检查，一般可对是否种植修复的适应证、手术的难易程度、修复的效果包括美学效果作出初步判断。对非适应证的患者则可提供其他修复建议。

3．上前牙单牙种植体的位置与轴向

(1) 种植体植入深度：上颌前牙区种植体植入的深度与骨结合，良好的牙龈外形及理想的修复美学效果有直接关系。众所周知，釉牙本质界下方约1mm左右，本是牙周膜中牙槽间隔纤维附着处，缺牙后，牙槽嵴顶垂直向至少有1mm骨质发生吸收，所以在上前牙区域种植体植入时肩台应低于邻牙的釉牙本质界2～4mm，才能给种植体基台留出足够的垂直空间进行修复，并使修复体具有从龈下向龈上自然过渡的美学效果。

当种植体肩台与邻牙釉牙本质界的距离小于2mm时，即种植体的植入深度不足时，则修复体与邻牙的形态不易协调。

当种植体肩台在根方低于邻牙釉牙本质界大于4mm时，为补偿其位置过深造成的美学效果的不协调，常常需要较深的上部结构位于龈下和增加较多的软组织来覆盖修复体，其长期效果不佳，且易发生种植体周围炎症。

故上颌前牙区种植体在垂直方向的植入深度不应大于邻牙釉牙本质界4mm，而应恰好在2～4mm之内。

(2) 种植体的轴向：上颌前牙区种植修复的功能及美学效果取决于种植体的位置与轴向。种植体轴向的轻微偏差，可明显影响其美学效果。为取得成功的种植修复，上颌前牙区的种植体植入必须根据上部结构修复要求来设计种植体的前后轴向。从侧面观，种植体理想的轴向延长线应位于邻牙切缘以内。从殆面观，其植于原缺牙的舌隆突的位置。如过于唇倾，则修复困难。如过于腭倾，则美学效果不佳。

四、前牙多牙缺失的种植修复 Multi-implant placements in front maxilla

1.上前牙多牙缺失种植修复的问题　上前牙多牙缺失的种植修复，必须特殊考虑的有两个问题。其一，多个种植体必须在三维方向上均位于理想位置与轴向；其二，美学难度较大的问题是种植体之间的牙龈乳头的恢复。前牙多牙种植修复不仅要求恢复生理功能，同时还要求恢复其美观功能。如前所述，这就需要种植体在三维方向上位于理想的位置与轴向，但多牙缺失种植时，缺乏参照物，定位困难，故建议尽可能应用外科引导模板，确定多个种植体在三维方向上的准确位置。重建种植体之间的牙龈乳头是上前牙多牙种植的重点。由于缺牙区牙槽间隔骨组织吸收，牙间乳头发生退缩，种植修复后该区域极易出现“黑三角”，直接影响美学效果。一般要求在种植手术或Ⅱ期手术时进行纠正。

2．多牙缺失种植对局部解剖条件的要求

上前牙多牙确失时，种植修复对局部解剖条件有一定要求（表 5-1）。

表 5-1　多牙缺失种植对局部解剖条件的要求

牙缺失数	近远中距离（mm）	牙槽嵴顶厚度（mm）	龈颌距离（mm）	牙龈厚度（mm）
2	≥ 15	6	4	2
3	≥ 19	6	4	2
4	≥ 25	6	4	2

若以上局部解剖条件不能满足，则种植修复的美学效果严重受限，须在种植计划实施之前就向患者解释清楚。

3．其他影响上颌前牙种植修复美学效果的因素　包括：①患者对种植修复美学效果的期望值过高。有些患者，特别是年轻患者，在上颌缺牙后对修复的美观效果要求高于功能效果，对种植修复的期望值高于其现实性。如果在治疗前没有对患者的期望值了解清楚，没有及时详细地给患者做合乎实际情况的咨询和解释，则有可能在修复后未能达到患者的期望值。②微笑曲线过高，位于牙龈之上方。此时，上前牙多牙种植修复要达到理想的美学效果，难度增大，且软组织的生理学改建机制及结果难以精确地通过手术方法预测和控制，须将其难度向患者解释清楚。③种植区域骨组织有垂直方向上的骨吸收。垂直方向上的骨吸收在种植手术时较难以矫正，而其恰恰对美学效果有影响。修复后牙冠长度较长与邻牙不协调；若仅行软组织成形来掩饰垂直向骨高度不足，则上部结构及烤瓷冠过多位于龈下，易形成种植体周围炎症及唇侧“黑三角”。④牙龈厚度。多牙种植时其区域若牙龈厚度小于3mm，很难形成牙间乳头，来矫治种植体间的“黑三角”。⑤牙槽突唇侧凹陷。牙缺失后，生理性骨吸收往往使上颌牙槽突唇侧出现凹陷。尽管其厚度仍可顺利植入种植体，但该凹陷会影响修复的美学效果。

五、上颌后牙区种植术 Implant placement in posterior maxilla

上颌后牙区是种植体植入难度较大的区域之一。原因是上颌后区牙根的解剖位置及形态较为复杂，使其生物力学特点较为复杂；上颌窦腔的存在限制了常规方法种植体植入的可行性，牙缺失以后上颌后牙区牙槽骨质与量的改变直接影响种植体植入的可能性。由于下颌后区牙轴的舌倾，上颌后牙的轴向一般颊向倾斜，且种植体轴向在上颌冠状断面上应对应于下颌牙的功能尖颊尖上。在上颌后牙缺失以后，往往伴有牙槽突垂直向与颊侧骨板的吸收，导致种植时牙槽突骨量不足。

一般来说，若上颌后牙区牙槽嵴宽度≥8mm，牙槽突骨量高度≥13mm时，植入种植体可位于较理想的位置与轴向。反之，则需行特殊处理，如上颌后牙区牙槽突颊侧上置法植骨术，上颌窦提升植骨术等以纠正骨量不足。若上颌后牙区牙槽突宽度≤6mm时，种植体植入的轴向会受到一定限制，上部结构修复时则有可能需要带角度基台进行调整。

由于上颌后牙区牙槽突骨质在缺牙后较为疏松，故在种植备洞时，尽可能采用骨挤压方法逐级备洞，植入种植体。

上颌双尖牙区域种植术。上颌双尖牙区域牙槽突在缺牙之后，往往会在颊腭向上由于骨吸收而致牙槽突宽度不足。可通过骨挤压的方法植入直径>4mm 的种植体。

当上颌磨牙区垂直高度（距上颌窦底的距离>13mm）和水平宽度均较理想时，则应考虑3个以上种植体排列不要位于一条直线上。若上颌磨牙区水平骨宽度<4mm时，则应在颊侧上置法植骨增加牙槽突宽度后，再行种植体植入。当上颌第一磨牙缺失，且近远中间隙>12mm时，应考虑植入2个种植体支持第一磨牙修复体。若上颌窦底下方牙槽突高度小于10mm时，应考虑上颌窦底植骨术。

上颌窦底提升植骨技术、骨再生引导膜技术、即刻种植技术、即刻负重技术、功能性颌骨重建技术、种植体固位的面部赝复体技术、种植体周软组织重建技术等当代口腔种植外科新技术由于本章的篇幅所限，不能详述。

复习思考题

颌骨不同区域的特点及其与种植外科的关系如何？

第七节 种植外科的并发症
Complications of implant surgery

提 要

种植外科的工作是从医生术前的准备、病人的准备开始，经过手术切开，备洞，植入种植体直至愈合后二期暴露种植体连接愈合基台。种植外科的并发症可以发生在任一环节，以下简述常见的并发症及其预防和处理。

一、出血 Hemorrhage

如果病例选择适当，术前准备充分，切口合理，操作规范，种植术中大出血十分罕见。颌骨骨松质血供丰富，备洞过程中可能出血，但一般植入种植体后出血应停止。较大的出血应考虑较大血管的损伤。常见有：下颌后牙区种植时备洞过深而伤及下牙槽神经管内的血管束造成出血。或备洞钻头穿出了下颌骨舌侧骨皮质而损伤了舌动脉造成出血。

处理：前者植入较大直径短种植体即可止血；后者则需结扎舌动脉。

预防：术前精确设计、术中严格控制种植体的位置，方向与深度。

二、神经损伤 Nerve injury

多见下牙槽神经损伤。常见原因有：备洞时器械损伤神经，或种植体过长压迫了神经。

处理：取出或旋浅压迫神经的种植体，给予维生素 B 族药物，配合理疗。

预防：熟悉专用器械及深度刻度，规范操作，术前精确设计种植体的长度。

三、上颌窦黏膜穿孔 Perforation of sinus membrane

多见于上颌后牙区种植时骨量不足，钻头或种植体穿破上颌窦黏膜进入上颌窦腔。临床上表现为病人自述术后鼻腔有少量出血或血块。少数病人可引起上颌窦炎症。

处理：给予抗生素并密切观察。因种植穿破上颌窦黏膜而引起上颌窦炎较为少见，国际上有报告为 2% ~ 3%。若无上颌窦炎症表现则无须取出种植体。否则需取出种植体。

预防：术前精确测量上颌窦底骨量，特别是注意排除X线放大率，计算种植体长度，术中精细操作，避免器械或种植体穿入上颌窦。必要时可应用上颌窦底冲击提升技术。

四、邻牙损伤 Adjacent teeth injury

多见于缺牙间隙过小，牙根向间隙倾斜；或间隙正常但术中备洞钻头伤及邻牙牙根。临床多见术后病人自述邻牙出现不适或疼痛。X 线根尖片可确诊。

处理：必要时行根管治疗。

预防：如缺牙间隙过小，应通过正畸恢复正常间隙。术中细心操作，必要时在外科引导模板下备洞。

五、颌骨骨折 Mandible fracture

多见于老年下颌无牙颌患者，多年缺牙后骨质疏松，颌骨重度骨吸收，特别是颏孔区唇舌向重度骨吸收，若种植体过长或直径过大损伤了唇舌侧及下缘过多骨皮质则会导致颌骨受力时从种植体处骨折。

处理：取出骨折处种植体，按无牙颌骨折处理原则进行处理。

预防：术前精确测量评估种植区域骨量，选择适当直径和长度的种植体，避免损伤过多唇舌侧骨皮质和下颌下缘骨皮质。

六、器械误吞 Swallow of instrument

多见于术中器械从手中或弯机头上滑脱落入口腔，患者因紧张而误吞。

处理：严密观察患者症状，按口腔科器械误吞原则处理。

预防：种植外科多为各种小器械，应熟悉掌握各种器械的应用技巧，必要时在器械上拴安全线

七、软组织裂开 Dehiscence

术后软组织裂开多见于植骨或行骨再生引导术后一周以后，主要原因为软组织张力较大，缝合前减张不够或过渡义齿压迫所致。

处理：若在术后近期裂开，且伤口无明显感染，可以在局麻下减张重新关闭伤口。若再次裂开则要考虑感染的可能，并按感染的原则处理。过渡义齿重新缓冲，软衬。

预防：缝合前减张，务必使软组织无张力缝合。过渡义齿务必有足够缓冲和软衬。

八、术后血肿 Hematoma

术中止血不彻底，术区未行短暂压迫止血。

处理：密切观察，给予抗生素，一般7～10天可消退。

预防：注意术中止血，术后伤口短暂压迫止血，冰袋冷敷。

九、术后感染 Infection

术后近期感染，多为术中污染所致。

处理：拆去1～2针缝线，冲洗种植区域，更换愈合基台，有利于控制感染。并给予抗生素。若感染未能控制，则松动的种植体应尽早取出。

预防：严格按照无菌手术原则进行种植外科手术，包括手术室消毒准备，器械消毒，术区消毒，着手术衣，规范操作。如果有植骨内容，更要严格无菌操作。

十、种植体松动 Implant lossening

术后近期种植体松动原因多见于感染。

处理：种植体一旦松动，则只有取出种植体，关闭伤口，愈合后可考虑再次种植。

预防：术中严格无菌操作，术后给予短期预防性抗生素。

种植体上部结构修复以后可能出现的并发症如种植体周围炎，中央螺栓折断等则不属本章讨论范围之内。

复习思考题

1．微创的种植外科 技术主要包括那些内容？

2．种植体植入后经典的愈合期需要多长时间？

3．种植体在上前牙植入时，对其植入的位置有什么要求？为什么？

（林　野）

参考文献

1. Brånemark P I. Osseointegration and its experimental background. J Prosthe. Dent. 1983; 50:399-410
2. Brånemark PI. Osseointegrated implants in the treatment of the edentulous jaw. Experiences from 10-year period. Scan. J. Reconstr. Surg. 1977, 16(Suppl)
3. Brånemark P I. Zarb G, Albrektsson T. Tissue-Integrated Prostheses Quintessence. 1985, Chicago, 11-76
4. Linder L, Albrektsson T, Branemark P I, et al. Electron microscopic analysis of the bone-titanium interface. Acta Orthop Scand. 1983, 54:45-52
5. Johansson C, Albrektsson T. Integration of screw implants in the rabbit: a 1-year follow up of removal torque of titanium implants. Int J Oral Maxillofac Implants, 1987, 2:69-75
6. Gottlander M, Albrektsson T. Histomorphometric studies of hydroxylapatite-coated and uncoated CP titanium threaded implants in bone. Int J Oral Maxillofac Implants, 1991, 6:399-404
7. Buser D, Shenk RK, Steinemman S, et al. Influence of surface characteristics on bone integration of titanium implants. A histomorphometric study in miniature pigs. J Biomed Mater Res, 1991, 25:889-902
8. Worhtington Ph, Brånemark PI. Advanced Osseointegration Surgery Quintessence, 1992, Illinois
9. Worthington Ph , Lang B, Lavelle W. Osseointegration in dentistry. Quintessence, 1994, Illinois 19-27
10. Binon P. Implants and components: Entering the new millennium. J Oral and Maxillofac implants , 2000, 15:76-94
11. Brunski BJ, Puleo D. A. A. Nance, Biomaterials and biomechnics of oral and maxillofacial implants: current status and future developments. J Oral and Maxillofac implants. 2000, 15:15-46
12. Berglundh T, Persson L, Klinge B. A systematic review of the incidence of biological and technical complications in implant dentistry reported in prospective longitudinal studies of at least 5 years. J Clin Periodontol. 2002; 29 Suppl 3:197-212; discussion 232-3
13. Berman CL. Osseointegration. Complications. Prevention, recognition, treatment. Dent Clin North Am. 1989, Oct; 33(4):635-63
14. Binon, P P Implants and components: entering the new millennium. Int-J-Oral-Maxillofac-Implants. 2000 Jan-Feb; 15(1): 76-94
15. Brånemark P I, Hansson B, Adell R, Breine U, Lindsrom J, Hallen, O, ohman A. Osseointegrated implants in the treatment of the edentulous jaw: experience from a 10-year period. Almqvist & Wiksell, Stockholm.1977
16. Brunsvold MA, Reding ME, Kornman KS. Infected suture granuloma: a case report. Int J Oral Maxillofac Implants. 1991, Summer; 6(2):215-7
17. d'Hoedt, B, Schulte W. A comparative study of results with various endosseous implant systems. Int-J Oral Maxillofac Implants. 1989 Summer; 4(2):95-105
18. Gershkoff A, Goldberg G. Fundamentals of the implant denture. J Prosth Dent 2:49, 1952
19. Gothberg C, Bergendal T, Magnusson T Complications after treatment with implant-supported fixed prostheses: a retrospective study. Int J Prosthodont. 2003 Mar-Apr; 16(2):201-7
20. Jemt T. Failures and complications in 391 consecutively inserted fixed prostheses supported by Brånemark implants in edentulous jaws: a study of treatment from the time of prosthesis placement to the first annual checkup. Int J Oral Maxillofac Implants. 1991 Fall; 6(3):270-6

21. Kim SG. Implant-related damage to an adjacent tooth: a case report. Implant Dent. 2000; 9(3):278-80
22. Linkow L J. Clinical evaluation of the various designed endosseous implants. J Oral Implantol 12: 35, 1966
23. Maeglin B. Schwierigkeiten und Komplikationen. In Schroeder, A., Sutter, F., Krekeler, G.: Orale Implantologie. Thieme, Stuttgart 1988
24. Mason ME, Triplett RG, Alfonso WF. Life-threatening hemorrhage from placement of a dental implant. J Oral Maxillofac Surg. 1990 Feb; 48(2):201-4
25. Perry G, Lewis S, Beumer III, J, Avera, S, Nunokawa, G. Single-tooth implants. J Calif Dent Ass 17: 30, 1989
26. Sones, A D. Complications with osseointegrated implants. J Prosthet Dent. 1989 Nov; 62(5): 581-5
27. Steflik D E, Parr G R, Sisk A L, Lake F T, Hanes P J, Berkery, D J, Brewer, P. Osteoblast activity at the dental implant-bone interface: transmission electron microscopic and high voltage electron microscopic observations. J-Periodontol. 1994 May; 65(5):404-13
28. Theisen FC, Shultz RE, Elledge DA. Displacement of a root form implant into the mandibular canal. Oral Surg Oral Med Oral Pathol. 1990 Jul; 70(1):24-8
29. Vemuganti A, Siegler S, Abusafieh A, Kalidindi S. Development of self-anchoring bone implants. II. Bone-implant interface characteristics in vitro. J Biomed-Mater-Res. 1997 Winter; 38(4): 328-36
30. Zarb G, Schmitt A. The longitudinal clinical effectiveness of osseointegrated dental implants
31. Zitzmann NU, Marinello CP. A review of clinical and technical considerations for fixed and removable implants prostheses in the edentulous mandible. Int J Prosthodont. 2002; 15:65-72

Definition and terminology

- **Oral implantology:** the study of the art and science concerned with the surgical insertion and restoration of materials and devices restoring the partially or totally edentulous patient to function.
- **Subperiostum implant:** a framework specifically fabricated to fit the supporting areas of the mandible or maxillae with permucosal extensions for support and attachments of a prosthesis; the framework consists of permucosal extensions with or without connecting bars and struts; struts are classified as peripheral, primary, and secondary; the subperiosteal implant can be complete-arch, unilateral, or universal.
- **Blade implant:** an endosteal implant consisting of an abutment, cervix, and body (or infrastructure) that is thin buccolingually and has fenestrations to permit the ingrowth of bone/connective tissue for purposes of anchorage.
- **osseointegration:** contact established without interposition of nonbony tissue between normal remodeled bone and an implant at the light microscopic level, entailing a sustained transfer and distribution of load from the implant to and within the bone tissue.
- **progressive loading:** placing a series of increasingly hard prostheses into function(ie, beginning with acrylic and, after some composites of varying hardness, terminating with porcelain).

- **surgical guide:** a template planned and fabricated to indicate the location of implant osteotomies to the surgeon.
- **maxillary sinus floor augmentation:** the placement of bone grafting materials in the antral floor by open or osteotome techniques.

第六章

口腔颌面部感染

INFECTIONS OF ORAL AND MAXILL OFACIAL REGIONS

第一节 概 论

Conspectus

提 要

感染是微生物对宿主异常侵袭所致的微生物与宿主之间相互作用，引起机体产生防御为主的一系列全身及局部组织反应的疾患。

口腔颌面部感染常见的病原菌有金黄色葡萄球菌、溶血性链球菌、大肠杆菌类杆菌、梭形杆菌等，混合性感染颇为常见。

口腔颌面部感染的途径有牙源性、腺源性、损伤性、血源性及医源性。其中以牙源性感染最为常见。

口腔颌面部感染的临床表现：局部症状为红、肿、热、疼及功能障碍，其中功能障碍常见的有张口受限，进食、吞咽困难，甚至呼吸困难等。全身症状为畏寒、发热、头疼、乏力及食欲减退等。

治疗应从局部治疗和全身治疗两方面进行。对于较轻的感染，以局部治疗为主或仅用局部治疗即可治愈。

感染（infection）是微生物（microorganism）对宿主（host）异常侵袭所致的微生物与宿主之间相互作用的一种生态学现象，广义上也是微生物对宿主细胞、组织或血液系统的异常攻击和宿主对这种攻击反应的总和。感染的结局是微生物的增殖、限制和死亡，或宿主的隐性感染、带菌、显性感染，或因对宿主损伤严重、治疗不力而死亡。

口腔颌面部位于消化道与呼吸道的起端，通过口腔和鼻腔与外界相通。由于口腔、鼻腔、旁鼻窦的腔隙，牙、牙龈、扁桃体的特殊解剖结构和这些部位的温度、湿度均适宜于细菌的寄居、滋生与繁殖，因此，正常时即有大量的微生物存在。传统的观念认为感染是由于外界环境中存在的致病微生物侵袭宿主所致的疾病，即所谓的外源性感染（exogenic infection）。这种观点把感染性疾病的发生、临床表现及结局完全归因于外来微生物作用的结果，忽略了正常机体如口腔、咽腔、鼻腔、上颌窦、牙周以及皮肤等部位存在大量微生物的状态，也未考虑感染与病原微生物的数量、入侵途径、宿主防御状况、外环境影响的关系，以及同时存在的其他微生物在发病中所起的作用。近年来微生态学的研究和发展证实，感染除由外环境中致病性特殊微生物引起外，多数系由宿主各部位正常存在的大量微生物生态平衡失调所致，即所谓内源性感染（endogenic infection），它是生态平衡与生态失调相互转化的结局。与病原微生物学的观点不同，微生态学认为感染是普遍的，发病是偶然的，死亡更是罕见的。微生态失调的概念应包括微生物与微生物之间，微生物与宿主之间，微生物和宿主与外环境之间的全部内容。

颜面及颌骨周围存在较多相互连通的潜在性筋膜间隙，其间含疏松的蜂窝结缔组织，形成感染易于蔓延的通道，加之颜面部血液循环丰富，鼻唇部静脉又常无瓣膜，致使在鼻根至两侧口角区域内发生的感染易向颅内扩散而被称为面部的“危险三角区”。

面颈部具有丰富的淋巴结，口腔、颜面及上呼吸道感染，可顺相应淋巴引流途径扩散，发生区域性的淋巴结炎，特别是儿童淋巴结发育尚未完善，感染易穿破淋巴结被膜，形成结外蜂窝织炎。

一　口腔颌面部感染的特点

Characteristics of infections in oral and maxillofacial regions

（一）病原菌 Pathogenic bacteria

从生态动力学出发，引起感染的微生物不一定是致病菌或病原体，而是正常微生物的易位或易主的结果。在人类菌群失调而发生的口腔颌面部感染中常可作为病原菌（pathogenic bacteria）的菌种有以下各种类型：

1．葡萄球菌　分为金黄色、表皮（白色）和腐生性葡萄球菌（staphylococcus）三类，是常见的球菌正常菌群成员之一，广泛分布于自然界的空气、土壤、水和物品上，也常存在于人和动物的皮肤上和与外界相通的腔道如口鼻腔中。其中，金黄色葡萄球菌是口腔颌面部感染的常见病原菌。它们在皮肤表面可生存较久，常隐藏在毛囊、汗腺和皮肤内。在人类鼻咽部带菌率可达20%～50%；而医务人员的带菌率高达70%。表皮葡萄菌数量较大，但很少引起疾病。而腐生性葡萄球菌一般为外致病菌。

2．链球菌　是一类链状排列的革兰阳性球菌，兼性厌氧或专性厌氧，不形成芽胞（spore）。也是口腔颌面部感染的常见病原菌之一。广泛分布于自然界，如在动物及人体的口腔、上呼吸道、食管、肠道、皮肤、泌尿道中均可被检出。目前将常见的链球菌（*Streptococcus*）种分为6群，即化脓性链球菌5个菌种；口腔链球菌9个菌种；肠链球菌4个菌种；新链球菌2个菌种；厌氧链球菌4个菌种；其他链球菌5个菌种。

3．大肠杆菌　肠杆菌种是革兰阴性小杆菌，嗜氧或兼性厌氧，是一类相互有关而又有一定差别的一大群细菌。广泛存在于自然界，但并非所有肠杆菌种成员都是肠道寄生菌，也不是全部都对宿主有致病性。在一般医院中培养的80%～95%都是大肠杆菌、肺炎克雷伯菌和奇异变形杆菌。其中大肠杆菌（colibacillus）也称大肠埃希菌（*Escherichia Coli*），它是肠菌种中的典型菌，是与人类生活最为密切，与临床关系最为直接的细菌之一。作为正常肠道菌群成员，相当部分大肠杆菌是不致病的，但一些特殊血清型的大肠杆菌已毫无争议地被列入病原菌行列。大肠杆菌还是一个多能性病原菌，即对人和动物均可引起疾病，对人体则具有引起不同系统疾患的能力。大肠杆菌通过产生内毒素、外毒素及其侵袭能力而导致人类的胃肠道、泌尿道、脑膜和伤口等部位感染或甚者导致败血症。

4．铜绿假单胞菌　革兰阴性杆菌，常存在于肠道及皮肤上，但多属“过路菌”，一般不致病，在原发感染中致病力不大。但在菌群失调或抗生素大量应用后，铜绿假单胞菌（*P. aeruginosa*）可成为继发感染的重要病原菌，如在口腔颌面部的大面积烧伤，严重创伤或手术后创面的后期，可成为感染的主要病原菌，在大面积癌肿创面上亦可继发感染。由于其对绝大多数抗生素不敏感，故可导致严重的局部和全身感染。

5．白色念珠菌　为真菌的酵母（yeast）型，又称白色假丝酵母，是正常人口腔、消化道、上呼吸道及阴道黏膜上的正常菌群。其数量在粪便中为 $10^3 \sim 10^5$ 个 /g。正常情况下不致病，一旦在抗生素的诱导下或全身免疫功能下降，其数量超过一定水平或占优势就可致病，如引起黏膜、皮肤和内脏的念珠菌病。白色念珠菌（candida albicans）的菌交替症相当广泛，在肠道出现病变时，常同时伴有口腔或呼吸道的感染，如口腔炎、口角糜烂、玫瑰舌等。白色念珠菌的检查除了定量以外，还需作病理组织的镜检，这是可靠而又快速的方法，此外可作分离培养、生化反应、血清反应和变态反应试验等检测。

6．变形杆菌　是肠杆菌种的一族，革兰阴性，是健康人的肠道“过路菌”，一般3%～5%的人可以检出。与口腔颌面部感染关系较密切的是变形杆菌（proteus）属中的奇异变形杆菌、普通变形杆菌、摩氏变形杆菌和雷氏变形杆菌。变形杆菌的种类与致病性无关，不论在重症或轻型菌群失调的患者中均可分离出，因此变形杆菌致病的机制亦是由于数量的优势。目前这类细菌已从肠道、泌尿道、伤口、烧伤创面、呼吸道、眼、耳、喉等部感染的标本中分离出。若与其他病原菌如葡萄球菌和白色念珠菌协同作用，其危险性就更大。

7．类杆菌　为革兰阴性无芽胞专性厌氧杆菌，是人类口腔、泌尿生殖道、尤其是肠道内的常驻菌，而以结肠内的数量最多。类杆菌（bacteroides）除具有对宿主的营养、胆汁胆固醇的代谢、免疫功能和生长发育等一定的生理功能外，其作为条件致病菌引起临床各科的感染疾患已被公认。类杆菌常引起颌面部间隙、骨关节、脏器感染和脓毒败血症。

8．放线菌　为革兰阴性杆菌，无芽胞，既是人和恒温动物黏膜表面定植的正常菌群成员，也是口腔正常菌丛之一，如口腔的牙菌斑、牙石、龈沟唾液和扁桃体等部位均存在放线菌（actinomyceses）。已发现的放线菌有 10 余种，其中与人类临床疾病有关的是衣氏放线菌（*A. israeli*）、牛型单线菌（*A. bovis*）、酿脓放线菌（*A. pyogenes*）、粘性放线菌（*A. viscosus*）和梅氏放线菌（*A. meyeri*）等，而其他菌种尚未有确切的致病性报告。目前认为致病性的菌种实际上是机会病原菌，常因免疫制剂的应用后局部损伤或拔牙后发生的内源性感染，以及在其他炎症基础上而发生混合感染。

9．梭菌　也称梭状芽胞杆菌（clostridia），为革兰阴性厌氧或微嗜氧杆菌，产生芽胞，有鞭毛可运动。但其中的产气荚膜梭菌有荚膜。梭菌广泛分布于自然界。均为厌氧菌，但对厌氧条件要求不同，破伤风、肉毒和水肿梭菌对厌氧要求严格；而溶组织梭菌、产气荚膜梭菌在少量氧环境亦能生长。临床多在外伤、软组织挫裂伤，伤口内死腔、异物存留和局部组织血供不良的条件下发病。也可发生为双相性的感染，如在某些口腔颌面部间隙感染中可先有需氧菌感染，消耗氧气后继发厌氧菌感染。

10．其他菌种　与口腔颌面外科关系较密切的病原菌还包括隐球菌、炭疽杆菌、球孢子菌、芽生菌、组织胞浆菌、狂犬病毒、疱疹病毒和巨细胞病毒等，可在抵抗力下降的病人中引起感染。

（二）口腔颌面部感染途径 Route of infection of oral and maxillofacil region

口腔颌面部感染的途径主要有以下 5 条：

1．牙源性　病原菌通过病变牙或牙周组织进入体内发生感染者，称为牙源性感染(odontogenic infection)。牙在解剖结构上与颌骨直接相连，牙髓及牙周感染可向根尖、牙槽骨、颌骨以及颌面部疏松结缔组织间隙扩散。由于龋病、牙周病、智牙冠周炎均为临床常见病，故牙源性途径是口腔颌面部感染的主要来源。

2．腺源性　面颈部淋巴结既可继发于口腔、上呼吸道感染，引起炎症改变；淋巴结感染又可穿过淋巴结被膜向周围扩散，引起筋膜间隙的蜂窝织炎。

3．创伤性　继发于创伤（trauma）后发生的感染。

4．血源性　机体其他部位的化脓性病灶通过血液循环形成的口腔颌面部化脓性病变。

5．医源性　医务人员行局部麻醉、手术、穿刺等操作未严格遵守无菌技术造成的继发性感染称为医源性感染（iatrogenic infection)。

口腔内的正常菌群或外来病原菌的污染（contamination)，不一定都会发生感染，只有当人体局部或全身的防御功能削弱，或病原菌数量、毒力过大时才会发病。感染的发生一方面取决于细菌的种类、数量和毒力；另一方面还取决于机体的抵抗力、易感性、病员的年龄、营养状况，以及感染发生部位的解剖特点、局部血液循环状况、有无血肿形成或异物存在等多种因素的影响。因此口腔颌面部感染的过程与转归又受病员的抵抗力、细菌的毒力和治疗措施三方面影响。急性感染发生后，若机体抵抗力强，并得到及时合理的治疗，则感染可被局限，通过自行吸收或形成脓肿引流后痊愈。当机体抵抗力与病原菌毒力处于相持之势，或处理不当时，则感染可转为慢性过程。如细菌毒力超过人体抵抗力，或抗菌药物使用不当或无效时，感染可向周围组织蔓延，并通过淋巴管及血循环扩散，引起淋巴管炎、淋巴结炎或发生败血症、转移性脓肿、海绵窦血栓性静脉炎、中毒性休克等严重并发症。

（三）口腔颌面部感染的临床表现 Clinical manifestation of infection of oral and maxillofacil region

1．局部症状　口腔颌面部解剖部位表浅，一旦发生感染早期即可发现，炎症区域出现红、肿、热、痛的体征，但病变与正常组织间没有明显的分界线，水肿区常超过病变范围，与炎症区相关的淋巴结出现肿大、压痛等炎症症状。由于炎症的部位不同而有相应的功能障碍发生，软组织炎症肿胀区变硬、压痛明显。通过增强机体抵抗力及合理应用抗菌药物，感染局限，有可能自行吸收而消散；若发病 5 ~ 7 天后，体征无明显消退，只是范围较局限，则在中央区可出现坏死、渗出物集聚，并形成分界清楚、有一定范围的脓腔。浅表脓肿可扪得波动感，皮肤有凹陷性水肿（pitting edema)。

炎症区的组织变性渗出致使局部常有器官功能障碍，此外，炎症相邻结构（主要是颌周咀嚼肌群）受到炎症递质的激惹，神经刺激反射，而出现肌肉痉挛、引起不同程度的张口受限；在舌根、口底、颌下、咽旁间隙感染尚可导致吞咽、咀嚼、语言，甚至呼吸的困难。对隐蔽部位如颞下间隙、翼颌间隙感染，除有一般感染症状外，局部可无明显的红、肿、热、痛体征，而主要表现为患侧疼痛及张口受限。腐败坏死性蜂窝织炎的受累区皮肤呈弥漫性肿胀，压之有经久不回复的凹陷性水肿，称之为副性水肿，皮肤灰白发亮；随着细菌毒力的作用，局部循环障碍加重，皮肤色泽常为暗红或紫色；因组织间隙中有气体产生，可触及捻发音。

在炎症慢性期，由于纤维组织增生，胶原纤维的收缩，病变区组织变硬，形成浸润块，有轻度压痛。若有反复急性炎症发作，就有经久不愈的瘘口或引流脓液时多时少的改变。此种表现显示，不论急性炎症期发生于软或硬组织，都是因为死骨形成或病灶牙未予去除所致。

2．全身症状 口腔颌面部各种感染的全身症状（general symptom）表现相距甚远。如面部疖可无明显症状。而急性中央性颌骨骨髓炎及多个颌周间隙蜂窝织炎则可伴较重的全身症状，如畏寒、发烧、全身不适、食欲减退、尿量短赤；血液白细胞总数不同程度升高，中性粒细胞比例增加，呈现核左移；在年老或幼儿患者、病情重而病程长者，可致水、电解质平衡失调等表现。个别病情严重者可有败血症发生，甚至中毒性休克发生，出现系列全身症状；由于面部静脉系统的解剖结构及与颅内硬脑膜静脉窦相通连的特点，面部上唇、鼻周所谓危险三角区的疖、痈可导致海绵窦静脉炎或血栓形成，而引发脑膜激惹及眼静脉回流受阻症状，出现窦内的脑神经（动眼、滑车、外展、三叉神经）受累体征。

慢性炎症病员，因局部病变经久不愈，长期排脓，全身低热，进食较差，而表现全身衰弱、营养不良和贫血等症状。

（四）口腔颌面部感染的诊断 Diagnosis of infection of oral and maxillofacial region

根据发病因素、临床表现，大多能作出正确诊断。如诊断及时，治疗得当，对缩短病程、防止感染扩散和恶化均有重要意义。

炎症初期，感染区的红、肿、热、痛等是主要表现，也是诊断局部感染的基本依据。在炎症局限形成脓肿（abscess）后，波动感又是诊断脓肿的重要特征。波动试验是临床上诊断浅部脓肿的主要方法（图6-1）。深部脓肿，尤其是位于筋膜下层的脓肿，一般很难查到波动感，但压痛点比较清楚，按压脓肿区的表面皮肤常出现不能很快恢复的凹陷性水肿。

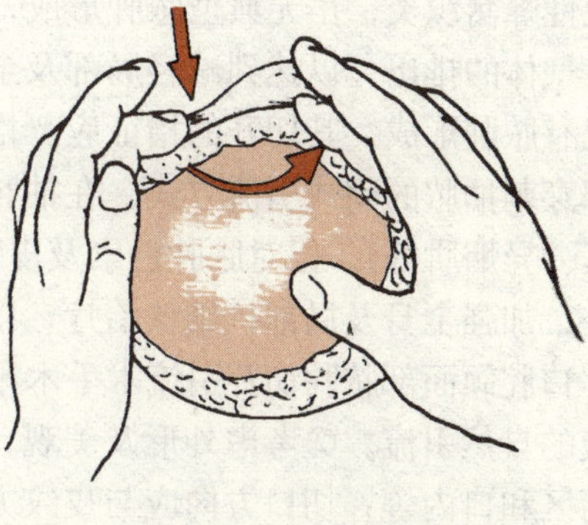

图6-1　脓肿波动感的检查方法

对深部脓肿，为了确定有无脓肿或脓肿的部位，可用穿刺法以协助诊断，必要时还可借B型超声或CT等行辅助检查，明确脓肿的部位及大小。脓液的涂片及细菌培养可确定细菌种类，必要时可作细菌敏感试验，以选择合适的抗菌药物。如怀疑有败血症时，可多次抽血作细菌培养以明确诊断；并作细菌药物敏感试验，为选择有效抗菌药物做参考。定时的外周血白细胞检测是观察感染进展的基本方法之一，在重度感染或大量抗生素应用下，白细胞计数可无明显增加，但有核左移及中毒性颗粒出现。X线摄片对颌骨骨髓炎的诊断、病变范围、破坏程度或形成死骨的部位等能提供可靠的依据。慢性炎症患者局部有慢性增生硬块，此时应注意与肿瘤相鉴别。

（五）口腔颌面部感染的治疗 Treatment of infection of oral and maxillofacial region

口腔颌面部感染的治疗，除全身正确而全面的疗法外，不同部位、不同性质炎症的局部处理措施又是治疗效果好坏的关键。某些轻度感染，有时仅用局部疗法即可获愈。总的治疗措施应针对机体和病原菌两个方面，改善病人的一般状况，调整紊乱的生理功能，增强机体抗病能力，这是治疗的基础；而对病原菌的治疗以及清除炎症所产生的毒性物质，如脓液、坏死组织，则是治疗的关键。此外，在口腔颌面部感染中及早去除病灶牙，是缩短病程，减少反复急性炎症发作的重要措施。

1．局部治疗 感染性炎症的渗出期，机体免疫反应形成细胞及体液免疫屏障，促进炎症的局限和消散。此时，保持局部静态是保证这一防御反应取得良好效果的重要条件。故在急性炎症期应避免对炎症区的不良刺激，如口腔内和颌周间隙的炎症应减少说话、咀嚼等运动，进软食或流汁饮食；面部疖、痈，切忌挤压、抓搔，以免造成感染扩散。并根据炎症不同阶段给予局部处理。

（1）热敷：炎症局部热敷（fomentation）或理疗（physical therapy）有促进血液循环，加速渗出液吸收和加强白细胞吞噬作用的效果，但鉴于口腔颌面部血循环丰富，且与颅内有交通的特点，宜持保守态度，除颌周间隙蜂窝织炎及淋巴结炎的早期可选用湿热敷（热水、50%硫酸镁溶液等）、局部红外线照射外，面部疖、痈，特别是危险三角区疖、痈，热敷后有促成海绵窦静脉炎发生的可能，应严禁使用。

（2）外敷药物：在炎症形成脓肿前，外敷药物（external medicine）有消肿、止痛的效果，常用药物有鱼石脂软膏、六合丹、金黄散等。

（3）脓肿切开引流术：化脓性炎症已经形成脓肿或脓肿已溃破但引流不畅者，必须进行切开引流（incision and drainage）或扩大引流术。希望通过抽脓方式的所谓闭式引流（closed drainage），只会造成迁延病程，增加病人痛苦及并发症发生机会，是不可取的。炎症区肿胀局限，该区皮肤发红、发亮，压痛明显，有波动感是脓肿形成的指征；深部脓肿经穿刺抽出脓液者，均应立即切开引流。对局部炎症明显，病情发展迅速而全身有中毒症状病例，如腐败坏死性蜂窝织炎，虽无典型脓肿形成，亦宜早期切开引流，以利于炎症区毒性物质、坏死组织、气体的排出，以达到减轻局部及全身症状，阻止炎症继续扩散的目的。结核性淋巴结炎如已有脓肿形成，其切开的指征应严格掌握，因为切开引流后其瘘口可长期不愈，一般采用局部穿刺抽脓的闭式引流方式，在抽脓后立即在脓腔内及淋巴结周围注射抗结核药物（如链霉素、异烟肼等）。但对脓肿已累及皮下，几近自行溃破的结核性脓肿，亦可予以切开引流；另外，加强全身及局部抗结核治疗，以促进其脓瘘早期愈合。

口腔颌面部脓肿切开引流术手术原则：①切口选择的部位尽量位于脓肿的最低位，以利脓液的自然引流。②考虑外形及美观，切口愈合后的瘢痕位于隐蔽处，如发际内、颌下区、颌后区和口内等；切口方向应与皮纹方向一致，以减少创口愈合后瘢痕凹陷畸形；切口长度应以脓肿大小及深浅决定，一般切口长度应与脓肿大小一致，但浅表脓肿，切开后创道短，亦可小于脓肿直径。③颌面部皮下组织中有血管、神经，除非脓肿近表皮、几乎破溃者可直接切开脓腔外，原则上应采取二次分离脓腔的方式，如常用的下颌下切口，先按设计切开皮肤及颈阔肌后，识别面神经分支行程，用血管钳钝性分离进入脓腔。咬肌间隙、翼颌间隙和颞间隙脓肿，尚应将肌肉附着及骨膜切开。④较大脓肿或多发性脓肿，用大血管钳或术者手指分离脓腔及脓腔间隔，以利坏死组织及脓液溢出。⑤减少脓腔壁的损伤，避免感染的再度扩散；脓肿切开后用生理盐水反复冲洗脓腔，加速脓液的排出。⑥切开排脓后，应放置橡皮引流条；深在部位脓肿，因切开引流创道有肌肉等组织，将影响引流通畅，以橡皮管或乳胶管引流为好；个别深层脓肿因创道肌肉损伤而明显出血者，可用生理盐水纱条填塞，待次日更换引流条。⑦面部疖、痈的切开引流术应非常慎重，不恰当切开可致感染扩散，发生海绵窦血栓性静脉炎及败血症。只有在疖的中央皮肤出现黄色脓点，痈有多发性脓肿而皮肤难以穿破时，才考虑保守性切开。⑧腐败坏死性口底蜂窝织炎，因系广泛的组织凝固性坏死，切开引流应根据浸润范围作广泛或多个切口，并用1%～3%过氧化氢液冲洗脓腔，敞开创口，建立多个引流口。

（4）病灶的处理：口腔颌面部感染绝大多数是牙源性感染扩散而来，虽然此时口腔颌面部炎症是主要矛盾，但在治疗时应将病灶牙的处理纳入整个治疗措施中，如中央性化脓性骨髓炎，病变区牙的拔除，本身即为引流和清除病灶（focus）的重要步骤，而对颌周间隙的炎症，若忽略病灶牙的清除，可致治疗不易彻底或炎症反复发作。当急性炎症好转或脓肿切开引流术后，即应着手病灶牙拔除，若张口受限者，麻醉可用口外途径施行。此外，病灶尚包括颌周间隙感染继发的边缘性颌骨骨髓炎及中央性骨髓炎形成的死骨；前者采用受累区骨面的刮治；后者常用死骨切除或死骨块分离后的摘除术。

2．全身治疗　全身治疗（general treatment）包括针对局部炎症区或全身继发感染病原微生物的病因治疗，以及因感染所致的高热治疗及全身代谢、水、电解质平衡紊乱的纠正和支持疗法两个方面，后者对改善病人的一般状况和增强其抵抗力，促使感染好转、局限或消散有重要意义。口腔颌面部感染早期多无明显的全身并发症，全身治疗主要为抗菌药物的应用。但某些感染如面部痈、急性颌骨骨髓炎、腐败坏死性蜂窝织炎等，却可出现严重并发症，如败血症、脓毒血症、海绵窦血栓性静脉炎、脑膜炎、脑膜脓肿、肺、肝感染以及中毒性休克、全身水、电解质平衡失调、酸中毒等。如诊断及治疗不及时，可威胁患者的生命。对口腔颌面部感染发生全身性感染的可能性应有足够的警惕性，及早发现及正确治疗是预防因并发症致死的重要环节。

（1）对症处理及支持疗法

1）急性炎症期的病员应根据病情适当卧床休息，注意加强营养，给予易消化、富含维生素B、C的食物；病情严重或进食有困难者，应行静脉输液；有明显贫血者，可考虑多次小量新鲜血或血浆的输注。此外，可定期多次给予丙种球蛋白、胎盘球蛋白以增加抗体。

2）高热的处理，采取冷敷头部、酒精擦浴、冷水灌肠或冰袋冷敷腋窝、腹股沟部等物理降温措施，或给予解热药物。针刺曲池穴也有降温的效果。

3）纠正水、电解质代谢和酸碱平衡失调。

4）严重感染时，可考虑肾上腺皮质激素如氢化可的松、地塞米松的应用。因其具有抗炎、抗毒、减轻水肿、降低体温、升压及增加肾小球滤过率的作用，因而可改善重度感染时的局部和全身症状，作为高热降温、局部重度水肿引起呼吸困难、中毒性休克及脑水肿时的应急措施。但肾上腺皮质激素类药物对病原微生物并无抑制作用，且由于其抑制机体对炎症的反应，降低机体防御功能，有可能使急性炎症扩散，慢性炎症或潜在的感染活跃。因此激素的应用应严格掌握适应证，一般感染不用，急性感染有中毒症状时，需与足量有效的抗菌药物配合应用。作为应急处理的措施，亦应剂量适度，尽量减少用药周期。若引起炎症的病原微生物具有耐药性或为病毒感染性疾病时，因无有效抗菌药物，应慎用本药。对结核性感染、或伴有溃疡性疾病和高血压等应避免使用本药。

5）冬眠疗法：用于中毒性休克、病情严重者；但对伴有心血管疾病、血容量不足、肺功能不足者慎用。冬眠疗法（hibernation therapy）的降温可减轻机体对炎症因子的过度反应，为抗菌药物发挥有效作用争取时间，创造条件。但冬眠时可降低机体的正常生理反射，并发肺部感染。药物采用冬眠灵、非那根各25～50mg，杜仑丁50～100mg加于5%葡萄糖溶液中静脉滴注，或将上述药量分2～4次作肌肉注射。剂量掌握以不严重影响生理反射为度，体温维持在35～36°C，并严密观察意识、脉搏、血压、呼吸和肺部情况。

（2）抗感染药物的应用：抗菌药物的应用是炎症治疗的基本疗法，但使用不当时，不仅造成药物的浪费，而且引起细菌的耐药性，严重影响疗效。一般说来，对局限、表浅的化脓性感染，机体情况良好，无全身症状者，应重点放在局部的处理，可不用抗菌药；只有在较重的深部感染或全身感染时才给予抗菌药物。药物种类最好根据细菌培养结果来确定，在无条件作细菌培养或尚无细菌培养结果时，可根据感染来源、临床表现、脓液性状和脓液涂片检查等估计病原菌的种类来选择抗菌药物，并宜选用抗菌谱较广的抗菌药物，或两种以上的抗菌药物。以后按照治疗效果、病情演变、细菌培养及药物敏感试验结果，调整抗菌药物种类。抗菌药物的剂量应足够，疗程应以局部炎症消失为度。对全身性感染的抗菌药物剂量宜大，疗程也应较长，一般在体温下降、临床症状好转、局部病灶控制 1 ~ 2 周后停药，以防感染反复。

尽管抗生素是炎症治疗中的关键措施，但它只是感染性疾病治疗的重要方法之一，不能完全依赖抗菌药物而忽视其他局部及全身的必要措施。选用抗菌药物时既考虑其药效，也应警惕其副作用，用药方案应根据炎症过程变化，是否加杂新的致病菌和有耐药菌株出现，而作必要的调整。

复习思考题

1. 口腔颌面部感染的途径有哪些？
2. 怎样理解微生物与口腔颌面部感染的关系？
3. 口腔颌面部感染切开引流的注意事项有哪些？

第二节　抗菌药物在抗感染中的应用

Application of antibiotics in treatment of infections of oral and maxillofacial regions

提　要

抗菌治疗是口腔颌面部中重度感染治疗的重要手段。根据抗菌药物的抗菌机制将其分为杀菌和抑菌两类。前者如青霉素、头孢菌素类等，后者如磺胺类药物等。药物敏感试验对临床选用抗生素具有重要参考价值。抗菌药还存在耐药性及不良反应等问题。抗菌药物的使用原则也是本节重点介绍的内容之一，此外还介绍了各种抗菌药物的性能及使用方法，并对抗菌药物联合应用的效应、适应证、影响因素等作了较为详细的介绍。

一、抗菌药物的作用机制 Mechanism of antibacterial

临床应用抗生素和化学合成抗菌药物应对病原微生物具有较高的选择性毒性作用，但对患者不造成明显损害。因此研究抗菌药物选择性毒性的作用机制，对于临床合理选用抗菌药物、新抗菌药物的研制开发和细菌耐药性的研究，均有重要意义。

细菌的基本结构为细胞壁、细胞膜、细胞浆（含核糖体、质粒、线粒体等）及核质。抗菌药物的选择性毒性作用就是不同抗菌药物分别作用于病原微生物不同部位，使之与细菌基本结构发生作用：①干扰细菌细胞壁的合成，使细菌不能生长繁殖；②破坏细菌细胞膜从而破坏其屏障作用；③影响细菌的蛋白质合成使其丧失生长繁殖的物质基础；④影响核酸代谢以阻碍遗传信息的复制等。目前应用抗菌药物的主要作用靶位见表 6-1。

根据抗菌药物的抗菌机制分为杀菌（sterilization）和抑菌（bacteriostasis）两类，杀菌是

表 6-1 抗菌药物的主要作用靶位

作用部位	抗菌药物	主要靶位
细胞壁	青霉素类	
	头孢菌素类	转肽酶
	糖肽类	乙酰-D-丙氨酰-丙氨酸、多聚酶
	磷霉素类	丙酮酸 UDP-NAG 转移酶
	环丝氨酸	丙氨酸消旋酶/合成酶
	杆菌肽	异丙基磷酸盐
核糖体	氯霉素类	肽链转移酶
	大环内酯类	转位酶
	林可霉素类	肽链转移酶
	呋西地酸	伸长因子 G
	四环素类	核糖体亚基 A 位
	氨基糖苷类	初始合成阶段和转运过程
核酸	喹诺酮类	DNA 旋转酶
	利福霉素类	RNA 聚合酶
	硝基咪唑类	DNA 支架结构
	呋喃类	DNA 支架结构
细胞膜	多粘菌素	磷脂
叶酸合成	磺胺类	二氢叶酸合成酶

指直接杀死细菌；抑制菌是指抑制细菌的生长繁殖。目前又将抗菌药物分为四类：①繁殖期杀菌剂，如青霉素类、头孢菌素类、万古霉素等；②静止期杀菌剂，如链霉素、卡那霉素、庆大霉素、杆菌肽和多粘菌素等；③快速抑菌剂，如氯霉素、红霉素、四环素族等；④慢效抑菌剂，如磺胺类、环丝氨酸类等。杀菌和抑制菌作用也是相对的，如以上杀菌剂在低浓度时仅有抑菌作用；而红霉素在高浓度时，也可能有杀菌作用；但四环素族、氯霉素等不因浓度增加产生杀菌效果，仍仅有抑菌作用。

二、药物敏感试验及其临床价值 Drug sensitivity test and its clinical value

测定抗菌药物在体外对病原微生物有无抑制或杀灭作用的方法称为药物敏感试验（drug sensitivity test）（简称：药敏试验）：不同致病菌或同一细菌的不同菌株对不同的抗菌药物的敏感性不同。由于抗菌药物的广泛应用，耐药菌株随之增加，因此药敏测定的结果对于临床选用抗菌药物有重要参考价值。

（一）药敏测定的指征 Indication of drug sensitivity test

进行药敏测定有两个目的：①帮助临床医师选择最合适的抗菌药物；②进行细菌耐药性监测，了解某种致病菌的耐药（drug resistance）变迁情况，以便采取有效措施，防止细菌耐药的发生和发展。

下述情况可不做药敏测定：①已知某些抗菌药物对某种细菌有良好的抗菌作用，而且很少有耐药菌株存在，如溶血性链球菌；②可能是污染菌而不是引起发病的真正病原菌；③对一些营养要求较高，不易生长的细菌，一般也不做药敏测定。

（二）常用的药敏测定方法 Comnon methods of drug sensitivity test

1．扩散法（即纸片法）将含有一定量抗菌药物的纸片贴在涂有标准菌量的琼脂平板上（一般推荐用Mueller-Hinton琼脂），过夜培养。由于抗菌药物在琼脂内向四周扩散，其浓度呈梯度递减，因此在纸片周围一定距离内的细菌生长受到抑制，产生抑菌圈，其直径与药物对细菌的最低抑菌浓度成反比。测量抑菌圈直径，可判断该菌对某药的敏感或耐药程度。目前常用者为Kirby-Bauer（K-B）法，适用于需氧菌和兼性厌氧菌的药敏测定。

2．稀释法　以一定浓度的抗菌药物与含有被试菌株的培养基进行一系列不同倍数稀释，经培养后观察其最低抑菌浓度（minimal inhibitory concentration，-MIC）及最低杀菌浓度（minimal bactericidal concentration，-MBC）。

（三）结果判断及临床意义 Judgement of results and clinical significance

通常采用美国国家临床实验室颁布的标准（NCCLS）来判断药敏结果，分为敏感、中度敏感和耐药三级。临床常用量达到的稳态血浓度超过细菌最低抑菌浓度（MIC）的5倍以上者为敏感；当细菌引起的感染仅在采用大剂量抗菌药物时才有效者，此种细菌对该药为中度敏感，这时常规用药后的稳态血浓度仅相当于或略高于该细菌的最低抑菌浓度；药物在血清或体液中的浓度低于药物对细菌的最低抑菌浓度时，该细菌为耐药。有对细菌能产生灭活抗菌药物的酶，则不论其MIC值大小如何，仍应判定该菌为耐药菌。例如产青霉素酶的金黄色葡萄菌球菌即为对青霉素的耐药菌株。

三、抗菌药物的耐药性 Drug resistance of antibiotics

抗菌药物的临床应用中发现，原来易于治疗的感染逐渐变得不容易治疗，这是由于细菌出现了耐药性，造成临床治疗中的困难。细菌耐药性又分为：①天然或突变产生的耐药性；②获得耐药性或质粒介导的耐药性。后者所带的耐药基因易于传播，在临床上占有重要地位。

临床感染细菌耐药情况有逐年增加趋势，如金黄色葡萄球菌、绿脓杆菌、大肠杆菌、变形杆菌和结核杆菌极易产生耐药性，其中又以金黄色葡萄球菌的耐药情况最为严重，几乎90%的金黄色葡萄球菌对青霉素G具有耐药性，其对氯霉素、四环素族等的耐药菌株所占比例也较高；而红霉素、卡那霉素、半合成青霉素和头孢菌素等对大多数金黄色葡萄球菌有效，但随着这些药物的广泛应用，耐药菌株也将逐渐增加。在引起医院内感染的致病菌株，耐药性革兰阴性杆菌的比例也有上升趋势。为此，在抗感染中抗菌药物种类的选择、剂量的投入及给药方法、途径应严格按指征使用，对耐药菌株所致感染应选择对其有效的两种以上抗菌药物的联合应用，有条件最好根据联合敏感试验来确定用药种类。

四、抗菌药物的不良反应及防治 Adverse reactions of antibiotics and its management

根据WHO国际药品监测中心所下的定义，药品不良反应（adverse reaction of antibiotics）是指在预防、诊断、治疗疾病或调节生理机能过程中，给予正常剂量的药物时出现的任何有害的和与使用目的无关的反应。

抗菌药物特别是抗生素的应用为感染性疾病的防治开辟了新的篇章，但抗菌药物的应用也带来很多不良反应或后果，而导致治疗失败及并发症。本节主要讨论抗菌药物可产生的毒性反应、变态反应及二重感染等问题。

（一）毒性反应 Toxic reaction

抗菌药物的毒性反应（toxic reaction）是指药物引起的生理、生化等功能异常和（或）

组织器官等的病理改变，其严重程度每随剂量增大和疗程延长而增加。毒性反应是抗菌药物所引起的各种不良反应中最常见的一种，主要表现在神经系统、肾、肝、血液、胃肠道和给药局部等组织。

1．神经系统　青霉素类剂量过大或静脉注射过快，可出现肌痉挛、惊厥、癫痫、昏迷等青霉素脑病；尤其在肾功能损害患者应用大剂量青霉素G、氨苄西林、苯唑西林、头孢噻吩、头孢唑啉、抗氧头孢、四环素等之后更多见中枢神经系统毒性反应。精神障碍可见于应用氯霉素和四环素类患者。氨基糖苷类如万古霉素、多粘菌素类、氯霉素、利福平、红霉素和金霉素等药物可引起眼调节适应功能障碍，偶可发生视神经炎甚至视神经萎缩。磺胺类和硝基呋喃类等可致多神经炎。喹诺酮类可引起头痛、头晕、幻觉和抽搐等神经系统症状（nerous symptom）。

2．肾　氨基糖苷类如新霉素、链霉素、卡那霉素、妥布霉素、庆大霉素和丁胺卡那霉素等均具肾毒性；多肽类如多粘菌素 B 及 E、头孢菌素如头孢噻啶和头孢噻吩也具有肾毒性作用；糖肽类如万古霉素等具有潜在肾毒性作用；四环素类（四环素和土霉素）不引起直接的肾毒性作用，但在肾功能损害者可引起氮质血症、酸中毒以及发生远端肾小管变性；而磺胺类由于可在肾小管中形成结晶，故也有肾毒性作用。

3．肝　应用大剂量四环素类患者，可引起脂肪浸润性的重症肝损害。两性霉素B、林可霉素和磺胺类可致中毒性肝炎。利福平致胆红素血症；红霉素和苯唑青霉素引起胆汁淤滞性肝炎；头孢菌素类及半合成青霉素类偶可引起转氨酶升高（其中青霉素发生率高）；链霉素和两性霉素 B 引起肝细胞型黄疸。

4．血液系统　氯霉素、两性霉素B、青霉素类和头孢菌素类可引起贫血，以前两者为多见。很多抗菌药物如氯霉素、磺胺药、β 内酰胺类、氟胞嘧啶、氨基糖苷类、四环素类和两性霉素 B 等可引起白细胞和（或）血小板减少。但发生率很低，停药后很快恢复，临床上可无症状。

5．胃肠道　此种作用较常见，多数口服抗菌药物或注射后胆汁中浓度较高者可引起恶心、呕吐、腹泻和其他消化不良症状。以四环素类和红霉素最常见。

6．免疫系统　对机体的免疫系统和防御机制具有毒性作用的药物有：两性霉素B、头孢噻吩、氯霉素、四环素、土霉素、复方新诺明、磺胺甲噁唑和利福平等。

7．心脏　大剂量青霉素类、氯霉素和链霉素可引起心脏毒性作用，临床表现为心绞痛发作，心律失常和传导障碍。两性霉素 B 可致心肌损害。

（二）变态反应 Allergy

变态反应（allergy）是应用抗菌药物后常见不良反应之一，由于抗菌药物分子结构比较简单，均非蛋白质，但大多数可作为半抗原与体内（偶或体外）的蛋白质结合而成为全抗原，从而促使人体产生特异性抗体或致敏淋巴细胞，当人体再次接触该类抗菌药物后即可产生四种类型的变态反应。在临床上表现为过敏性休克、皮疹、药物热、血清病型反应、血管神经性水肿、嗜酸粒细胞增多症、溶血性贫血、再生障碍性贫血和接触性皮炎等。

1．过敏性休克（Ⅰ型变态反应）以青霉素引起者最多见，发生率为0.004%～0.015%。过敏性休克（allergic shock）的发生极为迅速，甚至在注射针头尚未拔出即可发生，也可在皮试时出现，约半数病人的症状发生在注射后 5 分钟内， 注射后 30 分钟内发生者占 90%。且常见于 20～40 岁的成年患者，女性多于男性。其临床症状可分四类：①呼吸道阻塞症状：因喉头水肿、气管支气管痉挛和肺水肿引起，表现为喉头阻塞感，呼吸窘迫等濒危感；②微循环障碍症状：由微血管广泛扩张所致，表现为烦躁不安、冷汗、脉细和血压下降等；③中枢神经系统症状：脑组织缺氧或缺血引起昏迷和抽搐；④皮肤过敏反应：瘙痒、荨麻疹等。为防止过敏性休克的发生，用药前（尤其用青、链霉素前）必须详细询问既往过敏史及用药史，使用青霉素制剂前应先做皮试，换批号或已停用7天以上（小儿3天以上）需再次使用时应重做皮试。发生过敏性休克时必须分秒必争就地抢救，肌肉或静脉注射0.1%肾上腺素0.5～1.0ml，使用肾上腺皮质激素、抗组胺药及血管活性药等。喉头水肿引起窒息（asphyxia）应行气管切开。除青霉素类和氨基糖苷类外，磺胺类、四环素类、氯霉素和利福平等也偶可引起过敏性休克。

2．药物热　药物热（drug fever）表现为弛张型或稽留热型，药物热的潜伏期多数为7～12天，停药2～3天后大多可以退热，药物热时多数伴有皮疹及周围血象中嗜酸粒细胞增多。在感染性疾患应用抗菌药物后出现药物热的诊断依据是感染得到控制，体温下降后再次上升或应用抗菌药物后体温反较未用药前为高，而发热或热度增高不能用原有感染解释，且无继发感染的证据，结合患者虽有高热但一般情况良好，如伴皮疹及嗜酸粒细胞增多常易作出诊断，应立即调整药物。

3．血清病样反应及血管神经性水肿（Ⅲ型变态反应）多发生于应用青霉素类药物后。血清病样反应的临床表现特点是发热、关节痛、荨麻疹、淋巴结肿大、腹痛、蛋白尿、嗜酸粒细胞增多症和血管神经性水肿（angioneurotic edema）。多数为青霉素引起，极少数发生在应用磺胺类和四环素类等的过程中。血清病样反应和血管神经性水肿属轻型过敏反应，除并发喉水肿或脑部血管神经性水肿者外，无需特殊处理。

4．接触性皮炎（Ⅳ型变态反应）与链霉素、青霉素G等抗菌药物经常接触的工作人员有发生接触性皮炎（contact dermatitis）的可能，一般于接触后3～12个月内发生。皮疹常见于两手、手臂、眼睑和颈部等处，表现为皮肤瘙痒、发红、丘疹、眼睑水肿、湿疹等。停止接触后可逐渐消退。

（三）二重感染 Super infections

1．二重感染　也称菌群交替症的发生机制　正常情况下，人体口腔、呼吸道、肠道和生殖系统等处都有细菌寄生繁殖，这些菌群在互相拮抗制约下维持平衡状态。当较长期应用广谱抗菌药物后敏感菌群受到抑制而未被抑制者大量繁殖；此外，原发疾病严重、大手术、应用肾上腺皮质激素和抗代谢药物等均可损害人体的免疫功能，未被抑制的细菌及外来细菌均可乘虚而入，导致二重感染。

二重感染的致病菌主要是革兰阴性杆菌、真菌和葡萄球菌属等，引起口腔、消化道、肺部、尿路感染及败血症等。发生率约2%～3%，一般出现于用药后3周内。

2．临床表现

（1）口腔感染：较多见，主要为白色念珠菌引起，常伴维生素B缺乏症。临床表现为鹅口疮，乳白色斑块遍及口腔颊部、舌面、硬腭及咽部黏膜，严重者可蔓延至气管、食道和下消化道。

白色念珠菌感染的治疗，常用制霉菌素200万～300万U/d，或酮康唑400mg/d，疗程3～5天，也可作预防应用。口腔感染局部可用制霉菌素甘油悬液涂搽，5%碳酸氢钠液含漱。

（2）败血症：败血症（septicemia）是二重感染后严重表现之一，致病菌最多见的是葡萄球菌属，其次为革兰阴性杆菌和真菌，有时可为两种或多种细菌引起的混合感染。也可发生多次致病菌不同的败血症。各类细菌引起的败血症其临床表现近似，由于二重感染病原菌对多种抗菌药物耐药，预后不良，死亡率高达85%。治疗应根据血培养结果用药。

五、抗菌药物的合理应用 Application of antibiotics

合理使用抗菌药物系指在明确指征下选用适宜的抗菌药物，并采用适应的剂量和疗程，以达到杀灭致病微生物和控制感染的目的；同时采用各种相应措施以增强患者的免疫力和防止各种不良反应的发生。

（一）抗菌药物使用的基本原则 Basic principles of application of antibiotics

1．尽早确立病原学诊断　确立正确诊断为合理使用抗菌药物的先决条件，应尽最大努力分离出病原微生物，分离和鉴定病原菌后必须作细菌药敏试验，并保留细菌标本，以便需要时做联合药敏和血清杀菌试验之用。

2．熟悉选用药物的适应证、抗菌活性、药代动力学和不良反应。在药敏试验未获结果或未分离出病原菌前，可先根据临床诊断推测最可能的病原菌而进行经验治疗。选用药物时应结合其抗菌活性、药代动力学特性、药效学、不良反应、药源、价格等综合考虑。药敏结果获知后，仍应根据经验治疗的效果决定是否调整用药。

3．按照患者的生理、病理和免疫等状态合理用药。

4．下列情况下抗菌药物的应用要严加控制或尽量避免：

（1）预防用药约占抗菌药物总用量的30%～40%，但有明显指征者仅限于少数情况。近年来术前预防用药的范围有所增加，但大多为术前一次肌注或静注头孢唑啉、青霉素等。不当的预防用药不仅徒劳无益，反可引起耐药菌的继发感染。

（2）口腔颌面部的皮肤和黏膜等局部应用抗菌药物应尽量避免，因易引起耐药菌产生或变态反应。

（3）病毒性感染和发热原因不明者，除并发细菌感染或病情危急外，不宜轻易采用抗菌药物。

（4）联合应用抗菌药物必须有明确指征，如联合后可肯定获得协同作用来减少毒性较强药物的用量；对单一用药效果不佳或长期用药细菌可能产生耐药者；多种细菌的混合感染或免疫缺陷者的严重感染等。

5．应采取综合治疗措施，在治疗细菌感染时，必须充分认识人体免疫功能的重要性，过分依赖抗菌药物的作用而忽视人体内在因素常是治疗失败的主要原因之一。在应用抗菌药物的同时，应采取各种综合性措施，如纠正水、电解质和酸碱平衡失调、改善微循环、补充血容量和处理原发病灶等。

（二）抗菌药物的给药途径 Methods of application of antibiotics

抗菌药物的给药方法分全身和局部应用两类。全身应用包括静脉推注和静脉滴注、肌注和口服；局部应用包括气溶吸入、腔内注射、滴眼、滴鼻、皮肤和黏膜应用等。

1．全身应用　口服给药最为简单，很多抗菌药物均可口服，口服后大多迅速吸收，虽然吸收程度很不一致，但血中或尿中有效浓度于数小时内即可达到，轻度和中度感染均可用口服法给药。氨基糖苷类、多粘菌素类、万古霉素、两性霉素B和多数青霉素类和头孢菌素类口服后极少吸收，不能用以治疗全身性感染。处理中度感染除口服用药外，亦可采用肌注给药，但四环素类、红霉素、万古霉素和两性霉素B等由于刺激性强，不宜肌注。严重感染尤其伴有毒血症（toxemia）或休克时应采用静注或静滴给药，以获得较高的血或组织浓度。

抗菌药物的剂量可按体重或体表面积计算，国内大多以体重为基础，成人以50～60kg为准。同一抗菌药物可因感染程度不同和给药途径等不同而有差别。抗菌药物的疗程也因不同感染而异，一般宜用至体温正常，症状消失后72～96小时，但败血症（septicemia）、骨髓炎（osteomyelitis）、溶血性链球菌咽峡炎（angina）和结核等应视情况予以延长。急性感染在用药后48～72小时内临床疗效不显著者应考虑调整用药。

2．局部用药　局部用药的原则：①能选择性抑制或杀灭局部细菌的药物；②刺激性小，且可与局麻剂同用；③不易发生过敏反应；④应选用主要供局部应用的药物，如新霉素、杆菌肽和SD-银盐等，尽量少用供全身应用的抗菌药，以免细菌产生耐药性（drug resistance）；⑤用于颌面部大面积烧伤或创伤时应注意抗菌药物可因大剂量吸收而发生不良反应的可能。

（三）不同病原菌的抗菌药选择 Selection of antibiotics for different pathogenic bacteria

抗菌药物依据其体外抗菌活性、药代动力学参数、不良反应发生率、临床应用效果、细菌耐药性以及药物供应、价格等方面进行选择。

1．葡萄球菌属感染　虽然近年来革兰阴性杆菌感染的发生率在医院内明显增多，但葡萄球菌属（staphylococcus）特别是金黄色葡萄球菌感染仍占相当比例。葡萄球菌属可按是否具有凝固酶而分为凝固酶阳性的金黄色葡萄球菌、凝固酶阴性的表皮葡萄球菌和腐生葡萄球菌。金黄色葡萄球菌的致病性较强，主要与其产生的各种毒素有关，临床上可导致口腔颌面部软组织、骨组织感染、败血症和中毒性休克等。

敏感葡萄球菌属所致的各种感染宜以青霉素为首选，但对产生青霉素酶的葡萄球菌株，可因青霉素的诱导而增加酶的产量，导致药物灭活和治疗失败，故葡萄球菌产酶株感染宜首选耐青霉素酶的半合成青霉素类如苯唑西林、氯唑西林，第一、二代头孢菌素及万古霉素、氟喹诺酮类等。

2．链球菌属感染　链球菌属（streptococcus）中常见病原菌有A组溶血性链球菌、肺炎链球菌、草绿色链球菌、B组溶血性链球菌等。A组溶血性链球菌和肺炎球菌的致病性较强，前者可引起颌面部蜂窝织炎、丹毒、扁桃体炎、败血症等，后者是青壮年肺炎的主要致病菌。B组溶血性链球菌感染近年来多见于儿童，表现为口腔颌面部化脓性感染、败血症等。草绿色链球菌为口腔正常寄生菌，可使先心病、风湿病患者诱发心内膜炎。

A组溶血性链球菌和肺炎球菌对青霉素高度敏感；草绿色链球菌和B组溶血性链球菌也相当敏感。处理这些细菌所致的各种感染当首选青霉素。对青霉素过敏者可用大环内酯类和林可霉素类，此外也可用万古霉素。

3．奈瑟球菌属感染　奈瑟球菌（diplococcus of Neisser）有淋球菌和脑膜炎球菌两种重要菌种，淋球菌主要引起淋病；脑膜炎球菌则可引起化脓性脑膜炎和败血症。脑膜炎球菌对青霉素和氨苄西林均高度敏感；SD和氯霉素也有相当的脑脊液浓度；第二、三代头孢菌素也有较好疗效。

4．艾氏菌属感染　艾氏菌属中的主要代表为大肠杆菌。因各菌株对抗菌药物的敏感性有较大差别，选用药物应以药敏试验结果为准，在未获知结果前宜按感染部位和严重程度用药，喹诺酮类和头孢菌素类有较好疗效。

5．假单胞菌属感染　假单胞菌属（pseudomonas）均为条件致病菌，其杆菌最多见。绿脓杆菌可引起烧伤创面及口腔颌面部恶性肿瘤溃疡感染、败血症和肺部感染等。拮抗绿脓杆菌有效的药物有头孢他啶、头孢哌酮、庆大霉素、妥布霉素、哌拉西林、阿米卡星和喹诺酮类等。可按感染部位、病情轻重、药物供应情况和药敏结果等而选用，严重病例可联合应用头孢他啶或头孢哌酮和氨基糖苷类。一般病例可先选用妥布霉素、庆大霉素和哌拉西林等。

6．类杆菌属感染　类杆菌属（bacteroides）有很多菌种，其中产黑素类杆菌存在于口腔中，常与其他厌氧和需氧菌共同引起牙周炎、冠周炎及颌面部间隙感染。脆弱类杆菌感染可选用甲硝唑、氯霉素、克林霉素、哌拉西林、头孢西丁等；治疗包括产黑素类杆菌在内的类杆菌感染则以青霉素为首选，也可选用克林霉素和甲硝唑等。

7．其他革兰阴性杆菌感染　不动杆菌属、沙雷菌属、肠杆菌属和变形杆菌属等均是院内感染的一些常见条件致病菌，可引起多种感染。这些致病菌均有一定耐药性，一般宜采用氨基糖苷类（庆大霉素、阿米卡星等）、第三代头孢菌素（头孢他啶、头孢噻肟等）和氟喹诺酮类等。

（四）抗菌药物的联合应用 Antibiotics combination

抗菌药物联合应用的意义在于发挥抗菌药物的协同作用，扩大抗菌范围，提高疗效；延缓或减少耐药菌株的出现；减少各药剂量，降低不良反应；在未作出细菌学诊断之前，用来处理危急感染病例。

1．抗菌药物联合应用的效应　抗菌药物联合应用在体外或动物实验中可得出拮抗、无关、累加或协同四种效应。联用两种药物时的效应比单用时差，即一种药物的活性被另一种药物削弱时为“拮抗”；联合用药的作用不超过单用两种药物时的作用，即两种抗菌药物作用互不影响为“无关”；两种抗菌药物联合应用的结果相当于两药作用之和时为“累加”；明显超过两药作用之和时为“协同”。

抗菌药物分四大类，第一类为繁殖期杀菌剂，如青霉素类、头孢菌素类、万古霉素、磷霉素等；第二类为静止期杀菌剂，如氨基糖苷类、多粘菌素类；第三类为快效抑菌剂，如四环素类、氯霉素、大环内酯类、林可霉素类等；第四类为慢效抑菌剂，如磺胺类等。

两种第一类抗菌药物联合应用有两种情况：协同作用（synergism）和拮抗作用（antagonism）；第一类和第二类药物联合应用时常得到协同作用；第一类和第三类联用时可能发生拮抗作用；第二类第四类联用时可产生无关或累加作用。第二类和第三类联合时常可获得协同或累加用；第二类和第四类联用时可得到累加或协同作用。第三类和第四类联用可得到累加用。

2．抗菌药物联合应用的影响因素　联合应用抗菌药物时，各药物之间可能相互影响药理活性，临床应用时应加以考虑。

（1）直接理化作用：例如青霉素类与氨基糖苷类药物联合应用虽有协同作用，但实验证明，两类药物混合时氨基糖苷类药物的生物活性明显降低，如庆大霉素与羧苄西林、替卡西林或哌拉西林并用，庆大霉素抗菌活性降低或失活，其机制可能是氨基苷上的氨基与青霉素的β内酰胺环发生反应，形成无活性的酰胺所致。

（2）药代动力学和药效学方面的相互作用：药物蛋白结合点的竞争、药物清除机制中的竞争以及药物代谢酶的诱导和抑制等可引起药物之间的交互作用。如磺胺甲氧嗪能置换蛋白结合的青霉素，增加游离青霉素的浓度，因而使青霉素的杀菌作用增强。

3．抗菌药物联合应用的不良相互作用　联合应用抗菌药物的目的是提高抗菌效应。减少药物毒性，但应用不当可能适得其反，产生不良后果。如氨苄西林与氯霉素或链霉素合用，病死率及不良反应均较单用时为高。产生拮抗作用的原因是氯霉素抑制细菌蛋白质合成，使细菌从生长转为静止，因此在繁殖期起作用的青霉素类的杀菌作用被抑制，使其杀菌效力减低。

4．抗菌药物联合应用的适应证

(1) 病因尚未明确的严重感染，在患者病情危重不宜等待的情况下，可选择联合用药。

(2) 单一药物不能有效控制的严重感染（败血症，多间隙感染）或混合感染。

(3) 需较长期用药，又有可能产生耐药者。

(4) 其他：如长期用药有发生二重感染可能的患者，可短期用抗真菌药物。

5．抗菌药物联合应用的原则　联合用药较单独用药须有更明确的指征：对多数可用一种抗菌药物控制的感染则只宜用一种药物，联合用药仅适用于少数情况；一般情况采用体外试验累加或协同效应的两种抗菌药物联合应用；如果两种药物联合即可达到疗效，三联、四联既无必要，又有增加不良反应的可能；联用药物中至少有一种对致病菌具有相当强的抗菌活性，而另一种不宜是致病菌对其有高度耐药性的药物；同类药物不宜合用，特别应避免联用毒性相同的药物。临床上指征不明的多药滥用，常导致耐药菌株的增多，毒性反应及过敏反应发生机会增大，二重感染机会增多，药物的浪费及贻误正确治疗。

六、常用抗菌药物 Common antibiotics

(一) 化学合成药物 Chemosynthetic antibiotics

1．磺胺类药物　是最早发现的毒性低而抗菌作用强的化学合成药，由于其性质稳定，生产简单，使用方便，对革兰阳性和阴性细菌有抗菌作用，可用于溶血性链球菌、肺炎球菌、脑膜炎球菌，大肠杆菌，以及金黄色葡萄球菌和变形杆菌的感染，该药抑菌机制是通过与对氨苯甲酸竞争性结合于细菌的二氢叶酸合成酶，从而阻断了对氨苯甲酸合成四氢叶酸的过程，抑制细菌的蛋白质合成。细菌对它较易产生耐药性，由于其他抗生素的问世，目前在口腔颌面外科中的应用有减少的趋势。根据其作用特点本类药物分为：

(1) 短效及中效磺胺类：磺胺嘧啶（sulfadiazine，SD)、磺胺甲基异嘧唑（sulfamethoxazole，SMZ）和磺胺异嘧唑（sulfisoxazole，SIZ）等属此类。一般口服，SD及SMZ属中效磺胺，每日给药2次，每次1g。其余者每日给药4次，每次1g。除SIZ外，其余均需同时口服等量碳酸氢钠，使尿碱化，以防在酸性尿中形成磺胺结晶，引起排尿困难，甚至无尿。

(2) 长效磺胺类：常用有磺胺甲氧嗪（sulfamethoxypyridazine，SMP)、磺胺-6-甲嘧啶（sulfamonometboxin，SMM)、磺胺-5，6-二甲氧嘧啶（Sulfadoxine，SDM)。SMP和SMM成人首次剂量1g口服，以后每日2次，每次0.5g，SDM为目前应用的长效磺胺最长的，血半衰期为150小时，可7天用药一次，故称之为长效磺胺，成人口服首次剂量1g，以后每3～7日一次，每次0.5～1g。

(3) 局部应用的磺胺类：磺胺米隆（sulfamylon，SML）及磺胺嘧啶银盐（silve，sulfadiazine，SD-Ag）常用。二者抗菌谱广，抗菌力强，尤其对绿脓杆菌有效，故适用于预防和治疗烧伤创面及颌面颈部外科伤口感染的局部用药。

(4) 抗菌增效剂类：甲氧苄氨嘧啶（trimethoprim，TMP）是一种非磺胺类的广谱抗菌药。其抗菌谱与磺胺类相似，且抗菌作用较强，但细菌对它极易产生耐药性，故临床很少单独使用。本品与磺胺药、四环素、庆大霉素和多粘菌素等抗生素合用时抗菌效果明显增强。与磺胺类药合用可使抗菌作用增强数倍至数十倍，甚至变抑菌作用为杀菌作用，耐药性也可因此延缓或减少。一般与磺胺甲基异嘧唑（SMZ）制成复合片，每片含SMZ 400mg，TMP 80mg，口服每次2片，每日2次。

2．硝基呋喃类　硝基呋喃类（nitrofurans）是以抑制乙酰辅酶A，干扰微生物糖类的代谢，达到抑菌作用。目前在外科中应用的有呋喃西林，制成溶液作外用。

3．喹诺酮类　自1962年合成第一个喹诺酮类药物萘啶酸以来，该类药物发展迅速，按照药物的化学结构、抗菌作用和体内过程等特点，此类药物可分为三代。第一代的萘啶酸因抗菌谱窄，副作用多已被淘汰；第二代的吡哌酸自1979年合成诺氟沙星以来，已有众多含氟喹诺酮类药物问世，由于该类药物结构中含氟原子，使其对细胞、组织的穿透力加强，因此，口服制剂生物利用率高，吸收后在体内组织、体液中广泛分布，使喹诺酮类药物治疗范围已由第一、二代主要治疗尿路和肠道感染，扩大到治疗呼吸道、皮肤软组织、腹腔和骨关节等感染。目前用于临床的第三代喹诺酮类药物除诺氟沙星外，尚有培氟沙星，依诺沙星、氧氟沙星和环丙沙星。

（1）吡哌酸：吡哌酸（pipemidic acid）主要对革兰阴性杆菌有抗菌活性，其中对大肠杆菌、痢疾杆菌和变形杆菌最敏感，绿脓杆菌较敏感。用于敏感菌所致泌尿系感染、细菌性痢疾和肠炎等治疗。与青霉素G、羧苄西林和庆大霉素等联用有协同作用，成人口服每次0.5g，每日3～4次。

（2）诺氟沙星（氟哌酸）：第三代喹诺酮均对大肠杆菌、肺炎杆菌、产气杆菌、变形杆菌、沙门菌属、流感杆菌、绿脓杆菌及金黄色葡萄球菌等具强大抗菌作用，对肺炎球菌、溶血性链球菌亦有抗菌活性。诺氟沙星（norfloxacin）广泛用于尿路和肠道感染的治疗，亦可用于对其敏感的革兰阴性杆菌所致的呼吸系统及口腔颌面部及扁桃体等感染的治疗。成人口服量：每日3～4次，每次0.2～0.4g。

（3）氧氟沙星（氟嗪酸）：氧氟沙星（ofloxacin）抗菌谱同诺氟沙星，但对金黄色葡萄球菌、肺炎球菌的抗菌活性显著强于诺氟沙星，临床主要用于泌尿生殖系、肠道及呼吸系统、皮肤软组织感染，成人口服剂量，每次0.3g，每日2次。

（4）环丙沙星（环丙氟哌酸）：环丙沙星（ciprofloxacin）是第三代喹诺酮类抗菌活性最强的制品，有口服及静脉制剂，口服治疗复杂性尿路感染、肠道感染和呼吸道感染时，每次0.5g，每日2次，治疗较重的呼吸系统、骨关节及皮肤软组织感染时，每次0.75g，每日2次。静脉给药剂量为每次0.1～0.2g，每日2次，每次剂量静脉滴注时间为30～60min；对绿脓杆菌、葡萄球菌属感染以及免疫缺陷者感染可用每次0.3g，每日2次。

4．甲硝唑（灭滴灵）早年用于治疗原虫感染如滴虫病、阿米巴病等，至20世纪60年代发现甲硝唑（metronidazole）对革兰阴性和阳性厌氧菌有强大杀菌作用，仅对放线菌属、乳酸杆菌属有耐药性。现已广泛应用于敏感菌所引起的牙周脓肿、冠周炎、颌骨骨髓炎、鼻窦炎、肺脓肿以及外科手术前的预防用药和手术后厌氧菌感染的治疗。成人常用量：静脉给药首次剂量为15mg/kg，维持量为7.5mg/kg，每8～12小时静滴；口服剂量为0.6～1.2g/d，分3次服，7～10日为一疗程。

（二）抗生素 Antibiotic

1．抗革兰阳性菌抗生素　主要作用于革兰阳性细菌的抗生素包括青霉素类、新的β内酰胺类和大环内酯类等。

（1）青霉素G：又称苄青霉素，是天然青霉素中应用最早、最广和最有效的制品。对“三菌一体”，即球菌（革兰阳性、革兰阴性）、杆菌（革兰阳性）、放线菌及螺旋体等高度敏感，常作为首选药。但对革兰阴性杆菌和病毒无效。主要用于临床常见的溶血性链球菌、非产酶株金黄色葡萄球菌、肺炎链球菌和脑膜炎奈瑟菌所致的各种感染，如对咽炎、扁桃体炎、皮肤软组织感染、颌面部蜂窝组织炎、颌骨骨髓炎、肺炎、脑膜炎及其并发的败血症有良效。成人剂量每日160万U，分2次肌注；重症患者可增至每次160万U，每4～6小时一次；严重的感染可作静脉注射，每日剂量500万～1 000万U或更大，但仅可滴注且速度不可过快，否则将引起"青霉素脑病"等毒性反应。不良反应有过敏性休克、药疹等，为此应严格掌握适应证，并详细询问用药史，认真作好皮肤敏感试验。

（2）耐青霉素酶青霉素：属半合成青霉素，其结构特点是在6-氨基青霉烷酸的6-氨基侧链上有较大的取代基团，由于空间位置的关系，能阻止其与青霉素酶活性部位的结合，不易被青霉素酶所水解，故称为耐青霉素酶青霉素。本类青霉素有以下作用特点：①不易被青霉素酶水解，对抗青霉素性金黄色葡菌球菌具有强效杀菌作用；②抗菌谱与青霉素G相似，对青霉素G敏感菌的抗菌效率较弱，对革兰阴性杆菌无效；③多数耐酸，可口服；④主要缺点是过敏率较高，与青霉素G有交叉过敏反应。这类药物常用的有：奈夫西林（nafcillin）、苯唑西林（oxacillin）、氯唑西林（cloxacillin）、双氯西林（di-cloxacillin）等。奈夫西林和苯唑西林的剂量为每日4～6g，分4次口服。氯唑西林和双氯西林的剂量为每日1～4g，肌注，分4次给予，用前应作皮试。

（3）大环内酯类：为快速抑菌剂，血药浓度较低，仅适用于轻、中度感染，大环内酯类（macrolides antibiotics）共同特点是：①均为无色的有机弱碱性化合物；②抗菌谱较青霉素广，主要作用于需氧的革兰阴性和某些阳性球菌，以及厌氧菌等；③对耐青霉素金黄色葡萄球菌有效；④毒性较低，无严重反应，可用于对青霉素G过敏的患者。本类药物应避免与β内酰胺类药物、氯霉素和林可霉素等合用，以免发生拮抗。常用药物有红霉素、麦迪霉素、乙酰螺旋霉素、泰乐霉素和交沙霉素。

（4）其他抗生素：如林可霉素（洁霉素）、克林霉素（氯洁霉素）、万古霉素和杆菌肽等。对革兰阳性菌具有较强的抗菌作用，对耐青霉素金黄色葡萄球菌仍具明显抗菌活性，主要用于耐青霉素金黄色葡萄球菌、链球菌、肺炎球菌及部分厌氧菌所致的软、硬组织感染。

2．抗革兰阴性杆菌的抗生素　本类抗生素包括氨基糖苷类、多粘菌素等。

（1）氨基糖苷类：氨基糖苷类（aminoglycoside antibiotics）是由一个氨基环醇环和一个或多个氨基糖分子由配糖键相互连接的一类化合物，其共同特点为：①水溶性好，性质稳定；②通过抑制细菌的蛋白质合成，发挥强大的杀菌作用；③胃肠道吸收差，口服仅用于肠道感染；④药物大部分以原形经肾排出，应用时根据肾功能损害程度调整用药方案；⑤具有不同程度的肾毒性和耳毒性；⑥抗菌谱广，主要对革兰阴性杆菌如肠道杆菌属、绿脓杆菌、结核杆菌等有强大抗菌作用，对金黄色葡菌球菌虽有一定作用，但不如青霉素及头孢菌素类。如与苯唑西林或氯唑西林氯青霉素联合应用对金黄色葡萄球菌有协同作用，但本类半合成衍生物阿米卡星、奈替米星对金黄色葡萄球菌有较强的抗菌活性；⑦细菌对本类不同品种药物有部分或完全性交叉耐药性，氨基糖苷类抗生素用于革兰阴性杆菌引起的各类软、硬组织感染及败血症的药物有链霉素、卡那霉素、庆大霉素及半合成衍生物如阿米卡星（amikacin）、奈替米星（netilmicin）和妥布霉素（tobramycin）等。其中妥布霉素对绿脓杆菌的作用较强。

（2）多粘菌素类：是一组多肽抗生素，由于其不良反应明显，自氨基糖苷类、半合成青霉素和第三代头孢菌素问世，已基本取代了多粘菌素类的地位。但由于多粘菌素类（polymyxin antibiotics）的抗菌作用强，不易产生耐药性，当各种革兰阴性杆菌对其他抗菌药耐药或效果不佳时，仍可考虑选用。目前临床应用仅有多粘菌素B和E的硫酸盐，主要用于：①口腔颌面部烧伤创面或创道绿脓杆菌感染；②绿脓杆菌尿路感染；③严重原发病的绿脓杆菌败血症、大肠杆菌、肺炎杆菌等革兰阴性杆菌所致的败血症、脑膜炎和肾盂肾炎等。采用静注或肌注，成人剂量为多粘菌素 B 硫酸盐 50 万 U ~ 100 万 U/d，多粘菌素 E 硫酸盐 100 万 U ~ 150 万 U/d。创面、口腔、眼、耳、鼻、呼吸道和泌尿道感染时可采用局部用药和雾化吸入，用0.5%~1.0%溶液每次 2ml，每日 2 ~ 3 次。0.1% 软膏、0.1% ~ 1% 溶液、0.1% ~ 0.25% 眼药水可供创面外用、创腔冲洗和滴眼用。

3．广谱抗生素　包括头孢菌素类、四环素类和氯霉素类。对革兰阳性菌、革兰阴性菌、螺旋体、立克次体、衣原体、支原体、放线菌和阿米巴原虫等均具有较强的抑制作用。对革兰阳性菌的作用，头孢菌素类及四环素类强于氯霉素类；对有些革兰阴性菌的作用，氯霉素类较强；对立克次体、螺旋体、衣原体、支原体和阿米巴原虫等的作用，四环素类强于氯霉素类。

（1）头孢菌素类：是一类广谱的半合成抗生素。它们的基本化学结构和青霉素类相似，都有着相同的β内酯胺环，只是青霉素母核中的氢化噻唑环换成四氢噻嗪环。该类药物具有以下作用特点：①广谱强效的杀菌剂，敏感的革兰阳性菌有葡萄球菌、链球菌、肺炎双球菌和白喉杆菌等；敏感的革兰阴性菌有绿脓杆菌、伤寒杆菌、副伤寒杆菌、大肠杆菌、痢疾杆菌、变形杆菌和流感杆菌等；对厌氧菌亦有较好的作用。②抗菌作用原理与青霉素类相同，作用于细胞壁，抑制转肽酶的转肽作用，抑制敏感菌细胞壁粘肽的合成。③耐酸、耐β内酰胺酶，不易被β内酰胺酶水解，因此，对抗青霉素性金黄色葡萄球菌有效，部分药物可口服。④毒性反应及过敏反应发生率低。因此在抗感染治疗中日益显示其重要地位，根据抗菌谱和对革兰阴性杆菌的抗菌活性不同，头孢菌素可分为三代。第一代头孢菌素虽对青霉素酶稳定，但仍为许多革兰阴性菌产生的β内酰胺酶所破坏，因此主要用于产青霉素酶的金黄色葡萄球菌和某些革兰阴性菌感染；第二代头孢菌素对多数内酰胺酶稳定，其抗菌谱较第一代广，对革兰阳性菌的作用也较第一代增强，但对某肠杆菌科细菌和绿脓杆菌等的抗菌活性仍差；第三代头孢菌素对多种β内酰胺酶稳对革兰阴性菌的抗菌活性甚强，其中某些品种对绿脓杆菌有良好效果。头孢菌素毒低，副作用少，过敏反应发生率低，应用比较安全，因此头孢菌素在临床应用日益广泛，但头孢菌素与青霉素可能产生交叉过敏，故对青霉素过敏的病人，头孢菌素应慎用。

（2）四环素类：包括金霉素、四环素、土霉素等，是一类具有菲烷结构的广谱抗生素。作用特点如下：①抗菌谱广，主要是抑菌作用，高浓度也具有杀菌作用；②对耐药性金黄色葡萄球菌有效；③耐药性产生较缓慢，但长期用药仍可产生耐药，以金黄色葡萄球菌、大肠杆菌及痢疾杆菌最为多见，各种抗生素之间有交叉耐药性；④大部分以原形经肾排泄，少部分经胆汁排泄且排入肠道可再吸收，形成肝－肠循环，这是本类抗生素长效的原因之一；⑤在酸性环境中疗效加强。

由于近年来耐四环素类细菌的增多，因此对大多数常见致病菌引起的感染疗效下降，金霉素和土霉素已基本不用，而半合成四环素类如强力霉素、甲烯土霉素和二甲胺四环素等的抗菌活性高于四环素，耐药菌株较少，不良反应轻。已有取代四环素的趋势。

（3）氯霉素类：常用的药物有氯霉素、甲砜霉素。氯霉素类为广谱抑菌抗生素。除金黄色葡萄球菌对其耐药外，革兰阳性和阴性菌、放线菌、立克次体、钩端螺旋体、沙眼衣原体和血吸虫等均有效。但由于其具有抑制骨髓造血系统，甚至引起不可逆的再障等毒性反应，加之敏感菌的耐药菌株出现，目前国内外已极少应用。然而由于其药理学特点如脂溶性强，易透过血脑屏障及血眼屏障，并对细胞内感染菌有效，因而仍适用于细菌性脑膜炎、脑脓肿、眼及其他沙门菌属感染。但应严格掌握适应证、剂量及疗程，定期血液学检查，有条件时进行血药浓度监测。

（4）广谱青霉素：在青霉素G苄基侧链的α-碳位上引入极性大的亲水性基团（如$-NH_2$，$-COOH$、$-OH$），可增大对革兰阴性杆菌细胞壁外脂多糖层的穿透力，故对革兰阴性杆菌作用远比青霉素G强，扩大了青霉素G的抗菌谱和临床应用范围，故称为广谱青霉素，它们具有以下特点：①对革兰阳性和阴性菌均有效；②对青霉素G敏感菌的作用较青霉素G弱；③对青霉素酶作用不稳定，因此对产青霉素酶葡萄球菌无效；④过敏反应如皮疹及药物热等稍多见，并与青霉素G有交叉过敏反应，故用药前应作皮试。常用药物有氨苄青霉素、羟氨苄青霉素、羧苄青霉素、氧哌嗪青霉素和羧噻酚青霉素等，除氨苄青霉素及羟氨苄青霉素外，其余的对绿脓杆菌亦有明显效果。

4．抗结核药　抗结核药物（antituberculotic）可分两类，即抗结核抗生素和合成抗结核药。抗生素包括链霉素、卡那霉素、利福平、卷曲霉素；合成药物有异烟肼、对氨基水杨酸钠、乙胺丁醇、氨硫脲。目前临床将疗效较好、毒性小、主要为杀菌作用的异烟肼、利福平、链霉素和乙胺丁醇作为首选的第一线抗结核药；而其他药物因疗效差或毒性较大列为第二线抗结核药，仅在第一线药物产生耐药或患者不能接受时采用。

抗结核药的应用原则（principle of application of antituberculotic）：①早期用药，早期病变血循环尚好，有利于药物渗入，疗效优于干酪病变及纤维化病变。②联合用药，病灶中结核杆菌有原始耐药菌株和敏感菌株，敏感菌株在目前常用抗结核药的疗程中也极易产生耐药性，故单一药物治疗至后期常致失败；联合用药则可交叉消灭对其他药物耐药的菌株，使不致成为优势菌而造成治疗无效或复发；由于多数患者的病原菌只耐一种药，当使用两种药则可减少或延缓耐药菌株的发生；至于是否需用三联或四联，则取决于疾病的严重程度和以往用药的情况，联合用药一般以异烟肼为基础，根据情况联合利福平、链霉素和乙胺丁醇组成二联或三联。③短疗程，自利福平问世以来，结核病的疗程已由18～24个月的长疗程转为6～9个月，甚至3～4个月的短程治疗，而取得治疗成功的原因是选用利福平和异烟肼两个杀菌剂为基础的联合用药方案所取得的。④药物剂量，第一线抗结核药的成人一日量是：利福平450～600mg，异烟肼300～400mg，链霉素0.75～1g，乙胺丁醇0.75～1g，对氨基水杨酸8～12g；近年提倡全日剂量一次给予，既可提高血药高峰浓度，又可延长血中有效浓度的维持时间，有利于病人长期用药。

5．抗真菌药　真菌种类繁多，真菌感染中浅部真菌病的发生率高于深部真菌病，但后者病情大多严重，危害性大。随着近年免疫抑制剂、肾上腺皮质激素和广谱抗生素应用的增多，深部真菌病的发病情况有所增加，如隐球菌引起的肺炎、脑膜炎、内脏感染，球孢子菌性骨髓炎，念珠菌性口腔炎、消化道及泌尿道感染等。但目前高效、低毒的控制深部真菌病的药物仍较少。最常用而有效的抗真菌药（antifungal agent）有：①两性霉素B，静脉滴注首次剂量1～5mg，以后每次增加5mg，但最高单次剂量不得超过1mg/kg，每日或隔日给药一次；如反应不严重，给药总量可达1.5～3.0g；由于其毒性大，应限制其应用。②氟胞嘧啶（5-Fc），人工合成抗真菌药，其毒性较小，抗真菌谱窄，易发生耐药性，主要用于念珠菌感染，每日口服或静滴100～150mg/kg，分3次给予；5-Fc与两性霉素B合用有协同作用而增强疗效，且可减少两性霉素剂量及相应毒性反应；合用时两性霉素B可减至每日0.3～0.5mg/kg，5-Fc

每日 100 ~ 120mg/kg，但需注意由于两性霉素 B 的肾毒性可使 5-Fc 自肾排出减少，产生体内积蓄，因此有条件者应监测 5-Fc 的血药浓度以调整剂量。③咪唑类抗真菌药，抗真菌谱广，毒性小，耐药性产生较缓慢，本类药低浓度为抑菌作用；高浓度可起杀伤作用。临床多用的有酮康唑（kotocanazole）和氟康唑（fluconazole）前者口服每日 200 ~ 400mg，顿服或分两次，后者分口服和注射两种制剂，一般每日 50 ~ 100mg，严重深部感染可增至 200 ~ 400mg/d，疗程视病情而定。氟康唑用于治疗 AIDS 患者口咽部念珠菌感染，效果良好。

复习思考题

1．抗菌药物是怎样分类的？
2．抗菌药物的不良反应主要有哪些？
3．抗菌药物使用的基本原则是什么？

第三节　智牙冠周炎
Pericoronitis

提　要

智牙冠周炎指智牙萌出不全或阻生时，牙冠周围软组织发生的炎症。大多发生在 18 ~ 30 岁智牙萌出期的年轻人，也是口腔颌面外科门诊的常见病之一。

智牙冠周炎临床表现以智牙周围软组织及牙龈充血、肿胀、糜烂或盲袋溢脓为主，也可有不同程度全身症状，如畏寒、发热等。

冠周炎治疗在急性期以局部处理为主，辅以全身支持疗法。炎症控制后对不可能萌出的智牙应尽早拔除。

冠周炎如处理不当或不及时，炎症可向颌周组织扩散，引起邻近组织器官或筋膜间隙的感染。

智牙冠周炎（pericoronitis）是指智牙（wisdom tooth）（第三磨牙）萌出不全或阻生时，牙冠周围软组织发生的炎症。临床上以下颌智牙冠周炎多见，上颌第三磨牙冠周炎发生率较低，且临床症状较轻，并发症少，治疗相对简单。本节主要介绍下颌智牙冠周炎。

【病因】

人类种系发生和演化过程中，随着食物种类的变化，带来咀嚼器官的退化，造成颌骨长度与牙列所需长度的不协调。下颌第三磨牙是牙列中最后萌出的牙，因萌出位置不足，可导致程度不同的阻生。阻生智牙及智牙萌出过程中，牙冠可部分或全部为龈瓣覆盖，龈瓣与牙冠之间形成较深的盲袋，食物及细菌极易嵌塞于盲袋内（图6-2）；加之冠部牙龈常因咀嚼食物而损伤，形成溃疡。当全身抵抗力下降、局部细菌

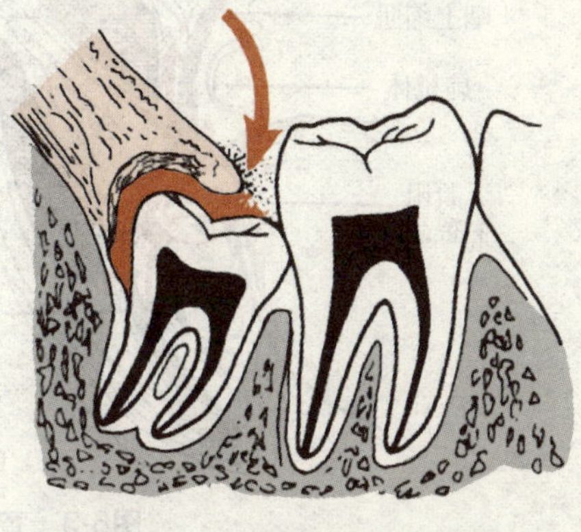

图6-2　阻生牙引起的盲袋

毒力增强时可引起冠周炎的急性发作。因此，智牙冠周炎主要发生在18～30岁智牙萌出期的青年人和伴有萌出不全阻生智牙的患者。

【临床表现】

智牙冠周炎常以急性炎症形式出现。急性智牙冠周炎的初期，一般全身无明显反应，病员自觉患侧磨牙后区胀痛不适，当进食咀嚼、吞咽、开口活动时疼痛加重。如病情继续发展，局部可呈自发性跳痛或沿耳颞神经分布区产生放射性痛（radiant pain）。若炎症侵及咀嚼肌时，可引起咀嚼肌的反射性痉挛而出现不同程度的张口受限（restriction of opening movement），甚至出现“牙关紧闭”。由于口腔不洁，出现口臭、舌苔变厚、患牙龈袋处有咸味分泌物溢出。

全身症状可有不同程度的畏寒、发热、全身不适、食欲减退及大便秘结、白细胞总数稍有增高，中性粒细胞比例上升。

慢性冠周炎在临床上多无明显症状，仅局部有轻度压痛、不适。

口腔局部检查，多数病员可见智牙萌出不全，如为低位阻生或牙冠被肿胀的龈瓣全部覆盖时，需用探针探查，才可在龈瓣下查出未全萌出的阻生牙。智牙周围的软组织及牙龈发红，伴有不同程度的肿胀。龈瓣边缘糜烂，有明显触痛，或可从龈袋内压出脓液。病情严重者，炎性肿胀可波及舌腭弓和咽侧壁，伴有明显的开口困难。但化脓性炎症局限后，可形成冠周脓肿，有时可自行溃破。相邻的第二磨牙可有叩击痛。有时第二磨牙远中颈部可因阻生牙等局部因素导致龋蚀，在检查时应多加注意，切勿遗漏，此外，通常有患侧颌下淋巴结的肿胀、压痛。

冠周炎症可直接蔓延或由淋巴管扩散，引起邻近组织器官或筋膜间隙的感染：

1．智牙冠周炎常向磨牙后区扩散，形成骨膜下脓肿（subperiosteal pustule），脓肿向外穿破，在咬肌前缘与颊肌后缘间的薄弱处发生皮下脓肿，当穿破皮肤后可形成经久不愈的面颊瘘。

2．炎症沿下颌骨外斜线向前，可在相当于下颌第一磨牙颊侧黏膜转折处的骨膜下形成脓肿或破溃成瘘。

3．炎症沿下颌支外侧或内侧向后扩散，可分别引起咬肌间隙、翼下颌间隙感染。此外，亦可导致颊间隙、下颌下间隙、口底间隙、咽旁间隙感染或扁桃体周围脓肿的发生（图6-3）。

【诊断】

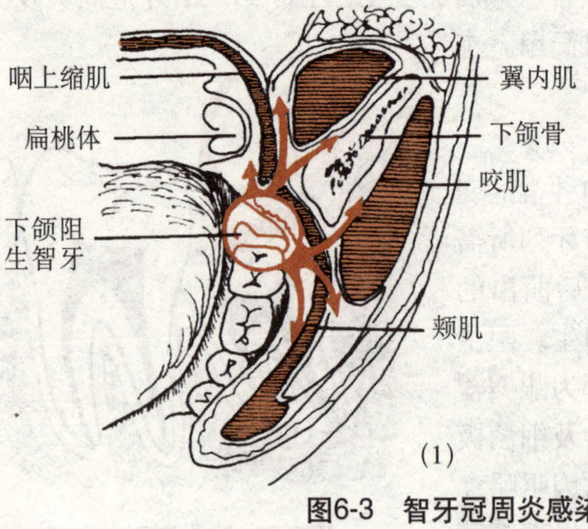

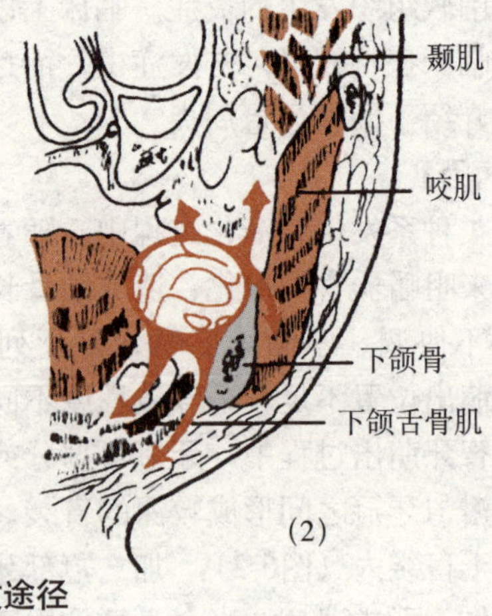

图6-3 智牙冠周炎感染扩散途径

（1）水平面观 向前、后、内、外向扩散（2）冠状面观 向上、下、向扩散根据病史，临床症状和检查所见，一般不难作出正确诊断。用探针检查可触及未萌出或阻生的智牙牙冠。X线摄片检查，可帮助了解未全萌出或阻生之牙的生长方向、位置、牙根的形态及牙周情况；在慢性冠周炎的X线片上，有时可发现牙周骨质阴影（病理性骨袋）的存在。

必须注意，在下颌智牙冠周炎合并面颊瘘或下颌第一磨牙颊侧瘘时，可被误认为第一磨牙的炎症所致，特别在第一磨牙及其牙周组织存在病变时，更易误诊。此外，应与第二磨牙远中颈部深龋引起的根尖周炎、第三磨牙区牙龈的恶性肿瘤相鉴别。

【治疗】

智牙冠周炎发病初期，仅有轻微的症状，常被病员忽视而延误及时治疗，致使炎症迅速发展甚至引起严重的并发症。因此，早期诊断及时治疗是非常重要的。

智牙冠周炎的治疗原则：在急性期应以消炎、镇痛、切开引流、增强全身抵抗力的治疗为主。当炎症转入慢性期后，若为不可能萌出的阻生牙则应尽早拔除，以防感染再发。

1．局部冲洗　智牙冠周炎的治疗以局部处理为重点，局部又以清除龈袋内食物碎屑、坏死组织、脓液为主。常用生理盐水、1%～3%过氧化氢溶液，1∶5000高锰酸钾溶液、0.1%氯己定（洗必泰）液等反复冲洗龈袋，至溢出液清亮为止。擦干局部，用探针蘸2%碘酒、碘甘油或少量碘酚液导人龈袋内，每日1～3次，并用温热水等含漱剂漱口。

2．根据局部炎症及全身反应程度和有无其他并发症，选择抗菌药物及全身支持疗法(constitutional treatment)。

3．切开引流术　如龈瓣附近形成脓肿，应及时切开、并置引流条。

4．冠周龈瓣切除术　当急性炎症消退，对有足够萌出位置且牙位正常的智牙，可在局麻下切除智牙冠周龈瓣，以消除盲袋。

5．下颌智牙拔除术　下颌智牙牙位不正；无足够萌出位置；相对的上颌第三磨牙位置不正或已拔除者，为避免冠周炎的复发，均应尽早予以拔除。伴有颊瘘者，在拔牙的同时应切除瘘管，刮尽肉芽，缝合面部皮肤瘘口。

复习思考题

1．何谓智牙冠周炎？它与牙龈炎、牙周炎有何不同？

2．智牙冠周炎扩散途径有哪些？

3．智牙冠周炎治疗原则是什么？

第四节　面颈部淋巴结炎
Faciocervical lymphnoditis

提　要

面颈部淋巴结炎以金黄色葡萄球菌及溶血性链球菌感染最多见，多继发于牙源性感染，小儿则多由上呼吸道感染及扁桃体炎引起。

临床上分为急性化脓性淋巴结炎和慢性淋巴结炎，前者局部炎症表现明显，常有较明显全身症状，后者以局部淋巴结肿大，轻压痛为主，一般无全身症状。

急性化脓性淋巴结炎的治疗应全身应用抗生素，辅以局部外敷中药。慢性淋巴结炎一般不需要治疗。

面颈部有丰富的淋巴组织，它能将口腔、颌面部的淋巴回流、汇集到所属的区域淋巴结内，最后经过颈深淋巴结及颈淋巴干进入颈内静脉。

淋巴结有过滤与吞噬进入淋巴液中的微生物、颗粒物质（如尘埃、异物、含铁血黄素）与细胞（肿瘤细胞等）的功能；而且还有破坏毒素的作用。因此，它是防御炎症侵袭和阻止肿瘤细胞扩散的重要屏障。口腔颌面部的许多疾病，特别是炎症和肿瘤，常出现相应引流淋巴结的肿大。因而熟悉淋巴引流的解剖对各部位发生淋巴结肿大的诊断有重要意义。

面颈部淋巴结炎与口腔及牙源性感染的关系密切，故主要表现为下颌下、颏下及颈深上群淋巴结炎，有时也可见到面部、耳前、耳下淋巴结炎。

【感染来源】

面颈部淋巴结炎以继发于牙源性及口腔感染为最多见，也可来源于颜面部皮肤的损伤、疖、痈等。小儿大多数由上呼吸道感染及扁桃体炎引起。由化脓性细菌如葡萄球菌及链球菌等引起的称为化脓性淋巴结炎；由结核杆菌感染的为结核性淋巴结炎。

【临床表现】

1．化脓性淋巴结炎　临床上一般分为急性和慢性两类。急性化脓性淋巴结炎（acute pyogenic lymphnoditis）的经过主要表现为由浆液性逐渐向化脓性转化。浆液性炎症（serous inflammation）的特征是局部淋巴结肿大变硬，自觉疼痛或压痛；病变主要在淋巴结内出现充血、水肿。因此，淋巴结尚可移动，边界清楚，与周围组织无粘连。全身反应甚微或有低热，体温一般在38℃以下。此期常被病员忽视而未及时治疗。感染发展成脓肿后，局部疼痛加重，淋巴结包膜化脓溶解破溃后，侵及周围软组织则出现炎性浸润块；浅表皮肤充血、肿、硬，此时淋巴结与周围组织粘连，不能移动。脓肿形成时，皮肤有局部明显压痛点及凹陷性水肿；浅在的脓肿可查出明显波动感。此时全身反应加重、高热、寒战、头痛、全身无力、食欲减退，小儿可烦躁不安；白细胞总数急剧上升，达（20 ~ 30）$\times 10^9$/L 以上，如不及时治疗，可并发毒血症（toxemia）、败血症（septicemia），甚至出现中毒性休克（toxic shock）。临床上儿童的病情比成人更严重，必须提高警惕。

慢性淋巴结炎多发生在病员抵抗力强而细菌毒力较弱的情况下。临床常见于慢性牙源性及咽部感染，或急性淋巴结炎控制不彻底，转变成慢性。病变常表现为慢性增殖性过程。临床特征是淋巴结内结缔组织增生形成微痛的硬结，淋巴结活动、有压痛，但全身无明显症状；如此可持续较长时间，但机体抵抗力下降，可反复急性发作。增生长大的淋巴结，即使原发感染病灶清除，也不可能完全消退。

2．结核性淋巴结炎　常见于儿童及青年。轻者仅有淋巴结肿大而无全身症状；重者可伴有体质虚弱、营养不良或贫血、低热、盗汗、疲倦等症状；并可同时有肺、肾、肠、骨等器官的结核病变或病史。局部临床表现，最初可在下颌下、或颈侧发现单个或多个成串的淋巴结，缓慢肿大、较硬，无疼痛，与周围组织无粘连；病变继续发展，淋巴结中心因有干酪样坏死，组织溶解液化变软。炎症波及周围组织时，淋巴结可彼此粘连成团，或与皮肤粘连，但皮肤表面无红、热及明显压痛，扪之有波动感。此种液化现象称为冷脓肿（cold abscess）。

颈部淋巴结结核可发生于一侧或双侧，常位于胸锁乳突肌前、后缘或沿颈内静脉分布的淋巴结，故可形成颈深部冷脓肿。脓肿破溃后形成经久不愈的窦或瘘。

【诊断】

根据病史、临床表现可以确定诊断。化脓性淋巴结炎与结核性淋巴结炎形成脓肿后，可借抽吸出的脓液进行鉴别诊断：冷脓肿的脓液稀薄污浊，暗灰色似米汤，夹杂有干酪样坏死物（caseous necrosis）；而化脓性淋巴结炎抽吸物多呈淡黄或桃花样黏稠脓液。

化脓性下颌下淋巴结炎应与化脓性下颌下腺炎（sialadenitis of submandibular gland）相鉴别，后者可因损伤、导管异物或结石阻塞而继发感染。双手触诊检查时下颌下腺较下颌下淋巴结的位置深而固定，导管口乳头有红肿，并可挤出脓液。

结核性淋巴结炎应与恶性淋巴瘤、唾液腺混合瘤以及颈部转移性癌相鉴别，必要时可手术摘除淋巴结做病理检查以明确诊断。

【治疗】

急性淋巴结炎多见于幼儿。炎症初期，病员需要休息，全身给抗菌药物，局部用物理疗法（湿热敷、超短波等），或用中药六合丹等外敷治疗。已化脓者应及时切开引流，同时进行原发病灶（如病灶牙等）的处理。对慢性淋巴结炎一般不需治疗，但有反复急性发作者应寻找病灶，予以清除，如淋巴结肿大明显或需行鉴别诊断时，也可采用手术摘除。

结核性淋巴结炎应注意全身治疗，加强营养。常用抗结核药物包括异烟肼、利福平等。异烟肼常用量 300mg /d [小儿 10 ~ 15mg /（kg · d）] 分 3 次服；利福平常用量每次 300mg，每日 2 次。局部可用异烟肼 50 ~ 100mg 加入 0.25% 普鲁卡因 5 ~ 10ml 中作病灶周围环形封闭，隔日 1 次或每周 2 次。

对于局限的、可移动的结核性淋巴结，或虽属多个淋巴结但经药物治疗效果不明显者，可予以手术摘除。诊断尚不肯定时，为了排除肿瘤，也可摘除淋巴结，送病理检查。

对已化脓的淋巴结结核或小型潜在的冷脓肿，皮肤未破溃者可以施行穿刺抽脓，同时注入异烟肼 50 ~ 100mg，隔日 1 次或每周 2 次。每次穿刺时应从脓肿周围的正常皮肤进针，以免造成脓肿破溃或感染扩散。

复习思考题

1．面颈部淋巴结的功能有哪些？
2．面颈部淋巴结炎感染来源有何特点？
3．如何区别急性化脓性下颌下淋巴结炎与化脓性下颌下腺炎？

第五节 面部疖痈
Furuncle and carbuncle of face

提 要

疖是指单一毛囊及其附件发生的急性化脓性炎症。痈是指相应多个毛囊及其附件发生的急性化脓性炎症。其病原菌主要是金黄色葡萄球菌。

疖在临床上表现为以局部红、肿、热、痛的硬结。痈主要发生在上唇并伴有明显的全身中毒症状。面部疖痈易发生全身并发症，常见的有海绵窦化脓性血栓性静脉炎等。疖痈的治疗应局部与全身治疗相结合，早期以局部治疗为主，但严禁挤压、挑刺、热敷等刺激，以防感染扩散。

面部皮肤是人体毛囊及皮脂腺、汗腺最丰富的部位之一，又是人体暴露部分，接触外界尘土、污物、细菌机会多，易招致损伤。引起单一毛囊及其附件的急性化脓性炎症者称疖（furuncle），其病变局限于皮肤浅层组织。相邻多数毛囊及其附件同时发生急性化脓性炎症者称痈（carbuncle），其病变波及皮肤深层毛囊间组织时，可顺筋膜浅面扩散波及皮下脂肪层，造成较大范围的炎性浸润或组织坏死（图 6-4）。

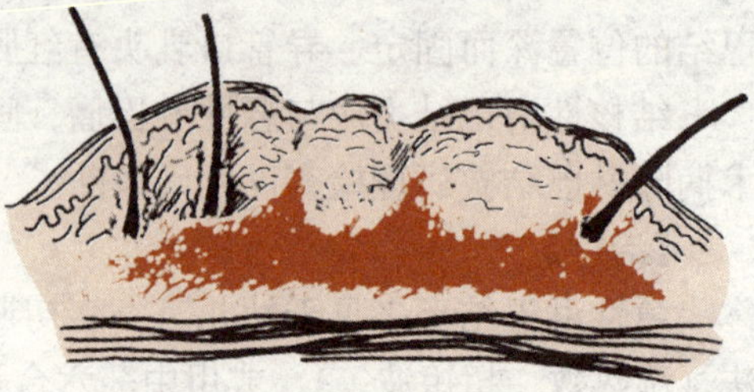

图6-4 痈的组织病损模式图

【病因】

颜面部疖痈的病原菌主要是金黄色葡萄球菌。正常的毛囊（follicle）及其附件（appendix）内常有细菌存在，但只有在局部因素影响或全身抵抗力下降时，细菌才开始活跃引起炎症。皮肤不洁或剃须等原因引起皮肤的损伤均可成为局部诱因；全身衰竭、患消耗性疾病或糖尿病（diabetes）的病员，也易发生疖痈。

【临床表现】

疖初期为皮肤上出现红、肿、热、痛小硬结，呈锥形隆起，有触痛；2～3天内硬结顶部出现黄白色脓头，周围为红色硬盘，病员自觉局部瘙痒、烧灼感及跳痛；以后脓头破溃，排出少许脓液后疼痛减轻；或其顶端形成一个脓栓，与周围组织分离而脱落，炎症逐渐消退，创口自行愈合。病程中除引流区淋巴结可伴轻度肿痛外，一般无明显全身症状。疖若处理不当，如随意搔抓或挤压排脓、热敷、药物烧灼腐蚀以及不恰当的切开等，都可促使炎症扩散。如位于上、下唇、鼻部的疖，可因此导致局部红、肿痛范围增大，伴发蜂窝织炎或演变成痈；甚至并发海绵窦血栓性静脉炎（cavernous sinus thrombophlebitis）、败血症（septicemia）或脓毒血症（pyemia）。

痈好发于唇部（唇痈），上唇多于下唇，男性多于女性。感染的范围和组织坏死的深度均较疖严重并伴剧烈的疼痛。当多数毛囊、皮脂腺及其周围组织发生急性炎症与坏死时，可形成迅速增大的紫红色炎性浸润块；其后皮肤上出现多数黄白色脓头，破溃后溢出脓血样分泌物；继之脓头周围组织亦有坏死，坏死组织溶解排出后，可形成多数蜂窝状腔洞。感染可波及皮下筋膜层及肌组织，引起皮下组织坏死，致使整个痈的病变区组织呈酱紫色浸润块；痈周围和深部的组织则呈弥散性水肿。

唇痈病员因唇部极度肿胀、疼痛、张口受限而致进食、言语困难。局部区域淋巴结肿大、压痛。全身中毒症状明显，如畏寒、高热、头痛、食欲减退、白细胞计数及中性粒细胞比例升高。唇痈较疖更易伴发颅内海绵窦静脉炎、败血症、脓毒血症以及中毒性休克和水电解质紊乱，从而导致较高的死亡率。

【并发症】

在口腔颌面部感染中面部疖痈最易发生全身并发症（complication）。这是由于：疖痈的病原菌毒力较强；上唇与鼻部“危险三角区”内的静脉常无瓣膜；以及颜面表情肌和唇部的生理性活动易使感染扩散等因素所致。

当感染侵入面静脉发生静脉炎及血栓形成时，静脉回流受阻，可出现颜面广泛水肿、疼痛。感染沿无瓣膜面前静脉逆行引起海绵窦血栓性静脉炎。表现为患侧眼睑水肿、眼球突出、眼压增高、运动受限、视力减退、畏光流泪以及结膜下水肿或淤血，全身高热、头痛，甚至昏迷。若同时发生脑膜炎、脑脓肿，则出现剧烈头痛、恶心、呕吐、项强直、血压升高、呼吸深缓、惊厥、昏迷等脑膜激惹、颅内高压和颅内占位性病变的体征。细菌随血循环扩散，可引起败血症或脓毒血症，表现为全身高热（常在39℃以上）、病员烦躁、谵妄或神情淡漠、反应迟钝、嗜睡、甚至昏迷，皮肤有出血点或小脓点，白细胞总数及中性粒细胞比例明显增高。但出现中毒性休克时，则有血压下降、脉搏细速，如未及时和正确治疗可导致死亡。在脓毒血症时尚可出现重要脏器（如肝、肺等）及躯干、四肢的转移性脓肿。

【治疗】

面部疖痈的治疗应局部与全身治疗相结合。在炎症早期，无显著全身症状时应以局部治疗为主，同时选择必要的药物治疗。

局部治疗宜保守。避免损伤，严禁挤压、挑刺、热敷或用石炭酸（酚）、硝酸银烧灼，以防止感染扩散。唇痈还应限制唇部活动，如语言及咀嚼等。进食可用管喂或鼻饲流质。

疖初起时可用2%碘酊涂擦局部，每日1次，并保持局部清洁。痈的局部治疗宜用高渗盐水或含抗生素的盐水纱布局部持续湿敷，可促进早期痈的局限、软化和穿破。在急性炎症得到控制、局部肿胀局限、并已形成明显的皮下脓肿而又久不溃破时，才可考虑在脓肿表面中心、皮肤变薄的区域作保守性的切开引出脓液，切忌分离脓腔。已溃破或切开引流后，局部仍应以高渗盐水纱布持续湿敷，可收到良好的提脓效果，但已脓污的盐水纱布应及时更换。湿敷一般应持续到脓液消失、创面趋于平复为止。过早停止湿敷，可因脓道阻塞而使病情反复加重。有时，脓栓一时难以排出，可使用镊子轻轻钳出；但对未分离的脓栓或坏死组织切不可勉强牵拉，以防撕伤促使感染扩散。

对面部疖伴有局部蜂窝织炎和面痈病员应全身给抗菌药物，最好从脓头处取脓做细菌培养及药敏试验，以供正确选用抗生素。疑有败血症、脓毒血症或海绵窦静脉炎等全身化脓性感染并发症患者应反复作血细菌培养，根据结果选择用药。如致病菌一时未能确定，可暂时选用对金黄色葡萄球菌敏感的药物，如青霉素、头孢菌素族及红霉素等，或两种抗菌药物的联合应用。以后根据治疗效果、病情演变及细菌培养结果，调整药物种类。抗菌药物应用剂量宜大，疗程应足够，以防病情反复。一般应在体温下降、临床表现好转、局部病灶控制1～2周后方可停药。

重症病员应加强全身支持疗法，包括：卧床休息，加强营养，输液或小量输血，补充电解质溶液纠正酸中毒。出现中毒性休克时，应积极采取综合措施，并尽快纠正循环衰竭所出现的低血压，表现出颅内高压时应给予正确脱水疗法。病员昏迷或伴严重肺部并发症时，呼吸道分泌物多，咳嗽反射差，宜行气管切开术以利分泌物的抽吸及改善缺氧状态。临床出现全身合并症时，应采取相应针对性措施。

复习思考题

1. 什么是疖？什么是痈？
2. 面部疖痈常见严重并发症有哪些？如何避免其发生？

第六节　口腔颌面部间隙感染
Oral and maxillofacial space infection

提　要

口腔颌面部间隙感染以牙源性、腺源性的继发感染最为常见，且多为需氧菌和厌氧菌引起的混合性感染。

口腔颌面部间隙感染临床表现除有感染共同的表现外，由于间隙之解剖部位不同，感染涉及的间隙数量不同而出现特殊的表现，如张口受限、吞咽困难等。其全身症状也因此而有所不同。

口腔颌面部间隙感染治疗原则为：全身应用抗菌药物加局部治疗，局部治疗中以脓肿形成后的切开引流为主。

口腔、颜面、颈部深面的知名解剖结构，均有致密的筋膜包绕。在这些解剖结构的筋膜之间有数量不等而又彼此连续的疏松结缔组织或脂肪组织填充。由于感染常沿这些阻力薄弱的结构扩散，故将其视为感染发生和扩散的潜在间隙。根据解剖结构和临床感染常表现的部位，将其分为不同的间隙，如咬肌间隙、翼下颌间隙、颞下间隙、颞间隙、下颌下间隙、咽旁间隙、颊间隙、口底间隙等。口腔颌面部间隙感染均为继发性，常见为牙源性或腺源性感染扩散所致，损伤性、医源性、血源性较少见。感染多为需氧和厌氧菌引起的混合感染（mixed infection），也可为葡萄球菌、链球菌等引起的化脓性感染（suppurative infection），或厌氧菌等引起的腐败坏死性感染。感染累及潜在筋膜间隙内结构，初期表现为蜂窝织炎；在脂肪结缔组织变性坏死后，则可形成脓肿；化脓性炎症可局限于一个间隙内，也可波及相邻的几个间隙，形成弥散性蜂窝织炎或脓肿；甚至可沿神经、血管扩散，引起海绵窦血栓性静脉炎、脑脓肿、败血症，纵隔障炎等严重并发症。在感染发生、发展过程中表现出程度不同的化脓性感染的全身症状。

认真仔细地询问病史，检查病员，结合临床症状，分析感染来源，运用颌面部解剖知识，再结合化验、穿刺等检查方法，对颌面部间隙感染不难作出正确诊断。

颌面部间隙感染处理原则与概论所述相同。如果经过抗感染治疗或脓肿切开引流后，临床表现仍无好转，而肿胀继续增大时，应排除恶性肿瘤继发感染的可能。

由于间隙和解剖部位各异，感染涉及间隙的多寡不一，以及感染来源和病原菌的不同，每个病员的局部及全身表现也各具特征，治疗方法自然也各有侧重，临床上需区别对待，下面就各间隙的临床特点及局部处理原则予以分别叙述。

一、眶下间隙感染 Infraorbital space infection

眶下间隙（infraorbital space）位于眼眶下方、上颌骨前壁与面部表情肌之间。其上界为眶下缘，下界为上颌骨牙槽突，内界为鼻侧缘，外界为颧骨。间隙中有从眶下孔穿出之眶下神经、血管以及眶下淋巴结。此外，尚有行走于肌间的内眦动脉、面前静脉及其与眼静脉、眶下静脉、面深静脉的交通支（图 6-5）。

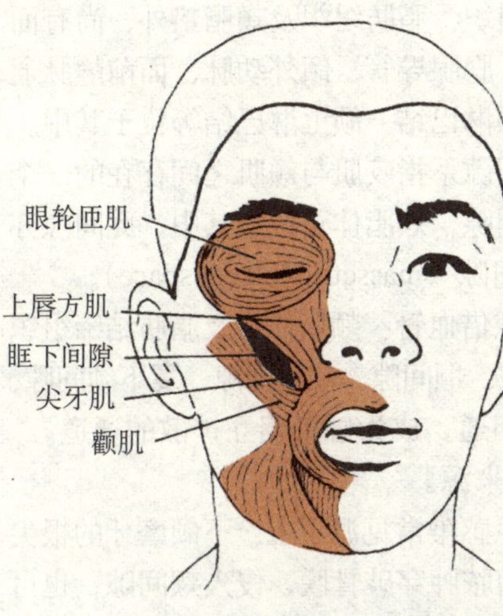

图6-5 眶下间隙的解剖位置

【感染来源】

眶下间隙感染多来自上颌尖牙，第一前磨牙和上颌切牙的根尖化脓性炎症和牙槽脓肿；此外，可因上颌骨骨髓炎的脓液穿破骨膜，或上唇底部与鼻侧的化脓性炎症扩散至眶下间隙引起。

【临床特点】

眶下区肿胀范围常波及内眦、眼睑、颧部皮肤，肿胀区皮肤发红、张力增大，眼睑水肿、睑裂变窄、鼻唇沟消失。脓肿形成后，眶下区可触及波动感，口腔前庭龈颊沟处常有明显肿胀、压痛、极易扪得波动；少数可由此自行穿破后有脓液溢出。感染期由于肿胀及炎症激惹眶下神经，可引起不同程度的疼痛。

眶下间隙感染向上可向眶内直接扩散，形成眶内蜂窝织炎，亦可沿面静脉、内眦静脉、眼静脉向颅内扩散，并发海绵窦血栓性静脉炎。

【治疗】

眶下间隙蜂窝织炎阶段可从局部外敷中药及针对感染病灶牙的处理着手；一旦脓肿形成应及时作切开引流术。按低位引流原则常在口内上颌尖牙及前磨牙唇侧口腔前庭黏膜转折处作切口（图6-6）；横行切开黏骨膜达骨面，用血管钳向尖牙窝方向分离脓肿，使脓液充分引流，生理盐水冲洗脓腔，留置橡皮引流条。待炎症控制后应立即处理病灶牙。

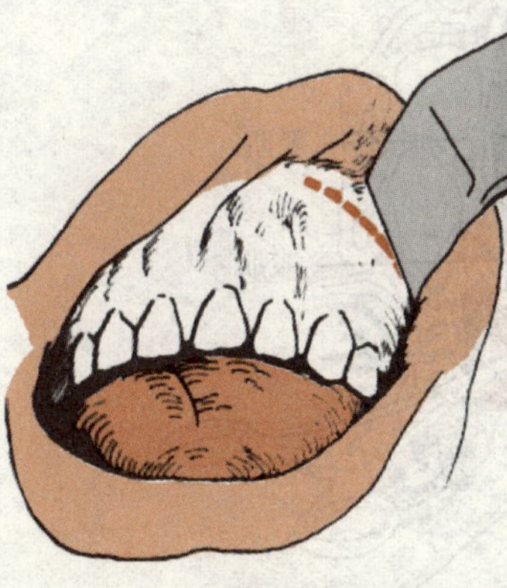

（1）口内切口线

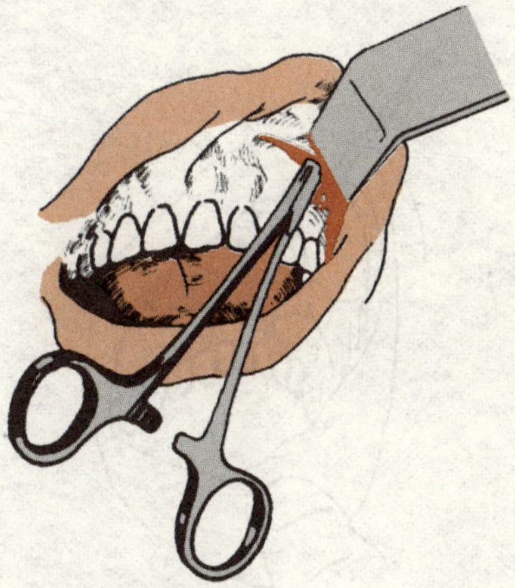

（2）分离脓腔

图6-6 眶下间隙脓肿切开引流术

二、颊间隙感染 Buccal space infection

颊间隙（buccal space）有广义狭义之分。广义的颊间隙系指位于颊部皮肤与颊黏膜之间颊肌周围的间隙。其上界为颧骨下缘；下界为下颌骨下缘；前界从颧骨下缘至鼻唇沟经口角至下颌骨下缘的连线；后界浅面相当于咬肌前缘；深面为翼下颌韧带（图6-7）。间隙内除含

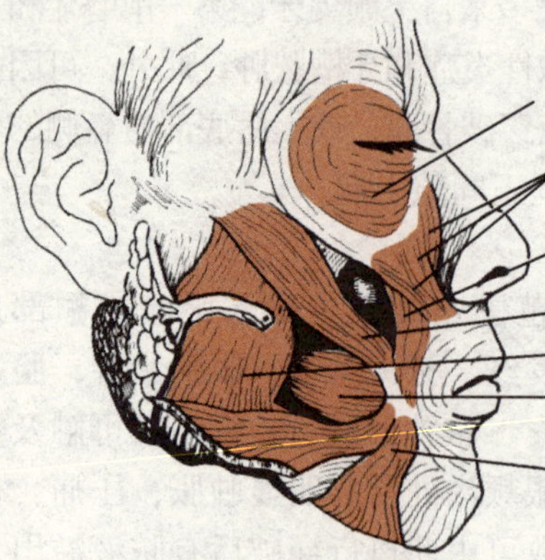

图6-7　颊间隙的解剖位置

疏松结缔组织、脂肪组织及颊脂垫外，尚有面神经分支、腮腺导管、颌外动脉、面前静脉通过，以及颊淋巴结、颌上淋巴结等位于其中。狭义的颊间隙系指咬肌与颊肌之间存在的一个狭小筋膜间隙，颊脂体正位于其中，此间隙亦称为咬颊间隙（masseteric-buccal space）。

颊间隙借血管、颊脂体突及脂肪结缔组织与颞下间隙、颞间隙、咬肌间隙、翼下颌间隙、眶下间隙相通，成为感染相互扩散的通道。

【感染来源】

颊间隙感染常见源于上、下颌磨牙的根尖脓肿或牙槽脓肿穿破骨膜，侵入颊间隙；也可因颊部皮肤损伤、颊黏膜溃疡继发感染，或颊、颌上淋巴结的炎症扩散所致。

【临床特点】

颊间隙感染的临床特点取决于脓肿形成的部位，在颊部皮下或黏膜下的脓肿，病程进展缓慢，肿胀及脓肿的范围较为局限。但感染波及颊脂体时，则炎症发展迅速，肿胀范围波及整个颊部，并可向相通间隙扩散，形成多间隙感染。

【治疗】

脓肿形成后，应按脓肿部位决定由口内或从面部作切开引流。口内切口应在脓肿低位，即口腔前庭、下颌龈颊沟之上切开（图 6-8）。颊部皮下脓肿可在脓肿浅表皮肤皱折线切开。

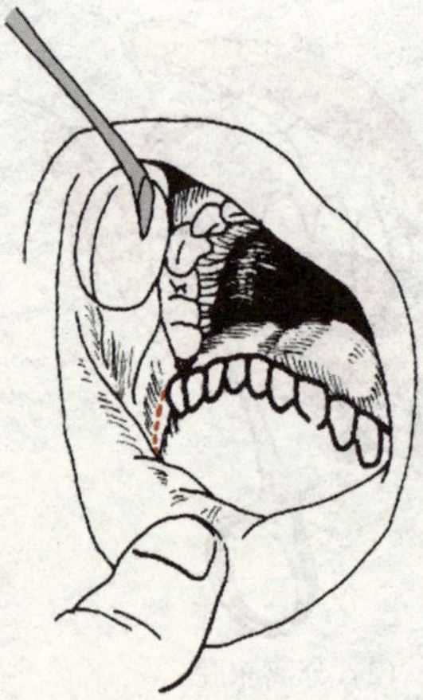

（1）口内切口线

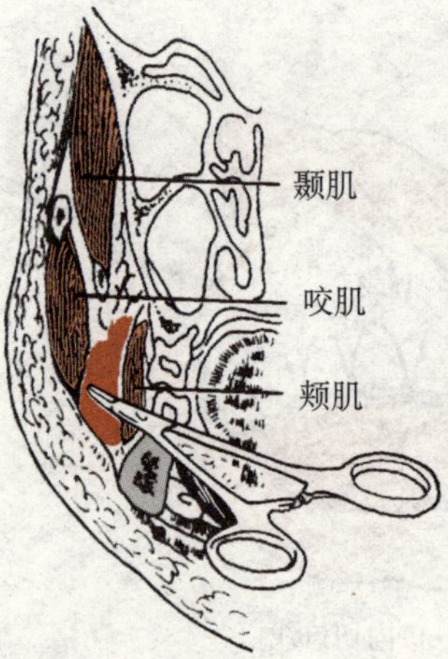

（2）分离脓腔

图6-8　颊间隙脓肿口内切开引流术

广泛颊间隙感染则应该从下颌骨下缘以下 1 ~ 2cm 处作平行于下颌骨下缘的切口，从切开的皮下向上潜行钝分离进入颊部脓肿。但应注意避免损伤面神经的下颌缘支、颌外动脉、面前静脉等（图 6-9）。

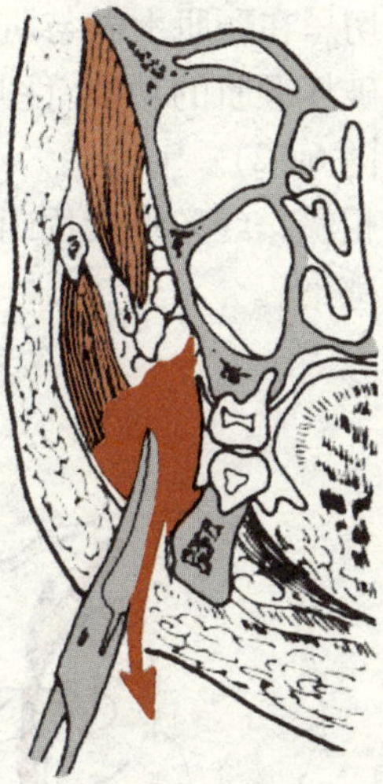

图6-9 颞间隙脓肿口外切开引流术

三、颞间隙感染 Temporal space infection

颞间隙（temporal space）位于颧弓上方的颞区，借颞肌分为颞浅与颞深两间隙，借脂肪结缔组织与颞下间隙、咬肌间隙、翼下颌间隙、颊间隙相通（图6-10）。

【感染来源】

颞间隙感染常由咬肌间隙、翼下颌间隙、颞下间隙、颊间隙感染扩散引起。耳源性感染（化脓性中耳炎、颞乳突炎）、颞部疖痈以及颞部损伤继发感染也可波及颞间隙。

【临床特点】

取决于是单纯颞间隙感染或伴有相邻多间隙感染，肿胀范围可仅局限于颞部或同时有腮腺嚼肌区、颊部、眶部、颧部等区广泛肿胀。病变区表现有凹陷性水肿、压痛、咀嚼痛和不同程度的张口受限。脓肿形成后，颞浅间隙脓肿可触及波动感，颞深间隙脓肿则需借助穿刺抽出脓液才能明确诊断。

颞肌坚厚，颞筋膜致密，深部脓肿难以自行穿破，脓液长期积存于颞骨表面，可引起骨髓炎。颞骨鳞部骨壁薄，内外骨板间板障少，感染可直接从骨缝或通过进入脑膜的血管蔓延，导致脑膜炎、脑脓肿等并发症。

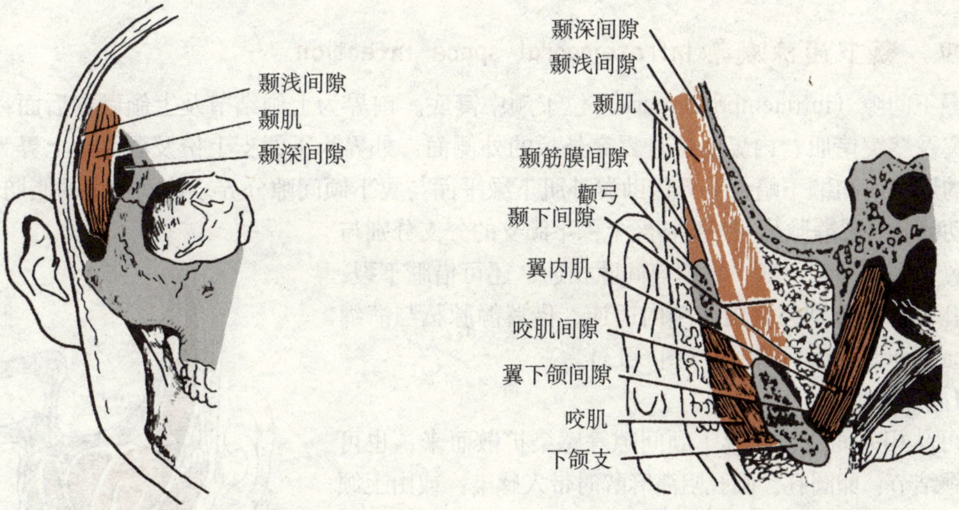

（1）颞间隙的局部解剖　（2）颞间隙的比邻解剖关系

图6-10 颞间隙的解剖位置

【治疗】

继发于相邻间隙感染的颞间隙蜂窝织炎，可因其他间隙脓肿切开引流后，颞间隙的炎症也随之消退。但颞间隙脓肿形成后则需切开引流，根据脓肿的深浅、脓腔的大小而采用不同形式的切口：浅部脓肿在颞部发际内作单个皮肤切口即可；深部脓肿可做两个以上与颞肌纤维方向一致的直切口；当疑有颞骨骨髓炎时，可沿颞肌附着做弧形皮肤切口，切开颞肌附着，由骨面翻起颞肌，使颞鳞部完全敞开引流。注意行弧形切口时，切忌在颞肌上做与肌纤维相交的横行切口，因为切断颞肌的同时可损伤颞肌的神经、血管，破坏颞肌的功能（图6-11）。如为多间隙感染，还应在下颌下区另作切口行上下贯通式引流（图6-12）。

颞间隙脓肿切开引流后，如肿胀不消，脓液不减，探得骨面粗糙，经X线摄片确定已发生骨髓炎时，应积极行死骨及病灶清除术，以免进一步发生颅内感染。

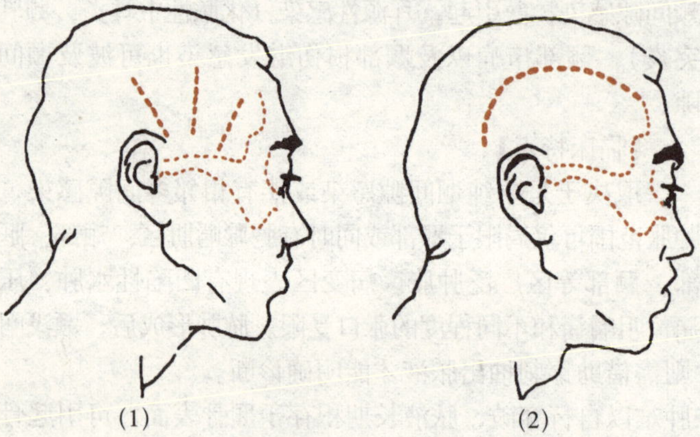

图6-11　颞间隙脓肿切开引流术切口
（1）直切口（2）弧形切口

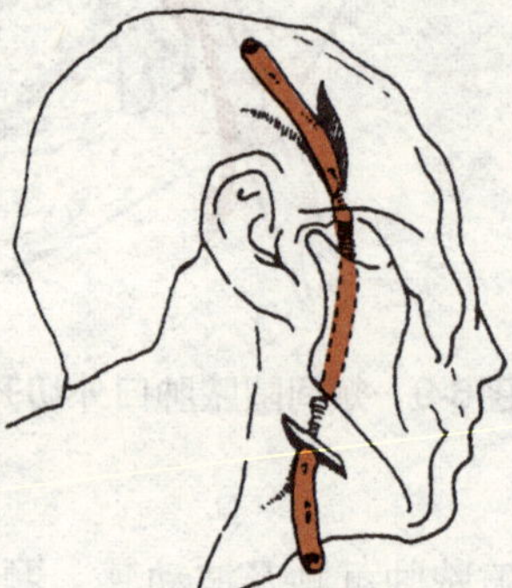

图6-12　颞间隙及颞下间隙脓肿的贯通式引流

四、颞下间隙感染 Infratemporal space infection

颞下间隙（infratemporal space）位于颅中窝底。前界为上颌结节及上颌颧突后面；后界为茎突及茎突诸肌；内界为蝶骨翼突外板的外侧面；外界为下颌支上份及颧弓；上界为蝶骨大翼的颞下面和颞下嵴；下界借助翼外肌下缘平面与翼下颌间隙分界。该间隙中的脂肪组织、颌内动静脉、翼静脉丛、三叉神经上、下颌支的分支分别与颞、翼下颌、咽旁、颊、翼腭等间隙相通；还可借眶下裂、卵圆孔和棘孔分别与眶内、颅内通连，借翼静脉丛与海绵窦（cavernous sinus）相通（图6-13）。

【感染来源】

可从相邻间隙，如翼下颌间隙等感染扩散而来；也可因上颌结节、卵圆孔、圆孔阻滞麻醉时带入感染；或由上颌磨牙的根周感染或拔牙后感染引起。

【临床特点】

颞下间隙位置深在、隐蔽，故感染发生时外观异常常不明显，仔细检查可发现颧弓上、下及下颌支后方微肿，有深压痛，伴有不同程度的张口受限。但颞下间隙感染时常存在相邻间隙的感染，因此可伴有颞部、腮腺咬肌区、颊部和口内上颌结节区的肿胀，以及出现该合并间隙感染的相应症状。临床表现有同侧眼球突出、眼球运动障碍、眼睑水

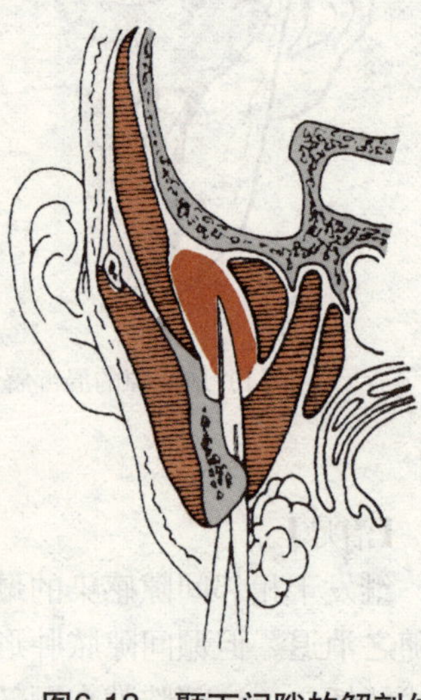

图6-13　颞下间隙的解剖位置及口外下颌角区切开引流术

肿、头痛、恶心等症状时，应警惕海绵窦血栓性静脉炎的可能性。

【治疗】

应积极应用大剂量抗生素治疗。若症状缓解不明显，经口内（上颌结节外侧）或口外（颧弓与下颌乙状切迹之间）途径穿刺有脓时，应及时切开引流。

切开引流途径可由口内或口外进行。口内在上颌结节外侧前庭黏膜转折处切开，以血管钳沿下颌支喙突内侧向后上分离至脓腔。口外切开多沿下颌角下做弧形切口，切断颈阔肌后，通过下颌支后缘与翼内肌之间进入脓腔（图6-13）。若伴有相邻间隙感染，则原则应与相应间隙贯通一并引流。

五、咬肌间隙感染 Masseteric space infection

咬肌间隙（masseteric space）位于咬肌与下颌支外侧骨壁之间。前界为咬肌前缘，后界为下颌支后缘，上平颧弓下缘，下以咬肌在下颌支附着为界。由于咬肌在下颌支及其角部附着宽广紧密，故潜在性咬肌间隙存在于下颌支上段的外侧部位，借颊脂体、咬肌神经、血管与颊、翼下颌、颞、颞下等间隙相通（图 6-14）。

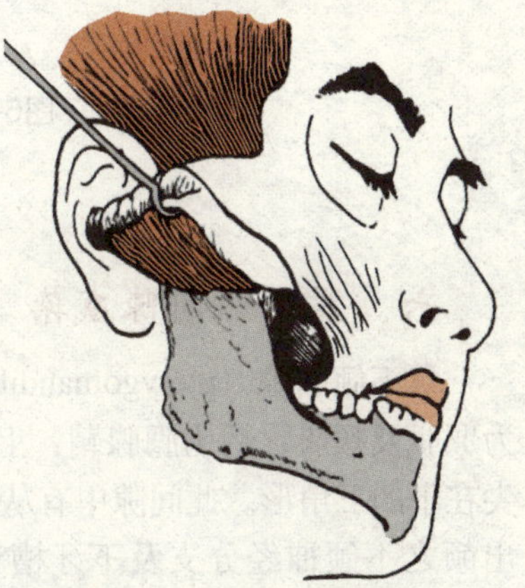

图6-14 咬肌间隙解剖位置

【感染来源】

咬肌间隙感染是最常见的颌面部间隙感染之一。主要来自下颌智牙冠周炎，下颌磨牙的根尖周炎、牙槽脓肿，亦可来自相邻间隙如颞下间隙感染的扩散，偶有因化脓性腮腺炎波及者。

【临床特点】

咬肌间隙感染的典型症状是以下颌支及下颌角为中心的咬肌区肿胀、变硬、压痛，伴有明显张口受限。由于咬肌肥厚坚实，脓肿难以自行溃破，也不易触到波动感。若炎症在 1 周以上，压痛点局限或有凹陷性水肿，经穿刺有脓液时，应积极行切开引流，否则由于长期脓液蓄积，易形成下颌骨升支部的边缘性骨髓炎。

【治疗】

咬肌间隙蜂窝织炎时除全身应用抗生素外，局部可用物理疗法或外敷中药，一旦脓肿形成应及时引流。咬肌间隙脓肿切开引流的途径，虽可从口内翼下颌皱襞稍外侧切开，分离进入脓腔引流，但因引流口常在脓腔之前上份，体位引流不畅，炎症不易控制，发生边缘性骨髓炎的机会也相应增加。因此，临床常用口外途径切开引流。口外切口从下颌支后缘绕过下颌角，距下颌下缘 2cm 处切开，切口长约 3 ~ 5cm，逐层切开皮下组织，颈阔肌以及咬肌在下颌角区的部分附着，用骨膜剥离器由骨面推起咬肌进入脓腔，引出脓液，冲洗脓腔后填入盐水纱条（图6-15），次日换敷料时抽去纱条，换置橡皮管或橡皮条引流。如有边缘性骨髓炎形成，在脓液减少后应早期施行病灶刮除术，术中除重点清除骨面死骨外，不应忽略咬肌下骨膜面附着之病灶小碎片及坏死组织，以利创口早期愈合。

咬肌间隙感染缓解或被控制后，应及早对引起感染之病灶牙进行治疗或拔除。

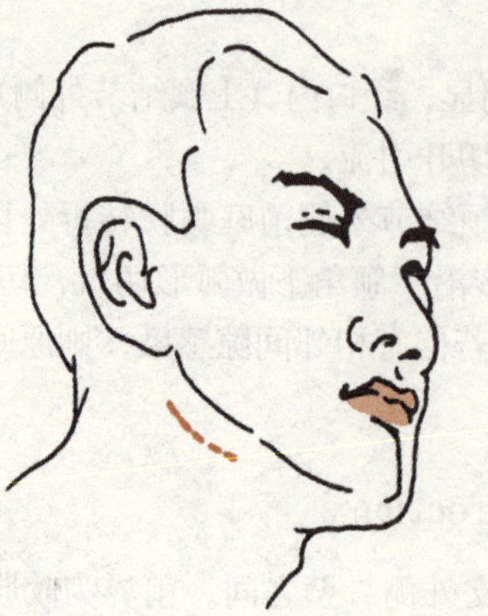
(1) 口外切口线

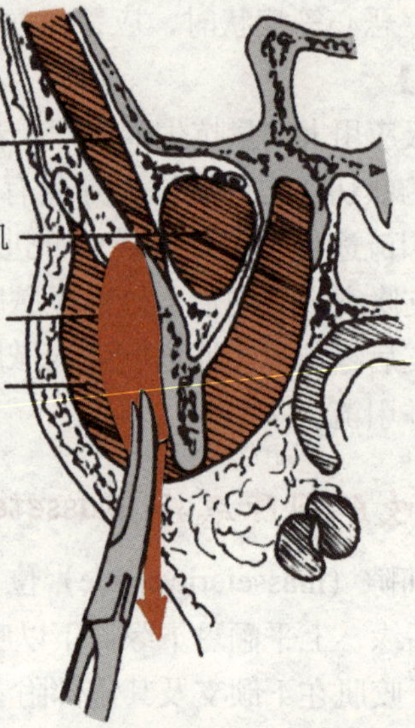

(2) 分离进入脓腔

图6-15　咬肌间隙脓肿口外切开引流术

六、翼下颌间隙感染 Pterygomandibular space infection

翼下颌间隙（pterygomandibular space）位于下颌支内侧骨壁与翼内肌外侧面之间。前界为颞肌及颊肌；后为腮腺鞘；上为翼外肌的下缘；下为翼内肌附着于下颌支处；呈底在上、尖在下的三角形。此间隙中有从颅底卵圆孔出颅之下颌神经分支及下牙槽动、静脉穿过，借疏松结缔组织与相邻的颞下、颞、颊、下颌下、舌下、咽旁、咬肌等间隙相通；经颅底血管、神经还可通入颅内（图6-16）。

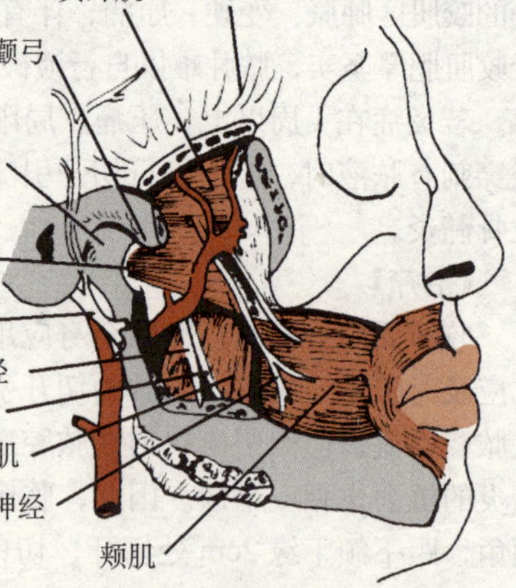

图6-16　翼下颌间隙的解剖位置

【感染来源】

常见为下颌智牙冠周炎及下颌磨牙根尖周炎症扩散所致；下牙槽神经阻滞麻醉时消毒不严或拔下颌智牙时创伤过大，也可引起翼下颌间隙感染；此外，相邻间隙，如颞下间隙、咽旁间隙炎症也可波及。

【临床特点】

常是先有牙痛史，继而出现张口受限、咀嚼食物及吞咽疼痛；口腔检查可见翼下颌皱襞处黏膜水肿，下颌支后缘稍内侧可有轻度肿胀、深压痛。由于翼下颌间隙位置深在，即使脓肿已形成，亦难由临床直接触及波动，多需穿刺才可确定，因而常易延误诊断，致使炎症向邻近间隙扩散，可形成颞下、咽旁、下颌下、颌后等多间隙感染，导致病情复杂化。

【治疗】

感染的初期应全身应用足量抗生素，以控制炎症的发展和扩散。脓肿的切开引流可从口内或口外进行。口内切开因受张口度的限制，较少采用；口外途径具有易于暴露间隙及有利于姿势引流的优点。

口内切口在下颌支前缘稍内侧，即翼下颌皱襞稍外侧，纵行切开 2 ~ 3cm，血管钳钝性分开颊肌后，即可沿下颌支内侧进入翼下颌间隙（图 6-17）。

口外切口与咬肌间隙切口相类似，在分离暴露下颌角下缘时，在其内侧切开部分翼内肌附着及骨膜，用骨膜分离器剥开翼内肌后，进入间隙放出脓液，用盐水或1%～3%过氧化氢液冲洗脓腔以盐水纱条填塞，次日交换敷料以橡皮管或橡皮条引流（图 6-18）

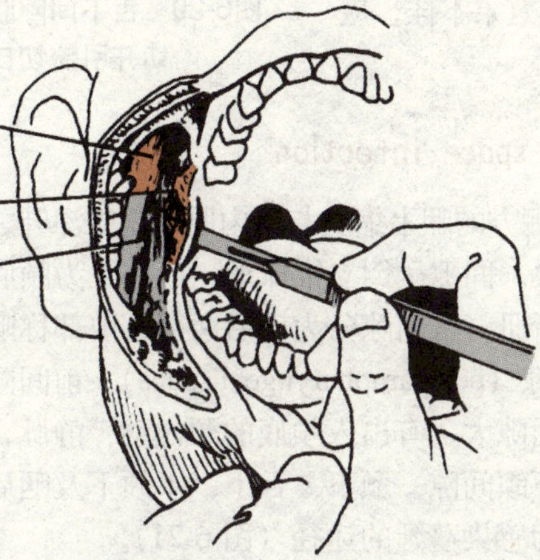

图6-17 翼下颌间隙脓肿口内切开引流术

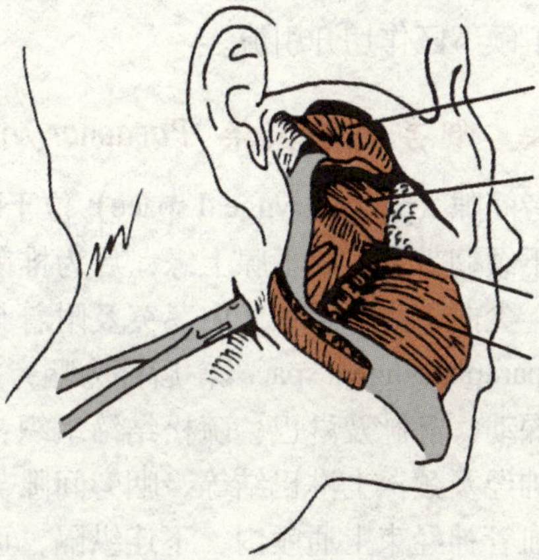

图6-18 翼下颌间隙脓肿口外切开引流术

七、舌下间隙感染 Sublingual space infection

舌下间隙（sublingual space）位于舌和口底黏膜之下，下颌舌骨肌及舌骨舌肌之上。前界及两侧为下颌体的内侧面；后部止于舌根。颏舌肌及颏舌骨肌又可将舌下间隙分为左右两部，二者在舌下肉阜深面相连通。舌下间隙后上与咽旁间隙、翼下颌间隙相通，后下通入下颌下间隙（图 6-19）。

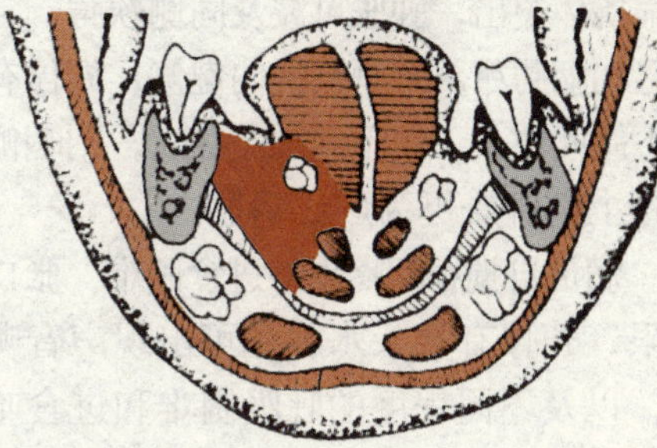

图6-19 舌下间隙的解剖位置

【感染来源】

下颌牙的牙源性感染，口底黏膜损伤、溃疡以及下颌下腺（submandibular gland）、舌下腺（sublingual gland）导管的炎症均可引起舌下间隙感染。

【临床特点】

舌下间隙感染不多见，临床表现为一侧或双侧的舌下肉阜或颌舌沟区口底肿胀，黏膜充血，舌体被挤压抬高、推向健侧、运动受限，语言、进食、吞咽出现不同程度的困难和疼痛。

感染向口底后份扩散时，可出现张口受限和呼吸不畅。脓肿形成后在口底可扪及波动，如自发穿破则有脓液溢出。如感染为唾液腺来源，下颌下腺导管口可有脓液排出。相邻间隙受累时可出现相应颌周及下颌下脓肿的临床症状。

【治疗】

脓肿形成后，一般在口底肿胀最明显或波动区，与下颌体平行切开黏膜，钝分离进人脓腔引流。注意勿损伤舌神经、舌动脉、下颌下腺导管。对已溃破者，沿溃破口稍扩大置入引流条即可（图 6-20）。

舌下间隙感染易于由下颌舌骨肌后缘借下颌下腺体进入颌下间隙。一旦形成下颌下脓肿，仅从口底引流则效果不佳，应及时由下颌下区作切开引流。

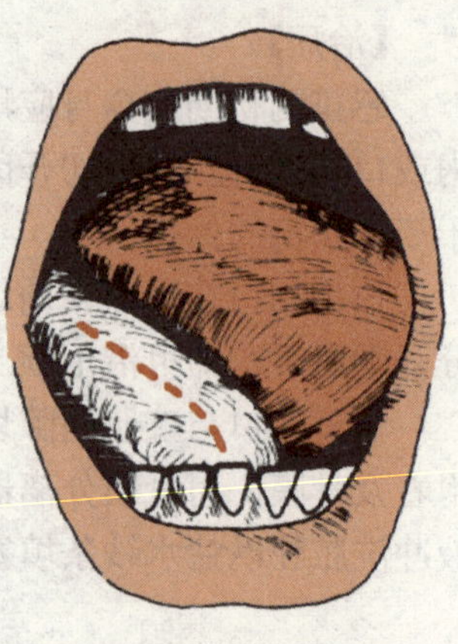

图6-20　舌下间隙脓肿口内切开引流切口

八、咽旁间隙感染 Parapharyngeal space infection

咽旁间隙（parapharyngeal space）位于咽腔侧方的咽上缩肌与翼内肌和腮腺深叶之间。前界为翼下颌韧带及下颌下腺上缘；后为椎前筋膜。间隙呈倒立锥体形，底在上为颅底的颞骨和蝶骨，尖向下止于舌骨。由茎突及附着其上诸肌将该间隙分为前后两部，前部称咽旁前间隙（preparapharyngeal space），后部为咽旁后间隙（postparapharyngeal space）。前间隙小，其中有咽深动、静脉及淋巴、疏松结缔组织；后间隙大，有出入颅底的颈内动、静脉，第 9 ~ 12对脑神经及颈深上淋巴结等。咽旁间隙与翼下颌间隙、颞下、舌下、下颌下及咽后诸间隙相通。血管神经束上通颅内，下连纵隔，可成为感染蔓延的途径（图 6-21）。

【感染来源】

多为牙源性，特别是下颌智牙冠周炎，以及扁桃体炎和相邻间隙感染的扩散。偶继发于腮腺炎、耳源性炎症和颈深上淋巴结炎。

【临床特点】

局部症状主要表现为咽侧壁红肿、腭扁桃体突出，肿胀可波及同侧软腭、舌腭弓和咽腭弓，腭垂被推向健侧；如伴有翼下颌间隙、下颌下间隙炎症时，则咽侧及颈上部肿胀更为广泛明显。

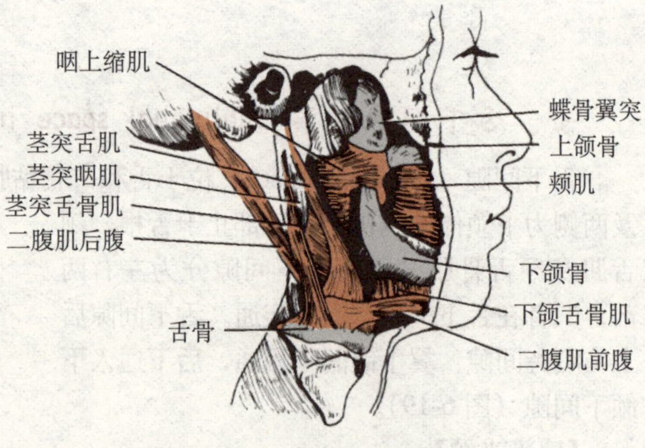

图6-21　咽旁间隙的解剖位置

病员自觉吞咽疼痛、进食困难、张口受限；若伴有喉头水肿，可出现声音嘶哑，以及不同程度的呼吸困难和进食呛咳。咽旁间隙感染如处理不及时，可导致严重的肺部感染、败血症和颈内静脉血栓性静脉炎等并发症。

临床上应注意与局部表现相类似的疾病，如咽侧部发展迅速的恶性肿瘤、囊性病变继发感染等鉴别。

【治疗】

咽旁间隙位置深在，脓肿形成与否一般采用穿刺方法确诊。穿刺系经口内翼下颌皱襞内侧进入咽上缩肌与翼内肌之间，抽出脓液后立即行切开引流。

口内途径切开引流术：张口无明显受限的病员，可在翼下颌皱襞稍内侧，纵行切开黏膜层，黏膜下用血管钳顺翼内肌内侧钝性分离进入脓腔。黏膜切口不宜过深，以防误伤大血管和神经（图 6-22）。

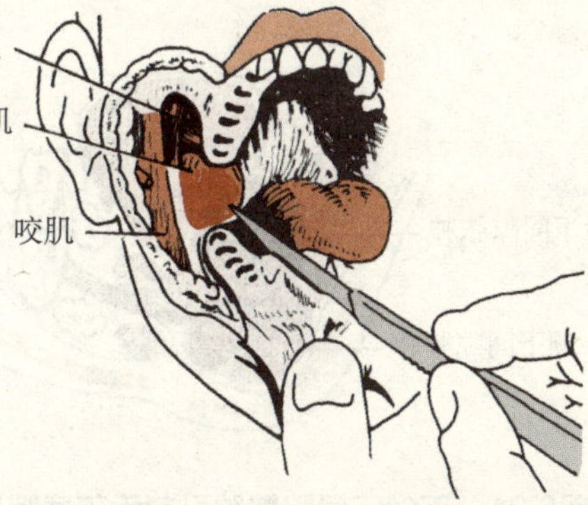

图6-22　咽旁间隙脓肿口内切开引流术

口外途径切开引流术：以患侧下颌角为中心，距下颌骨下缘2cm作约5cm长的弧形切口；分层切开皮肤、皮下、颈阔肌后，顺翼内肌之内侧，用血管钳向前、上、内方向钝性分离进入咽旁间隙，放出脓液后以盐水冲洗创口，用盐水纱条或橡皮条引流。

口外途径远不如口内途径易于接近脓腔，操作要求较高，除非严重牙关紧闭，一般选用口内途径。

九、下颌下间隙感染 Submandibular space infection

下颌下间隙（submandibular space）位于下颌下三角内，周界与下颌下三角相同。间隙内包含有下颌下腺和下颌下淋巴结，并有颌外动脉、面前静脉、舌神经、舌下神经通过。该间隙向上经下颌舌骨肌后缘与舌下间隙相续；向后内毗邻翼下颌间隙、咽旁间隙；向前通颏下间隙；向下借疏松结缔组织与颈动脉三角和颈前间隙相连。因此下颌下间隙感染可蔓延成口底多间隙感染（图 6-23）。

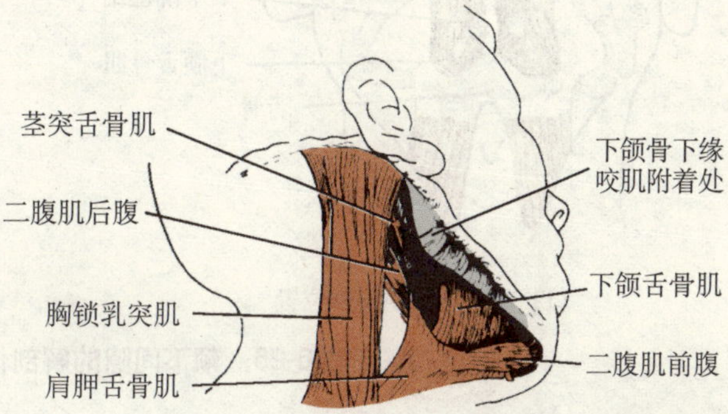

图6-23　下颌下间隙的解剖位置

【感染来源】

多见于下颌智牙冠周炎，下颌后牙根尖周炎、牙槽脓肿等牙源性感染或下颌下淋巴结炎的扩散。化脓性下颌下腺炎有时亦可继发下颌下间隙感染。

【临床特点】

多数下颌下间隙感染是以下颌下淋巴结炎为其早期表现。临床表现为下颌下区丰满，检查有明确边界的淋巴结肿大、压痛。化脓性下颌下淋巴结炎向结外扩散形成蜂窝织炎。下颌下间隙蜂窝织炎临床表现为下颌下三角区肿胀，下颌骨下缘轮廓消失，皮肤紧张、压痛，按压有凹陷性水肿。脓肿形成后，中心区皮肤充血，可触及明显波动。下颌下间隙因与舌下间隙相延续，感染极易向舌下间隙扩散（图6-24），此时可伴有口底后份肿胀，舌运动时疼痛，吞咽不适等症状。

下颌下间隙感染应注意与化脓性淋巴结炎和因导管阻塞引起的潴留性下颌下腺炎相鉴别。

【治疗】

下颌下间隙形成脓肿时范围较广，脓腔较大，但若为淋巴结炎引起的蜂窝织炎，脓肿可

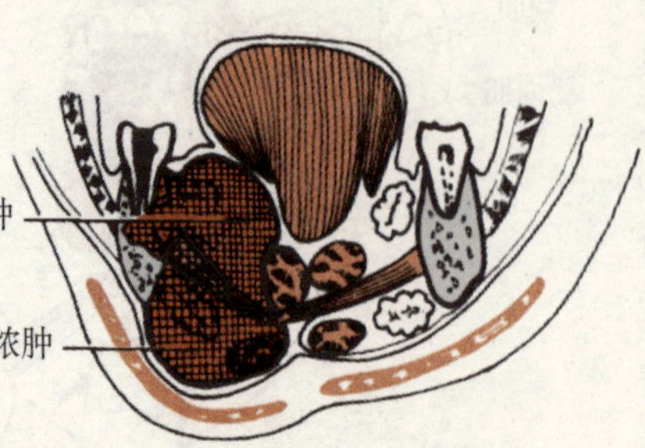

图6-24　下颌下间隙脓肿引起舌下间隙脓肿的解剖关系

局限于一个或数个淋巴结内，则切开引流时必须分开形成脓肿的淋巴结包膜始能达到引流目的。

下颌下间隙脓肿切开引流的切口部位、长度应参照脓肿部位、皮肤变薄的区域决定。一般在下颌骨体部下缘以下 2cm 作与下颌骨下缘平行切口，切开皮肤、皮下、颈阔肌后，用血管钳钝性分离进入脓腔。如系淋巴结内脓肿应分开淋巴结包膜，同时注意多个淋巴结脓肿的可能，术中应仔细检查，予以分别引流。

十、颏下间隙感染 Submental space infection

颏下间隙（submental space）位于舌骨上区，为以颏下三角为界的单一间隙。间隙内有少量脂肪组织及淋巴结，此间隙借下颌舌骨肌、颏舌骨肌与舌下间隙相隔。两侧与下颌下间隙相连，感染易相互扩散（图 6-25）。

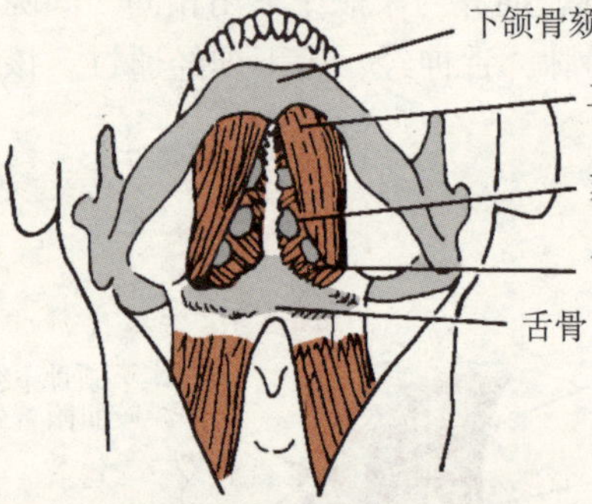

（1）颏下间隙的解剖位置

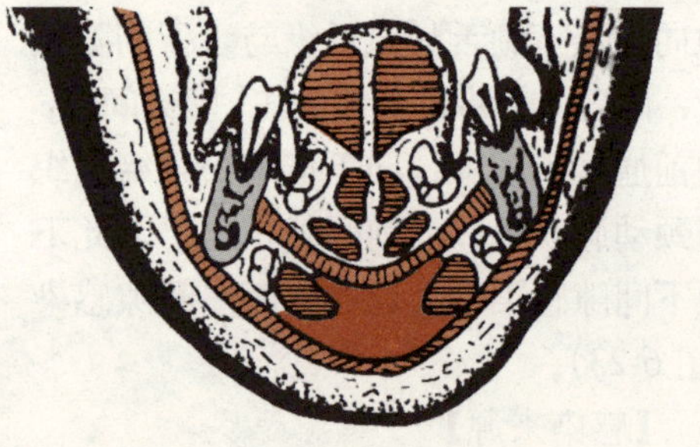

（2）颏下间隙脓肿形成部位

图6-25　颏下间隙的解剖位置及脓肿形成

【感染来源】

多来自于淋巴结炎症。下唇、颏部、舌尖、口底舌下肉阜、下颌前牙及牙周组织的淋巴回流可直接汇于颏下淋巴结，故以上区域的各种炎症、溃疡（uncle）、损伤（injury）等均可引起颏下淋巴结炎，然后继发颏下间隙蜂窝织炎。

【临床特点】

由于颏下间隙感染多为淋巴结炎扩散引起，故病情一般进展缓慢，早期仅局限于淋巴结的肿大，临床症状不明显。当淋巴结炎症扩散至结外后，才引起间隙蜂窝织炎，此时肿胀范围扩展至整个颏下三角区，皮肤充血、发红，有压痛。脓肿形成后局部皮肤呈紫红，扪压有凹陷性水肿及波动感。感染向后波及下颌下间隙时，可表现出相应的症状。

【治疗】

脓肿形成后，可在颏下肿胀最突出区做横行皮肤切口，分开颈阔肌达颏下间隙，建立引流。

十一、口底多间隙感染 Cellulitis of floor of mouth

口底多间隙感染又称为口底蜂窝织炎（cellulitis of the floor of the mouth），曾被认为是颌面部最严重而治疗最困难的感染之一。随着诊治水平的提高及有效抗菌药物的合理使用，近年来本病已极其罕见。下颌骨与舌及舌骨之间有多组肌肉，其行走又互相交错，在肌与肌之间，肌与下颌骨之间充满着疏松结缔组织及淋巴结，因此，口底各间隙之间相互连通（图6-26），一个间隙感染，十分容易向各间隙蔓延而引起广泛的蜂窝织炎。口底多间隙感染一般指双侧下颌下、舌下以及颏下间隙同时受累。其感染可能是金黄色葡萄球菌为主的化脓性口底蜂窝织炎；也可能是厌氧菌或腐败坏死性细菌为主引起的腐败坏死性口底蜂窝织炎，后者又称为路德维希咽峡炎（Ludwig's angina），临床上全身及局部反应均甚严重。

【感染来源】

口底多间隙感染可来自下颌牙的根尖周炎、牙周脓肿、骨膜下脓肿、冠周炎、颌骨骨髓炎的感染扩散，或下颌下腺炎、淋巴结炎、急性扁桃体炎，口底软组织和颌骨的损伤等。

引起化脓性口底蜂窝织炎的病原菌主要是葡萄球菌、链球菌；腐败坏死性口底蜂窝织炎的病原菌则是以厌氧菌、腐败坏死性细菌为主的混合性感染，除葡萄球菌、链球菌外，常见产气荚膜杆菌、厌氧链球菌、败血梭形芽胞杆菌、水肿梭形芽胞杆菌、产气梭形芽胞杆菌以及溶解梭形芽胞杆菌等。

【临床特点】

化脓性病原菌引起的口底蜂窝织炎，病变初期肿胀多在一侧下颌下间隙或舌下间隙。因此，局部特征与下颌下间隙或舌下间隙蜂窝织炎相似。如炎症继续发展扩散至整个口底间隙时，则双侧下颌下、舌下口底及颏部均有弥漫性肿胀（图6-27）。

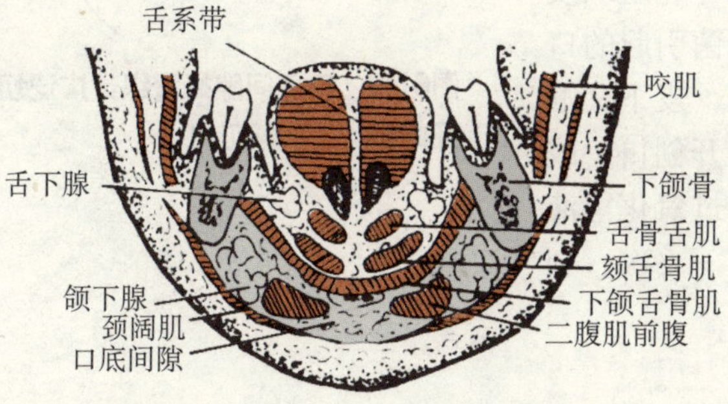

图6-26　口底间隙的解剖位置

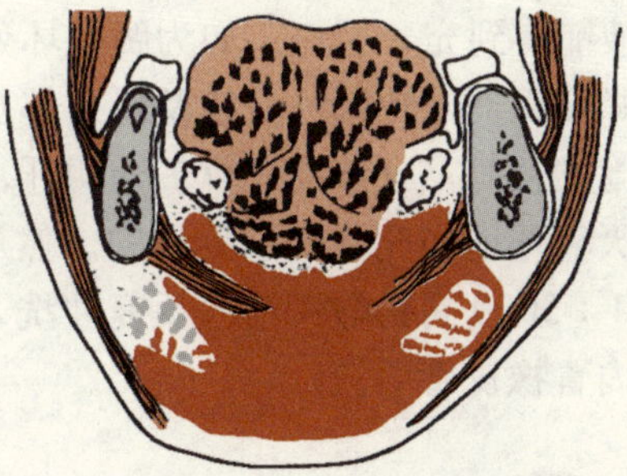

图6-27　口底间隙蜂窝织炎及脓肿形成部位

腐败坏死性病原菌引起的口底蜂窝织炎，则表现软组织的广泛性水肿，范围可上及面颊部，下至颈部锁骨水平；严重者甚至可到胸上部。颌周有自发性剧痛、灼热感，皮肤表面略粗糙而红肿坚硬。肿胀区皮肤呈紫红色、压痛、明显凹陷性水肿、无弹性。随着病变发展，深层肌等组织发生坏死、溶解，有液体积聚而出现波动感。皮下因有气体产生，可扪及捻发音。切开后有大量咖啡色、稀薄、恶臭、混有气泡的液体，并可见肌组织呈棕黑色，结缔组织为灰白色，但无明显出血。病情发展过程中，口底黏膜出现水肿，舌体被挤压抬高，舌尖可推至上下前牙之间致前牙呈开颌状（open bite）。舌下肉阜区黏膜有出血，可见青紫色淤斑。由于舌体僵硬、运动受限，常使病员语言不清、吞咽困难，而不能正常进食。如肿胀向舌根发展，则可出现呼吸困难，以至病员不能平卧；严重者烦躁不安，呼吸短促，口唇青紫、发绀，甚至出现“三凹”征，此时有发生窒息（asphyxia）的危险。个别病员的感染可向纵隔扩散，表现出纵隔炎或纵隔脓肿的相应症状。

全身症状常很严重，多伴有发热、寒战，体温可达39～40℃以上。但在腐败坏死性蜂窝织炎时，由于全身机体中毒症状严重，体温反可不升。病员呼吸短浅，脉搏频弱，甚至血压下降，出现休克。

【治疗】

口底蜂窝织炎不论是化脓性病原菌引起的感染或腐败坏死性病原菌引起的感染，局部及全身症状均很严重。其主要危险是呼吸道的梗阻及全身中毒反应。在治疗上，除经静脉有针对性的应用足量广谱抗菌药物，控制感染的发展外，还应着重进行全身支持疗法，如输液、输血，必要时给予吸氧、维持水电解质平衡等治疗。若有呼吸困难或窒息症状时应及早行气管切开，以保证呼吸通畅，并应积极早期行切开减压引流术。

切开引流时，一般根据肿胀范围或脓肿部位，从口外进行切开。选择皮肤发红、有波动感的部位进行切开较为容易。如局部肿胀呈弥漫性或有副性水肿，而且脓肿在深层组织内很难确定脓肿形成的部位时，也可先行穿刺，确定脓肿部位后，再行切开。如肿胀范围广泛，或已有呼吸困难现象时，则应作广泛性切开。其切口可在双侧下颌下、颏下作与下颌骨相平行的“衣领”形或倒“T”形切口（图6-28）。术中除应将口底广泛切开外，还应充分分离口底肌肉，使口底各个间隙的坏死组织及脓液能得到充分引流。如为腐败坏死性病原菌引起的口底蜂窝织炎，肿胀一旦波及到颈部及胸前区，皮下又触到捻发音时，应按皮纹行多处切开，达到敞开创口，改变厌氧环境和充分引流的目的。然后用3%过氧化氢液或1∶5000高锰酸钾溶液反复冲洗，每日4～6次，创口内置橡皮管引流。

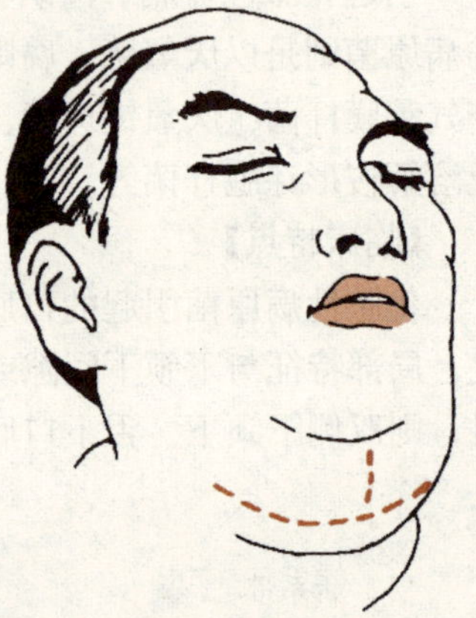

图6-28　口底间隙蜂窝织炎广泛切开的倒“T”形切口

复习思考题

1．颌面部间隙感染切开引流的指征是什么？
2．引起明显张口受限的间隙感染有哪些？
3．口腔颌面部间隙感染常见的感染途径是什么？

第七节　颌骨骨髓炎
Osteomyelitis of jaws

提　要

颌骨骨髓炎是指由细菌感染或物理、化学因素使颌骨的骨膜、骨皮质、骨髓及骨髓腔内的血管、神经等产生的炎性病变。

化脓性颌骨骨髓炎以牙源性感染为常见，主要发生于下颌骨。临床上分为中央性颌骨骨髓炎和边缘性颌骨骨髓炎。急性期治疗原则与一般急性炎症相同，慢性期则以手术清除病灶死骨为主。

婴幼儿颌骨骨髓炎大多发生于上颌骨。主要为血源性感染，临床上起病急，发展快。治疗除全身应用抗生素外，必要时行早期切开引流以防感染扩散。

放射性颌骨坏死是指由放射线引起的颌骨坏死，常继发颌骨骨髓炎。病程发展缓慢，表现为局部疼痛，软组织破溃，死骨形成的发展过程。其治疗应根据病程不同时期分别采用对症、高压氧及手术彻底清除死骨等措施。放射性颌骨坏死的预防是关键，放疗剂量的正确掌握，放疗前准备及放疗中、放疗后护理是十分重要的。

由细菌感染以及物理或化学因素，使颌骨产生的炎性病变，称为颌骨骨髓炎（osteomyelitis of jaws）。颌骨骨髓炎的含义，并不单纯限于骨髓腔内的炎症，而系指包括骨膜、骨密质、骨髓以及骨髓腔内的血管、神经等整个骨组织成分发生的炎症过程。

根据颌骨骨髓炎的临床病理特点和致病因素的不同，可分为化脓性颌骨骨髓炎（pyogenic osteomyelitis）与特异性颌骨骨髓炎（specific osteomyelitis）。另外，还有物理性（放射线）及化学性因素引起的颌骨骨坏死而继发感染的骨髓炎。

临床上以牙源性感染引起的化脓性颌骨骨髓炎最为多见。特异性骨髓炎（结核、梅毒等）较少（见本章第八节）。近年来，由于口腔颌面部恶性肿瘤放射治疗的广泛应用，致使放射性颌骨坏死伴发的骨髓炎有增多的趋势。本节重点介绍常见的化脓性颌骨骨髓炎。

一、化脓性颌骨骨髓炎 Suppurative osteomyelitis of jaws

化脓性颌骨骨髓炎（pyogenic osteomyelitis of jaws）多发生于青壮年，一般以16～30岁发生率最高。男性多于女性，约为2∶1。化脓性颌骨骨髓炎约占各类型颌骨骨髓炎的90%以上。主要发生于下颌骨。但婴幼儿化脓性颌骨骨髓炎则以上颌骨最为多见。

【感染来源】

病原菌主要为金黄色葡萄球菌，其次是溶血性链球菌，以及肺炎双球菌、大肠杆菌、变形杆菌等；其他化脓菌也可引起颌骨骨髓炎。临床上多为混合性细菌感染。

感染途径：

1．牙源性感染　最为多见，约占化脓性颌骨骨髓炎的90%左右。常在机体抵抗力下降和细菌毒力强时由急性根尖周炎、牙周炎、智牙冠周炎等牙源性感染（odentogenic infection）直接扩散引起。

2．损伤性感染　因口腔颌面部皮肤和黏膜的损伤；与口内相通的开放性颌骨粉碎性骨折或火器伤伴异物存留均有利于细菌直接侵入颌骨内，引起损伤性颌骨骨髓炎。

3. 血源性感染 多见于儿童，感染经血行扩散至颌骨而发生的骨髓炎，一般都有颌面部或全身其他部位化脓性病变或败血症史，但有时也可无明显全身病灶史。

【临床表现】

颌骨骨髓炎的临床发展过程可分为急性期和慢性期两个阶段。

急性期的特点：全身发热、寒战、疲倦无力、食欲不振，白细胞总数增高，中性多核粒细胞增多；局部有剧烈跳痛、口腔黏膜及面颊部软组织肿胀、充血，可继发颌周急性蜂窝织炎；病源牙可有明显叩痛及伸长感。

慢性期的特点：全身症状轻，体温正常或仅有低热；全身消瘦、贫血、机体呈慢性中毒消耗症状。病情发展缓慢，局部肿胀，皮肤微红；口腔内或面颊部可出现多数瘘孔溢脓，肿胀区牙松动。

根据感染的原因及病变特点，临床上将化脓性骨髓炎又分为两种类型：即中央性颌骨骨髓炎及边缘性颌骨骨髓炎。

1. 中央性颌骨骨髓炎 中央性颌骨骨髓炎（central osteomyelitis of jaws）多在急性化脓性根尖周炎及根尖脓肿的基础上发生。炎症先在骨髓腔内发展，再由颌骨中央向外扩散，可累及骨密质及骨膜。化脓性中央性颌骨骨髓炎，绝大多数发生在下颌骨，这与颌骨局部解剖有密切关系。因上颌骨有窦腔，骨组织疏松，骨板薄，血管丰富，侧支循环多，有感染时易穿破骨壁向低位的口腔引流，骨营养障碍及骨组织坏死的机会少，死骨形成的区域小，不易发展成弥散性骨髓炎。而下颌骨骨外板厚、致密，单一血管供应，侧支循环少，炎症发生时不易穿破引流，血管栓塞后可造成大块骨组织营养障碍及死骨形成。

中央性颌骨骨髓炎按临床发展过程又分为急性期和慢性期。

(1) 急性期：由于细菌的毒性、全身状态、炎症发展的严重程度与病变的范围不同，其临床表现也有明显差异。

颌骨骨髓炎初期，全身寒战、发热、体温可达 39 ~ 40℃左右；白细胞计数有时高达 20×10^9/L以上；食欲减退，嗜睡；炎症进入化脓期后，病员全身抵抗力下降，常出现中毒症状及局部症状加重；如经血行播散，可引起败血症。

骨髓炎发病的初期，炎症常局限于牙槽骨或颌骨体部的骨髓腔内。因为炎症被致密骨板包围，不易向外扩散，病员自觉病变区牙有剧烈疼痛，疼痛可向半侧颌骨或三叉神经分支区放射。受累区牙松动，有伸长感，不能咀嚼。

中央性颌骨骨髓炎在急性期如不能及时控制，可见受累部位牙龈明显丰满、充血，有脓液从松动牙的龈袋溢出。炎症继续发展，破坏骨板，溶解骨膜后，脓液始由口腔黏膜和面部皮肤溃破。若骨髓腔内的感染不断扩散，可在颌骨内形成弥散型骨髓炎。

下颌中央性颌骨骨髓炎可沿下牙槽神经管扩散，波及一侧下颌骨，甚至越过中线累及对侧下颁骨；下牙槽神经受到损害时，可出现下唇麻木症状。如果病变波及到下颌支、髁突及喙突时，翼内肌、咬肌等受到炎症激惹而出现不同程度的张口受限。在少数病员，炎症还可能向颅底或中耳蔓延。

上颌骨中央性颌骨骨髓炎罕见，很少形成广泛的骨质破坏。在炎症波及整个上颌骨体时，常伴有化脓性上颌窦炎、致鼻腔也有脓液外溢。当炎症突破骨外板，可向眶下、颊、颧部、翼腭窝或颞下等部位扩散，或直接侵入眼眶，引起眶周及球后脓肿。

炎症在急性期内未能得到控制，可因颌骨内的血管栓塞，导致营养障碍与坏死(necrosis)，形成死骨，并进入慢性期。

（2）慢性期：慢性颌骨骨髓炎常常是因为在急性颌骨骨髓炎阶段治疗不及时，方法不正确，治疗不彻底所致。例如单纯采用药物治疗，而未能及时拔除病灶牙；切开引流为时过晚或引流不通畅，致化脓性炎症在颌骨内缓慢发展所致。

颌骨骨髓炎常在发病2周以后由急性期转为慢性期。炎症逐渐向慢性期过渡，并逐步进入死骨形成及分离阶段。此阶段病员体温正常，或仍有低热。局部肿胀及疼痛症状也明显减轻；饮食、睡眠逐渐恢复正常，但脓肿切开部位或自溃形成之瘘孔仍时有脓液溢出。

慢性颌骨骨髓炎的临床特点，主要是口腔内及颌面部皮肤形成多数瘘孔，大量炎性肉芽组织增生，触之易出血，长期排脓，有时从瘘孔排出死骨片。如有大块死骨或多数死骨形成，在下颌骨可发生病理性骨折，出现咬合错乱与面部畸形。如不进行及时有效的治疗，病情可延续很久而不愈，造成机体慢性消耗与中毒、消瘦、贫血等。从口腔黏膜破溃瘘孔排出的脓液，不断进入消化道，有时可引起明显的胃肠道症状。

儿童化脓性颌骨骨髓炎多由于上颌乳牙牙髓坏死，引起根尖周炎而发生上颌骨骨髓炎。病变过程可破坏颌骨内的牙胚组织，导致恒牙不能正常萌出或缺失，产生咬合错乱，并将影响患侧颌骨正常发育，从而导致面部严重畸形。

2．边缘性颌骨骨髓炎　边缘性颌骨骨髓炎（marginal osteomyelitis）系指继发于骨膜炎（periostitis）或骨膜下脓肿（subperiosteal abscess）的骨密质外板的炎性病变，常在颌周间隙感染基础上发生。下颌骨为好发部位，其中又以下颌支及下颌角部居多。边缘型颌骨骨髓炎的发病过程，也有急性与慢性之分；病变也可以是局限型或弥散型。

边缘型骨髓炎的感染来源，与中央型一样多为牙源性，其中又以下颌智牙冠周炎为最多，其他病灶牙引起者较少。感染的途径是炎症首先累及咬肌间隙或翼下颌间隙，然后侵犯下颌骨的骨膜，发生骨膜炎，形成骨膜下脓肿（即咬肌或翼下颌间隙脓肿），以后再损害骨密质。当骨膜被溶解后，造成血管栓塞，引起该区骨密质营养障碍，发生骨密质坏死，骨软化似蜡状，小片状死骨形成，骨面粗糙，有脓性肉芽。边缘型骨髓炎如不及时治疗，病变可继续向颌骨深层髓腔内发展。

边缘型骨髓炎的急性期，临床特点与颌周间隙，如咬肌间隙、翼下颌间隙感染的表现相似。临床医师如能早期预见其发生，并采取正确而积极的治疗措施，能使急性期边缘型骨髓炎与间隙感染同时得到治疗，避免进入慢性期。

边缘型骨髓炎慢性期的临床表现主要是腮腺咬肌区呈弥漫型肿胀，局部组织坚硬，轻微压痛，无波动感。病程延续较长而不缓解，或缓解后再反复发作。由于炎症侵犯咬肌，多有不同程度的张口受限，进食困难；全身症状一般不严重。

根据骨质损害的病理特点，边缘性骨髓炎再可分为骨质增生型与骨质溶解破坏型两种类型。

（1）增生型：本型多发生于青年人。由于病员身体抵抗力较强，致病的病原菌毒力相对较弱，骨质破坏不明显。主要呈增生型病变。病理组织学检查（biopsy）可见有骨密质增生，骨松质硬化；骨膜反应活跃，有少量新骨形成。

增生型临床上主要特点是：一般全身症状不明显，局部的病变发展缓慢。患侧下颌支及腮腺咬肌区肿硬，皮肤无急性炎症，局部压迫有不适感或轻微疼痛。下颌骨X线后前位摄片见有明显的骨密质增生，骨质呈致密影像。

（2）溶解破坏型：本型多发生在急性化脓性颌周间隙蜂窝组织炎之后。骨膜、骨密质已被溶解破坏，因此，常在骨膜或黏膜下形成脓肿，一旦自溃或切开引流，则遗留瘘孔，常常久治不愈，长期从瘘孔溢脓。

溶解破坏型在X线片上可见病变区骨密质破坏，骨质疏松脱钙，形成不均匀的骨粗糙面。由于病程长，局部骨质逐渐软化，肉眼观很像蜡样骨质，伴有脓性肉芽组织及小块薄片状死骨形成。死骨与周围正常骨质有时不能完全分离，而表现边界不明，很少有大块死骨形成。如果病情未能得到彻底控制，虽为慢性炎症，但可反复急性发作，病变逐渐向颌骨内扩展而波及骨髓腔，形成广泛骨坏死。

【诊断】

根据病史、病因，临床表现及X线摄片检查等，对颌骨骨髓炎一般均不难得出较正确的诊断。

急性颌骨骨髓炎的主要诊断依据是全身及局部症状明显，与间隙感染急性期表现相似。病源牙以及相邻的多数牙出现叩痛、松动，甚至牙槽溢脓。患侧下唇麻木是诊断下颌骨骨髓炎的有力证据。上颌骨骨髓炎波及上颌窦时，可有上颌窦炎的症状，有时从患侧的鼻腔溢脓。

慢性颌骨骨髓炎的主要诊断依据是瘘管形成和溢脓；死骨形成后，可从瘘孔排出小死骨片；瘘管用探针检查可触知骨面粗糙。全身症状不明显，进食、睡眠正常。

X线摄片检查在骨髓炎的急性期常看不到有骨质破坏。一般在发病2～4周，进入慢性期，颌骨已有明显破坏后，X线摄片检查才具有诊断价值。儿童颌骨骨髓炎一般7～10天后可开始形成死骨。颌骨骨髓炎的X线摄片检查可表现为骨质破坏与骨质增生，前者的典型变化是骨小梁排列紊乱与死骨形成；后者主要表现为骨膜反应性增生。详细的X线影像描述，可参见《口腔颌面影像诊断学》颌骨骨髓炎部分。

急性边缘型颌骨骨髓炎的早期难以确诊，多数是在脓肿形成后进行切开引流时，始发现骨面粗糙，经X线摄片检查后才予确诊。中央型颌骨骨髓炎与边缘型颌骨骨髓炎的鉴别如表6-2所示。

表6-2　中央型颌骨骨髓炎与边缘型颌骨骨髓炎的鉴别诊断

中央型颌骨骨髓炎	边缘型颌骨骨髓炎
1. 感染来源以龋病继发病、牙周膜炎、根尖周炎为多见	1. 感染来源以下颌智牙冠周炎为主
2. 感染途径是先破坏骨髓，后破坏骨密质，再形成骨膜下脓肿或蜂窝织炎。病变可累积松质骨与密质骨	2. 感染途径是先形成骨膜下脓肿或蜂窝织炎，主要破坏密质骨，很少破坏松质骨
3. 临床表现可以是局限的，但以弥漫型较多	3. 临床表现多为局限的，弥漫型较少
4. 累及的牙多数松动，牙周有明显的炎症	4. 病源牙多无明显炎症或松动
5. 病变多在颌骨体，也可波及下颌支	5. 病变多发生在下颌角及下颌支，很少波及颌骨体
6. 慢性期X线所见病变明显，可以有大块死骨形成，与周围骨质分界清楚或伴有病理性骨折	6. 慢性期X线所见系皮质骨疏松脱钙或骨质增生硬化，或有小死骨块，与周围骨质无明显分界

下颌边缘型骨髓炎的增生型应与骨肉瘤及纤维骨瘤相鉴别；下颌骨中央型颌骨骨髓炎应注意勿与下颌骨中心型癌相混淆，诊断上颌骨骨髓炎时应排除上颌窦癌的可能。

【治疗】

1. 急性颌骨骨髓炎的治疗　在炎症初期，即应采取积极有效的治疗，以控制感染的发展。如延误治疗，则常形成广泛的死骨，造成颌骨骨质缺损。

急性颌骨骨髓炎的治疗原则，应与一般急性炎症相同。但急性化脓性颌骨骨髓炎一般都来势迅猛，病情重，并常有引起血行感染的可能。因此，在治疗过程中应首先注意全身支持及药物治疗，同时应配合必要的外科手术治疗。

（1）药物治疗：颌骨骨髓炎的急性期，尤其是中央型颌骨骨髓炎，应根据临床反应，细菌培养及药物敏感试验的结果，给予足量、有效的抗生素，以控制炎症的发展，同时注意全身必要的支持疗法。

物理疗法对急性炎症初期，可收到一定效果，如用超短波（ultrashot wave），能缓解疼痛，达到使肿胀消退以及促使炎症局限的目的。

（2）外科治疗：外科治疗的目的是引流排脓及除去病灶。急性中央型颌骨骨髓炎，一旦判定骨髓腔内有化脓性病灶，应及早拔除病灶牙及相邻的松动牙，使脓液从拔牙窝内排出，这样既可防止脓液向骨髓腔内扩散、加重病情，又能通过减压而减轻剧烈的疼痛。如经拔牙未能达到引流目的，症状也不减轻，则应考虑凿去部分骨外板，以敞开髓腔充分排脓，解除疼痛。如果颌骨内炎症自行穿破骨板，形成骨膜下脓肿或颌周间隙蜂窝织炎，单纯拔牙引流已无效，可根据脓肿的部位从低位切开引流。

2．慢性颌骨骨髓炎的治疗　颌骨骨髓炎进入慢性期有死骨形成时，必须用手术去除已形成的死骨和病灶后方能痊愈。

由于中央型及边缘型骨髓炎的颌骨损害特点不同，故手术方法及侧重点也不尽一致。

慢性中央型骨髓炎，常常病变范围广泛并形成较大死骨块，可能一侧颌骨甚至全下颌骨均变成死骨。病灶清除应以摘除死骨为主，如死骨已完全分离则手术较易进行。

慢性边缘型骨髓炎，受累区骨密质变软，仅有散在的浅表性死骨形成，故常用刮除方式清除。但感染侵入质骨时，骨外板可呈腔洞状损害，有的呈单独病灶，有的呈数个病灶互相通连；病灶腔洞内充满着大量炎性肉芽组织，此时手术应以刮除病理性肉芽组织为主。

死骨摘除及病灶清除术：

（1）手术指征

1）经药物治疗、拔牙或切开引流以后，仍遗留久治不愈的瘘管，长期流脓；或从瘘管探得骨面粗糙，甚至发现已有活动的死骨。或虽无瘘管，但炎症仍反复发作者。

2）X线摄片已发现有颌骨骨质破坏者。

3）病员全身条件能耐受手术者。

（2）手术时间

1）慢性中央型颌骨骨髓炎病变比较局限者，死骨与周围组织分离的时间约在发病后3～4周；如病变呈广泛弥散者，则需5～6周或更长一段时间。一般应在死骨与周围骨质分离后，施行手术为好。死骨未分离，过早手术，有时不易确定死骨摘除的范围。

2）慢性边缘型骨髓炎在已明确骨质破坏的部位和范围，一般在病程2～4周后，即可施行病灶清除术。

（3）术前准备

1）术前应配合抗菌药物治疗。机体抵抗力弱而有贫血者，应给小量输血及相应的支持疗法。

2）下颌骨死骨范围大有可能出现病理性骨折，或因健康骨质较少，由于摘除死骨手术而可能造成骨折者，均应在术前制备斜面导板或固定颌骨的夹板，做好颌骨固定准备，以防术后颌骨错位而造成功能及咬合障碍。

3）病变较大的弥漫型颌骨骨髓炎，需行大块或全下颌骨死骨摘除术时，应防止术后出现舌后坠而发生窒息。术前或术后应作预防性气管切开，以保证呼吸道通畅。

4）手术范围较大，估计出血较多，且时间较长者，术前备血待用。

（4）麻醉：死骨片较小，手术范围不大及术时较短者，可采用局部阻滞麻醉（block anesthesia）。死骨片大，手术时间较长，应用全麻（general anesthesia）较为适宜。

（5）手术切口：根据死骨所在的部位、死骨的大小、瘘孔在口腔黏膜和面部皮肤的位置选择口内和面部切口。

1）口内切口：一般上、下颌牙槽骨，局限性上颌骨或下颌骨体部的死骨摘除术，均可在口内牙龈上做梯形切口。如果病员张口度正常，下颌支前缘与喙突部位的死骨摘除术，也可在口内正对下颌支前缘处做黏膜切口。

2）面部切口：上颌骨接近眶缘及颧骨的死骨摘除术可在面部眼眶下缘或外侧缘做皮肤切口；下颌骨体下份及下颌骨升支部位的死骨摘除术，可沿下颌骨下缘或从下颌支后缘绕下颌角至下颌骨下缘做皮肤切口。面部有瘘管距死骨位置很近，也可沿瘘孔周围做皮肤梭形切口，在手术中同时切除瘘管；如瘘管距死骨的位置较远，就应另选切口，但瘘管仍应切除。

（6）术中注意事项：牙槽骨的死骨一般在切开与剥离黏骨膜以后就可显露出来。可用刮匙刮除死骨及脓性肉芽组织直至骨面光滑为止。

上颌骨手术中如发现病变已波及上颌窦（maxillary sinus）时，应同时行上颌窦根治术，彻底清除上颌窦内的炎性组织。下颌骨手术中注意勿损伤下牙槽神经。从面部做切口时应注意逐层切开皮肤、皮下组织、肌层及骨膜，尽量避免损伤手术区域内的重要解剖结构如腮腺、面神经、颌外动脉等。

中央型骨髓炎死骨已分离，除摘除死骨外，尚应刮除不健康的炎性肉芽组织。如病灶尚未穿破颌骨外板或穿孔甚小，骨密质变薄，可见骨密质呈暗红色，骨组织疏松且稍隆起，此时应用骨凿或咬骨钳去除病变区的骨密质，充分暴露手术野，将死骨清除干净。分散的多个病灶要仔细地一一刮除。儿童病员手术中还应注意勿损伤健康牙胚；如牙胚已感染化脓，也应同时摘除。

边缘型骨髓炎的病损主要在骨密质。手术时可见骨面粗糙，失去正常色泽，骨质疏松、软化，用刮匙可一层层刮下似黄蜡状的骨质。有时亦可见骨密质上有小块片状死骨或沙石状死骨。术中应注意下颌切迹、髁突颈部及掀起的骨膜下不能有死骨残片遗留，宜仔细反复刮除；如遗留病变骨质或脓性肉芽组织，容易造成炎症复发。

牙源性颌骨骨髓炎手术时应同时拔除病灶牙。手术创口用生理盐水冲洗干净，修整锐利的骨缘，使呈平坦的碟形，以利于消除死腔。最后严密缝合，安置引流条。如在上颌骨手术的同时进行上颌窦根治术，术毕前应在上颌窦内填塞碘仿纱条，从下鼻道开窗建立引流。下颌骨手术中面部创口与口腔相通，应严密缝合口腔黏膜，口外引流；如口内黏膜缺损过多无法直接缝合时，可严密缝合面部皮肤，口内创面用碘仿纱条填塞，直至肉芽组织生长创口愈合为止。

（7）术后处理

1）术后应配合抗菌药物，根据病情行肌内注射或静脉滴注；

2）引流条可在术后2天抽出，也可根据病情需要定期交换引流条；

3）上颌窦内填塞的碘仿纱条，可分期抽出；口腔及皮肤缝线，可于术后7天拆除；

4）大块死骨摘除后，为防止发生颌骨骨折或畸形，可利用口腔内剩余的牙，视情况做单颌结扎或颌间夹板固定；如已发生骨折，更应立即固定，以维持正常的咬合关系；

5）若因颌骨体缺失而引起舌后坠，出现呼吸困难，并有可能发生窒息的危险时，应行气管切开术；

6）为了加速创口愈合，改善局部血运及张口度，术后可配合理疗；

7）死骨摘除后造成颌骨缺失过多，影响功能时，应于后期酌情行骨移植术及义颌修复。

上颌死骨及病灶清除术的步骤如图 6-29 ～ 33 所示。

下颌死骨及病灶清除术的步骤如图 6-34 ～ 39 所示。

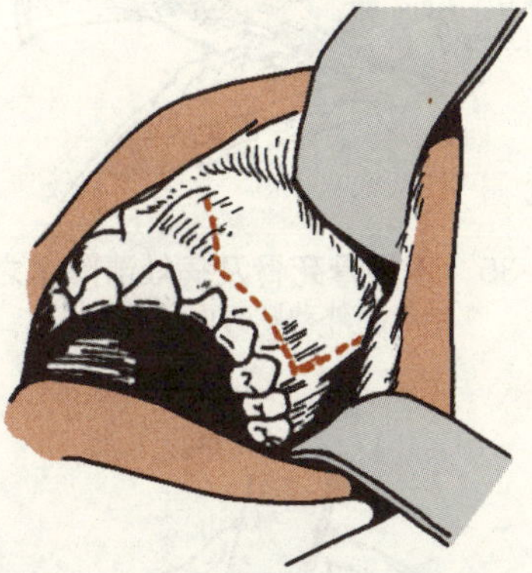

图6-29 上颌骨死骨及病灶清除术之一
口内切口

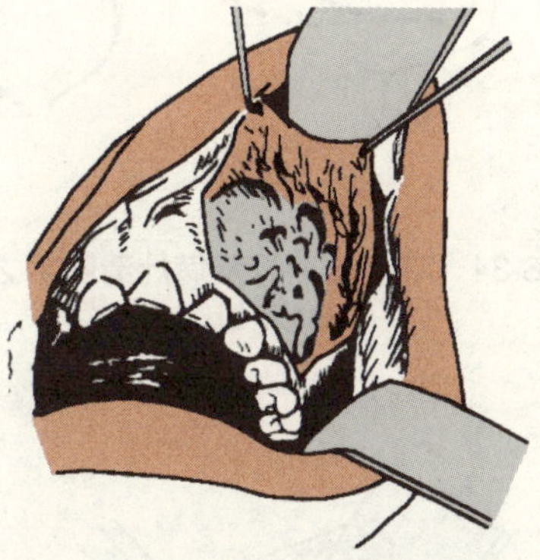

图6-30 上颌骨死骨及病灶清除术之二
显露死骨

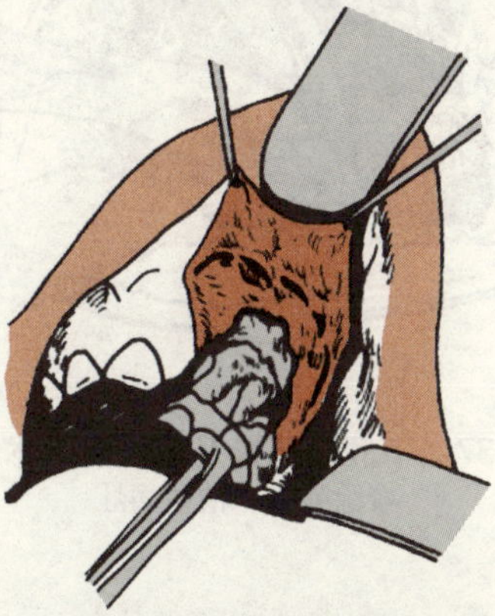

图6-31 上颌骨死骨及病灶清除术之三
摘除死骨

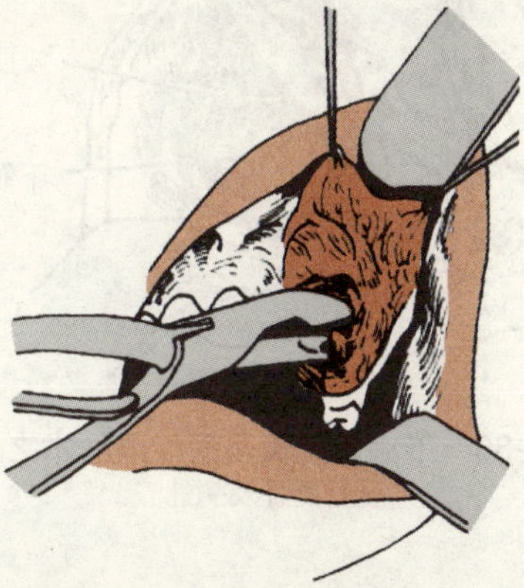

图6-32 上颌骨死骨及病灶清除术之四
修整骨创

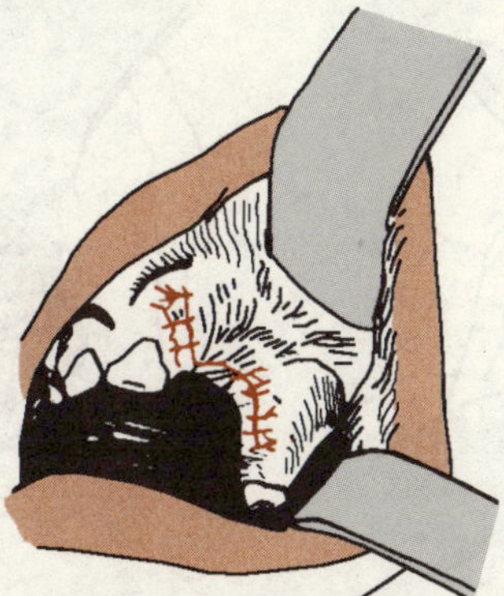

图6-33 上颌骨死骨及病灶清除术之五
创口缝合

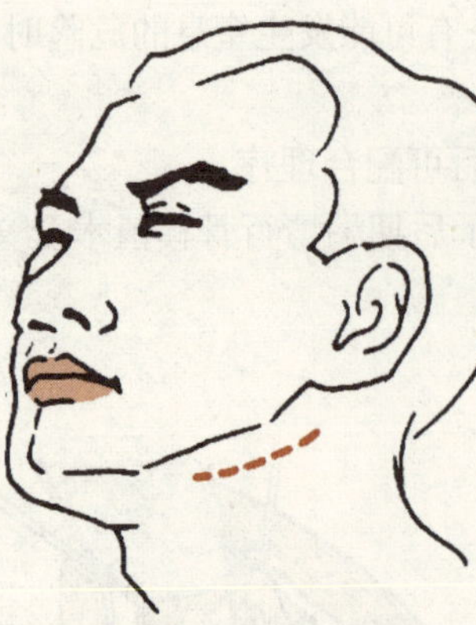

图6-34　下颌骨死骨及病灶清除术之一
下颌下切口

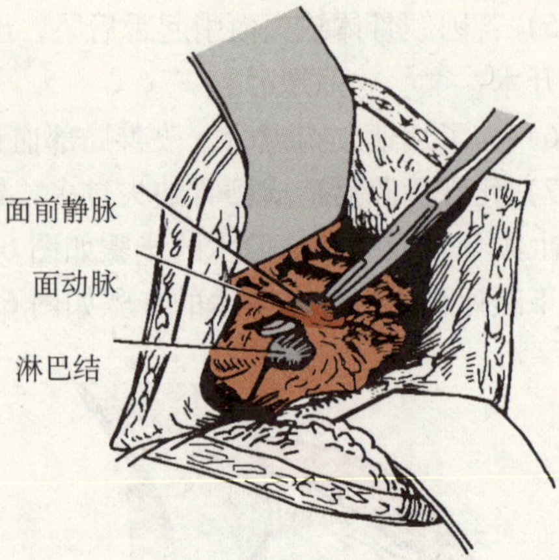

图6-35　下颌骨死骨及病灶清除术之二
结扎颌外动脉与面前静脉

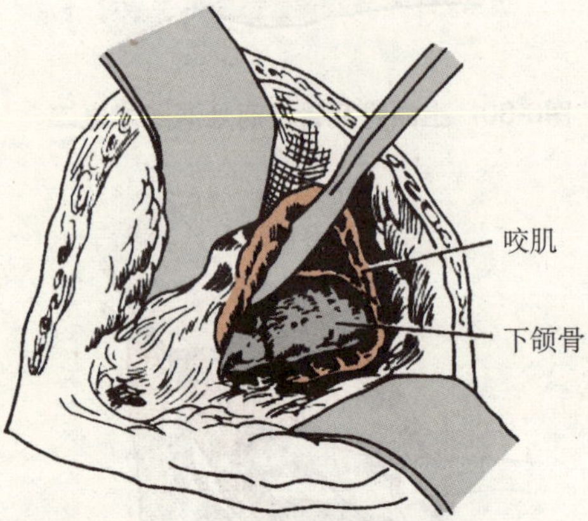

图6-36　下颌骨死骨及病灶清除术之三
显露死骨及病灶

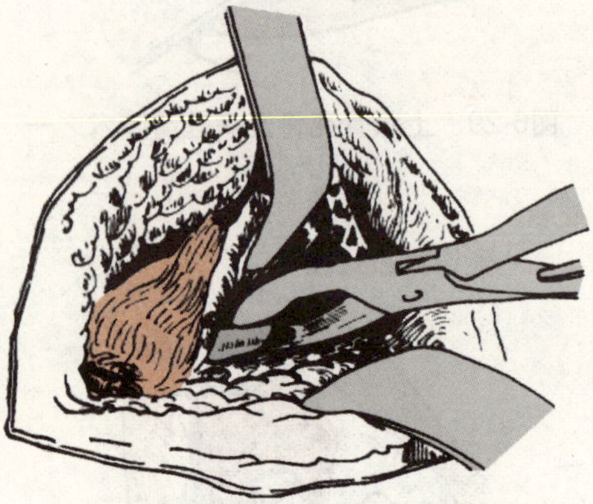

图6-37　下颌骨死骨及病灶清除术之四
咬除死骨，清楚病灶

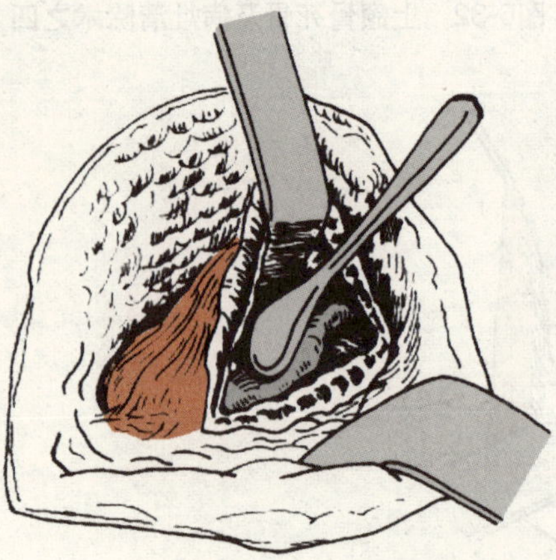

图6-38　下颌骨死骨及病灶清除术之五
刮除死骨及炎性肉芽组织

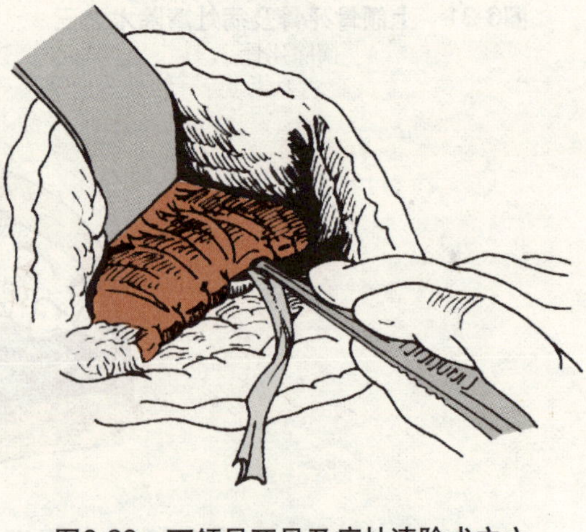

图6-39　下颌骨死骨及病灶清除术之六
缝合肌组织及骨膜，放置引流物

二、新生儿颌骨骨髓炎 Infantile osteomyelitis of jaws

新生儿颌骨骨髓一般指发生在出生后 3 个月以内的化脓性中央型颌骨骨髓炎。其病因、病变过程、治疗原则等均有别于前述化脓性骨髓炎。新生儿颌骨骨髓炎主要发生在上颌骨，下颌骨极为罕见，故本节主要讨论新生儿上颌骨骨髓炎。

【感染来源】

新生儿上颌骨骨髓炎的感染来源多为血源性（hematogenous infection），但亦可因牙龈损伤或母亲患化脓性乳腺炎，哺乳时使病原菌直接侵入而引起。泪囊炎或鼻泪管炎有时也可伴发上颌骨骨髓炎。

新生儿上颌骨骨髓炎的感染细菌多为金黄色葡萄球菌、链球菌；肺炎球菌感染也时有发生。

【临床表现】

患儿发病突然，全身有高热、寒战、脉快，哭啼、烦躁不安，甚至呕吐；重者可并存败血症而出现昏睡、意识不清以及休克等症状。白细胞计数明显增高，中性多核粒细胞增加。

局部症状早期出现面部、眶下及内眦部皮肤红肿；以后病变迅速向眼睑周围扩散，出现眼睑肿胀，睑裂狭窄甚至完全闭合，结合膜外翻或眼球外突，提示已发展成为眶周蜂窝织炎。

由于新生儿的上颌骨发育未成熟，上颌窦未完全形成，故感染很快波及上牙槽嵴而出现上牙龈及硬腭黏膜红肿。感染向外扩散穿破骨板或骨膜，相应形成骨膜下脓肿、眶下区皮下脓肿，经切开或自溃流出脓液。脓液也常从龈缘、腭部及鼻腔破溃溢出，形成脓瘘。在脓肿引流后，全身症状可趋缓解，局部症状也逐渐转入慢性。

新生儿上颌骨骨髓炎很少形成大块死骨，这是因为上颌骨质松软，骨密质较薄而又富有营养孔，化脓性炎症容易突破骨板向外发展或引流。但常有眶下缘或颧骨的骨质破坏，形成颗粒状死骨从瘘管排除。如果炎症不能得到及早控制，上颌乳牙牙胚可因炎症损伤而影响以后恒牙的正常萌出。

新生儿上颌骨骨髓炎可导致上颌骨及牙颌系统发育障碍，死骨排出后骨质缺损，加上眶下区瘢痕形成，可导致下睑外翻、颧面部塌陷等继发畸形。

目前临床上很少能见到新生儿颌骨骨髓炎，因初发病时大多在产科及小儿科就诊，待转入慢性期后始到口腔颌面外科诊治，那时病员早已度过新生儿期，故对这类病员亦可称为婴幼儿骨髓炎。

【治疗】

新生儿上颌骨骨髓炎发病急、病情重、全身症状变化快，在治疗上应采取积极而有效的措施。临床上首先应用大量有效抗生素，同时应注意患儿全身情况的变化，给予必要的对症及支持疗法，并根据细菌培养及药物敏感试验结果调整抗生素。一旦眶周、牙槽突或腭部形成脓肿，要及早切开引流。如果全身中毒症状明显，局部虽未进入化脓期，必要时施行早期切开引流，也可获得缓解全身中毒症状及防止局部感染继续扩散的效果。新生儿颌骨骨髓炎急性期如果处理得当，可得到治愈，而不转入慢性期。

新生儿上颌骨骨髓炎常有瘘孔排脓，换药时，最好用青霉素等抗生素溶液冲洗，效果较好。口内有瘘孔者应注意防止脓液误吸引起肺部并发症。

如病情转入慢性期，虽已形成死骨，死骨清除术亦不急于进行，因新生儿或婴幼儿上颌骨壁较薄，骨质松软，死骨片均较小，往往可随脓液从瘘孔排出而自愈。如果牙胚受炎症侵及而坏死，不能从瘘道排出时，可略扩大创口取出坏死牙胚；但未感染的牙胚要尽量保留。如死骨较大不能排出，手术摘除时也要尽量保守，仅摘除已分离的死骨；否则会加重颌骨破坏，影响颌骨发育，遗留颌面及牙颌系统畸形或咬合功能紊乱。

新生儿上颌骨骨髓炎治愈后，面部及眶周遗留的瘢痕及塌陷畸形，可待适当时机进行二期整复手术。

三、放射性颌骨坏死（骨髓炎）Osteoradionecrosis of jaws

头颈部恶性肿瘤应用放射治疗已日趋普及，由放射线引起的放射性颌骨坏死（radionecrosis of jaws）及其继发的放射性颌骨骨髓炎（radioactive osteomyelitis of jaws）也有增多的趋势。

电离辐射对人的损伤程度与照射时间、照射剂量有关，而人体不同组织对辐射的耐受剂量也有明显的差异。生长中的骨及软骨对辐射比成人相同组织更敏感。一般认为成人骨是相当耐辐射的组织。在现代所用高能量放疗中很少产生骨坏死。但照射后的骨再生能力低下，易受创伤和感染。因此在头颈部肿瘤病员选用放射治疗时，应充分考虑其发生的可能性及采取预防和减少其发生的相应措施。

【病因】

放射线能对恶性肿瘤细胞的分裂起到抑制作用，但也能对正常组织产生损害作用。关于放射性骨坏死的原因多年来一直主张血管栓塞学说，骨组织经辐射后在实质组织受损的同时，血管因辐射也发生系列形态及功能上的变化。照射后早期的形态变化可见因血管内膜肿胀而发生血供减少；晚期则因管壁增厚和内皮细胞增生突向管腔造成血管狭窄和闭塞，导致血供锐减或终止，引起局部营养障碍。但近年有研究证实，颌骨放射性骨损害主要是射线对骨细胞的直接损伤，而不是由于局部血管闭锁导致血循环障碍的继发症，从而对血管栓塞学说提出了异议。应当说放射性骨损害与血管损害应是互为因果，互有关联的。颌骨尤其是下颌骨主要为密质骨，含钙量高，吸收射线量大，因此在头颈部恶性肿瘤给予根治性照射时有发生无菌性坏死的可能。在此基础上，如口腔卫生不佳、牙源性感染以及损伤或施行拔牙手术等，均可导致继发感染，形成放射性颌骨骨髓炎。

放射性颌骨骨坏死的发生与射线种类、个体耐受性、照射方式、局部防护，特别是照射剂量和分次照射方案等均有一定关系。口腔软组织对射线平均耐受量约为6～8周内给予60～80Gy。

【临床表现】

放射性颌骨骨坏死病程发展缓慢，往往在放射治疗后数月乃至十余年才出现症状。发病初期呈持续性针刺样剧痛，由于放疗引起黏膜或皮肤破溃，致牙槽骨、颌骨骨面外露，呈黑褐色；继发感染后在露出骨面的部位长期溢脓，经久治而不愈。病变发生于下颌支部时，因肌萎缩及纤维化可出现明显的牙关紧闭。放射后颌骨的破骨细胞与造骨细胞再生能力低下，致死骨分离的速度非常缓慢，因此，死骨与正常骨常常界限不清。口腔及颌面部软组织同样受到放射线损害，局部血运有不同程度障碍，故极易因感染而造成组织坏死，形成口腔和面颊部久治不愈的溃疡或形成洞穿缺损畸形。

放射性颌骨骨坏死病程长，病员呈慢性消耗性衰竭，常表现为消瘦及贫血。

【治疗】

放射性骨坏死或骨髓炎与化脓性骨髓炎不同，虽已形成死骨，却无明显界限，而且是慢性进行性发展。因此，治疗应考虑全身及局部两个方面。

1．全身治疗　应用抗菌药物控制感染。疼痛剧烈时对症给予镇痛剂。同时应积极增强营养，必要时给输血、高压氧等治疗，以待死骨分离。

2．局部治疗

（1）放射性骨坏死或骨髓炎的死骨在未分离前，为控制感染，每天应使用低浓度过氧化氢液或抗生素进行冲洗。对已露出的死骨，可用骨钳分次逐步咬除，以减轻对局部软组织的刺激。

（2）外科手术将已分离的死骨予以摘除，但必须将健康侧骨端残留病灶彻底清除干净，否则仍有病变再发的可能。目前，多数人主张，如果已经确定为放射性骨髓炎，不必待死骨完全分离，应在健康骨质范围内施行死骨切除术，可收到预防病变扩大的效果；遗留的组织缺损，可待二期整复，也可采用带蒂或吻合血管的复合组织瓣行立即整复。

口腔黏膜与皮肤被放射线累及部分，根据局部具体条件，在切除颌骨同时也可一并切除，以免术后创口不愈合。术后还应继续加强全身支持疗法。

【预防】

放射性骨坏死预防的关键在于，根据肿瘤对射线敏感度及放疗在综合治疗中的地位，确定选择指征；在放射源、照射方式、分次照射方案以及剂量选择等方面全面安排治疗计划，其中剂量的正确掌握又是最主要的因素。放射治疗前即应估计到有可能发生放射性骨坏死的可能性，因此应采取相应的预防措施：

1．放疗前准备　放疗前应常规行牙周洁治，注意口腔卫生。对口腔内可引起感染的病灶牙要进行处理：对仍能保留的龋患、牙周炎等病牙应先予治疗；而无法治愈的病牙应予以拔除。放射前应取出口腔内已有的金属义齿；活动义齿需在放射疗程终止，经过一段时期后再行佩戴，以免造成黏膜损伤。

2．放疗过程中，口腔内发现溃疡时，可局部涂抗生素软膏并加强口腔护理，以防发生感染。局部应用氟化物有预防放射后继发性龋的效果。对非照射区应用屏障物予以隔离保护之。

3．放疗后一旦发生牙源性炎症，必须进行手术或拔牙时，应尽量减少手术损伤；术前术后均应使用有效的抗生素，以避免可能发生的继发感染。由于颌骨已经坏死，即使采取上述措施，有时也很难完全避免不发生感染，或使潜伏的感染暴发出来。因此，放疗前对病牙的处理远胜于术后发生牙病再行处理，对这些应有充足的认识。

复习思考题

1．如何区分中央型和边缘型颌骨骨髓炎？

2．新生儿颌骨髓炎的临床特点主要有哪些？

3．如何防止放射性颌骨坏死的发生？

第八节　口腔颌面部特异性感染

Specific infection in oral and maxillofacial regions

提　要

面颈部结核性淋巴结炎和颌面骨结核一般为渐进性发展，可伴有低热、盗汗、疲倦等症状。以全身抗结核治疗为主，对形成冷脓肿者，可行穿刺抽脓，对颌面骨结核已形成死骨者，可行手术去除死骨并配合全身抗结核治疗。

放线菌病是由放线菌引起的慢性感染性肉芽肿性疾病。表现为局部无痛性硬结，板块状浸润，逐步发展到中央液化，表面破溃，在分泌物中有特征性的硫磺颗粒。以抗生素治疗为主，必要时配合外科手术。

梅毒是由苍白螺旋体引起的一种全身性慢性传染病。口腔颌面部梅毒为该病的局部表现。根据感染途径分为先天性（胎传性）和后天性（获得性）梅毒两类。其临床表现依病程分别为口唇下疳、梅毒疹和树胶样肿，可出现骨坏死，继而出现面部畸形及相应功能障碍。其诊断应以临床表现与实验室检查相结合。采用全身治疗，首选青霉素G及砷剂联合治疗。全身病变控制后方可考虑口腔颌面部组织缺损的修复。

一、颌面骨结核 Tuberculosis of facial and jaw bones

颌面骨结核（tuberculosis of facial and jaw bones）多由血源播散所致，常见于儿童和青少年，因骨发育旺盛时期骨内血供丰富，感染机会较多。好发部位在上颌骨颧骨结合部和下颌支。

【感染来源】

感染途径可因体内其他脏器结核病沿血行播散所致；开放性肺结核可经口腔黏膜或牙龈创口感染；也可以是口腔黏膜及牙龈结核直接累及颌骨。

【临床特征】

骨结核一般为无症状的渐进性发展，偶有自发痛和全身低热。病变部位的软组织呈弥漫性肿胀，其下可扪及质地坚硬的骨性隆起，有压痛，肿胀区表面皮肤或黏膜常无化脓性感染的充血发红表现。但骨质缓慢被破坏，感染穿透密质骨侵及软组织时，可在黏膜下或皮下形成冷脓肿。脓肿自行穿破或切开引流后，有稀薄脓性分泌物溢出；脓液中混有灰白色块状或棉团状物质。引流口形成经久不愈的瘘管，间或随脓液有小死骨碎块排出。颌骨结核可继发化脓性感染而出现局部红肿热痛等急性骨髓炎的症状，脓液也变成黄色黏稠。

【诊断】

青少年患者常为无痛性眶下及颧部肿胀，局部可有冷脓肿或经久不愈的瘘管形成。脓液涂片可查见抗酸杆菌。X 线摄片表现为边缘清晰而不整齐的局限性骨破坏，但死骨及骨膜增生均少见。当继发化脓性感染时，鉴别诊断有一定困难。此外，全身其他部位可有结核病灶及相应体征。

【治疗】

无论全身其他部位是否合并有结核病灶，均应进行全身支持、营养疗法和抗结核治疗。药物可选用对氨基水杨酸、异烟肼、利福平及链霉素等，由于骨结核的抗结核药物治疗疗程一般需6～12个月以上，为减少耐药菌株出现，一般主张采用两种药物的联合用药方案。为了提高疗效，缩短药物疗程，对颌骨病变处于静止期而局部已有死骨形成者，应行死骨及病灶清除术。由于患者多为青少年，为避免骨质缺损造成以后发育畸形，除有大块死骨分离外，一般选用较保守的刮扒术，以去除小死骨碎块及肉芽组织，同时继续配合全身抗结核治疗。

二、颌面部放线菌病 Actinomycosis of maxillofacial region

放线菌病（actinomycosis）是由放线菌（actinomyces）引起的慢性感染性肉芽肿性疾病。发生在人体的主要是Wolff-Israel型放线菌，此菌为革兰阳性的非抗酸性、无芽胞的厌氧性丝状杆菌，是人口腔正常菌群中的腐物寄生菌，常在牙石、唾液、牙菌斑、牙龈沟及扁桃体等部位发现该菌。当人体抵抗力降低或被其他细菌分泌的酶所激活时就侵入组织。临床上由于免疫抑制剂的大量应用，导致机体免疫力降低，也是本病的诱发因素。故本病绝大多数是内源性感染。脓液中常含有浅黄放线菌丝，称为放线菌颗粒（actinomycosis granules）或称硫磺颗粒（sulphur granules）。

【感染途径】

放线菌可从死髓牙的根尖孔、牙周袋或智牙的盲袋、慢性牙龈瘘管、拔牙创口或口腔黏膜创口以及扁桃体等进入深层组织而发病。

【临床表现】

放线菌病以20～45岁的男性多见。发生于面颈部的放线菌病占全身放线菌病的60%以上。此外，极少数可经呼吸道或消化道引起肺、胸或腹部放线菌病。颌面部放线菌病主要发生于面部软组织，软组织与颌骨同时受累者仅占1/5。软组织的好发部位以腮腺咬肌区为多，其次是下颌下、颈、舌及颊部；颌骨的放线菌病则以下颌角及下颌支部为多见。临床上多在腮腺及下颌角部出现无痛性硬结，表面皮肤呈棕红色，病程缓慢，早期无自觉症状。炎症侵及深层咬肌时，出现张口障碍，咀嚼、吞咽时可诱发疼痛。面部软组织患区触诊似板状硬，有压痛，与周围正常组织无明显分界线。病变继续发展，中央区逐渐液化，则皮肤表面变软，形成多数小脓肿，自溃或切开后有浅黄色黏稠脓液溢出。肉眼或取脓液染色检查，可查出硫磺样颗粒。破溃的创口可经久不愈，形成多数瘘孔，脓腔可相互连通而转入慢性期。以后若伴有化脓性感染时，还可急性发作出现急性蜂窝织炎的症状。这种急性炎症与一般颌周炎症不同，虽经切开排脓后炎症趋向好转，但放线菌的局部板状硬性肿胀，不会完全消退。

放线菌病不受正常组织分层限制，可直接向深层组织蔓延，当累及颌骨时，可出现局限性骨膜炎和骨髓炎，部分骨质被溶解、破坏或有骨质增生。X线片上可见有多发性骨质破坏的稀疏透光区。如果病变侵入颌骨中心，造成严重骨质破坏时，可在颌骨内形成囊肿样膨胀，称为中央性颌骨放线菌病（central actinomycosis of jaws）。

【诊断】

颌面部放线菌病的诊断，主要根据临床表现及细菌学的检查。组织呈硬板状；多发性脓肿或瘘孔；从脓肿或从瘘孔排出的脓液中可获得硫磺颗粒；涂片可发现革兰阳性、呈放射状的菌丝。急性期可伴白细胞计数升高，血沉降率加快。不能确诊时，可做活体组织检查。临床上应与结核病变相鉴别。中央型颌骨放线菌病X线片显示的多囊性改变，需排除颌骨成釉细胞瘤及黏膜瘤等肿瘤性疾病的可能。

【治疗】

颌面部软组织放线菌病以抗生素治疗为主，必要时配合外科手术。

1．药物治疗

（1）抗生素：放线菌对青霉素、头孢菌素类高度敏感。临床一般首选大剂量青霉素G治疗，每日200万～500万U以上，肌内注射，6～12周为一疗程。亦可用青霉素G加普鲁卡因行局部病灶封闭。如与磺胺联合应用，可能提高疗效。此外，红霉素、林可霉素、四环素、氯霉素、克林霉素等亦可选用。

（2）碘制剂：口服碘制剂对颌面部病程较长的放线菌病可获得一定效果。常用5%～10%碘化钾口服，每日3次。

（3）免疫疗法：有人推崇使用免疫疗法，认为有一定效果。用放线菌溶素做皮内注射。首次剂量0.5ml，以后每2～3天注射1次，剂量逐渐增至0.7～0.9ml，以后每次增加0.1ml，全疗程为14次，或达到每次注射2ml为止。

2．手术治疗　在应用抗生素的同时，如有以下情况可考虑配合手术治疗。

（1）切开引流及肉芽组织刮除术：放线菌病已形成脓肿或破溃后遗留瘘孔，常有坏死肉芽组织增生，可采用外科手术切开排脓或刮除肉芽组织，以加强抗菌药物治疗的效果。

（2）死骨刮除术：放线菌病侵及颌骨或已形成死骨时，应采用死骨刮除术，将增生的病变和已形成的死骨彻底刮除。

（3）病灶切除术：经以上治疗无效，且反复伴发化脓性感染的病例，亦可考虑病灶切除。但因局部血供丰富，应有血源准备。术前每日给青霉素G1000万～2000万U；术后每日200万～300万U，持续应用12周或更长时间，以防复发。

三、颌面部梅毒 Syphilis of maxillofacial region

梅毒（syphilis）系由苍白螺旋体（treponema pallidum，TP）引起的一种慢性传染病。初起时即为全身性，但病程极慢，病变发展过程中可侵犯皮肤、黏膜以及人体任何组织器官而表现出各种症状，其症状可反复发作，但个别病员也可潜伏多年，甚至终身不留痕迹。

【感染途径】

梅毒根据感染途径可分为后天梅毒（acquired syphilis）和先天（胎传）梅毒（congenital syphilis）。后天梅毒绝大多数通过性行为感染，极少数患者可通过接吻、共用饮食器皿、烟斗、玩具、喂奶时传播；亦有因输带菌血而感染者。先天梅毒为母体内梅毒螺旋体借母血侵犯胎盘绒毛后，沿脐带静脉周围淋巴间隙或血流侵入胎儿体内。胎儿感染梅毒的时间系在妊娠4个月，胎盘循环已建立后。

【临床经过】

后天梅毒可分为一、二、三期及隐性梅毒。一、二期均属早期梅毒，多在感染后4年内出现症状，传染性强；三期梅毒又称晚期梅毒，系在感染4年后表现，一般无传染性。隐性梅毒指感染后除血清反应阳性外，无任何临床症状者。亦可按感染后4年为界分为早期和晚期。隐性梅毒可终生不出现症状，但也有早期无症状而晚期发病者。

先天性梅毒也可分为二期：在4岁以内发病者为早期；4岁以后发病者为晚期。

1．后天梅毒　后天梅毒（acquired syphilis）在口腔颌面部的主要表现有三方面，依病程分别分为口唇下疳（labial chancre）、梅毒疹和树胶样肿（gumma）（梅毒瘤）。前二者的临床特点将在《口腔黏膜学》黏膜病章中详加叙述，本节只着重讨论树胶样肿。

梅毒树胶样肿除累及软组织外还可累及颌面骨及骨膜组织。临床上以硬腭部最常见，其次为上颌切牙牙槽突、鼻中隔。间或也可见于颧骨、下颌角部。

腭部树胶样肿常位于腭中线（有时原发于鼻中隔），呈结节型或弥散状。树胶样肿浸润灶很快软化，形成溃疡。初起溃疡底面为骨质，以后骨质坏死，死骨脱落后遗留腭骨穿孔，发生口腔与鼻腔交通。以后穿通口边缘逐渐变平，鼻黏膜与腭黏膜相连，形成瘢痕。腭部树胶样肿波及鼻中隔、鼻骨、上颌骨时，可在颜面部表现为鼻梁塌陷的鞍状鼻（saddle nose）；若鼻骨、鼻软骨、软组织全部破坏则呈现全鼻缺损的洞穿畸形。上颌骨牙槽突树胶样肿，初无自觉症状，上唇被肿块抬起，以后肿块溃破造成牙槽骨坏死，死骨脱落后遗留骨质缺损；当瘢痕形成后则进一步牵引上唇底部，表现出明显的上唇内陷畸形。

树胶样肿如波及颧骨，可在眶外下部出现瘘孔，最终也形成内陷畸形。

2．先天梅毒　早期先天胎传梅毒（congenital syphilis）多在出生后第3周到3个月，甚至一年半后出现症状。婴儿常为早产儿，表现为营养障碍，貌似老人。鼻黏膜受累，致鼻腔变窄，呼吸不畅，有带血的脓性黏膜分泌。口腔黏膜可发生与后天梅毒相似的黏膜斑。口周斑丘疹互相融合而表现弥漫性浸润、增厚；表面光滑脱皮、呈棕红色，皮肤失去弹性，在口角及唇缘辐射出深的皲裂，愈合以后形成辐射状浅瘢痕。

晚期先天梅毒多发生于儿童及青春期。除有早期先天梅毒的遗留特征外，一般与后天三期梅毒相似。可发生结节型梅毒疹及树胶样肿，从而导致软、硬腭穿孔，鼻中隔穿孔及鞍状鼻。

先天梅毒的另一特征性表现是牙的发育异常：哈钦森牙（Hutchinson tooth）和桑椹状磨牙，这部分内容将在《牙体牙髓病学》中详述。

此外，因梅毒性间质性角膜炎出现的角膜混浊；损害第8对脑神经的神经性耳聋；以及哈钦森牙，被称为先天性梅毒的哈钦森三征（Hutchinson triad）。

【诊断】

诊断需审慎，应根据详细而正确的病史、临床表现、实验室检查及X线检查综合分析判断，损害性质不能确定时可行组织病理检查。实验室检查包括梅毒下疳、二期梅毒黏膜斑分泌物涂片直接检查梅毒螺旋体。血清学检查主要为性病研究实验室试验（VDRL），以及未灭活血清反应素试验（USR test）、快速血浆反应素环状卡片试验（RPR test）等，其结果对梅毒的诊断、治疗效果的判断以及发现隐性梅毒均有重要意义。但各期梅毒的血清反应阳性率与病期、病型、治疗的情况，以及病员的反应性有关；也可因其他疾病而出现假阳性。为此，近年采用荧光梅毒螺旋体抗体吸附试验（fluorescent treponemal antibody absorption test，FTA-AbS test）、免疫组化、聚合酶链式反应（PCR）、逆转录聚合酶链式反应（RT-YPCR）等方法提高诊断的敏感性及特异性，且作为最后诊断的依据。

【治疗】

颌面部梅毒损害无论胎传或后天感染，均为全身性疾病的局部表现，因此应行全身性治疗。驱梅治疗药首选青霉素G及砷铋剂联合疗法。必须在全身及局部的梅毒病变基本控制以后，才可能考虑病变遗留组织缺损和畸形的修复和矫正治疗。

复习思考题

1．口腔颌面颈部结核的治疗原则有哪些？
2．颌面部放线菌病的诊断依据是什么？
3．后天性梅毒的感染途径有哪些？如何预防？

参考文献

1. 戴自英. 临床抗菌药物学. 北京：人民卫生出版社, 1985, 91-283
2. 龙琨. 临床药物手册. 北京: 金盾出版社, 1992, 1-59
3. 温玉明. 口腔颌面部感染. 见: 邱蔚六主编. 口腔颌面外科学. 第4版. 北京: 人民卫生出版社, 2003, 117-160
4. 温玉明、李龙江. 口腔颌面部感染. 见: 邱蔚六主编. 口腔颌面外科理论与实践. 北京: 人民卫生出版社, 1998, 348-433
5. 王睿, 吴树荣. 临床抗菌治疗手册. 北京: 人民军医出版社, 1994, 27-181
6. 吴阶平, 裘法祖主编. 黄家驷外科学. 第5版. 北京: 人民卫生出版社, 1992, 83-184
7. 谢惠民. 合理用药. 第2版. 北京: 人民卫生出版社, 1992, 2-51
8. File T M, Tan JS. Treatment of skin and soft-tissue infections. Am. J. Surg; 1965A:27:33
9. Kimura AC, Pien FD. Head and neck cellulites in hospitalized adults. Am J Otolaryngol, 1993, 14:343-345
10. Piecuch JF, Arzadon J, Lieblich SE. Priphylactic antibiotics for third molar surgery: a supportive opinion. J Oral Maxillofac Surg , 1995, 53:53-60
11. Schuster GS. Oral Microbiology and Infections Diseases, 3 rd ed. Philadelphia: BC Decker Company, 1990, 441-478
12. Shafer WG, Hine MK, Levy BM. A textbook of oral pathology, 4th. Philadelphia: WB Sounders company. 1983. 308-365, 463-476
13. Weber RS, Callender DL. Antibiotic prophylaxis in clean-contaminated head and neck oncologic surgery. Ann Otol Rhinol Laryngol Suppl, 1992. 155: 16
14. Zambi TO RF, Cleri DJ. Immunology and Infections Diseases of the Mouth, Head and Neck, Missouri: Mosby Year Book, Inc. 1991, 275-382

Definition and Terminology

- **Drug sensitivity test**（药物敏感试验）: A method of testing the function of bacteriostasis and sterilizaton of antibiotics that finished in laboratory.
- **Antagonism**（拮抗作用）: A phonomeno that the activity of A drug were weakened by another drug.
- **Adverse drug reactions**（**ADRs**）（药物不良反应）: A harmful reaction or it is not related to the purpoes of the treatment,with the normal dose,during the course of diseases of prevention,diagnosis

and treatment or physiologic functon of regulation.

- **Furuncle**（疖）：A acute pyogenic inflammation taking place in one hair follicle and it's appendix.
- **Carbuncle**（痈）：A acute pyogenic inflammation taking place in many hair follicle and their appendix.
- **Ludwig's angina**（路德希咽峡炎）：A putrefactive and necrogenic cellulites of the floor of the mouth caused by anaerobe and putrefactive and necrogenic bacterium.
- **Actinomycosis**（放线菌病）：A chronic granulomatosis caused by actinomyces.
- **Syphilis**（梅毒）：A chronic infectious disease caused by treponema pallidum.

第七章

口腔颌面部创伤

ORAL AND MAXILL OF ACIAL TRAUMA

第一节 概 论

Conspectus

提 要

口腔颌面部创伤是口腔颌面外科的常见病和多发病，近年来创伤发生率呈明显上升趋势。口腔颌面部创伤男女比例约为3:1，20～40岁为高发年龄段。伤因排序中，道路交通事故居首位，达50%以上。专科伤约占全身伤的20%，多发伤以颅脑损伤最为多见。窒息和出血性休克是颌面部创伤的主要致死原因。预防窒息、有效止血和抗休克是创伤急救的首要任务。目前，国际上普遍采用简明损伤评分法和损伤严重度记分法对创伤严重度进行评分和定级。

口腔颌面部创伤的伤情特点是致死性小，但对面容和功能的破坏性大。颌面部血运丰富，开放伤出血较多，但组织修复能力和抗感染能力较强。恢复牙的伤前咬合关系是颌骨骨折复位的临床标准。口腔是消化道的入口和呼吸道的上端，口腔损伤可以造成张口、咀嚼和吞咽困难。严重的口腔颌面部创伤容易继发永久性功能障碍和面部畸形，并给伤员的心理健康造成损害。

一. 口腔颌面部创伤的流行病学趋势

Epidemiologic tendency of oral and maxillofacial trauma

创伤（trauma）作为“发达社会疾病”已逐渐成为人类第一公害。据不完全统计，在人类前五种寿命损失原因中，创伤高居榜首，潜在寿命损失年（years of potential life lost， YPLL）达17.09%。创伤在我国各种死因构成排序中，1957年居第9位，1991年上升到第4位。因伤致死、致残日趋严重地影响到人口素质及其生存质量。在致伤原因中，道路交通事故伤（road traffic accident injury）呈显著上升，从20世纪90年代初至90年代末，我国交通事故年发生次数增加了20%，达30多万次，直接死亡人数7.3万，伤19万。

口腔颌面部创伤（oral and maxillofacial trauma）约占全身创伤的10%～20%。1992年，Oller取北卡罗来纳州创伤数据库13834例创伤病员资料进行统计显示，颌面创伤占9.61%。1995年，Sastry调查了美国87174名伤员的创伤部位分布，颌面部创伤占全身伤的34%。1996年

Cannell 等统计了伦敦皇家医院 802 例多发伤（multiple injury），其中颌面部创伤占 24.5%。1993 年，国内一项综合调查显示，口腔颌面部创伤占全身伤的 7% ~ 20%。北京大学口腔医学院 1990 ~ 2002 年 1084 例骨折病人中，19%（206 例）伴发全身损伤。其中，10.70%（116 例）伴发颅脑损伤（head injury），7.38%（80例）伴发胸腹损伤（chest and abdomen injury），5.90%（64例）伴发四肢骨折（extremity fracture）。口腔颌面部创伤分软组织伤和骨组织伤两大类，以单纯软组织伤居多，骨损伤占 24% ~ 47%。

口腔颌面部创伤的致伤原因在20世纪60 ~ 80年代以工业事故为主，交通事故仅占5% ~ 15%。至90年代，交通事故已升至首位。据2000年第二届全国口腔颌面创伤会议统计，交通事故伤达 46% ~ 80%，平均 57%。2001 年，北京大学口腔医学院对 9 家综合医院和 1 家专科医院的 902 例口腔颌面部创伤住院病例的统计显示，交通事故伤占 41.9%（378 例）。而北京大学口腔医学院1990 ~ 2002年的1084例骨折致伤原因中，交通事故伤占49.2%。Hogg（2000）统计了加拿大安大略湖省 12 家创伤中心 1992 ~ 1997 年 2969 例颌面部创伤急救病员，其中 70% 系交通事故伤，而且 66% 未系安全带。与非交通事故伤相比，交通事故伤呈现伤度重、伴发伤多、医疗消耗大等特点，交通事故伤还常连带民事纠纷、法医鉴定、医疗保险与赔偿等社会问题。

口腔颌面部创伤以男性居多，男女比例在发达国家为2.8:1，国内约为3:1。青壮年是口腔颌面部创伤的好发群体。Sastry 报道，62.3% 的伤员年龄分布在 15 ~ 39 岁之间，其他依次为老年人（>54 岁）13.8%、儿童（<15 岁）12.4%、成年人（40 ~ 54 岁）11.5%。北京大学口腔学医院 1084 例颌面部骨折（maxillofacial fracture）病人中，男女比例为 3.37:1，平均 29.5 岁，好发年龄段 20 ~ 40 岁（688 例，占 63.5%）。

近年来，口腔颌面部创伤的发生总体呈逐年上升态势，伤度加重、伤情复杂。口腔颌面部创伤对生命的直接威胁不大，但对功能和面容的破坏及其伴随的心理残疾往往重于其他部位的损伤。由于口腔颌面部存在解剖结构和生理功能上的特殊性，因此对专科处理的要求较高。

二. 口腔颌面部创伤的分类 Classification of oral and maxillofacial trauma

（一）伤型分类（Classification of injury nature）

根据体表是否完整，可将创伤分为闭合伤（closed injury）和开放伤（open injury）。擦伤（abrasion）、挫伤（contusion）、扭伤（wrick）、冻伤（frostbite）等属于闭合伤；刺伤（stab）、切割伤（incisions）、撕裂伤（lacerations）、撕脱伤（avulsions）、咬伤（bites）、火器伤（firearm injury）等属于开放伤。

中华医学会创伤分会（2001）定义了多处伤（multi-site injury）、多发伤和复合伤（compound injury）的概念。多处伤是指在特定解剖部位同时存在多个损伤，如上颌骨骨折（maxillary fracture）同时伴有颧骨骨折（zygomatic fracture）；多发伤是两个或两个以上特定解剖部位同时存在的损伤，如口腔颌面部伤同时伴有颅脑伤、胸腹伤或四肢伤等；复合伤是指两种或两种以上的致伤原因同时造成多种损伤，如枪伤（gunshot wound）与冲击波伤（shockwave wound）并存。

（二）伤因分类（Classification of injury cause）

根据致伤原因可将创伤分为物理伤（mechanical wound）、化学伤（chemical burn）和生物伤（biological wound）三大类。物理伤，如枪弹伤、烧伤（burn）、冻伤、核武器伤（nuclear weapon wound）、撞击伤（impact injury）等；化学伤，如神经性毒剂、芥子气、路易气损伤；

生物伤，如咬伤。致伤原因也可分为火器伤和非火器伤两大类。

和平时期致伤原因以非火器性物理损伤为主，可分为：坠落伤（fall impact injury）、非坠伤（non-fall impact injury）、暴力伤（assault injury）、交通事故伤、运动伤（sports injury）、工伤（occupational injury）和其他伤。第四军医大学口腔医学院调查显示：97% 的口腔颌面部创伤系钝性撞击所致，钝性撞击伤多造成闭合性损伤；交通事故伤多表现为钝性撞击伤，发生率平均为56.6%，是15～35岁人群的主要死亡原因之一，也是造成重型损伤或全身多发伤的第一原因。

现代战争中口腔颌面部战伤以火器伤为主。致伤物的运动速度属于中速（400～760m/s）和高速（760m/s以上）范围，绝大多数损伤是开放性的。盲管伤较多，达60%以上。火器伤的致伤因素比较复杂，一般由投射物（枪弹、弹片、铁砂等）、压力波、“继发弹片”（碎牙片、碎骨片、碎石子等）和污染物构成。其中，因爆炸性武器所致的破片加冲击伤（破－冲复合伤）始终占有较高的比例（50% ～ 70%）。

（三）伤情分类（Classification of injury severity）

伤情分类是国际通用的创伤分类方法，目的是为了便于组织救治。在战争时期和遇到重大灾害事故的情况下，在接收大批伤员时，必须迅速作出伤情判断，分开轻重缓急，在有限的时间、人力和物力条件下，确定救治和后送的先后次序，尽最大努力抢救危重伤员的生命，也使其他伤员及时得到合理的治疗。

有关创伤严重度（injury severity）分级，国际上普遍采用简明损伤评分法（abbreviated injury scale， AIS）和损伤严重度记分法（injury severity score，ISS）系统，简称 AIS-ISS 系统。

三．创伤评分 Trauma scoring

对伤员的生理指标（physiological parameter）或诊断名称通过量化和权重处理作为参数，经数学计算以显示伤情严重程度的方案称为创伤评分。创伤评分法是依据伤员的生理指标、损伤部位或损伤类型等对伤情严重程度评定的基本方法。业已建立的评分方法主要包括院前评分（prehospital scoring system）和院内评分（in-hospital scoring system），目前多数研究主要集中在院内评分。AIS-ISS 法是临床最通用的创伤评分标准。

创伤评分不仅便于在现场对伤情轻重进行快速判断，以指导分类救治和安全转送，而且便于在院内根据客观检查结果决定治疗方案和疗效观察。根据大量评分数据的分析研究，对相同原因致伤造成的损伤严重程度的差异和不同原因造成的多系统损害的差异进行比较研究，可以为创伤救治和创伤防护提供决策数据，也可用来判断预后（prognosis）。采用统一的诊断标准还可以使创伤资料具有共享性，就创伤严重度来讲，同一医院内不同时期的病例资料或国内外各医疗单位之间的病例资料均可以进行比较。

简明损伤评分法（AIS）是1971 年由美国医学会、美机动车医学发展协会和汽车工程师协会组成的创伤定级标准委员会制订并提出的，目前国内普遍使用的是1990年版（简称AIS-90）。它以解剖损伤（anatomic site injury）为依据，采用国际疾病分类 9- 临床医学（The 9th edition of International Disease Classification， ICD9-CM）诊断名称，每个伤员的每一种损伤只有一个 AIS 定级。AIS 只评定伤情本身而不评定损伤后果，不能用以评残。虽然 AIS 提示的损伤严重性与致死性和生存概率（survival probability）密切相关，但 AIS 不是单纯用来预测损伤死亡率（injury mortality）的分级方法，否则将无法区别大多数非致命伤。AIS对每一处损伤根据严重程度分为六级：AIS1为轻度伤；AIS2为中度伤；AIS3为重度伤；AIS4为危重伤（危及生命，可能存活）；AIS5为极重伤（危及生命，生死难断）；AIS6为致死伤（存活可能性极小）。对损伤确实存在，但器官或部位尚未明确，例如闭合性腹部损伤，则编为AIS9。

AIS的缺点是只评估创伤本身，不涉及预后。AIS总值与各系统损伤严重度分级之间呈非线性关系，不能由后者简单相加或求其平均数来判断损伤严重程度和死亡率，对多部位的损伤亦难以比较，因此需要补充和完善。1974年，Baker等研究发现，损伤严重度和死亡率与AIS定级数的平方和呈规律性变化，且在多发伤中其平方和关系仍存在，据此提出损伤严重度记分法（ISS）。

ISS将人体划分为六个部分：头或颈部（包括颅骨和颈椎）；面部（包括口、耳、眼、鼻和颌面）；胸部（包括胸内脏器和膈肌、肋骨架和胸椎）；腹部或盆腔内脏器（包括腰椎）；四肢或骨盆（包括肩胛带，除外脊柱）；体表。ISS计算公式只取三个最重损伤区的最高AIS值，求其平方之和，即为该损伤严重度的分值（ISS值）。如损伤为三个区域以下时，计算也只取最高AIS值的平方。ISS的分值范围为1～75分。一般以ISS >15作为判断严重创伤的分界线。

口腔颌面部创伤的评分特点是伤度轻、伤情致死性小，对生存质量影响大。Karlson（1982）参照AIS对口腔颌面部创伤的严重程度进行定级。在软组织损伤（soft tissue injury）中，AIS1占40.5%，AIS2占36.1%，AIS3占13.0%，AIS4占10.4%；在颌面部骨折中，AIS1占51.1%，AIS2占13.8%，AIS3占23.1%，AIS4占12.0%。几乎没有AIS5和AIS6。Cannell（1996）分析了802例急救伤员中的196例口腔颌面部创伤病员的损伤严重程度，其中只有90例（45.92%）ISS值大于2（ISS值最高16，平均4）。而且，91例（46%）伴四肢骨折，57例（29%）腹腔出血，6例（3%）气管切开（tracheotomy），29例（15%）胸腔引流。

鉴于AIS-ISS记分法对口腔颌面部创伤严重度评分定级敏感性不高的缺点，第四军医大学口腔医学院（2001）提出了ISS改良记分法（revised injury severity score，RISS）。它仍以AIS-90为基础，在不改变ISS与AIS函数关系的前提下，增加了对同一解剖部位中其他损伤的AIS定级，但不作平方处理，以提高计分的敏感性。计算方法为：$RISS = A_1^2+A_2+A_3+\cdots+A_n$（$A_1$为1个最高AIS值，$A_n$为同一解剖部位中其他损伤的AIS值）。RISS既遵循了AIS-90的原则性，又避免了ISS对多处伤严重度估价不足的缺陷，弥补了ISS的断码区，能够更准确、合理、敏感地反映出颌面部多处伤的严重程度。

考虑到口腔颌面部创伤的功能和面形损害结局，北京大学口腔医学院（2005）又提出了颌面部专科损伤严重度记分法（maxillofacial Injury Severity Score，MFISS）。计算公式为$MFISS = (A_1 + A_2 + A_3) \times (MO + LMO + FD)$。$A_1$、$A_2$、$A_3$是颌面部三个最重伤的AIS值；MO、LMO、FD分别代表错骀（malocclusion）、开口受限（limited mouth opening）和面部畸形（facial deformity）。该评分方法首次将体征和结局因素作为评分参数，可以更突出地反映颌面部创伤的专科特点。

四、口腔颌面部创伤的特点 Features of oral and maxillofacial trauma

口腔颌面部血运丰富，开放伤出血较多，闭合伤易形成血肿（hematoma），伤后组织肿胀迅速而严重。发生在口底、舌根或颌下区的血肿，可以压迫呼吸道，引起呼吸困难，甚至发生窒息。血运丰富又有利于组织修复，由于再生能力与抗感染能力强，伤口容易愈合（healing）。伤后3～5日内，只要没有明显的化脓性感染（suppurative infection），在彻底清创

(debridement）处理后，伤口仍可做初期缝合。

口腔颌面部创伤常伴有牙损伤（dental injury)。牙在受到高速弹丸、弹片打击时会发生折断或脱位，牙碎片向周围组织内飞溅，可形成“继发弹片伤”。牙错位和咬合紊乱(malocclusion）常作为颌骨骨折的诊断依据，骨折段上存留的牙常被用来进行骨折复位(reduction）和固定（fixation)，恢复牙的正常咬合关系是颌骨骨折复位的“金标准”。

口腔是消化道的入口和呼吸道上端。口腔损伤常造成组织肿胀移位、舌后坠、误吸血凝块和分泌物等而阻塞上呼吸道，容易发生窒息。口腔损伤还可能造成张口、咀嚼和吞咽困难，妨碍正常进食，同时也失去了自洁能力。救治过程中应为伤员选择适当的食物和补充营养的方法，加强口腔护理，预防感染。口腔、咽腔、鼻腔、鼻旁窦平常就存在一定数量的致病菌，伤口与这些腔窦相通易发生感染。在清创处理时应首先关闭腔窦伤口，以减少感染的机会。

颌面部创伤最常见的伴发伤是颅脑损伤。面中部骨折合并闭合性颅脑损伤的发生率为8.8%～17.5%，合并颅骨骨折（skull fracture）的发生率为4.4%。常见的损伤类型为脑震荡（brain concussion)、颅底骨折（skull base fracture)，其次为额骨骨折（frontal fracture)、脑挫伤（brain contusion）和颅内血肿（intracranial hematoma)。急诊处置时要特别注意有无昏迷（coma)，注意鼻孔和外耳道有无脑脊液（cerebrospinal fluid，CSF）流出。颌面部骨折中以下颌骨骨折（mandibular fracture）最常见，约占颌面骨骨折的61.7%，面中部骨折（midfacial fracture）约占21.7%。多处骨折的发生率是单处骨折的1.9倍，人均骨折部位1.7处。

口腔颌面部创伤往往造成伤员暂时性或永久性功能障碍（disability）和面部畸形（facial deformity)，如：大型软、硬组织缺损，颞下颌关节强直（temporal mandibular joint ankylosis)，咀嚼、吞咽困难和语言障碍，口腔皮肤瘘（skin fistula)，视力损害（visual loss)，面瘫（facial paralysis)，瘢痕挛缩（scar contracture）等，严重影响伤员的生存质量。由于生物、心理和社会因素的综合作用，伤员的心理健康（mental health）水平随损伤严重程度的增大而显著降低。口腔颌面部伤员的心理健康水平显著低于正常人群，其中抑郁、焦虑、恐怖和精神病性4种症状表现得最为显著。

五．颌面部交通事故伤 Maxillofacial traffic injuries

随着我国社会经济的发展，交通车辆急剧增加，城市机动化程度快速提高，由于交通管理、交通工程发展严重滞后和人群交通安全意识淡漠，车祸发生次数和人员伤亡数有不断增加的趋势。统计资料显示，我国每年交通事故死亡人数在5万人以上。2004年1～5月，全国共发生交通事故32.6万起，死亡4.4万人。4月7日是世界卫生日，其主题是“世界交通安全健康”。世界卫生组织和世界银行共同发表的一份报告指出：“全世界，每年有1 200万人死于道路交通事故，伤者数高达5 000万，这相当于世界上最大的五个城市的人口总和。道路安全已经成为一个重要的、但是却被忽略的公共卫生问题。”

交通事故所致的创伤一般较为严重，以多发、严重、广泛为特点，病情复杂、失血量多、死亡率较高。我国道路交通事故伤以头面部伤和下肢伤居多，其次为体表外伤和上肢伤；重伤比例近40%；在各类损伤中，以挫伤，撕裂伤、压伤和闭合性骨折最多见。引起早期死亡的主要原因是颅脑伤（2/3）和胸部伤（1/3)，大出血亦是主要原因之一。提高伤者的存活率、减少伤残率是救治交通伤的主要目标。

交通事故伤中，男女比例约为（2～3）：1，高发年龄段在16～40岁。在伤因排序中，自行车伤占34.25%；其次分别为行人、摩托车和汽车致伤。事故高峰时间多在上午8～9点，中午 11 ～ 12 点，下午 4 ～ 6 点及夜间 12 ～ 2 点，正与我国上下班高峰和夜间司机疲劳驾驶易发生交通事故的特点相吻合。

颌面部交通事故伤最常见和最严重的并发损伤是颅脑损伤，这是因为颌面部受撞击力可直接通过骨传导和加速度效应而导致颅脑损伤。当颈部受到钝性撞击后，还可能发生颈内动脉血栓、颈动脉假性动脉瘤和动静脉瘘，严重危及患者生命。颌面撞击伤在交通事故中发生率高、危害大，因而对其防护研究较多。预防措施中安全带的使用最广泛。安全带可有效地缓冲头面部向前下的冲力，将动能传给车内物体，乘员受损伤的几率大大减小，特别是驾驶员与方向盘、仪表盘和挡风窗相撞击的损伤明显减少，损伤的严重性也大为减轻。对于自行车与摩托车的乘员来说，戴头盔是避免头面撞击伤的有效防护办法，头盔能分散缓冲撞击力，相对增加了头面部耐受损伤的程度，从而减少了损伤。据统计，自行车驾驶者戴头盔可减少 2/5 的致死病例和 1/5 的致伤病例。摩托车速度比自行车快得多，戴头盔显得更为重要。

复习思考题

1. 口腔颌面部创伤有哪些流行病学特点？
2. 创伤的流行病学分类有哪些？
3. 试述创伤评分和严重度分级的概念。
4. 口腔颌面部创伤有哪些临床特点？

第二节　伤情判断与急救

Initial assessment of injury and emergency management

提　要

急救首先应着眼于对危及生命和重要器官损伤的抢救，待生命体征平稳和重要器官损伤得到妥善处理后，再实施口腔颌面部创伤的分类救治。

急性呼吸道梗阻和出血性休克是口腔颌面部创伤致死的两个最直接原因。对急性呼吸道埂阻的抢救，要迅速明确原因、解除梗阻、进行有效吸氧。气管插管、环甲膜切开和紧急气管切开是快速建立通气道的有效应急手段。对颌面部急性出血的急救，应根据部位、出血源、出血程度和持续时间采取相应的止血措施。同时要及时补充血容量，积极防治出血性休克。

口腔颌面部创伤常伴发颅脑或其他部位严重损伤，如抢救不及时可能致死或严重致残。Tung（2000）对1025例颌面创伤的伴发伤情况做了调查。结果显示，64例（6.2%）存在危及生命的伴发伤。其中，21 例（2.1%）有颅脑损伤，19 例（1.9%）出血性休克（hemorrhagic shock），17 例（1.7%）发生呼吸道梗阻（airway obstruction），7 例（0.7%）伴发肺部损伤，死亡 5 例（0.48%）。创伤致死一般发生在三个时期：第一个时期在伤后几分钟内，死亡原因通常与脑干、高位脊髓、心脏和主动脉损伤有关。第二个时期在伤后几分钟至几小时内，死亡原因多为颅脑损伤、血气胸、肝脾肾破裂和多发伤伴大量失血等，这一时期是挽救生命的重要阶段，如能组织有效的现场抢救，可以大大降低死亡率。第三个时期是在伤后数日或数周内，死亡原因多与感染和器官功能衰竭有关。

一、院前急救与伤员运送 Prehospital urgent care and transfer of patients

1．院前急救　院前急救是挽救生命的首要环节，救治者应采取直接、简明、准确的方法检查伤员，初步判断有无急性上呼吸道梗阻，意识丧失（loss of consciousness）及大出血（major bleeding），这一过程应在十几秒或几十秒内完成。

急性上呼吸道梗阻是导致颌面部创伤伤员院前死亡的主要原因，特别是儿童和伴发颅脑损伤或因失血休克而处于昏迷状态的伤员，由于呛咳反射迟钝或丧失，又不能通过体位自动调整进行通气道自我保护，很容易发生误吸，造成呼吸道急性梗阻。遇此情况，首先要设法撬开牙，并用长条木塞或纱布卷挡在后牙列间保持张口状态。然后用食指和中指直接伸入口咽腔清理梗阻物（异物、骨块、牙片、凝血块），同时拉下颌向前，牵舌向外，经鼻插入通气导管至舌根下和声门上，并进行有效吸氧。这一过程应在 2 ～ 3 分钟内完成。有时因口咽部伤势严重，如上下颌骨广泛开放性骨折（open fracture）、口咽区枪弹伤、爆炸伤等，经口清理上呼吸道十分困难，在急救过程中一旦发生窒息（asphyxia），必须立即行环甲膜穿刺（needle cricothyroidotomy）或用随身利器在环甲膜部位直接穿刺气管，随后行环甲膜切开（cricothyroidotomy），开放气管，并在气管内插入通气导管。

颌面部创伤伤员院前死亡的另一个主要原因是大出血。颈动脉破裂（carotid artery rupture）罕见，如一旦发生，来势凶猛，出血呈喷射状，往往抢救不及。颈静脉破裂（jugular vein rupture）出血呈涌出状，现场急救主要靠局部填塞和压迫止血。在没有充分准备的情况下，不要盲目探查伤口，否则可能会引起更严重的出血。颌面部急性出血常见于颞部和面颊部刀砍伤致颞浅动脉或颌外动脉断裂，也见于上颌骨粉碎性骨折造成颌内动脉破裂，虽然出血状态较颈部血管破裂缓和，但如果不及时处理，同样可引起出血性休克。颞浅动脉及颌外动脉断裂可以先用指压法控制出血，然后加压包扎。颌内动脉出血主要靠填塞止血，勿盲目牵拉骨折块以致造成破裂的动脉发生断裂。鼻出血（rhinorrhagia）有时也很严重，现场处理可以经鼻腔填塞止血。在抢救急性出血的过程中，必须始终注意伤员的呼吸情况，一旦发现呼吸不畅，应以呼吸道问题作优先处理。

2．安全运送　快速而安全的运送是保证伤员生命的第二个重要环节，当现场急救解除呼吸危象并控制出血后，应立即组织人员和交通工具运送伤员。昏迷伤员可采用俯卧位，额部垫高，使口鼻悬空，便于唾液外流和防止舌后坠。一般伤员可采取侧卧位或头侧向位，避免血凝块及分泌物堆积在口咽部。在运送过程中，要保证呼吸道通畅，随身必备可移动光源、吸引器和氧气袋。重症伤员的运送应有专业人员陪同，特别是气管切开和处于昏迷状态的伤员，必须在医护人员的监护下运送。运送的目的地应事先明确，一般以就近运送为原则，但对于以颌面部创伤为最重伤的伤员应直接送到具有专科处理能力的医院，避免二次转送。在运送前或运送过程中，应及时通知接收医院，简要陈述伤情并告知可能到达的时间，以便对方做好抢救准备。

二、伤情判断与复苏 Primary assessment of injury severity and resuscitation

伤员急救必须强调树立全身观念、克服局部观念。应首先着眼于对生命体征和全身危重伤的抢救，待生命体征平稳、重要脏器损伤得到妥善处理后，再有步骤地实施口腔颌面创伤的分类救治。

伤情判断和处理应按顺序进行。首先检查呼吸、血压 、脉搏、意识、瞳孔和神经反射，重点了解伤因和现场急救对呼吸道及出血情况的处理，迅速判断呼吸道是否通畅，心、肺状况如何，有无进行性出血，有无严重的颅脑、脊髓及重要脏器损伤。一旦发现有危及生命的情况存在，必须尽快组织抢救，以挽救生命，降低病员死亡率。

急性上呼吸道梗阻和出血性休克是口腔颌面部创伤导致伤员死亡的两个主要原因。要重点检查口腔、咽腔和鼻腔，及时发现进行性出血和可能造成呼吸道梗阻的异物，并予以处理。观察从外耳道和鼻腔流出的液体，仔细辨别有无脑脊液漏（cerebrospinal fluid leak），估计颅底骨折情况，并结合伤史和意识变化进一步判断颅脑伤情。检查眼科情况，包括视力、眼球运动、瞳孔大小、对称性和反射灵敏性，特别要注意与颅脑损伤相关的体征以及必须紧急处理的眼球损伤。检查耳、喉，初步判断有无失听、失声和呛咳。检查颈部，观察有无大面积淤血和颈侧血肿，注意有无气管偏移。胸腔、腹腔、四肢和神经系统的物理检查和选择性的影像学检查也要同步进行，所有异常情况和救治前后的变化都要做详细记录。对颅脑、胸腹和四肢的损伤应及时请相关科室医生进行会诊处理，待生命体征平稳并解除危重病症后，再对颌面部创伤按伤势的轻重缓急和器官的致残伤度有计划地做相应的外科处理。

（一）上呼吸道梗阻的急救 Management of upper airway obstruction

【上呼吸道梗阻的原因】

1．吸入性梗阻　多见于儿童、老年人和昏迷病员，因咳嗽和吞咽反射减弱或消失，很容易发生误吸，将血凝块、涎液分泌物、呕吐物、碎骨块、碎牙片、游离组织块或其他异物吸入气管、支气管或肺泡内而造成急性呼吸道梗阻。

2．堵塞性梗阻　主要见于组织肿胀和组织移位两种情况。肿胀性梗阻多发生于口底、舌根、颈部、咽喉部的火器伤、烧伤和重度机械损伤引起的软组织广泛性水肿；也可发生于口底、颌下和颈部内出血造成的大面积血肿。水肿和血肿达到一定程度，便可压迫呼吸道或使气管移位，造成呼吸道不完全性梗阻。移位性梗阻常见于颏部粉碎性骨折（symphysis/parasymphysis comminuted fracture）使下颌弓缩窄、舌后坠堵塞咽腔（图7-1）；也见于上颌骨横断骨折（maxillary horizontal fracture），骨折块向后下移位，使软腭下垂，堵塞咽腔（图7-2）。

上呼吸道梗阻的发生可以是完全性的，也可以是不完全性的。完全性梗阻呈急性表现，呼吸急迫，在几秒或十几秒内即可出现三凹征（锁骨上窝、剑突下和肋间凹陷），随之昏迷，如抢救不及时，将因窒息而死亡，或者因大脑严重缺氧继发不可逆性损害，成为植物人。不完全性梗阻的临床表现相对较缓，允许一个以分计时的抢救过程。开始时，病员呼吸急促、烦躁不安、出冷汗；继而呈端坐呼吸、鼻翼扇动、口唇发绀，用力吸气伴喉鸣音；这时如不及时抢救，将迅速转为挣扎呼吸，并出现三凹征，呼吸变得浅而快、脉搏变得细而弱、血压快速下降，伤员昏迷，瞳孔散大、对光反射消失，最终死亡。

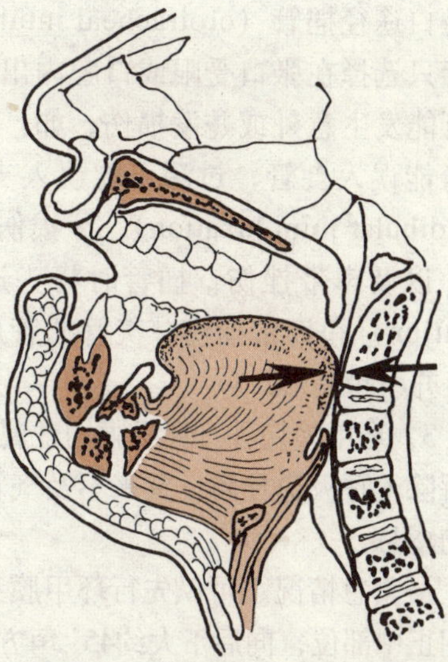

图7-1　颏部粉碎性骨折，舌后坠堵塞咽腔

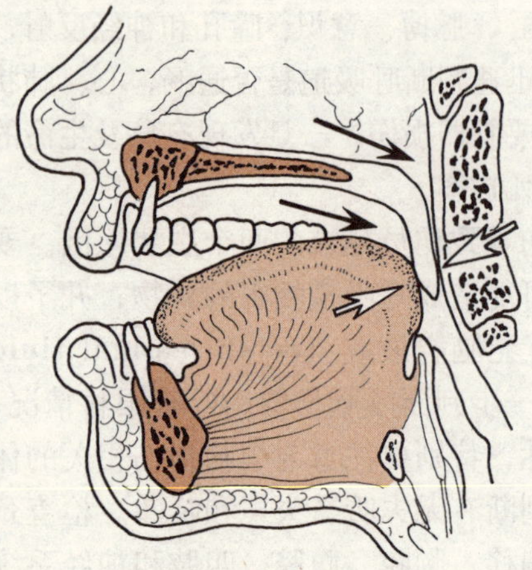

图7-2　上颌骨横断骨折向后下移位，软腭下垂，堵塞咽腔

【上呼吸道梗阻的紧急处理】

1．迅速解除梗阻原因　防止上呼吸道急性梗阻、避免窒息死亡的关键在于准确预测、早期发现和及时抢救。

备好光源、吸引器、输氧装置和气管切开包。仔细清除口咽腔和鼻腔的异物、分泌物、血凝块、碎牙片和游离组织块，完善止血。如在此期间或之前发生急性梗阻，应立即放弃操作，行环甲膜穿刺或者直接气管切开，以最快速度解除梗阻，进行有效吸氧。

因组织肿胀或血肿造成的阻塞性呼吸困难多呈渐进性加重。开始阶段，应主动开放伤口，以减轻水肿压迫，同时清除血肿，完善止血。如情况紧急，应立即经口或经鼻插入通气导管，并根据伤情的发展行预防性气管切开。

对因组织移位造成的呼吸道不完全性梗阻，应在镇静和局麻下进行组织复位和临时固定。上颌骨横断骨折，可试行复位，牵上颌骨向前、向上，然后用一块竹板水平放置在双侧前磨牙间，托上颌向上，两端用绷带悬吊固定于颅顶。如为下颌颏部粉碎性骨折，复位容易，但固定费时，可先将舌体牵引向外，用大圆针和粗线贯穿舌体缝吊在口外，然后再用牙弓夹板（arch bar）做单颌固定。

解除上呼吸道梗阻原因后，如患者仍有呼吸困难，应进一步检查是否存在胸、肺损伤。开放性气胸、活瓣性气胸、严重的血胸和心压塞，以及支气管破裂、横膈膜破裂、心肌挫伤、肺挫伤等同样可导致呼吸困难并危及生命。

2．气管插管　气管插管（endotracheal intubation）可以在最短时间内建立人工通气道。主要适用于呼吸道不完全性梗阻经非手术方法不能及时清除梗阻物或在清除过程中发生呼吸困难的情况；也适用于昏迷伤员防止误吸或上呼吸道需要支撑保护的情况。气管插管首选经口途径插管（orotracheal intubation），通常需借助直接喉镜在直视下完成。经鼻途径插管只选择在张口受限或口腔内出血视野不清的情况下使用，一般采用盲插。插管操作不当可能发生意外或并发损伤。如：刺激舌根部引起反射性呕吐可能发生窒息；插管方向靠前可能误入食管，过深可能误入支气管；操作粗暴可能继发颞下颌关节脱臼（temporal mandibular joint luxation）、牙损伤、会厌骨折；反复试插可以造成上呼吸道黏膜出血和血肿，以及声带挫伤；插管时将头过度后仰和搬动，可能导致颈椎脱臼（cervical spine luxation）和韧带损伤。气管插管后，需要严密监护和精心护理，以防出现导管堵塞和脱出，并引起窒息。

3．环甲膜切开　环甲膜切开属于应急处理手段，主要针对窒息伤员不能及时通过气管插管解除上呼吸道梗阻，又来不及气管切开时使用。这种情况常见于口咽部急性出血和呼吸道异物窒息。

最紧急情况下可以先行环甲膜穿刺。伤员取头后仰位，用注射针头于甲状软骨和环状软骨间正中部位，向后下大约45°角方向经皮穿刺环甲膜至声门下区气管内，以缓解气道阻塞症状。穿刺时要注意控制深度，避免穿刺过浅，针头未入气道，穿刺过深，针头刺入气管后壁。

穿刺成功后，可在针头尾端接一根“Y”形软管，接氧气管进行氧气交换。环甲膜穿刺的通气交换量十分有限，不能用作滞留式通气道。穿刺后应迅速准备环甲膜切开。方法是摸清甲状软骨和环状软骨间的凹陷，沿环状软骨上缘，横行切开皮肤、皮下，切口长约3cm。钝性分离颈前肌群，探知环甲膜间隙，用尖刀挑开环甲膜，再用血管钳适当撑开，随即插入一根塑料导管，并缝合固定（图7-3），同时取出穿刺针头。导管的留置一般不应超过24小时。

4．气管切开　气管位于气管三角区内，由马蹄形软骨环组成。颈部气管表面有皮肤、颈阔肌和颈筋膜覆盖。颈筋膜的浅面有连接两侧颈前静脉的横支跨越。包绕气管两侧的胸骨舌骨肌和胸骨甲状肌在颈中线相连接形成白线，气管切开术应循白线切开。在气管的第2～3软骨环处，有甲状腺峡横越（图7-4）。此峡内有左、右甲状腺上、下动脉终末支相吻合。气管的两侧有颈内静脉和颈总动脉等重要血管；越近胸骨上缘，这些大血管越靠近气管，所以在切开气管时，切口应保持正中位置，以免损伤重要血管。颈部气管上、下段的深浅不同，近环状软骨处最浅，胸骨上缘的气管段则较深。颈部气管的深浅又和头的俯仰有密切关系，俯时深，仰时浅。

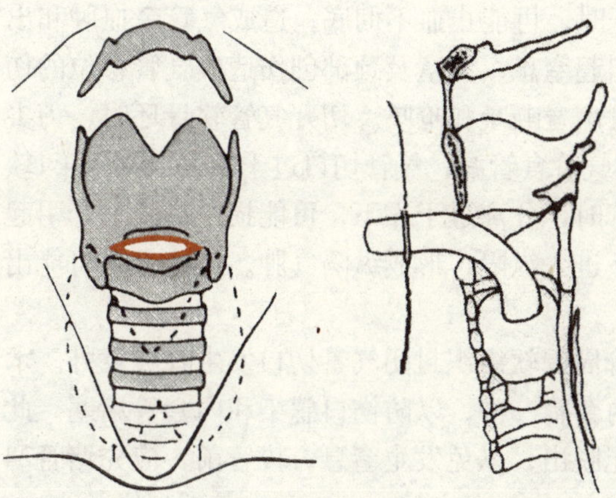

图7-3　环甲膜切开

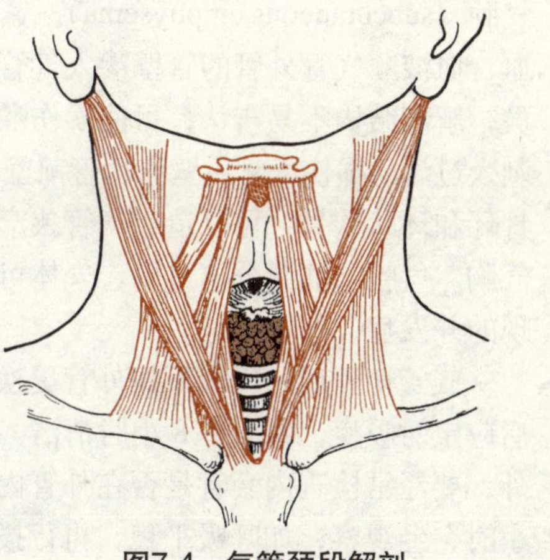

图7-4　气管颈段解剖

气管切开有两种情况：一种是预防性气管切开，针对伤后口咽及喉部水肿、血肿，呈进行性加重，可能或已经出现呼吸困难者；另一种是紧急气管切开，针对上呼吸道急性梗阻，呼吸困难严重，经非手术方法不能及时解除梗阻者。

手术时，伤员取仰卧位，肩下垫枕，头后仰，尽可能使气管上提，以便手术暴露。沿中线从甲状软骨下缘至胸骨上窝做局部浸润麻醉。手术一般采用颈中线纵行切口，从甲状软骨下缘向下至胸骨上窝上一横指处，也可以在胸骨上窝上两横指处做3～4cm长的横切口（图7-5）。切开皮肤、皮下，沿颈中线钝性分离颈前肌群，遇颈前静脉时，予以切断、结扎。有时甲状腺峡部过低，妨碍手术进路，可经下缘分离，向上提拉，如提拉困难也可切断、结扎。在甲状腺下方找到气管环，气管前筋膜不宜切开，以免产生纵隔气肿。对于儿童和颈部创伤伤员，应仔细辨认气管，以免误伤。儿童的气管细而软，容易与颈侧大血管混淆。颈侧水肿和血肿推气管移位，容易与食管混淆。确认气管无误后，用尖刀反挑切开第2～4气管软骨环，如切口太小，可以在切口两侧少量切除第3软骨环。用气管钳撑开气管切口，用吸引器吸净气管内分泌物，插入带管芯的气管外管，随即拔出管芯，放入内套管。用纱布丝置于导

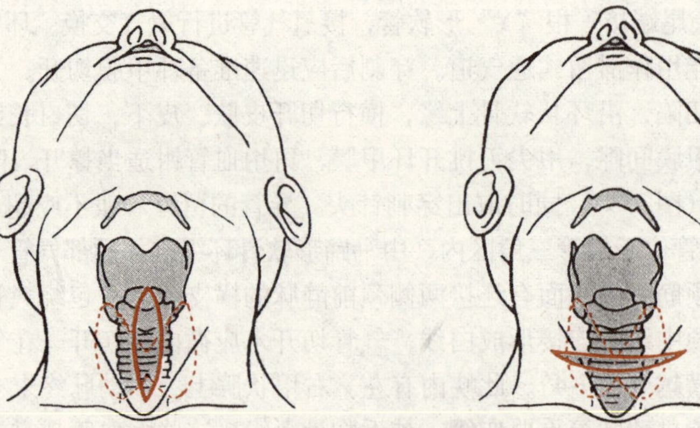

图7-5 气管切开

管口，观察是否随呼吸漂浮，以确认导管已准确插入气管内。

气管切开时，切口过大或缝合过紧，气体由气管切口逸出进入皮下间隙，可以引起皮下气肿（subcutaneous emphysema）。紧急气管切开时，可能止血不彻底，造成气管旁血肿和出血，血液顺气管外管的管壁渗入气管内，可以引起窒息。儿童及颈部创伤造成气管移位的伤员，解剖结构不易辨认，可能误伤喉上神经继发声音嘶哑和呛咳。切开气管软骨环时，刀尖刺入过深，损伤气管后壁和食管前壁，可以导致气管食管漏；气管切口过于靠上，损伤第1软骨环和环状软骨，可以造成气管狭窄。暴露气管时，分离过于靠下，可能损伤胸膜顶，引起气胸。气管前筋膜分离过多，气体可以沿筋膜下进入纵隔，形成纵隔气肿。这些都是可能出现的并发症。

气管切开后一周内不做外管更换，以免导管周围软组织封闭气管切口发生呼吸意外。术后应定时吸痰，每6～8小时清洁、消毒气管内套管一次，以防伤口感染和内套管堵塞。此外，要经常检查内套管是否在外管内，外管有无脱出，以免发生窒息。拔管前，应先堵管24小时，经观察，如呼吸平稳，再行拔管。

（二）颌面部出血的救治 Management of bleeding in maxillofacial region

颌面部严重创伤可导致大出血，如处理不及时，可发生出血性休克而危及生命。动脉出血呈喷射状，血色鲜红；静脉出血呈涌出状，血色暗红。医务人员要注意观察，及时发现隐性出血，特别是儿童和意识状态不佳的伤员，如出现频繁吞咽，多次呕血，应仔细检查鼻腔和咽腔是否存在活动性出血。软组织清创术中，偶尔会发生知名血管再出血，这种情况多见于颈部及面深部。血管损伤一般在受伤时即可发现。少数情况下，由于皮肤伤口小，血肿压迫血管或致伤物封闭了血管伤口，暂时不出血，但清创处理时，在缺乏准备的情况下盲目清除血凝块或拔出致伤物，结果导致急性大出血。

大出血的急救应根据创伤部位、出血源、出血程度和出血持续时间，采取相应的措施进行止血（control of bleeding）。同时要尽可能地准确估计出血量，应将现场出血和出血浸及的物件计算在内，再根据伤员的意识、血压、脉搏、肢体温度、尿量等因素评估休克发生的可能性，及时补充血容量，积极防治出血性休克。

【直接止血法】

1．指压止血 是用手指压迫血管阻断出血区供血动脉的近心端，起到暂时止血的应急手段。指压部位依据知名血管的体表标志而定。头皮及额颞部出血可压迫颞浅动脉（图7-6.A），压迫部位在耳屏前上方。面部出血可压迫颌外动脉（图7-6.B），压迫部位在下颌下缘水平的咬肌前缘，抵住下颌骨表面。鼻、咽及面侧深区的严重出血可压迫颈总动脉（图7-6.C），部位在环状软骨水平的气管旁和胸锁乳突肌前缘，抵住第五或六颈椎横突表面，颈总动脉只能做单侧压迫，每次压迫持续时间不得超过3～5分钟，否则可能造成脑供血不全的症状。

2．包扎止血　主要用于面颈部大面积创面的出血和面侧深区静脉（颈内静脉和翼静脉

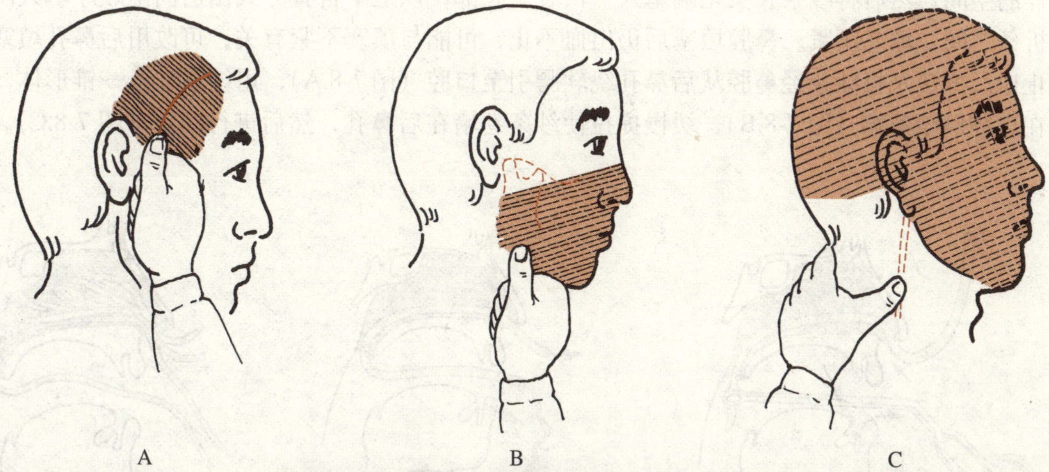

图7-6　指压止血法

A. 压迫颞浅动脉　B. 压迫颌外动脉　C. 颈总动脉

丛）渗血。方法是先清理创面，结扎可探知的活动性出血，用明胶海绵填塞渗血的深部静脉，之后复位软组织辨和骨组织块，再用多层网纱敷料覆盖损伤区，外面用绷带做加压包扎（图7-7）。包扎时要注意压力适度，特别是颈部包扎，切勿因压力过大造成呼吸不畅。

3．填塞止血　多用于颌面部窦腔出血，如鼻腔、上颌窦、筛窦、额窦部位深、视野差、出血多呈渗出状，主要靠填塞止血。填塞物一般用碘纱条或油纱条，注意用多根纱条填塞时，要彼此缝扎牢固连接，由深及浅“S”形顺序填塞，并记住纱条数目，防止抽除时遗留纱条。

4．结扎止血　面部深区和颈部出血，在止血前先要备好吸引器、调好光源、扩大切口、充分显露手术野，然后清除血肿和异物，再行止血。一时难以找到出血点时，可先用纱布填

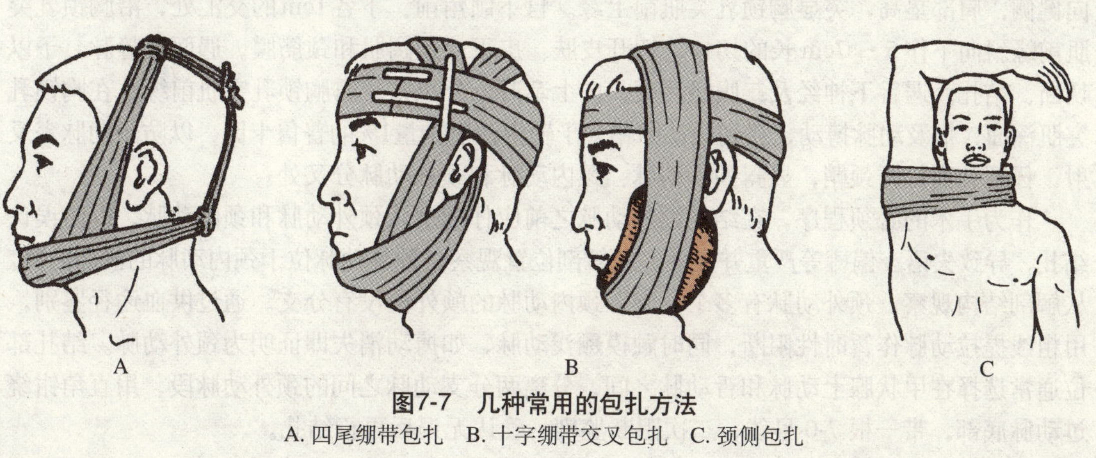

图7-7　几种常用的包扎方法

A. 四尾绷带包扎　B. 十字绷带交叉包扎　C. 颈侧包扎

塞止血，然后从一端逐渐撤出纱布，同时跟踪吸引，直达出血点，迅速钳夹止血，再予以结扎或缝扎。颈外动脉和颈外动脉的分支血管均可结扎。

5．鼻出血填塞法　外伤性鼻出血多因鼻黏膜撕裂所致，止血主要采用鼻腔填塞法。先用 0.1% 的肾上腺素棉片加数滴 1% ～ 2% 丁卡因溶液浸及鼻腔，后鼻孔填塞者需增加翼腭管麻醉。填塞物用凡士林纱条或碘仿纱条外涂凡士林。将纱条反折 8 ～ 10cm，用血管钳顶住反折端插入鼻腔至后鼻孔，张开反折条，短头贴于鼻腔上方，长头贴于鼻底，形成一个类似口袋样的空间。然后将纱条长头尾端塞入“口袋”底部，以上下折叠方式由后向前顺序填入两反折条之间，填塞压紧。鼻腔填塞后仍出血不止，可能与填塞不紧有关，可改用后鼻孔填塞法止血。方法是将纱条经鼻腔从后鼻孔绕软腭引至口腔（图 7-8.A），用纱条卷成一锥形体，系在口腔侧纱条端（图 7-8.B），缓慢提拉使纱条卷堵在后鼻孔，然后进行填塞（图 7-8.C）。

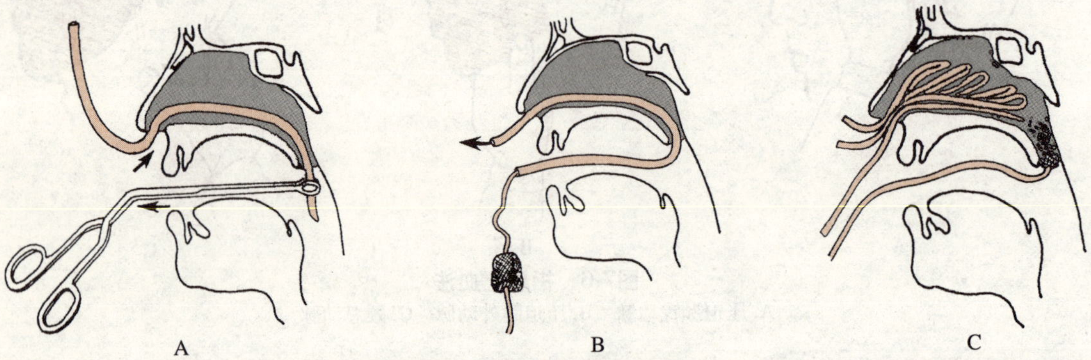

图7-8　后鼻孔填塞止血法

A. 从口腔侧引出纱条　B. 纱条卷系在口腔侧纱条端　C. 填塞鼻腔

鼻腔填塞时，应注意无菌操作，勿使咽鼓管咽口受压，以防中耳炎的发生。填塞在鼻腔内的沙卷一般 2 ～ 3 天后取出，如有出血，需再次填塞。伴发颅底骨折脑脊液鼻漏的伤员原则上禁忌鼻腔填塞，可先试行直接止血，用吸引器吸干净鼻腔内的血液，寻找出血部位，电灼止血。如止血困难，再考虑进行鼻腔填塞，但止血后应尽早撤出填塞的沙卷。

【颈外动脉结扎】

颌面部大出血经局部止血难以控制时，可行颈外动脉结扎。伤员取平卧位，头后仰，偏向健侧，肩部垫高，突显胸锁乳突肌前上缘。自下颌角前、下各1cm的交汇处，沿胸锁乳突肌前缘斜向下作 5 ～ 7cm 长的切口，切开皮肤、皮下、颈阔肌和颈筋膜。遇面总静脉，予以切断、结扎。遇舌下神经及二腹肌后腹，向上牵开。分离并暴露胸锁乳突肌前缘，在胸锁乳突肌深面，扪及动脉搏动，找到颈动脉鞘，于鞘内注射少量1%的普鲁卡因，以防颈动脉窦反射。仔细分离打开颈鞘，显露颈外动脉、颈内动脉和颈总动脉分叉处。

作为手术的必须程序，在结扎颈外动脉之前应仔细辨认颈外动脉和颈内动脉，以防误认结扎，导致失语、偏瘫等严重并发症。从解剖位置观察，颈外动脉位于颈内动脉的浅面内侧。从解剖结构观察，颈外动脉有多个分支，颈内动脉的颅外段没有分支。通过供血途径鉴别，用粗线提拉动脉作暂时性阻断，同时触摸颞浅动脉，如搏动消失即证明为颈外动脉。结扎部位通常选择在甲状腺上动脉和舌动脉之间，分离两分支动脉之间的颈外动脉段，用直角钳绕过动脉底部，带一根 7-0 号线，二次阻断鉴别，确认无误后再行结扎。

【抗休克治疗】创伤性大出血在短时内大量失血可导致病员休克。失血性休克的救治原则是完善止血，消除休克原因，恢复有效血容量，合理使用药物治疗以改善组织灌注，保持呼吸道通畅，保证有效吸氧，防止感染。抗休克治疗的目的在于恢复组织灌流量，补充血容量为根本措施。如休克较轻或属代偿期者，或虽处于休克状态而无条件输血者，可输中分子右旋糖酐或复方氯化钠溶液，半小时内输入1000ml。如休克较重，需以输血为主，适当补充其他液体。中度休克者第 1 小时可输血 1000ml 左右；重度者（收缩压低于 9.3kPa）要在 10 ~ 30 分钟内输血 1500ml。

三、合并颅脑损伤的处理 Management of craniocerebral injury

颌面部紧邻颅脑，极易合并闭合性颅脑损伤。Haug（1992）调查显示，17.5% 的颌面部骨折伴发不同程度的闭合性颅脑损伤，下颌骨与面中部骨折的颅脑损伤伴发比例为1.3：1（骨折发生比例为2.1：1）。Brandt（1991）对114例面中部骨折的调查显示，38%伴发颅脑损伤。对于首诊于口腔颌面外科的急诊伤员，必须充分估计合并颅脑损伤的可能性，应做到早期诊断、合理转诊、及时治疗。

颅脑损伤应详细了解伤情和前期处理情况，注意观察意识状态、生命体征、眼部征象、运动障碍、感觉障碍、小脑体征、头部检查、脑脊液漏和眼底情况。对于颌面部创伤伴发伤后昏迷的伤员，要详细了解昏迷持续时间，有无中间清醒期和再次昏迷史，有无剧烈头痛、躁动不安、频繁呕吐、肢体瘫痪等，以此初步判断颅脑损伤的存在及损伤程度，并决定进一步检查内容。伤后昏迷通常是颅脑损伤的首要指征。昏迷浅、昏迷时间短，说明颅脑损伤轻，多为脑震荡或轻度的脑挫裂伤。昏迷深、持续时间长，说明颅脑损伤重，可见于广泛性脑挫裂伤、脑干损伤等。意识障碍的某些特征性表现可以指示损伤类型，昏迷－清醒－再昏迷指示颅内血肿的可能。有些颅脑损伤不一定当时昏迷，但要常规观察 24 ~ 48 小时，如伤情恶化出现昏迷，要考虑迟发性颅内血肿的可能。

通过病史调查和物理检查初步确定颅脑损伤的伤度。如为轻度损伤，可同期处理颅脑损伤及颌面部创伤；如为中度以上损伤，应进一步做 CT 和 MRI 检查，请求会诊，及时转诊，待颅脑损伤伤情平稳后，再处理颌面部创伤。

1. 颅底骨折　颌面创伤常伴发颅底骨折和脑脊液漏，损伤部位以前颅窝居多，其次是额骨和眶顶，少数为颞骨和中颅窝。

前颅窝骨折多伴发于上颌骨Le Fort Ⅲ型骨折、鼻眶筛骨折（naso-orbital-ethmoid fracture，NOE fracture）和眼眶骨折（orbital fracture）。冠状位 CT 可以清楚地显示颅底多处折裂和骨折块移位。鼻眶筛区骨折常损伤嗅神经，造成一侧或两侧嗅觉丧失（olfaction disability）和减弱。额顶骨折，如为线性或轻度凹陷（小于 5mm），在没有颅压增高的情况下，无须特别处理。严重的凹陷性骨折（depressed fracture）和粉碎性骨折（comminuted fracture）可损伤硬脑膜，造成硬脑膜外或硬脑膜下出血，压迫脑组织，如出现颅压增高和脑损伤症状，应及时会诊手术。眶顶后部骨折可造成球后出血和眼球运动受限（limited ocular mobility）。偶见视神经管压缩性骨折造成失明，应争取在伤后 4 小时内行视神经管减压术。前颅窝邻接气窦，空气经蝶窦、筛窦、额窦骨折和撕裂的硬脑膜通道进入颅内，可造成颅腔积气（intracranial emphysema），并伴发头痛、头晕，少量气体可自行吸收，如积气广泛，继发意识改变，应尽早手术。涉及中颅窝骨折可以损伤途径海绵窦的颈内动脉，形成颈内动脉海绵窦漏，通过血管造影确诊后，可同期行经股动脉穿刺的血管栓塞。

前颅窝骨折常伴发脑脊液鼻漏（cerebrospinal fluid rhinorrhea），中颅窝骨折常伴发脑脊液耳漏（cerebrospinal fluid otorrhea）。筛板、后组筛窦、蝶窦、额窦、眶顶、颞骨岩部和乳突部是最容易造成硬脑膜撕裂的骨折部位。脑脊液漏禁忌冲洗和填塞，以防发生逆行性颅内感染继发脑膜炎。适当调整伤员头位呈高卧状态，同时限制液体摄入、降低颅压，可以减少脑脊液漏流量。伤后24～48小时可预防性使用抗生素。脑脊液漏多数在1周～10天内自行愈合，如超过3～4周持续不愈，应考虑手术修补。

2．脑震荡和脑挫裂伤　脑震荡（cerebral concussion）属于轻型脑损伤。诊断要点包括：明确的颅脑损伤史；伤后短暂的（半小时以内）意识丧失，醒后逆行性健忘，伴有或不伴有头痛、头晕、乏力、恶心等植物神经功能紊乱症状；神经系统检查无阳性体征。治疗以静养为主，避免刺激。如恶心、呕吐，不能进食，可从静脉给营养。持续兴奋的病人，可适当应用镇静剂。持续头痛、头晕、失眠的病人，可对症治疗，给予镇痛和调节植物神经及血管运动功能的药物。

脑挫裂伤系脑实质损伤，就诊于口腔颌面外科的伴发性脑挫裂伤多属轻型或中型。伤时可出现意识障碍，持续时间从几分钟到几小时不等，因脑水肿和高颅压，可出现剧烈头痛及恶心呕吐，一般尚不至于出现颈项强直，生命体征改变也不大，CT可以不显示或仅显示损伤区呈片状密度减低。临床处理以早期脱水、激素、低温冬眠疗法为主，同时要密切观察伤情发展，及时会诊做进一步治疗。

3．硬膜外和硬膜下血肿　硬膜外血肿（extradural hematoma）发生于颅骨和硬脑膜之间，多因脑膜中动脉、脑膜中静脉、硬脑膜静脉窦或板障静脉损伤所致。临床常表现为典型的昏迷－清醒－再昏迷过程，重度损伤也可无清醒期，并继发颅压增高和脑压迫症状。CT扫描可显示血肿大小和部位。血肿范围小（30ml以内），中线无移位，意识状态较好的伤员无须手术，但要密切观察伤情发展，并予以脱水、降颅压和对症治疗。如血肿较大，中线明显偏移（超过10mm），意识状态欠佳，并出现脑压迫症状者，应及早请会诊，通过手术清除血肿。

硬膜下血肿（subdural hematoma）发生于脑实质和硬脑膜或蛛网膜之间，多系大脑皮质与硬脑膜间的联系静脉断裂所致，一般伤情较重，伴中度以上昏迷。就诊于口腔颌面外科者可能为亚急性血肿，早期症状不严重，但随着时间的推移，伤情会迅速加重，对此应高度警惕，在进行脱水、降颅压等处理的同时，必须尽早通过会诊和转诊解决。

四．合并颈椎损伤的处理　Management of cervical spine injury

颈椎损伤（cervical spine injury）常伴随头部受冲击或撞击而发生。颌面部骨折的颈椎损伤伴发率大约在1%到2.6%之间（Beirne，1995；Ardekian，1997；Merritt，1997）。颈椎骨折的伴发率一般较低，Bayles（1997）报告的1382例下颌骨骨折中，501例（36.3%）做了颈椎影像学检查，仅8例（0.58%）发现颈椎骨折。统计结果表明，下颌骨骨折常伴发上段颈椎损伤，面中部骨折常伴发中下段颈椎损伤。伤员因颌面部创伤就诊于口腔科，当怀疑有颈椎伴发伤时，不应在牙椅上进行检查和处理，否则可能因搬动头部或以颈部做支抗，加重颈椎损伤，并导致严重的并发症。这一点对昏迷伤员尤为重要。

颈椎损伤主要表现为姿态畸形、颈部疼痛、活动受限和神经麻痹症状。通过影像学检查（颈椎正侧位、侧斜位、颈椎开口位、脊髓造影、CT）可以辨明损伤部位、范围和椎管内情况，并据此推断损伤机理，诊断骨折类型，尤其要明确有无脊髓损伤和骨折的稳定性程度。颈椎损伤的处理主要以牵引、制动和颈项固定为主，有脊髓压迫症状者，需早期会诊手术。

五. 合并胸腹、四肢损伤的处理

Management of chest, bdomen and extremity injury

口腔颌面部创伤可以合并胸腹及四肢损伤，特别是一些闭合性损伤，早期可能症状不突出，但如果延误处理，可以使后期治疗变得复杂而困难，甚至致死。对此应予以高度重视，一旦发现可疑伤情，需及时通过会诊解决。

合并胸部损伤的伤员，常因肺受压或支气管和肺泡阻塞出现呼吸困难，如伴发肋骨骨折，深呼吸时胸部疼痛，气胸时听诊可发现肺尖呼吸音改变，血胸和肺挫伤时，肺底呼吸音异常和咯血，皮下气肿和纵隔气肿也是较为常见的体征。胸部X线片检查应作为常规，重点发现肋骨骨折、肺部阴影、纵隔加宽和心脏扩大等异常表现。

腹部损伤，特别是闭合性损伤的潜在危险性很大，伤员主要表现为腹痛、恶心、呕吐和血尿等。腹腔脏器损伤造成的内出血和内容物外溢均可刺激腹膜引起腹部压痛、反跳痛和肌紧张。多数伤员会出现不同程度的恶心、呕吐，上胃肠道损伤尤为明显。发现血尿提示泌尿系损伤，应常规置入导尿管，并进一步做肾盂和膀胱造影，导尿管插入困难应考虑为尿道损伤。进一步检查，包括腹腔穿刺、腹腔灌洗、B超和CT等，通过会诊后有选择地进行。

四肢和躯干损伤首先要通过对伤员姿势、体位、保护性体态，以及肿胀和畸形发现骨折部位，进一步通过触诊发现有无压痛、牵拉痛、叩击痛，以及碎裂音、异常运动等，依据损伤部位和严重度不同，伤者常继发不同程度和不同方式的功能障碍。影像学检查是诊断四肢和躯干损伤的必要手段，一般应通过会诊解决，并及时转诊处理。

复习思考题

1. 简述口腔颌面部创伤的急救原则。
2. 急性上呼吸道梗阻的原因有哪些？如何急救。
3. 试述气管切开术的手术要点及可能发生的并发症。
4. 行颈外动脉结扎时，如何进行颈外动脉和颈内动脉辨别？
5. 简述颅底骨折和脑脊液漏的治疗原则。
6. 及时发现颈椎伴发损伤有何临床意义？

第三节 软组织损伤的清创与早期修复

Debridement and primary repair of soft tissue injury

提 要

软组织损伤应尽早实施清创术。彻底清除伤口内的细菌和异物；完善止血、消灭死腔；尽量保存组织；按成形原则进行组织对位和无张缝合；严重污染或感染的伤口应放置引流。腮腺和导管损伤的处理以防止涎瘘为原则；面神经断裂应争取同期吻合。抗感染治疗是早期处理的重要内容，包括选择性注射破伤风抗毒素和狂犬病疫苗。

颌面部创伤性异物的摘除应恰当掌握手术时机和指征。术前应确定异物的大小、数量和部位；异物所在的解剖层次；伤道的方向和深度；异物与大血管和重要神经的关系。深部异物的摘除可借助解剖标志、针刺探查、X线透视、磁铁吸引等方法寻找。术中应避免对大血管或重要神经的损伤。

一、软组织开放性损伤的清创术　Debridement of soft tissue open injury

口腔颌面部软组织开放性损伤应在伤情允许的情况下尽早实施清创术，清创术包括冲洗伤口、清理伤口和关闭伤口三个基本步骤。

1．冲洗伤口　冲洗伤口的目的是清除进入伤口内的细菌和异物（foreign body），防止感染，促进伤口愈合。一般认为，细菌进入伤口 6 ～ 12 小时以内，多停留在损伤组织的表面，尚未大量繁殖，通过冲洗，容易清除。先剪除伤口附近的毛发，用无菌纱布轻轻塞住伤口，再用肥皂水清洗皮肤。经伤口侧缘进针注入麻药，在局麻下用大量外用盐水冲洗伤口。

清洗伤口时，各种“毒性”液（酒精、六氯酚、碘剂、强力肥皂液）都不应直接接触开放的伤口，因为这些物质能够杀伤细胞。防止伤口的感染主要靠高压冲洗的机械作用，应采用带 18 号针头的 20ml 注射器用力推注。污染严重的伤口可以用清洁剂清洗，然后用大量生理盐水彻底冲洗。动物咬伤也应该用清洁剂和盐水冲洗，去除动物的涎液和其他污染物。

2．清理伤口　常规消毒、铺巾。冲洗后的伤口内仍可能残留沙粒、金属物、牙碎片、玻璃、草木或各种有机物质，必须仔细检查，彻底清除。定位准确的深部金属异物最好同时取出。面部伤口的扩创应遵循“保守原则”，组织切除只限于坏死和沾染尘土的部分。由于面部血供丰富，即使是蒂部窄小的撕裂组织也能成活，应予以最大限度地保留。不规则或斜面的皮肤创缘可以切除，形成整齐的创缘，以减少愈合瘢痕。清理伤口过程中，应注意完善止血。再次冲洗伤口，准备缝合。

3．关闭伤口　关闭伤口的原则包括：保证组织床清洁；彻底止血；消除死腔；沿皮肤张力线和自然皱褶扩大伤口；将移位的组织准确对位、分层缝合；皮肤创缘无张力对合；细线缝合、创缘外翻。

创缘的皮肤与皮下组织交界处可做少许潜行分离，以减小张力；创缘接触的部分要保持轻度外翻；缝合张力较大时，可采用褥式缝合。连续皮下缝合可以保留 3 ～ 4 周，有助于减少皮肤张力和瘢痕形成。关闭伤口时应准确复位移位的组织，经过睑缘、鼻翼边缘或转折、唇皮肤黏膜缘、眉毛的伤口，要对齐解剖标志，使这些缘、线、纹、折成平滑连接。

对污染严重或已有初期感染的伤口，关闭伤口时，不要缝合过紧，并放置引流。组织严重肿胀或张力较大的伤口，可以先采用细钢丝铅丸、纽扣或碘仿纱块衬垫等褥式减张法拉拢缝合（图7-9）。待肿胀消退、张力减小时再进行细致缝合。此类损伤愈合后往往形成较明显的瘢痕，需 II 期手术整复。

直接拉拢缝合有困难的或较小的皮肤缺损创面可以做附加切口，形成局部皮瓣，以便关闭伤口。遇有大范围的皮肤缺损的创面，可以考虑先行断层皮片游离移植，消除创面，后期采用皮肤扩张技术进行修复。

二、软组织损伤的分类处理　Surgical treatment of soft tissue injury

1．擦伤　擦伤是皮肤与地面或粗糙物滑动摩擦产生的一种损伤。颜面部擦伤多发生于

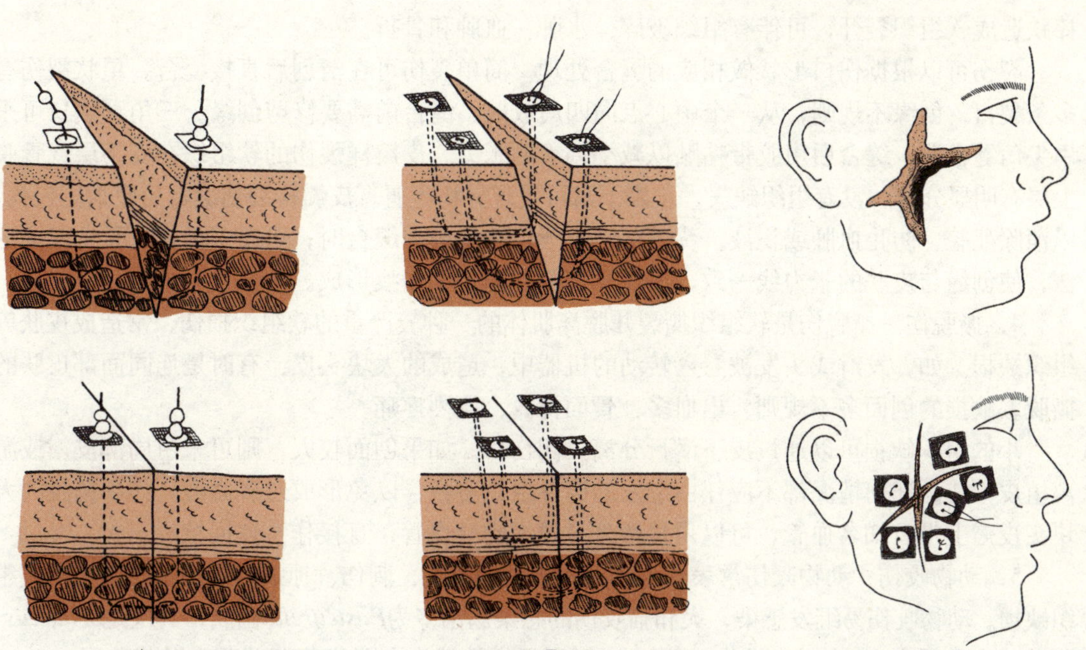

图7-9　A：铅丸拉拢缝合　B：纽扣拉拢缝合　C：面部挫裂伤定向拉拢缝合

额、颧、颏、鼻等突出部位。临床表现为表皮片状破损或深浅不一的平行线条划痕，表面有少量渗血或附着沙粒或异物。由于皮肤感觉神经末梢暴露，常伴有烧灼样疼痛。

外科处理应尽早清除创面的尘土颗粒。在局麻下先用肥皂液擦洗，然后用生理盐水冲洗，再用抗菌油纱和棉纱覆盖创面。如果损伤未擦除表皮层，伤后不会留下明显的瘢痕。如果擦伤深达真皮层，将会形成明显的瘢痕，这时需要切除残余的真皮或继发的瘢痕组织，用细线做初期缝合。皮肤擦伤暴露于阳光下会引起色素沉着。局部涂抹防晒制剂有助于减少色素沉着。

2．挫伤　挫伤是肌体受钝器撞击或摔跌，皮下和深部组织遭受瞬间冲击、挤压，造成皮下组织水肿、血肿和肌纤维断裂的一种损伤。耳部软组织挫伤可引起耳廓皮肤损伤、皮下淤血、局部血肿和肿胀。鼻部挫伤多由钝器打击所致，可引起外鼻皮下淤血、局部肿胀。咽喉挫伤见于局部扼勒、挤压、麻醉插管等，可造成咽喉及颈部肿胀、皮下或黏膜下淤血、皮下气肿。

轻度挫伤无需特别处理，早期可采取局部冷敷，以减少组织肿胀和血肿形成。组织内血肿一般可自行吸收或消散。如血肿过大或已液化，可行局部穿刺或引流。有些骨膜下挫伤造成的血肿可能引起骨膜下增生，导致局部膨隆，这种情况常见于青少年和儿童的眶下区或鼻旁，对此应在早期清创血肿。

3．裂伤　裂伤根据致伤原因和机理可以分为切割伤、刺伤、撕裂和挫裂伤。

切割伤为刀、玻璃等锐器切划所致，特点是伤口整齐，污染较轻。特定部位的切割伤可造成特殊的或严重的问题。如，割破血管引起大出血，切断面神经导致面瘫，切断腮腺或导管出现涎瘘。刺伤系由锐器刺入身体所致，特点是伤口小、伤道多深，可穿透颌面部薄层骨壁。如果刺入物是竹木器，可能造成异物残留和长期不愈的感染。撕裂伤是体表与突出物小范围接触、并呈小角度相对运动时，造成的软组织裂开。挫裂伤是由较大力量的钝器撞击和摔跌造成软组织裂开，可伴有组织破碎、水肿、血肿和骨折。

裂伤可以根据伤口形状做相应的缝合处理。简单裂伤可在清创后直接缝合。星状裂伤有多条裂口，创缘不规则，从一个中心点向四周放散，缝合前需要修剪创缘。三角形裂口可采用尖角缝合法，缝合后用胶带粘贴以减小创缘的张力。皮瓣样裂伤的软组织在皮下层或骨膜上层有明显分离，没有组织缺失，皮瓣下常可发现异物碎屑。皮瓣样裂伤缝合后应加压包扎，以消除死腔、防止血肿或积液。头颈部半环形皮瓣样裂伤缝合时，可以采用Z成形或W成形法，使创缘与皮肤的张力线一致，避免局部隆起畸形和瘢痕形成。

4．撕脱伤　撕脱伤是软组织撕裂并脱离肌体的一种较严重的软组织损伤，常造成皮肤等组织缺损。如，发辫或头发被卷入转动的机器中，造成的大块头皮、有时是连同面部皮肤的撕脱。缺损的创面多不规则、出血多、骨面裸露、剧烈疼痛。

小的组织缺损可以通过皮下潜行分离关闭伤口。如果创面较大，则可采用局部皮瓣或游离植皮方法。任何情况都不应任由继发的肉芽组织愈合，以免形成过多瘢痕。如果撕脱的大块头皮瓣上带有知名血管，可以用显微外科技术吻合血管，直接作头皮回植。

5．动物咬伤　动物咬伤常表现为多处不规则的撕裂、刺伤、抓痕，大动物咬伤可造成组织缺损。动物咬伤易继发感染，犬和猫咬伤的感染病菌多为*Pasteurella*菌属，其次是*S. aureus*，这种感染一般在24小时内发生。24小时以后发生的感染主要为葡萄球菌或链球菌属。

如果伤口周围肿胀明显或怀疑有骨折和异物残留，应做X线检查。伤口应做彻底清创。大多数撕裂性损伤可以初期缝合。而对刺入性伤口，由于伤口不易清洁，应延期缝合。伴有广泛的组织挤压碎裂、需要较大范围扩创的损伤，最好是延迟关闭伤口。预防感染可以选用头孢氨苄。24小时以内发生的感染可选用青霉素或阿莫西林，24小时以后出现的感染可选用青霉素类药物。动物咬伤应警惕破伤风（tetanus）的可能性，常规注射破伤风抗毒素。

任何动物咬伤都应重视发生狂犬病（rabies）的可能性。最好的预防措施是用肥皂液即刻和彻底冲洗伤口。被可疑狂犬病动物咬伤或狂犬病高发地区的患者，建议采取暴露后预防措施，包括立即给予人狂犬病免疫球蛋白，10IU/kg注射于咬伤处，10IU/kg肌肉注射；并肌肉注射八倍数细胞狂犬病疫苗，每次1ml，分当日、3、7、14、28天5次给予。

三．特殊结构损伤的处理

Special consideration of management for unique structure injury

1．唇损伤　唇部有唇红缘、唇弓、人中嵴、人中窝、口轮匝肌等特殊结构，表情功能活动丰富，具有显著的美观意义。唇损伤（lip injury）后常见的问题是唇红缘错位愈合、瘢痕或缺损，严重影响口轮匝肌的活动或出现肌肉运动不协调和扭曲畸形。

清创缝合最好在阻滞麻醉下完成，以免因组织肿胀影响唇红对位。损伤的组织应分层缝合。如果肌肉断裂、肌纤维回缩，错位愈合后会出现局部凹陷和隆突，要求采用3-0或4-0的可吸收线对位缝合。缝合皮肤时，特别要注意唇缘轮廓线的正确衔接，斜行经过唇红－皮肤交界的创缘应修整成与唇缘轮廓线90°角，唇缘轮廓线才会衔接整齐（图7-10.A）。上下唇组织缺失小于1/4，可以直接拉拢缝合。如果组织缺损超过1/4，应采用交叉唇瓣（Abbe-estlander flap）或扇形瓣（karadanzic flap）修复（图7-10. B和C）。

2．舌损伤　舌体血供丰富，组织脆嫩，活动度大。舌损伤（tongue injury）清创时注意清除可能存留的牙或修复体的碎片，用生理盐水彻底冲洗。深部伤口可能出现血肿，应予清除和妥善止血，并分层缝合。不规则伤口缝合时注意保留舌体的长度和活动度，应做纵向缝

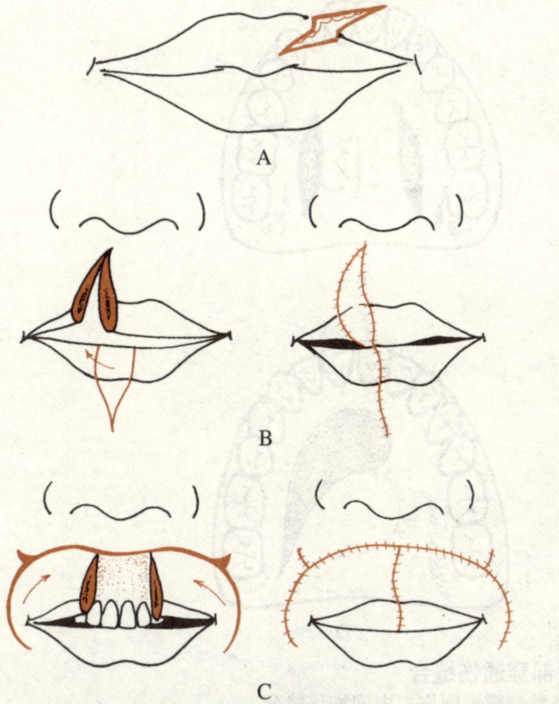

图7-10　唇损伤的缝合

A. 斜行经过唇红－皮肤交接的创缘应修整成与唇缘轮廓线 90° 角　B. 交叉唇瓣　C. 扇形瓣

合（图7-11）。舌缝合要求用粗线、远离创缘(5mm)、多带组织、打 4 叠结。

3.颊部贯通伤　颊部损伤（cheek injury）多为贯通伤（perforating injury）。早期处理以关闭创口和消灭创面为原则。无组织缺损或缺损较少时，可由内向外分层缝合黏膜、肌肉和皮肤。口腔黏膜无缺损而皮肤缺损较多时，应立即行皮瓣转移或游离植皮，或作定向拉拢缝合，遗留缺损 II 期整复。对于较大的面颊部全层洞穿型缺损，可直接将创缘的口腔黏膜与皮肤相对缝合（图 7-12），消灭创面。遗留的洞形缺损，后期再行整复治疗。如伤情和条件允许，也可在清创术时用带蒂皮瓣、游离皮瓣及植皮术行双层修复。

4．腭损伤　腭损伤（palate injury）多见于刺伤。硬腭软组织撕裂伤作黏骨膜缝合即可。软腭穿通伤，应分别缝合鼻侧黏膜、肌肉和口腔侧黏膜。如硬腭有组织缺损或与鼻腔、上颌窦相通，可在邻近转移黏骨膜瓣，封闭瘘口和缺损或在硬腭两侧做松弛切口，从骨面分离黏骨膜瓣后，将贯通口处拉拢缝合(图 7-13)。硬腭骨面裸露处可自行愈合。如腭部缺损太大，不能立即修复者，可暂时做腭护板，使口腔与鼻腔隔离，II 期手术修复。

5．外鼻损伤　外鼻裂伤应先将关键点缝合以恢复解剖标志。鼻中隔软骨暴露，只要其一侧黏膜完整，一般能正常愈合；如果软骨分离，至少要将一侧黏膜修复完整。穿通性裂伤应先关闭黏膜伤口，将线结打在鼻腔侧，然后缝合皮肤伤口。皮肤缺损可用全厚皮片移植，一般取耳后皮肤，颜色和质地较为匹配。鼻翼缺损可用耳廓复合组织移植，适用条件为：①创缘切修整齐、有活力；②伤后时间短；③移植物的任何部分距创缘不超过 0.5cm。

6．腮腺、导管损伤　腮腺及其导管损伤多见于刀砍伤。由于解剖关系，常合并面神经损

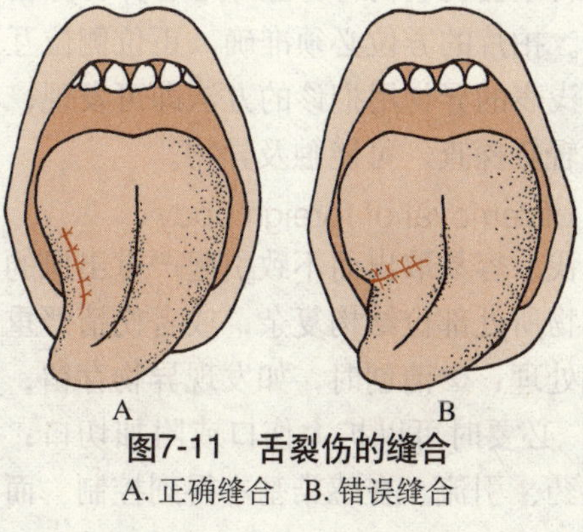

图7-11　舌裂伤的缝合

A. 正确缝合　B. 错误缝合

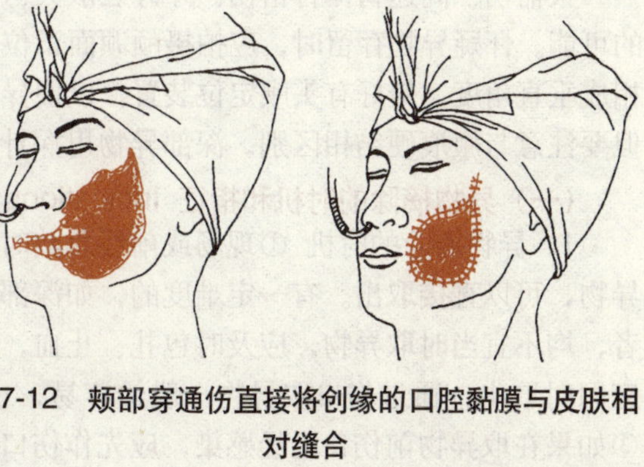

图7-12　颊部穿通伤直接将创缘的口腔黏膜与皮肤相对缝合

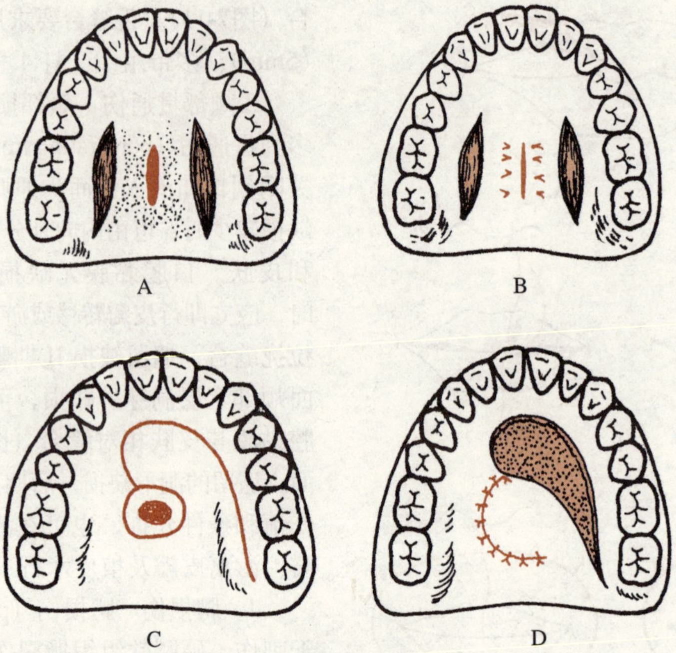

图7-13 腭部穿通伤缝合

A. 伤口两侧作松弛切口 B. 将黏骨膜瓣向伤口中间推移缝合
C. 旋转黏骨膜瓣切口 D. 旋转黏骨膜瓣缝合关闭伤口

伤（facial nerve injury）。腮腺及其导管断裂，如未妥当处理，可以导致涎液在组织内潴留或形成涎瘘。因此，治疗的重点在于防止涎瘘的形成。

腮腺和腮腺导管损伤的处理详见第九章“唾液腺疾病”。

7．面神经损伤　面神经损伤可以分为挤压伤、牵拉伤和断裂伤，根据损伤性质和部位不同，可以表现出不同程度的神经支配区的面瘫。其诊断和处理详见第11章“颌面部神经疾患”。

四、颌面部异物的摘除 Removal of foreign body

因创伤进入和存留于颌面部的异物有来源于自然环境的泥沙、碎石、草秸、竹木、金属和塑料碎块；来源于火器伤的子弹、弹片、铁砂；以及来源于自身的碎牙片。异物的大小、数量和分布范围各不相同。异物存留可能导致化脓性感染，以及咀嚼、吞咽、语言和表情等功能障碍。

火器伤、高速物体打击伤、牙碎裂散失、被草秸或竹木器物刺伤等，应考虑有异物存留的可能。怀疑异物存留时，应拍摄颅颌面正位和侧位片。拍片的方位必须准确，正位侧位互相成垂直角度，最好有头颅定位装置，以便异物定位。浅表的异物用扪诊的方法即可发现，但要注意与瘢痕硬结相区别。深部异物用探针或止血钳轻轻探查，可能触及异物。

（一）异物摘除的时机和指征 Indications and time of removal of foreign body

1．异物摘除的时机　①现场或前线急救时，对于表浅、容易取出而不致引起严重出血的异物，可以直接取出。有一定难度的，如深部异物，异物所处部位结构复杂，或者伤情严重者，均不宜当时取异物，应及时包扎、止血，转送医院处理；②清创时，如发现异物存留，应同时取出，通过伤口取异物一般最容易，也最直接。必要时可以扩大伤口或附加切口；③如果在取异物前伤口已经感染，应先作伤口冲洗、换药、引流。在感染基本得到控制、而伤口尚未闭合时，经伤口探取异物；④由于各种原因错过早期摘除异物时机、伤口已经愈合的伤员，可以择期取出异物。

2．异物摘除的指征 ①浅表异物；②清创过程中发现的伤口内异物；③引起反复化脓性感染的异物，经久不愈的单纯软组织伤口应考虑有异物存留；④对功能有影响的异物，如舌、口底、咽旁、颞颌关节和肌肉内的异物；⑤大血管和重要神经旁的异物，因日后可能造成继发性损害或危险；⑥患者坚决要求取出的异物。

3．禁忌证 ①伤口有急性炎症者；②定位不准确者；③未作好技术准备者；④异物与伤情无关者；⑤手术可能造成严重损害而异物本身没有大的危害者。

（二）术前定位与分析 Operation planning and position of foreign body

1．术前定位　包括物理诊察和X线检查两类方法。物理诊察包括扪诊和器械探查，适合于浅表的和开放伤口内的异物。X 线片定位是最常用的方法，拍摄头颅正位片和侧位片，正位片可以显示异物上下和左右的位置，侧位片可以显示上下和前后（深度）的位置。两张片参照观察，可以确定异物的三维位置、大小和形状。对于面中部深在异物，特别是多颗粒散在异物，做CT平扫三维显示将有助于确定异物的数量、位置，以及与颅面骨结构之间的空间关系。透视定位也是常用的方法。即在透视下转动伤员的头部，当异物距离体表最近时，医生用手指按压相应的位置，异物随之移动。然后用甲紫在相应的位置作标记。在该点触及硬结或按压时感到疼痛，并且符合伤道方向，可以确定异物位置方向。在透视的同时，还可以经皮肤插入 1 或 2 根针头，调整头部的角度和插针的方向，使针尖抵达异物，固定针头。手术时可以在针尖的位置找到异物。

2．术前分析　根据外伤史、临床检查和X线定位所提供的资料，分析研究异物所在的位置、解剖层次和周围的结构，确定手术进路。异物分析主要包括以下四个方面：①伤道的方向和深度；②异物与骨骼的关系；③异物与大血管和重要神经的关系；④分析异物所在的解剖层次。

手术进路的选择有两种情况：一是伤道没有闭合，这种情况应争取从原伤道进入，如果原伤道过深或弯曲，异物距体表或体腔表面的垂直距离较远，应另作切口；二是伤道已经愈合，这种情况应另作切口。手术切口进路的选择有三条原则：①近捷；②避开大血管和重要神经；③切口隐蔽。

（三）手术寻找和摘除异物 0peration detection and foreign body removal

1．浅表异物摘除　浅部异物一般容易取出。如果伤口未闭合，可直接伸入止血钳，将异物夹出，或用刮匙将异物挑刮出。如果是钢铁类异物，可用恒磁或眼科电磁吸铁器将其吸出。已经愈合的伤口，用左手的食、中两指固定异物，在异物的深部作浸润麻醉，右手持尖刀，沿皮纹方向挑开皮肤，用止血钳分离表面组织，夹住异物，即可取出。

2．深部异物摘除　按照术前异物定位和切口进路的设计，分层切开组织，用手指摸清骨性标志或分离至一定的组织层次，再按照术前确定的异物的方位和距离，寻找异物。在软组织较厚的部位有时不易用手指触摸到异物，可用细针刺探，针尖抵触到硬物不能通过，可能就是异物。然后沿针刺硬物的方向寻找，常可找到异物。对于伤口愈合时间较长并且较小的异物，最好在X线透视下取出。分离至异物附近时，用血管钳夹持该处组织，观察异物是否随之移动，估计异物与钳尖的距离和方位，继续分离寻找。

在摘除异物的过程中，要注意防止异物移位。新鲜伤口内的异物容易移位，禁忌在伤口内作不适当的挑拨，应轻柔探查。存留时间较长的异物，周围已形成纤维包裹，不易移位，取出前应用器械打开包膜。一旦找到异物，要夹持稳妥，不宜用力过大，以防异物滑脱或弹开，然后慢慢取出。形状不规则的较大的异物，取出前应探明其大致的周界，取出时可作适当的旋转，使其最小周径顺向伤道，然后缓慢移出。靠近大血管或重要神经的异物，在取出时要注意保护，用手指或器械将血管或神经与异物分开，再稳妥取出异物。

复习思考题

1．口腔颌面部软组织损伤如何进行分类？
2．简述清创术的程序和要点。
3．试述面颊部洞穿性缺损的处理方法。
4．试述创伤性金属异物的诊断方法和处理原则。

第四节　牙及牙槽突损伤
Dental and alveolar injury

提　要

牙损伤包括牙折和牙脱位。冠折的处理主要采取牙体牙髓治疗方法；根折应早期复位、固定、消除𬌗创伤；不全脱位的牙应尽早复位，并固定4～6周，后期发生牙髓坏死者，需做根管治疗；完全脱位的牙应争取在伤后2小时内行牙再植术，超过24小时再处理者，牙根容易吸收，牙难以保留。

牙槽突骨折以前牙区多见，临床特点是摇动伤区1颗牙，骨折牙槽段上几颗牙一起移动，骨折移位可致咬合关系错乱。牙槽突骨折的治疗原则是早期复位和固定，固定时间一般为4～6周。骨折如发生错位愈合，可继发错𬌗和骨畸形，需通过截骨矫治术和牙槽突成形术等方法予以矫治。

一．牙折断　Tooth fracture

牙折断，简称牙折，可分为冠折和根折。

（一）冠折（Tooth crown fracture）

【临床表现】冠折在牙折中较常见，好发于上颌中切牙的切角或切缘。牙髓暴露后，创面被纤维蛋白膜覆盖，下方有白细胞浸润；后牙髓内组织细胞增多，炎症逐步向深部浸润、蔓延。根据其折断部位分为单纯釉质折断、釉质及牙本质折断和冠折暴露牙髓三种类型。单纯釉质折断，一般无自觉症状，折断面粗糙不光滑。釉质牙本质折断时，由于牙本质暴露，常有冷热刺激痛。冠折露髓时，折断面可见微小或明显露髓孔，探痛和冷热刺激痛明显，如未及时处理，常发生牙髓炎，有些露髓孔可出现增生的牙髓组织。

【治疗】单纯釉质折断只需将折断面磨光，或用复合树脂修复缺损。釉质牙本质折断时，因牙本质已暴露，可行脱敏治疗并修复牙体。症状较重者，用盖髓剂保护牙髓，6～8周后再行复合树脂修复。对缺损面积大，牙本质折断近髓者可做间接盖髓或根管治疗。对年轻恒牙可做即刻带环或树脂全冠，待牙根发育完成后，再做永久性修复。冠折露髓者，可直接行根管治疗，再修复牙冠。

（二）根折（Tooth root fracture）

【临床表现】根折常由直接打击或撞击所致，多见于牙根完全形成的成人牙。根折可分为近冠1/3、根中1/3和根尖1/3根折。根折可表现为牙松动，牙冠伸长，咬合痛、叩痛。如折断的冠侧段移位，可出现龈沟出血、根部黏膜压痛。有的根折早期无症状，数日或数周后才逐渐出现症状，这是由于水肿和咬合使根折断端分离所致。根折症状的轻重与根折的部位有关，越近冠部的根折，症状越明显，近根1/3的根折可以无任何症状。根折的牙髓坏死率低于无根折的外伤牙，根折后是否发生牙髓坏死，取决于受伤牙的严重程度和断端是否错位。X线片检查是诊断根折的重要依据。摄片时，中心射线应与折裂线一致或平行。

【治疗】根折治疗以早期复位固定、消除𬌗创伤为原则。根尖1/3折断只需夹板固定，无需牙髓治疗。根中1/3折断也采用夹板固定。复查如发现冠段牙髓坏死，而根尖段牙髓仍有活力时，只需做根折冠段的根管治疗术。若根尖段牙髓也已坏死，就一并做根管治疗术。近冠1/3根折的折断线往往与龈沟和口腔相通，一般应拔除。如残留牙根有一定长度，可摘除折断冠段，余根段做根管治疗，然后做龈切除术，以延长临床牙冠，或用正畸方法牵出牙根，再行桩冠修复。纵行根折的预后不佳，往往需拔牙。

根折的固定方法：局麻下将患牙复位，用95%酒精擦拭唇面、隔湿、吹干，以同样方法处理两侧健康牙。取0.4mm直径的不锈钢丝，将其弯成弓型，使它与牙唇面外形一致。将牙唇面中1/3处酸蚀1～2分钟。冲洗干净、吹干，将复合树脂粘固在钢丝上。在下颌前牙，应将弓形夹板放在牙舌面，以免妨碍咬合。一般固定3个月后可拆除夹板。

根折的修复与骨折愈合过程相似，但根折处血液供应差，修复缓慢，且易受口腔内各种因素的影响。根折的愈合有四种情况，包括硬组织愈合；结缔组织愈合；骨和结缔组织愈合；折断线感染不愈合。

二．牙脱位　Tooth dislocation

牙脱位系指牙受外力作用而偏离或脱离牙槽窝，临床可分为完全脱位和不完全脱位两种。

（一）牙不完全脱位 Incomplete tooth dislocation

牙不完全脱位又分为三种情况，即挫入性脱位（intrusive dislocation）、突出性脱位（extrusive dislocation）和侧向脱位（lateral dislocation）（图7-14）。

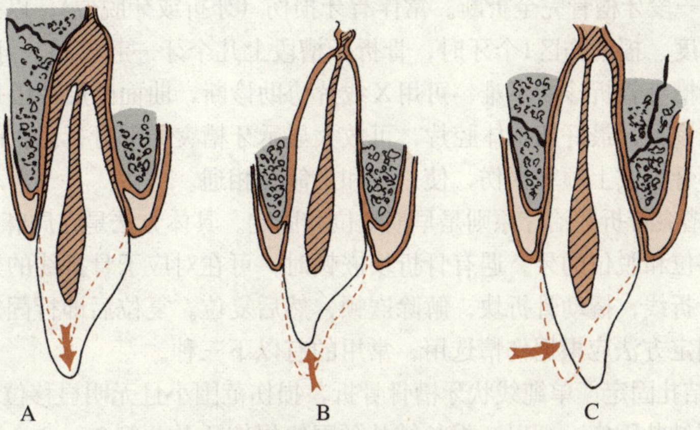

图7-14　牙脱位

A. 突出性脱位　B. 挫入性脱位　C. 侧向脱位

【临床表现】牙脱位时，牙周膜撕裂，血管神经断裂，牙与牙槽骨部分脱离，常伴不同程度的牙槽骨骨折。突出性脱位时，患牙松动、伸长、疼痛明显，X 线片显示根尖部牙周膜间隙明显增宽，有时为半圆形透影区，但骨硬板完整；挫入性脱位时，患牙牙冠较同名牙冠短，嵌入牙槽窝中，常伴有牙槽骨壁折断，X 线片上患牙的牙周膜间隙和骨硬板影像消失。侧向脱位时，患牙向唇、舌或近远中方向移位，常伴有牙龈撕裂和牙槽窝侧壁骨折，X 线片可见因牙移位致受压侧牙周膜间隙消失，相对另一侧牙周膜间隙增宽。

【治疗】脱位牙应在局麻下复位，固定，固定时间为4～6周。治疗愈早，预后愈好。定期观察，若发生牙髓坏死（挫入性脱位牙通常发生牙髓坏死），需做根管治疗。对年轻恒牙挫入性脱位的处理应注意以下几点：①轻度挫入且牙根未发育完成的牙，随着牙根的继续发育，牙还可“再萌出”，因此只需临床观察而不做其他处理。一般半年内患牙能萌出到原来的位置；②中等挫入的牙，只稍作复位处理，不宜强行将牙从牙槽窝中拉出，避免根尖周组织再次受损伤。以后观察其“再萌出”情况，所需时间可能较长；③严重挫入的牙，因根尖部组织创伤严重，牙根继续发育和牙再萌出的可能性极小，应将挫入牙拉出复位并固定，并追踪观察牙髓的病变情况及牙根是否继续发育，以便及时采取相应的治疗措施。

（二）牙完全脱位（Complete tooth dislocation）

【临床表现】牙完全脱位时，牙周膜及血管神经完全断裂，牙与牙槽骨完全分离。患牙从牙槽窝中脱出，牙完全离体或仅有少许软组织相连，常伴牙龈撕裂和牙槽骨折，多为单个牙。

【治疗】应尽快做牙再植术，最好在脱臼后 2 小时内再植。若能在 0.5 小时内进行再植，90%患牙的牙根可免于吸收。如在24小时内再植，牙根吸收的发生率也比较低。牙脱臼后应立即将其放回原位。如牙已被污染，应用生理盐水或自来水冲洗干净后放入原位。如不能即刻复位，应将患牙保存于患者的舌下或口腔前庭处，或放在盛有牛奶、生理盐水或自来水的杯子内，切忌干藏，并尽快到医院就诊。

三．牙槽突骨折　Alveolar fracture

牙槽突骨折主要由外力打击、撞击和跌倒所致。以上颌前牙区较多见，也可上、下颌同时发生。牙槽突骨折若处理不当或不及时，可造成骨折错位愈合（malunion）、殆关系紊乱及牙槽突的缺损畸形。

【临床表现】牙槽突骨折可以是线型的，也可以是粉碎性的，有时为单纯的外骨板或内骨板折断，有时是一段牙槽骨完全折断。常伴有牙损伤（牙折或牙脱位），以及软组织撕裂。骨折片有明显的动度，摇动伤区1个牙时，骨折牙槽段上几个牙一起移动，可致咬合关系错乱。因此，临床上牙槽突骨折诊断不难，可用X线片协助诊断，曲面断层片因颈椎重叠影像的遮挡，有时会干扰诊断，最好加拍体腔片，可放大显示牙槽突局部骨折。上颌骨侧区牙槽突骨折，可伴有腭部骨折或上颌窦损伤，使口腔和上颌窦相通。

【治疗】牙槽突骨折的治疗原则是早期复位和固定。具体方法是在局麻下，手法复位骨折块，同时复位移位和脱位的牙。遇有骨折块嵌顿时，可在对应于骨折线的牙龈和黏膜上做纵行切口，暴露骨折线，撬动骨折块，解除嵌顿，然后复位。复位后即行固定，固定时间一般为 4 ～ 6 周。固定方法应根据伤情选用，常用的有以下三种。

1．金属丝结扎固定　单纯线状牙槽骨骨折，损伤范围小且无明显移位者，可用金属结扎丝作简单的牙间结扎固定。即以一根长结扎丝围绕损伤牙及两侧 2 ～ 3 个健康牙之唇（颊）、舌（腭）侧，作一环绕结扎，再用短结扎丝在每两个牙之间作垂直结扎（图 7-15）。

2．牙弓夹板固定　适用于损伤范围较大，骨折有移位的情况。牙弓夹板可用铝丝或不锈钢预制的成品，将夹板弯成与局部牙弓一致的弧度，并使其与每个牙面相紧贴。然后用直径0.25mm的不锈钢丝结扎，将每个牙与夹板结扎固定在一起（部位在牙颈部）。程序是先结扎两侧健康牙，后结扎受损伤的牙（图7-16A）。也可用尼龙丝结扎，加复合树脂于尼龙丝周围，黏结后形成牙弓夹板固定（图 7-16B）。还可以用正畸托槽黏结固定（图 7-16C）。

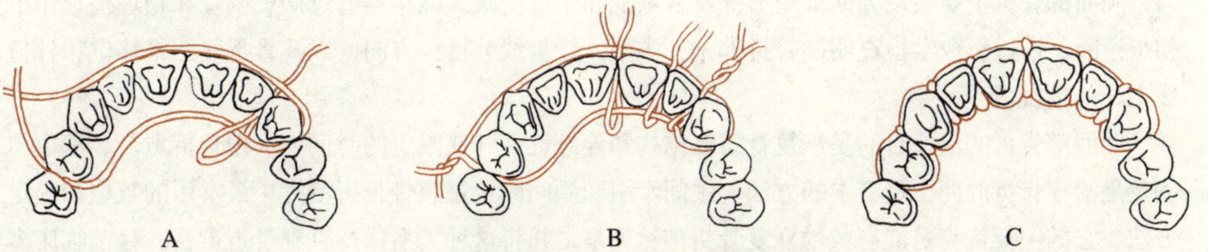

图7-15　牙槽突骨折金属丝结扎固定法

A. 穿金属丝　B. 结扎　C. 固定

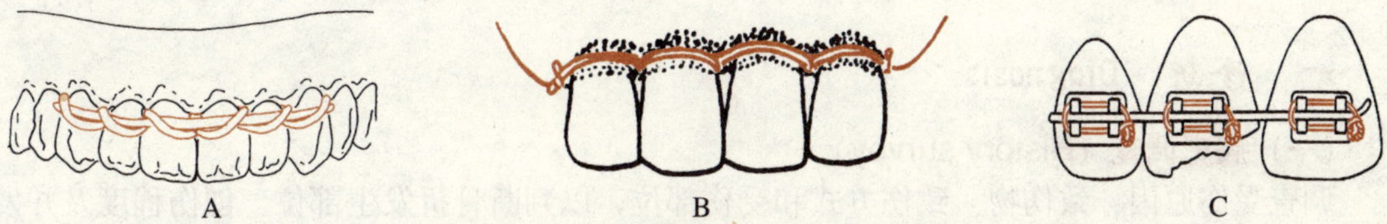

图7-16　牙槽突骨折牙弓夹板固定

A. 牙弓杆夹板金属丝结扎固定　B. 尼龙丝－复合树脂夹板固定　C. 托槽－夹板固定

3．腭托金属丝弓杠夹板弹力牵引　发生在上颌前磨牙或磨牙区的牙槽突骨折，骨折段向腭侧移位，手法复位不成功时，可用自凝塑料制成带卡环的腭托，再用卡环丝制成由腭侧通过牙缝隙至颊侧的弓杠形并粘固于腭托上。在移位骨折段的牙上用钢丝结扎并弯成小钩，然后用小橡皮圈挂于金属弓杠上，作弹力牵引复位（tractional reduction）和固定（图 7-17）。

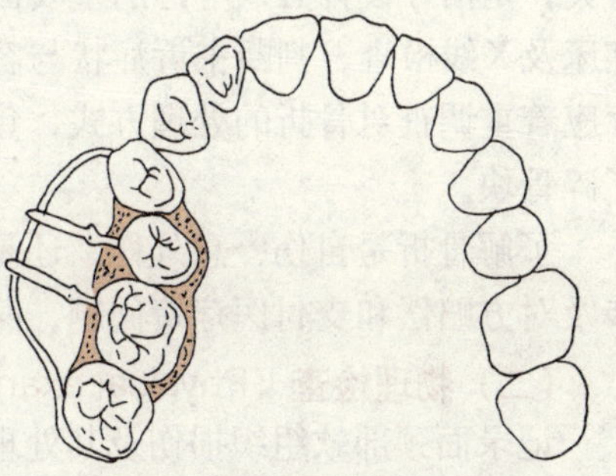

图7-17　上颌后牙区牙槽突骨折采用腭托金属弓夹板行牵引复位

复习思考题

1．牙折断的临床表现和处理方法有哪些？
2．牙脱位有哪些？如何处理？
3．简述牙槽突骨折的临床表现。
4．简述牙槽突骨折的固定方法。

第五节　颌面部骨折的诊断与治疗
Diagnosis and treatment of maxillofacial fractures

提　要

颌面部骨折主要表现为面部畸形、咬合紊乱和张口受限。临床需通过病史调查和物理检查作出初步诊断；通过影像学检查明确骨折部位、类型、骨折线数目、方向，以及骨折段三维移位和骨折线上牙的情况。

颌面部骨折的治疗目的是恢复骨解剖结构和连续性、并在限定的时间内实现骨折愈合。复位与固定是治疗骨折的两个最基本的方法。颌间牵引和颌间固定是颌骨骨折治疗中最常用的复位和固定方法，它的主要优点是能有效地恢复骨折前𬌗关系，并将这种关系保持直到骨折愈合。目前临床多采用坚强内固定，目的是建立功能性稳定固定，以便早期恢复功能。坚强内固定的基本方法包括：拉力螺钉固定、动力加压接骨板固定、小型接骨板单层皮质骨固定、微型接骨板固定和重建接骨板固定。

一、诊断　Diagnosis

（一）病史调查（History survey）

调查受伤原因、致伤物、致伤方式和受伤部位，以判断骨折发生部位、创伤程度及并发损伤等。例如颏部受到侧方钝性撞击，除颏部骨折外，外力指向髁突，髁突间接受力也可能发生骨折。

调查受伤时间、伤后症状和伤后治疗情况。伤后时间与骨折愈合（fracture healing）状态有关，是治疗设计必须考虑的重要因素；伤后症状要详细了解患者的主诉和治疗要求，结合临床及X线检查，判断主诉症状与客观体征的符合程度，预测患者对治疗的期望值；伤后治疗应着重调查对骨折的处理方式，包括骨折的复位与内固定情况，以及清创处理时是否摘除了碎骨块。

了解骨折是自伤、意外伤，还是它伤，有时会关系到就诊者的治疗心理。如为它伤，因涉及对方赔偿和支付医疗费问题，某些受伤者可能会扩大治疗要求。

（二）物理检查（Physical examination）

记录面颈部软组织损伤及其处理情况，特别是开放性损伤，应详细检查并记录软组织损伤的范围、深度（解剖层次），是否伴发面神经损伤。观察面部对称性，判断骨畸形与软组织畸形因素。观察面部肿胀，一般肿胀中心多为骨折发生部位。检查疼痛部位。下颌骨骨折时，可以将手指放在双侧下颌角，轻轻地挤压下颌弓，患者会指出骨折部位疼痛。检查上颌骨和颧骨骨折时，可直接触诊，探知骨折部位的疼痛。触诊骨台阶，自上而下重点发现眶缘、颧骨、颧弓和下颌下缘有无骨台阶感，以指示骨折部位和移位。检查骨异常动度，可将两手放在可疑骨折部位两侧，轻轻晃动，发现骨异常动度和骨嚓音，说明该处有骨折存在。检查下颌运动范围和方式，分析下颌运动受限的程度和性质。检查颞下颌关节，将手指放在外耳道前壁或耳屏前，探知髁突活动的存在或减弱，是否有畸形和压痛。检查下唇和眶下麻木，记录感觉异常程度。检查嗅觉功能，判断嗅觉丧失程度。检查面神经功能，分析面神经损伤的可能部位和程度。检查斜视、复视（diplopia）和眼球运动受限，并详细记录。口腔检查着重于发现牙龈撕裂、牙龈出血，牙列错位，记录殆关系紊乱，用以分析骨折块的移位情况。

（三）临床表现（Clinical manifestation）

颌面部骨折主要表现为面部畸形、咬合紊乱和张口受限（limited mouth opening）。面部畸形主要因骨折移位或缺损所致，常见的畸形有颏后缩、下颌偏斜、面部塌陷等；殆关系紊乱（即错殆）是颌骨骨折最典型的体征之一，任何导致有牙骨段移位的骨折均可造成殆关系紊乱；张口受限主要因肌肉损伤（肌功能失调、痉挛、疼痛）、关节损伤（疼痛、粘连、强直）和机械障碍（颧骨、颧弓骨折内陷移位，压迫喙突和颞肌）所致，生理张口度范围为37～45mm，小于37mm为轻度张口受限，小于25mm为中度张口受限，小于10mm为重度张口受限。

其他临床症状和体征依据骨折部位和损伤程度不同而表现各异。如下颌骨骨折损伤下牙槽神经，引起下唇和颏部麻木。颧骨和眼眶骨折造成眶腔扩大，引起复视和眼球变位。鼻眶筛区骨折造成内眦畸形和溢泪（epiphora）等。

（四）影像学诊断（Radiographic assessment）

颌面部骨折在依据症状和体征建立初步诊断的基础上，需进一步通过影像学检查明确骨折部位，骨折线数目、方向，骨折段移位及骨折线上牙等情况。骨折移位必须从三维方向进行诊断。

1．髁突骨折　常规投照下颌曲面体层和下颌开口后前位片。髁突骨折时，骨折块多向前内移位（图7-18），仅侧面观察很难辨明骨折内移位，有时骨折断面重叠或受咽腔影像干扰，骨折线显示不清，骨折内移位在曲面断层上仅表现为髁突缩短，下颌开口后前位或颏顶位片可以弥补这一缺陷。

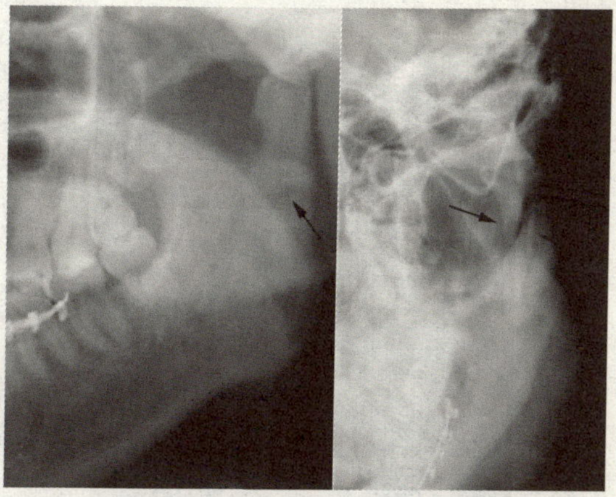

图7-18　下颌曲面体层和下颌开口后前位片显示髁突骨折移位

2．下颌角骨折　常规投照下颌曲面体层和头颅正位片，前者用于显示骨折块上下移位，后者用于显示内外移位。曲面断层片的下颌角影像与咽腔重叠，观察骨折线时应仔细辨别，必要时可加拍下颌升支侧位片。下颌角骨折的影像学诊断应特别描述第三磨牙与骨折线的关系。

3．下颌体和颏部骨折　常规投照下颌曲面断层片，以显示骨折块上下向移位。下颌体层片状骨折（lamellar fracture）在曲面断层片上常常显示为两条骨折线，实际上一条是颊侧骨折线，另一条是舌侧骨折线，（图7-19）。为明确诊断应加拍后部或前部横断殆片。在曲面断层片上判断颏部骨折，可能受颈椎重叠影像干扰，骨折线显示不清，加拍下颌体腔片可以清楚地显示骨折线，特别是粉碎性骨折。

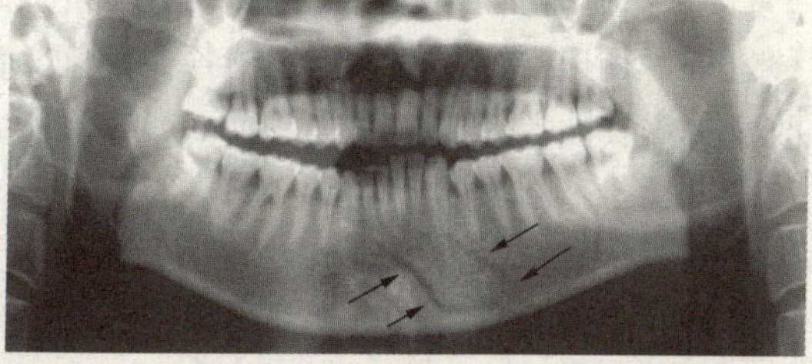

图7-19　在下颌曲面断层片上显示，下颌体层片状骨折呈“双骨折线”特征

4．颧骨颧弓及上颌骨骨折　常规投照鼻颏位，观察颧额缝、眶下缘、颧牙槽嵴和鼻中隔的连续性（图7-20.A）。有颧弓骨折时，加拍颧弓轴位片（图7-20.B）。鼻颏位片不能明确判断颧骨和上颌骨骨折的移位情况，骨折有移位者需拍摄三维CT，以直观显示骨折断端和骨折块移位方向（图7-20.C）。上颌骨骨折涉及牙颌关系，需结合错颌类型确定骨折移位。在诊断过程中，要特别注意有无矢状骨折（图7-21）。颧骨骨折的诊断要特别注意有无颧弓根骨折（图7-22），由于它涉及关节结节和关节窝，可能引起关节疼痛和张口受限，临床容易将其误诊为关节损伤。

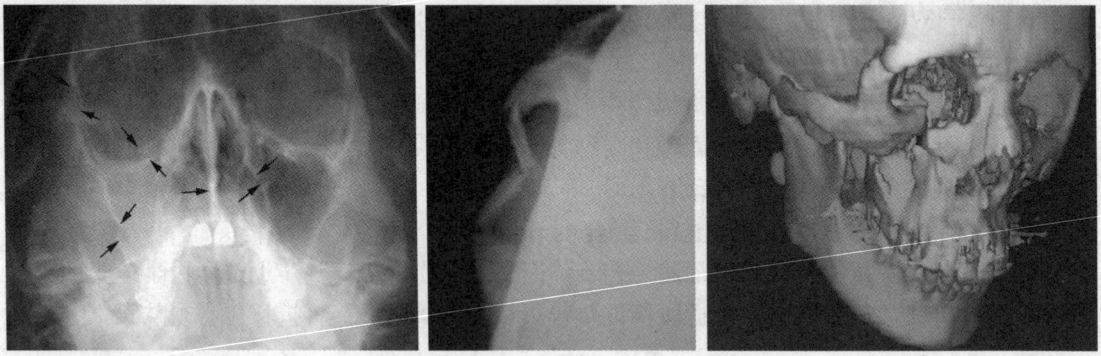

A　　　B　　　C

图7-20　颧骨颧弓骨折的影像学诊断

A. 鼻颏位片显示颧上颌骨骨折　B. 颧弓轴位片显示颧弓“M”形　C. 三维CT显示颧骨骨折及移位

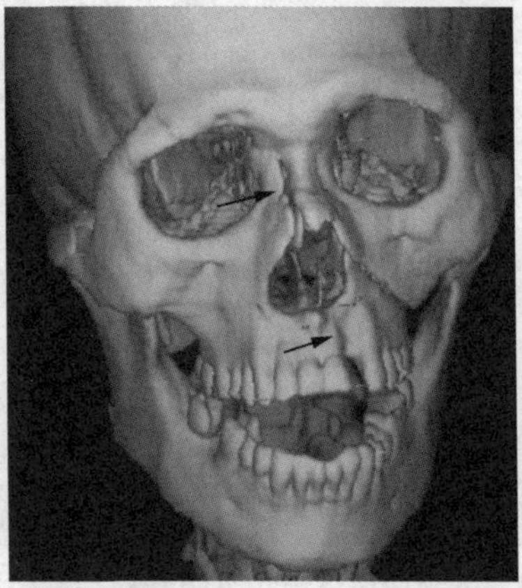

图7-21　三维CT显示上颌骨矢状骨折

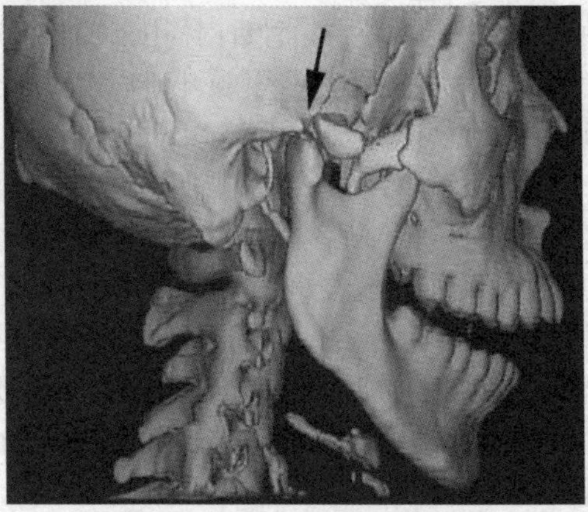

图7-22　三维CT显示颧弓根骨折

5．眼眶骨折　眼眶骨折常规拍摄轴位和冠状位CT。诊断眼眶骨折时除观察骨折部位及移位外，还应观察眶内软组织的各种变化，包括眼球、眼外肌、视神经、眼上静脉及眶脂体改变。爆裂性骨折（blow-out fracture）表现为眶内壁、眶下壁向外突出，而眶缘没有骨折（图7-23）。

6．鼻眶筛骨折　鼻眶筛骨折常同时波及鼻骨、上颌骨额突、泪骨、额骨鼻突、眶内壁和前颅底，呈复合性骨折。高分辨率CT是理想的检查和诊断方法。常规拍摄轴位和冠状位CT，层厚2mm，轴位由鼻额缝至鼻尖，冠状位由鼻尖至鼻泪管结束。鼻眶筛骨折的典型表现为鼻骨、上颌骨额突、泪骨和眶内壁中断、移位，常伴发额窦和前颅底骨折。

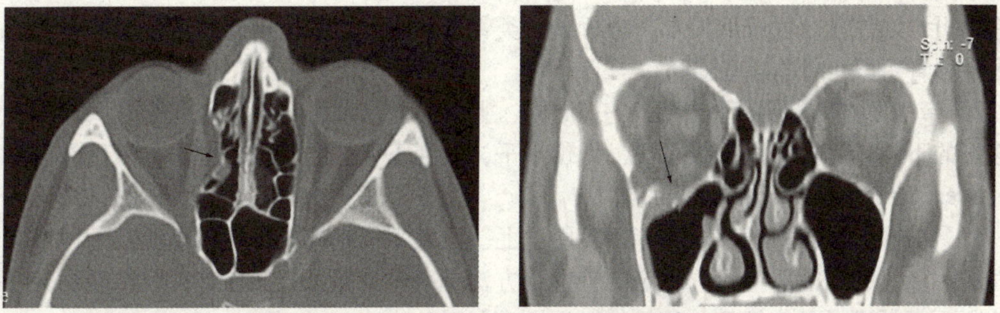

图7-23 眼眶爆裂骨折，眶内下壁骨质中断，向眶外移位，眶腔扩大

二、治疗原则 Principles of treatment

颌面部骨折原则上应及早治疗。如合并颅脑或重要脏器损伤，则应首先抢救生命，处理重要脏器损伤，待全身情况稳定或好转后，再行颌面部骨折治疗。就局部而言，骨折的手术复位一般选择在两个时机，即伤后24～48小时之内，或术后5～7天。当合并软组织开放伤时，应先做清创，再行骨折固定。对于裸露的创面，应设法采用皮瓣或皮片予以覆盖。

颌面部骨折的治疗目的是重建骨解剖结构和连续性，并保证骨折在限定的时间内正确愈合。复位与固定是骨折治疗中两个最重要的技术环节。准确复位是恢复功能与形态的基础，正确固定是保证复位效果和骨折愈合的基本条件。骨折应尽早复位，恢复骨折前的咬合关系是颌骨骨折正确复位的“金标准”。骨折复位后应实施功能性稳定固定（functional stable fixation），以便早期恢复功能。

在骨折复位过程中，应尽量保存骨折线上的牙，如牙妨碍骨折复位，或已松动、折断，龋坏、牙根裸露、有炎症，可在骨折复位的同期予以拔除。

无牙颌骨折多见于老年人，且多呈闭合性骨折，一般无明显移位。发生在下颌骨者，由于骨质疏松、硬化、愈合能力差，目前多主张切开复位（open reduction），并用重建接骨板（reconstruction plate）做坚强内固定。考虑到牙槽突吸收可能造成下牙槽管位置的相对上移，进行内固定时应注意避开下牙槽管，以免损伤下牙槽神经。

儿童骨折发生率较低，但治疗具有特殊性。儿童正适生长发育期，骨折或手术损伤可能影响颌骨发育；儿童期正值恒乳牙交替，在恒牙萌出后，其咬合关系还要自动进行调整，因此对复位，特别是对咬合关系恢复的要求不如成年人高；在乳牙列的儿童，由于牙冠较短，牙根吸收，很难利用牙进行固定。因此，儿童期骨折一般应采取保守治疗（conservative treatment）。对于严重的开放性骨折，或骨折片移位严重影响到面形或功能，则应尽早实施手术复位，但应注意避免损伤恒牙胚。

对于伤后时间过长，骨折端已发生纤维性或骨性错位愈合的骨折，则必须通过手术进行“再骨折复位”（re-fractured reduction），或采用正颌术式进行畸形或错𬌗矫治。对于骨折继发的骨不连接（nonunion）或骨缺损（bone defect）则需通过植骨（bone graft）进行治疗。

骨折早期可内服、外敷中草药以消肿、止痛、活血、化瘀，促进血肿消散，促进骨折愈合。预防感染是骨折治疗中的重要环节之一。

三、骨折复位 Reduction of fractures

1. 手法复位　适用于骨折后一周内、骨折断面尚未发生纤维愈合的牙槽突骨折、下颌骨简单骨折、上颌骨区段或低位水平骨折。此类骨折一般无须内固定。方法是在局麻下，用手直接推移骨折段至骨折前位置。

2．牵引复位　适用于骨折后1～2周内、骨折断面已发生纤维愈合的单发、双发、有明显移位的下颌骨骨折和上颌骨区段、低位水平、单纯下移位的骨折。方法多采用颌间弹性牵引（intermaxillary elastic traction）。

3．切开复位　适用于骨折后2～3周以上、已发生纤维性或骨性错位愈合的以及各种开放性的、多发的、需要进行内固定的骨折。方法是手术暴露骨折，沿骨折线重新凿开骨折，清除断面间纤维及骨痂组织，使骨折断端游离并对位。

4．截骨复位　适用于上颌骨高位水平骨折、矢状骨折、颧骨陈旧性骨折、下颌骨陈旧性骨折伴骨畸形、错𬌗者。复位不按原骨折线凿开，而是根据𬌗关系和面形复原进行截骨，然后按设计移动骨块进行复位，手术多采用正颌术式。

5．植骨复位　适用于骨折继发骨不连接或骨缺损的情况。对于小范围的骨缺损，可采用游离骨移植或牵引成骨的方法进行治疗；对于大范围骨缺损，一般采用带血管蒂的髂骨或腓骨移植进行修复。

四、骨折固定　Fixation of fractures

（一）颌间固定 Intermaxillary fixation，IMF

颌间固定是借助牙附着各种装置（钢丝和牙弓夹板），依据𬌗关系，将上下颌骨结扎在一起的口内固定技术，它的主要优点是能有效地恢复骨折前𬌗关系（即颌间牵引），并保持这种关系直到骨折愈合（即颌间固定）。

颌间固定可以采用钢丝直接拴结法，如牙直接结扎法、间接小环结扎法、水平结扎法、连续小环结扎法等，主要用作临时固定。（图7-24）

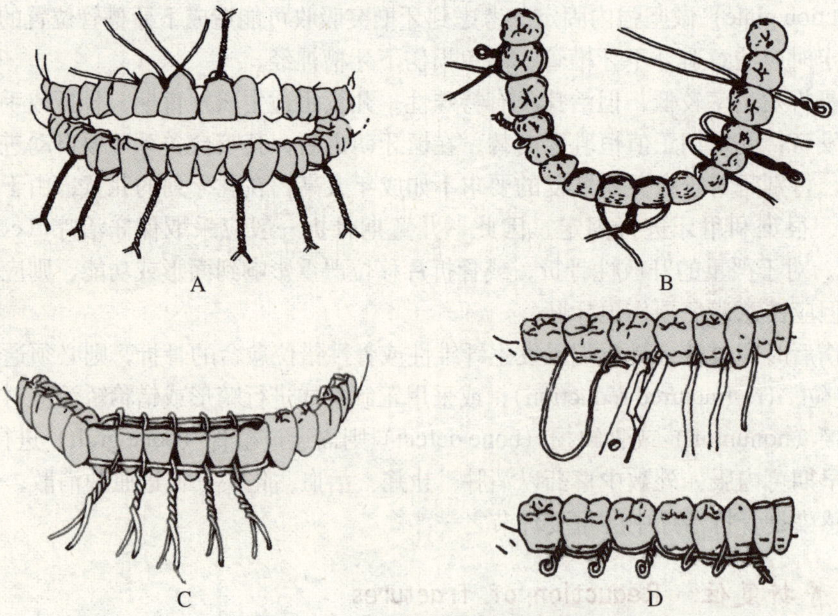

图7-24　钢丝直接拴结颌间固定

A. 牙直接结扎法　B. 间接小环结扎法　C. 水平结扎法　D. 连续小环结扎法

临床最常用的方法是牙弓夹板颌间固定（图7-25）。固定前，需将牙弓夹板弯制成形，与牙唇颊面贴合，并形成后牙的补偿曲线和斯皮氏曲线。用0.25mm的细钢丝将牙弓夹板拴结在双侧第一磨牙间的每颗牙上。如果骨折移位导致前牙开𬌗、后牙早接触，或一侧开𬌗、另一侧早接触，可以在早接触区放置2～3mm厚的橡皮垫，再牵引开𬌗区使骨折复位。复位后，撤除橡皮垫，改为钢丝拴结固定。牙承托区骨折牵引复位时，须将牙弓夹板于跨过骨折线处切断作分段牵引。复位后，更换整体夹板或直接用钢丝作硬性固定。颌间固定的时间一般为下颌骨骨折4～6周，上颌骨骨折3～4周，髁突骨折2～3周。

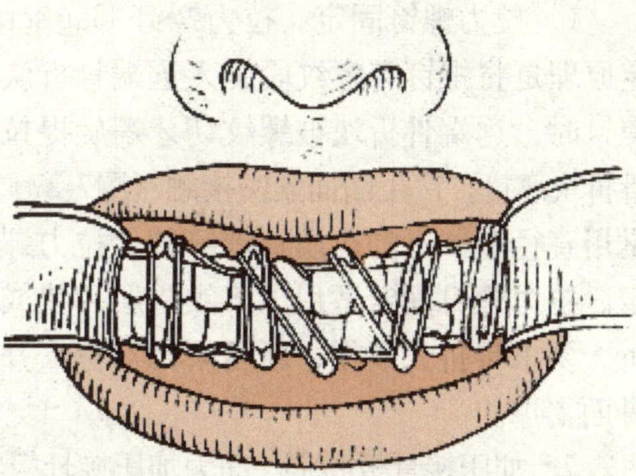

图7-25　牙弓夹板颌间固定

颌间固定还采用钢丝骨悬吊法，如环颌钢丝结扎、环颧弓悬吊式结扎、梨状孔悬吊式结扎等，主要用于无牙颌或大部分牙缺失的患者。近几年，许多医生开始用一种特制的螺钉（IMF螺钉）旋入牙槽嵴代替牙固位作颌间固定。这种螺钉的钉头侧面有环形弧槽，可供钢丝或橡皮圈悬挂。

（二）坚强内固定 Internal rigid fixation，IRF

颌骨抵抗和传递功能负载主要通过骨内主应力轨迹（major stress trajectory）实现，骨内主应力轨迹可以分为“张应力轨迹”（tension stress trajectory）和“压应力轨迹”（press stress trajectory），位于张应力轨迹和压应力轨迹之间的交界带为“零位力线”，它通常与骨内血管神经走行相吻合。骨折后骨连续性中断可视为骨内主应力轨迹的中断，骨失去抗力和承载功能。骨折固定的生物力学目的是通过固定结构替代中断的骨抗力结构，在骨折愈合期内中和功能负载。因此，固定应按主应力轨迹进行。

下颌骨属于高应力骨，沿牙槽嵴为张应力轨迹，沿下颌下缘为压应力轨迹（图7-26.A）。相应固定方法有两类，一类是沿张应力轨迹的抗剪切负载固定，即张力带固定（tension-band fixation），目的是中和张应力，传导功能负载产生压应力；另一类是沿压应力轨迹的承载固定或抗轴向负载固定，目的是通过预应力或固定结构刚度抵消各类负载应力，以等长方式保持骨段稳定。面中骨属于低应力骨，功能负载主要通过垂直力柱（loading buttress），少量通过水平力柱传导（7-26.B）。功能状态时，垂直力柱表现为压应力，水平力柱表现为张应力，固定通常沿主应力轨迹进行。

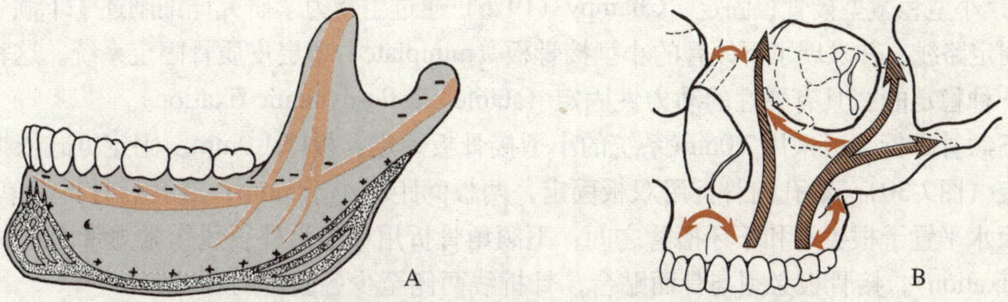

图7-26　A. 下颌骨骨内应力轨迹　B. 面中部骨内应力轨迹

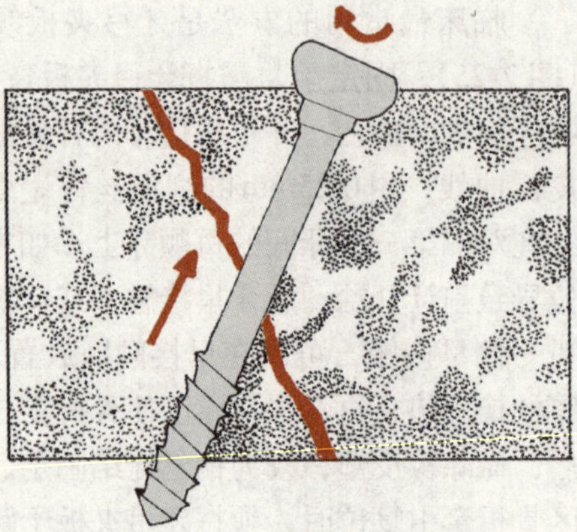
图7-27　拉力螺钉固定示意图

1．拉力螺钉固定　拉力螺钉（lag screw）的固定原理是将螺钉有螺纹段旋入远端骨折块，当旋紧螺钉时，远端骨折块被螺纹切牙螺旋提拉，向近端骨折块靠拢，产生断面紧密接触（图7-27）。临床上，常用直径2.4mm的皮质骨螺钉替代拉力螺钉进行固定。拉力螺钉固定适用于下颌骨层片状或斜面状骨折，要求骨折无缺损，断面解剖对位，并有足够的骨面支撑。

2．加压接骨板固定　动力加压接骨板（dynamic compression plate，DCP）可以使骨折断面沿轴向彼此靠拢，紧密接触（图7-28），通过增加断面摩擦力获得最大稳定性。临床主要用于下颌颏部、下颌角和下颌体骨折，但需在牙槽嵴端附设张力带（tension band）（图7-29）。加压固定（compression osteosynthesis）要求垂直断面支撑，所以从骨折断面形状上讲，主要适用于垂直断面或小于30°的斜面状骨折。

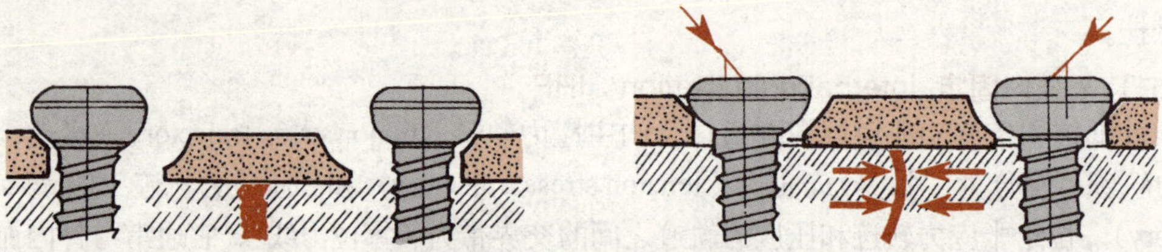
图7-28　DCP加压固定示意图

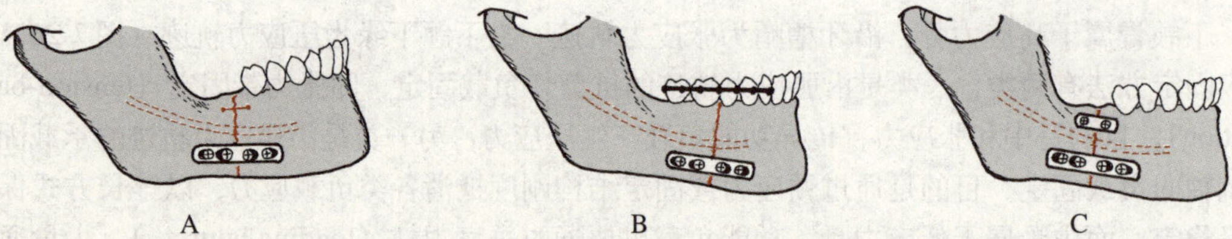

图7-29　下颌骨骨折DCP加压固定，在牙槽嵴处附设张力带

A. 钢丝骨拴结　B. 单颌牙弓夹板　C. 微型接骨板

3．小型和微型接骨板固定　Champy（1976）通过生物力学研究详细阐述了下颌骨骨折的理想固定路线，并发展了下颌骨的小型接骨板（miniplate）单层皮质骨固定系统。这种固定方法是一种稳定的、具有弹性的动力性固定（stable-elastic-dynamic fixation）。

下颌骨骨折一般采用2.0mm系统的小型接骨板固定，板厚1.0mm。固定方式依据骨折部位而定（图7-30）。颏孔前骨折用双板固定，两板间距不小于5mm；颏孔后骨折用单板固定，接骨板水平置于根尖下和下牙槽管之间；下颌角骨折用单板沿外斜线作张力带固定（tension-band fixation）。接骨板必须与骨面贴合，骨折线两侧至少各固定两颗螺钉。

面中部骨折依据固定部位选择不同的固定系统（7-31）。颧牙槽嵴和梨状孔旁一般采用

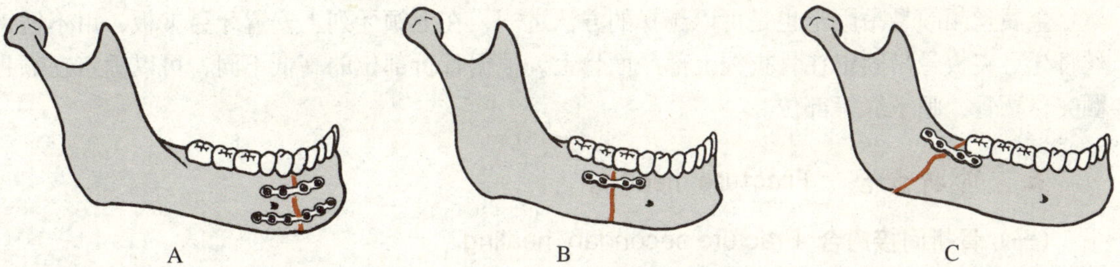

图7-30 下颌骨骨折小型接骨板固定

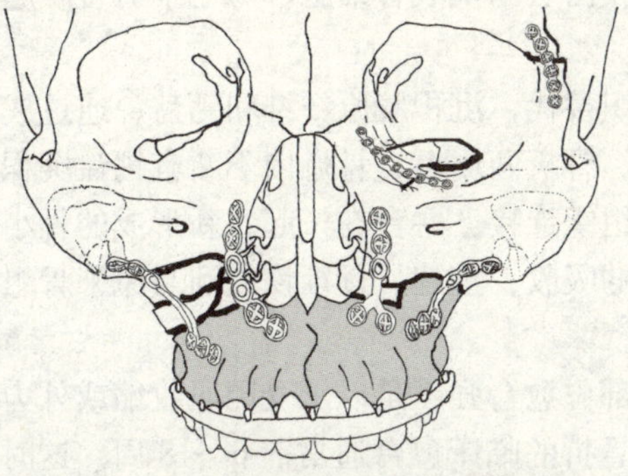

图7-31 面中部骨折微型接骨板固定

1.5mm系统的接骨板固定，板厚0.6～0.8mm。眶周和鼻眶筛区用1.3mm系统的接骨板固定，板厚0.4～0.6mm。

4．重建接骨板桥接固定 重建接骨板(reconstruction plate)以植入体刚度获得稳定性，临床适用于下颌骨粉碎性和骨缺损桥接固定。常用规格的板厚1.5～2.0mm，螺钉直径2.4mm。固定前先行颌间固定，通过建立正确的𬌗关系来保持骨段的位置。根据所需固定的部位和范围选择适当规格的接骨板，沿下颌骨下缘和升支后缘的外表面弯制成形，使之与骨面贴合。每一颗固位螺钉必须穿透对侧骨板，主承力骨段（通常为近中骨段）至少要有三颗和三颗以上螺钉固位，否则可能导致螺钉周围骨吸收，继发螺钉松动。

（三）颅颌固定 Cranio-maxillary suspension fixation

颅颌固定主要用于上颌骨高位横断骨折。可以采用牙弓夹板石膏帽固定，方法是先在上、下颌牙列上安置牙弓夹板，再在头部打石膏帽，在其两侧埋置向外伸出的金属支架，备作牵引固定用。然后两侧各用一根0.5mm直径的钢丝，一端结扎在第一磨牙处的牙弓夹板上，另一端自前庭沟顶部穿出颧面部皮肤，固定于两侧石膏帽伸出的支架上（图7-32.A）。也可以用焊有口外须的牙弓夹板，直接用乳胶管将伸出于口外的口外须悬吊固定在石膏帽上（图7-30.B）。

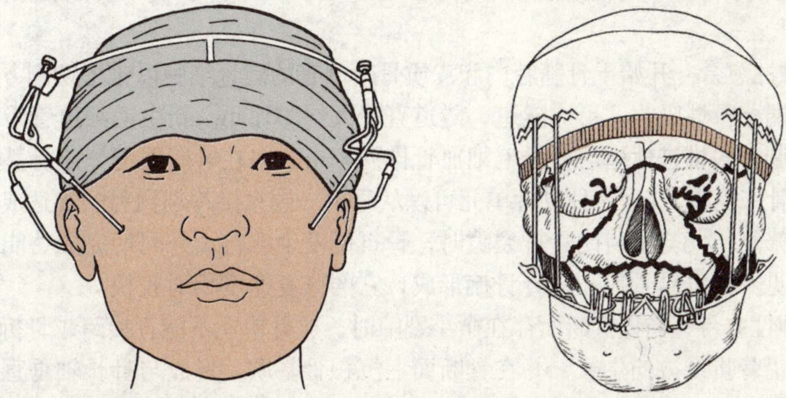

图7-32 A. 牙弓夹板石膏帽颅颌悬吊固定法 B. 口外须牙弓夹板石膏帽颅颌悬吊固定法

金属丝颅颌悬吊固定也是可以选择的方法之一，在上颌牙列上安置牙弓夹板，用不锈钢丝将牙弓夹板悬吊固定在骨折线上部颅面骨上。根据骨折部位的高低不同，可以固定在额骨颧突、颧骨、眶下缘等部位。

五、骨折愈合　Fracture healing

（一）骨折间接愈合 Fracture secondary healing

骨折时，骨折断端骨髓、骨膜及周围软组织中的血管断裂出血，形成血肿。伤后4～5小时内，即可在两断端间产生血凝块。骨折后24～48小时内，骨折周围软组织出现急性炎性反应。同时，骨折断端的骨外膜增生、肥厚，骨外膜内层增殖成骨细胞，与毛细血管一起向血肿内生长，使血肿产生机化。

骨折后7～14周时，机化的血块被纤维血管组织替代，沉积胶原纤维和钙盐，通过成骨细胞的作用，逐渐产生骨样组织和新骨，形成骨痂。骨折两周后，骨痂内不断有钙盐沉积，并逐渐钙化，形成坚实的骨组织，与骨折断端的骨组织连接、融合在一起。新形成的骨小梁排列不规则，以后通过对应力的功能性适应和骨质的吸收、重建，逐渐恢复到与原来骨组织一样的结构。

当骨内、外骨痂和桥梁骨痂逐渐骨化，至骨折部位愈合强度足以承受因肌收缩或外力产生的功能负载时，即达到骨折的临床愈合。下颌骨骨折的临床愈合通常需6～8周。这时由于骨痂的密度较皮质骨低，X线片上仍可见到清晰的骨折线。这种情况一般要持续到骨折后5～6个月，骨折线才能消失，这时的骨折已达到组织学上的骨性愈合。

在骨折愈合中，骨膜内成骨细胞增殖起着重要的作用。因此在处理骨折时，应注意保护骨膜，尽量减少对骨膜的损伤。骨折的愈合还与年龄、损伤程度以及是否合并感染等因素有关。一般年幼者比年长者愈合快；单纯性骨折比合并有严重软组织伤者愈合快。如创口感染，可使局部充血、化脓，致骨折部骨质及软组织遭受进一步破坏，并严重影响骨折愈合。骨折处理不当也可直接影响骨折的愈合。如未能及时复位、固定；复位不准确，固定不稳定或过早拆除固定装置；或清创不充分，预防感染措施不得力，造成创口感染等，均可导致骨折延期愈合或愈合不良。

（二）骨折直接愈合 Fracture primary healing

骨折在精确复位、断面紧密接触和坚强内固定状态下，通常以模造方式发生直接愈合。直接骨愈合有两种形式：一种是接触性骨愈合（contact healing）；另一种是裂隙性愈合（fissure healing）。

1．接触性愈合　开始于骨髓腔内和皮质骨哈佛管的破骨细胞以锥形切割方式沿骨长轴方向，向骨折端移行性吸收，形成隧道，隧道直径大约200μm。新生毛细血管沿隧道生长，成骨细胞以突起方式推进性增值，沿毛细血管排列分布，并在管壁周围分泌骨基质沉积新骨，此即一个“骨修复单元”。这种成骨单元可以从骨折一端直接跨越到另一端达成骨桥，当无数个这样的骨修复单元充填封闭骨折裂隙时，骨折便发生愈合，并同期完成功能性改建。愈合期间，一般见不到纤维骨痂和软骨骨痂形成，它的修复速度相对较快。

2．裂隙性愈合　当骨折断面存在微小裂隙时，成骨单元不能直接跨越骨折线，而是落入骨折裂隙，沿骨折线方向生长，并在骨断面上沉积骨基质，形成与骨长轴垂直的层状新骨，这些新骨需作方向性改建以便与骨长轴保持一致，因此愈合时间较接触性骨愈合长。如果裂隙大于0.3mm，来自骨外膜、骨内膜的新生毛细血管便可侵入裂隙，并伴随产生间充质细胞，分化成骨细胞，形成编织状骨。这种编织状骨先改建为层状骨，而后再作方向性调整。如果裂隙继续增宽，超过0.5～1.0mm，或固定欠佳，断端存在微动，骨折裂隙间便会出现灶性肉芽组织，发生断面局部骨吸收，并可能生成少量纤维骨痂和软骨骨痂。当骨断面坏死层较厚达到一定程度时，仅靠隧道切割式血管新生供血已经不够，这时骨膜的新生血管将积极参与血循环再建，这是裂隙愈合的一个重要特征。

复习思考题

1．简述颌面部骨折的临床表现。
2．骨折造成张口受限的原因是什么？
3．下颌骨骨折影像学诊断的要点有哪些？
4．简述面中部骨折 CT 诊断的要点。
5．颌面部骨折的治疗原则是什么？
6．简述颌面部骨折的复位方法及适应证。
7．简述坚强内固定主要技术方法和要点。

第六节　下颌骨骨折
Mandibular fracture

提　要

下颌骨位居面下1/3，易受到打击造成骨折，道路交通事故是主要致伤原因。下颌骨骨折主要表现为局部疼痛、肿胀、面部畸形、张口受限和错𬌗。错𬌗类型与骨折移位有关，肌肉不平衡牵拉是造成骨折移位的主要原因。

颏/颏旁、下颌体及下颌角的简单骨折用牙弓夹板单颌固定或头帽颏兜制动4～6周。复杂骨折通常伴有明显的移位，应切开复位并坚强内固定。多数髁突骨折经保守治疗后可以通过功能改建达到临床治愈，当骨折严重移位并造成升支高度明显降低及咬合关系紊乱时，应手术复位并做坚强内固定。早期功能训练是治疗髁突骨折的一个重要原则。陈旧性骨折包括骨折错位愈合、延迟愈合和不愈合。治疗方法包括“再骨折”复位、植骨、局部截骨、牵引成骨等。康复治疗是骨折治疗的重要组成部分。

下颌骨位居面下1/3，位置突出，易受到打击致伤，道路交通事故伤是主要致伤原因。下颌骨骨折约占颌面部骨折的50%左右。Ellis（1985）报告的2137例颌面部骨折中，下颌骨骨折占45%。北京大学口腔医学院（2003）统计的1084例颌面部骨折中，下颌骨骨折占68.9%。由于下颌骨是颌面部唯一能动的大骨，且参与颞下颌关节的构成，因此伤后对咀嚼功能影响较大。

一、临床分类 Clinical classification

1．按骨折性质分类　①青枝骨折：骨裂或皮质骨折裂，但骨连续性完好；②闭合性骨折：

骨折表面软组织完好，骨折呈封闭状态；③开放性骨折：骨折表面软组织损伤，与骨折部位相通；④简单骨折：骨折单发，无移位或轻度移位；⑤复杂骨折：骨折多发，有明显移位；⑥粉碎性骨折：骨折部位骨碎裂，常伴有移位；⑦骨折骨缺损：骨折伴骨缺损及移位。

2．按骨折部位分类　分为髁突骨折、喙突骨折、升支骨折、下颌角骨折、下颌体骨折、颏/颏旁骨折、牙槽突骨折（图 7-33）。

3．按骨折线方向分类　分为有利型骨折（favorable fracture）和不利型骨折（unfavorable fracture）。前者指骨折线方向与肌肉牵拉方向垂直；后者指骨折线方向与肌肉牵拉方向平行（图 7-34）。

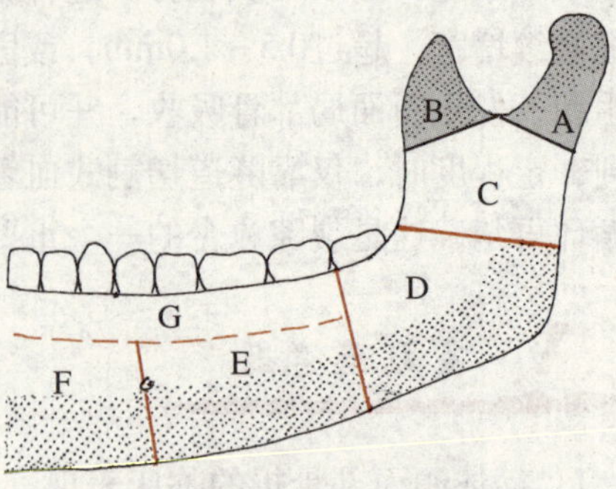

图7-33　下颌骨骨折按部位分类

A. 髁突骨折　B. 喙突骨折　C. 升支骨折　D. 下颌角骨折　E. 下颌体骨折　F. 颏及颏旁骨折　G. 牙槽突骨折

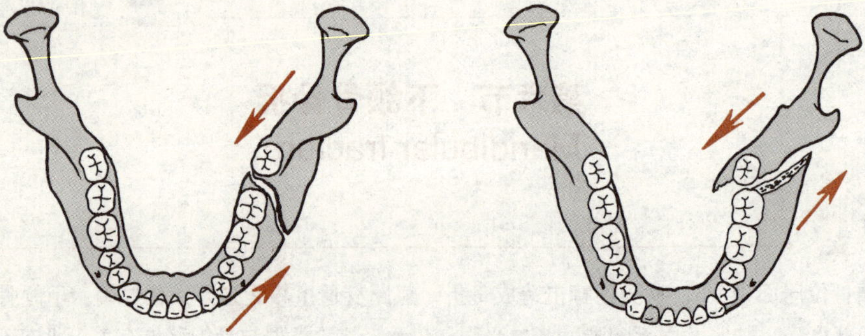

图7-34　下颌骨按骨折线方向分类

A. 有利型骨折　B. 不利型骨折

二、临床表现 Clinical presentation

1．症状与体征　骨折部位疼痛、肿胀；内出血在局部形成皮下淤斑；当骨折发生移位时，可在骨折部位探知骨擦音和异常动度；功能障碍主要表现为张口受限和错𬌗，张口受限程度取决于骨折部位及损伤严重度，错𬌗类型取决于骨折部位及骨折段移位。骨折发生移位后，可造成面部畸形，其中以下颌偏斜畸形较为常见。当骨折损伤下牙槽神经时，可引起下唇和颏部麻木。

2．不同部位骨折的移位特点　下颌骨呈板状马蹄形，骨折后常发生移位，并导致错𬌗。影响移位的因素包括致伤力、肌肉牵拉、牙状态、骨折线类型，其中以肌肉牵引为主。不同部位和不同类型的骨折，移位及错𬌗表现各异。

（1）颏/颏旁骨折：颏正中单线骨折因两侧肌肉力量对称，一般不发生移位，有时受外力或骨折线方向和斜度影响，也可以发生轻度重叠移位（图7-35.A）；颏部双线或粉碎性骨折，中间骨段受颏舌肌和颏舌骨肌牵拉向后下移位，两旁骨段受下颌舌骨肌和二腹肌前腹牵拉向中线内聚，容易造成下颌弓缩窄（图 7-35.B，C），并出现舌后坠，以致影响呼吸。

（2）下颌体骨折：下颌体骨折将下颌骨分成前后两段，前骨折段受降颌肌群和健侧翼外

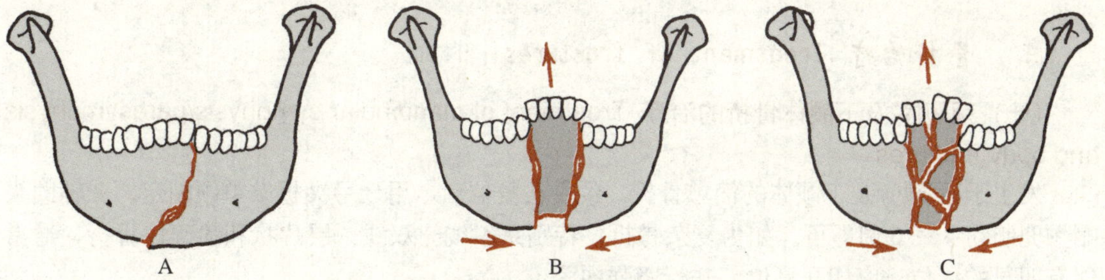

图7-35 颏及颏旁骨折移位

A. 颏部单线斜行骨折 B. 颏部双线骨折 C. 颏部粉碎性骨折

肌牵拉，向下、后和患侧移位，后骨折段受升颌肌群和患侧翼外肌牵拉，向上并偏对侧移位，造成患侧牙偏斜接触，健侧前牙区偏斜开𬌗。下颌体骨折除局部疼痛、肿胀和轻度张口受限外，还可因骨折移位挫伤下牙槽神经造成下唇及牙龈麻木。

（3）下颌角骨折：当骨折线位于嚼肌和翼内肌附着之前时，肌肉的牵拉作用与下颌体骨折相似，但骨段移位可能更明显。如果骨折线在下颌角后上部，骨折线两侧的骨段有咬肌和翼内肌附着，起着类似于夹板的作用，骨折段可以没有移位或移位很小。

（4）髁突骨折：单侧骨折时，翼外肌牵拉髁突骨折段向前、内方向移位，咬肌、翼内肌和颞肌牵拉升支骨折段向上、后方向移位，导致前牙和健侧牙开𬌗(图7-36.A)； 双侧骨折时，升颌肌群牵拉整个下颌骨向后、上方向移位，导致双侧磨牙早接触，前牙开𬌗(图 7-36.B)。偶然情况下，颏部受猛烈暴力可使髁突向上移位，突破关节窝顶，移位至颅内（图 7-37)。

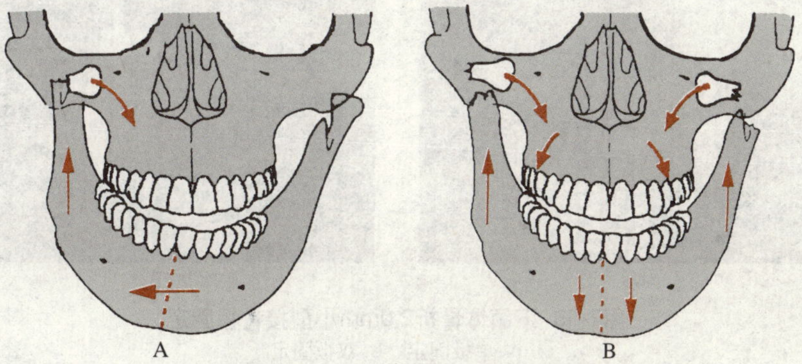

图7-36 下颌骨髁突骨折移位

A. 单侧髁突骨折移位 B. 双侧髁突骨折移位

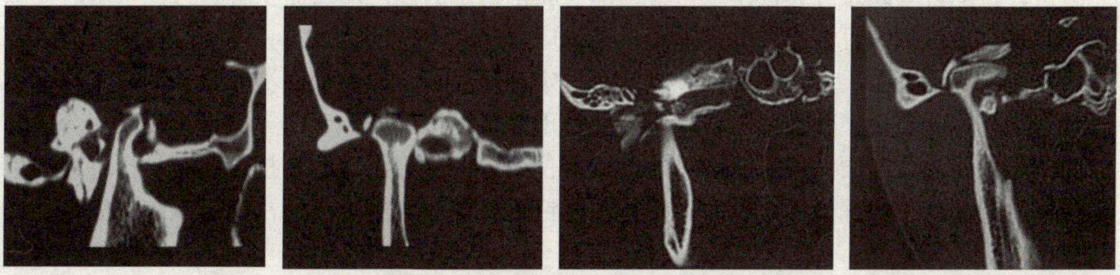

图7-37 髁突向上移位至颅内

三、骨折治疗 Treatment of fractures

（一）颏/颏旁及下颌体骨折的治疗 Treatment of mandibular symphysis/parasymphysis and body fractures

发生于颏/颏旁及下颌体的简单骨折，经手法复位后，用牙弓夹板做单颌固定，并辅助头帽颏兜制动 4 ～ 6 周即可。如为复杂骨折，特别是斜线、双线、层片状和粉碎性骨折，通常伴有明显的移位，应切开复位，并行坚强内固定。

1．直线和垂直断面状骨折　手术经口内入路。解剖复位后，用骨折复位钳或颌间固定保持复位，直至完成固定。

颏 / 颏旁骨折可以采用 2.4mm DCP 行加压固定，接骨板水平放置在根尖下 10 ～ 15mm 处，固位螺钉长度12 ~ 14mm，固定在双侧皮质骨上。用牙弓夹板作张力带可以保证断面的均匀加压和紧密接触。也可以采用两根2.0mm小型接骨板固定，平行放置，彼此间隔5mm以上，固位螺钉长度 6 ～ 8mm。

下颌体骨折多使用2.0mm小型接骨板固定。对于复位后再移位倾向不严重的骨折用单板固定即可（图 7-38.A），接骨板放在下牙槽管和牙根之间，用 6mm 长的螺钉固位。如为双线或多线骨折必须用两根接骨板固定（图 7-38.B）。为了避免过度牵拉颏神经导致术后下唇麻木，固定前可以先在颏部适当分离神经。

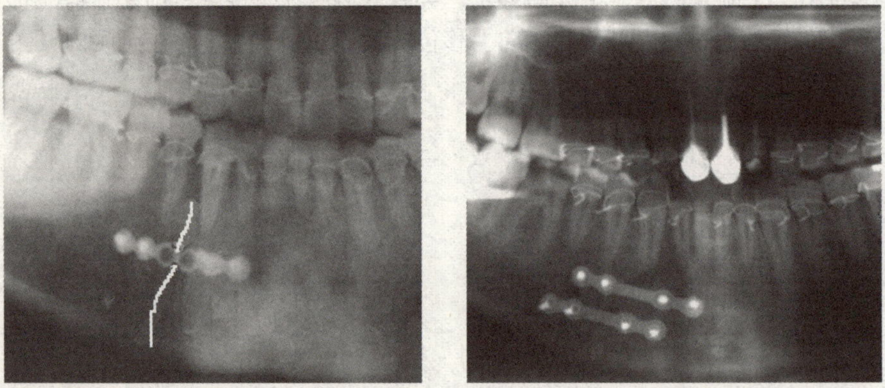

A　　　　B

图7-38　下颌体骨折2.0mm小型接骨板固定

A. 单板固定　B. 双板固定

2．斜线和斜面状骨折　颏/颏旁斜线骨折首选2.4mm拉力螺钉固定，一般用单根螺钉横穿固位，再配合单颌牙弓夹板作张力带，即可获得稳定的固定。斜面状骨折可以采用2～3颗皮质骨螺钉按拉力螺钉方式做对穿固定（7-39）。

下颌体容易发生层片状的骨折，复位有一定难度。复位时要彻底清除断面间纤维骨痂和碎骨片，复位后要用颌间固定维持复位，并且用骨折复位钳从颊舌向夹持骨折使之密合，骨断面的任何错动或断面间嵌顿物都可能影响复位效果，术后出现𬌗干扰。此类骨折不宜使用小型接骨板固定，应采用皮质骨螺钉按拉力螺钉方式做对穿固定。通常用三颗螺钉固定，成角分布（图 7-40）。

3．粉碎性骨折　发生于颏/颏旁及下颌体的广泛的粉碎性骨折，应按骨折前𬌗关系实施

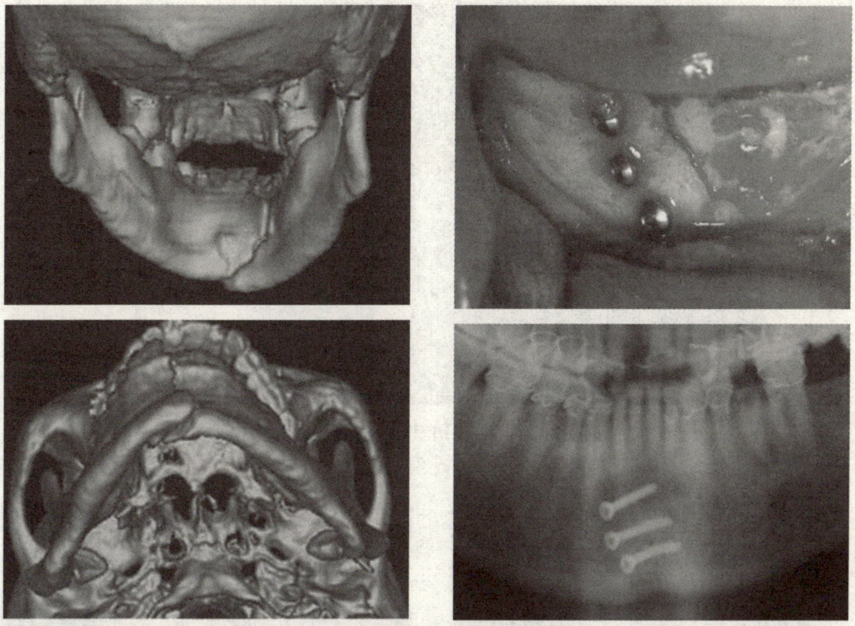

图7-39 颏部斜面状骨折用三颗皮质骨螺钉按拉力螺钉方式做对穿固定

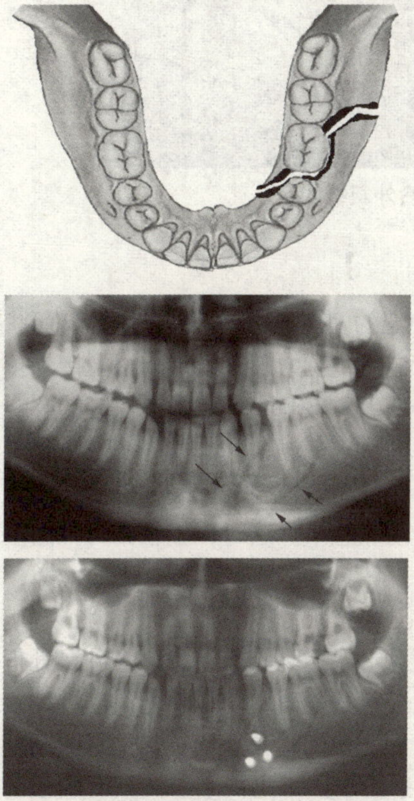

图7-40 下颌体层片状骨折用三颗皮质骨螺钉成角分布、对穿固定

功能复位，不必过于强调解剖复位，否则可能造成小骨折片的游离，以致影响愈合，甚至发生骨坏死。由于粉碎性骨折缺少骨连续性支撑，最好采用重建接骨板固定。重建接骨板主要用于连接骨折区两侧的骨段，骨折区内的小骨片可以用小型或微型接骨板连接，也可以直接用螺钉做穿接固定。

（二）下颌角骨折的治疗 Treatment of mandibular angle fractures

下颌角是高应力集中区，骨断面薄、皮质骨厚、血运差，加之第三磨牙存在，术后并发症较多。对于单发于下颌角的简单骨折，采用头帽颏兜制动 4 周即可。如骨折发生移位，必须行解剖复位和坚强内固定。复位过程中，如发现位于骨折线上的智牙碎裂、脱位，影响骨折复位时，应予以拔除。下颌角骨折的固定方法有多种，应根据骨折线类型合理选择。

1. 有利型骨折　常规采用小型接骨板张力带固定。手术入路采用磨牙后区角形切口，暴露骨折和外斜线。撬动远中骨折块，使骨折断面解剖复位。由于外斜线处是张力部位，下颌角下缘是压力部位，张力部位复位后，压力部位可自动闭合。固定用2.0mm小型接骨板，沿外斜线放置，跨越骨折线，按解剖复位后的骨面弯制接骨板，使之与骨面贴合。骨折线每侧至少用两颗螺钉固定。螺钉长 6mm，入单层皮质骨，

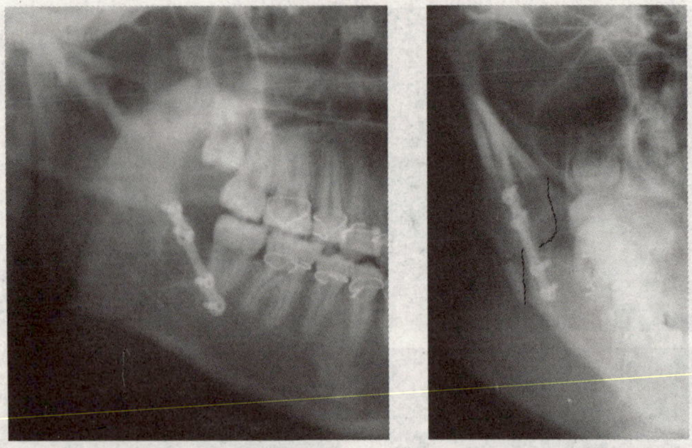

图7-41 下颌角有利型骨折小型接骨板张力带固定

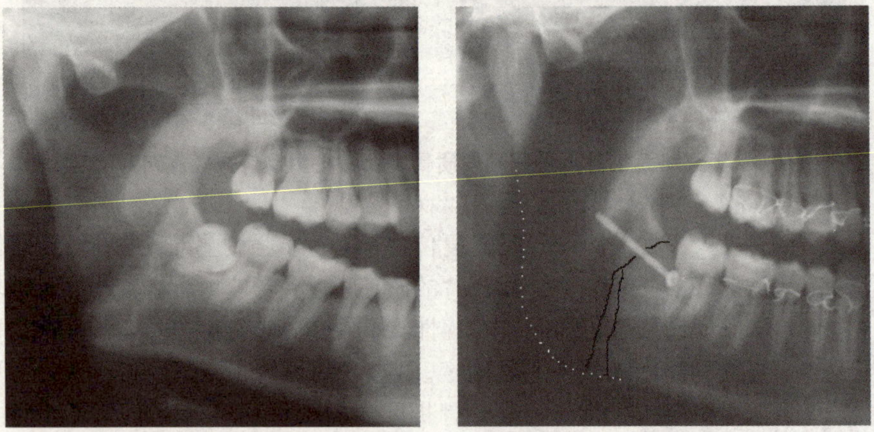

图7-42 下颌角不利型骨折用拉力螺钉沿外斜线固定

一般不会伤及牙根和下牙槽管（图 7-41）。

2．不利型骨折 不利型骨折移位倾向较大，需要更稳定的固定。由后外向前内的斜面状骨折特别适用于拉力螺钉沿外斜线固定。同样是起张力带作用，拉力螺钉固定较小型接骨板固定具有更强的稳定性效果。螺钉直径一般为2.4mm，长度25～30mm，应保证螺钉的有螺纹段把持在对侧皮质骨上，螺钉固定方向沿外斜线由前外向后内（图 7-42）。

如骨折严重移位或断面有缺损，单靠张力带固定很难保证功能性稳定效果，术后下缘骨折线很容易出现张裂，不稳定的固定可能继发固位螺钉松动和感染。这时，应在张力带固定的基础上，进一步在下颌角下缘作补偿固定（图 7-43）。

（三）髁突骨折的治疗 Treatment of condylar fractures

与下颌骨其他部位骨折不同，髁突骨折它可以通过两种形式达到临床治愈，一种是骨折复位后在正常解剖位置上愈合，另一种是骨折错位愈合后进行功能改建。从功能角度讲，改建比愈合更有临床意义，但改建必须具备两个基本条件，即正确的𬌗关系和升支垂直距离。髁突骨折的治愈标准是颜面对称、下颌无痛性运动、𬌗关系正常。正是由于髁突具有较强的自身塑形和改建能力，临床多数骨折经保守治疗后可以治愈。只有当骨折移位，预计不能通过功能改建达到治愈标准时，才考虑手术治疗。

1．髁突骨折的分类

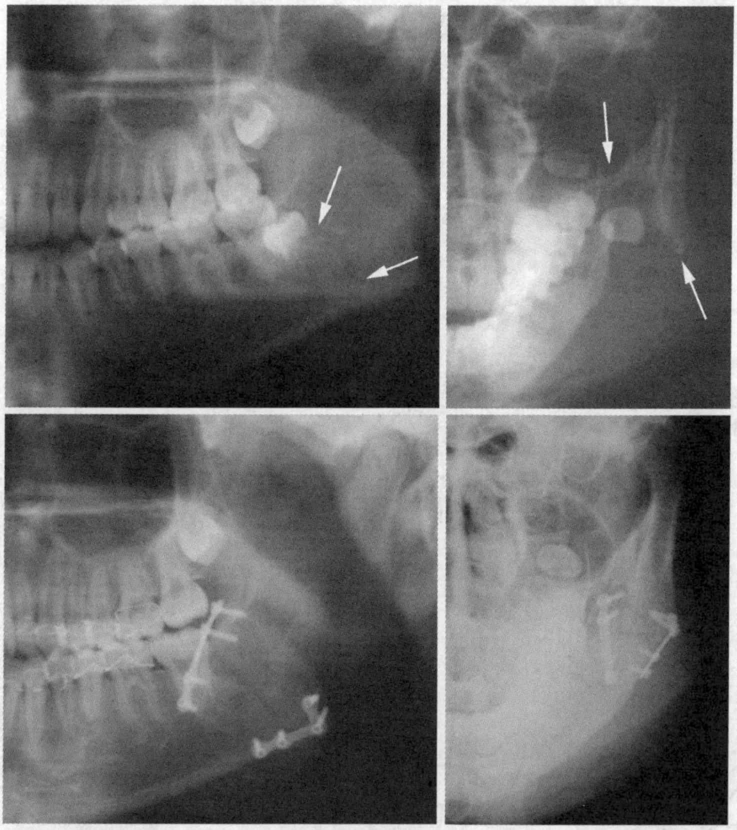

图7-43　严重移位的下颌角骨折在张力带基础上，于下颌角下缘用小型接骨板做补偿固定

(1) 按骨折分侧与合并骨折情况分为：单侧髁突骨折、双侧髁突骨折、合并其他部位的髁突骨折；

(2) 按骨折部位分为：髁头骨折（condylar head fracture)、髁颈骨折（condylar neck fracture)、髁颈下骨折（subcondylar fracture)、矢状骨折（sagittal fracture)（图 7-44.A)；

(3) 按移位骨折块与关节窝的相对位置分为：移位性骨折（displacement fracture）和脱位性骨折（dislocation fracture)（图7-44.B)。移位的方向主要有内移位、前内移位和外移位；脱位的方式可以是内弯脱位，也可以是分离脱位；脱位的方向主要有内脱位、前内脱位、前脱位和外脱位。

(4) 按骨折移位方式分为：无移位、错动移位、弯曲移位、重叠移位（图 7-44.C)。

囊内骨折属于特殊类型的骨折，是指骨折局限于关节囊内，呈局部碎裂或表层剥脱，临床应做独立诊断。

2．髁突骨折的保守治疗　髁突骨折𬌗关系正常者，用头帽颏兜制动10～21天，随即配合理疗进行张口训练。如骨折移位形成错𬌗，则必须通过颌间牵引恢复咬合关系。颌间牵引时在牙早接触区放置2～3mm厚的𬌗垫，然后牵引开𬌗区，使𬌗关系复原。随后行颌间固定，固定时间约2～3周，骨折位置越低、固定时间越长。之后开始张口训练，并配合关节区理疗。

3．髁突骨折的手术治疗　髁突骨折外移位或脱位，低位髁颈和髁颈下骨折严重内移位或脱位，伴升支垂直高度明显降低（大于4mm)，并继发错𬌗者应采用手术治疗。手术最好在伤后12小时内或骨折5～7天时进行。手术入路通常选择颌后（环下颌角）切口，暴露骨折后

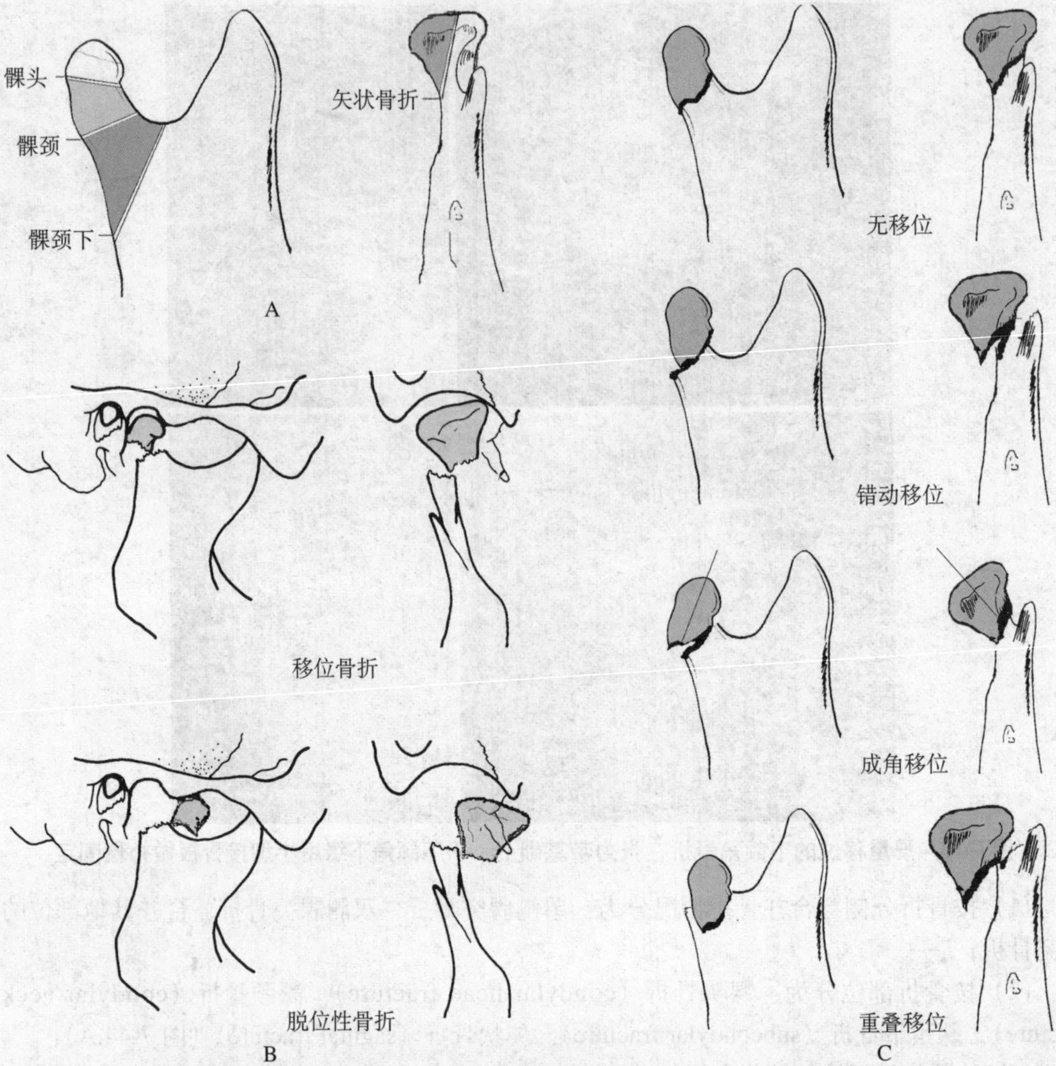

图7-44　A. 髁突骨折按骨折发生部位分类　B. 髁突骨折按骨折块与关节窝的相对位置关系分类　C. 髁突骨折按骨折移位方式分类

行解剖复位，固定前需校准殆关系。斜面状骨折用 2 ~ 3 颗 2.4mm 的皮质骨螺钉做穿接固定(7-45.A)；横断面骨折用髁突拉力螺钉固定（图 7-45.B）；其他类型骨折用 2.0mm 小型接骨板沿后外缘放置作张力带固定（图 7-45.C）。

4．儿童髁突骨折的治疗　儿童髁突骨折的治疗目的是促进髁突功能性改建，防止关节强直，避免颌骨发育畸形。关节强直的发生率大约为0.4%～1%；颌骨畸形的发生率大约为20%～30%。儿童髁突骨折具有很强的改建能力，骨折错位愈合后可以通过功能塑形形成一个近似正常形态的新的髁突。因此，骨折早期，几乎所有类型的骨折均应采取保守治疗。可以带一个 1 ~ 2mm 厚的软殆垫，以降低髁突，缓解急性期症状。同时牵引下颌向前、向上，在殆垫的引导下纠正错殆，并适当制动，7 ~ 10 天后开始张口训练，尤其是前伸开口训练。如骨折移位、升支垂直高度降低，出现明显的下颌后缩或偏斜畸形，则应采用牙弓夹板或正畸装置作颌间牵引，必要时增加颅颌牵引，以恢复下颌骨位置。乳牙期和替牙期儿童髁突骨折不要求严格复位咬殆关系。关键要恢复升支垂直高度，并在此基础上尽早做功能训练。如发现持续性

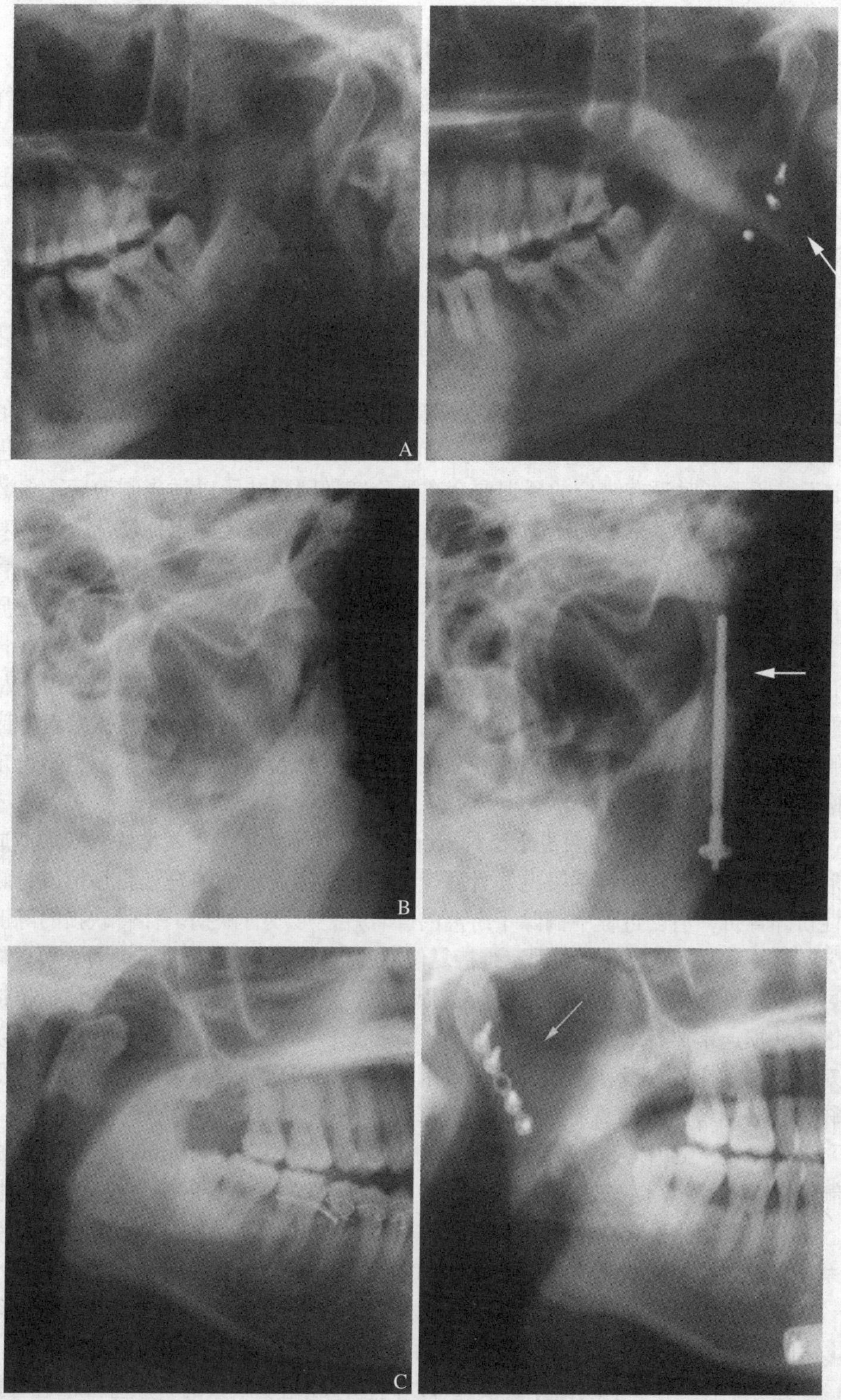

图7-45 髁突骨折的坚强内固定

A. 斜面状骨折用皮质骨螺钉做穿接固定 B. 横断面骨折用髁突拉力螺钉固定 C. 髁颈骨折小型接骨板固定

张口受限8周以上，强迫性开口训练收效甚微时，应警惕关节粘连和早期强直的可能，采取积极态度进行医疗介入，松解关节粘连，然后再配合理疗进行张口训练。

四、陈旧性骨折的治疗 Treatment of old fractures

临床对陈旧性骨折的概念缺乏统一认识。陈旧性骨折从组织学概念讲可以分为错位愈合、延迟愈合（delay union）及不愈合（骨不连接）。错位愈合是指骨折在错误的解剖位置上的愈合，其组织修复过程是正常的。延迟愈合和不愈合可以涉及或不涉及骨段位置是否正确，主要是组织修复过程的异常，前者愈合速度较正常延缓，后者骨愈合进程完全终止。

所谓"陈旧性"实际上是一个时间概念，一般将其限定在4～6周以上。延迟愈合者，骨断端呈铰链式异常运动，X线片上可以见到骨折线有不规则的、凹凸不平的透影区。骨不愈合者，骨断端呈三维异常运动，X线片上骨断面变得粗钝似象脚样或尖锐似竹笋样改变，并有硬化征象。

陈旧性骨折的发生最常见于合并颅脑或四肢损伤而延误治疗者，其结果是多数形成错位愈合，治疗必须通过手术复位或截骨矫治。延迟愈合和不愈合多继发于骨折感染，也有因复位和固定不当所致。对没有错位的延迟愈合在消除感染因素并予以适当制动后，多数可自行愈合。骨不愈合者，可以采用加压固定保持断面紧密接触和稳定固定促使其愈合。对于伴发错位的延迟愈合和不愈合则必须通过手术重新复位，并做稳定固定。因感染继发的骨不连接首先要消除感染因素，待感染控制后再行手术，形成新鲜骨创面，骨缺损区植入松质骨。

1．"再骨折"复位　适用于简单的、复位后不会形成骨与软组织缺损的陈旧性骨折。手术尽量沿原骨折线凿开，如为斜面状、已发生骨性愈合的骨折，可以用电锯或裂钻从颊侧向舌侧做垂直断面截开。纤维性愈合者，应彻底清除断面间骨痂组织。骨性愈合者，应去除断端增生的骨组织，以便骨折正确对位。陈旧性骨折很难密合对位，骨段本身也不稳定，因此必须严格固定。

2．植骨　骨折后骨缺损主要见于三种情况：一是骨不连接，手术截除骨断端造成新鲜骨创面时形成骨缺损；二是骨折感染继发骨髓炎，行骨髓炎刮治或清理死骨后形成骨缺损；三是开放性粉碎骨折，清创过程中摘除了游离的碎骨片，形成骨缺损。伴骨缺损的陈旧性骨折的复位应以殆关系为标准，用颌间固定维持复位后的殆关系。供骨源常选髂骨，可以做骨块移植，也可以做碎骨移植。稳定固定可以防止骨吸收，减少骨感染，最好用重建板桥接固定。牙槽嵴区骨缺损通常伴有软组织缺损和挛缩。骨折复位和植骨后，黏膜量不足，难以封闭植骨床。对此，术前应妥善设计，如果缺损范围小，可以用局部颊黏膜滑行瓣修复；如果软组织缺损较大，必须考虑用游离皮瓣或肌皮瓣修复。

3．局部截骨　下颌体及颏部骨折错位愈合后骨长度缩短5～10mm、且无黏膜缺损者，可行下颌体"L"形截骨术。截骨的方式有两种：垂直"L"形截骨的截骨线呈垂直阶梯形（图7-46A）；水平"L"形截骨的截骨线呈水平阶梯形（7-46B）。截骨完成后，滑行移动骨段，复位殆关系使骨段达到功能性复位，并做暂时性颌间固定。垂直"L"形截骨复位后用小型接骨板固定，骨缺损区可以从颏部取松质骨充填。水平"L"形截骨无需植骨，如果断面能紧密接触，可以用螺钉穿接固定，如果断面间不能紧密接触，要用小型接骨板固定。

4．牵引成骨术　对于下颌骨骨缺损5cm以内，伴软组织缺损的下颌骨陈旧性骨折，尤其是青少年和儿童患者，特别适合于采用牵引成骨（distraction osteogenesis）技术进行矫治。手术时机应选择在骨折已骨性愈合之后。下颌体和颏部骨折一般用口内牵引器，下颌角骨折用口外

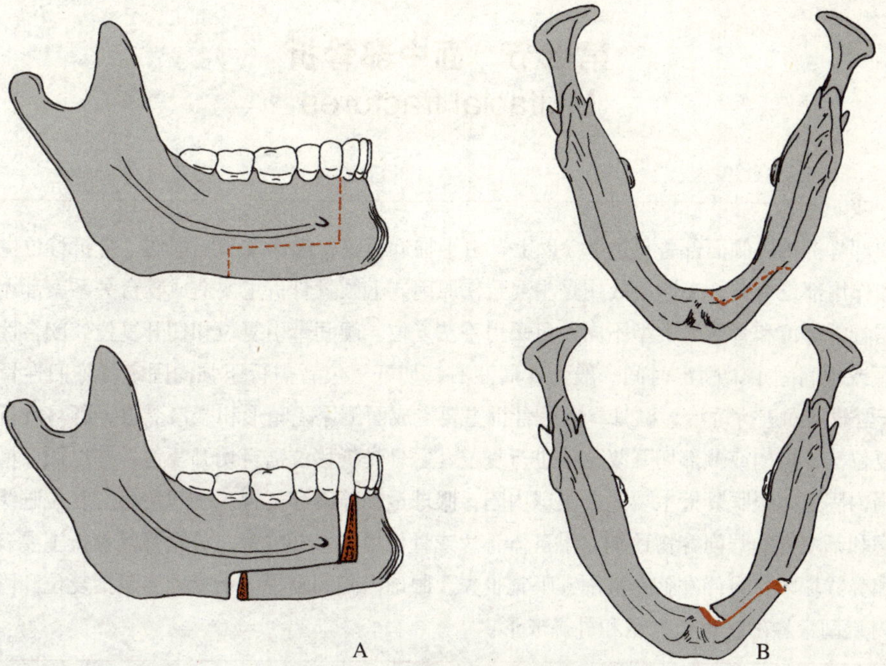

图7-46　下颌体“L”形截骨

A. 垂直“L”形截骨　B. 水平“L”形截骨

牵引器。术前取牙殆模型、上殆架，常规拍摄下颌曲面断层和头颅定位正、侧位片，通过头影测量和模型外科分析，确定牵引方向、牵引距离和牵引器的安置位置，并与正畸医师共同商议，确定牵引后的牙矫治方案。牵引从术后第5～7天时开始，牵引进度以每天1mm，分3～4次完成。牵引到位后，牵引器留置3～4周，在被牵引骨尚处于纤维骨痂的弹性阶段，适时进行颌间牵引矫治开殆，个别牙错殆行正畸矫治。

5．康复治疗　康复治疗是骨折全程治疗的重要组成部分，方法主要包括理疗、肌电刺激、肌功能训练、殆治疗等，主要针对陈旧性骨折的肌源性错殆因素，因为长期错殆必然使颌周肌肉在错殆的基础上建立新的“错位肌平衡”，当手术矫治了骨源性错殆后，“错位肌平衡”并不能随之同步改善，必须通过在颌间弹性牵引引导下的肌功能训练逐步纠正，使之适应于正确的殆关系。

复习思考题

1．简述下颌骨骨折的临床表现。
2．下颌骨不同部位骨折的移位特点是什么？
3．如何区分有利型和不利型骨折？
4．试述下颌角骨折的治疗。
5．试述髁突骨折的临床分类。
6．髁突骨折的保守治疗方法。
7．儿童髁突骨折有哪些治疗特点？

第七节　面中部骨折
Midfacial fractures

提　要

面中部骨折约占颌面部骨折的40%以上，由于临近颅底，常伴发颅脑损伤，骨折移位主要与外力性质和作用部位有关。交通事故伤是主要致伤原因。上颌骨骨折主要造成咬合关系紊乱和面部畸形。依据骨折部位和骨折线类型不同，可采用手法复位、颌间牵引复位和切开复位。闭合性复位者需行单颌或颌间固定，固定时间一般为 4 周左右；切开复位者需行坚强内固定。陈旧性骨折采用LeFort分型截骨术进行矫治。颧骨、颧弓骨折主要造成面侧塌陷畸形和张口受限。颧弓骨折可采用单牙钩复位法、口内或颞部切开复位法进行复位。颧骨骨折移位需行切开复位，并以颧牙槽嵴为主进行坚强内固定。眼眶骨折主要造成眼球内陷、眼球运动障碍和复视。手术治疗应复位眶缘，将疝入上颌窦和筛窦内的眶内容物还纳，用自体骨片或骨代用品修补眶壁。鼻眶筛区骨折主要表现为眦距增宽和鼻梁塌陷，可伴发脑脊液漏、嗅觉丧失、眼球内陷和复视。治疗内容包括复位和固定中央骨块、内眦韧带悬吊、重建眶壁和外鼻成形。

面中部骨骼包括上颌骨、颧骨、颧弓、鼻筛区诸骨和额骨的一部分，它们共同构成框架样结构支撑面部形态。面中部骨折约占颌面部骨折的40%以上，骨折类型主要取决于外力性质和作用部位，骨折常呈复合型。由于邻近颅底，常伴发颅脑损伤。交通事故伤是主要致伤原因。

一、上颌骨骨折　Maxillary fracture

【临床分类】

1．Le Fort 分类 由 Rene Le Fort （1890，1901）提出（图 7-47）。分三型：

Le Fort I 型：即牙槽嵴根部水平骨折，骨折线经梨状孔下缘、牙槽突基部，绕颧牙槽嵴和上颌结节向后至翼板下 1/3；

Le Fort II 型，即上颌中央三角区骨折，骨折线从鼻根部向两侧，经泪骨、眶下缘、颧上颌缝，绕上颌骨外侧壁向后至翼板上 2/3；

Le Fort III 型：呈颅面分离状骨折，骨折线经鼻额缝，横跨眼眶，再经颧额缝向后下至翼板根部，形成颅面分离。

2．改良分类 Manson（1986）在 Le Fort 分类的基础上增加了牙槽突骨折和矢状骨折，提出新的分类。但其亚类列项稍显烦琐，可以简化为以下四型：

（1）低位（水平）骨折：上颌骨呈水平断裂，骨折线在Le Fort I型水平，但不涉及颧骨、眼眶、鼻筛区。临床主要表现为殆关系紊乱，骨折块或下垂或偏移，骨折有明显的异常动度。治疗原则是恢复殆关系。

（2）高位（水平）骨折：上颌骨呈水平断裂，骨折线在 Le Fort II 型和（或）III 型水平，骨折块呈锥形或粉碎，涉及颧骨、眼眶、鼻筛区。临床表现为殆关系紊乱，伴发颧面、眶周、鼻筛区畸形。治疗原则是恢复殆关系，同时要解决面部畸形。

（3）矢状骨折：上颌骨呈垂直断裂，骨折线位于正中或正中旁，垂直或斜行向上，将上颌

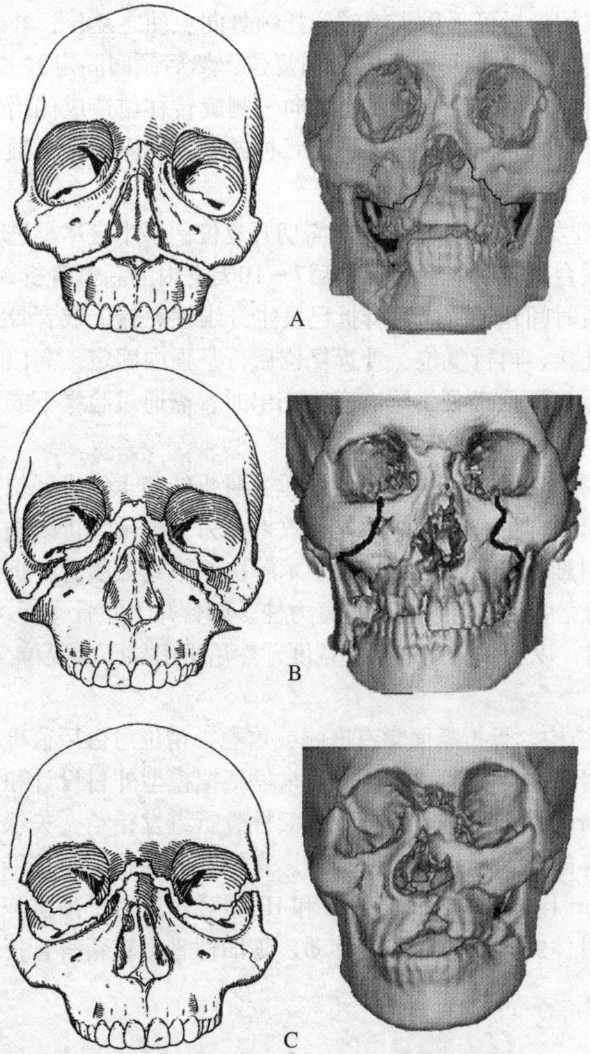

图7-47 上颌骨骨折Le Fort分类

A. Le FortⅠ型骨折 B. Le FortⅡ型骨折

C. Le FortⅢ型骨折

骨分裂为两半，形成“创伤性腭裂”。临床表现为牙弓增宽，有时一侧骨折块下垂致另一侧开骀，骨折可能伤及颅底。治疗原则以解决骀关系为主，关闭“创伤性腭裂”。

（4）牙槽突骨折：骨折线局限于根尖水平，仅波及牙骨段。治疗原则是复位和固定牙骨段。

北京大学口腔医学院（2005）对193例上颌骨骨折的骨折线进行了分型研究。结果显示，可纳入诊断条目的185例样本按例统计，符合Le Fort分类的单处骨折和多处骨折诊断率仅为30.81%和34.06%。符合改良分类的单处骨折和多处骨折诊断率分别44.32%和55.67%，总体覆盖率达95.86%（185/193例）。

【临床表现】

低位水平骨折多因前方外力所致，骨折块因致伤力、骨重力及翼肌牵拉向后下移位，造成面中1/3变长，前部塌陷，后牙早接触、前牙开骀或反骀。如骨折系侧前方外力所致，骨折块可能向一侧移位，出现偏骀。口腔检查很容易发现上颌骨异常动度，鼻腔检查可见鼻出血和鼻中隔撕脱；如果骨折发生在一侧或区段，骨折线纵裂牙槽突，可发现牙龈撕裂、骀台阶和区段骨折块活动。

高位水平骨折常波及鼻、眶、颧、额等周围结构，出现面部肿胀、眶周淤斑、结膜下出血、眼球下陷、复视、鼻出血和脑脊液鼻漏；损伤眶下神经，造成眶下区及上唇麻木。骨折移位多呈嵌顿性，骨异常动度不明显。骨折块向后下移位造成面中部塌陷，呈“盘状脸”。向一侧移位，造成面中部扭曲畸形。连带牙槽突移位，造成错骀，错骀表现类似于低位水平骨折。

矢状骨折约占上颌骨骨折的15%左右，多发生在中线或中线旁，前部裂隙一般通过中切牙或侧切牙。如果骨折移位不大或只是轻度的上下移位，腭黏膜通常是完整的；如果骨折呈前后向错位或向外侧移位，腭部黏膜裂开，即可形成“创伤性腭裂”。矢状骨折常伴有鼻中隔和鼻旁窦损伤。骨折线侧向上行，断裂梨状孔或上颌骨额突、鼻骨至眼眶，可引起各种眼科症状。骨折线垂直上行至颅底，可引起脑脊液鼻漏和嗅觉障碍。

【骨折治疗】

1. 低位水平骨折的治疗 上颌牙槽突骨折或区段骨折可在局麻下行手法复位，然后用牙弓夹板做单颌固定4～6周。单纯下垂移位的骨折可采用头帽颏兜托颌骨向上使之复位，并制动4～6周。偏斜移位的横断骨折手法复位困难时，可行颌间牵引复位，然后颌间固定3～4周，并辅以头帽颏兜托颌骨向上制动。骨折向后移位造成反殆或向一侧旋转移位造成偏殆时，需切开复位，恢复咬合关系，并在颧牙槽嵴和梨状孔侧缘用接骨板做坚强内固定。当颧牙槽嵴粉碎或骨缺损大于5mm时，须植骨。

2．高位水平骨折的治疗　高位骨折一旦发生骨折移位，通常需切开复位。手术应尽早进行。经冠状切口、口内切口和面部小切口联合入路暴露骨折。伤后7～10天之内的新鲜骨折，骨折块较松动，可以直接复位。如果骨折后时间超过两周，骨折已发生纤维性愈合，或者骨折块嵌顿，无异常动度，则需截断翼上颌连接，再行复位，骨折复位后行坚强内固定。高位上颌骨骨折多伴发眶底骨折，如术前CT提示有眶底破裂、眶内容物疝出时，需通过睑缘下或睑结膜切口，复位眶内容物，修补眶底。

3．矢状骨折的治疗　矢状骨折的复位要考虑两种情况：一种是垂直骨折线与上颌骨低位水平骨折线连通，这种骨折单纯采用颌间牵引即可获得良好的复位效果；另一种是骨折线垂直向上，延伸至颅底或眶底，采用颌间牵引难以复位，必须通过手术解决。单纯上颌骨骨折时，首先要复位腭中份，恢复上颌骨牙弓的宽度，然后再复位垂直力柱。如合并下颌骨骨折，颌间固定前也要先复位腭板并完成腭部固定，以获得正确的面部宽度，然后再引导下颌复位。矢状骨折的固定一般设在前鼻嵴区。

4．陈旧性骨折的治疗　上颌骨呈框架结构，骨折断面常有嵌顿或重叠，错位愈合后很难像下颌骨那样，能准确地找到骨折线并沿骨折线重新凿开复位。通常需根据模型外科设计和定位殆板进行Le Fort分型截骨复位。Le Fort I型截骨适用于低位陈旧性骨折继发错殆。矢状骨折并有移位时，需在Le Fort I型截骨的基础上，进一步分块截骨。高位陈旧性骨折单纯以解决错殆为治疗目的时，也可以采用Le Fort I型截骨。Le Fort II和III型截骨适用于高位陈旧性骨折继发面中部后缩畸形，要求上颌骨体完整，允许整体移动。陈旧性骨折较新鲜骨折需要更可靠的固定稳定性。

二、颧骨、颧弓骨折　Zygoma and zygomatic arch fracture

【临床分类】

Knight和North（1961）将颧骨颧弓骨折分为六型（图7-48）：I型，骨折无移位；II型，单纯颧弓骨折；III型，颧骨体骨折，向后外下移位，无转位；IV型：颧骨体骨折，内转位，左侧逆时针向，右侧顺时针向，X线片显示眶下缘向下，颧额突向内移位；V型：颧骨体骨折，外转位，左侧顺时针向，右侧逆时针向，X线片显示眶下缘向上，颧额突向外移位；VI型：复杂性骨折。

北京大学口腔医学院（2004）通过采用计算机辅助CT测量对206例（212侧）颧骨复合体骨折的破坏特征进行了分析。研究发现，颧骨复合体骨折的畸形特征是颧突点的移位和面宽改变。以颧骨体是否完整、颧突点和颧弓的形态改变，提出如下分类：

A型：局部骨折，颧骨体完整、无移位。A1型，单纯眶缘骨折；A2型，单纯颧弓骨折。骨折治疗以解决局部畸形和功能障碍为原则。

B型：颧骨骨折移位，颧骨体完整，可伴有或不伴颧弓骨折。B1型，颧骨体向后内侧移位；B2型，颧骨体向前外侧移位。骨折治疗以解剖复位为原则，不涉及颧骨体外形重建。

C型：颧骨体粉碎性骨折，颧骨体外形破坏。C1型，颧骨体粉碎性骨折，颧弓完整；C2

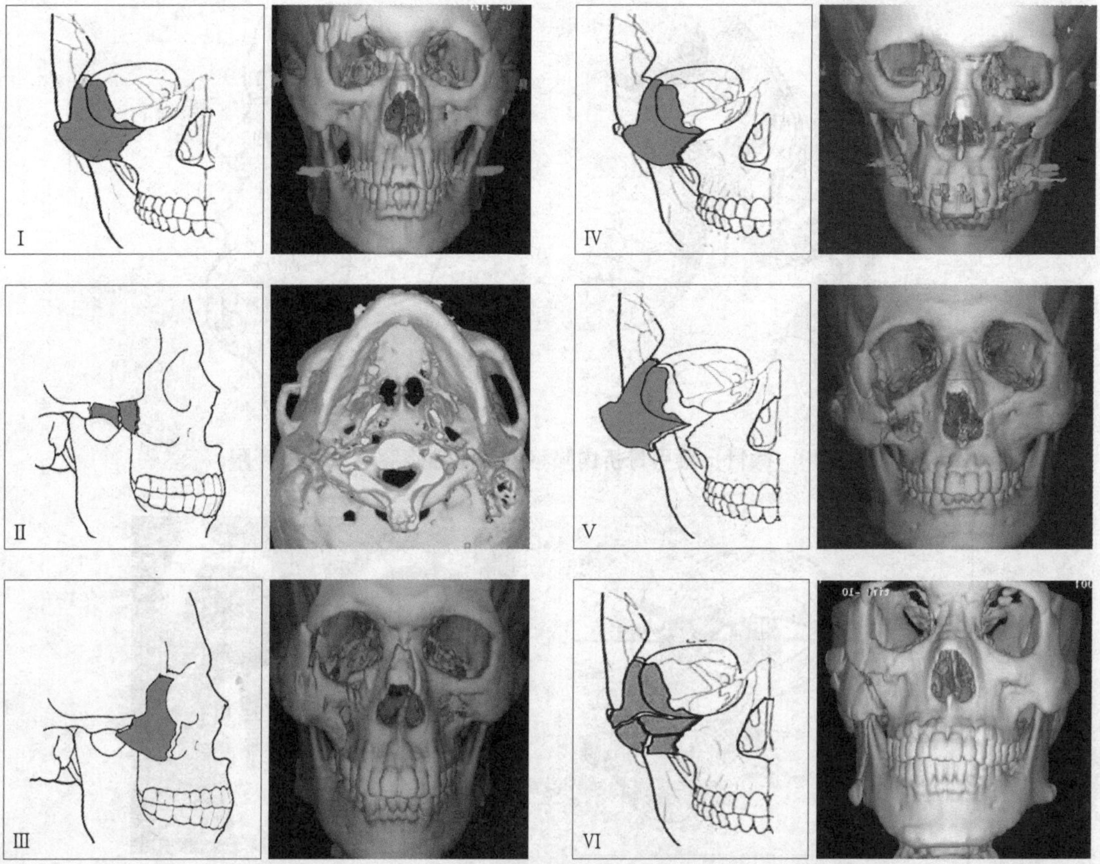

图7-48　颧骨颧弓骨折KN分类

型，颧骨体及颧弓均粉碎性骨折。骨折治疗不仅要复位颧骨、颧弓，而且要重建颧骨体外形轮廓，特别是外形高点、前突度和面宽，同时解决功能障碍。

【临床表现】

颧骨、颧弓位于面中部侧方最突出部位，多因受侧方或侧前方直接暴力而发生骨折。骨折块受外力作用，通常向后内移位或因颧骨体粉碎，造成面部塌陷畸形。少数情况下，骨折向外移位，可产生面侧隆突畸形。临床检查时，可于眶下缘、颧额缝处触及骨台阶。由于骨折块内陷移位，压迫颞肌和咬肌，阻碍喙突运动，可导致张口疼痛和张口受限（图 7-49）。

颧骨骨折常与上颌骨骨折伴发，形成所谓的颧上颌骨复合体骨折。由于损伤了眶下神经，可造成神经支配区麻木。损伤了上颌窦壁，可造成鼻出血。颧骨参与眶缘和眶外下壁构成，骨折常波及眶内容物，形成所谓的“颧眶复合体骨折”。骨折早期，眶周肿胀，皮下、眼睑和结膜下出血、淤斑。颧骨移位或眶壁粉碎导致眶腔扩大，可继发眼球下陷移位（图7-50），产生复视。如骨折损伤了眼外肌或眼外肌被卡在骨折裂隙内，造成眼球运动，也可产生复视。

【骨折治疗】

1．颧弓骨折的治疗　颧弓骨折无移位无需特别治疗；如骨折移位造成面部畸形和（或）张口受限，则应尽早复位。常用的复位方法有以下几种：

（1）单牙钩复位法：方法是于骨折凹陷区的颧弓下缘处经皮穿刺插入单牙钩，至钩尖深度略超过“M”形骨折最凹点。一手放在骨折表面感知复位程度，另一手用力提拉单牙钩，使骨折复位（图 7-51.A）。

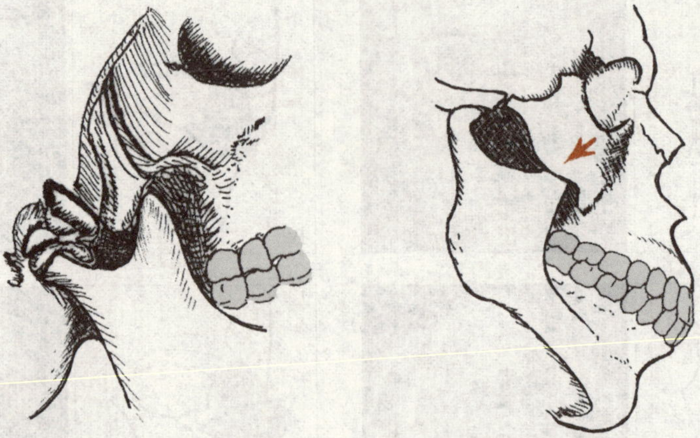

图7-49 颧骨、颧弓骨折内陷移位，阻挡喙突造成张口受限

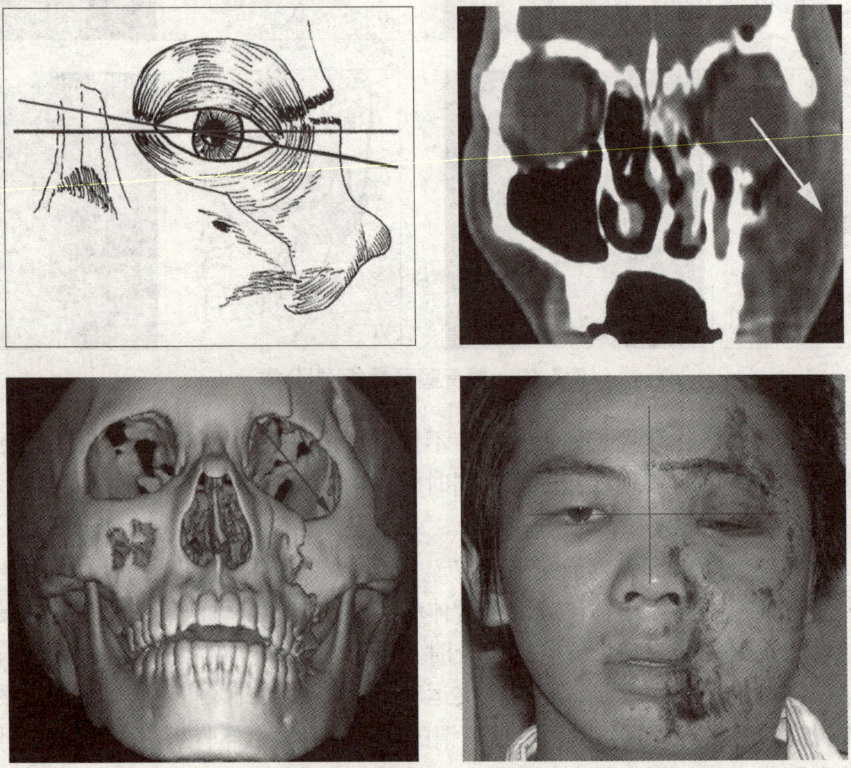

图7-50 颧骨骨折向外下移位，导致眶腔扩大，眼球下陷

(2) 经喙突外侧复位法：方法是于下颌升支前缘做纵行小切口，插入扁平骨膜分离器，经喙突外侧和颞肌浅面伸至颧弓下方，向外用力抬起骨折片。然后将钝器前后移动，以恢复颧弓完整的外形（图 7-51.B）。

(3) 颞部切开复位法：方法是于颞部发际内作长约2cm的切口，切开皮肤、皮下组织和颞筋膜，显露颞肌，在颞筋膜与颞肌之间插入颧弓复位钳，伸至颧弓深面，用力将骨折片向外方复位（图 7-51.C）。

单纯颧弓骨折以“M”形内陷型移位最较为常见。手术成功的关键在于尽早手术，复位着力点准确放置。验证复位的方法有四点：即复位的同时可以听到骨折块回弹声响；复位后，

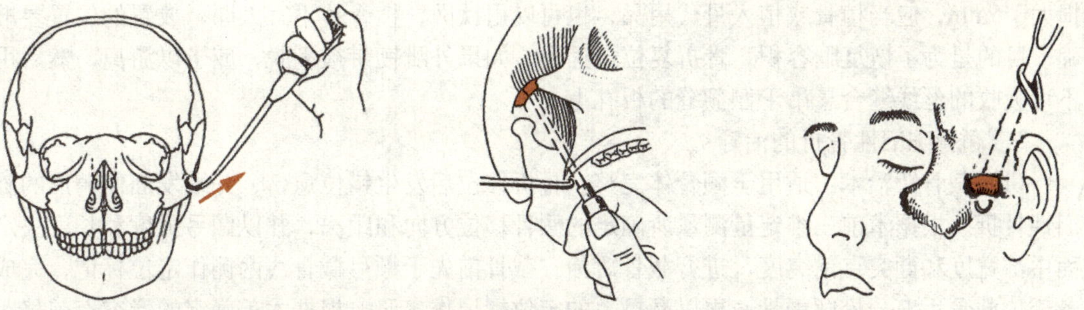

图7-51 颧弓骨折复位

A. 单牙钩复位法 B. 经喙突外侧复位法 C. 颞部切开复位法

张口度立即改善；在颧弓的下方滑行探查，可感觉平滑的拱形结构；术后X线片证实复位效果。颧弓“M”骨折一旦恢复拱形结构，自身便可获得较好的稳定性，无需特别固定。但术后应予以保护，避免重新受力，避免过早大张口。

2．颧骨骨折的治疗 颧骨骨折移位继发面部畸形、张口受限和眼球内陷时，需行切开复位。手术一般采用口内切口和面部小切口入路，复位至少需三点对位，根据骨折移位类型实施坚强内固定。颧骨向后或后内移位时，复位相对容易。方法是用单牙钩经口内入路钩住颧骨结节后面，向前或向前外提拉颧骨使之复位。颧骨向外或后外移位时，复位有一定难度，要从口内、眉弓外、下睑缘下或睑结膜切口同时入路，暴露骨折断面，充分松解骨折块，进行多点协同复位。

颧骨骨折复位后的稳定性与骨折移位类型及各骨折端的粉碎程度有关，而复位稳定性决定了接骨板的使用和固定点的选择。仅下端内陷或外翘移位的骨折，只做颧牙槽嵴固定即可。如果骨折内陷并有下垂，还须固定颧额缝。当骨折移位发生旋转时，一定要固定三点，包括颧牙槽嵴、颧额缝和眶下缘。伴发颧弓骨折移位，且为多段或粉碎骨折时，必须增加颧弓固定（图7-52）。颧骨骨折复位固定后，要根据CT提示进一步探查眶底。如果球后部分眶底缺

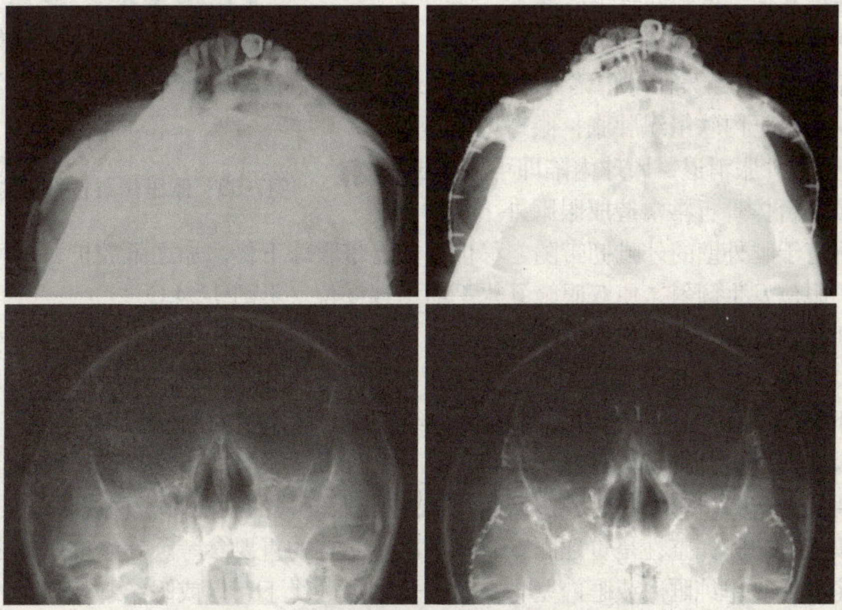

图7-52 双侧颧骨颧弓骨折的坚强内固定

损大于5mm，应当植骨或植入骨代用品，也可以用钛网。植骨片不宜太厚，放置的位置要准确，目的是为了恢复眶容积。骨折复位过程中，如果外眦韧带被剥脱，应予以游离，然后用不可吸收的丝线缝合悬吊于颧额缝的板孔上。

3．颧骨陈旧性骨折的治疗

(1) 截骨矫治术：适用于颧骨体完整、骨折移位后发生错位愈合，并继发面侧畸形的陈旧性骨折。根据术前三维定量测量所确定的颧骨移位方向和距离，并以颧弓弧度和长度决定面中部宽度和颧突点前突度，进行截骨矫治。截骨前先于颧弓截骨线两侧作定位标记，完成各部位截骨后充分松解颧骨，再以颧弓上的定位标记作参照，根据术前确定的颧突点前移距离移动颧骨。骨缺损区植骨，并予以固定。

(2) 植骨矫治术：适用于颧骨体粉碎、外形轮廓破坏、面颊部塌陷的陈旧性骨折。手术主要通过在塌陷区植骨或植入代用品进行外形重建。由于骨折没有复位，内陷的骨折块可能阻挡喙突，造成张口受限，可在植骨同期切除喙突。

三．眼眶骨折　Orbital fracture

【临床分类】

按骨折发生机制分类可分为爆裂性骨折（blow-out fracture）和非爆裂性骨折两种。爆裂性骨折是指大于眼眶的钝性物体击打眶缘时，眶缘不骨折，而眶内容物受外力冲击急速后缩，致使眶内压力骤增，造成的眶底、眶内壁和眶尖粉碎性骨折（图7-53）。非爆裂性骨折：一般指眶缘和眶壁的联合骨折，是相对爆裂性骨折而言的。这种骨折多由颧骨和上颌骨骨折伴发所致，常发生眶缘连带眶壁的移位，眶壁有时粉碎或缺损。

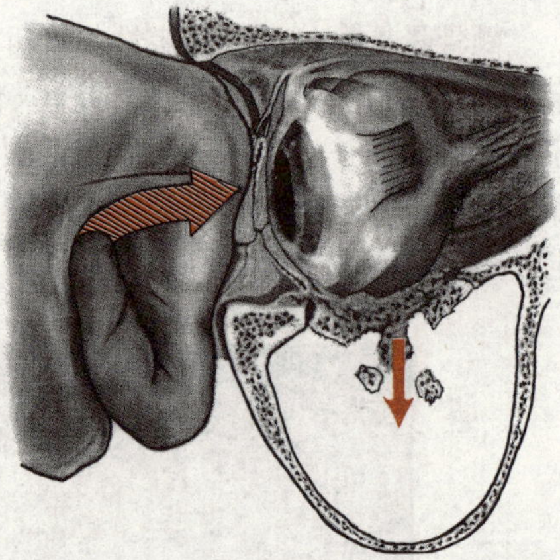
图7-53　眼眶爆裂性骨折的发生机制

【临床表现】

骨折急性期可出现眶周水肿、眶内出血和眶周淤斑（彩图 7-54.A）。当骨折波及眶下管和眶下裂时，眶下神经受损，可引起眶下区麻木。

眼眶爆裂性骨折造成眶内壁及眶底粉碎或缺损，眶内容疝出，可继发眼球内陷（彩图 7-54.B）。骨折急性期由于眶内软组织肿胀，眼球内陷不易分辨，5～7天后肿胀消退，眼球内陷即可显露出来。

颧上颌复合体骨折常常造成眼眶外下壁向外下移位，使附着于眶外壁的外眦韧带随之移位，并连带眼球下移，加之眶腔扩大，可造成眼球下陷。由于眼位发生倾斜，使双眼瞳孔水平面出现变位（彩图 7-54.C）。

眼外肌损伤多见于眶底和眶内壁骨折造成下直肌和内直肌挫伤和嵌顿，出现相应的眼球运动障碍（彩图 7-54.D）。

眼球下陷 / 内陷、眼外肌损伤和眼运动神经损伤均可产生复视。

【骨折治疗】

眼眶骨折经CT和临床检查发现有导致眼球内陷及复视的危险因素存在时，应尽早手术。眶缘的解剖连续性和完整性是重建眶壁、恢复眶腔结构的重要参考。在修复眶壁之前，应先复位和固定眶缘。单纯眶底或眶内壁骨折时，分别经睑缘下切口或睑结膜切口和内眦旁切口入路，仔细探查眶壁，将嵌顿于上颌窦和筛窦内的眶内容还纳，之后暴露眶壁缺损区边缘，特别是后界，用钛网、自体骨或骨代用品衬垫修补。

眶壁修复与重建的主要目的是为了预防和矫治眼球内陷。一般认为眼球内陷的发生是眶容积与眶内容比例失调的结果。眶底和眶内壁骨折时，如球后脂肪疝入上颌窦或筛窦，支撑眼球的眶内容物体积缩小，致使赤道后眶腔容积相对扩大（图7-55），造成眼球内陷。有研究表明，眶容积每增加0.8～1.0ml，眼球相应后退1.0mm；还有研究显示，两侧眼球突度相差2mm，便会产生视觉上的眼球内陷。因此，当球后眶内容物丢失2ml以上时，应在球后充填植入体。正常的眶底在球后呈拱形向眶内膨隆，这种结构很难恢复，也可以通过充填植入体进行补偿。

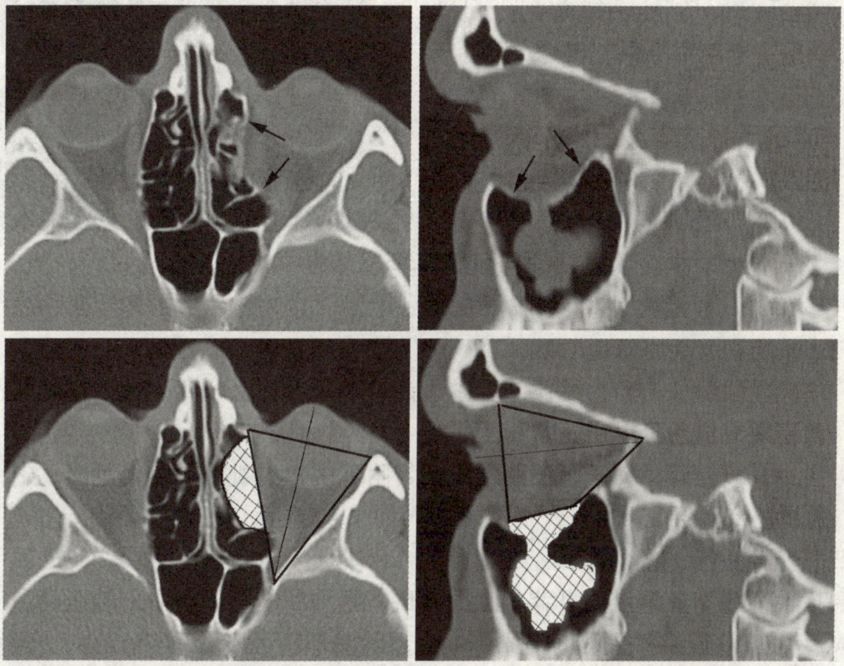

图7-55 眶底和眶内壁骨折，球后眶内容疝入上颌窦和筛窦，造成眶腔容积扩大

创伤性复视在骨折早期症状比较明显，若CT检查未发现软组织及眼外肌嵌顿，眼外肌牵拉试验阴性时，无需特别处理。这种复视多系创伤反应和眼外肌损伤所致，随着肿胀消退和肌肉复原，复视症状可逐渐消失。也可以用一些激素以减轻眶内肿胀性反应，以后进行肌功能康复训练。手术治疗仅用于复视症状明显、眼球运动受限、眼外肌牵拉试验阳性、CT检查显示眼外肌周围组织嵌顿的眼眶骨折。

四、鼻眶筛区骨折 Naso-orbital-ethmoid fracture

鼻眶筛（Naso-Orbital-Ethmoid，NOE）区位居两眶之间，由鼻骨、泪骨、筛骨、上颌骨额突、额骨鼻突交汇而成，似火柴盒样结构（图7-56）。含内眦韧带、泪道系统、筛窦和额窦。

【临床分类】

Markowitz（1991）根据内眦韧带及其所附着的中央骨段的损伤情况将NOE骨折分为三型：

Ⅰ型：中央骨段整块骨折，无移位或轻度移位，内眦韧带未发生剥离。治疗以解剖复位为主，骨片用微型接骨板固定。

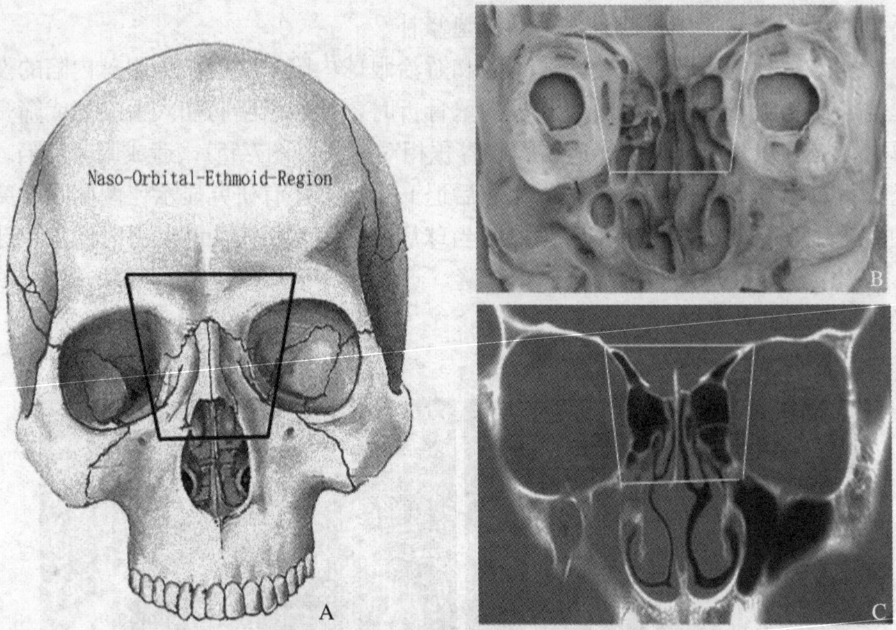

图7-56　NOE 区结构

A. 骨表面结构　B. 骨冠状剖面结构　C. CT 冠状位结构

Ⅱ型：中央骨段部分粉碎、移位，但内眦韧带未从骨片上分离，骨折粉碎区在内眦韧带附着以外，骨折经复位后可以用接骨板固定。

Ⅲ型：中央骨段粉碎，粉碎区波及内眦韧带附着区，内眦韧带发生剥离。中央骨段需要植骨重建，内眦韧带需要重新附着。

【临床表现】

骨折急性期表现为鼻出血、鼻背和眶周淤斑，眶周和结膜下出血。肿胀消退后，可以发现眦距增宽、内眦角圆钝、鼻梁塌陷、鼻尖上翘等畸形特征（彩图 7-57）。当伴发颅底骨折时，可以发生颅腔积气、脑脊液漏。部分患者出现不同程度的嗅觉丧失、眼球内陷、眼运动障碍及复视。

创伤性眦距增宽（telecanthus）的发生机制主要有三种：①内眦韧带被骨折片离断；②内眦韧带附着从骨面撕脱；③NOE区骨支架塌陷，骨片向后及两侧移位。内眦韧带是否松脱可以通过“眼睑牵拉试验”检查，方法是一手拽住上睑或下睑侧向牵拉，一手置于内眦处，正常情况下可触知内眦角处内眦韧带弓弦样绷紧的感觉。反之，则说明内眦韧带松脱。

【骨折治疗】

骨折多伴发颅脑损伤，临床首先应正确评估和及时处理危及生命的颅脑创伤。当颅脑伤情得到控制后，应尽早实施面部手术。早期手术的重点内容包括：复位和固定中央骨段及内眦韧带，恢复内眦间距；重建眶壁，恢复眼眶容积；植骨重塑鼻骨支架，恢复鼻外形。

1．中央骨段的复位与固定　由额骨鼻突和上颌骨额突分离找到中央骨段，确认内眦韧带附着点。Ⅰ型骨折的眶缘完整，内眦韧带附着未剥脱，骨段解剖复位后，用1.3mm接骨板固定。Ⅱ型骨折的中央骨段虽然粉碎或游离，但内眦韧带附着未剥脱，识别骨段移位并予以复位固定，再用0.3mm的钢丝经中央骨段钻孔穿鼻结扎，以保持中央骨段的位置和内眦间正常距离，钢丝穿鼻点应位于泪窝上后方。Ⅲ型骨折的中央骨段碎裂，内眦韧带剥脱，并常伴有眶壁、眶缘和梨状孔边缘骨折，手术应首先恢复破坏的骨结构，通过复位骨折片、修补骨缺损和坚强内固定完成眶壁和中央骨段的重建，然后再用钢丝将内眦韧带经鼻悬吊于眶内壁植骨片上。

2．内眦韧带悬吊　经鼻内眦韧带悬吊（transnasal canthopexy）时，先要识别、解剖、贯穿缝合内眦韧带，再于泪窝后上方钻孔，经鼻横穿钢丝，悬吊固定于对侧额骨鼻突上。如果双侧韧带均需悬吊，则可对穿结扎固定。泪窝后上方是内眦韧带分支的合力指向，钢丝只有经此方向悬吊才能保证韧带的功能性附着。泪窝区是眶内壁的一部分，骨折时常常粉碎，经鼻悬吊之前必须重建。一般用薄骨片移植、微型接骨板固定，钢丝穿过植骨片悬吊于对侧。悬吊钢丝应尽量拉紧，拉紧时可见内眦向鼻侧移动，上下睑被绷张。内眦悬吊过于靠前，泪小点与眼球不能自动贴合，可能影响眼泪排泄，这时应重新悬吊。

3．外鼻骨性支架重建　大约75%的NOE骨折需要植骨重建鼻骨性支架。因为骨折中鼻骨及其周围支持骨常常粉碎，重新复位几乎不可能，术后软组织会收缩、变形。I期植骨重建可以有效地减少软组织瘢痕化所继发的畸形。NOE骨折常伴发鼻中隔骨折，鼻中隔复位的目的是恢复中线间隔，保证鼻腔通畅，同时也有助于外鼻成形。手术复位时，一手持阿希钳小心插入鼻内，夹住鼻中隔向上、向前用力，另一只手按扶外鼻避免过度复位。如果鼻中隔粉碎，只要取出游离的骨片即可。

4．额窦骨折的处理　单纯窦前壁无移位性骨折采用保守治疗即可；如果骨折移位造成局部凹陷则需开放复位，并用1.0～1.3mm微型接骨板固定；如果骨折粉碎不能拼接，应予清除，然后用颅骨外板修补，也可以用钛网修补；额窦后壁骨板较厚，骨折后一般不会发生移位，但当CT提示后壁骨折有凹陷移位时，则应手术探查，予以复位，并注意发现脑脊液漏，同期进行修补。额窦骨折如果术前怀疑损伤了鼻额管，或在术中发现窦腔内分泌物淤积，或用带颜色的生理盐水冲洗额窦证实鼻额管堵塞，均应做窦黏膜处理。窦后壁和窦底骨折较容易伤及鼻额管，手术处理窦壁时应常规探查鼻额管，当发现鼻额管部分堵塞时，可以在鼻额管内留置一根硅胶管建立引流，2周后撤出；当发现鼻额管完全堵塞时，应彻底刮除窦黏膜和鼻额管黏膜，然后用碎骨片填充额窦。

复习思考题

1．试述上颌骨骨折的分类与临床表现。
2．试述颧骨颧弓骨折的分类与临床表现。
3．何为眼眶爆裂性骨折？
4．眼球内陷和复视的发生机理是什么？
5．试述上颌骨骨折治疗原则和方法。
6．试述颧骨颧弓骨折的治疗原则和方法。
7．简述鼻眶筛区骨折的治疗。

第八节　口腔颌面部战伤
Oral and maxillofacial war injuries

提　要

火器伤是指以燃料作动力进行发射或引爆投射物所造成的损伤。损伤机理包括投射物直接撞击、压力波和继发投射物撞击。其临床特点是：伤情重、伤道复杂、伤道内多有异物存留、伤口易感染。急救阶段应保证呼吸道通畅。抗感染治疗是重点。对软组织伤的初期处理应彻底清除坏死组织、清除伤道内的异物、建立充分引流；对骨组织伤的初期处理应注意保存骨碎片；对复合组织大面积缺损应根据伤情和感染程度分阶段处理。

核武器伤包括光辐射伤、冲击波伤、核辐射伤和放射污染损伤对人体产生的损伤。治疗特点包括预防感染、抗出血、纠正水电解质紊乱、促进造血系统损伤的恢复。化学武器伤包括神经性毒剂、糜烂性毒剂、失能性毒剂等造成的损伤。治疗包括抗毒治疗和对症治疗。颌面部烧伤见于火焰烧伤、热灼伤、烫伤和化学烧伤。治疗应根据烧伤类型的程度进行处理。

口腔颌面部战伤的种类主要包括火器伤、核武器伤、化学毒剂伤和烧伤。

一、火器伤 Firearm wound

火器伤是指以燃料作动力进行发射或引爆投射物所造成的损伤。投射物以破片为主，其次是枪弹。现代战争中口腔颌面部火器伤的发生率呈上升趋势。据统计，自20世纪80年代以来所发生的常规武器战争中，口腔颌面部火器伤占全身火器伤的10%以上。

（一）致伤机理 Mechanism of injury

1．投射物直接撞击　投射物撞击可以直接穿透、撕裂或离断组织，形成原发性组织弹道。损伤程度与受投射物速度、质量和形状有关。动能大的投射物多产生贯通伤；动能小的投射物可以停留在体内，多形成盲管伤。投射物在撞击骨组织时可能改变运动方向，形成曲折的组织弹道。投射物形状越不规则，伤口和伤道变化越多，这也是火器伤的复杂性特点之一。

2．压力波　高速投射物进入体内，可将其所产生的压力波传递给组织，迫使原发伤道周围的组织向四周扩张膨胀，形成比投射物本身大得多的空腔。由于软组织的弹性、投射物能量的传递及投射物后方的低压效应，又使空腔发生萎陷。用高速X线机可以拍摄到空腔的胀缩在几十毫秒内呈阻尼样脉动6～7次而消失，最终达到伤道内外压力的平衡。这就是所谓的瞬时空腔效应（instantaneous cavity effect）。瞬时空腔效应可以使原发伤道周围的组织遭受反复的挤压、牵拉和震荡，形成病理坏死区、挫伤区和震荡区，从而加重了损伤。另外，空腔膨胀时所产生的负压作用可使伤道入、出口周围的异物和微生物被吸到伤道深部，造成伤道污染，这是火器伤感染的重要原因之一。

3．继发投射物撞击　骨与牙等硬组织坚硬，弹性较小，属不均匀体，在受到投射物撞击时极易破碎。足够大的动能可以使碎骨、牙和碎牙片向四周飞溅，间接损伤周围组织。这就是所谓的“继发弹片伤”或“二次弹片伤”。

（二）临床特点 Clinical features

1．伤口　火器伤中，贯通伤较多见。伤口可以是一个，也可以是多个；伤口的形状有的呈点状，有的呈撕裂状。根据贯通伤入口和出口的大小和形状可以判断投射物的性质。高速高能弹丸伤的入口大于出口；中速以下低能量弹丸伤的入口小于出口；抵近射击或爆炸伤入口大于出口；有继发弹片伤的出口较大，形状不规则；不规则形弹片可使入口哆裂。

2．组织弹道　除切线伤外，多有组织弹道。以伤道为中心向四周可以分为坏死区、挫伤区和震荡区。伤道空腔的直径可以大于投射物直径的10多倍。盲管伤的伤道内常有弹丸或弹片存留，伤道内的异物可通过X线平片查悉，也可用B型超声波探测，但要定位需要做正位和侧位两个方向的投照或断层平片。对相对孤立的异物也可用 CT 或三维 CT 定位。

3．颌面骨骨折　颌面部骨折多为粉碎性，常伴有骨缺损。弹道通过牙槽骨时，可造成牙脱落或移位。通过颌骨时，颌骨有异常动度，骨断端明显移位，常伴张口受限。通过面部诸骨时，弹道入口侧面部塌陷，出口侧异常膨隆，造成面部变形；面中部的粉碎性骨折伴发颅脑损伤的机会大大增加，最常见颅底骨折、脑脊液鼻漏和耳漏，伤员常有意识障碍。

4．伤口污染和感染　新鲜的火器伤伤口常为砂土、异物污染，贯通伤则可见口、鼻腔分泌物。经过辗转后送的伤员，如伤口未经正确的初期清创、扩创和包扎，伤口常可见脓性分泌物流出，严重者可引起颌周或颈部的蜂窝织炎。骨断端暴露于口腔或外界可发生火器伤性骨髓炎。

（三）治疗 Treatment

1．急救　发现呼吸窘迫，应立即用手指清理或吸出口咽腔内的异物、血凝块和分泌物，尽快行预防性气管切开。有动脉性出血的伤员，可直接通过伤口钳夹动脉，将血管钳与伤口一起包扎，并在伤票上注明后再后送。如果出血部位深在或无法明确损伤血管，应在压迫止血的同时行同侧颈外动脉结扎术。静脉性出血一般采用敷料压迫止血。同时应采取止血、镇静止痛、补足血容量、保暖防暑，严密观察等措施。

面中部火器伤并发颅底骨折可发生脑脊液鼻漏或(和)耳漏，可引发颅内感染。伤员如发生烦躁、兴奋、意识障碍，血压持续上升、呼吸加深而减缓、脉搏缓慢而有力、瞳孔变化等是脑受压体征，应尽快采用B超和CT检查，一旦确定脑水肿应行气管切开术，半俯卧位或头高位（5°～30°），头部降温，脱水治疗，激素治疗，维持水电解质平衡等，尽快请脑外科医生会诊。

应用足量的广谱抗生素。充分引流，及时更换敷料，严密观察伤员的体温变化，局部有无红肿热痛，引流物的性状、色泽、气味，发现问题及时处理。

2．软组织火器伤的初期外科处理　清创时，除按一般清创原则清洗消毒伤口外，应先清理口腔和鼻腔内的创口；对确已失活的创缘组织应彻底修剪；在眼睑、耳、鼻、舌、唇等特殊部位，注意不要过多修剪，以免造成严重畸形和功能障碍；对深而狭窄的盲管伤应适当扩创，并探查异物。如发现异物，应尽可能在清创同期取出。如可疑有异物而未能发现，可以进行影像学检查。在战时，当大批伤员转来时，应注意不要为摘取个别伤员的异物而耗费时间，以致影响多数伤员的处理。对当时难以取出的异物可安排延期手术。

口腔颌面部火器伤多数污染较重，经彻底清创后可以采用局部湿敷，充分引流，数日之内伤口无化脓，可行延期缝合。原则上火器伤的伤口均需放置引流。原因是：伤口均为污染伤口，初期清、扩创的彻底性不易确定。为了减少畸形和功能障碍，这一区域的清、扩创相对保守，伤道的挫伤区组织往往处于间生态，保持引流有利于排除清创后继续坏死的组织。

颌面部多间隙一旦发生感染很容易扩散，建立引流通道可以防止感染的扩散；组织肿胀反应较重，造成积液和积血排出不畅，保持引流可以减少深部组织的积液和积血；通过分析引流物的性状、色泽和气味，临床上能够早期发现问题，及时处理。

在战地或一线医院对口腔颌面、颈部火器伤的包扎，一般采用简易的三角巾、四尾带，可以起到固定敷料、减少出血、减轻疼痛、防止骨折错位和防止伤口继续污染等作用。在条件较好的二线医院，常用颅颌十字绷带包扎。目前已有网状弹性头帽，使用方便。包扎时特别注意不要压迫颈部，以免影响呼吸。

3．骨组织火器伤的初期外科处理　火器性颌面骨骨折都是开放性骨折。对骨折断端暴露的部位至少要进行两遍清创。第一遍清创应清除伤道和窦腔内的凝血块、碎牙片、失去生机的组织及其他异物，并用3%的双氧水和生理盐水反复冲洗伤道，严密缝合窦与腔内的伤口，隔绝窦与腔对骨创的污染；第二遍清创重点是清理骨碎片，用大量生理盐水冲洗后，再进行骨折复位和固定。

对下颌骨小于1.0cm的骨缺损可以不植骨，但应尽量保留缺隙内与骨膜有连接的碎骨片。完全游离的较大骨片可以在体外用生理盐水反复清洗，用抗生素溶液浸泡15～30分钟，然后复位固定。当下颌骨骨缺损超过1.0cm估计必须植骨时，原则上应彻底清除所有的碎小骨片，以减少感染的机会。可用重建接骨板暂时固定，以维持余留牙的咬合关系并保持缺损间隙。由于骨缺损间的死腔难以彻底消灭，关闭口外伤口时必须放置合适的引流条，预防感染。待伤口愈合、感染消失半年以上，方可进行Ⅱ期植骨或者行牵引成骨。

火器伤骨折区内牙的情况也较非火器伤复杂。原则上仍应尽量保留骨折线上的牙。牙槽突横断骨折时，骨折片上带有多个牙，只要骨折片与软组织尚有较广泛的连接，则应利用牙弓夹板恢复牙弓形态，使骨折片上的牙得到稳定的固定。火器伤性髁突骨折常造成关节囊开放、污染，容易感染，并继发颞下颌关节的纤维性或骨性强直。因此，在清创时常需摘除折断的髁突，分层缝合伤口，放置橡皮引流条。这一点与闭合性髁突骨折的处理原则是不同的。

4．复合组织大面积缺损的处理　火器伤常造成皮肤、肌肉和骨组织的复合性大面积缺损。由于组织缺损量大，局部组织不敷应用，伤员的伤情往往比较复杂，早期很难处理。遇到这种情况，一般可分阶段处理。

在伤后早期，如果是仅仅骨表面的软组织缺损，可适当扩大清创范围，去除可疑坏死的组织，造成新鲜创面，进行骨折复位固定后，立即采用带知名动脉的局域皮瓣修复。如骨组织也有缺损、并污染严重时，应在彻底清创的基础上，用蘸消毒液或抗生素的纱布持续湿敷。1周之后，待伤员全身情况好转、创面没有脓性分泌物、新鲜肉芽组织生成时，选择带蒂局域皮瓣或吻合血管的游离复合组织瓣修复。对于洞穿性缺损，可先行创缘皮肤与黏膜暂时缝合，等待后期修复。对伴有下颌骨、口底或舌的复杂洞穿性缺损，在湿敷后获得健康肉芽组织创面的基础上，可行刃厚皮片移植，先消灭创面，再进行后期修复。

颌面部火器伤的后晚期处理主要是整形与重建，目的是尽可能恢复伤员的功能和外形，给伤员更多的心理支持。晚期处理一般在伤后3～6个月以后，根据伤员的伤情、伤员的要求、修复材料和技术等实际情况做选择性处理。

5．火器伤性骨髓炎的处理　实验证明，火器伤性骨折断端1cm左右的区域内常发生骨细胞坏死，加上伤口的污染、骨断端长时间暴露、干燥，粉碎性骨折碎片血供不足，清创复位固定后若遗留死腔，积血积液，引流不畅，很容易发生感染，影响骨折的愈合。火器伤性骨髓炎以下颌骨居多。临床上常见局部红肿热痛，伤口化脓，形成经久不愈的瘘管，常有小的死骨从瘘管排出。发生骨髓炎1个月以后，X线平片上可见死骨分离。因此，并发火器伤性骨髓炎时，一般要在伤后1～1.5个月进行二次清创。此时伤员全身情况得到改善，骨创及其周围瘢痕愈合基本稳定，急性炎症得到控制，死骨界限已经明确，手术范围容易确定。二次清创的目的是摘除已分离的死骨，拆除已感染骨创内的固定材料，彻底刮除不健康的肉芽组织，争取Ⅱ期缝合。

6．颈部火器伤的处理　颈部火器伤常累及大血管、重要的神经、喉、气管、咽、食道、颈椎和脊髓，即使是较小的弹片伤也可能造成颈深部重要结构的严重损伤，发生窒息和大出血。颈部伤口的感染可通过浅、深筋膜向纵隔扩散，导致严重的并发症。因此，对颈部火器伤要尽快解除呼吸道梗阻，充分暴露伤口，有效控制出血，彻底清创，引流通畅。

颈部大动脉的开放伤出血凶猛，伤员可在短时间内发生出血性休克，甚至死亡。颈内静脉的开放伤时，由于胸腔的负压作用可造成空气栓塞致死。颈部血管伤常伴有咽喉、气管、食道的损伤，发生误吸的机会非常大。椎动脉的损伤多有颈椎骨质的严重破坏，止血困难。大血管的中膜损伤造成血管壁强度明显减弱，可发生创伤性假性动脉瘤、动静脉瘘。血管壁的挫伤常严重损坏血管内膜，可造成血管内血栓形成、栓塞。由于颈部血肿容易顺筋膜间隙扩散，可导致坏死性筋膜炎、纵隔炎，甚至败血症。伤口局部感染容易导致继发性出血。

颈部大血管伤在急救时只能用填塞压迫止血法，在没有查明具体损伤的血管时切忌用血管钳盲目钳夹。填塞压迫止血可采用颈部单侧加压包扎，即在填塞的敷料上加厚棉垫，将健侧的上臂举过头顶，将颈部敷料连同上臂上部一起用绷带缠紧。颈部血管伤在没有行气管切开术或气管内插管术时不宜做环形加压包扎，以免压迫气管引起呼吸困难，或因压迫静脉回流引起脑水肿。在气管切开、抗休克、加压输血的同时，尽快做清创术。在压住出血部位的情况下，扩大伤口，充分暴露血管断端的近、远端，用橡皮条勒住血管，暂时阻断血流。再根据血管损伤的具体情况，采取不同处理措施。

咽喉、气管和食道的火器伤最易发生误吸、舌后坠、喉水肿或喉毁损，容易并发纵隔气肿、气胸、吸入性肺炎、纵隔炎，如治疗不当可遗留气管狭窄、喉狭窄、气管－食道瘘、声嘶、呛咳等后遗症。遇此类伤时，必须行气管切开，即使是急救时通过原发伤道插入的任何人工通气管，也必须在适当时机改为常规气管切开，这一点对预防气管狭窄非常重要。不要轻易切除损伤的甲状软骨和气管软骨，应尽量复位缝合，以防喉气管狭窄。如有喉与气管的缺损，可先在原位造口，后期行喉气管再造。

二、核武器伤 Nuclear wound

核武器伤是指核爆炸时产生的光辐射（热辐射）、冲击波、早期核辐射和后期放射污染对人体产生的损伤。

核爆炸瞬间产生的光辐射直接作用于暴露部位的皮肤而引起的烧伤称为光辐射烧伤。颌面部是光辐射烧伤的好发部位，多呈浅Ⅱ度烧伤。临床特点是渗出多，水肿重，易感染，急性期容易造成呼吸道梗阻或窒息。治疗与一般烧伤相同。冲击波是由超压和动压致伤，多为复合性损伤，易发生多器官功能衰竭。在强冲击波下可造成颌面部严重损伤，颌面部含气骨如上颌窦、筛窦、眼眶可发生“内爆效应”骨折。其治疗与一般创伤相同。

急性放射损伤是指核爆炸时人员受核辐射或放射性沾染而发生的损伤。它主要损害造血系统、消化系统和神经系统。治疗原则包括对症处理、预防感染、抗出血、纠正水电解质紊乱、促进造血系统损伤的恢复。在处理颌面部局部伤口时，要反复而彻底地冲洗伤口，以消除放射沾染。清创范围要大。处理骨折时，应彻底清除碎骨片和异物，防止感染及骨髓炎发生，骨折忌用金属接骨板固定。

三、化学武器伤 Chemical weapon wound

常见的化学武器毒剂包括：破坏神经系统功能的神经毒剂，如沙林、梭曼等。破坏细胞组织的糜烂性毒剂，如芥子气和路易剂等。引起思维、感觉和运动功能障碍的失能性毒剂，如 BZ 等。造成肺水肿、呼吸困难的窒息性毒剂，如光气和双光气等。

【临床特点】

神经性毒剂作用快，毒性强，多为蒸气态和液滴态，主要通过呼吸道中毒。毒剂作用于神经肌肉接头，导致神经传导阻滞。轻则肌无力，重则呼吸肌麻痹。中毒死亡的原因主要是窒息。糜烂性毒剂主要通过皮肤、黏膜、呼吸道途径中毒，可引起细胞损伤、组织糜烂坏死。芥子气中毒有潜伏期，可以造成伤口红斑、水疱、糜烂、溃疡、坏死，并继发感染。路易气中毒后，损伤部位疼痛，可迅速引起渗出水肿，甚至出血。窒息性毒剂通过呼吸道中毒，主要损伤呼吸道，引起肺水肿，造成窒息。

【治疗】

化学武器伤应先处理全身情况，进行抗毒治疗和对症治疗。神经性毒剂中毒用抗胆碱药(阿托品、东莨菪碱、胃复康等)，同时用氯磷啶等酶复活剂清洗消毒染毒部位。对症治疗，如吸氧、注射呼吸中枢兴奋药、输液和抗惊厥等。窒息性毒剂中毒应静脉注射乌洛托品，保持呼吸道通畅，吸痰，予以氧气雾化吸入。全身应用抗生素、肾上腺皮质激素、维生素C等，并限制入水量。

局部处理的基本程序包括及时用洁净水冲洗伤口、清洗消毒沾染的局部毒剂，防止毒剂继续自伤口吸收，用无菌敷料包扎伤口。糜烂性毒剂用皮肤消毒剂、各种碱性液、二氯胺酒精或漂白粉澄清液等充分清洗消毒染毒部位。刺激性毒剂用清水、碳酸氢钠溶液洗消。

四、烧伤 burn wound

颌面部为烧伤易发部位，烧伤类型有火焰烧伤、热灼伤、烫伤和化学烧伤。

【临床特点】

颌面部神经丰富，烧伤后疼痛剧烈，常伴发高热和水电解质紊乱。由于血运丰富、皮下组织松弛，伤后组织反应较重。颌面部外形高低不平，大面积烧伤时，各部位损伤程度不同，鼻、颧、耳、唇部等突出部位伤情较重；口咽鼻腔黏膜烧伤，因快速而高度水肿可影响呼吸，甚至窒息。深度烧伤后，由于瘢痕的挛缩和增生，常导致明显的面部畸形和功能障碍。

【治疗】

浅Ⅱ度以内烧伤，急性期用冷水清洗、湿敷，以减轻疼痛、减少渗出。面部烧伤不便包扎，应予以暴露，创面可涂以中药制剂，如“烧伤合剂”。轻度烧伤一般可在10天内愈合。深Ⅱ度烧伤愈合后瘢痕挛缩，可造成面部畸形和功能障碍，应考虑在10 ～ 14 天之内切痂、植皮。Ⅲ度烧伤在伤后 10 ～ 14 天时，焦痂已开始分离，可在麻醉下切除焦痂，并按面部分区植以大片自体中厚皮片。如创面有感染，术前予以湿敷 1 ～ 2 天，使创面清洁后再作植皮。

复习思考题

1．口腔颌面部火器伤的损伤机理是什么?
2．口腔颌面部火器伤有哪些临床特点?
3．简述口腔颌面部软组织火器伤的清创处理特点。
4．简述口腔颌面部骨组织火器伤的清创处理特点。

（张益）

参考文献

1. 薄斌, 周树夏, 顾晓明, 等. AIS-ISS 创伤评分法以及在颌面创伤中的应用. 中华口腔医学杂志, 2001, 36: 92-94
2. 丁鸿才, 周树夏主编. 口腔颌面损伤治疗学. 北京: 人民卫生出版社, 1988. 72-88, 101-105
3. 黎鳌主编. 现代创伤学. 北京: 人民卫生出版社, 1996. 12-22
4. 邱蔚六, 张震康, 王大章主编.口腔颌面外科理论与实践. 北京: 人民卫生出版社, 2000. 337-469
5. 周树夏主编. 创伤医学丛书—颌面颈部创伤. 吉林: 吉林科技出版社, 1999. 1-4
6. 张益, 孙勇刚主编. 颌骨坚固内固定. 北京: 北京大学医学出版社, 2003
7. 张益, 顾晓明. 我国口腔颌面创伤外科的现状与展望. 中华口腔医学杂志, 2001, 36: 88-90
8. 王亦璁主编. 创伤早期处理. 北京: 人民卫生出版社, 1994. 76-113
9. 吴公良, 赵连璧主编. 野战外科学. 上海: 科学技术出版社, 1981. 465-479
10. Booth PW, Epply BL, Schmelzeisen R. Maxillofacial trauma and esthetic facial reconstruction. Churchill, 2003, 35-36
11. Cannell H , Dyer PV, Paterson A. Maxillofacial injuries in the multiply injured. Eur J Emerg Med.1996, 3: 43-47
12. Ellis E and Ghali G: Lag screw fixation of mandibular angle fractures. J Oral Maxillofac Surg. 1991, 49: 234-243
13. Ellis E. Treatment of mandibular angle fractures using AO reconstruction palte. J Oral Maxillofac Surg, 1993, 51: 250-254
14. Ellis E, Moos KF, EI-Attar A. Ten years of mandibular fractures: an analysis of 2137. Oral Surg. Oral Med. Oral patho1. 1985, l59: 120-128
15. Kruger E, Schilli W. Oral and Maxillofacial Traumatology. Quintessence Publishing Co. Inc; Chicago, 1986, Vol I, 308-390; Vol II, 19-71, 107-214
16. Leipziger LS, Manson PN. Nasoethmoid orbital fractures: current concepts and management principles. Clin Plast Surg. 1992, 19: 167-193
17. Mathog RM. Maxillofacial Trauma, Baltimore Williams & Wilkins. 1984
18. Powers MP, Beck BW, Fonseca RJ. Management of soft tissue injuries. 2nd Edition, Philadelphia: WB Saunders Company, 1997, Vol. 2, 792-854
19. Prein J. Manual of Internal Fixation in the Cranio-Facial Skeleton. Berlin; Springer-Verlag. 1998
20. Spiessl B. Internal Fixation of the Mandible, A Manual of AO/ASIF Princeple. Berlin; Springer-Verlag. 1989

Definition and terminology

- **Fracture:** fractures are the result of mechanical overload. Such result presents with interruption of the stiffness and structural integrity. Usually, the shape of the fracture depends on the type of load exerted and upon the energy released.

- **Fracture Healing:** as a response to injury, bone has the capability to heal itself through actual regeneration, the physical property allows the injured bone structure to regain its preinjury strength and function.

- **Secondary bone repair:** it is a fracture undergoing spontaneous healing, which involves a well-defined sequence of steps: (1) initial hematoma formation and gradual fibro-cartilaginous callus formation, (2) cartilaginous callus, (3) bone callus, (4) remodeling.

- **Primary bone healing:** it is a preconditioned bone repair, in which osteogenic cells and capillaries proliferate in medullary bone on both sides of the fracture to directly form new bone along the fracture site, and in cortical bone, union present without callus formation in two different ways: (1) gaping healing and contact healing. Only when enough rigidity and anatomic reduction exist to preclude the need for the mechanical stability afforded by a callus, can the primary bone healing occurs.

- **Nonunion of fracture:** nonunion can be defined as the cessation of bone healing prior to osseous coaptation of the fracture segments. Nonunion is considered in clinic a terminal condition of failed osteogenesis which is identified by mobility of the bone ends in all planes after an interval of 8-10 weeks. A bone graft is usually necessary for successful treatment.

- **Malunion of fracture:** malunion is the healing of bone segment in a nonphysiologic position secondary to either nontreatment or improper treatment of a displaced fracture. malunion must be refractured for adequate reduction and a more rigid stabilization by plates is required.

- **Intensive care priorities:** the primary purpose of trauma intensive care is to treat and support organ system dysfunction as life-threatening injuries arises. The list of priorities in first aid of the advanced trauma life support (ATLS) is as follows: (A) Airway maintenance with cervical spine control, (B) Breathing, (C) Circulation with hemorrhage control, (D) Discerning the neurologic status.

- **Cerebrospinal fluid (CSF) rhinorrhea:** CSF leak should be considered an evidence of dural tear. CSF Rhinorrhea may arise from the fracture of anterior skull base including frontal sinus, cribriform area and sphenoidal sinus, with CSF finding its way to the nose.

- **Superior orbital fissure syndrome (SOFS):** SOFS is due to trauma, direct compression or a compression hematoma on the contents of the superior orbital fissure. The symptoms of a full-blown syndrome are loss of sensation over the forehead resulting from the involvement of the frontal branch of cranial nerve V, loss of the corneal reflex resulting from the involvement of the nasociliary branch of the first division of cranial nerve V, a fixed dilated pupil resulting from the involvement of cranial nerves III, IV, and VI, as well as the blockage of the parasympathetic supply that is carried via cranial nerve III leading to absence of reflex and accommodation to direct light. Also, persistent edema may be noted because of venous obstruction through the ophthalmic vein. Proptosis is also present.

- **Contusion:** it is a bruise, usually produced by an impact from a blunt object without breaking the skin.
- **Abration:** it is a wound produced by the rubbing or scraping off of the covering surface. It results from friction, and usually produced a raw, bleeding surface.
- **Penetrating wound:** it is usually a puncture-type wound produced by a sharp object such as a knife or nail. The wound frequently involves at the same time multiple structure, such as the mouth, nose, or maxillary sinus.
- **Burn:** burns are a tissue injury caused by a contact with flames, hot liquids, hot metals, steam, acids, alkalies, roentgen rays and so on. Bourns are classified as first degree, which produces a erythema of the skin; second degree, which produces vesicle formation; and third degree, which causes complete destruction of the epidermis and dermis, extending into or beyond the subcutaneous tissue.
- **Wound debridement:** it is a initial surgical management of soft tissue injuries. It processes with the cleaning of wound, control of hemorrhage, removal of accessible foreign bodies, minimal handling of injured tissue, and wound closure by direct suture, skin graft, local or microvascular flaps. A proper early treatment is able to seal off the pathways of infection and promotes rapid healing as well as keeps scar tissue and contracture at a minimu.
- **Greenstick fracture:** it is one in which one cortex of the bone is broken, the other cortex being bent.
- **Multiple fracture:** it is a variety of fractures in which there are two or more lines of fracture on the same bone not communicating with one another.
- **Favorable or unfavorable fractures:** in classification of manbular fracture depending on whether or not the line of fracture is in such direction as to allow muscular distraction, an unfavorable fracture is defined as those with fracture line extending forward toward the alveolar ridge from a posterior point on the inferior border. However, if the inferior border fracture occurs further anteriorly and fracture line extends in a distal direction toward the ridge, a favorable fracture is present.
- **Oblique and Oblique-surface fracture:** oblique-surface is a shear fracture whose surface is oriented longitudinally with respect to the bone axis. Whereas oblique fracture a bending fracture with a small facture surface oriented at a tight angle to the bone axis.
- **Condylar fracture displacement and dislocation:** displacement status is the condylar head remains within the fossa, but there is alternation in the joint space. At the dislocation status, condylar head lies completely outside the confines of the fossa, there being rapture of the capsule.
- **Horizontal (LeFort I) fracture of maxilla:** it is one in which the body of the maxilla is separated from the base of the skull above the palate and below the attachment of the zygomatic process. This fracture has an another term called a "floating jaw".
- **Pyramidal (LeFort II) fracture of maxilla:** it is one that has a vertical fracture through the facial aspects of the maxillae and extends upward to the nasal and ethmoid bones.
- **Transverse (LeFort III) fracture of maxilla:** it is a high-level fracture that extends across the

orbit through the base of the nose and the ethmoid region to the zygomatic arch. In this type of fracture, craniofacial dysjunction is characterized.

- **Panfacial fractures:** it is a midface "extended" fractures combining more than two areas, which involve the mandible, maxilla and zygomatic complex at the same time and usually accompanying naso-orbito-ethmoid (NOE) and frontal bone fractures. They are often associated with soft tissue injuries and loss of bony structures which can lead to severe posttraumatic deformities and disabilities like malocclusion, "dish" face deformity, enophthalmos etc.

- **Zygomatic complex fractures:** it includes any injury which disrupts the five articulations of zygoma with the adjacent craniofacial skeleton: the zygomaticofrontal suture, infraorbital rim, zygomaticomaxillary buttress, zygomatic arch, and zygomaticosphenoid suture.

- **Naso-orbital-ethmoid (NOE) fractures:** the term NOE fractures is employed for injuries involving a number of delicate structures such as the nose, medial and lower orbits, frontal sinus and anterior skull base, and the pyriform rim.

- **Orbital blow-out fracture:** it refers to fracture of the floor of the orbit, which may be accompanied by displacement of the orbital contents into the maxillary sinus. The mechanism of blow-out fracture is thought to be an increase in hydrostatic pressure induced by direct trauma to the globe, or be impact against the orbital rim, which alone is insufficient to fracture of rim, could result in perforation and fracture of the thin orbital floor.

- **Intermaxillary traction (IMT) and Intermaxillary fixation (IMF):** by placing arch bars / splints on the teeth and extending elastic bands or wires from the mandibular to the maxillary arch, the fractured upper or lower or both jaws are distracted as guidance of occlusion and gradually approached to a proper position (this IMT course). Following, the reduced bone is held in position for proper duration until bone healing (IMF course). IMF screws are an attractive alternation to arch bars when the number of teeth is too few to support a solid retention of an arch bar.

- **Functionally stable fixation (FSF):** FSF is called rigid internal fixation (RIF) in custom. The term SFS has an emphasis on the concept of stability, which should be optical, not maximal; be adequate, not absolute immobilization. Fixation devices must neutralize the functional loads. Under this circumstance, an undisturbed bone healing takes place and patient is allowed to immediately pain-free function.

- **Tension band fixation (TBF):** TBF is according to the tension band principle, which involves not only the transformation of bending forces into compression but also the elimination of these forces in tension area of fracture. Arch bar or monocortical plate fixation is usually applied for this purpose. Through TBF on the superior surface of the fractured mandible, axial compression occurs across the full width of the mandible, preventing distraction at the occlusal border. A typical application is the insertion of miniplate following contour of the external oblique ridge for fixation of angle fracture.

第八章

口腔颌面部肿瘤

TUMORS OF ORAL AND MAXILLOFACIAL REGIONS

第一节 概 论

Conspectus

口腔颌面部肿瘤如包括囊肿和瘤样病变在内，一般良性比恶性为多。癌瘤的患病率约在2.5 ~ 3.6/10万之间，男女构成比约为2∶1，发生的年龄以40 ~ 60岁为最高峰，其中鳞状上皮细胞癌最为常见，约占口腔颌面部恶性肿瘤80%以上。

恶性肿瘤的病因和全身其他部位肿瘤有共同之处。对于口腔癌而言，使用烟草和过量饮酒可能是主要的外在致癌因素。

口腔颌面部肿瘤按其生物学特性可分为良性与恶性两大类。对于生物学行为介于良性与恶性之间的肿瘤，称为“临界瘤”。

无论是良性肿瘤还是恶性肿瘤都应早期诊断和早期治疗，恶性肿瘤更是如此。应强调病史采集和临床检查对诊断的重要性。常用的辅助诊断方法有影像学检查、穿刺检查、活组织检查、免疫组织化学技术、肿瘤标志物检查等。

良性肿瘤一般以外科治疗为主；临界瘤则应切除肿瘤周围部分正常组织；恶性肿瘤一般需综合治疗。

口腔颌面部肿瘤系头颈肿瘤的重要组成部分，和全身其他部位肿瘤既有共同之处，又有自身特点。本章重点介绍发生于口腔颌面部的特征性肿瘤及常见肿瘤（如鳞状细胞癌）在口腔颌面部的诊治特点；同时也讨论一些具有某些肿瘤生物学行为和临床表现的囊肿和瘤样病变(tumor-like lesions)。

一、临床流行病学 Clinical epidemiology

（一）发病率和患病率 Incidence and prevalence rate

口腔颌面肿瘤在不同的国家和地区发病率（incidence）和患病率（prevalence rate）有较大差别。目前，我国尚无确切的口腔颌面部肿瘤发病率资料。据文献报道，我国口腔及咽部恶性肿瘤的估计标化发病率为8.7/10万（男）及6.0/10万（女）。在患病率方面，根据上海市1984 ~ 1986年的肿瘤登记资料，口腔颌面部癌瘤的患病率约在2.5 ~ 3.4/10万人（女性）和3.2 ~ 3.6/10万(男性）之间。新疆地区口腔颌面部肿瘤的患病率为8.1/10万。中山医科大学肿瘤医院普查资料(1972年）表明，我国口腔颌面部癌瘤的患病率并不高，约排在全身各部位肿瘤的第10位之后。

但由于我国人口众多，患者的绝对数并不少。据估计，1991年美国患口腔癌的新患者约为3万例，英国每年约有2000例新发口腔癌病例。

（二）构成比 Proportional ratio

在不同国家和地区，口腔颌面肿瘤与全身其他肿瘤的构成比也有差异。口腔癌是最常见的口腔颌面部恶性肿瘤。据临床统计，口腔癌在我国长江以北，占全身恶性肿瘤的1.45%～5.6%，长江以南为1.75%～5.18%。在印度和巴基斯坦，口腔癌在全身恶性肿瘤中高达40%～50%。从全国26个地区、36个单位的病理资料统计分析来看，口腔颌面部肿瘤为全身肿瘤的8.2%。根据美国1985年统计资料，口腔癌占全身恶性肿瘤的3.2%。

在全身肿瘤中，良恶性肿瘤之比约为1∶1。口腔颌面部肿瘤如包括囊肿、瘤样病变在内，一般良性比恶性为多。据上海第二医科大学附属第九人民医院病理科1991年对15 983例口腔颌面肿瘤、囊肿及瘤样病变的统计分析，恶性肿瘤占32.08%（5128例），良性肿瘤占42.95%（6 866例），囊肿占20.25%（3237例），瘤样病变占4.7%（752例）。

（三）性别 Gender

口腔颌面部恶性肿瘤多发生于男性。国内统计男女构成比约为2∶1。值得注意的是，近年来口腔癌的发病在女性有明显增加的趋势。在美国康涅狄格州女性口腔癌的患病率已由20世纪30年代的1.2/10万上升到1985年的5.3/10万，增加约4.5倍。虽然同期内男性口腔癌病例也有增长，但仅约3倍。1950年美国口腔癌男女之比约为6∶1，近年来下降至2∶1。国内上海第二医科大学1751例口腔鳞癌的统计资料亦表明，女性患者的增长速度远大于男性患者：1960～1965年间男与女之比为2.82∶1，而1986～1990年间缩小至1.39∶1。这种女性患者的迅速增长可能和以下两个因素有关：其一是由于女性抽烟和饮酒习惯有所增长；其二是更多的女性参加原本为男性所从事的职业。

（四）年龄 Age

口腔颌面部恶性肿瘤发生的年龄，国内统计资料均以40～60岁为最高峰，而西方国家则多发生于60岁以上，其发病的最高峰值比我国约大10岁。肉瘤一般以15～20岁最为常见。自20世纪70年代后期，特别是80年代以来，无论在西方国家或我国，口腔颌面部恶性肿瘤的患病年龄，除个别癌瘤外，均有逐渐增长的趋势，这可能与整体人群平均寿命的延长有关。

（五）组织来源 Histological origin

口腔颌面部良性肿瘤以牙源性及上皮源性肿瘤为多见，如成釉细胞瘤、多形性腺瘤等；其次为间叶组织肿瘤如脉管瘤、纤维瘤等。

口腔颌面部恶性肿瘤以上皮组织来源最多，尤其是鳞状上皮细胞癌最为常见，约占口腔颌面部恶性肿瘤80%以上；其次为腺源性上皮癌及未分化癌。据国内6所口腔医学院校口腔病理室的统计资料，在54 296例口腔颌面部肿瘤中，鳞状细胞癌11 714例，占21.6%。口腔颌面部肉瘤主要为纤维肉瘤、骨肉瘤等，较少发生。淋巴和造血组织来源的恶性肿瘤，如恶性淋巴瘤、白血病等也可首发于口腔颌面部。

（六）好发部位 Predilection site

口腔颌面部良性肿瘤多见于牙龈、口腔黏膜、颌骨与颜面部。恶性肿瘤在我国以舌癌、颊黏膜癌、牙龈癌、腭癌、上颌窦癌等为常见；唇癌，特别是颜面皮肤癌较少见。癌瘤的好发部位与地区、气候、种族、生活习惯等均有一定关系。

二、病因　Etiology

（一）内在因素 Intrinsic factor

1．内源性损伤　正常代谢过程中产生的氧化副产物可对DNA、蛋白质和脂质造成广泛的破坏。这种破坏类似于放射性损伤，可导致衰老及退化性老年性疾病，如癌症、心脏病、大脑失调等。已知抗氧化剂（antioxidant）如抗坏血酸、生育酚（tocopherol）、胡萝卜素（carotine）等可拮抗这种氧化破坏。如果人类能更好地理解内源性损伤的机理，就可能找到新的方法来对付癌症和退化性疾病。

2．激素　性激素与癌症发生有关，其致癌途径是通过影响细胞分裂。长期使用雌激素可使患子宫癌的危险增加 10 ~ 20 倍，同时得乳腺癌的机会也会大大增多。据报道，患乳腺癌和宫颈癌的患者更易得头颈癌，女性涎腺癌患者再发乳腺癌的可能比正常人高出 8 倍。

3．遗传因素　遗传因素（hereditary factor）可影响人体对癌的易感性，但具体的过程还不清楚。一般认为其遗传规律是以“易感性”（affectivity）的方式表达出来。新代遗传的并不是癌症本身，而是一种容易患癌的个体素质（diathesis），而且还需要一定的环境因素才能作为其发病条件。

4．神经精神因素　早在公元200年希腊学者就报道了忧郁妇女易患乳腺癌的现象。人类疾病有三分之二与心理刺激和生活境遇有关，其中心身疾病约占三分之一。最新研究表明，免疫系统是心理行为因素影响健康状态的中介机制。人工冬眠可使动物肿瘤的生长受到抑制。动物情绪紧张时，体内血液中的激素（皮质酮）水平明显增加，某些化合物之间的关系会发生改变，循环血液中白细胞的活力降低，体内免疫器官（胸腺、脾、淋巴结等）重量减轻。在对癌症的临床研究中，发现具有某种人格特征的人与癌症的产生和预后存在一定的关系，比如具有孤独、失望、情绪克制、性格刻板特征的人，癌症发病的可能性较大。

5．机体免疫状态　机体的抗癌免疫反应是通过免疫监视（immunological surveillance）作用来实现的，其中又以细胞免疫为主。恶性肿瘤患者的免疫功能（包括皮肤试验与淋巴细胞转化率）无论在早期或晚期患者都有下降，而以晚期病例尤为显著，但其与肿瘤的因果关系并不清楚，更可能的情况是二者互为因果。临床也观察到，患有免疫缺陷病的患者更容易发生癌肿。曾有报道DiGeorge综合征（先天性胸腺缺失与甲状旁腺功能减退）患者发生口咽部的多发鳞癌。进行异体器官移植的患者，由于长期使用全身免疫抑制治疗，其发生恶性肿瘤的机会比一般人增高。头颈部癌瘤患者的淋巴结呈大量淋巴细胞浸润者（刺激型），其5年生存率明显较衰竭型好，说明机体免疫状态与预后有关。以上事实说明，机体的免疫状态，在恶性肿瘤的发生发展过程中，确实具有一定的作用。

6．基因突变　20 世纪 80 年代中期以来，肿瘤基因或癌基因（oncogene）和抗癌基因（antioncogene）研究得到较为普遍的开展。在正常情况下，癌基因与抗癌基因是一对互相依存、互相制约的因子，当二者处于平衡状态时，人体不会发生肿瘤；只有在各种外来因素的作用下，癌基因被激活，或抗癌基因被抑制（失活）的情况下人体才会出现肿瘤。

（1）癌基因　癌基因是指细胞或病毒中存在的、能诱导正常细胞转化并使其获得一个或更多的新生物特性的基因。目前已知人类癌基因已达 100 多个。口腔癌的癌基因研究主要集中在 ras，C-myc，c-erbB 等基因上。

1）ras 癌基因：是最常见的癌基因，包括 H-ras、K-ras 和 N-ras。H-ras 的 mRNA 主要存在于肿瘤具有增殖活性和侵袭倾向的区域，说明该基因与口腔癌的发生和进展有关。

2）C-myc基因：56%口腔癌存在该基因扩增。口腔癌的C-myc反应产物大量沉积在细胞有丝分裂的染色体中，表明C-myc基因表达与癌细胞增生有关。

3）c-erbB1基因：该基因编码表皮生长因子受体。该基因的过度表达能促使正常细胞转化，在肿瘤形成中占重要地位。

（2）抗癌基因　20世纪80年代初，一些实验使人们误认为单个癌基因激活即可使正常细胞癌变。目前由于有关肿瘤形成和癌变多基因、多阶段学说的形成，人们进一步认识到，在肿瘤形成过程中，除了有原癌基因激活外，还常伴随一个或更多个基因功能的失活，而后者对细胞增殖起着负调控作用。这类基因称为抗癌基因、抑癌基因。口腔癌抗癌基因研究主要涉及p53、p16、APC、Rb等基因。

1）p53基因：该基因编码核结合蛋白，可能参与细胞周期的负调节而调控细胞的增生和分化，是迄今为止发现的与人类肿瘤相关性最为密切的基因。野生型p53能抑制细胞转化，为抗癌基因；突变型p53不仅丧失了抑癌活性，反而像癌基因一样具有促进细胞恶性转化的活性。p53基因突变可能发生在口腔癌恶变的早期阶段，可作为口腔肿瘤恶性变的高危指标。

2）p16基因：在癌变早期阶段，p16基因可维持细胞周期的调控平衡。由于致癌因子继续作用，使p16基因本身出现突变，病变因而向癌发展。头颈鳞癌有45%存在p16基因突变。

3）APC基因：该基因与家族性多发性结肠息肉密切相关。结肠癌中常见APC点突变。25%的口腔鳞癌存在APC基因的杂合性（heterozygosity）丢失。

4）Rb基因：该基因产物PRb是参与细胞周期调控的重要因子。在口腔癌中，PRb表达与癌的分化程度相关，随分化程度下降，胞浆内阳性强度有高于胞核趋势。

认识癌基因和抗癌基因是解决细胞癌变和细胞生长调节的关键。目前口腔癌的癌基因和抗癌基因研究尚处于早期阶段，很多问题有待探讨。进一步的研究对口腔癌的早期诊断、预后判断、癌发展的阻断及基因治疗方面均有显著的意义。

（二）外在因素 Extrinsic factor

1．食物　动物脂肪及肉类可增加乳腺癌、结肠癌和前列腺癌的患病机会。长期食用腌鱼与鼻咽癌发生有关。酒精常被看作是癌的促进剂（promoter），是口腔癌和食道癌的重要起因，并可加重吸烟的危害。不同的食物烹调法（cuisine）也可能与癌发生有关。烹调过程中，可产生四种致癌物（carcinogen）：①亚硝胺（nitrosamine）：煤气燃烧时氮原子氧化形成；②杂环胺（heterocyclic amine）类：来自受热的氨基酸和蛋白质；③多环碳氢化合物（polycyclic hydrocarbon）：来自烤肉；④糠醛（furfural）和呋喃（furan）来自受热的糖。

营养与肿瘤的关系是近年来肿瘤学研究领域的一个热门课题。人们注意到营养不足（hypoalimentation）或营养过度（hypernutrition），包括食谱、某些维生素及微量元素（trace element）的变化均与癌瘤的发生有一定关系。营养不良可损伤机体的免疫功能，尤其是细胞免疫功能。细胞免疫和肿瘤的发生有关。与口腔癌发生有关的维生素主要是维生A和维生素B类缺乏。动物实验及临床研究表明，维生素A、B、C具有抗癌作用。人体内微量元素硒（Se）、锗（Ge）、铜（Cu）、锌（Zn）等的含量与比值均与癌瘤的发生、发展有一定关系。

2．烟草（tobacco）　已知烟草与多种癌尤其是口腔癌有密切关系。烟草含有多种突变剂（mutagens）和鼠类致癌剂，如烟油中的苯芘、N－亚硝基哌啶等致癌物质。吸烟产生的氧化剂（主要是氮氧化物）可以消耗人体内抗氧化剂，造成严重的氧化疲劳，加重体内的内源性损伤。最近的研究表明，吸烟可引起唾液的表皮生长因子水平下降，黏膜表皮生长因子受体功能改变。咀嚼烟叶比吸烟导致口腔癌的危害更大；既吸烟又嗜酒者口腔癌发生的可能性增加30倍。

3．药物　有些肿瘤化疗药物，尤其是烷化剂可引起继发性肿瘤，最常见的是白血病、淋巴瘤和肉瘤；免疫抑制剂（immunosuppressant）也能增加许多癌症的危险。

4．慢性感染（chronic infection）白细胞和巨噬细胞依靠一些氧化剂杀灭被细菌和病毒感染的细胞，从而使机体得到保护。但另一方面，这些氧化剂也可造成DNA的损伤、突变（mutation）。慢性细胞死亡及由此引起的补偿性细胞分化（compensatory cell differentiation），可引发一个可能的癌变过程。EB病毒与鼻咽癌和Burkitt淋巴瘤有关，人类乳头状瘤病毒（human papilloma virus，HPV）可能诱发口腔癌。有证据表明，HPV16可与宿主细胞DNA整合而激活癌基因，也可能是HPV产物（E6、E7蛋白）与抑癌基因产物结合使其失去活性，从而促使细胞转化。近年来还证实了与艾滋病有关的免疫缺陷病毒（HIV）及与T细胞淋巴瘤有关的人类T淋巴细胞病毒（HTLV）的存在。病毒与肿瘤的因果关系曾存在争议，近年来倾向是病因，而不是过客（passenger）。

5．空气污染　室内的空气污染通常高于室外，最常见的致癌有害气体是氡气（radon gas）。氡气是镭元素在自然衰变中产生的放射性气体，可从房屋下的土壤中渗入室内。氡与吸烟有协同的致癌作用。

6．阳光照晒　阳光照晒是皮肤癌的主要病因，尤其是唇癌和黑色素瘤。

7．放射线　放射线可诱发皮肤癌、上呼吸消化道黏膜癌、骨肉瘤等。近年来临床上发现，因放射治疗而引起的继发性放射性癌（secondary radiation cancer）也日益增多，已成为多原发癌病因方面的重要研究课题。有研究指出：每100人接受放疗在10Gy者，在10年中放射性癌发生的期望数约为1.8。就口腔颌面恶性肿瘤而言，放射性癌不但可发生于第一次口腔癌放疗以后，也可见于鼻咽癌放疗之后。放疗后引起唾液腺肿瘤亦屡有报道。

8．慢性刺激与损伤　长期慢性刺激等都可成为致癌的因素。如舌及颊黏膜癌，可发生于残根、锐利的牙尖、不良修复体等的长期、经常刺激的相应部位。唇癌多发生于长期吸雪茄烟和烟斗的人。长期进食过热食物可能与口腔癌及食道癌有关。颌骨骨肉瘤患者往往可以发现有损伤史。

此外，年龄、地区、民族、环境、风俗、生活习惯等内外因素与肿瘤的发生也有密切的关系。

（三）传统医学对口腔颌面部肿瘤发病的认识 Traditional understanding of oral and maxillofacial tumors

考古学（archaeology）发现早在公元前3000年的埃及人颅骨上就已存在鼻咽癌（nasopharyngeal carcinoma）引起颅底破坏的痕迹，但是在古代癌症不是常见病（原因之一可能是当时人类的寿命较短），因此人们对口腔癌的认识比较肤浅。公元1174年，祖国医学著作《三因方》中有关“瘿瘤”（甲状腺肿瘤）诊治的描述；其后，在《医宗金鉴》中有“舌菌”及“石疽生于颈项两旁”等有关舌癌及颈淋巴结转移的记载。在西方，口腔癌是到17世纪后才在文献上见到明确的报告。

古罗马著名医学家盖仑（Galen，129～216，AD）认为癌症是人体四种体液平衡失调引起的一种疾病，以致人类忽略了肿瘤的局部治疗。在西方，他的理论影响了他之后1500年的癌症治疗。17世纪随科学进展、新的医学知识出现及在发现了淋巴系统后，笛卡尔（Descartes，哲学家，数学家，医师）的机械淋巴理论取代了盖仑的理论，并引导人们建立了切除淋巴结的概念，成为现代肿瘤治疗的基石。但当时两位著名医学家，维滕贝格的医学教授塞内特（D.

Sennert）和路希坦纳（Z. Lusitanus）认为癌症是接触传染疾病，这种不正确的观点在18世纪中叶前使很多患者无法得到住院治疗。当时的医疗水平还无法很好地区分癌症与慢性溃疡疾病，如结核、梅毒等，这种状况一直持续到 20 世纪初。

中医学（traditional Chinese medicine）将口腔颌面部肿瘤描述为茧唇、舌菌、舌疳、牙岩、翻花癌等。一般认为，肿瘤发生的原因主要是七情郁结和正气虚衰。此外，六淫可使经络阻滞，气血不合，营卫不行，发而为瘤。还有饮食、丹石中毒等均可成为致病因素。饮食不节、过食炙焙煎炒，不但可致脾胃积热，也是一种外在刺激因素。口腔颌面部肿瘤所反映的脏腑、经络病变，与脏腑表里、经络分布有关，也与肿瘤的性质有关。从部位来讲，口腔颌面部肿瘤多属阳明经或少阳经病变。从脏腑表里来讲，唇癌、口腔黏膜癌、牙龈癌等与脾胃有关，舌癌与心脾有关；从肿瘤性质来讲，软组织肿瘤与肝、脾有关，血管瘤与心有关，骨组织肿瘤则与肾有关。

口腔颌面部恶性肿瘤患者的中医辨证有其一般的规律。从表里辨，几乎100%属于里证。从虚实辨，除个别早期患者外，一般均属虚证；其中又以阴虚或气阴两虚为主，阳虚、气虚则较少。虚证除表现在体质上外，还常表现在脉象上，例如可出现沉、迟、细脉，特别是还发现可有尺脉的缺如或微弱。以寒热辨，绝大多数属虚热证（阴虚火旺或阴虚内热）。以阴阳辨则 100% 又属于阴证，只有在继发感染的情况下可出现阳证。

三、口腔颌面部肿瘤的临床表现
Clinical manifestations of oral and maxillofacial tumors

口腔颌面部肿瘤按其生物学特性和对机体的危害程度可分为良性与恶性两大类。对于生物学行为介于良性与恶性之间的肿瘤，称为“临界瘤”（border tumour），如成釉细胞瘤。有些良性肿瘤，在一定条件下可以转变成恶性肿瘤，如乳头状瘤。

（一）良性肿瘤 Benign tumor

良性肿瘤一般生长缓慢，能够存在数年至数十年，重量可达数公斤，如成釉细胞瘤、唾液腺多形性腺瘤等。有的良性肿瘤可呈间断性的生长，偶尔会停止生长或发生退化，如血管瘤、脂肪瘤等。良性肿瘤的生长方式大多为膨胀性生长，体积达到一定大小可推挤和压迫邻近组织。外形多为球形，在遇到邻近坚实组织时，肿瘤可因受压变形；肿瘤表面如受纤维条束的阻止，肿瘤继续生长可呈分叶状。位于颜面皮肤或口腔黏膜表面的肿瘤，常突出于皮肤或黏膜表面呈结节状或球形。良性肿瘤因有包膜，故与周围正常组织分界清楚，一般多能移动。除骨肿瘤较硬外，一般质地中等。如有坏死、液化则质地较软，内出血时可变得坚硬。

良性肿瘤一般无自觉症状，但如压迫邻近神经，发生继发感染或恶变时，则出现疼痛等症状。不发生血行及淋巴转移，对人体危害较小。但是，如果肿瘤生长在一些重要部位，如舌根、软腭等，如不及时治疗，也可因肿瘤压迫发生呼吸、吞咽困难，严重者危及生命。

（二）恶性肿瘤 Malignant tumor

恶性肿瘤具有侵袭性，一般生长较快，大多无包膜，边界不清，与周围组织粘连而不能移动。

口腔癌在临床上可表现为溃疡型、外生型（乳头状型或疣状型）及浸润型三种。癌细胞早期局限于被覆上皮之内，尚未侵及邻近组织称原位癌（carcinoma in situ）。溃疡型肿瘤多发生于皮肤或黏膜浅部，表现为边缘隆起的火山口状溃疡；外生型肿瘤表现为菜花样，常合并感染、坏死；浸润型肿瘤发展较快，早期向深部与周围组织生长，表面稍隆起而粗糙不平。

口腔癌病变的基底部扪诊均为不可移动的硬块，不同于普通溃疡。

肉瘤多起自深部组织。恶性度较低者早期可为活动肿块，易于和良性肿瘤混淆。恶性度高者大多呈边界不清、质地较硬、不能移动的肿块。肿瘤表面黏膜或皮肤完整。如肿瘤生长较快，可伴以皮下或黏膜下血管扩张、充血。由于生长过快，到一定程度会因局部营养缺乏或继发感染而溃破。当其向周围浸润生长时，可以破坏邻近组织器官而发生功能障碍。例如：损害面神经造成面瘫；感觉神经受侵时，可引起疼痛，感觉迟钝或消失；波及牙及颌骨组织时可造成牙吸收、松动或病理性颌骨骨折；肿瘤侵犯翼腭窝、颞下颌关节、咀嚼肌群时，可引起张口困难。

恶性肿瘤生长过程中，癌细胞可逐渐侵入其遇到的淋巴管和血管中，导致区域性淋巴结转移和远隔器官的转移。口腔鳞状细胞癌较易发生颈淋巴转移，就诊时约30%～40%患者存在颈部转移。转移的发生与以下因素有关：原发灶的部位、大小、T分级及组织学特征。口腔癌的颈淋巴结转移有一定规律。转移风险依原发灶的部位由前向后而增高。与肿瘤部位有关的转移因素主要为淋巴管是否丰富及器官活动度。舌根部淋巴组织丰富，易于转移；硬腭、牙龈淋巴组织较少，转移率低；上颌窦癌局限于窦内时，淋巴结转移少见，但当穿破窦壁侵入周围组织时，转移率明显增高；牙龈癌局限于附着龈时转移不多，一旦侵入龈颊沟，转移增多。舌及口底因运动频繁、活动度大转移率高；牙龈及硬腭相对固定，转移率低。颈淋巴结转移率从高至低依次为舌、口底、下牙龈、颊黏膜、上牙龈、硬腭及唇。一般来说，T分级反映肿瘤负荷大小和侵袭能力的强弱，T分级上升，淋巴转移的风险也增高。肿瘤厚度与淋巴结转移关系也很密切。当肿瘤侵袭深度小于2mm时，隐匿性转移率为7.5%，2～8mm时，为25.7%，超过8mm时，高达41.2%。肿瘤的组织学分类及肿瘤细胞的分化程度与颈淋巴结的转移关系也很密切。恶性黑色素瘤易转移，腺样囊性癌很少发生淋巴转移；高分化肿瘤较少转移，低分化肿瘤较多转移。当癌细胞阻塞一侧淋巴管或淋巴结后，淋巴管内的癌细胞可随淋巴液逆行转移到颈浅淋巴结或对侧的淋巴结。口腔颌面部恶性肿瘤除晚期病例外，一般发生远处转移的机会不多，但有些组织类型的肿瘤，如腺样囊性癌、未分化癌、恶性黑色素瘤、骨肉瘤等易向肺、肝、骨等处转移。

肿瘤迅速生长破坏过程中可产生毒性物质。这些有害物质可引起机体代谢紊乱，加之肿瘤引起的出血、感染、疼痛、饥饿等，可使机体不断消耗，患者可出现消瘦、贫血、机体衰竭等症状，称为“恶病质”或“恶液质”。晚期口腔恶性肿瘤患者还可出现高钙血症及白细胞增多症。高钙血症临床表现为虚弱、厌食、恶心、便秘、压抑、腹痛等症状，严重者意识模糊，甚至意识丧失、昏迷，常不易诊断，易误认为是肿瘤的非特异性表现。

四、口腔颌面部肿瘤的诊断 Diagnosis of oral and maxillofacial tumors

无论是良性肿瘤还是恶性肿瘤都应早期诊断和早期治疗。恶性肿瘤因其存在致命危险，更应早期诊治。但由于口腔癌早期缺乏特征性症状或无明显症状，极易被忽略而无法得到早期诊断。临床上56%～68%的口腔癌就诊时已是TNM分期Ⅲ或Ⅳ期。口腔癌首次就诊的误诊率几乎达50%以上。泰国的一项研究表明，口腔癌患者首次就诊确诊的只有32%，能及时转到口腔肿瘤专科医师会诊的只占20%，其余的则未能得到合适的处理，从而引起诊断延迟(delay in diagnosis，此种延误称医师延迟或专业延迟)。欧洲发达国家的误诊情况也大体如此。在口腔癌延迟诊断中，从病人首次发现症状到首次就诊一般要经历3个月左右的时间；从病人首次就诊到确诊要经历2个月左右，其中大约要转诊2～3次甚至更多。

早期发现口腔肿瘤的关键是医务工作者的高度责任感、对癌症的警惕性、丰富的专业知识和临床经验。

在临床上，口腔颌面部恶性肿瘤易误诊为牙龈炎、损伤性溃疡、上颌窦炎、颌骨骨髓炎、结核等，从而使患者延误或失去治愈的机会。因此，肿瘤诊断的思路一般是：首先，要区别肿瘤或非肿瘤疾病（如炎症、寄生虫、畸形或组织增生所引起的肿块）；其次，要鉴别良性或恶性。在作出诊断之前不可轻易进行治疗，以免给患者带来危害及损失。常用的诊断方法有如下几个方面：

（一）病史采集 Case history-taking

应当查询最初出现症状的时间、确切的部位、生长速度以及最近是否突然加速生长，作过什么检查，采取过什么治疗方法，治疗是否有效等，这些信息可帮助区分良性肿瘤与恶性肿瘤，确定晚期恶性肿瘤的原发部位及选择治疗方法。在采集病史时，不要忽视患者的任何一个主诉。此外，还应询问患者的年龄、职业和生活习惯。过去有无损伤史、炎症史、家族史等。这些均与肿瘤诊治有关。

（二）临床检查 Clinical examination

通过望诊、触诊详细检查患者全身及口腔颌面部的情况。望诊可以了解肿瘤的形态、生长部位、体积大小、表面皮肤色泽、有无功能障碍，如开口大小、舌及眼球活动度等。触诊可以了解肿瘤的边界、质地、活动度以及与邻近组织的关系。怀疑恶性肿瘤时均应触诊头颈部淋巴结，以便判断淋巴结有无转移。在颊部，口底、舌部等的深部肿瘤应进行双手触诊。听诊对血管源性或高血运肿瘤（如颈动脉体瘤、蔓状血管瘤等）的诊断有一定帮助。

全身检查方面应包括患者的精神和营养状态，有无远处转移、恶病质及其他器质性疾病，特别是肝、肾、心、肺等重要器官的功能状况。

（三）影像学检查 Imaging examination

包括X线检查、超声检查、磁共振检查、放射性核素显像、正电子发射断层扫描和单光子发射断层扫描检查等。

1．X线检查　普通X线摄片主要用以了解骨组织肿瘤的性质及其侵犯范围，对判断是原发灶还是继发病变也有一定帮助。此外，有些肿瘤在X线片上有其特征性表现，基本可通过其X线表现特征确诊。

对恶性肿瘤还应常规行胸部摄片检查肺部有无转移，普通X线片不能确诊时，应行计算机体层扫描摄片或磁共振成像检查。

造影检查也可协助诊断，如唾液腺造影、颈动脉造影、淋巴管造影、瘤（窦）腔造影等均可协助确定肿瘤的性质、范围、与周围组织结构的关系等，为治疗提供重要参考。

计算机体层扫描摄片（computed tomography，CT）具有图像清晰、层面连续，便于判断病损的部位、范围、与周围结构关系、性质等优点。通过注射造影剂，拍摄增强片可以协助诊断某些富含血管的肿瘤，如颈动脉体瘤、血管瘤等；对于判别肿瘤是否侵及大血管也有很大的帮助，如了解颈部转移癌是否侵犯颈动脉等。螺旋CT（spiral CT，SCT）可以显示某些肿瘤的立体轮廓，并可指示其和周围解剖结构的关系，对显示颌骨病变、颌骨畸形及软组织肿瘤对骨质的破坏尤为有利（图 8-1）。

2．磁共振成像　磁共振成像（magnetic resonance imaging，MRI）是利用具有奇数质子或中子的原子核在磁场内共振而产生影像的一种诊断方法，他所提供的信息大于其他医学影像技术，能进行解剖学的剖面成像。它的主要优点是对软组织的病变显示很好，能充分显示

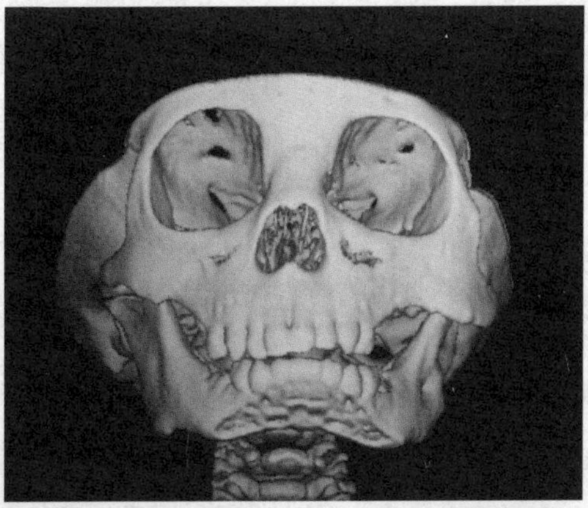

图8-1 SCT显示颌骨的立体轮廓，左下颌升支因肿瘤压迫吸收

病变的全貌并进行立体定位，与CT比较，不用造影剂增强即能显示血管，同时它无电离辐射，对人体基本无害；其缺点是费用较高，成像时间较长，对于肿瘤定性诊断还不十分满意，成像可受口腔内金属修复体、种植体等其他金属物品干扰。

3．超声诊断　超声波在人体组织内传播时，产生与光相似的反射、折射、衰减及多普勒（Doppler）效应，通过超声探头将回声信号回收，信号经处理后产生超声声像图。由于各种组织的密度和特性不同，产生的声像图也不同。口腔颌面外科通常采用B型超声操测仪。其对囊性肿瘤和软组织肿瘤，如原发于腮腺、颈部的肿瘤的诊断有较大帮助，能较准确地提示有无肿块存在及其大小。此外，根据超声声像图的周界清晰度和肿瘤内光点分布的均匀与否，尚可提供判断肿块属良性抑或恶性的证据。超声检查方法简便，对患者无痛苦也无损伤，易于为任何年龄的患者所接受。

4．放射性核素检查　利用核素在肿瘤细胞与正常细胞分布不同这一特点，给患者服用或注射放射性核素后，可应用扫描或计数以测定放射性物质的分布情况来进行诊断和鉴别诊断。其中广泛应用的显像技术是闪烁照相技术。其优点是灵敏度和分辨率都显著提高，图片清晰，扫描时间缩短。目前倾向于应用半衰期短和低能量的核素，如^{99m}锝（Tc）、^{131}碘（I）、^{32}磷（P）^{35}锶（Sr）、^{113}铟（In）、^{67}镓（Ga）等。甲状腺癌及口腔内异位甲状腺可应用^{113}I或^{125}I诊断，^{125}I分辨率较好。诊断颌骨恶性肿瘤主要用^{99m}Tc。近年出现的发射型计算机断层仪（emission computed tomography，ECT）对肿瘤有无远处转移，特别是骨病损的显示良好，常常在X线检查无表现之前就可出现阳性表现，从而能协助临床早期诊断骨质破坏或远处转移。

此外，近年来出现的正电子发射断层扫描（positron emission tomography，PET）和单光子发射断层扫描（single photon emission computerized tomography，SPECT）可用于检测小的肿瘤病灶。PET通过测定局部血流、氧利用率及葡萄糖代谢率等来区分肿瘤组织和正常组织之间的代谢差异，有利于肿瘤的早期诊断及对残余肿瘤组织的定位检测，对N_0口腔鳞状细胞癌颈部评价的准确度达92%，优于CT。SPECT使用^{99m}锝标记的单克隆抗体能显示绝大多数淋巴结转移灶（图8-2）。这两种方法更可能用于隐匿小复发灶、隐匿小原发灶或远处转移灶。

上述影像学检查主要用于明确肿瘤的大小、性质、侵袭范围及与周围组织器官的关系，对判别是原发还是继发肿瘤也有帮助。近年出现的影像学检查在肿瘤诊治中是有传统检查不具有的优点，但不应滥用。对确定牙龈癌破坏颌骨的范围大小，普通X线平片就已足够；对检查面侧深区的肿瘤则有必要行CT或MRI检查。要注意避免的另一种较少发生的情况是，该做的检查未做而仓促手术，导致病人不必要的损失。例如，不伴咬合关系改变及张口问题的颞颌关节肿瘤仅凭临床检查有可能误诊为腮腺肿瘤，位于颞颌关节附近的腮腺肿瘤可诊断为关节肿瘤；早期无明显症状的颈动脉体瘤可能被认为是神经鞘瘤之类。因此，掌握各种检

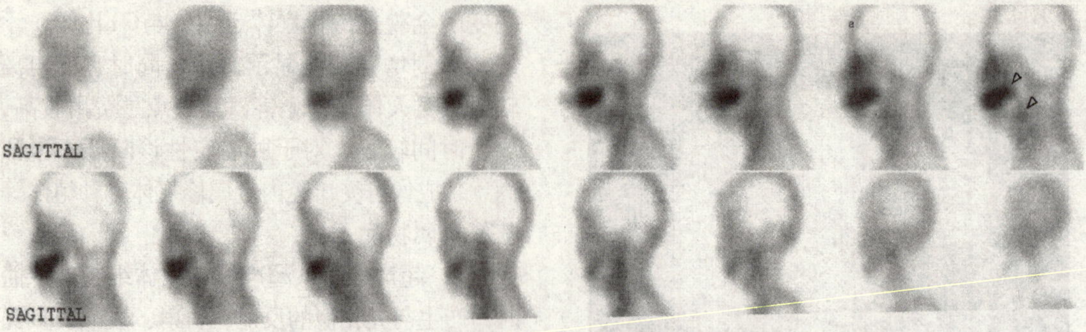

图8-2　SPECT检查示右磨牙后区鳞癌（N_0），颈深上区淋巴结转移

查方法的特点及适应范围，了解各种疾病的共性和特征，将二者结合起来考虑选择正确的检查方法十分重要。

（四）穿刺检查 Puncturation examination

对触诊时有波动感或非实质性含有液体的肿瘤，可用注射针行穿刺检查。如为囊肿，穿刺可吸出液体，涂片检查有时有胆固醇晶体；深部血管瘤可抽出血液；囊性淋巴管瘤可抽出淋巴液。穿刺检查所用的穿刺针粗细应根据临床对肿瘤的初步诊断来选择，考虑血管瘤者，用较细的针头，如5号黏膜针；考虑为皮样囊肿可用较粗的针头，如8号以上的针头，以确保既能吸出肿瘤内容物，又不至于造成穿刺口出血过多。

（五）细针吸细胞学检查 Fine needle aspiration cytology

穿刺细胞学检查已有60多年历史。粗针穿刺可获得较多组织，但存在穿刺针道肿瘤细胞种植危险，目前已很少用于肿瘤诊断。自20世纪50年代以来，细针吸细胞学（fine needle aspiration cytology）检查已成为肿瘤诊断的一个有效手段，其区别良恶性肿瘤的确诊率可达95%，但对肿瘤组织学类型的确定还不够准确。在口腔颌面部肿瘤，该方法主要用于唾液腺或某些深部肿瘤的诊断。方法是常规肿块处皮肤消毒，持安装6号细针（外径0.6mm）的10ml干燥针筒，将针刺入肿块，反复抽吸数次后拔出，推出针头中的少许液体及组织，涂片、染色、镜检。

（六）活组织检查 Biopsy

活组织检查指在病变部位取一小块组织制成切片，在显微镜下观察细胞组织的形态与结构，以确定病变性质、类型及分化程度等。通常，该方法被视为最为准确可靠的诊断方法，但有时即使是排除诊断者的诊断水平等因素，也可能出现偏差。当遇到临床诊断与病理结果不符时，必须结合临床和其他检查方法综合分析，才能更作出正确诊断。活组织检查因有可能促使某些肿瘤转移，故应争取诊断与治疗一期完成；必须先行活检明确诊断者，活检时间与治疗时间应越近越好。

（七）免疫组织化学技术 Immunohistochemistry technique

近20多年来，免疫组织化学技术在肿瘤病理学诊断上得到广泛应用。其基本原理是通过抗体和抗原的特异反应，经酶和底物作用显示细胞和组织的化学成分，用于肿瘤的诊断、分类，并可分析肿瘤的组织来源、病因及发病机制等。在口腔颌面肿瘤领域主要用于：透明细胞型腺泡细胞癌的淀粉酶测定，肌上皮细胞来源肿瘤的S-100蛋白、肌动蛋白、肌球蛋白的测定，细胞角蛋白染色区分未分化癌和恶性淋巴瘤或肉瘤，癌胚抗原和甲状腺球蛋白染色鉴别涎腺癌和转移性甲状腺癌。

（八）肿瘤标志物检查

恶性肿瘤患者的血液、尿或其他体液中存在某些特殊的化学物质，这类物质通常以抗原、激素、受体、酶蛋白以及各种癌基因等形式出现。由于这些产物多由肿瘤细胞产生、分泌和释放，故被称为“肿瘤标志物”。通过检测肿瘤患者的血液及尿，可以协助对肿瘤的诊断。如患恶性肿瘤的患者常有血沉加快、黏蛋白增高；晚期骨肉瘤患者的血清碱性磷酸酶可增高；多发性浆细胞肉瘤血浆球蛋白增高，尿内可发现凝溶蛋白，亦称本周蛋白（Bence-Jones protein）；恶性黑色素瘤全身转移时，尿中黑色素试验可至阳性等等。

有些肿瘤标志物，如和骨肉瘤有关的碱性磷酸酶，还能对患者的治疗效果及其预后进行有效的监测，及时发现可能存在的复发或转移病灶。

五、口腔颌面部肿瘤的治疗 Treatment of oral and maxillofacial tumor

肿瘤的治疗必须强调以下几个方面：治疗方案个体化原则，综合治疗观点，多科协作观念，患者及家属配合理念，并特别注重首次治疗效果及合理的随访计划。

（一）治疗原则 Principle of treatment

1．良性肿瘤　一般以外科治疗为主。临界瘤则应切除肿瘤周围部分正常组织。良性肿瘤切除后，标本应送病理检查，如证实有恶变，应按恶性肿瘤进一步处理。腮腺良性肿瘤的处理有特殊性，一般不能进行摘除术。详细内容见唾液腺疾病章节。

2．恶性肿瘤应根据肿瘤的组织来源、生长部位、分化程度、发展速度、临床分期、患者机体状况等综合设计治疗方案。

（1）组织来源：肿瘤的组织来源不同，治疗方法也不尽相同。淋巴造血组织来源的肿瘤因常为多发性并有广泛性转移，且对放射和化学药物都具有高度的敏感性，故宜采用放射、化学药物和中草药治疗为主的综合疗法。鳞状细胞癌及基底细胞癌对放射线中度敏感，应根据肿瘤的大小、分化度、生长部位及患者的全身情况，决定采用手术、放射治疗、化学药物治疗，或是综合治疗。肉瘤，如骨肉瘤、纤维肉瘤、肌肉瘤（胚胎性横纹肌肉瘤除外），恶性黑色素瘤，神经系统的恶性肿瘤等一般对放射治疗不敏感，应以手术治疗为主，手术前后辅以化学药物治疗。

（2）细胞分化程度：细胞分化程度较好的肿瘤一般对放射线不敏感，常采用手术治疗；细胞分化程度较差或末分化的肿瘤对放射线较敏感，则多用放射与化学药物治疗。

（3）肿瘤生长速度：当肿瘤处于迅速发展阶段，侵袭广泛时，手术前一般先进行放射或化学药物治疗，以缩小肿瘤。

（4）肿瘤的生长及侵犯部位：肿瘤位于表浅部位手术治疗较为容易，有些肿瘤如鳞状细胞癌，在口腔前部的分化度较口腔后部要高，故以手术治疗为主。位置深在的肿瘤，如位于颌面深部或近颅底的恶性肿瘤，手术比较困难，手术后往往给患者带来严重功能障碍，故有时不得不首先考虑能否应用放射治疗或化学药物治疗，必须时再考虑手术治疗。颌骨肿瘤一般则以手术治疗为主。

（5）临床分期：通常早期病变不论应用何种疗法均可获得较满意的疗效，而晚期病变多以综合治疗为主。目前常用的临床分期方法是国际抗癌协会（UICC）设计了TNM分类法。T是指原发肿瘤，N是指区域性淋巴结，M是指有无远处转移。根据原发肿瘤的大小及波及范围可将T分为若干等级；根据淋巴结的大小、质地、是否粘连等也可将N分为若干等级；

远处转移则是利用各种临床检查的结果，也可将 M 划分为若干等级，以上称为 TNM 分类。将不同的TNM分类再进行排列组合，即可以得出临床分期。这种分类便于准确和简明地记录癌瘤的临床情况，帮助制定治疗计划和确定预后，同时便于研究工作有一个统一标准，可在相同的基础上互相比较。TNM 分类法每隔数年更新一次，目前最新版本是 2002 年发布的。新版本有关口腔癌 TNM 分类的主要内容如下：

唇和口腔

标本类型 ____________________　　组织病理学类型 ____________________

肿瘤大小 ____________________　　偏重侧别：☐ 双侧　☐ 左侧　☐ 右侧

定义

临床	病理	原发肿瘤（T）	
☐	☐	T_X	原发肿瘤无法评估
☐	☐	T_0	无原发肿瘤的证据
☐	☐	T_{is}	原位癌
☐	☐	T_1	肿瘤最大径≤ 2cm
☐	☐	T_2	肿瘤最大经＞ 2cm，但≤ 4cm
☐	☐	T_3	肿瘤最大径＞ 4cm
☐	☐	T_4	（唇）肿瘤侵犯穿破骨皮质、下牙槽神经、口底或面部皮肤，即颏或鼻
☐	☐	T_{4a}	（口腔）肿瘤侵犯邻近结构〔例如，穿破骨皮质、侵入深部舌外肌（例如颏舌肌、舌骨舌肌、腭舌肌和茎突舌肌）、上颌窦、面部皮肤〕
☐	☐	T_{4b}	肿瘤侵犯咀嚼肌间隙、翼板或颅底、和（或）包绕颈内动脉

注：
1.牙龈原发肿瘤仅浅表地侵蚀骨 / 牙槽窝，不足以归为 T_4

		区域淋巴结（N）	
☐	☐	N_X	区域淋巴结无法评估
☐	☐	N_0	无区域淋巴结转移
☐	☐	N_1	同侧单个淋巴结转移，最大径≤3cm
☐	☐	N_2	同侧单个淋巴结转移， 最大径＞3cm，但≤6cm；或同侧多个淋巴结转移，最大径均≤6cm；或双侧或对侧淋巴结转移，最大径均≤6cm
☐	☐	N_{2a}	同侧单个淋巴结转移， 最大径＞3cm，但≤6cm
☐	☐	N_{2b}	同侧多个淋巴结转移，最大径均≤6cm
☐	☐	N_{2c}	双侧或对侧淋巴结转移，最大径均≤6cm
☐	☐	N_3	转移淋巴结最大径＞6cm

远处转移(M)			
☐	☐	M_X	远处转移不能评估
☐	☐	M_0	无远处转移
☐	☐	M_1	有远处转移

转移部位活检………☐ 是………☐ 否

病理学转移标本的来源

分期

□	□	0	T_{is}	N_0	M_0
□	□	I	T_1	N_0	M_0
□	□	II	T_2	N_0	M_0
□	□	III	T_3	N_0	M_0
			T_1	N_1	M_0
			T_2	N_1	M_0
			T_3	N_1	M_0
□	□	IVA	T_{4a}	N_0	M_0
			T_{4a}	N_1	M_0
			T_1	N_2	M_0
			T_2	N_2	M_0
			T_3	N_2	M_0
			T_{4a}	N_2	M_0
□	□	IVB	任何T	N_3	M_0
			T_{4b}	任何N	M_0
□	□	IVC	任何T	任何N	M_1

组织学分级（G）

□ G_X 分级无法评估

□ G_1 高分化

□ G_2 中分化

□ G_3 低分化

残余肿瘤（R）

□ R_X 有无残余肿瘤无法评估

□ R_0 无残余肿瘤

□ R_1 镜下可见残余肿瘤

□ R_2 肉眼可见残余肿瘤

注

附加说明

淋巴管受侵（L）

L_X 淋巴管受侵无法评估

L_0 无淋巴管受侵

L_1 有淋巴管受侵

静脉受侵（V）

V_X 静脉受侵无法评估

V_0 无静脉受侵

V_1 镜下可见静脉受侵

V_2 肉眼可见静脉受侵

附加代号说明

为了标示特殊病历的TNM或pTNM分类，可应用后缀“m”和前缀“y”、“r”及“a”，虽然它不影响分期，但需要单独分析。

□m 后缀　表示一个解剖部位多发性肿瘤，在括弧内注明：pT（m）NM

□y 前缀　表示在第一次综合治疗中或第一次综合治疗后的病例，其cTNM或pTNM分类前面应加符号“y”。ycTNM 或 ypTNM 为肿瘤检查当时的实际范围大小，“y”不是肿瘤综合治疗前的评价

□r 前缀　表示无瘤生长间隔一段时间后复发的肿瘤，TNM 分期时其前面加“r”符号：rTNM

□a 前缀　表示由尸体解剖确立的分期

（二）治疗方法 Treatment method

1．手术治疗

适应证：①原发灶及转移淋巴结可以根治；②对放疗或化疗不敏感的恶性肿瘤；③晚期肿瘤根治术后的组织缺损可以修复；④通过手术切除大块乏氧或缺血坏死病灶能为放疗或化疗创造条件的病例；⑤不能行根治手术，但因某些并发症，如肿瘤阻塞呼吸道致呼吸困难，可行姑息性手术以解除症状，肿瘤有严重出血，可行颈外动脉结扎或栓塞术。这类手术可称为救治性手术（salvage surgery）；⑥根治性放疗后残留的部分病灶。

禁忌证：①肿瘤过于广泛或已有多处远隔转移灶；②多原发癌患者不能一次或分次切除者；③年老体弱或伴有严重全身器质性疾病患者。

手术操作严格按照无瘤原则进行：手术在肿瘤边缘外一定范围的正常组织内整体切除，并确保切缘阴性，避免切破和挤压肿瘤。对肿瘤外露部分应予适当处理，如用纱布覆盖、缝包；表面溃疡者，可采用电灼或化学药物处理，防止术中触及造成污染。缝合前应用大量低渗盐水及化学药物（氮芥）作冲洗湿敷。创口缝合时应更换手套及器械。为了防止肿瘤扩散，还可采用电刀，也可于术中及术后应用静脉或区域性动脉注射化学药物。此外，对可疑肿瘤残存组织或未能切除的肿瘤，可辅以电灼、冷冻、激光、局部注射抗癌药物或放射等治疗。

肿瘤切除后的组织缺损应尽可能整复，但一般是在根治肿瘤基础上的整复。对手术切除彻底、复发相对较少、有重要器官外露、受区和供区条件合适者可行即刻整复；对不易根治且切缘有限、生物学行为差、易复发、患者不能耐受进一步手术、受区和供区条件不够者可延期整复。整复手术应在顾及功能与外形基础上尽量简单化。

对颈淋巴结已有转移或根据原发病灶特点估计颈淋巴转移可能性大的，应行颈淋巴清扫术（neck dissection）。颈淋巴清扫术的分类较为复杂。现将目前为多数人接受的分类介绍如下：

（1）全颈颈淋巴清扫术（comprehensive neck dissection）指切除第一至第五区颈淋巴结的所有颈清扫术式，包括：①传统的根治性颈清扫术（classical radical neck dissection）（彩图8-3）；②扩大根治性颈清扫术（extended radical neck dissection）切除五区淋巴结之外的淋巴结或牺牲其他结构，如脑神经、肌肉、皮肤等；③Ⅰ型改良根治性颈清扫术（modified radical neck dissection Type Ⅰ），该术式选择性地保留副神经；④Ⅱ型改良根治性颈清扫术（modified radical neck dissection Type Ⅱ），该术式保留副神经及胸锁乳突肌；⑤Ⅲ型改良根治性颈清扫术（modified radical neck dissection Type Ⅲ），该术式保留副神经、胸锁乳突肌及颈内静脉（彩图 8-4）。

（2）择区性颈淋巴清扫术（selective neck dissection）也有多个术式，选择性地切除颈部N_0但可能存在微转移灶风险的某几区淋巴结，包括：①肩胛舌骨上颈清扫术（supraomohyoid neck dissection），用于原发口腔癌，切除第一、二、三区淋巴结（彩图8-5）；②颈内静脉区颈清扫术（jugular neck dissection）（anterolateral neck dissection，前外侧颈清扫术），用于下咽和喉癌，切除二、三、四区淋巴结；③中心区颈清扫术（central neck dissection），用于甲状腺癌，切除邻近甲状腺的颈中部和气管食管沟淋巴结；④后外侧颈清扫术（posterolateral neck dissection），用于头皮后部的鳞癌和黑色素瘤，切除枕三角、颈后三角、第二、三、四区淋巴结。

制定颈部淋巴结处理方案要考虑到淋巴结引流及原发灶的特点。当存在区域淋巴结转移，所有可能有转移风险的淋巴结均应清除。传统的根治性颈清扫术仍然是治疗临床上有明显转移淋巴结的标准术式。但该术式的并发症高，不可滥用，其适应证有：N_3转移灶，多个多组淋巴结转移，颈部放疗后的复发灶，明显的淋巴结外扩散，转移累及皮肤。只要有合适的适应证存在，且不影响手术的彻底性，就应行保留重要解剖结构（如副神经、颈内静脉、胸锁乳突肌）的保留功能颈清扫术（function-preserving neck dissection)。不宜对有临床肿大淋巴结的病例行择区性颈清扫术。对可能存在微转移灶的颈淋巴结行选择性颈清扫术（elective dissection)，一般不需清除所有的五区淋巴结，因为颈淋巴结的转移模式有一定的规律及一定的范围。选择性颈清扫术通常只局限在一定范围内，依原发灶所在部位的淋巴结引流特点而定。N_0口腔癌病人只需行第一、二、三区的淋巴清扫术。

尽管目前颈清扫术的分类方法较多、较杂，对口腔颌面恶性肿瘤而言，临床主要使用的有三种术式：传统的根治性颈清扫术、改良根治性颈清扫术和肩胛舌骨上颈清扫术。

2．放射治疗（radiation therapy）　射线照射组织可引起一系列的细胞电离，使病理组织受到破坏，特别是分化较差的细胞，更容易受到放射线的影响。正常组织细胞虽也可受到一定的损害，但仍可恢复其生长和繁殖能力；而肿瘤细胞则被放射所破坏，不能复生。良性肿瘤由于和正常细胞比较接近，一般都不适用于放射治疗。

（1）放射治疗量：要根除癌瘤并不需要以很高的剂量去直接杀死癌细胞，而只需以较之略低的剂量使癌细胞丧失再生能力即可最终杀死癌细胞。因此放射治疗（以下简称放疗）设计的基本策略是投照的剂量既能使癌细胞丧失再生能力又不至于使正常组织遭受不可逆的损害。

（2）影响放疗剂量因素：组织学类型和癌瘤大小是影响放疗剂量的重要因素。临床上，对放射线敏感的肿瘤有恶性淋巴瘤、浆细胞肉瘤、未分化癌、淋巴上皮癌、尤文（Ewing）肉瘤等。对放射线中度敏感的肿瘤主要是鳞状细胞癌及基底细胞癌。对放射线不敏感的肿瘤有：骨肉瘤、纤维肉瘤、肌肉瘤（胚胎性横纹肌肉瘤除外)、腺癌、脂肪肉瘤、恶性黑色素瘤等。一般而言，肿瘤越大需要的放疗量也越大。有时，肿瘤大小要比组织学类型更为重要，如肺内微小的骨源性肉瘤可为中等量的放射线根除，而同样部位的大体积淋巴瘤即使是使用大剂量也可能很难控制。

实体瘤内有不少乏氧灶。电离产生的活性自由基需有氧环境才可能对DNA产生不可修复性损害。体积大的肿瘤乏氧灶较多，需要高剂量的放射线；而且，大的肿瘤其细胞的异质性也增加，这也会增加放疗剂量。

（3）放疗增敏：临床上可通过某些手段来提高放疗的敏感性，常用的方法有：高压氧、化学增敏剂和加温增敏。高压氧舱的运用能增加氧分压，使瘤体内的乏氧细胞减少，从而增强对放射线的敏感性。化学增敏剂有以下几类：MISO类、硝基咪唑衍生物、芳香族硝基化合物、化疗药物（如顺铂）和中草药（马蔺子素和毛冬青提取物）等。增敏剂的研究仍在摸索阶段。加温增敏见肿瘤的热疗。

（4）近距放射疗法：近距放射疗法是指将放射源植于瘤内或离瘤体极近的部位，以使瘤体接受的剂量远远大于周围组织，从而达到治疗肿瘤目的。镭能发射光子，最早用于近距放射疗法。由于镭产生的光子能量相对较大，对放疗工作人员有明显的危害。自第二次世界大战后，有许多能量较低的人工合成的放射性核素用于临床，如^{60}钴、^{137}铯、^{192}铱、^{125}碘等。近年来，后装技术（after loading）的发展与应用极大改进了以往的近距放射疗法。后装技术是先将中空无放射性的针或塑料管植入，然后在空管内置入无放射性的虚拟放射源，并做X线检查定位以计算剂量分布，最后放入真正的放射源。后装技术不但可极大减轻工作人员的放射暴露，而且在技术上比以往的近距放射疗法有显著改进。新近的远距离操纵后装技术可使工作人员完全避免放射暴露，同时通过计算机可对病人进行最优的剂量分布计算。

(5) 放疗前的局部准备：头颈部放射治疗前，应拔除口内病灶牙及肿瘤邻近的牙，拆除金属套冠及牙桥。这样，既可减少感染及颌骨坏死的可能性，又可使肿瘤受到放射线的直接照时。

(6) 放射损伤：常见的放射性损伤有以下几种。

1）皮肤反应：在照射过程中达到较高剂量时，皮肤会出现变红、变黑、然后脱屑，甚至发生脱毛、皮炎、溃疡等反应。在治疗过程中，皮肤应保持干燥，避免一切局部摩擦、日晒、热疗、敷贴橡皮膏及刺激性药物，灼痒忌搔抓，难忍时可用冷敷或酒精涂拭，并用镇静剂。轻、中度反应无须治疗；发生皮炎时，应保持干燥，严防感染；发生溃疡时可涂布5%硼酸或可的松四环素软膏。

2）口腔黏膜反应：因不同放射剂量，可出现充血、水肿、溃疡、白色假膜、出血等。黏膜炎可用1.5%过氧化氢含漱以保持口腔卫生，局部涂以2%甲紫，并用抗生素控制感染。如发生剧痛可加用表面麻醉剂含漱。

3）唾液腺损伤：唾液腺被放射线破坏，可发生口干。口干可采用针灸及中西药物催唾。

4）全身反应：全身反应可有食欲减退、恶心、呕吐、头昏、乏力，白细胞及血小板减少等。恶心、呕吐者可针刺足三里、曲池、内关及中脘；给予大剂量维生素B_4（腺膘呤）、B_6和止吐剂；重症者应暂停放射治疗。当白细胞低于4.0×10^9/L、血小板低于100×10^9/L时，应考虑减少放射剂量；此外，耳针、维生素B_6、B_4、利血生、鲨肝醇、肌苷酸等有防治作用；白细胞低于3.0×10^9/L时，应暂停治疗，并用抗生素，加强营养，辅以输鲜血。

(7) 口腔颌面部上皮性癌的放疗原则

1）原发灶肿瘤：多数T_1、T_2上呼吸消化道上皮性癌可单独用放疗治愈，对能同时满意进行近距放射疗法的肿瘤疗效更好。T_3、T_4肿瘤如能手术切除，一般先手术后放疗。切缘阴性，也应进行术后放疗。制定放疗范围应按术前的情况定。对无法手术切除的晚期肿瘤，也应争取治疗。可以先给病人40Gy左右剂量，如反应良好，可考虑联用近距放射疗法，以延长缓解期。对晚期复发性肿瘤可采用与此相同的治疗方法。

2）颈淋巴结：如果原发肿瘤易发生淋巴道转移，颈部淋巴结即使检查阴性也应选择性放疗。原发灶位于口腔、咽、喉易出现转移，位于唇、硬腭、上牙槽嵴则较少转移，位于中线的肿瘤应治疗双侧。一侧颈部淋巴结已出现转移，对侧应选择性放疗。临床检查未发现转移淋巴结的颈部放疗量50Gy（5周内）可以起预防作用。有不少临床分期I或II期的病人原发灶得到控制，但因颈部未处理却死于颈部转移。用非侵入性方法如CT判定颈部N_0，有较高的假阴性，不宜用于确定是否应对颈部进行选择性放疗。但如果CT显示淋巴结肿大，则应行颈淋巴清扫术。颈淋巴结N_1可单独用放疗，全颈放疗50Gy（5周内），然后对肿大淋巴结在1～2周内用电子束或近距放射疗法加10～20Gy。N_2、N_3如果手术可切除，最好先行颈淋巴清扫术，然后加放疗。放疗设计与原发灶相似。晚期不能切除的淋巴结转移灶可给予姑息性放疗。

(8) 术前放疗和术后放疗：早期鳞癌可以单纯手术或单纯放疗达到根治目的。晚期癌的手术边缘常有肿瘤残留或局部区域多有亚临床转移灶，需进行辅助性放疗。术前放疗的目的在于减少肿瘤细胞的数量，同时希望根治肿瘤周围的亚临床灶，使肿瘤易于切除并减少手术中淋巴道转移的危险。与术前放疗相比，术后放疗不影响手术创口的愈合，而且也不干扰肿瘤病理诊断的可靠性，因为术前放疗可能会改变肿瘤的病理特点；另外，对一些有肿瘤预后意义的因素如淋巴结的包膜是否受侵、淋巴管内的瘤栓等也不至于遗失。但手术后的瘢痕中血管很少，影响局部血运，使乏氧细胞的比例升高，影响放疗的敏感性。Wennerberg曾对1358例头颈鳞癌的术前和术后放疗进行比较，其中326例为前瞻性随机对照研究，结果表明，术后放疗在局部控制率和术后并发症方面均优于术前放疗，但术后放疗组的远处转移及第二原发癌高于术前放疗组。

3．化学药物治疗

头颈癌中60%为中晚期（Ⅲ、Ⅳ期），治愈率在10%～60%之间（与肿瘤的部位和分期有关），即使治愈也将面临每年3%～7%发生第二原发癌的风险。头颈癌的主要治疗手段仍是手术与放疗，但化疗（chemotherapy）能起到辅助作用。

20世纪40年代，化学治疗开始进入肿瘤治疗领域，五六十年代开始用于头颈部恶性肿瘤，但多用于晚期癌症病例作为姑息性治疗措施。由于疗效差，未引起重视。到70年代，化疗开始作为辅助性治疗手段应用于头颈部恶性肿瘤的手术或放疗之后，使局部治疗的疗效得以改善。随着多种有效抗癌药的出现和联合化疗的实施，改变了以往化疗在头颈癌治疗中无所作为的状态。80年代，头颈癌化疗进展很快，已作为综合治疗的手段之一。给药的种类已由单一用药向联合用药方向转变；给药方式从原始的姑息性化疗向手术或放疗前诱导性化疗、放疗前增敏、手术或放疗后辅助化疗等方面转变；给药途径已采用静脉注射、口服、肌注、颞浅动脉或颈外动脉其他分支推注或持续灌注、半身阻断血循环静脉灌注、肿瘤内给药、外敷及新近发展起来的以微球作为载体，将化疗药物溶入微球，栓塞肿瘤供血动脉的靶向治疗等。当前，头颈癌化疗的趋势是把手术或放疗前后的辅助化疗作为综合治疗重要手段之一，其作用主要有：增加局部的控制率、减小肿瘤体积、减少手术并发症、辅助治疗耐放疗肿瘤、增加肿瘤细胞对放疗的敏感性、治疗远处转移灶、改善总的治愈率。必须明确的是，目前的化疗药物对大多数头颈部恶性肿瘤呈中低度敏感，其疗效尚不能令人满意。除非对于晚期癌或经局部治疗后复发和转移者外，把局部治疗和化疗相结合是应用化疗的基本原则。

（1）药物分类：常用的化学抗癌药物按其化学性质及作用有下列5类：

1）细胞毒素类（烷化剂）：主要药物是氮芥（nitrogen mustard，NH2）、环磷酰胺（cyclophosphamide，CTX）、卡莫司汀（carmustine，BCNU）、洛莫司汀（lomustin，CCNU）、二甲三氮烯咪唑酰胺〔抗黑瘤素（dacarbazine，DIC，DTIC）〕等。

2）抗代谢类：常用药物有甲氨蝶呤（methotrexate，MTX）、5-氟尿嘧啶（5-fluorouracil，5-FU）、阿糖胞苷（Ara－C）等。

3）抗生素类：常用的有博莱霉素（bleomycin，BLM）、平阳霉素（pingyangmycin，PYM）、放线菌素D（actinomycin D）、丝裂霉素（mitomycin）、阿霉素（adriamycin ADM）、表柔比星（epirubicin）等。

4）激素类：常用的有肾上腺皮质激素类、丙酸睾酮（testosterone propionate）、乙烯雌酚（diethyl stilbestrol）等。

5）植物类：常用的有长春新碱（vincristie，VCR）、长春地辛（vindesine，VDS）、喜树碱（camptothecin，CPT）、秋水仙碱（colchicine）。

6）其他：有丙卡巴肼（procarbazine）、羟基脲（hydroxyurea）、顺铂（cisplatin）等。

（2）细胞增殖周期与抗癌药物

为合理使用抗癌药物，提高化学药物的治疗效果，应了解肿瘤细胞增殖和生长特点。细胞增殖周期可以分为有丝分裂期（M期）和间期；间期又可分G_1期（脱氧核糖核酸合成前期）、S期（脱氧核糖核酸合成期）和G_2期（脱氧核糖核酸合成后期）。有丝分裂结束后的细胞可以继续进行增殖（增殖细胞）；亦可暂时或一时不进行增殖，处于静止状态（非增殖细胞或G_0细胞）；有些细胞则不再增殖，通过分化而死亡。根据各种抗癌药物对细胞周期的作用及其对增殖细胞和休止细胞的敏感性不同，可将现有抗癌化学药物分为两大类。

1）细胞周期非特异性药物：药物可作用于细胞增殖周期的各期。主要为一些细胞毒素类和抗生素类药物，如氮芥、环磷酰胺、卡莫司汀、丙卡巴肼、丝裂霉素、阿霉素、抗黑瘤素、泼尼松、顺铂等。细胞周期非特异性药物对肿瘤和正常细胞选择性小，对增殖细胞和非增殖细胞作用相似，对癌细胞和正常造血细胞有相似的毒性。这类药物主要是通过抑制脱氧核糖核酸的复制和影响脱氧核糖核酸的功能而发挥作用，但也包括一些抑制核糖核酸和蛋白质合成的药物。由于细胞周期中各期（M期除外）都进行核糖核酸和蛋白质合成，都有脱氧核糖核酸存在，因此，不仅能影响增殖细胞，也能影响休止细胞；不过，对增殖细胞的作用较休止细胞更为显著。

2）细胞周期特异药物：这类药物主要是一些代谢类和植物类药物。它们都通过抑制细胞脱氧核糖核酸的生化合成及有丝分裂而发挥作用。因此，只能影响已进行细胞周期或处于增殖状态的细胞；对未进入细胞周期的休止的细胞则不敏感。这类药物又可分为两类：

①时相特异性药物：即对处于某一期的增殖细胞敏感。主要是指对M期或对S期敏感，而对增殖细胞间歇的G_1、G_2期和非增殖细胞的G_0期不敏感。对M期特异性药物的作用是抑制有丝分裂中的纺锤体，如长春碱、长春新碱、秋水仙碱等；对S期特异性药物有氨甲蝶呤、阿糖胞苷、羟基脲、喜树碱等。

②周期特异性药物：即对多数的增殖细胞周期都有活性，但对非增殖细胞G_0期不敏感，如氟尿嘧啶、放线菌素D等。

细胞周期特异性药物仅对迅速增长的肿瘤有效，而细胞周期非特异性药物，不仅对迅速生长的肿瘤可能有显著疗效，对一些生长缓慢的肿瘤，亦可有一定疗效。

（3）口腔癌常用的有效化疗药物

1）单药化疗

①甲氨蝶呤：为抗代谢药物，与二氢叶酸还原酶紧密结合，从而干扰叶酸代谢。为细胞周期特异性药物，主要作用于S期及G_1/S边界，并在G_1/S边界有延缓作用。一般静脉给药，每周一次，标准剂量是40～60mg/m^2。传统上，甲氨蝶呤可单独用于复发性或转移性肿瘤的姑息治疗，10%～20%的患者对此有效，个别显著有效。要取得最大疗效必须在患者的耐受范围内尽量加大剂量，主要的毒性反应是黏膜炎。由于甲氨蝶呤从肾排泄，肾功能改变可极大增强其毒性，因此使用中要严密监测肾功能。甲氨蝶呤如果进入胸水或腹水，则其血浆半存留期增长，易引起严重的毒性反应。使用中剂量（500mg/m^2）或大剂量（5000mg/m^2）甲氨蝶呤时与甲酰四氢叶酸合用可减少该药对肾细胞的损害。对头颈癌来说，大剂量甲氨蝶呤并不能明显提高疗效，但对骨肉瘤而言有效率可达35%～82%（用四氢叶酸解毒）。目前还未发现疗效大于甲氨蝶呤的甲氨蝶呤同类药物。

②5-氟尿嘧啶：为嘧啶拮抗剂，在体内转化为氟尿嘧啶核苷和氟尿嘧啶脱氧核苷，后者可抑制胸腺嘧啶核苷合成酶，从而阻断尿嘧啶脱氧核苷转变为胸腺嘧啶脱氧核苷，干扰DNA的生物合成，也可干扰mRNA功能，影响蛋白质合成。不是典型的周期特异性药物，主要作

用于S期细胞。600mg/m^{2}每周1次静脉注射可较好耐受。主要的毒性反应是消化道毒性。该药能增强细胞对放射线的敏感性。α-2b干扰素及羟基脲能增强该药的活性。

③博莱霉素和平阳霉素：为抗肿瘤抗生素，前者是从轮生链霉素属提取的混合物，分A、B两组，以A_2为主要成分；后者是从我国浙江平阳县土壤中分离获得的，经提纯为纯A_5组分，与前者在作用与副反应方面有一定区别。二者均能使DNA链断裂，引起细胞死亡。为细胞周期非特异性药物，作用于G_2期及M期细胞，并对S/G_2边界及G_2期有延缓作用。在治疗头颈癌上博莱霉素的单药活性（single-agent activity）为10%～20%，能增强放射线对癌细胞的作用。其显著的特点是很少有骨髓毒性，和其他抗肿瘤药物合用时更显该药的优点。可每周1次经静脉或肌肉注射（剂量10U/m^2），也可静脉滴注，每天15 U，连续4天。该药的主要副反应是发热，其次为脱发、食欲不振、皮肤着色等，也可引起严重的肺毒性，尤其是对已有肺病的患者。

④丝裂霉素-C（mitomycin-C）：为抗肿瘤抗生素，能与DNA铰链，对头颈癌其单药活性很低，但属放疗增敏剂，对乏氧细胞有活性。乏氧细胞比有氧细胞对放射线的敏感度低2～3倍。实体肿瘤有明显的乏氧存在，丝裂霉素-C和放疗同时应用可增强治疗效果。用法通常是每4～6周一次，静脉短时输注，一次剂量10～20mg/m^2。丝裂霉素是一个强发泡剂，可引起静脉输注部位损伤，对骨髓有累积性的延期副反应，特别是引起长期的血小板减少症，因此必须严密监测血常规。

⑤羟基脲：是核苷酸还原酶抑制剂，为细胞周期特异性药物作用于S期细胞，对G_1/S边界有延缓作用，口服有效。它的单药活性低，但能通过消耗细胞的dUMP池，来调节5-FU的作用，以增强肿瘤对治疗的反应，也有放疗增敏作用。使用方法：口服每天1～2次，剂量500～1000mg/m^2。副反应是轻中度的恶心、黏膜炎，骨髓抑制和剂量有关。

⑥顺氯氨铂：简称顺铂，对头颈鳞癌的单药活性高达20%～30%，该药为重金属，作为烷化剂与DNA和RNA结合，为细胞周期非特异性药物，但对G_1期细胞最敏感。该药从肾排泄，对肾有明显的毒性，还可引起较严重的消化道反应。治疗期间必须监测肾的肌酐清除率，只有清除率大于70ml/min才可给药。给药前要先水化，治疗后4～6小时利尿。使用方法：每3～4周静脉滴注80～100mg/m^{2}或每周20mg/m^2。

卡铂（carboplatin）是顺铂的类似物，单药活性比顺铂低，没有肾毒性，消化道反应也轻，可在门诊给药，但可引起严重的骨髓反应。

铂类药物有放疗增敏作用，优点是较少加重放疗野的黏膜炎症反应。

⑦长春碱（vinblastine，VLB）和长春新碱：破坏细胞内微管，为细胞周期M期特异性药物，小剂量可杀死S期细胞。对头颈癌有一定的活性。长春新碱不引起骨髓抑制，但有神经毒性，可与其他有骨髓毒性的化疗药合用。长春碱骨髓毒性较大，神经毒性较小。每周一次静脉给药，剂量为0.02～0.04mg/kg，总量10～20mg为一疗程。

⑧紫杉醇（paclitaxel）：通过阻止微管解聚产生细胞毒性，从而抑制微管网架的正常重组。紫杉醇从紫杉树皮中提取，它的主要毒性是中性白细胞减少，在给药7～10天后发生。脱发也很常见，并有累积性的神经毒性。此外还有口腔黏膜炎症、肌痛、过敏等副反应。紫杉醇单独使用的总反应率高达40%，并可用于对顺铂不敏感的患者。由于其细胞毒性作用部位不同，因此常与顺铂及5-FU合用。

⑨生物调节因子（biologic response modifiers）：生物调节因子对头颈鳞癌有一定的单药活性。α干扰素-2b单药活性低，但可调节5-FU的抗代谢活性，和顺铂及5-FU联用能增强

疗效。白介素-2（IL-2）的毒性较大，但对肿瘤甚至是对化疗反应不大的肿瘤也有增强作用，并能提高肿瘤浸润淋巴细胞的细胞毒性。粒细胞集落刺激因子（G-CSF）可减轻骨髓抑制，以使化疗顺利进行。

⑩化学防癌药物：维甲酸是维生素A的天然或合成类似物，可抑制上皮细胞癌变，能调节正常或恶性细胞的生长和转化。β-胡萝卜素是维生素A的前体，和合成的维甲酸一样，对白斑有抑制其恶性转化作用。

2）联合化疗

联合用药的目的是增强疗效，但同时又要尽量减少各药毒性的叠加。在头颈癌常用的化疗药组合有：

①顺铂与5-FU：顺铂不引起黏膜炎，和5-FU合用不会明显改变两个药物的最大耐量，骨髓毒性会有所增加，但可用G-CSF对抗。复发或转移患者30%以上对这种联合用药有反应，60%～80%未经治疗的头颈癌患者对此有反应。和单独用甲氨蝶呤比较，反应率大3倍，但患者的中位生存期并未延长。

②顺铂、5-FU和甲酰四氢叶酸：甲酰四氢叶酸能改善5-FU治疗效果，二者有协同作用，同时可改善顺铂的药代动力学。这种联合用药毒性很大，约有2%～10%患者可能死于并发症，40%患者有严重黏膜炎，60%患者白细胞减少，一般不能接受第二或第三疗程。但该联合用药效果较好，80%～90%患者有反应，30%～50%患者有完全的反应，可以减少远处转移。

③顺铂、5-FU和紫杉醇：紫杉醇的单药反应率很高，和顺铂有协同作用。毒性有叠加，尤其是中性白细胞的减少。三者的联合治疗反应率为75%～100%，完全反应率为65%。

④顺铂与博莱霉素：博莱霉素无骨髓毒性，可以全剂量和顺铂合用。同时还可加入甲氨蝶呤和长春新碱。

(4) 口腔癌化疗原则

1）手术或放疗前的诱导化疗：20世纪80年代初期，术前诱导化疗开始用于治疗头颈鳞癌，目的在于得到近期临床肿瘤的完全缓解或部分缓解，从而提高肿瘤的切除率，减少远处转移，延长患者的无瘤生存期。手术或放疗后的患者一般都比较虚弱，肿瘤的血运也因先前的治疗遭到破坏，使药物不易进入肿瘤，所进入的药物浓度也低。因此，先进行化疗能起到更大的作用，有利于以后的手术或放疗。这种治疗方式能使60%～90%的患者肿瘤缩小。

目前，诱导化疗主要采用顺铂、5-氟尿嘧啶、甲氨蝶呤、长春新碱、平阳霉素、博莱霉素、丝裂霉素C等药物，多为联合化疗，一般进行1～3个疗程，最常用、积累经验较多的是5-FU和顺铂联用。该治疗方法还在摸索阶段，但其不会影响以后的手术或放疗，不会增加并发症，可以减少发生远处转移的风险，可以预示患者对放疗的敏感性。有关诱导化疗疗效，不同学者的研究结果不尽相同。一些学者认为，诱导化疗可作为综合治疗的一部分。邱蔚六等（1991年）的大样本回顾性研究表明，术前诱导化疗有效者口腔癌生存期明显改善，特别是T_3、T_4期患者的3年和5年生存期；T_1、T_2期患者与单纯手术者相比，生存率无明显差异。诱导化疗无效者与未化疗者远期生存率几乎相同。其他一些学者的研究结果显示，诱导化疗对晚期头颈癌患者的有效率达56%～100%。诱导化疗后进行放疗可以减少瘤体体积，缩小手术范围，有时甚至可以免于手术治疗，达到保存器官的目的。另一些学者则认为，诱导化疗不能改善患者的远期生存率。由于不同学者的研究对象及所用的化疗方案存在差异，所得出的结果必定会有不同之处；而且前瞻性的大样本研究还较少，对诱导化疗在口腔鳞癌治疗中的作用还需不断摸索。

2）联合放疗：同时应用放疗和化疗，可以利用有些化疗药的增敏作用，提高放疗效果，同时全身性的化疗还可能杀灭微小转移灶内的肿瘤细胞。有些化疗药物可能对放疗不敏感的细胞有效。丝裂霉素-C对乏氧细胞有作用；抗代谢类化疗药对细胞周期周转快的细胞最为有效，这两组细胞通常对外照射射线不大敏感。放疗、化疗同时进行的主要问题之一是治疗野内的黏膜炎，尤其是5-FU、甲氨蝶呤、博莱霉素和丝裂霉素-C。顺铂的单药活性高，能增强放疗作用，且又不会引起叠加的黏膜毒性，是设计放化疗方案较理想的药物。设计放疗化疗同时进行的方案时，既要考虑到毒性反应在可以接受的范围内，又要不降低放疗的剂量、不影响放疗的执行。

3）晚期癌、局部复发及转移癌的姑息性化疗：目的是控制肿瘤复发或远处转移灶的进展，延长生存期，改善生存质量。

(5) 化疗的不良反应：由于现有抗癌药物对肿瘤细胞的选择性尚不强，在治疗肿瘤的同时，对正常增生旺盛的组织，如骨髓、肠胃和口腔黏膜细胞也有毒性。

主要的不良反应有骨髓抑制。对造血系统有抑制作用的药物有氮芥、丝裂霉素、甲氨蝶呤、氟尿嘧啶、长春碱、秋水仙碱等。对造血系统无抑制作用或作用较轻的抗癌药有激素、阿糖胞苷、平阳霉素、放线菌素、长春新碱等。当白细胞降到3.0×10^9/L、血小板降到8.0×10^9/L时，应予停药。防治白细胞下降或提高白细胞可用利血生、维生素B_4、B_6、鲨肝醇、泼尼松、粒细胞集落刺激因子等药物。提高血小板的药物有止血敏等。白细胞严重减少时，应给予抗生素或丙种球蛋白以预防感染。必要时应输入新鲜血，或行成分输血。有条件者，患者应在消毒隔离室内生活与治疗。

其他的不良反应有消化道反应，表现为食欲减退、恶心、呕吐、腹泻或腹痛，严重时可出现血性腹泻、口腔炎或肝损伤，如甲氨蝶呤、氟尿嘧啶等均可引起。巯嘌呤、喜树碱、环磷酰胺有时可引起血尿。长春碱和长春新碱都有神经毒性，可引起麻木、疼痛，甚至麻痹性肠梗阻。轻度的消化道反应可于停药后逐渐恢复，重度的消化道反应须及时治疗，如针刺内关，口服维生素B_6、阿托品、异丙嗪、溴丙胺太林，中药（姜半夏、苏梗、竹茹、徐长卿各9g，加茯苓3g），或肌内注射昂丹司琼或阿托品。严重者需进行营养支持、预防感染，并注意维持水电解质的平衡。对发生口腔炎患者，可用抗生素、激素、麻油混合液或甲紫局部涂布，并注意口腔卫生。发生血尿或神经毒性作用时，一般应停药，并给予对症治疗。

4．低温治疗　现代冷冻治疗（cryotherapy）自1961年Cooper等研制成功可调节温度的液氮冷冻治疗器，并首先应用于神经外科以来，已在医疗领域广泛应用。我国于20世纪70年代开始冷冻治疗研究，已取得很大进展。

(1) 冷冻导致细胞损害的机制：不同细胞对冷冻损伤的反应不同，如脑细胞最不易耐受冷冻，而纤维细胞则能在很大程度上耐受冷冻，有鞘神经的鞘膜、直径大于2mm的动脉及弹力纤维不为冷冻破坏。冷冻造成细胞损害的机制十分复杂，至今还不完全了解。目前，认为有以下三方面作用：

1）物理性损害：①快速冷冻（每分钟降温速度在100℃以上）导致细胞休克；②细胞内外冰晶形成，造成细胞器损害；③细胞内脱水和细胞间隙冰晶扩大，导致细胞皱缩变形；④细胞膜脂蛋白分解引起细胞膜破裂。

2）化学性损害：冷冻后细胞冰晶形成，水分外渗，导致细胞内pH、电解质浓度改变，细胞呈现酸中毒，细胞死亡。

3）毛细血管永久性损害：冷冻使毛细血管栓塞，小血管内皮细胞破坏，血流淤滞，组织继发性坏死。

(2) 用于冷冻治疗的制冷剂：医疗上常用制冷剂有气态、液态和固态三种：①气态制冷剂：氧气、氮气、二氧化碳和氧化氮较常用，最低温度可达－100℃，储存于钢瓶中，使用时应注意防爆防火；②液态制冷剂：有液空气、液氮、液氧等，其中液氮是最常用的制冷剂，其沸点低、不燃，无味、来源丰富；③固态制冷剂：指固态二氧化碳（干冰），升华时可达－78.9℃，制冷温度不低，可用于眼科摘除白内障手术及治疗体表小的血管瘤、疣等。

(3) 冷冻设备

1）气体节流式冷冻器：根据高压气体流经管道中的小孔后压力骤降的过程中产生节流效应而设计。气体储存于储气钢瓶中。使用时将耐高压的软管接于钢瓶上，另一端接冷刀。最低温度可达－100℃，适用于浅表病变的治疗。

2）双相液氮冷冻治疗机：采用气液两相通过储液氮瓶中内压力，将液氮压送至抽真空的金属软管的细管内，最终送至探头进行热交换发挥冷刀作用。

(4) 适应证

1）良性肿瘤：表浅局限的海绵状血管瘤、毛细淋巴管瘤、乳头状瘤、舌及牙龈部位纤维瘤。

2）恶性肿瘤：因全身情况而不能耐受麻醉及手术者、手术或放疗后范围局限的复发癌、晚期肿瘤的姑息性治疗、同时发生的口腔多中心癌、腮腺低度恶性肿瘤与面神经粘连、术中分离面神经并将其保留者。

3）其他：黑色素斑、扁平苔藓、疣、瘢痕疙瘩及三叉神经痛等。

(5) 冷冻方法

1）接触法：用冷冻头稍加压力与病灶直接接触。根据病变性质、大小及血供情况可将冷冻时间掌握在 30 秒至 5 分钟之间，可反复进行冷冻，一般称“冻－融”周期。

2）喷洒法：将液氮通过冷冻机适当加压，距病变表面约 1 ~ 2cm 直接喷洒到组织表面。

3）灌注法：直接向骨肿瘤刮除后所形成的创腔或骨髓腔内灌注液氮。

4）刺入法：用一个细长的冷冻头，在麻醉条件下，直接刺入病灶中心深处。

(6) 冷冻剂量：冷冻剂量取决于制冷剂的物理性质、冷冻治疗机输液氮的直径和储液氮容器内的压力、被冷冻组织的热交换率等因素。应用探头接触法治疗时，良性病变的冰线应超过病变边缘 2mm，而恶性病损应超过 10mm。表浅病变的单次冷冻一般为 20 ~ 30 秒。单次最长冷冻时间应在 5 分钟左右。为了获得好的冷冻治疗效果，应掌握三个要素：足量的快速冷冻、缓慢的自然融化和立即重复冷冻。冷冻融化周期以两个以上为好，但对小儿皮肤表浅病损一般单个冷冻周期即可。

(7) 冷冻反应、并发症及注意事项

1）疼痛：冷冻过程中，一般无疼痛反应，但在自然融化时，因血管从收缩到扩张，疼痛加剧。故冷冻前应行局部传导或浸润麻醉并配合镇痛药物治疗。

2）水肿：系冷冻后正常组织反应，可给激素及雾化吸入。舌根、口底部位冷冻后组织水肿可致呼吸道梗阻，重点在预防，冷冻前可行气管切开。

3）麻木：冷冻后可致冻区感觉异常，一般可在短期内恢复。颏部、下唇及舌冷冻区可完全丧失感觉，持续较久，可给维生素 B_1、B_{12}。

4）出血：多在冷冻后 7 ~ 10 天坏死组织脱落时发生，常见于硬腭癌肿及舌癌冷冻后的病例。可电凝或缝扎止血。冷冻时应耐心等待冷冻头自然脱离。

5）死骨形成：骨组织冷冻后失活变成死骨呈淡黄色，表面有痂皮覆盖，无触疼，多能自行分离脱落，但费时较长，创面愈合缓慢。

6）张口受限：磨牙后区及颊部冷冻后可因瘢痕挛缩致张口受限。应嘱患者早期开始张口锻炼。

7）冷冻治疗过程中，要注意保护邻近正常组织，避免发生冻伤。对空腔内病变采用冷冻治疗还要注意防止大量低温气体吸入肺部引起肺炎。

5．激光治疗　激光（laser）是20世纪60年代发展起来的一种新的光电技术，具有方向性好、亮度高、单色性好和高度相干性等特征，现已被广泛用于包括口腔科在内的临床各科。口腔颌面肿瘤外科较常用的激光有：CO_2激光、Nd:YAG（掺钕钇铝石榴石）激光和氩离子激光。

（1）CO_2激光：CO_2激光器是气体激光器，CO_2激光波长为10.6 μm，在电磁波段的远红外线部分，该波长可由组织内的水吸收，穿透性很小（对人体软组织穿透深度在0.1mm左右），因此，很适用于软组织气化或血凝切割（直径<0.5mm血管的凝固），但止血作用欠佳，不宜用于血运丰富的病变。功率很低时可用于组织的“焊接”。医用小型CO_2激光的功率一般在1～15W之间，大型机在1～50W之间。常用的导光系统为全反式激光关节臂，由5～6个反射器构成可转动的连动关节，经末端透镜聚焦后或散焦扩束输出。目前，尚无成熟的光纤传输设备。5～10W功率的CO_2激光可用于治疗头面部各种浅表的赘生物，如交界痣、疣、雀斑、色素斑、乳头状瘤以及牙龈增生等；10～20W可用于治疗早期的口腔癌、原位癌、红斑、白斑等。治疗范围要大于病变的可见范围。

（2）Nd:YAG（掺钕钇铝石榴石）激光：Nd:YAG起作用的波长是在近红外线处的1.06 μ m。该波长在对组织的作用上和CO_2激光正相反，很少被吸收但穿透力很强，它的作用能使深部组织凝固，大的血管（管径达2～3mm）也能被凝固，在口腔颌面外科很有使用价值。用中空光纤或手机以非接触方式治疗血管病变或肿瘤，适用于任何软组织肿瘤，尤其是海绵状血管瘤。治疗范围要比肉眼可见的病变范围略大，这样坏死组织的边缘不会落在病变区内。操作时要注意先从低功率开始（20W），保持光纤或手机移动，不要一开始就集中照某点，避免使用过高功率密度以免发生组织穿孔，避免凝固神经或涎腺导管。Nd:YAG激光也可用于晚期肿瘤的姑息治疗，如巨大的口腔肿瘤引起阻塞症状时，可用Nd:YAG激光去除大块肿瘤，解除患者的痛苦。此种情况如能用CO_2和Nd:YAG混合激光效果最佳。

和CO_2激光相比，Nd:YAG激光治疗后的水肿和疼痛反应要大。由于其穿透力较强，要注意对周围组织的损伤，尤其是重要的结构如面神经、腮腺导管等。此外要注意患者及操作者自身的防护。

（3）氩离子激光:氩离子激光器是一种惰性气体激光器。它的波长主要有514.5nm和488.0nm，在可见光范围内，最易被红色组织吸收。激光的能量以热能为主被组织吸收，产生凝固作用。对人体组织的穿透深度为0.4～0.6mm间，作用较表浅。多用于颜面部鲜红斑痣的治疗。治疗功率1.0～1.2W，光斑直径1～2mm。照射至病变颜色略发白即可。病变面积较小可一次完成；面积较大可分次进行。治疗后治疗区保持清洁，预防感染。在治疗后2～3个月内避免太阳直射，预防色素沉着。对大面积病变，应先试做一小块，观察3个月，根据疗效调整激光治疗功率。

氩离子激光可和血卟啉衍生物（Hpd）合用，对鲜红斑痣进行光动力学治疗。这种方法治疗鲜红斑痣，不损伤病变表面的正常皮肤，一次可治疗较大范围的病变，可重复应用，被认为是到目前为止治疗鲜红斑痣最具前景的疗法。

（4）光动力学疗法：光动力学疗法（photodynamic therapy）的概念于1903年由Tappeiner和Jesionek提出，他们利用伊红和太阳光治疗皮肤癌。20世纪60年代随血卟啉衍生物和激光器的出现，光动力学疗法的实验研究及临床应用有较大的发展。1974年美国Dougherty以Hpd为光敏剂，用红色激光照射恶性肿瘤取得了良好的治疗效果。我国于1981年开始将光动力学疗法用于临床，至今治疗肿瘤千余例，有效率达84%。赵福运等用该法治疗口腔肿瘤120例（主要为鳞癌），肿瘤完全消失占65%，总有效率达94%。

适应证：①癌前病变和侵袭不深但面积较大的早期癌是最佳适应证，能减轻手术可能造成的形态及功能改变；②口腔前部的上皮性肿瘤；③鳞癌比恶性黑色素瘤及色素性角化基底细胞癌更为合适；④其他治疗失败或不宜手术的病例。

口腔后部恶性肿瘤因分化较差，易发生淋巴结转移应慎用；中晚期病例也不宜首选该疗法。对经该疗法治疗未获痊愈的患者，应及时改用常规方法治疗。

方法：药物Hpd按要求给药，给药前应做皮试，给药后避光一个月。激光器可选用氦氖激光器和氩离子激光器泵浦的连续波染料激光。照射方法有直接照射法和组织间照射法，前者适用于体表肿瘤；后者用于体积较大的外突型肿瘤。

副作用：①皮肤光敏反应，即阳光照射身体暴露部分发生光敏性皮炎，故在治疗一个月内身体外露部分要避光；②过敏反应；③治疗部位水肿、充血、疼痛7～10日。

目前光动力学疗法的主要应用领域仍局限在皮肤、膀胱、口腔、肺等部位的癌瘤。预计在今后的10年内，其治疗的适应证及治疗方法的正规化将得到进一步的拓展和完善。

6．高温治疗　Bush 1866年首先报道了高温能治愈恶性肿瘤，但正规开展肿瘤热疗是20世纪70年代随着微波和超声技术的发展才成为可能。目前热疗以联合放疗或（和）化疗应用最多。

（1）热疗抗癌机制：正常细胞加热到45℃以上才开始死亡，而肿瘤细胞一般加热到40～43℃就会开始死亡。多数肿瘤细胞在长期代谢性消耗状态下慢性缺氧，加上酸性环境和营养不良，使肿瘤细胞对热疗的敏感性明显增强。肿瘤细胞对热疗敏感性增强的另一原因是肿瘤区域的温度明显高于周围正常组织的温度。该差异主要是由于肿瘤内部微循环特点造成的。肿瘤的微血管缺少基底膜，结构紊乱，微血管管腔易被生长的肿瘤细胞压迫或阻塞；另一方面，肿瘤血管神经感受器不全，对热反应性差。热疗主要作用于肿瘤细胞的浆细胞膜和细胞核两个靶区。

热疗方法可分为全身加热和局部加热两类。全身热疗适用于全身性病变、多发性转移灶和亚临床病灶，骨髓瘤、恶性淋巴瘤等。其缺点是需在全身麻醉下进行，并发症多，患者难以忍受，因而临床上应用更多的是局部热疗。局部热疗对肿瘤的选择性和针对性强，配合放疗或化疗效果较好，而且患者痛苦少，易于接受，并发症少，容易防护和处理。

局部热疗的主要方法有微波热疗、红外线热疗、射频热疗（包括射频、短波和超短波加热技术）、超声热疗等，其中微波热疗是目前最常用的加热技术。特点是加热温度均匀，脂肪、肌等组织温升相差不大，方向性强，升温迅速，能达到选择性加热肿瘤组织的目的。机器操作简单，不良反应少，便于临床应用。常用微波频率为2450Hz和915Hz。频率越低，透热深度越大，如2450Hz微波对肌组织的透热深度为1.7cm，而915Hz微波为3cm，最高有效透热深度可达到7～8cm，因而大于3cm的肿瘤以915Hz微波热疗，浅表肿瘤以2450Hz微波热疗较适合。

(2) 热疗和放疗结合：临床上单独使用热疗治疗肿瘤较为少见，以热疗联合放疗最为多见，二者具有明显的协同和相加作用：①热疗更容易杀死那些对放射线抗拒的乏氧肿瘤细胞；② S 期肿瘤细胞由于在该期谷胱甘肽的合成增加对放射线抗拒但对热疗敏感；③热疗能抑制肿瘤细胞损伤后DNA双链的修复；④放疗反过来降低了肿瘤细胞的热耐受性，提高了热疗的效果；⑤在达到相同疗效前提下减少放疗剂量，从而减轻放射损伤。

热疗和放疗联合应用适合于以下患者：①对放射线不太敏感者；②放疗后复发行二次放疗者；③肿瘤体积较大，估计单独放疗难于控制者；④肿瘤邻近有重要器官，对常规放射剂量不能耐受者；⑤处于旺盛发育阶段者，如儿童患者。热疗效果与肿瘤部位、大小和组织学类型有关。肢体肿瘤较躯干者好，躯干者又强于头颈肿瘤，软组织肿瘤和恶性黑素瘤比鳞癌和腺癌好，直径小于 3cm 比大于 3cm 者强。

热疗的剂量取决于热疗的时间和温度，一般单纯热疗用45℃，当结合放疗时一般用42～43℃，每周加热 2 ～ 3 次，每次 30 ～ 60 分钟。关于热疗和放疗联合应用的顺序还存在着争议。多数学者认为，热疗应在放疗完成后立即或 30 分钟内给予。

(3) 热疗和化疗结合：热疗和化疗结合的作用机制较为复杂，可能有以下几点：①热疗可改变生物膜的通透性，增加肿瘤细胞对化疗药物的吸收；②由于肿瘤局部温度升高，化疗作用具有定向性；③热疗可减少或防止耐药性的发生；④化疗对热疗有增强作用。

能明显与热疗协同或相加作用的化疗药物有氮芥、平阳霉素、顺铂、丝裂酶素、噻替派、长春新碱、氟尿嘧啶、甲氨蝶呤等。

7. 栓塞治疗　口腔颌面部病变栓塞治疗 (embolization) 是通过选择性颈动脉造影术了解病变供血动脉来源、数目、形态、变异情况、血流动力学变化及病变范围等，然后根据病变的特点与治疗要求，选择针对性的栓塞材料对病变区的供血动脉、病理血管进行栓塞，从而达到治疗血管性病变及某些肿瘤的目的。

1953 年 Seldinger 首创经皮穿刺插管进行选择性血管造影，为介入栓塞治疗奠定了基础。1960年Luessenhop和Spence首先进行颅内动静脉畸形的栓塞治疗，开创神经介入放射。随着血管造影诊断设备（如快速换片、高压注射器、影像荧光增强电视、放大和减影技术等)、导管和栓塞物等的创制，操作方法和技巧的改进，经过30多年的大量实践，已取得公认的成效，发展成为临床医学的一个重要分支。我国于 20 世纪 70 年代开始应用 Seldinger 技术进行选择性血管造影后，80 年代开始进行血管介入治疗，现已较普遍开展并取得较好效果。

(1) 适应证

1) 血管畸形：主要用于头颈部动静脉畸形。根据临床检查及选择性动脉造影所见等，确定是进行单纯性栓塞或是术前栓塞（图 8-6a，b)。

2) 良性肿瘤：主要用于位于颅底、颞下凹、咽旁、颈部等部位血运丰富的肿瘤，如神经纤维瘤、脑膜瘤、颈动脉体瘤。肿瘤经选择性颈动脉造影明确瘤体与血管关系后，对供血动脉进行栓塞，然后手术，以减少术中出血。

3) 恶性肿瘤：主要用于上颌骨、颞下凹、翼腭凹、咽旁等部位恶性肿瘤，尤其是较晚期肿瘤的栓塞化疗。肿瘤经选择性颈动脉造影后，对主要供血动脉进行栓塞，使肿瘤瘤体内保持较高浓度的化疗药物，从而达到较好的治疗效果。

(2) 禁忌证

1) 脑血管造影禁忌者，如碘过敏、心肾功能不良者。

2) 颅内—颅外循环间有危险的侧支连通者，或颈外动脉变异（如眼动脉起自颈外动脉，

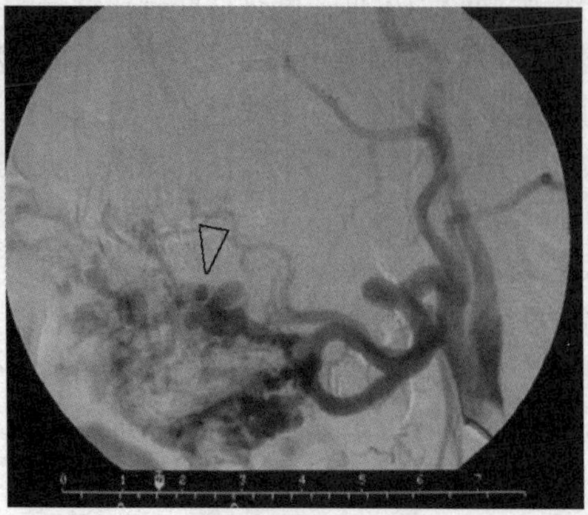

图8-6a　血管造影显示动静脉畸形范围

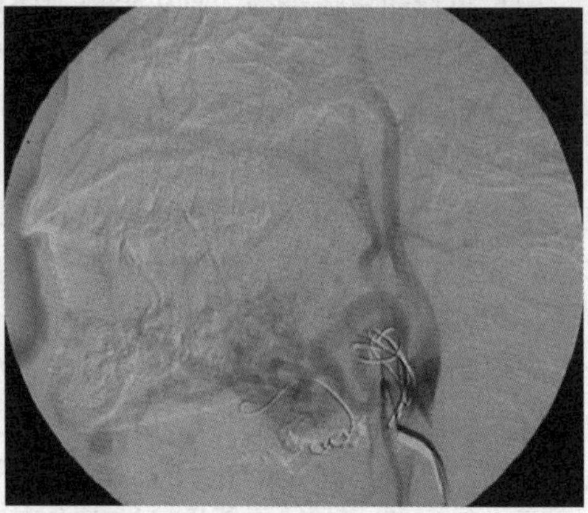

图8-6b　栓塞后病变基本消失

颈外动脉与椎动脉间有先天永存动脉）。

3）对于畸形血管粗大，或由颈内、外动脉和椎动脉同时供血的肿瘤，应避免栓子越过病灶漂移至其他部位。

（3）栓塞材料：头颈部栓塞治疗常用的材料有明胶海绵、聚乙烯醇、丙烯酸盐类组织胶、弹簧圈、球囊等。近年来新研制出的有Ethibloc，Avitene，Triacryl gelatin，Endragit-E 等。

（4）栓塞方法与原则

1）头颈部动脉血管造影：介入栓塞治疗前必须行血管造影。栓塞前造影可以了解正常血管及其变异、侧支循环、病变血管床和血供来源以及血流动态平衡情况，直接关系到选择栓塞途径和方法。

2）颈外动脉栓塞的方法和注意要点：一般用 5F 或更小导管经股动脉插管，尽可能将管尖置于靠近拟栓病变部位，以利将栓子直接投送到异常血管和防止误栓正常血管。插管前应先行血管造影以确保插管至正确位置，并了解有无颅外—颅内侧支吻合或返流至颅内动脉情况。根据栓塞目的选择栓塞物质，在透视观察下缓慢顺流注入栓子至拟栓血管。如栓后要行血管造影复查观察效果，一般应等数分钟待血凝使栓子固定后再进行，且不宜用过大压力注射。

简言之，栓塞治疗的基本原则是先栓塞病变内部，后栓塞供养动脉；先栓塞微动脉，后小动脉，最后主干动脉；先注入细栓子，后粗栓子。

栓塞术后应卧床休息24小时，常规使用抗生素1～3天。密切观察神志、瞳孔、肢体感觉及活动度变化，及早发现和处理可能并发的颅内血管栓塞、肺栓塞等并发症。栓塞治疗口底、咽旁等部位血管病变或肿瘤时，应特别注意呼吸道情况，根据病变范围必要时考虑预防性气管切开术。对栓塞化疗者，还应注意按化疗有关要求处理。

（5）并发症

1）穿刺部位血肿、造影剂反应、暂时性动脉痉挛一般可自行消退。少数因治疗引起假性动脉瘤、动静脉瘘等需外科治疗。

2）颅内动脉、肺动脉栓塞者可出现相应症状，应注意观察及时诊断，一旦发生应行溶栓治疗并请相关学科协作抢救。

8．营养治疗

（1）营养支持：恶性肿瘤患者易伴发营养不良，在所有住院患者中其发生率最高。头颈癌患者有37.7%～59%在就诊时就存在营养不良。口腔颌面部恶性肿瘤患者治疗前营养不良发生率为36%。引起口腔颌面部恶性肿瘤患者营养缺乏的主要原因有三方面：①肿瘤的局部影响，如肿瘤引起的咀嚼吞咽困难导致进食减少；②肿瘤的系统性影响，如肿瘤以无氧酵解为主增加机体的能量消耗、肿瘤使机体产生胰岛素拮抗、肿瘤相关的细胞因子（如肿瘤坏死因子、脂质动用因子等）介导恶病质；③抗肿瘤治疗引起的机体消耗。营养不良对肿瘤患者的影响主要表现在三方面：①损害机体的所有免疫功能，尤其是细胞免疫功能；②延缓术后切口愈合；③减弱对抗肿瘤治疗的反应性与耐受力。因此，肿瘤患者的营养治疗不可忽视。

营养治疗的原则之一是，一旦发现营养不良就应着手进行营养支持。临床实践中，一般主张术前进行营养补充，时间为7～10天，这样既不会耽误肿瘤的手术，也不必担心营养支持会刺激肿瘤生长过快。术后营养支持宜在术后早期开始。营养支持的途径有两条：胃肠内营养和胃肠外营养。口腔颌面部恶性肿瘤患者绝大多数的胃肠功能正常，主张以胃肠内途径补充营养为主，可根据情况选择口饲或管饲（鼻胃管、食道造口、胃造口）。常用的管饲膳食有匀浆膳、要素膳等；以牛奶为主的流食不宜作为常规膳食，主要原因是牛奶含有乳糖，多数成年人不能耐受乳糖，进食过量后会导致乳糖不耐症，出现腹泻、腹胀、酸性便等症状。对伴发严重营养不良患者或因胃肠疾患而消化吸收功能不良者可考虑使用全胃肠外营养（TPN）。

（2）营养手段干预肿瘤生长：肿瘤营养研究的另一热点是利用营养学手段干预肿瘤生长，达到控制肿瘤的目的。研究较多的是：不平衡氨基酸和脂肪在肿瘤治疗中的作用。

1）不平衡氨基酸的作用：根据肿瘤对某些氨基酸的特殊需要，人们提出了不平衡氨基酸（amino acid imbalance）概念。其机制是通过人为改变营养膳食中氨基酸的量和比例，造成机体内某种特定氨基酸含量过多或缺乏，以减少或阻止肿瘤生长，并营造一种有利于肿瘤治疗的环境。目前研究较多的是乏蛋氨酸的不平衡氨基酸和精氨酸的应用。

2）脂肪的作用：目前比较明确的是长链多不饱和脂肪酸（polyunsaturated fatty acids，PUFA）对肿瘤的影响。PUFA有直接杀肿瘤细胞作用。其机制可能是通过脂质过氧化和自由基的产生。Rose观察到，某些长链脂肪酸，如γ-亚油酸、花生四烯酸、二十碳五烯酸在体外能杀死多种恶性肿瘤细胞，在体内也同样具有抗肿瘤作用，且能减低二甲基苯并蒽对大鼠的致乳腺癌作用。流行病学调查也显示，常食富含二十碳五烯酸食物的爱斯基摩人很少患癌。

某些细胞因子的抗肿瘤作用是通过脂质过氧化和自由基的产生这一机制起作用的。细胞因子激活肿瘤细胞和免疫细胞的磷脂酶A_2，导致细胞释放PUFA，进行脂质过氧化和产生自由基，杀伤肿瘤细胞。肿瘤细胞的PUFA含量很少，存在于细胞膜不能解离，因此可以逃避正常防御机制的杀伤。某些化疗药物如阿霉素和长春新碱的抗肿瘤机制与此相同。因此PUFA不仅本身具有杀瘤作用，而且还可以放大细胞因子和某些化疗药物的作用。

3）食物的非营养成分：食物中广泛存在着具有抗癌活性的物质。近年来有关食物中非营养成分抗癌作用的研究日益受到重视。这些成分有：萜类、有机硫化物、芳香异硫氰酸盐、姜黄色素、类黄酮类、丹宁类、黄酮类、薄荷提取物、鞣花酸、香豆素、18-β甘草亭酸、苯基苯乙烯酮等。它们具有抗氧化、抗诱变和抗癌作用，但作用机制尚不清楚，推测可能是作为致癌物的阻断剂或抑制剂起作用。如能进一步阐明其作用条件、机制，那么对人类通过饮食途径防癌具有重大意义。

9．中药治疗　中医认为治疗肿瘤应从整体出发，进行辨证施治，采用“坚者削之，结者散之，留者攻之，损者益之”的原则。一般早期以攻为主，中期攻、补兼施，晚期扶正祛邪；

同时也要标本兼顾。根据肿瘤的发生系由于气血淤滞的理论，目前国内有不少单位采用活血化瘀、软坚散结的治疗，也有主张以扶正培本为主者，因为大多数恶性肿瘤患者呈虚证表现，而且免疫功能多属低下。

10．生物治疗　临床上，肿瘤治疗仍以手术、放疗和化疗为主要治疗手段。这三种治疗方法都存在自身的局限性，都有不能治愈的病例，有器官破坏、放疗化疗副反应、放疗继发肿瘤等无法克服的缺陷，因此追求新的、更为完善的肿瘤治疗方法是人类不懈努力的目标。肿瘤的生物治疗是目前给人以新希望的肿瘤治疗模式，被称为继手术、放疗、化疗之后的第四种抗肿瘤方法。它主要是通过调动宿主自身的各种防卫机制或者给予各种生物反应调节物，产生抗癌作用的方法。肿瘤生物治疗还处在早期发展阶段，需要不断探索。从目前初步的研究成果看，它具有美好的前景。

（1）肿瘤的细胞因子疗法：具有抗肿瘤作用的细胞因子很多，目前研究较多的是白细胞介素（interleukin，IL）、肿瘤坏死因子（tumor necrosis factor，TNF）、干扰素（interferon，IFN）、集落刺激因子（colony stimulating factor，CSF）、转化生长因子（transforming growth factor，TGF）等。虽然实验研究显示这些细胞因子在一定程度上能杀灭癌细胞，并有初步的临床研究证实，但由于副反应及疗效的不确定性，离临床应用还有相当的距离。作为肿瘤生物治疗的一部分，细胞因子疗法仍有广泛的研究前景。

1）白细胞介素-2（IL-2）：在抗肿瘤作用中，IL-2是免疫系统调节网络中的核心因子，除本身具有抗癌作用外，还能在体外刺激淋巴细胞成为细胞毒活性极强的淋巴因子激活的杀伤细胞（lymphokine-activated killer cell，LAK细胞），并激活从实体瘤分离出的淋巴细胞 — 肿瘤浸润淋巴细胞（tumor infiltrating lymphocyte，TIL）。目前，IL-2的应用已进入Ⅲ期临床试验，并取得了一定的效果。IL-2和其他细胞因子，如TNF、IFN联合应用或与放疗和化疗合用在动物肿瘤模型中能提高疗效。

2）肿瘤坏死因子：TNF因其能致肿瘤坏死而得名。它既可直接杀伤肿瘤细胞，也可通过阻断肿瘤血液供应、促进宿主炎症反应、刺激巨噬细胞毒活性和刺激产生肿瘤特异性的细胞毒抗体等途径间接作用。TNF在早期增高血管内皮细胞凝血活性，而后造成内皮细胞损伤，进一步加重局部循环功能障碍。TNF还能抑制肿瘤诱导的毛细血管内皮迁移，阻碍肿瘤内血管的生成。除抗肿瘤外，TNF还参与免疫反应和炎症反应的调节，发挥抗菌、抗寄生虫和抗病毒作用。

TNF是迄今为止所发现的直接杀伤肿瘤作用最强的一种生物活性因子，但其副作用严重。全身TNF治疗效果不理想，它的有效治疗剂量约在可允许毒性剂量的5～25倍；局部使用TNF的效果较好。由于TNF毒副反应严重，因此，如何降低其毒性，提高抗癌活性是今后的研究方向。

3）干扰素：IFN于1957年发现，是第一个用基因工程方法生产的细胞因子，也是第一个进行癌症临床治疗的细胞因子。其生物活性主要是使细胞建立抗病毒状态，调节细胞生长分化和增强免疫系统功能。IFN既可直接抑制肿瘤细胞，也可通过增强宿主免疫系统中的效应细胞，如致敏的T细胞、NK细胞、活化的巨噬细胞，而发挥抗癌作用。

临床上使用最多的是INF-α，对血液系统的恶性肿瘤治疗效果较好，如治疗多毛细胞白血病的有效率达80%～90%。早期肿瘤使用INF效果佳，晚期则疗效不显。另外，INF有抗血管增生作用，INF-α是第一个用于临床的抗血管增生因子，通过该作用可抑制肿瘤生长和转移。

4）集落刺激因子：CSF是造血系统的重要调节剂，目前已发现4种CSF：G-CSF、M-CSF、GM-CSF和multi-CSF（IL-3）。前两种特异性较高：G-CSF主要刺激中性粒细胞增殖和成熟、M-CSF主要刺激产生巨噬细胞，multi-CSF和GM-CSF能刺激几种不同的造血细胞，几种CSF联合使用具有协同作用。由于CSF能调节造血细胞生成，因此可以帮助恢复放疗和化疗患者的骨髓抑制状态，增强机体抵抗细菌感染能力，使放化疗顺利完成；另外，CSF本身还有抗癌作用。但也有学者认为，GM-CSF可能刺激癌细胞增殖，肿瘤患者应慎用。

（2）肿瘤的过继免疫疗法：肿瘤的过继免疫疗法是将体外预先致敏的具有一定抗肿瘤作用的免疫活性细胞或其产物输入肿瘤患者体内，达到治疗肿瘤的目的。

1）淋巴因子激活的杀伤细胞（LAK细胞）：绝大多数的LAK细胞来源于NK细胞，少部分来自T或B细胞。LAK细胞通常与IL-2联合应用。美国六大肿瘤机构联合进行了LAK/IL-2方案的临床Ⅱ期试验，结果表明此方案对黑素瘤和肾癌有较为明显的疗效。该方案最大的问题是毒副反应，可累及多器官，主要是因大剂量的IL-2引起的毛细血管渗漏综合征。

2）肿瘤浸润淋巴细胞（TIL）：TIL是从肿瘤微环境中分离出来的免疫细胞。头颈TIL细胞经IL-2培养后，大多数是CD_8^+或CD_4^+T淋巴细胞，也有些属NK细胞。临床研究表明，TIL主要对具有免疫原性的肿瘤，如肾癌、黑素瘤等有效。TIL/IL-2临床应用主要存在的问题是：①与LAK/IL-2相似的毒副反应；②分离制取过程复杂且需长期（4～5周）培养增殖才能使用；③在诱导TIL过程中，具有抑制功能的T淋巴细胞也同时被激活。

近年来，在淋巴因子转基因治疗肿瘤研究中发现，TIL可能是运载目的基因的理想细胞。如果目的基因在TIL细胞中能够稳定表达，TIL参与的淋巴因子转基因治疗将可能成为安全有效的方法。

3）抗CD_3单克隆抗体激活的杀伤细胞（CD_3AK）：CD_3AK的抗瘤效应显著优于LAK细胞，已进入临床应用研究，其制备过程与LAK细胞相似，方法简单，其细胞来源可以是人外周血单核细胞，或是胎儿胸腺或脾细胞。在国外，CD_3AK尚未进入临床应用，但动物体内抗癌效应研究显示其增殖快，活性强。国内有数家单位采用CD_3AK治疗中、晚期恶性肿瘤临床总有效率约50%，不同肿瘤间有效率无明显差异，细胞输注总量增加及多次输注者，临床有效率明显提高。

4）ALT及EVA的应用：自身淋巴细胞治疗（ALT）是门诊患者采用离体激活的T细胞（EVA细胞）进行过继免疫治疗的主要方式。虽然ALT/EVA并非一类特定细胞，但较适用于门诊患者，有较好的应用前景。ALT/EAV系将自身外周血单个核细胞在体外用抗-CD_3单抗及自分泌的细胞因子作用后，转化为活化的T细胞，再回输给患者。该疗法的疗效主要体现在延长肿瘤患者的带瘤生存时间及提高其生存质量上。

（3）肿瘤的基因治疗：基因治疗是近几年发展起来的新兴疗法。1989年，基因治疗在美国经美国食品与药物管理局批准已进入临床试验，到1997年底，已批准的临床试验方案有200多个。癌症的本质是基因的病变，所以基因治疗被视为攻克癌症的希望疗法。其基本思路有两个：①修正异常表达基因或添补缺乏基因；②引入有治疗作用的其他来源基因。目前已开展的肿瘤基因治疗有以下几个方面：

1）细胞因子基因导入靶细胞疗法：该疗法有两种：①导入肿瘤细胞起肿瘤疫苗作用，同时分泌的细胞因子可原位激活原本抑制的免疫细胞CTL（cytotoxic T lymphocyte），协助杀灭肿瘤细胞；②导入TIL进行过继免疫疗法，增强其杀瘤能力，同时避免使用大剂量IL-2或TNF等。

2）MHC-1抗原基因导入肿瘤细胞：有些肿瘤因不表达MHC-1抗原而逃避免疫系统的识

别。将MHC-1类分子基因（如HLA-B7，HLA-B27）原位导入缺乏MHC-1抗原表达的肿瘤中，诱导产生肿瘤特异性的细胞毒作用来杀灭肿瘤。

3）细胞因子受体基因导入肿瘤细胞：不同于细胞因子基因疗法。肿瘤细胞当被导入某细胞因子基因受体，则对该细胞因子敏感性增加，易被杀灭。

4）导入肿瘤抑制基因：该方法的基本原则是应用基因替代或添加的方法将某些含有肿瘤抑制基因的染色体片断或整条染色体臂导入那些已知或怀疑具有肿瘤抑制基因缺乏的肿瘤中，以恢复其抑癌作用。当前可应用的抑癌基因较少，主要有以下几种：p53、p16、p21和Rb。迄今还没有一种抑制基因能独自完全抑制癌变，所以多种抑癌基因联合治疗可能是研究的方向。

5）阻止癌基因表达：用反义核苷酸序列特异地互补同癌基因DNA和mRNA结合，从而阻止癌基因的转录或翻译。C-myc、反义C-kit、反义C-myb、K-ras、N-ras、H-ras是目前几种常用的反义核苷酸序列。

6）前药转换基因疗法：即将前药转换酶基因导入肿瘤细胞，再引入无毒的前药，经前药转换酶作用，使其在肿瘤局部变为高浓度有毒药物，以达到治疗效果。

7）导入多药耐受基因优化化疗：将多药耐受基因导入造血干细胞，使造血功能受到保护，可以大大提高患者对大剂量化疗的耐受能力，减少并发症。

肿瘤基因治疗发展迅猛，但离真正的临床应用还有很大差距，不能盲目乐观。目前主要存在的问题有：①现在使用的各种转基因技术效率都很低；②由于对人类基因和癌症的基因变化尚未完全弄清，用于治疗的目的基因发现的还不够多；③应提高基因转移的靶向特异性，这样才能实现治疗的针对性和安全性。

11．综合治疗 为了提高肿瘤的治疗效果，目前多倾向于综合治疗，特别是对恶性肿瘤。对口腔颌面部恶性肿瘤比较强调以手术为主的综合治疗，特别是三联疗法。即化疗＋手术＋放疗。当然综合治疗不是硬凑，其目的是为了提高疗效。因此，在有条件时，应请有关肿瘤专业人员共同研究讨论，根据患者全身情况，针对不同性质的肿瘤和发展的不同阶段，有计划和合理地利用现有治疗手段，才能制定出合理的个体化治疗方案。

（三）治疗后随访 follow-up

口腔癌患者总的5年生存率约在50%～60%左右，其余患者多因复发和转移最终不治，其中部分患者是因复发癌未能及时发现而失去再治疗机会；另一方面，口腔癌患者存在多原发癌可能，其发生率在10%左右，部分患者因第二、甚至第三原发癌不能及时发现而死亡。因此，口腔癌患者的治疗后随访十分重要。一般而言，口腔癌患者治疗后的头1～2年是复发和转移的高风险年限，随访的时间要求依此而定，术后第一年每1个月复查一次，第二年每2个月复查一次，第三年每3个月复查一次，此后每半年一次，持续至第5年。有些肿瘤，如涎腺腺样囊性癌、口腔黏膜病癌变，随访的时间应更长，甚至至终生。

六、口腔颌面部肿瘤的预防 Prevention of oral and maxillofacial tumors

癌症的预防可分为三级：Ⅰ级预防为病因学预防，是降低发病率的最根本措施；Ⅱ级预防主要是贯彻三早，即：“早发现、早诊断、早治疗”，以提高治愈率；Ⅲ级预防系指以处理和治疗患者为主，其目标是根治肿瘤，延长寿命，减轻病痛以及防止复发等。口腔颌面癌瘤的预防主要有以下内容：

（一）加强防癌宣传 Promotion of cancer prevention

通过各种媒体，使大众了解一些防癌相关知识，了解癌瘤的危害性，提高对癌瘤的警惕性，有助于早期发现可疑病变，并得到及时诊治。

（二）消除或减少致癌因素 Elimination of carcinogenic factors

除去病因是最好的预防方法。对口腔颌面部肿瘤的预防应消除外来的慢性刺激因素，如及时处理残根、残冠、错位牙，以及磨平锐利的牙尖，去除不良修复体和不良的局部或全口义齿，以免口腔黏膜经常损伤和刺激，从而避免诱发癌肿，特别是舌、颊及牙龈癌。

注意口腔卫生，不吃过烫和有刺激的食物，提倡戒除烟、酒；在户外曝晒或在有害工业物质接触下工作时，应加强防护措施；避免精神过度紧张和抑郁，保持乐观精神，对预防肿瘤的发生均具有一定的意义。

（三）及时处理癌前病变 Early management of precancerous lesions

1972年世界卫生组织确定口腔黏膜癌前病损（precancerous lesion）的定义是：一种已发生形态学改变的组织，较其正常对照组织更易癌变。及时处理癌前病变是预防和阻断其癌变的重要环节。

口腔颌面部最常见的癌前病变有白斑和红斑。口腔黏膜白斑被认为是最常见的癌前病损之一，白斑的癌变率文献报道不等，低者不到1%，高者甚至可达60%，一般报告在5%左右。红斑的癌变危险性比白斑高，80%的红斑实际上是浸润癌或原位癌。关于白斑、红斑等的临床表现及诊断标准请参阅《口腔黏膜病学》。

（四）开展防癌普查及易感人群监测

早期诊断及早期治疗是当前防癌工作的重要方面。肿瘤的发生和发展一般需要几年甚至更长的时间。很多癌瘤往往是早期发展较慢，到后期才发展迅速，因此多数恶性肿瘤可以早期发现。防癌普查则是实现癌瘤早期发现的重要手段。

根据现实情况，防癌普查一般在高发人群或易感人群中进行，每3～5年进行一次；另一种方式是医院开设口腔颌面肿瘤专科门诊，专门检查发现疑似病例和治疗已确诊的肿瘤患者，包括对具有明显遗传因素肿瘤患者的子女进行随访，每年1～2次。防癌检查不仅能做到早期发现，及时治疗，还可为探索肿瘤的发病情况和发生原因积累资料，为今后肿瘤的预防工作提供更有效的措施。

复习思考题

1．口腔颌面部肿瘤的流行病学特点是什么？
2．口腔癌的病因学包括哪些内容？
3．口腔颌面部良恶性肿瘤的临床特点是什么？
4．叙述口腔颌面部肿瘤的诊断方法及各自的适应证。
5．口腔颌面部肿瘤的治疗原则是什么？
6．口腔癌常用颈清术的适应证及特点是什么？
7．口腔颌面部恶性肿瘤的非手术治疗方法有哪些？各自的适应证如何掌握？
8．口腔癌预防的内容包括哪些？

（郭传瑛）

第二节　口腔颌面部囊肿
Cysts of oral and maxillofacial regions

提　要

口腔颌面部囊肿包括软组织囊肿和骨囊肿。前者主要有皮脂腺囊肿，皮样、表皮样囊肿，甲状舌管囊肿，鳃裂囊肿，黏膜腺囊肿，舌下腺囊肿，腮腺囊肿等；后者也称颌骨囊肿，主要含以下三类：牙源性颌骨囊肿、面裂囊肿和血外渗性囊肿。

牙源性囊肿在临床上较常见，为口腔颌面部特有病变，主要包括根端囊肿、始基囊肿、含牙囊肿、角化囊肿。其中角化囊肿较多见且具有显著特征，如可多发，可伴发皮肤基底细胞痣（或基底细胞癌），分叉肋、眶距增宽、颅骨异常、小脑镰钙化、脊柱畸形等。

口腔颌面部囊肿多见于青壮年，缓慢生长。软组织囊肿一般根据临床表现及穿刺检查可确诊；颌骨囊肿根据X线表现多可诊断。

软组织囊肿一般采用手术摘除治疗；颌骨囊肿原则上行囊肿刮治手术。

囊肿是指发生在机体软硬组织内的病理性囊腔，其内充满液体或半液体物质。囊肿的结缔组织囊壁通常内衬上皮，但也有少数囊肿无内衬上皮，而仅有一纤维结缔组织囊壁。前者为真性囊肿，后者为假性囊肿。口腔颌面部囊肿较多见，在口腔颌面部肿瘤、囊肿及瘤样病变中约占20%。

一、软组织囊肿 Cysts of soft tissues

口腔颌面部软组织囊肿可分为发育性囊肿和非发育性囊肿。前者包括皮样囊肿、甲状舌管囊肿、鳃裂囊肿等，后者包括潴留性囊肿（如皮脂腺囊肿）和外渗性囊肿（如常见的黏膜腺囊肿、舌下腺囊肿、腮腺囊肿等）。

（一）皮脂腺囊肿 Sebaceous cyst

皮脂腺囊肿，中医称“粉瘤”。主要为由皮脂腺排泄管阻塞，皮脂腺囊状上皮被逐渐增多的内容物膨胀而形成的潴留性囊肿。囊内为白色凝乳状皮脂腺分泌物。

【临床表现与诊断】

常见于皮脂腺丰富的颜面部。囊肿呈圆形，位于皮内，并向皮肤表面突出，囊壁与皮肤紧密粘连，中央可有一小色素点。临床上可以根据这个主要特征与表皮样囊肿作鉴别。

皮脂腺囊肿发生缓慢，呈圆形，与周围组织界限明显，质地软，无压痛，可以活动。一般无自觉症状，继发感染时可有疼痛、化脓。

【治疗】

局麻下手术切除。沿颜面部皮纹方向做梭形切口，应切除包括与囊壁粘连的皮肤，切开皮肤后锐分离、摘除囊壁（彩图8-7）。囊壁一般很薄，应避免破裂。囊肿并发感染时，应切开排出脓液和豆渣样内容物，待感染控制后3个月手术切除。

（二）皮样、表皮样囊肿 Dermoid and epidermoid cyst

皮样囊肿（dermoid cyst）和表皮样囊肿（epidermoid cyst）源自胚胎发育时期遗留于组织中的上皮细胞。表皮样囊肿也可以由于创伤使上皮细胞植入而形成。皮样囊肿囊壁较厚，由皮肤和皮肤附件所构成。表皮样囊肿囊壁较薄，无皮肤附件。

【临床表现与诊断】

皮样、表皮样囊肿多见于儿童及青年。皮样囊肿好发于口底和颏下区，常位于黏膜或皮下较深的部位或口底诸肌之间。表皮样囊肿好发于眼睑、额、鼻、眶外侧、耳下等部位。囊肿呈圆形，生长缓慢，与周围组织、皮肤或黏膜均无粘连，触诊时囊肿有似面团样的柔韧感。

患者一般无自觉症状，但其生长可影响受累器官的功能状况，如位于口底正中，下颌舌骨肌、颏舌骨肌或颏舌肌以上的囊肿，因向口内发展，体积增大后可以将舌推向后上方，使舌体抬高，形成“双重舌”，影响语言，甚至造成吞咽和呼吸功能障碍（图 8-8）。

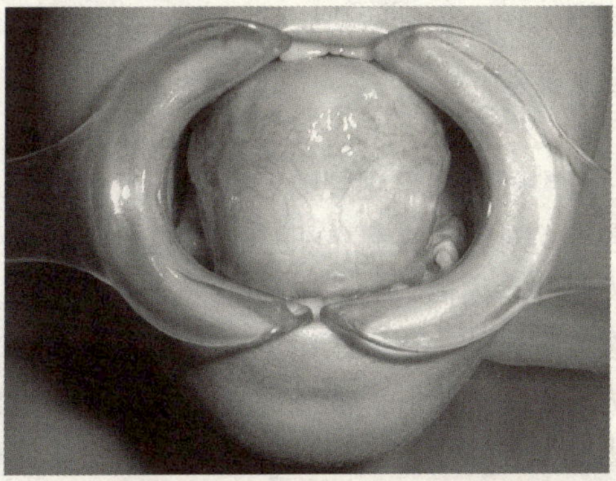

图8-8　口底皮样囊肿，舌体被抬高

皮样囊肿的诊断除根据病史及临床表现外，穿刺检查可抽出乳白色豆渣样分泌物，大体标本有时可见毛发。镜下可见脱落的上皮细胞、毛囊和皮脂腺等结构。

【治疗】

手术摘除。在口底下颌舌骨肌，特别是颏舌骨肌或颏舌肌以上的囊肿，在口底黏膜上作弧形切口，切开黏膜，显露囊壁，完整摘除囊肿（彩图8-9）；如囊肿位于下颌舌骨肌以下，则在颏下部皮肤作切口，摘除囊肿。

颜面部表皮样囊肿，应沿皮纹在囊肿皮肤上作切口，切开皮肤、皮下组织，显露囊壁，然后将囊肿与周围组织分离，完整摘除囊肿。

（三）甲状舌管囊肿 Thyroglossal tract cyst

甲状舌管囊肿源自胚胎时期退化不全的甲状舌管上皮残余。

胚胎发育第 4 周时，第一对咽囊之间，咽腔腹侧壁的内胚层向下方陷入，形成甲状腺始基（thyroid analogue）；以后逐渐向下面的间质内伸展，借甲状舌管（thyroglossal tract）和咽表面的上皮粘连。胚胎第6周时，甲状舌管开始消退，至第10周时消失。甲状舌管消失后在起始点处仅留一浅凹即舌盲孔（foramen cecum of tongue）。甲状舌管如不消失，其残存上皮的分泌物聚积可形成先天性甲状舌管囊肿（congenital thyroglossal tract cyst）。

【临床表现与诊断】

甲状舌管囊肿多见于1～10岁的儿童，发生于颈正中线，自舌盲孔至胸骨切迹间的任何部位，以舌骨上下部为最常见。囊肿生长缓慢，呈圆形，多位于颈正中部位；扪诊质地柔软，周界清楚，与表面皮肤及周围组织无粘连。位于舌骨以下的囊肿，舌骨体与囊肿之间可能扪得坚韧的索条与舌骨体粘连，因此可随吞咽及伸舌等动作而移动。

患者多无自觉症状，但如发生于舌根部，可引起吞咽、语言及呼吸功能障碍。

囊肿可以经过舌盲孔与口腔相通而继发感染。囊肿感染自行破溃，或误诊为脓肿行切开引流，则形成甲状舌管瘘（thyroglossal tract fistula）（彩图 8-10）。如出生后即存在瘘管称原发瘘。

甲状舌管囊肿穿刺检查可抽出透明、微混浊的黄色稀薄或黏稠性液体。对甲状舌管瘘还可行碘油造影以明确其瘘管行径。

甲状舌管囊肿根据上述临床特点较易诊断，但应与舌异位甲状腺（ectopic thyroid）鉴别。舌异位甲状腺可简称舌甲状腺，常位于舌根部或舌盲孔的咽部，呈瘤状突起，表面紫蓝色，质地柔软，周围界限清楚。患者常有呈典型的“含橄榄”语音；较大时可出现吞咽和呼吸功能障碍。甲状腺异位可有两种情况：一种是完全异位于舌根部，颈部无任何甲状腺组织，这种异位甲状腺可称为迷走甲状腺（aberrent thyroid）；另一种情况是除舌根有异位甲状腺体，颈部也有甲状腺，此种异位的甲状腺称为副甲状腺（accessory thyroid）。用核素^{131}碘显像时，可见异位甲状腺部位有放射性核素浓聚。有时，在甲状舌管囊肿中，可伴有下降不全的甲状腺组织，即甲状舌管囊肿与异位甲状腺同时存在。

【治疗】

手术切除囊肿或瘘管。手术的关键是，除囊肿或瘘管外，一般应将舌骨中份一并切除，以减少复发。

（四）鳃裂囊肿 Branchial cleft cyst

鳃裂囊肿属于鳃裂畸形（branchial cleft anomalies）之一种。胚胎发育第3周时，头部两侧各有5对斜形突起、相互平行的鳃弓。鳃弓之间有沟状凹陷分开。在鳃弓的外侧为鳃裂，属外胚叶；内侧则为凸出的咽囊，属内胚叶。鳃裂囊肿的起源尚有不同观点，多数认为来自鳃裂或咽囊的上皮残余，也有人认为是胚胎时期陷入颈淋巴结内的涎腺上皮囊变而成，并称之为淋巴上皮囊肿。囊肿的囊壁厚薄不等，含有淋巴样组织，通常多覆有复层鳞状上皮，少数则被以柱状上皮。囊壁内淋巴样组织炎症可产生纤维化，使囊壁增厚。

【临床表现与诊断】

鳞裂囊肿可发生于任何年龄，但常见于20～50岁；来自第一鳃裂者，年龄则常更小些，多在20岁之内。男性多于女性。

鳃裂囊肿位于面颈部侧方。不同鳃裂来源的囊肿位于不同部位。发生于下颌角以上及腮腺区者常为第一鳃裂来源；发生于相当肩胛舌骨肌水平以上者为中份，多为第二鳃裂来源；发生于颈根区者多为第三、第四鳃裂来源，其中来自第三鳃裂者，因第三咽囊在胚胎时形成胸腺咽管，故亦称胸腺咽管囊肿（thymus pharyngeal tract cyst）。临床上最多见的是第二鳃裂来源的鳃裂囊肿。

第二鳃裂囊肿常位于颈上部，大多在舌骨水平，胸锁乳突肌上1/3前缘附近。囊肿可自颈内、外动脉分叉之间突向咽侧壁。囊肿生长缓慢，患者无自觉症状；如发生上呼吸道感染，囊肿可增大，并出现疼痛等炎症表现。囊肿表面光滑，但有时呈分叶状。触诊时肿块质地软，有波动感，但无搏动，此可与颈动脉体瘤（carotid body tumor）相区别。鳃裂囊肿穿破后，可以长期不愈，形成鳃裂瘘（branchial cleft fistula）；先天未闭合者，称原发性鳃裂瘘。前者常为不完全瘘，即有外口无内口；后者常为完全瘘即有内口也有外口。第二鳃裂的内口系通向咽侧壁，因在胚胎时第二咽囊形成扁桃体窝。原发性第二鳃裂瘘外口一般多位于颈中下1/3、胸锁乳突肌前缘处。

第一鳃裂囊肿比第一鳃裂瘘更为少见，因为第一鳃裂是唯一不消失的鳃裂。瘘管外口可在耳垂至下颌角之间的任何部位。瘘管向上后在面神经的深或浅面通向外耳道（因其胚胎时由第一鳃裂形成），内口可有可无。

第三、四鳃裂囊肿较少见。囊肿多位于颈根部，锁骨上区。如为鳃裂瘘，则内口可通向梨状隐窝或食管入口部。囊壁内可含有残余胸腺及甲状旁腺组织。

囊肿穿刺可吸出黄色或棕色的清亮的液体，含或不含胆固醇，有时也可为豆汁样液体，第一鳃裂瘘可伴有皮脂样分泌物。行造影检查可以明确其瘘管走向，协助诊断并可提示手术方向。B 超、CT、MRI 检查均有助于诊断及明确囊肿和周围结构的关系。

鳃裂囊肿可以恶变，或在囊壁上查到原位癌。但原发性鳃裂癌极为罕见，而颈部恶性肿瘤往往是来自头颈其他部位恶性肿瘤的转移，故只有在排除任何转移癌的可能性后，才能诊断为鳃裂癌。

鳃裂囊肿可根据病史、临床表现、影像学及穿刺检查作出诊断。

【治疗】

根治的方法是外科手术彻底切除。做第二鳃裂囊肿或瘘手术时应注意勿损伤舌下神经及副神经等重要结构；行第一鳃裂囊肿或屡手术时应特别注意保护面神经。

二、颌骨囊肿 Cysts of the jaws

颌骨囊肿可根据组织来源和发病部位而分类，由成牙组织或牙演变而来的，称为牙源性颌骨囊肿，较多见；由胚胎时期面突融合线内的残余上皮所致的面裂囊肿和由损伤所致的血外渗性囊肿以及动脉瘤样骨囊肿（aneurysmal bone cyst）等称为非牙源性颌骨囊肿，较少见。表 8-1 为 WHO 1992 年关于颌骨上皮性囊肿的分类。

表 8-1 颌骨上皮性囊肿的分类（WHO，1992）

一、发育性	
牙源性	非牙源性
1. 婴儿龈囊肿	1. 鼻腭管（切牙管）囊肿
2. 成人龈囊肿	2. 鼻唇囊肿
3. 牙源性角化囊肿（始基囊肿）	
4. 含牙囊肿（滤泡囊肿）	二、炎症性
5. 萌出囊肿	1. 根端囊肿
6. 发育性根侧囊肿	2. 残余囊肿
7. 腺－牙源性囊肿	3. 牙旁囊肿

（一）牙源性颌骨囊肿 Odontogenic cyst

牙源性颌骨囊肿发生于颌骨，与成牙组织或牙有关。根据其来源不同分为以下几种。

1．根端囊肿（radicular cyst）为最常见的颌骨囊肿，是由于根尖肉芽肿慢性炎症刺激引起牙周膜内的上皮残余增生而致。增生的上皮团中央发生变性与液化，逐渐形成囊肿，故又称根尖周囊肿（periapical cyst）。如果根尖肉芽肿在拔牙后未作适当处理仍残留在颌骨内而发生的囊肿，则称为残余囊肿（residual cyst）。根端囊肿的发病有较大的个体差异，其发生可能和免疫机制是否存在缺陷有关。

【临床表现与诊断】

多发生于成年人，以 20～29 岁居多；儿童尽管患龋牙人数多但很少发生根端囊肿。男性多于女性，上前牙和下磨牙区为好发部位。患部可见末期龋、残根或牙冠已变色的死髓牙。根端囊肿为膨胀性生长，大到一定程度可使唇颊侧骨壁变薄，触诊时可有乒乓球样弹性感或羊皮纸样感。当表面骨质消失，囊肿位于软组织下，触诊有波动感。当囊肿发展过大，骨质损坏过多时，在下颌骨可能引起病理性骨折。当囊肿位于上颌骨，可侵入鼻腔及上颌窦，将眶下缘上推，而使眼球受到压迫，影响视力，甚或产生复视。如邻近牙受压，根周骨质吸收，可使牙发生移位、松动、倾斜。有时囊肿因感染破溃或切开引流可在相应的口腔黏膜上留下瘘管。囊肿的内含囊液为草黄色透明液体，涂片镜检可见胆固醇结晶（cholesterol crystal）。X 线片见根尖区一清晰圆形或卵圆形的透明阴影，边缘整齐，周围常呈现一明晰白色骨质反应线；病灶牙的根尖不同程度位于其中，其周围的牙周膜及硬骨板影像消失。

诊断的主要依据是有病灶牙存在。

【治疗】

囊肿刮治术（curettage）。病灶牙如能进行根管治疗且还有一定的骨支持，应争取保留。手术在口内进行。切口设计考虑三个因素：能暴露囊肿、黏骨膜瓣有充足的血运、瓣缝合处有足够的骨壁支持。一般采用弧形切口或梯形切口，黏膜瓣的底部需宽于瓣的游离端。切透黏骨膜，在骨壁上翻瓣，于囊肿骨壁最薄处凿开或用电钻磨开一开口，然后根据囊肿大小用咬骨钳去除囊肿表面的骨壁，显露囊壁；提起囊壁，用骨膜分离器或刮匙（curette）在骨壁上将囊肿刮除。刮除囊肿后可用苯酚等处理骨壁，止血后缝合。骨腔不必填塞其他材料，任血液充满、凝固、机化、骨化。

2．始基囊肿（primordial cyst） 始基囊肿发生于成釉器发育的早期阶段，在牙釉质和牙本质形成之前，由于炎症和损伤刺激后，成釉器的星形网状层发生变性，并有液体渗出，蓄积其中而形成囊肿。

【临床表现与诊断】

多发生于替牙期，即 10 ~ 18 岁的青少年，好发于下颌第三磨牙区及升支部。囊肿为膨胀性生长，生长速度缓慢，一般没有症状，伴感染时可有疼痛，如囊肿已较大，感染消退后可留下瘘管。囊肿大到一定程度可使唇颊侧骨壁变薄，触诊时可有乒乓球样弹性感或羊皮纸样感。当表面骨质消失，囊肿位于软组织下，触诊有波动感。如囊肿源于正常位置的牙胚，则引起缺牙；如源于多生牙或牙板的残余，则不缺牙。穿刺可得草黄色囊液，在显微镜下可见到胆固醇晶体。X 线片见圆形或卵圆形的透明阴影，边缘整齐，周围也可有白色骨质反应线；多为单囊。

【治疗】

治疗原则为囊肿刮治术。由于囊肿位于磨牙及升支部，传统的手术入路为口外切口，即在颌下作切口，切开皮肤、皮下组织及颈阔肌后，保护面神经的下颌缘支，结扎面前静脉和颌外动脉，切开咬肌附着及骨膜，向上掀起皮瓣，根据囊肿具体部位（X线片可提示），在骨壁上用骨凿或电钻开窗，显露囊肿，完整摘除囊肿，骨腔用苯酚等处理骨壁，止血后留置引流条，分层缝合，一般不必在骨腔内填塞其他材料。1 ~ 2 天后撤出引流条。

口外入路治疗下颌角和升支区囊肿操作时间较长，可能损伤面神经下颌缘支，并在颌下遗留瘢痕。实际上此区囊性病变均可采用口内入路进行，即在升支前缘作一切口，向前至磨牙，沿牙龈缘切开，根据囊肿前界的范围，决定前切口在何处切向前下方。翻开黏骨膜瓣后，一般在升支前缘囊肿最突起处去骨，显露囊肿，然后将其刮除，注意保护可以保留的下牙槽神经。如骨腔止血完全，不必放置引流更不必填塞其他材料，严密缝合即可。

3．含牙囊肿（dentigerous cyst） 含牙囊肿又称滤泡囊肿（follicular cyst）。发生于牙冠或牙根形成之后，在缩余釉上皮与牙冠之间出现液体渗出而形成含牙囊肿，多来自单个牙胚，临床上见囊肿含一个牙；也可来自多个牙胚，临床上囊肿含多个牙。在替牙期，恒牙基本形成即将萌出时形成的含牙囊肿也称萌出囊肿。

【临床表现】

含牙囊肿发病年龄高峰在 10 ～ 39 岁；在儿童期，含牙囊肿的发生率较其他颌骨囊肿略高。男性患者多于女性。发病部位和年龄有关：10岁以内患者多位于下颌前磨牙，10～20岁患者病变多位于上颌恒尖牙、下颌第三磨牙和下颌第二前磨牙，20岁以上患者病变多位于下颌第三磨牙。囊肿区可见受累牙未萌出。囊肿生长缓慢，为膨胀性生长，表现和始基囊肿相似。穿刺可得草黄色囊液，在显微镜下可见到胆固醇晶体。X线表现为圆形或椭圆形透射区，边缘清晰整齐，囊腔内含有牙冠，多为单房性，少数为多房性。

【治疗】

治疗原则为囊肿刮治术。无论上下颌囊肿均可在口内进行手术。手术除去除囊壁外，还需拔除含于囊内的受累牙。但对于儿童萌出期含牙囊肿，当估计患牙可能萌出到正常位置，可打开囊腔，去除上部囊壁，保留患牙，让其自然萌出，其上的牙间隙应用保持器维持，以利其正常萌出。

4．角化囊肿（keratocyst）系来源于原始的牙胚或牙板残余；WHO将其归类于始基囊肿，但角化囊肿可以含牙；其内容为白色或黄色的油脂样角化物质；生物学行为具局部侵袭性，较易复发；组织学上衬里上皮增殖较为活跃。这些特点有别于始基囊肿，因此，二者宜分开讨论。

【临床表现】

多见于青壮年，好发于下颌第三磨牙区及下颌支部，发生于上颌者多位于上颌结节。囊肿生长缓慢，临床表现和其他囊肿有相似之处，但也有不同之处。由于颌骨的颊侧骨板一般较舌侧为薄，所以一般囊肿大多向颊侧膨胀；但角化囊肿可有1/3病例向舌侧膨胀，并穿破舌侧骨壁。角化囊肿常沿颌骨长轴扩展，颌骨膨胀不如其他颌骨囊肿及成釉细胞瘤明显。一般囊肿囊液为黄色或草绿色液体，角化囊肿则为皮脂样角化物质。其他牙源性颌骨囊肿一般以单发性为多见；角化囊肿多发性比例较高。多发性角化囊肿如同时伴发皮肤基底细胞痣（或基底细胞癌），分叉肋、眶距增宽、颅骨异常、小脑镰钙化、脊柱畸形等，则称为“痣样基底细胞癌综合征（nevoid basal cell carcinoma syndrome）或“多发性基底细胞痣综合征（multiple basal cell nevus syndrome）；如仅为多发性角化囊肿并无基底细胞痣（癌）等症状时，则称为角化囊肿综合征。基底细胞痣（癌）或角化囊肿综合征常有阳性家族史，被认为系常染色体显性遗传病。角化囊肿较其他颌骨囊肿更易于继发感染。一般囊肿在X线片上显示为一清晰圆形或卵圆形的透明阴影，边缘整齐，周围常呈现一明晰白色骨质反应线，但角化囊肿中有时边缘不整齐。

除上述特点外，角化囊肿还有一定的复发性和癌变能力。其易于复发的原因可能是：①角化囊肿的囊壁结缔纤维被膜内有子囊，手术时较易残留；②囊壁的衬里上皮薄而脆，在术中较易残留，尤其是当囊肿范围较大时；③囊肿的骨壁有时不光滑，呈贝壳状，囊壁不易刮净；④囊肿如已进入周围软组织，因较多伴发感染，易于和周围组织粘连，致使刮治不易彻底。

【治疗】

治疗原则是囊肿刮治术。手术入路及切口设计同其他颌骨囊肿。伴有感染者需先用抗生素或其他抗菌药物控制炎症后再行手术治疗。囊肿范围过大，骨质缺损较多，可能发生骨折者，术后需作颌间结扎暂时固定。对于已发生病理性骨折者，应行坚固内固定。

上颌囊肿如范围较广，手术时与上颌窦穿通且上颌窦有炎症，应同时进行上颌窦根治术，将囊壁及炎性上颌窦黏膜同时刮除，严密缝合口内切口，骨腔内填塞碘仿纱条，同时在下鼻道开窗或鼻前庭处引流，术后3～5日后逐步由此抽出纱条。

角化囊肿容易复发（文献报道其复发率为13.7%～62.5%），甚至可发生恶变，因此手术刮除要求更彻底；在刮除囊壁后用苯酚或硝酸银等腐蚀剂涂抹骨创，或加用冷冻疗法，以消灭子囊，减少复发，必要时还可在囊肿外围切除部分骨质。如病变范围太大或多次复发的角化囊肿，可考虑将颌骨连同病变的软组织一起切除，并立即植骨。

对于大型角化囊肿（包括其他大型颌骨囊肿）也可行成形性囊肿切开。成形性囊肿切开术亦称袋形缝合术，即从口内打开囊肿，切除部分囊壁及黏膜，并将黏膜与囊膜相互缝合，使囊腔与口腔相通，引流自如。由于没有囊液聚集，消除了压力，囊腔可逐渐自行缩小，变浅。以后可再采用手术的方法将剩余的囊膜摘除，由于死腔不大，封闭也就很容易。这一方法的另一优点是仅在口内手术即可，不必从口外作切口。其缺点是疗程较长。在整个疗程中应注意保持口腔卫生，并严密随访。

（二）面裂囊肿 Cysts of facial fissure

面裂囊肿是由胚胎发育过程中残存于面突连接处的上皮发展而来，故亦称非牙源性外胚叶上皮囊肿（nonodotogenic ectodermal epithelial cysts）。

【临床表现与诊断】

面裂囊肿多见于青少年，可发生于不同面突融合部位。其症状与牙源性囊肿大致相似，根据不同胚裂的部位可出现相应的局部症状。

1．球上颌囊肿（globulomaxillary cyst）　发生于上颌侧切牙与尖牙之间（胚胎时球状突与上颌突之间），牙常被推挤而移位。X线片上显示囊肿阴影在牙根之间，而不在根尖部位。

2．鼻腭囊肿（nasopalatine cyst）　位于切牙管内或附近（来自切牙管残余上皮）。X线片上可见到切牙管扩大的囊肿阴影。

3．正中襄肿（median cyst）　位于切牙孔之后，腭中缝的任何部位（胚胎时两侧腭突之间）。X线片上可见缝间有圆形囊肿阴影。亦可发生于下颌正中线处（胚胎时下颌突之间）。

4．鼻唇囊肿（nasolabial cyst）　位于上唇底和鼻前庭内（胚胎时球状突、侧鼻突及上颌突联结处），囊肿在骨质的表面。X线片上骨质无破坏现象。在口腔前庭外侧可扪及囊肿的存在。

面裂囊肿主要凭借特定的部位以及与牙的关系与牙源性囊肿相鉴别，但发生于这些特定部位的牙源性囊肿可能误诊为面裂囊肿。

【治疗】

手术治疗。手术方法与牙源性囊肿相同，一般均从口内进行手术。

（三）血外渗性囊肿 Extravasation cyst

血外渗性囊肿与牙组织本身无关，可能为损伤后引起骨髓内出血、机化、渗出后而形成。文献上该囊肿命名很多，如损伤性骨囊肿（traumatic bone cyst）、孤立性囊肿（solitary cyst）等。

【临床表现与诊断】

在颌骨囊肿中，血外渗性囊肿最为少见。多发生于青壮年，女性较多见，好发于下颌骨体部及正中联合部。患者可有明显损伤史，但不为患者所注意的咬合创伤也可引起。牙数目正常，无移位现象。血友病也可引起颌面骨的血外渗性囊肿，称为血友病假瘤。由于囊肿无明显上皮衬里，仅为一层纤维组织，故X线片上边缘常不清楚。

【治疗】

一般为手术治疗。其手术方法与牙源性囊肿相同。对血友病引起的血外渗性囊肿须在围手术期进行血友病的相关处理。少数血外渗性囊肿可能自行停止生长，但并无法预知，故一般不主张观察。

复习思考题

1. 口底皮样囊肿的手术入路如何选择?
2. 甲状舌管囊肿（瘘）的临床表现、鉴别诊断及治疗原则是什么?
3. 鳃裂囊肿（瘘）的临床表现、鉴别诊断及治疗原则是什么?
4. 颌骨囊肿如何分类?其治疗原则是什么?
5. 角化囊肿的临床特点是什么?

第三节　良性肿瘤和瘤样病变
Benign tumors and tumor-like lesions

提　要

口腔颌面部良性肿瘤和瘤样病变种类多样，其中有些肿瘤也发生在全身其他部位，有些则发生于口腔颌面部的特定部位，如牙源性肿瘤基本仅见于颌骨。根据病变的组织来源，大体可分为一般软组织肿瘤及瘤样病变，牙源性肿瘤，脉管畸形，神经源性肿瘤，嗜酸性粒细胞增生性淋巴肉芽肿，骨源性肿瘤及瘤样病变等。

口腔颌面部良性肿瘤和瘤样病变尽管临床表现均为良性过程，但各种病变有其自身的特点。这些特征是各种病变诊断与鉴别诊断的基本依据。如色素痣、部分血管畸形表面有特定的颜色，牙龈瘤有特定的发生部位及色泽，牙源性肿瘤有自身的X线表现，蔓状血管瘤、颈动脉体瘤造影检查可见丰富的血运及病变范围等。

口腔颌面部良性肿瘤和瘤样病变多以手术治疗为主。特殊的病变有特殊的治疗方法，如蔓状血管瘤一般采用动脉造影栓塞及手术治疗，骨纤维异样增殖症一般在青春期后行成形性手术切除等，应根据病变的来源、部位、大小、患者情况等因素制定。

一、色素斑痣　Nevi

色素斑痣为发生于皮肤或黏膜的良性色素病变，病理上分两类：一类是非细胞性色素斑痣（色素斑），为表皮的色素沉着，无瘤细胞，如雀斑、老年斑；另一类为细胞性斑痣（色素痣），来源于黑色素细胞的痣细胞增生。色素痣多发于面颈部皮肤，偶亦见于口腔黏膜。根据组织病理学特点，色素痣可以分为交界痣、皮内痣和混合痣三种。

（一）皮内痣　Intradermal nevus

由小痣细胞组成，位于真皮内。

（二）交界痣　Junctional nevus

由大痣细胞组成，痣细胞在表皮和真皮交界处，呈多个巢团状，边界清楚，分布距离均匀；每一巢团的上一半在表皮的底层内，下一半则在真皮浅层内。

（三）复合痣 Compound nevus

在痣细胞进入真皮的过程中，常同时有皮内痣和残留的交界痣，为上述两型痣的混合形式。

【临床表现与诊断】

色素斑为皮肤或黏膜上的棕褐色色素斑点，不高出皮肤，色泽可随季节或日照改变，一般不会发生恶变。

色素痣大多数后天出现。交界痣为淡棕色或深棕色斑疹、丘疹或结节，一般较小，表面光滑、无毛，平坦或稍高于皮表。一般不出现自觉症状。突起于皮肤表面的交界痣容易受到洗脸、刮须、摩擦等的刺激，并由此可能发生恶变。如局部轻微痒、灼热或疼痛，痣的体积迅速增大，色泽加深，表面出现感染、破溃、出血，或痣周围皮肤出现卫星小点、放射黑线、黑色素环，以及痣所在部位的引流区淋巴结肿大等。恶性黑色素瘤多来自交界痣。

一般认为，毛痣、雀斑样色素痣均为皮内痣或复合痣。这类痣极少恶变，如有恶变亦来自交界痣部分。

口腔黏膜内的痣甚少见，而以黑色素斑为多。如果发生黑色素痣，则以交界痣及复合痣为多见。

【治疗】

大多数斑痣不需治疗。面部较大的痣，且无恶变证据者，可考虑分期部分切除，容貌、功能保存均较好；也可采用全部切除，用邻近皮瓣转移或游离皮肤移植。如怀疑有恶变的痣，应采用外科手术一次全部切除活检；手术应在痣边界以外的正常皮肤上作切口。比较小的痣切除后，可以潜行剥离皮肤创缘后直接拉拢缝合。

二、牙龈瘤 Epulis

牙龈瘤是一个以形态及部位命名的诊断学名词，为发生于牙龈组织上的一组肿瘤或类肿瘤病变，来源于牙龈、牙周膜及颌骨牙槽突的结缔组织。大多认为是机械刺激及慢性炎症刺激形成的反应性增生物。根据病理组织结构特征及临床表现，牙龈瘤可分为6类：肉芽肿型牙龈瘤（granulomatous epulis）、纤维型牙龈瘤（fibrous epulis）、血管型牙龈瘤（vascular epulis）、巨细胞型牙龈瘤（giant cell epulis）、先天性牙龈瘤（congenital epulis）和牙龈纤维瘤病。

【临床表现与诊断】

1．肉芽肿型牙龈瘤主要由肉芽组织所构成，其中含有较多的炎性细胞及毛细血管，纤维组织较少，血管壁为单层内皮细胞所构成。多发生于青壮年，常因局部刺激因素引起，主要见于唇颊侧及牙龈乳头，有蒂或无蒂，基底较宽，肿块表面呈红色或粉红色，易出血。本型曾被一些病理学家命名为牙龈化脓性肉芽肿（pyogenic granuloma）。

2．纤维型牙龈瘤含有较多的纤维组织和成纤维细胞。成纤维细胞性结缔组织中如存在散在性的牙源性上皮，及由这些上皮诱导的钙化团块、发育不良性牙本质以及牙骨质等结构时，应作为真性牙源性肿瘤看待，并应将其从牙龈瘤中分出，诊断为外周性牙源性纤维瘤（peripheral odontogenic fibroma）。这一命名见于世界卫生组织的分类中，故可简称为POF－WHO型。另一类纤维型牙龈瘤除成纤维细胞性结缔组织外，可见多量钙化物，但无牙源性上皮结构，称为外周性骨化性纤维瘤（peripheral ossifying fibroma，简称POF）。外周性骨化性纤维瘤是牙周膜来源的一种反应性瘤样增生，非真性肿瘤。

纤维型牙龈瘤颜色较淡与正常牙龈颜色无大差别，表面光滑，不易出血。肿瘤一般有蒂，位于附着龈位置。

3．血管型牙龈瘤血管丰富，颇似血管瘤，柔软、有蒂或无蒂，损伤后极易出血。常见于妊娠期，分娩后可能消退。

4．巨细胞型牙龈瘤又称外周性巨细胞肉芽肿，较少见，多发生于前牙区，肿块直径多在0.5～1.5cm之间，深红色，表面常有溃疡。

5．先天性牙龈瘤由胚胎发育异常形成，少见，主要发生于女性新生儿，上颌切牙区多见，表面光滑，有蒂或无蒂。

6．牙龈纤维瘤病也称牙龈橡皮病，可分为先天性牙龈纤维瘤病（图8-11）和药物性牙龈纤维瘤病，可有家族史或长期服用苯妥英钠史，表现为上下颌牙龈弥漫性增生，质地坚韧，色泽较淡，接近正常牙龈。

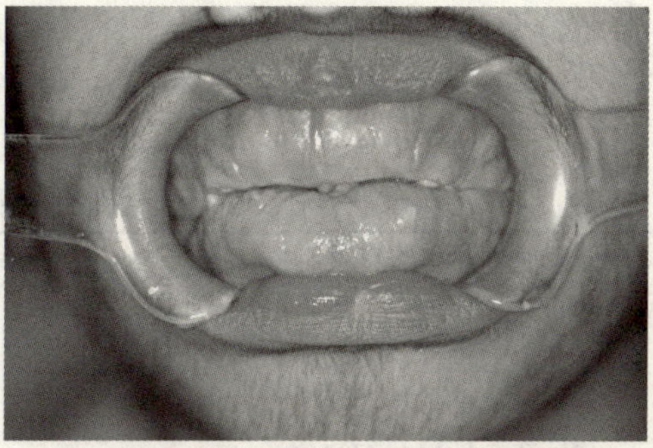

图8-11　先天性牙龈纤维瘤病

以上各型牙龈瘤增长较大后均可能引起受累牙移动、松动，并可以破坏牙槽骨壁。当肿块遮盖一部分牙及牙槽突，可妨碍咬合，表面可见牙压痕，并易被咬伤而发生溃疡、伴发感染。X线摄片可见骨质吸收牙周膜增宽的阴影。

【治疗】

治疗原则是手术切除。属真性肿瘤的纤维型牙龈瘤易复发，手术切除应包括牙槽突及受累的牙。肉芽肿型牙龈瘤首先应去除局部刺激因素，如牙石、不良修复体等；手术时对于有牙受累者应拔除受累牙，并去除牙周膜及周围骨膜。妊娠期血管型牙龈瘤可先观察，如分娩后仍不消退可手术切除；但如经常出血或因肿物影响进食，也可早期切除。巨细胞型牙龈瘤和先天性牙龈瘤作局部彻底切除。牙龈纤维瘤病一般只需将增生的牙龈作成形性切除即可。牙龈瘤切除后的创面较大，不能直接缝合时，可用碘仿纱条覆盖，或在创面上用牙周塞治剂保护。

三、纤维瘤　Fibroma

纤维瘤起源于纤维结缔组织，分硬类纤维瘤和软类纤维瘤。前者主要由纤维组织构成，细胞及血管很少；后者为结缔组织、成纤维细胞及胶原纤维所组成，且血管丰富时，实际上为低度恶性的纤维肉瘤。

【临床表现与诊断】

纤维瘤一般生长缓慢。发生在面部皮下的纤维瘤为无痛肿块、质地较硬、大小不等、表面光滑、边缘清楚，与周围组织无粘连，一般皆可移动。发生在口腔的纤维瘤均较小，呈圆球形或结节状，可能有蒂或无蒂，肿瘤边界清楚，表面覆盖有正常黏膜，切面呈灰白色。口腔内纤维瘤多发生于牙槽突、颊、腭等部位，发生于牙槽突的纤维瘤可能使牙松动移位，若受到咀嚼及牙的损伤，则表面破溃、糜烂、继发感染，此时可引起疼痛或功能障碍。

口腔颌面部纤维瘤如处理不当，极易复发；多次复发后又易恶变，其临床生物学行为比身体其他部位的纤维瘤为差。

纤维瘤应与纤维性增生鉴别。纤维性增生大多因刺激和反复创伤引起，有蒂或无蒂，表面光滑或呈沟裂状。

【治疗】

纤维瘤主要采用手术完整切除。牙槽突的纤维瘤，除需拔除有关牙外，有时还需将肿瘤所侵犯的骨膜一并切除。临床诊断为纤维瘤，手术时需行冰冻病理检查，如证实为恶性，应按恶性肿瘤治疗原则处理。

四、牙源性肿瘤　Odontogenic tumors

牙源性肿瘤是由成牙组织，即牙源性上皮及牙源性间叶组织发生而来的一类肿瘤。牙源性肿瘤绝大多数为良性，少见为恶性。牙源性肿瘤的组织学形态复杂，WHO于1992年提出了新的组织学分类（表8-2）。本节主要介绍几种临床常见的牙源性肿瘤。

表8-2　WHO牙源性肿瘤组织学分类（第二版，1992年）

牙源性真性和非真性肿瘤
（一）良性
1．牙源性上皮性
（1）成釉细胞瘤
（2）牙源性鳞状细胞瘤
（3）牙源性钙化上皮瘤（Pindborg瘤）
（4）牙源性透明细胞瘤
2．牙源性上皮和间充质性，伴或不伴牙硬组织形成
（1）成釉细胞纤维瘤
（2）成釉细胞纤维－牙本质瘤和成釉细胞纤维－牙瘤
（3）成釉细胞牙瘤
（4）牙源性腺样瘤
（5）牙源性钙化囊肿
（6）混合性牙瘤
（7）组合性牙瘤
3．牙源性间充质瘤，含或不含牙源性上皮
（1）牙源性纤维瘤
（2）黏膜瘤（纤维黏膜瘤）
（3）良性成牙骨质细胞瘤（真性牙骨质瘤）
（二）恶性
1．牙源性癌
（1）恶性成釉细胞瘤
（2）原发性颌骨内癌
（3）其他牙源性上皮恶性肿瘤
（4）牙源性囊肿恶性变
2．牙源性肉瘤
（1）成釉细胞纤维肉瘤
（2）成釉细胞纤维－牙本质肉瘤和成釉细胞纤维－牙肉瘤

续表

(3) 牙源性癌－肉瘤
骨肿瘤及其他颌骨病变
(一) 骨源性肿瘤
牙骨质－骨化纤维瘤（化牙骨质纤维瘤、骨化纤维瘤）
(二) 非肿瘤性骨病变
1. 骨纤维异常增殖症
2. 牙骨质－骨结构不良
(1) 根尖周牙骨质结构不良
(2) 巨大牙骨质瘤（家族性多发性牙骨质瘤）
(3) 其他牙骨质－骨结构不良
3. 巨颌症（家族性颌骨多囊病）
4. 中心性巨细胞肉芽肿
5. 动脉瘤样骨囊肿
6. 孤立性骨囊肿
(三) 其他肿瘤
婴儿黑色素神经外胚瘤（色素性突变瘤）

（一）牙瘤 Odontoma

牙瘤发生于颌骨内，由一个或多个牙胚组织异常发育增生而形成，非真性肿瘤。其中可含有不同发育阶段的各种牙胚组织，直至成形的牙。瘤内牙的数目不等，形状不规则，可能近似正常牙，也可以没有牙的形状，只是一团紊乱的硬组织混合而成，在其周围被以纤维膜。根据上述组织排列不同分为两类：前者为组合性牙瘤，后者为混合性牙瘤，二者的临床表现基本相同（彩图 8-12）。

【临床表现及诊断】

牙瘤约占牙源性肿瘤的6.4%，多见于青年人，女性略多于男性，上颌略多于下颌，多发生于前磨牙和磨牙区。病变生长缓慢，早期无自觉症状。往往因牙瘤所在部位发生骨质膨胀，或牙瘤压迫神经产生疼痛，或因肿瘤穿破黏骨膜，发生继发感染时，才被发现。牙瘤患者常有乳牙滞留或缺牙现象，有时病变部位可有小牙萌出。

X 线摄片可见骨质膨胀，有很多大小形状不同、类似发育不全牙的影像，或透射度似牙组织的一团影像。在影像与正常骨组织之间有一条细小清晰的密度减低影，为牙瘤的被膜。牙瘤与囊肿同时存在者称为囊性牙瘤。

【治疗】

手术摘除。注意需将其被膜一同刮除，以避免复发。

（二）良性成牙骨质细胞瘤 Benign cementoblastoma

良性成牙骨质细胞瘤又名真性牙骨质瘤（true cementoma）或成牙骨质细胞瘤（cementoblastoma）。与之相关的化牙骨质纤维瘤、根尖周牙骨质结构不良及巨大型牙骨质瘤，过去认为是牙骨质瘤，目前多认为是骨源性病变。

【临床表现及诊断】

多发生于青年人，男性多见，好发于下颌前磨牙和磨牙的根尖部，与牙根融合。受累牙牙髓活力测验阳性，此点可与根尖周囊肿和根尖肉芽肿相鉴别。肿瘤生长缓慢，一般无自觉症状，如肿瘤增大时，可使牙槽骨膨胀，有时可伴有疼痛症状。常在出现神经症状、继发感染、或拔牙时始被发现。X线摄片显示根尖周围有不透光阴影，密度同牙骨质，边界尚清。

【治疗】

手术摘除。如肿瘤较小，又无症状时，可观察。

（三）成釉细胞瘤 Ameloblastoma

成釉细胞瘤为颌骨中心性上皮肿瘤，在牙源性肿瘤中最为常见，约占牙源性肿瘤的59.3%。成釉细胞瘤除发生于颌骨外，极少数可发生在胫骨或垂体内。其组织来源有以下几种可能：①大多数认为由釉质器或牙板上皮发生而来；②由牙周膜内上皮残余或由口腔黏膜基底细胞发生而来；③由始基或含牙囊肿等转变而来称为壁性成釉细胞瘤（mural ameloblastoma）；④发生于颌骨以外的成釉细胞瘤可能由口腔黏膜基底细胞或上皮异位发展而成。

成釉细胞瘤肉眼所见：肿瘤所在颌骨膨胀，瘤体无明显包膜，剖面可为实质性或囊性，或囊实性并存。囊性部分多为大小不等的多囊或蜂房状，也有单囊者。囊腔内含褐色囊液。

镜下观察到成釉细胞瘤按肿瘤细胞的排列方式分为滤泡型和丛状型。临床上表现为单囊的成釉细胞瘤组织学和生物学特征有一定的特殊性。详细的组织病理学特点参见口腔组织病理学相关书籍。

【临床表现及诊断】

成釉细胞瘤多发生于青壮年，无明显性别差异，以下颌体及下颌角部为常见，上下颌骨之比约为1∶8。肿瘤生长缓慢，初期无自觉症状，逐渐发展可使颌骨膨大，造成畸形；肿瘤侵犯牙槽突时，可使牙松动、移位或脱落；肿瘤增大到一定程度可使颌骨外板变薄，直至吸收，这时肿瘤可以侵入软组织内。由于肿瘤体积不断增大，可以影响下颌骨的运动度，甚至可能发生吞咽、咀嚼和呼吸障碍；发生在上颌骨的肿瘤可影响到上颌窦、鼻泪管、鼻腔和眼的功能，引起鼻阻塞、眼球移位、突出及流泪等症状。瘤体表面常见有对颌牙的压痕，如果咀嚼时发生破溃，可能造成继发性感染而化脓、溃烂、疼痛。当肿瘤压迫下牙槽神经时，患侧下唇及颊部可能感觉麻木不适。如肿瘤发展到四周骨质大多破坏时可引起受累颌骨病理性骨折。肿瘤向口腔发展时可使咬合错乱（图8-13）。

成釉细胞瘤的典型X线表现为：早期呈蜂房状，以后形成多房性囊肿样阴影，分房大小不等，互相重叠，边界清晰，房间隔呈半月形切迹。单房成釉细胞瘤较少见，其边缘一般呈分叶状有切迹。肿瘤区牙可缺失，受累牙可移位。囊腔内可含牙，牙根尖可有不规则吸收，吸收面通常呈锯牙状或截根状（图8-14）。

成釉细胞瘤大多为实质性，如囊性成分较多时，穿刺检查可抽出褐色液体，与颌骨囊肿多为淡黄色囊液不同。临床上较大型的成釉细胞瘤因有上述临床及X线的特征性表现，诊断较为容易；但对于瘤体较小者，特别是未突破骨板的成釉细胞瘤及单囊的成铀细胞瘤，不易和牙源性颌骨囊肿相区别，有时需依靠病理检查才能确定。

成釉细胞瘤需与牙源性腺样瘤（adenomatoid odotogenic tumor）鉴别。牙源性腺样瘤曾被称为腺样成釉细胞瘤，认为属成釉细胞瘤的一种，但因其临床及病理学表现均有一定特点，目前已从成釉细胞瘤中独立分化出来。临床上好发于上颌尖牙区。多见于青少年。X线常表现为单房性阴影伴有钙化小点或含牙。肿瘤切除后很少复发。

如X线表现类似成釉细胞瘤并伴有钙化灶时，还应考虑为其他牙源性肿瘤，如化牙骨质纤维瘤、牙源性钙化上皮瘤、牙源性钙化囊肿等。但最后诊断仍需依靠病理检查。

【治疗】

外科手术治疗。因成釉细胞瘤有局部浸润周围骨质的特点，多数情况需在病变外约0.5cm处切除肿瘤。但临床上应根据病变大小、部位、是否复发等因素决定术式。

1．截骨植骨术　病变范围较大或多次复发者在病变外0.5cm处截骨。截骨后遗留的缺损一般应即刻植骨修复。常用的供骨为髂骨和腓骨。缺损范围大者或口腔有继发感染或软组织不够时需用血管化的髂骨或腓骨（彩图8-15a，b，c）。对于患者体弱不能耐受较大手术或因条件所限不能行植骨术者，可用重建钛板或其他代用品固定残端，以保持缺隙，后期再行植骨手术。

2．下颌骨矩形切除术　适用于病变范围不大，下颌骨下缘及升支后缘有一定厚度正常骨质者。该术式保留下颌骨的连续性，较好地保存患者的咀嚼功能和外形。

3．刮治术　主要适用于单囊成釉细胞瘤，对于范围较小的多囊病变也可采用。成釉细胞瘤的刮治术不完全等同于普通颌骨囊肿刮治术，刮除肿瘤后应对骨腔做进一步处理，可采用球钻对骨壁进行一定磨除，以减少复发。术后应作长期随访。

（四）牙源性黏液瘤 Myxoma

黏液瘤可发生于软组织和颌骨。颌骨内的黏液瘤倾向于为牙源性，因其结构极似牙源性间质，有时含上皮剩余，常伴牙发育异常或牙缺失。也有人认为黏液瘤是由纤维组织基质的黏液样退行性变而来。牙源性黏液瘤约占牙源性肿瘤的3.5%。

黏液瘤无包膜，有局部侵袭性，切面至胶冻状。显微镜下可见疏散的星形或梭形细胞分布于疏松的黏液基质内，以长胞浆突起互相连接。在牙源性黏液瘤内有少量牙源性上皮条索，但颌骨之外的黏液瘤不含牙源性上皮。

【临床表现与诊断】

牙源性黏液瘤常发生于青年，无明显性别差异，多发生于颌骨，软组织极为少见。磨牙及前磨牙区为好发部位，下颌较上颌多见。黏液瘤一般生长缓慢，呈局部浸润性生长。早期无明显症状，直到肿瘤逐渐增大，颌骨呈现畸形时，始被注意。常伴有埋伏牙或牙缺失。当肿瘤生长速度加快，且伴有疼痛时应考虑恶变可能。黏液瘤可恶变为黏液肉瘤或黏液纤维肉瘤。

X线摄片显示骨质膨胀，骨质破坏呈蜂房状透光阴影，房隔较细，呈直线状或弯曲形，有时似“火焰状”。由于呈局部浸润性生长，边缘常不整齐，呈分叶状。病变部位的牙根呈扇

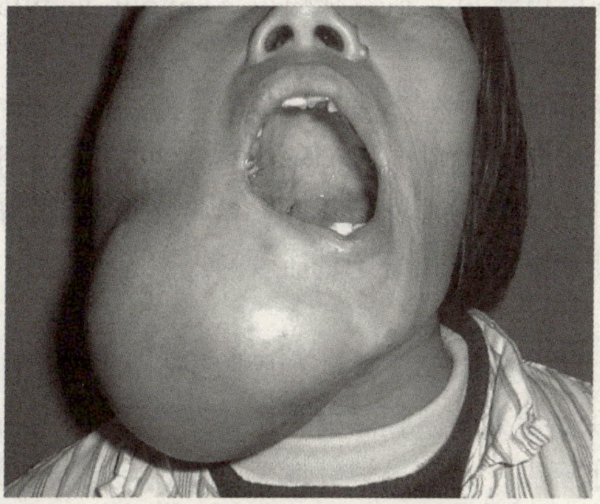

图8-13　下颌骨成釉细胞瘤

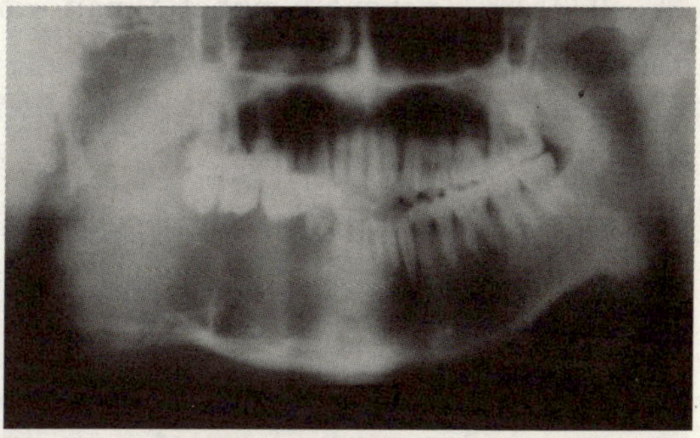

图8-14　成釉细胞瘤X线表现，多囊、牙根吸收

形分离，或牙根被侵蚀吸收。瘤体内可有埋伏牙（图 80-16）。

黏液瘤有时不易与成釉细胞瘤、颌骨中心性巨细胞瘤等相鉴别，最终需借助于病理检查。

【治疗】

黏液瘤虽属良性肿瘤，但因肿瘤常无包膜或包膜不完整，局部有侵袭性，术后易复发，临床上通常将其按低度恶性肿瘤处理，手术需在肿瘤外0.5cm处进行。如肿瘤较大，颌骨常需行部分切除术，并同期行颌骨重建。

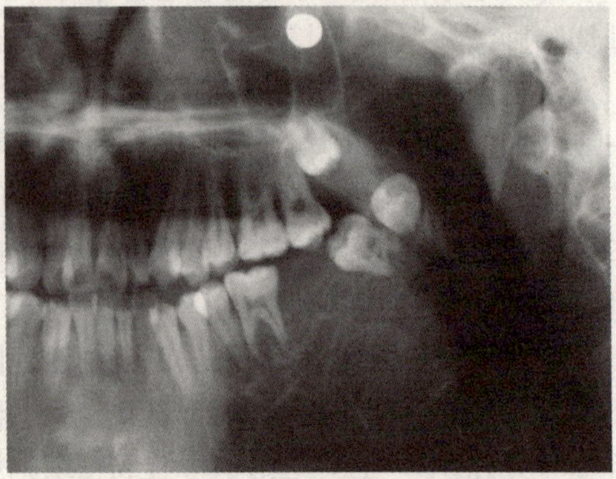

图8-16 牙源性黏液瘤X线表现

五、血管瘤与血管畸形 Hemangioma and vascular malformations

血管瘤和血管畸形为先天性良性肿瘤或血管畸形，起源于残余的胚胎成血管细胞，多见于婴儿出生时或出生后不久。发生于口腔颌面部的血管瘤约占全身血管瘤的60%，其中大多数发生于面颈部皮肤、皮下组织及口腔黏膜、黏膜下组织。深部及颌骨内的血管瘤相对少见。

血管瘤有两种分类方法：一种是传统的组织学及临床分类，另一种是1982年Mulliken等提出的生物学分类法。前者按临床表现，特别是病损的形态学进行分类，一般可分为毛细血管瘤、海绵状血管瘤及蔓状血管瘤三种，其中以毛细血管瘤和海绵状血管瘤比较常见；后者根据血管内皮细胞生物学特性将传统分类的血管瘤分为真性血管瘤和血管畸形两大类，即内皮细胞增殖活跃的病损称为血管瘤，内皮细胞增殖相对稳定者称为血管畸形。真性血管瘤大多在出生后出现病损，生长快速，绝大多数可自行消退；血管畸形则大多在出生时即已存在病损，生长相对较慢，病损不会自行消退。

新近（1995年），也有人（Waner和Suen）将血管瘤和下一节将介绍的淋巴管瘤统称为脉管疾病，并将其细分如下：脉管疾病（vascular lesions）：血管瘤（hemangioma）和脉管畸形（vascular malformation）。后者分为：小静脉畸形（venular malformation）（中线型小静脉畸形和小静脉畸形）、静脉畸形（venous malformation）、动静脉畸形（arteriovenous malformation）、淋巴管畸形（lymphatic malformation）（微囊型和大囊型）、混合型（mixed malformation）（静脉－淋巴畸形（venous-lymphatic malformation）和静脉－小静脉畸形（venous-venular malformation）。

目前，对上述分类法尚未得到完全公认。传统的形态学分类法比较简明，但不能说明病损的生物学行为，对婴幼儿期血管瘤的治疗不能给予指导意见，有可能使部分可以自行消退的血管瘤授受了不应该授受的治疗。Mulliken的细胞生物学分类法对诊断、治疗及预后判断有指导意义，逐渐被接受，但在临床上有时仍不能明确病变是肿瘤还是血管畸形。

【临床特点与诊断】

1．毛细管型血管瘤（capillary hemangioma） 多发于颜面部皮肤和腮腺组织，口腔黏膜较少，大多在患儿出生时或出生后不久出现，女性多于男性。肿瘤由大量错杂交织的扩张的毛细血管构成，可分为三种类型：①葡萄酒斑状血管瘤：病变呈鲜红或紫红色，与皮肤表面平，周界清楚。其外形不规则，大小不一。以手指压迫肿瘤，表面颜色退去；解除压力后，血液立即充满肿瘤，恢复原有大小及色泽（彩图8-17）。②杨梅样血管瘤：病变突出皮肤，高低不平，似杨梅状（彩图8-18）。③腮腺毛细血管瘤：患儿出生时或不久，腮腺区皮肤见散在的红点或小红色斑块，不突出皮肤，以后在腮腺区出现肿块，生长迅速。肿块边界尚清楚，没有明显压缩感，体位移动实验弱阳性或阴性。

面部毛细血管瘤应与皮肤的血管痣相鉴别。血管痣是皮肤表面血管扩张、压迫时并不发白，因为在皮肤内有红色素沉着。

2．海绵状血管瘤（cavernous hemangioma）是由衬有内皮细胞的无数血窦所组成，血窦的大小、形状不一，结构如海绵。有时可与毛细血管瘤同时存在，彼此掺杂而成混合型血管瘤。窦腔内多为静脉血，血流缓慢，可凝固而成血栓，久之可钙化为静脉石。好发于颊、颈、眼睑、唇、舌或口底部。位置深浅不一，如果位置较深，则皮肤或黏膜颜色正常；表浅肿瘤则呈现蓝色或紫色。肿瘤边界大多不甚清楚，扪之柔软，可以被压缩，有时可扪到静脉石。当头低位时，肿瘤则充血膨大；恢复正常位置后，肿块亦随之缩小，恢复原状。该检查称为体位移动试验。穿刺可抽出可凝固的血液（彩图 8-19）。

海绵状血管瘤一般无不适症状，生长到一定大小可引起受累部位畸形及功能障碍；若发生继发感染，可引起疼痛肿胀、表面皮肤或黏膜溃疡，并有出血的危险。

深层组织内海绵状血管瘤，为了确定其部位、大小、范围及其吻合支的情况，可以采用瘤腔造影或磁共振血管成像（MRI 或 MRA）来协助诊断，并为治疗提供参考。

3．蔓状血管瘤（plexiform hemangioma）又称为葡萄状血管瘤，主要由血管壁显著扩张的动脉与静脉直接吻合而成，故亦称为先天性动静脉瘘（congenital arteriovenous fistula）。多见于成年人。常发生于颞浅动脉所在的颞部或头皮下组织中。肿瘤高起呈念珠状迂曲，表面温度较正常皮肤为高。患者可能自己能感觉到搏动。扪诊有震颤感，听诊有吹风样杂音。肿瘤可侵蚀基底的骨质，也可突入皮肤，使其变薄，甚至坏死出血（彩图 8-20）。

蔓状血管瘤亦可与毛细管型或海绵型血管瘤并存。

选择性动脉血管造影对明确蔓状血管瘤的范围、血管来源、交通支情况有很大帮助，是蔓状血管瘤、颌骨中枢性血管瘤、动静脉瘘等高血流病变不可缺少的诊治手段。

蔓状血管瘤需与动脉瘤（aneurysm）、后天性动静脉瘘（acquired arteriovenous fistula）及假性动脉瘤（false aneurysm）鉴别。动脉瘤系动脉壁中层弹性纤维病变所致的一种瘤样扩张；后天动静脉瘘多系损伤后局部动脉扩张，甚至破裂通入伴行静脉所致，一般位于较深部和较局限。假性动脉瘤可在面颈部外伤后发生，多见于腮腺区或上颈部，系由动脉破裂，血液存留于软组织内形成的一种搏动性病损。病理检查可见纤维壁及血凝块；动脉造影多可确诊。

【传统分类法与生物学分类法关系】

从细胞生物学分类的观点来看，成人的血管病损基本上都应属血管畸形，婴幼儿期的葡萄酒斑状毛细血管瘤、蔓状血管瘤均属血管畸形；高出皮肤的杨梅样血管瘤自发性消退的可能性较大，似应属血管瘤。婴幼儿期的海绵型血管性病损较难判断所属类型，需要进一步研究。

【治疗】

血管瘤的治疗方法较多，有外科切除、放射治疗、低温治疗、激光治疗、硬化剂注射、栓塞治疗等。每种方法有其适应证，应根据血管瘤的类型、大小、部位、患者年龄等因素综合选择。

婴幼儿期真性血管瘤有部分病例能自行消退，故可先观察。如肿瘤不能消退则需及时治疗。

对于生长迅速、反复出血、溃疡、影响正常功能的婴幼儿血管瘤，因其血管壁内皮细胞层仍处于胚胎状态，对激素治疗较敏感，可试用泼尼松口服或应用泼尼松龙行瘤腔注射，一般服药后7～10天即可显效，如无效则应停药。对于患有结核或急性感染者应禁用激素治疗。激素治疗还可协助血管瘤的诊断，真性血管瘤对激素治疗敏感，血管畸形则不敏感。

以往对血管瘤有采用放射治疗者，但因效果不肯定，且有致癌可能，故多数人反对用放射治疗。

海绵状血管瘤可用5%鱼肝油酸钠（sodium morrhuate）或其他血管硬化剂瘤腔注射，使瘤腔组织纤维化、瘤腔闭锁，致肿瘤缩小或消失。注射时宜暂压迫周围组织，阻断血流；1～2周注射1次。注射剂量视肿瘤大小决定，一般鱼肝油酸钠注入1次不超过5ml，如疗效不好可用外科手术切除或低温治疗。

近年来，有用平阳霉素治疗海绵状血管瘤、杨梅样血管瘤、混合性血管瘤的报道。平阳霉素治疗血管瘤的机理是使血管内皮细胞变性、萎缩、退化，致使血管瘤消退。平阳霉素是抗肿瘤药物，用药量有一定限制，一般是每7～10天注射一次，每次4～8mg，总量不超过70mg。蔓状血管瘤和葡萄酒斑状血管瘤一般不宜采用该疗法。

面部毛细血管瘤可试用氩离子（Ar）激光照射；黏膜海绵状血管瘤可用钕钇铝石榴石Nd:YAG激光治疗；葡萄酒斑状血管瘤还可选用光化学疗法。

蔓状血管瘤、颌骨中枢性血管瘤、动静脉漏等高血流病变适合于栓塞治疗。常用的栓塞剂有明胶海绵、聚乙烯醇（polyvinyl alcohol，PVA）、丙烯酸盐类组织胶、可脱球囊（detached balloon）、弹簧圈、微纤维胶原等。血管瘤栓塞治疗主要适用于以下几种情况：①急症止血：各种原因导致的血管瘤急性大出血，在颈动脉造影确定供血动脉后行选择性血管内栓塞术，可达到立即有效的止血作用；②术前辅助性动脉栓塞：栓塞后手术，可明显减少术中出血，降低手术风险，为彻底切除病变提供可靠的条件；③单纯栓塞治疗：部分病例，如因血管瘤位置深在手术困难的病例，可采用单纯的栓塞治疗。

手术治疗适用于各型血管瘤，但需根据病变局部及患者的全身情况等因素综合考虑。海绵状血管瘤有的有很薄的包膜，可以完整切除；较大的可部分切除，遗留部分辅助硬化剂治疗或平阳霉素注射等。面积较大的毛细管型血管瘤切除后可用游离植皮或局部皮瓣转移修复。蔓状血管瘤一般是栓塞后再行手术治疗。这里需指出的是：以往曾有单独应用颈外动脉结扎术治疗蔓状血管瘤者，经验和实验研究证明，该方法不但无效反而可以促进非正常的侧支循环形成，给后期进一步治疗带来困难。颌骨中心性血管瘤的治疗和蔓状血管瘤相似，一般术前应先栓塞。以前对颌骨中心性血管瘤多采用切骨手术，目前则倾向于尽量采用保存性手术，可仅刮除骨内病变，保留健康的颌骨组织以维护面部外形；对于骨质破坏过多过大，出血难以完全控制的病例，可采用切骨术并尽可能同期植骨修复。

六、淋巴管瘤　Lymphangioma

淋巴管瘤实际上是淋巴管的发育畸形。常见于儿童及青年。好发于舌、唇、颊及颈部。按其临床特征及组织结构可分为毛细管型、海绵状型及囊型三类。

【临床特点与诊断】

1. 毛细管型（capillary type）　由衬有内皮细胞的淋巴管扩张而成。淋巴管内充满淋巴液，在皮肤或黏膜上呈现孤立的或多发性散在的小圆形囊性结节状或点状病损，无色、柔软，一般无压缩性，肿瘤边界不清楚。口腔黏膜的淋巴管瘤有时与血管瘤共存，出现黄、红色小疱状突起，称为血管淋巴管瘤（彩图8-21）。

2．海绵型（cavernous type） 为淋巴管极度扩张弯曲，构成多房性囊腔，颇似海绵状。发生在唇、下颌及颊部，可使患处显著肥大畸形。发生于舌部者常合并毛细管型，并呈巨舌症，引起颌骨畸形、开殆、反殆、牙移位、咬合紊乱等。舌黏膜表面粗糙，呈结节状或叶脉状，有黄色小疱突起。肿瘤生长缓慢，无明显症状，如长期发生慢性炎症时，舌体可以变硬。

3．囊型（cystic type） 又称为囊性水瘤（cystic hydroma）。主要发生于颈侧区。一般为多房性囊腔，彼此间隔，内有透明、淡黄色水样液体。肿瘤大小不一，表面皮肤色泽正常，呈充盈状态，扪诊柔软，有波动感。与深层血管瘤不同的是透光试验阳性，体位移动试验阴性。囊型淋巴管瘤可在头颈部潜在间隙中延伸，上可至颅底，下可达纵隔和胸腔，囊腔造影可帮助明确其真实波及范围。穿刺检查可抽出淡黄色透明淋巴液。

【治疗】

淋巴管瘤的治疗，主要是采用外科手术切除，对范围较大的肿瘤可分期切除。囊性水瘤宜争取早期手术。颈部囊性水瘤由于胚胎发育关系（一般认为系来自胚胎期的原始颈淋巴囊）常包绕颈部重要血管和神经，术前应在思想上、技术上做好充分准备。

毛细管型淋巴管瘤对低温或激光治疗有一定的效果，但还不够理想。

近年来采用平阳霉素对囊型淋巴管瘤进行瘤腔内注射，取得较好疗效。该疗法尤其适用于不易手术切除的儿童巨大型囊性水瘤，也可作为手术后残留瘤组织的补充治疗。使用方法同血管瘤。

七、神经源性肿瘤 Neurogenic tumors

来源于神经组织的良性肿瘤中以神经鞘瘤与神经纤维瘤最为常见。

（一）神经鞘瘤 Neurolemmoma

神经鞘瘤亦称施万细胞瘤（Schwannoma），来源于神经鞘。头颈部神经鞘瘤主要发生于脑神经，如听神经、面神经、舌下神经、迷走神经，其次是周围神经，以头部、面部、舌部最为常见；交感神经发生者较为少见。

【临床表现与诊断】

神经鞘瘤多见于青中年人，男女之比为1.5∶1。肿瘤生长缓慢，病程较长，一般在5年左右。肿瘤包膜完整，为圆形或卵圆形，亦可长大而呈分叶状。瘤体质地坚韧，触诊有软胶样感觉。来自感觉神经者常有压痛，亦可有放射样痛。肿瘤可沿神经轴侧向左右移动，但不能沿神经长轴活动。肿瘤愈大愈容易黏液性变，发生黏液变后质软如囊肿。穿刺时可抽出血样液体，特点是不凝结。来自迷走神经、舌下神经、交感神经的神经鞘瘤以颈动脉三角区最多见。肿瘤生长到一定大小可将颈动脉向外侧推移，触诊可有搏动，临床上须与颈动脉体瘤（carotid body tumor）相鉴别。鉴别的方法有B型超声检查、颈动脉造影，特别是数字减影血管造影（digital substraction angiography，DSA）可获较佳的影像，动态增强CT、MRI检查等也可资区别（图8-22）。

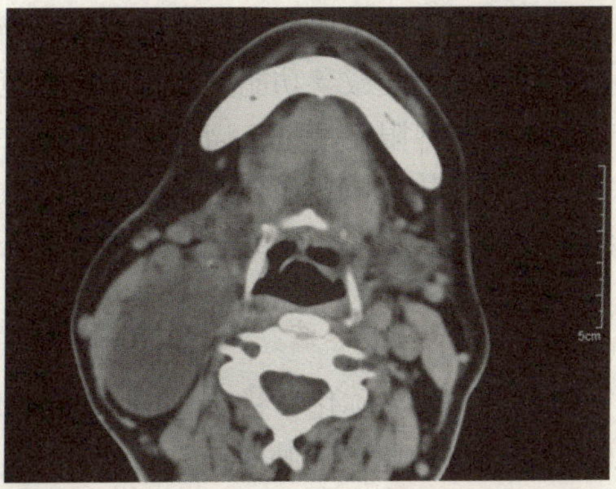

图8-22 颈神经鞘瘤增强CT，肿瘤血运欠丰富，可和颈动脉体瘤等高血运肿瘤鉴别

来自面神经的神经鞘瘤可表现为腮腺肿块，易被诊断为多形性腺瘤。手术时如发现肿块与面神经不能分离时，应警惕有面神经鞘瘤的可能，切勿轻易予以切断。

少数神经鞘瘤生长到一定程度会引起受累神经的功能障碍。

【治疗】

手术摘除。肿瘤若来自周围神经，一般可用手术完整摘除；若肿瘤位于重要神经干，则应保留重要的神经结构。手术时沿神经长轴方向细心剥离，逐层切开包绕肿瘤的神经束，直到肿瘤表面，然后将肿瘤摘除。

由于手术的损伤，来自迷走神经的神经鞘瘤手术后可能发生声嘶，呛咳；来自交感神经者可能会出现Horner综合征；来自面神经者可出现面瘫。如神经未切断，有可能在以后逐渐恢复；如神经已切断，应立即行神经端端吻合术，神经有缺损者应作神经移植修复。

（二）神经纤维瘤 Neurofibroma

神经纤维瘤是由神经鞘细胞及成纤维细胞两种主要成分组成的良性肿瘤。分单发与多发性两种，多发性神经纤维瘤又称为神经纤维瘤病(neurofibromatosis)。神经纤维瘤可发生于周围神经的任何部位。口腔颌面部神经纤维瘤常来自第5或第7对脑神经。

【临床表现与诊断】

神经纤维瘤多见于青年人，生长缓慢，口腔内较少见，颜面部神经纤维瘤的特征性表现主要是皮肤呈大小不一的棕色斑，或呈灰黑色小点状或片状病损。肿瘤常为多发性瘤结节，沿皮下神经分布，呈念珠状，也可呈丛状，如来自感觉神经，可有明显触痛。沿着神经分布的区域内，有时结缔组织呈异样增生，致皮肤松弛或折叠下垂，造成功能障碍和面部畸形（图8-23）。肿瘤质地柔软，虽瘤内血运丰富，但一般不能压缩，这点可和海绵状血管瘤区别。邻近的骨受侵犯时，可引起骨发育畸形。头面部多发性神经纤维瘤还可伴先天性颅骨缺损。

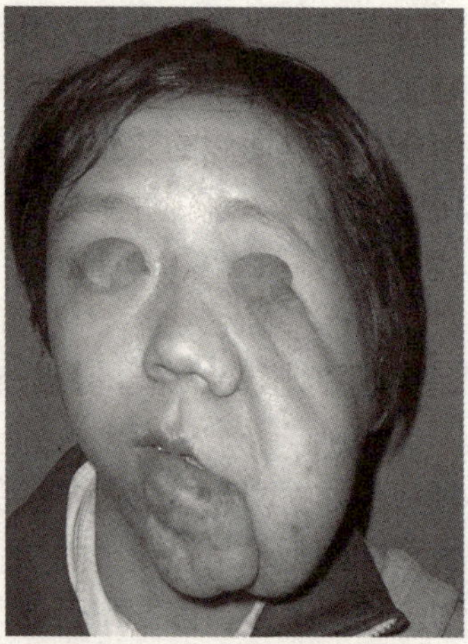

图8-23　神经纤维瘤

神经纤维瘤病有遗传倾向，为常染色体显性遗传病。当皮肤上存在5～6个以上，直径大于1.5cm的咖啡色或棕色斑块时，即可确定为神经纤维瘤病(彩图8-24)。

【治疗】

手术切除。对小而局限性的神经纤维瘤可以一次完全切除；但对巨大肿瘤只能作部分切除，以纠正畸形及改善功能。如行一次大范围切除时，要有充分的准备，因为肿瘤常与皮肤及基底粘连，界限不清楚，瘤体含有血窦，血运十分丰富，手术时出血较多，而且不易用一般方法止血，故应做好充分的备血及选择低压、低温麻醉。手术宜采用锐刀快速切除瘤体，以减少出血量；此外，应用电刀、结扎双侧颈外动脉、术前动脉栓塞均有助于减少术中出血。

八、颈动脉体瘤　Carotid body tumor

颈动脉体瘤又称化学感受器瘤（chemodectoma）或副神经节瘤（paraganglioma），为来自化学感受器颈动脉体的肿瘤。

【临床表现及诊断】

多见于青壮年。病程通常较长。女性较多。可为单侧发生，也可为双侧发生，以单侧常见。绝大多数为良性，极少数为恶性。肿瘤位于颈动脉三角，可向咽旁突出，大者可超出颈动脉三角范围。扪诊有一定周界，质地中度硬，可有明显搏动感，听诊可闻及连续的吹风样杂音。肿瘤可前后移动，但不能上下活动。极少数患者可出现直立性眩晕、上腹不适、一过性神志消失等颈动脉窦综合征，主要为体位改变肿瘤压迫颈动脉窦所致。颈动脉体瘤，特别是恶性颈动脉体瘤压迫、浸润周围主要神经时，可出现声嘶、Horner综合征、舌下神经麻痹等症状。颈动脉造影可见颈动脉外侧移位，颈动脉分叉部增宽，富于血管的肿瘤阴影，或有下交通支自颈动脉与肿瘤相通（图 8-25）。动态增强 CT 扫描可见肿瘤呈密度增高团块（图 8-26a，b）。

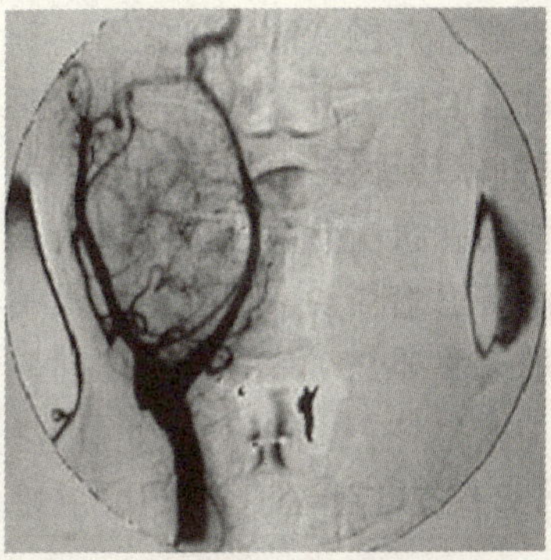

图8-25　颈动脉体瘤之颈动脉造影
可见颈动脉外侧移位，颈动脉分叉部增宽，富于血管的肿瘤阴影

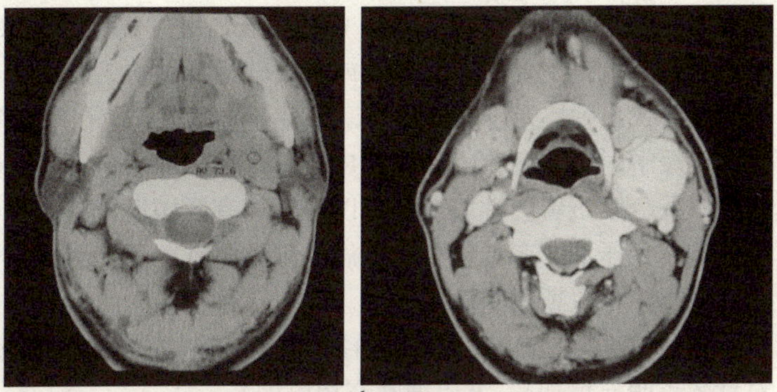

a　　b

图8-26　颈动脉体瘤的动态增强CT扫描
a. 未增强 CT 见左上颈部肿瘤　b. 增强 CT 显示肿瘤血运丰富

颈动脉体瘤禁忌做活检，一般也不作穿刺检查。

颈动脉体瘤发生率较低，其重要性之一在于和颈部其他肿瘤，如神经鞘瘤、转移癌、第二鳃裂囊肿等鉴别。如果将颈动脉体瘤误诊为其他一般肿块，可能会造成手术准备不充分，术中出现大出血时，没有足够的对策应对。所以在诊治颈动脉三角区肿块时，一定要考虑到颈动脉体瘤的可能。

【治疗】

1．手术治疗　一般主张发现病变后，及时进行手术切除。术前行颈动脉造影，如估计需行颈动脉结扎者，尚应行健侧造影，以观察Willis循环是否通畅。有可能结扎颈总动脉者，应于术前常规行颈动脉压迫阻断训练（Matas 试验），直到每次阻断半小时以上，患者无头昏、眼花、心慌时定为压迫锻炼合格。做好颈动脉移植及结扎准备。准备好充足的血源，一般以备血 1500 ~ 2000ml 为宜。颈动脉体瘤手术方法主要有动脉外膜下肿瘤切除术和肿瘤合并动脉分歧部切除术两种。因后者合并症较多，以争取施行前法为好（彩图8-27）。如剥离肿瘤失败，应行肿瘤及颈动脉部分切除，并立即用大隐静脉或人造血管修复。无法修复时，也可做颈动脉永久结扎。

2．放射治疗　对全身情况欠佳，或因其他原因不适合于手术治疗者也可试用。

九、嗜酸性粒细胞增生性淋巴肉芽肿 Eosinophilic hyperplastic lymphogranuloma

又称“嗜酸性淋巴肉芽肿”或“嗜伊红淋巴肉芽肿”，于1937年首先由金显宅报道，在我国较为多见。主要为淋巴结肿大，淋巴细胞增生及嗜酸性粒细胞浸润。淋巴结以外的病变表现为肉芽肿，也有大量淋巴细胞和嗜酸性粒细胞浸润。患部皮肤的表皮层及皮下组织亦可见嗜酸性粒细胞。骨髓可见淋巴细胞及嗜酸性粒细胞增多。腮腺受累时，腺体内亦见淋巴细胞及嗜酸性粒细胞。

本病病因尚不清楚，有人报告患者血清IgE增高，增生之淋巴滤泡内有IgE沉积，受累组织中有肥大细胞和血液中有抗白色念珠菌抗体，因而认为属变态反应性疾病。白色念珠菌可能是致病源。

【临床表现与诊断】

嗜酸性粒细胞增生性淋巴肉芽肿常发生于 20 ~ 40 岁的成年人，绝大多数为男性患者，男女比例约为10∶1。发病缓慢，病程较长。好发部位为腮腺区、眶部、颧颊部、下颌下、颏下、上臂等区。主要表现为单发或多发软组织肿块，肿块偶可自行消退，但又复发；可有时大时小症状；肿块无疼痛及压痛，周界不清楚，质地在病变初期为软橡皮样，日久逐渐硬韧，当肿块缓解时再度变软。肿块区皮肤瘙痒，一般轻微，可随病程发展而逐渐加重，并可见皮肤粗厚及色素沉着。肿块大多可以推动，有区域性及广泛性表浅淋巴结肿大，呈分散性，中度硬韧，无压痛，亦不化脓。本病侵犯骨质者罕见，因此与骨嗜酸性细胞肉芽肿有所不同，后者属于朗格汉斯细胞病之一种。

化验检查常见血液中白细胞轻度增多，但嗜酸性粒细胞明显增多，可高达60%～70%（绝对计数也明显增加），淋巴细胞亦相应增多。

【治疗】

嗜酸性粒细胞增生性淋巴肉芽肿对放射治疗敏感，每个照射野总量给 10 ~ 20Gy 即可使其消退。部分病例可能复发，若再照射，反应仍然良好，肿大的淋巴结对放射线反应亦佳，但不如淋巴结以外的病变。多发性者应以化疗（小剂量环磷酰胺）及肾上腺皮质激素治疗为主。单发肿块也可考虑手术切除。

十、骨源性肿瘤及瘤样病变　Osteogenic tumors and tumor-like lesions

颌骨除可发生牙源性肿瘤外，还可出现骨骼系统的骨源性肿瘤及瘤样病变，在诊断和处理上有一定特殊性。

（一）骨化性纤维瘤 Ossifying fibroma

骨化性纤维瘤为颌面骨比较常见的良性肿瘤。根据肿瘤中所含纤维和骨质成分的多少，分别命名为骨化纤维瘤和纤维骨瘤（fibro-osteoma）。

【临床表现与诊断】

骨化性纤维瘤常见于青年人，多为单发性，可发生于上、下颌骨，但以下颌较为多见。女性多于男性。此瘤生长缓慢，早期无自觉症状；肿瘤逐渐增大后，可造成颌骨膨胀肿大，引起面部畸形及牙移位。有时可继发感染，伴发骨髓炎。

X 线片上表现为颌骨局限性膨胀，病变向四周发展，界限清楚，圆形或卵圆形，密度减低，病变内可见不等量、不规则的钙化阴影。

骨化纤维瘤易与骨纤维异样增殖症相混淆，应结合临床、病理和 X 线表现确诊。

【治疗】

手术切除。下颌骨肿瘤切除后的骨缺损原则上应同期植骨，上颌骨也可考虑同期植骨。对于大而弥散的骨化纤维瘤也可作部分切除，以改善面容，需注意术后严密观察。

（二）骨纤维异样增殖症 Fibrous dysplasia of bone

骨纤维异样增殖症又称骨纤维结构不良或骨纤维营养不良，是骨内有化生为骨质能力的纤维组织异常增生，并取代正常骨质为特点的一种疾病，是发育畸形而非真性肿瘤。

【临床表现与诊断】

可为单发或多发。单发者发生于颌骨、颅骨、肋骨及股骨等，颌骨受累占全身的20%～25%，无性别差异。多发者较少见，以下肢长骨较常受累，同时侵犯同侧多数骨骼，男女之比为1∶3。如同时伴有皮肤色素沉着及性早熟现象而无甲状腺功能亢进者，称为Albright综合征。

单发者多见于20岁以下年轻人；多发者常见于儿童，上下颌骨均可发生，但以上颌骨多见。病变发展缓慢，一般无自觉症状。病变发展可引起畸形及功能障碍。

本病有自限性，青春期后病变可不再发展。

X 线片上表现为颌面骨广泛或局限性沿骨长轴方向发展，呈不同程度的弥散性膨胀，病变与正常骨之间无明显界限。其密度根据病变中含骨量多少而异，有的呈密度高低不等阴影，有的呈毛玻璃状，少数表现为多房性囊状阴影。

骨纤维异样增殖症与骨化性纤维瘤有时难于单从临床表现上鉴别。有学者强调二者应以组织学表现为依据进行区别，认为骨纤维异样增殖症是一种发育障碍，病变永远停留于编织骨阶段；骨小梁周围也无骨母细胞围绕，如果病变中出现了层板骨和骨母细胞，则不应诊断为骨纤维异祥增殖症。但大多数学者则认为应该结合临床、X线和组织学特征来鉴别诊断。

【治疗】

一般在青春期后施行手术，影响功能时，也可提前手术。手术方法主要是将病变部分切除，以改善功能障碍及面部畸形。对于成形性手术不能达到改善功能目的者，可考虑截骨以切除病变，缺损同期植骨修复。

（三）骨巨细胞肉芽肿 Giant cell granuloma of the jaw

骨巨细胞肉芽肿以往被称为巨细胞修复性肉芽肿（giant cell reparative granuloma），认为该病是创伤后骨髓内出血的组织反应，但并无证据支持这一看法，故该命名欠妥。骨巨细胞肉芽肿这一名称也非贴切，因为在组织学上该病未见肉芽肿形成，所以正确的命名应是颌骨中枢性巨细胞病变（central giant cell lesion of the jaw）。

【临床表现和诊断】

巨细胞肉芽肿常发生于20岁以下的患者，女性较男性多见。多发生于下颌骨第一磨牙以前的部位。多表现为无痛性肿块，生长可快可慢，偶有压痛或麻木感。病变发展到一定程度可引起颌骨畸形、牙移位、牙根吸收等。

X线表现为单房状囊性阴影较多，其中有一些细小的骨间隔，并常有骨样或骨小梁发生，周围边界清楚整齐；密质骨虽然膨胀变薄，但较少穿破。

骨巨细胞肉芽肿需和下列病变鉴别。

骨巨细胞瘤　临床表现和骨巨细胞肉芽肿相似，鉴别主要根据病理学表现。

甲状旁腺功能亢进症　在骨的损害上，表现为褐黄色病损，故亦有“棕色瘤”（brown tumor）之称。本病常为多发性囊性变，除颌骨外常伴有长骨病变。因本病为全身性内分泌紊乱疾病，故在生化检查方面，血钙及血清碱性磷酸酶可增高。由于钙的增加，还常伴尿路结石。

巨颌症　组织学表现与巨细胞肉芽肿相似，但该病变常为对称性，多见于儿童。

【治疗】

巨细胞肉芽肿主要为外科治疗，彻底刮除病变组织即可。本病不宜放疗。

（四）骨巨细胞瘤 Giant cell tumor of bone

骨巨细胞瘤因在镜下可见大量巨细胞而得名，又因这些巨细胞可能为破骨细胞，故又名破骨细胞瘤（osteoclastoma）。肿瘤含两种细胞，一种是梭形或椭圆形细胞，是肿瘤的主质细胞；另一种是多核巨细胞。根据梭形或椭圆形细胞的形态，可将巨细胞瘤分为Ⅳ级。Ⅰ级为良性，Ⅲ、Ⅳ级属恶性，Ⅱ级介于Ⅰ级和Ⅲ级之间。

【临床表现与诊断】

骨巨细胞瘤多发生于20～40岁的成年人，男女无显著差别。一般生长缓慢，如生长较快，则可能有恶性变。早期一般无自觉症状，但有时可能引起局部间歇性隐痛。发生于下颌骨者，先使前庭沟变浅，逐渐膨胀并致下颌变形；晚期可能发生病理性骨折，在上颌骨者可以波及尖牙窝或全部上颌骨，牙槽突扩张，腭部突出，面呈畸形，牙可能被迫移位发生松动，若拔牙时可见创口有易出血的肉芽组织。

X线表现与巨细胞肉芽肿相似。典型巨细胞瘤呈肥皂泡沫样或蜂房状囊性阴影，伴骨质膨胀。在囊性阴影区无钙化点或新生骨质，肿瘤周围骨壁界限清楚。

【治疗】

手术切除为主。术中需行冰冻切片病理检查，排除恶性。病理属Ⅰ级者，可采用彻底刮除并在基底部用苯酚等烧灼，也可在健康颌骨组织内切除肿瘤。属Ⅱ级及以上者，视骨质破坏大小作颌骨方块切除或部分切除，根据情况决定是否立即植骨。

复习思考题

1. 色素痣、牙龈瘤如何分型？各自的治疗原则是什么？
2. 牙瘤分几型？其治疗原则是什么？
3. 详述成釉细胞瘤临床特点、诊断和治疗原则。
4. 血管瘤分类有哪些？各种分类的优缺点是什么？
5. 血管瘤的治疗方法有哪些？各种方法的适应证是什么？
6. 淋巴管瘤如何治疗？
7. 神经鞘瘤有哪些临床特点？
8. 什么是神经纤维瘤病？
9. 详述颈动脉体瘤的临床特点、鉴别诊断及治疗原则。
10. 嗜酸性粒细胞增生性淋巴肉芽肿临床特点是什么？如何诊断与治疗？
11. 如何鉴别骨化纤维瘤和骨纤维异常增殖症？二者治疗原则是什么？
12. 如何进行骨巨细胞瘤、骨巨细胞肉芽肿的诊断及鉴别诊断？二者治疗原则是什么？

（郭传瑸）

第四节　恶性肿瘤
Malignant tumors

提 要

口腔颌面部恶性肿瘤以癌最为常见，其他恶性肿瘤较少。在癌瘤中又以鳞状细胞癌为最多见，占80%以上。其他上皮来源恶性肿瘤见其他有关章节。鳞癌多发生于40岁以上中老年，男性多于女性；部位以舌、颊、牙龈、腭、上颌窦等多见。鳞癌早期可为黏膜白斑，以后发展为乳头状或溃疡，也可呈菜花状，边缘外翻，基底浸润。鳞癌常向区域淋巴结转移，晚期也可出现远处转移，但较少。

一、唇癌 Carcinoma of the lip

唇癌指唇红黏膜（唇自然闭合状态下外显的唇红黏膜组织）和口角联合黏膜（从口裂向后1cm范围）发生的癌。发生在唇内侧黏膜的癌属颊黏膜癌范畴。唇红部发生的癌几乎都为鳞癌，且大多数分化良好；也见基底细胞癌，系从唇的皮肤发生侵入所致。腺癌很少见。

【临床表现】

唇癌好发于男性，男女之比约为4∶1。绝大多数患者年龄在40岁以上。易发生于户外工作者。

唇癌上下唇均可发生，以下唇多见。最常见于唇红中外1/3部分。病程较长，生长较缓慢。表现为外突型或溃疡型，有些病例在白斑等癌前病变基础上恶变而来，癌周可见到癌前病变。病变早期表浅，随病程进展可同时伴有增殖和溃疡，可伴发感染。癌瘤表面常有血痂及炎性渗出。晚期病变累及全唇及周围邻近组织。

唇癌的颈淋巴结转移率较低，且发生转移时间较迟，初诊时伴淋巴结转移者不到10%。上唇癌转移率高于下唇。转移淋巴结多为颏下、颌下及颈深上淋巴结；上唇癌还可能出现腮腺淋巴结转移。

【治疗】

早期唇癌可采用外科手术、放射治疗、激光治疗或低温治疗，均可获得良好效果。

唇癌手术切除后，唇缺损在1/3以内时可直接拉拢缝合；缺损1/2或更多时可用邻近组织瓣即刻整复。

早期唇癌的颈淋巴结不做选择性治疗，可严密观察。病变范围较大者（T_3/ T_4）考虑行选择性颈淋巴清除术或放射治疗，临床诊断颈淋巴结转移者应行治疗性颈淋巴清除术。

【预后】

唇癌的预后较好。Ⅰ期和Ⅱ期唇癌5年治愈率在90%以上，唇癌的预后与发生部位有一定关系，下唇癌较上唇癌预后好。总的5年生存率为70%左右。

二、舌癌 Carcinoma of the tongue

舌癌是最常见的口腔癌。按UICC分类，舌轮廓乳头将舌分为舌前2/3的游动部和后1/3的舌根部。舌前2/3癌瘤属口腔癌范畴，舌后1/3者则属口咽癌范畴。此处讨论舌前2/3癌。

舌前2/3癌98%以上为鳞癌；腺癌比较少见，多位于舌根部；舌根部亦见淋巴上皮癌及未分化癌。

【临床表现】

男性略多于女性。近几年，女性舌癌病例有上升趋势，而且患病年龄趋向年轻。舌癌最常累及的部位为舌侧缘中1/3，其次是舌腹和舌背，舌尖部最少受累。

舌癌可表现为溃疡、外生和浸润三种类型。外生型及溃疡型较易被发现；浸润型表面可无明显改变而不易早期发现。早期可无症状或仅为轻度疼痛。有些病例疼痛明显，可反射至耳颞部。当舌癌广泛侵袭舌肌时，疼痛多较剧烈，舌体运动受限，语言、咀嚼和吞咽功能均受影响，患者进食可明显减少。晚期舌癌可累及口底、下颌骨、舌根及扁桃体等，此时，上述症状更重。

舌癌常发生早期颈淋巴结转移，且转移率很高，文献报告40%～80%不等。因舌体组织具有丰富的淋巴和血液循环，舌体活动频繁等，均成为促使舌癌发生转移的因素。转移淋巴结常发生在一侧，位于舌中线区舌癌或舌癌浸润超过中线可以向对侧颈淋巴结转移。位于舌前部的癌多向颌下及颈深淋巴结上、中群转移，舌尖部舌癌可以转移至颏下或直接至颈深中群淋巴结；位于舌根部癌可出现颌下、颈深淋巴结转移，亦可见茎突后及咽后部的淋巴结转移。舌癌晚期可发生远处转移，一般多转移至肺部。

【治疗】

强调综合治疗，提高治愈率、生存率及生活质量。结合患者肿瘤大小、肿瘤厚度与浸润深度、组织病理学表现、颈部及全身检查结果等确定治疗方案。

手术治疗 早期病变（T_1），溃疡范围局限、浸润较浅（深度小于2.0mm），可采用局部扩大切除或放射治疗。中等大小病变（T_2～T_4），应根据病变部位做半侧或全舌切除。波及口底及颌骨者，应施行舌、下颌骨及颈淋巴结联合根治术。舌癌的颈淋巴转移率较高，除早期N_0病例可定期随诊观察，一般应同期行选择性颈淋巴清除术。临床检查颈淋巴结阳性者同期行治疗性颈淋巴结清除术，术式宜采用根治性颈淋巴结清除术。

放射治疗 早期病例可选用近距离放射疗法。对T_2～T_4病例可考虑术前或术后放射治疗。颈淋巴结转移者，可在颈淋巴清除术后辅以放射治疗。

【预后】

舌癌5年生存率65%左右，其中T_1病变5年生存率90%以上，T_2约为60%，$T_{3～4}$为30%左右。颈部淋巴结无转移者5年生存率可达80%，有转移者则降为30%左右。

三、牙龈癌 Carcinoma of the gingiva

牙龈癌多为鳞状细胞癌，磨牙后三角区癌性病变属颊癌范畴。

【临床表现】

多见于40～60岁，男性略多于女性。好发于双尖牙区及磨牙区，下颌牙龈较上颌牙龈多见，约为2∶1。

牙龈癌多源于牙间乳头及龈缘区，表现为溃疡型或外生型。早期向牙槽突骨膜及骨质浸润，因其骨质破坏引起牙松动和疼痛。病变继续发展，则向唇颊沟、口底、腭侧黏膜、上颌窦、下颌骨内等侵犯。当下牙槽神经受累时可致患侧下唇麻木。肿瘤侵及磨牙后区、咽部及咀嚼肌群时可引起张口受限，颌骨破坏严重者可造成病理性骨折。

下颌牙龈癌比上颌牙龈癌颈淋巴结转移早，亦多见。常出现于患侧下颌下淋巴结，后期累及颈深上淋巴结。发生在上下颌前牙区牙龈癌可出现双侧颏下、下颌下或颈淋巴结转移。牙龈癌颈淋巴结转移率为34.5%，上颌牙龈癌为30%，下颌牙龈癌为37.1%。

X线检查主要为病变区溶骨性破坏，其周围有时可见骨密度增高的硬化表现。发生在下颌的牙龈癌，X线表现多为两种类型。压迫吸收型：骨质破坏，周界较清楚，边缘较整齐。浸润破坏型：骨质破坏呈溶骨性，边界不清，破坏区可见残存骨小梁。下颌牙龈癌的临床表现、病理分化程度与X线表现有一定的相关性。临床表现为外生型者，病理多为Ⅰ级，X线检查多呈压迫吸收型；而表现为溃疡者，病理多为Ⅱ级和Ⅲ级，X线检查多呈浸润破坏型。

早期牙龈癌要特别注意与牙周炎或牙龈炎鉴别；晚期应与原发性上颌窦癌及下颌骨中心性癌相鉴别。

【治疗】

牙龈癌的治疗以外科手术为主。病变仅局限于牙槽突未侵及至牙根尖水平者，下颌牙龈癌可行保留下颌骨下缘的颌骨矩形切除，上颌牙龈癌可行低位上颌骨切除。如癌瘤已侵及下牙槽神经管应行节段性甚至半侧下颌骨切除术；侵及上颌窦底而未破坏上颌窦者应行上颌骨次全切除术，已侵入上颌窦者应行上颌骨切除术。下颌骨部分或一侧切除者，酌情行钛接骨板连接缺损两端或行骨移植，以保证下颌骨连续性，避免下颌偏斜发生咬合紊乱。上颌骨切除后的缺损可用赝复体修复。晚期已累及邻近组织的牙龈癌应行扩大切除术，术后配合放射治疗。

早期上颌牙龈癌颈淋巴结N_0者，可不作颈淋巴清除术而严密观察；下颌牙龈癌可行舌骨上淋巴清除术。T_2、T_3牙龈癌淋巴结N_0者可行选择性颈淋巴清除术，N_1者可行原发灶及颈淋巴根治性清除术。

【预后】

牙龈癌5年生存率约为62.5%。发生在不同部位及不同类型的牙龈癌其预后有差别。下颌牙龈癌预后较上颌者为好，分别为65%和48.5%。X线表现为压迫吸收型5年生存率为87.4%，浸润破坏型者为50.4%。

四、口底癌 Carcinoma of the floor of mouth

口底癌系指发于口底黏膜的鳞癌，应与舌下腺来源的涎腺癌鉴别。口底癌在我国并不多见。南亚国家有嚼槟榔、烟叶习惯者易患口底癌。

【临床表现与诊断】

发病年龄同其他口腔癌，多发生于舌系带的两侧，早期表现为小硬节或红斑，以后多发展为溃疡。病变易侵犯至对侧、牙龈、下颌骨舌侧骨板、舌腹肌、口底肌群，造成下颌骨破坏、下颌牙松动、舌运动受限等。此时，患者多有明显疼痛、流涎、进食困难等症状。口底癌侵及颌下腺导管时常出现颌下腺肿大疼痛。发生在后口底的口底癌易早期侵犯下颌骨和舌腹。

区域淋巴结转移率较高，约35%～70%，多为双侧性。最易受累的淋巴结为颏下和下颌下淋巴结，可转移至颈深上淋巴结。

【治疗】

早期口底癌可行放射治疗。病变范围小于1cm，浸润厚度小于2.0mm者，可行局部扩大切除。如肿瘤侵及下颌骨，或有颈部淋巴结转移时，应行口底病变、下颌骨、颈淋巴联合根治术。口底切除后组织缺损原则上应同期修复。

早期的前口底癌可行双侧舌骨上淋巴结清除术；原发于后口底者，应行颈淋巴结清除术。如已有淋巴结转移则应行根治性颈淋巴结清除术。对于病变较大（T_3～T_4）或颈淋巴结转移病例，应综合治疗。

【预后】

口底癌的 5 年生存率平均为 50% 左右。

五、颊黏膜癌 Carcinoma of the buccal mucosa

颊黏膜癌指原发于颊黏膜的癌性病变。根据UICC的TNM分类分期规定颊黏膜的解剖界限为：前界为唇内侧黏膜中线，后界为翼下颌韧带前（包括磨牙后区），上下界为龈颊沟。颊癌90%以上为鳞癌，5%～10%为腺源性上皮癌。其发病率在我国占口腔癌的22.5%～30.2%。

【临床表现与诊断】

颊黏膜鳞癌多表现为溃疡型，基底及周围有浸润。腺上皮癌则主要为浸润硬结型。

早期无明显症状，病变继续发展或继发感染时，可有轻中度疼痛。颊肌、咀嚼肌受侵犯时可出现张口受限并渐进性加重。晚期癌瘤可穿破颊部皮肤形成窦道；侵犯上下牙龈和颌骨，引起牙疼、牙松动及颌骨破坏；向后可波及软腭、咽侧壁及翼下颌韧带。

颊黏膜癌的颈淋巴结转移率较高，文献报告在30%～50%之间。下颌下淋巴结最常受累，其次为颈深上淋巴结。有时亦见转移至腮腺淋巴结。

【治疗】

以手术为主的综合治疗，早期表浅的颊黏膜癌可考虑单纯的放射治疗。

颊癌原发灶直径在 1.0cm 以下且浅表者，可行局部扩大切除，遗留创面可拉拢缝合或游离皮片移植。病变直径大于 1.0cm，浸润深度达肌层者局部扩大切除后可采用颊脂垫、颞肌瓣、颞顶筋膜瓣、颈瓣、胸三角皮瓣、前臂皮瓣等修复。颊癌侵犯颌骨者应视其受累情况按肿瘤外科原则设计颌骨切除范围。

颈淋巴结肿大者应行治疗性颈淋巴清除术。临床检查未见肿大淋巴结，但肿瘤厚度3.0mm以上或原发灶 T_2 以上者，原则上应行选择性颈淋巴清除术。

中晚期病例，术前术后应辅以化疗或放射治疗。

【预后】

颊癌的 5 年生存率平均为 50% 左右。

六、腭癌 Carcinoma of the palate

腭癌按UICC分类，仅限于发生在硬腭的原发癌；软腭癌应划入口咽癌范畴。硬腭癌以腺上皮癌多，鳞癌相对较少。

【临床表现与诊断】

硬腭鳞癌大多高度分化，发展比较缓慢，主要表现是疼痛性溃疡。腭癌常侵犯腭部骨质，引起腭穿孔；向上发展可侵及鼻腔及上颌窦；向两侧发展可侵及腭侧牙龈牙槽突而引起牙疼痛松动。

腭癌的颈淋巴结转移率在 40% 左右，其中以下颌下和颈深上淋巴结多见。初诊病例约 20%～30% 存在淋巴结转移。腭癌发生在接近中线或超过中线者及晚期腭癌常多发生双侧颈淋巴结转移。

【治疗】

以手术治疗为主。早期病损应行包括腭骨在内的病变扩大切除术。对腭骨破坏或上颌窦底受侵者，应行上颌骨次全切除术。病变已侵入上颌窦者应行上颌骨切除术。已有淋巴结转移者行根治性颈淋巴清除术。病变范围较大，临床虽未扪及肿大淋巴结，也可考虑行选择性颈淋巴清除术。

【预后】

腭癌的5年生存率为65%左右。晚期淋巴结转移者预后差，5年生存率约30%。

七、口咽癌 Carcinoma of the oropharynx

口咽癌是指发生在舌根部、舌咽腭弓、扁桃体、软腭及咽后壁黏膜的癌性病变。根据UICC分类分期规定，口咽的解剖区域：前界为舌根部（舌后1/3）及会厌谷，侧壁为舌腭弓、扁桃体、扁桃体区和咽腭弓组成，后壁为腭水平面至会厌底以上的咽后壁。此处主要讨论发生在舌根、扁桃体区、软腭的癌瘤。这些部位的癌瘤与口腔癌诊治有较为密切的关系。口咽恶性肿瘤大多数为鳞癌，占70%～90%，恶性淋巴瘤和小涎腺恶性肿瘤也较常见。

【临床表现】

口咽癌好发于50～70岁的男性，早期症状轻微、位置深在不易被发现，应引起高度重视。局部检查时，病变处呈溃疡型、浸润型及肿块型。鳞状上皮癌溃疡型和浸润型多见，常同时存在，即表现为溃疡周围与基底有浸润性硬块。而腺上皮癌常表现为实质肿块型，表面无溃疡，周围与基底有浸润性硬块。

1．扁桃体区癌　发生在舌腭弓者几乎均为鳞癌。早期病变为红色、白色或红白相间改变。发生于扁桃体黏膜，初发为小的白色突起，多位于扁桃体上极。病变早期常无明显症状，或仅为轻度咽痛和吞咽不适，进食时加重。病变发展形成溃疡后，疼痛加重且可放射至耳部。肿瘤生长可扩散至腭部、磨牙后区、牙龈及舌等部位。晚期肿瘤累及翼内肌可出现张口困难及同侧耳颞区疼痛；累及舌体，舌运动受限。扁桃体淋巴瘤多为黏膜下包块，如发生破溃表现与癌相似。发生在扁桃体区的癌颈淋巴结转移率高，文献报道可高达77%。其中15%为双侧淋巴结转移。颈深上淋巴结最易受累，其次为下颌下淋巴结。

2．舌根癌　舌根癌较早期症状为舌根部异物感或吞咽疼痛，随肿瘤增长可出现吞咽困难、语音不清及耳深部疼痛。晚期上述症状加重且常表现为舌体固定、流涎、口臭症状。肿瘤易向舌体、会厌及咽旁间隙扩展。发生于舌根侧面的癌易侵犯舌扁桃体沟，约75%的舌根癌就诊时颈部可触及淋巴结，其中30%为双侧。二腹肌下淋巴结最早受累。

3．软腭癌　早期症状为轻度咽痛，进食时加重。中晚期病人吞咽困难语音不清。软腭固定或破坏穿孔可致食物返流至鼻腔。肿瘤常先向扁桃体弓和硬腭扩展，侵袭鼻咽、咽旁间隙时引起张口受限、颞部头痛、耳鸣、重听及疼痛等症状。颈淋巴结转移发生率约50%，其中16%为双侧。二腹肌下淋巴结最易受累。

【治疗】

以手术为主的综合治疗。手术入路的选择与肿瘤的生长部位及大小有关。小的软腭肿瘤可经口入路切除；舌根部和扁桃体区癌瘤可采用舌骨上进入、侧咽切开、下颌骨正中及下颌角区截断路径扩大切除。较大的病变可采用联合入路，包括咽切开术和下颌骨离断或下颌骨部分切除术。同期选用选择性或根治性颈淋巴清扫术。

术前术后结合放射治疗。手术后的组织缺损应一期修复，常选用胸大肌肌皮瓣、游离前臂皮瓣等。

【预后】

口咽癌的 5 年生存率在 50% 左右。

八、面部皮肤癌 Carcinoma of the facial skin

面部皮肤癌中，以基底细胞癌为多见，其次为鳞状细胞癌，汗腺癌较少见。紫外线、放射线损伤等被认为是致癌因素。

【临床表现与诊断】

易发生于60岁以上者，男性多于女性。好发于鼻部、额部、颧颞部等处皮肤。基底细胞癌生长较为缓慢，伴轻度瘙痒不适，无其他自觉症状。初起时可表现为暗灰色色素沉着，其周围可见毛细血管扩张。随肿瘤生长表面发生糜烂、结痂，常两种情况同时存在。进而发展形成溃疡，边缘隆起外翻。一般基底及周围轻度浸润。严重者侵及深部肌肉和骨质。鳞状上皮癌生长速度较快，常伴疼痛。病变区皮肤形成溃疡呈菜花状，表面常覆有坏死组织，伴出血，基底及周围明显有浸润，常侵及深层及邻近组织。

基底细胞癌很少发生区域性淋巴转移，鳞状细胞癌颈淋巴结转移率也较低。可转移至耳前、颌下或颈部淋巴结。

【治疗】

早期病例手术、激光、冷冻或药物治疗均可获得很好效果。一般根据病变部位、大小、浸润范围及患者具体情况确定治疗方案。手术治疗常作为首选。病变范围小、表浅而局限者，扩大切除后可直接拉拢缝合。术后组织缺损较大者，酌情行局部皮瓣或其他皮瓣修复。颈淋巴转移者应行治疗性颈淋巴清除术。

【预后】

基底细胞癌 5 年生存率在 95% 以上，鳞状细胞癌 5 年生存率也在 90% 以上。

九、上颌窦癌 Carcinoma of the maxillary sinus

上颌窦黏膜为柱状纤毛上皮，并含有小黏膜腺。上颌窦恶性肿瘤病理类型大多数为鳞癌，约占90%以上。此外还有腺源性上皮癌；其他恶性肿瘤如纤维肉瘤、恶性淋巴瘤等则较为少见。

【临床表现与诊断】

上颌窦癌（carcinoma of the maxillary sinus）好发于 50 ～ 60 岁，男性略多于女性。

早期肿瘤在窦内生长，尚未破坏黏膜基底层时，常无明显自觉症状。根据肿瘤不同的原发部位，随肿瘤生长破坏窦壁及周围组织时，临床则表现出相应的症状与功能障碍。肿瘤发生于上颌窦下壁者，常有牙龈麻木、牙疼痛、牙松动及龈颊部肿胀。当误诊拔牙时，牙槽窝内可见异常分泌物溢出或肿瘤组织突出，日后拔牙创不愈并有肿瘤组织生长。肿瘤发生于上颌窦前外壁者，面部及龈颊沟肿胀；随肿瘤继续生长，可出现皮肤组织受侵破溃，眶下神经受侵时可发生面颊部感觉异常或麻木。肿瘤发生于内侧壁者，可有鼻堵、异常分泌物、鼻衄以及因鼻泪管阻塞有溢泪症状。肿瘤发生于上颌窦上壁者，可出现眼球突出而向上移位，眼球运动受限、复视等，并可伴眶下区麻木。肿物发生于上颌窦后壁者，因翼肌、翼腭窝受侵，可出现开口受限，开口偏向患侧。累及耳咽管时，常伴耳鸣重听。晚期上颌窦癌可出现上颌窦各壁及毗邻组织如筛窦、蝶窦、颧骨和颅底等部位受侵，引起相应的症状。特别需要指出的是：在临床诊治上颌窦癌病例中，并非一个壁受侵和有相应的症状与体征，多见的是一个壁为主或一个壁以上受侵病例。

上颌窦癌颈淋巴转移较少，转移率为10%～20%，常见转移至下颌下及颈深上淋巴结。远处转移少见。

X线体层摄片、CT检查可显示癌瘤位置、骨质破坏程度与范围及周围组织受累情况。上颌窦探查病理活检（包括内镜上颌窦探查、上颌窦开窗探查）可确立诊断。

【治疗】

强调综合治疗，尤其是手术结合术前或术后放疗的综合治疗，已被认为是目前较好的治疗方案。术前放疗的总照射剂量为60～70Gy。照射前需在口腔龈颊沟做上颌窦开窗，以利照射后坏死组织的引流。手术应在放疗结束后2～4周左右进行。手术的原则是行上颌骨全切除术。具体切除范围还应根据病变的部位和侵及的组织结构作相应的扩大，例如肿瘤侵袭上颌窦后壁，则应行包括翼突在内的全上颌骨切除术。可应用赝复体修复手术后的上颌骨缺损。对眼球应尽量保留。如肿瘤已破坏眶下板且有眼球移位、运动受限、球结膜水肿者应一同摘除眼眶内容，仅有眶板受侵但眶底骨膜尚完整者可保存眼球。

术后放疗用于有残留癌组织者或扩大切除范围不足者。

颈淋巴结有转移者需行根治性颈淋巴结清除术。

【预后】

上颌窦癌5年生存率约在50%左右。

十、中央性颌骨癌 Central carcinoma of the jaws

中央性颌骨癌是原发于颌骨内较为少见的上皮性恶性肿瘤。中央性颌骨癌组织类型主要为鳞癌，其组织来源为牙胚成釉上皮的剩余细胞、面突融合时的残余胚胎上皮、牙源性囊肿衬里与成釉细胞瘤的恶变。此外，尚可见腺癌。腺癌可能来源于异位的唾液腺组织和牙源性囊肿上皮的黏液上皮化生。

【临床表现与诊断】

中央性颌骨癌好发年龄在40～60岁，男性多于女性，好发部位为下颌骨的磨牙区，上颌骨少见。初期症状可为牙痛或颌骨局部疼痛，随后可出现下唇麻木。癌瘤继续发展可侵及并穿破骨皮质，使该处颊舌侧出现浸润性肿块，骨破坏严重者可出现病理性骨折。晚期可穿破皮肤向外生长；侵及牙槽突引起数个牙松动、移位、脱落，然后肿瘤可从脱落牙或因松动而拔牙的牙槽窝中突出。肿瘤沿下牙槽神经管扩散或直接破坏骨皮质，侵入翼颌间隙，累及咀嚼肌，引起张口困难。

中央性颌骨癌的颈淋巴结转移率在40%左右，最常转移至颌下及颈深上淋巴结。

中央性颌骨癌在较早期需与牙周炎及能引起牙痛的其他牙病鉴别。及时的X线检查是必要的。一旦怀疑本病应立即行活检。当出现多个牙松动，下唇麻木症状时，注意与颌骨骨髓炎鉴别，后者X线表现除骨质破坏外，还可见骨膜反应及死骨形成。

X线表现，早期病变局限于根尖下方，骨质呈虫蚀样改变，以后出现溶骨性破坏。受累的牙根也被吸收。通常无骨膜反应。如肿瘤为囊肿或成釉细胞瘤癌变而来，可见到此二者的影像学特征。

临床上可在牙槽窝肿块（可拔除一颗松动牙）刮取肿瘤组织活检，或在下颌骨颊侧病变区切取肿瘤组织病理检查确诊。

【治疗】

一侧的中央性下颌骨癌应做半侧的下颌骨切除术；接近或达中线者，术野应扩大至对侧的颏孔区；已侵及中线者，应扩大切除至对侧的下颌孔处，甚至全下颌骨切除。中央性上颌骨癌应做一侧上颌骨切除术。肿瘤侵入上颌窦者，切除原则同上颌窦癌。

应同时行同侧根治性颈淋巴清除术。如肿瘤累及中线，对侧宜行功能性颈淋巴清除术。

【预后】

中央性颌骨癌 5 年生存率在 30% 以下。

十一、骨源性肉瘤 Osteogenic sarcoma

颌骨骨源性肉瘤属高度恶性肿瘤，占全部口腔颌面部恶性肿瘤的2.1%，其发生可能与创伤和放射线损伤有关。本节主要讨论骨肉瘤、软骨肉瘤，并对骨纤维肉瘤、尤文肉瘤扼要介绍。

【临床表现与诊断】

骨源性肉瘤发病年龄轻，多发生于 20～40 岁年龄组，较长骨骨肉瘤好发年龄晚 10～20 岁左右；男性略多于女性；下颌骨发生率略高于上颌骨；下颌骨的好发部位为体部，上颌骨为牙槽突。

早期可出现患区感觉异常、麻木或疼痛。病变发展迅速，呈进行性膨胀性生长。牙槽突和颌骨可破坏。表现为牙松动、移位、甚至脱落，颌骨膨胀，面部畸形。眼眶、鼻腔等受累时，可出现相应的功能障碍。肿瘤继续发展穿破骨皮质，侵入软组织，可引起表面黏膜或皮肤的静脉扩张，局部温度升高，后期肿瘤易在口腔内破溃伴坏死性溢出或出血。肿瘤生长至晚期可呈巨大肿块，导致患者张口、进食障碍，呼吸困难，出现恶液质。

颌骨骨源性肉瘤易发生血行性转移，但较长骨者少，转移率约占 21%，多出现于晚期。偶有淋巴结转移。

X 线特征为病变区骨质呈不规则的溶骨性破坏，边缘不齐，骨小梁结构消失。

骨肉瘤

骨肉瘤（osteosarcoma）在颌骨骨源性肉瘤中最为常见。发病年龄多为20～39 岁，其中以30～39 岁年龄组最为常见。男性较女性多见。骨肉瘤可发生远处转移，转移率30% 以上，肺、骨、肝及脑是常见转移部位；偶见区域淋巴结转移。X 线表现为成骨型和溶骨型两类。成骨型在骨质破坏区可见斑片状与日光放射状密度增高，并可见层状骨膜反应及袖口状骨膜反应。溶骨型表现为不规则骨破坏，骨膜反应不明显，可发生病理性骨折。血生化检查，碱性磷酸酶升高。

软骨肉瘤（chondrosarcoma）根据其发生发展过程可分为原发性及继发性，后者常由软骨瘤、骨软骨瘤恶变而来。按发生部位可分为中央型和周围型；前者指从骨髓内发生，后者指发生于骨或软骨表面。原发性软骨肉瘤多见于青少年，由软骨瘤恶变者多在 30～50 岁年龄组。男女患病性别差异不大。下颌骨好发部位为髁突、喙突、颏部及下颌角，上颌为前牙区好发。临床以肿胀和无痛性肿块为主要表现。肿瘤表面光滑，或可见凹凸不平分叶状，质硬。发生在下颌髁突的软骨肉瘤常出现下颌偏斜，运动障碍，咀嚼疼痛。其转移率低于骨肉瘤。X 线表现为骨密度减低，其间可见斑点状密度增高。

骨纤维肉瘤（fibrosarcoma of the bone）发生于松质骨。以往曾被诊断的骨纤维肉瘤，现大多被认为是骨恶性纤维组织细胞瘤（malignant fibrous histocytoma of the bone）。临床表现与骨肉瘤相似。

尤文肉瘤（Ewing's sarcoma）多见于管状骨，发生在颌骨者不到3%，以下颌骨多见，患病年龄在5～20岁，男性多见。肿瘤生长迅速，病期短。常伴有面部红肿、中度发热，白细胞总数增高，血沉快，贫血、蛋白尿等。X线表现可显示与颌骨骨膜平行呈葱皮状排列的骨膜反应，但不如发生于长骨者多见。

【治疗】

以根治性手术为主，根据肿瘤范围做一侧颌骨直至全颌骨及周围软组织的广泛切除。术后采用大剂量化疗。除非有淋巴结转移，一般不行颈淋巴清除术。

【预后】

颌骨骨源性肉瘤预后较发生于长骨者好，5年生存率可达40%左右。

十二、颌骨转移性肿瘤 Metastatic tumors of the jaws

指原发于其他器官的恶性肿瘤转移至颌骨。颌骨转移癌（metastatic carcinoma of the jaws）少见，不足口腔颌面部恶性肿瘤的1%。原发灶部位：男性依次为肺、肾、前列腺及直肠；女性依次为乳腺、肾、子宫及甲状腺。下颌体和下颌支是最常见的转移部位，上颌骨转移少见。转移癌的组织类型多数为腺癌。

【临床特征与诊断】

患者既往有全身其他部位癌症病史，但亦见首诊为尚未发现原发灶或原发灶不明的转移癌患者。主要症状为下唇感觉异常、麻木、局部肿胀、疼痛及牙松动等。下唇感觉异常、麻木、局部不适等症状常为持续性，且进行性加重。局部表现基本同颌骨中央性癌。X线片可见不规则的溶骨性破坏，少数可表现为圆形或椭圆形的骨密度减低透影区。

颌骨转移癌病理组织学类型应与原发癌一致。

对于尚未发现原发灶或原发灶不明的颌骨转移癌，可借助CT、MRI、B超、核素检查等辅助手段查寻，重点检查肺、肾、前列腺、乳腺、肝、子宫、甲状腺等脏器。

【治疗】

以综合治疗为主。如原发灶已控制或能控制，发生在颌骨的转移灶可行手术治疗，手术原则同其他颌骨恶性肿瘤，术后配合化疗或放疗。原发灶不能控制者，转移灶不宜手术。

【预后】

预后差，多数患者在1～2年内死亡。

十三、恶性淋巴瘤 Malignant lymphoma

恶性淋巴瘤是发生于淋巴结和淋巴结以外的淋巴组织以及单核巨噬细胞系统的恶性肿瘤，是一种全身性疾病，但其主要病变及临床表现可局限于某一特定部位。在病理上可分为霍奇金淋巴瘤（Hodgkin lymphoma，HL）和非霍奇金淋巴瘤（non-Hodgkin lymphoma，NHL）两大类，发生在口腔颌面部及颈部的恶性淋巴瘤以后者居多。按其发生部位可分为结内型和结外型，颈部恶性淋巴瘤以结内型为多见，口腔颌面部者以结外型多见。

恶性淋巴瘤在欧美国家发病率较高，在我国发病率只及欧美国家发病率的1/6～1/4。

恶性淋巴瘤的发病可能与病毒感染有关，如EB病毒及人体嗜T淋巴细胞病毒。

【临床表现与诊断】

恶性淋巴瘤可发生于任何年龄，但以青壮年为多。发生于淋巴结者（结内型）常为多发性，主要的临床表现为颈部、腋下、腹股沟等处淋巴结肿大。肿大的淋巴结大小不等，可以活动，表面皮肤正常，质地硬韧而有弹性，无压痛；以后肿大的淋巴结可互相融合，活动性差，临床上易被误诊为淋巴结核或慢性淋巴结炎。口腔颌面部发生于淋巴结外者（结外型）早期常是单发性病灶，可发生于牙龈、腭、颊、舌根、口咽、扁桃体、颌骨等部。临床表现呈多样性，可为炎症、坏死、肿块等。肿瘤生长迅速，引起相应的局部症状。约1/3患者伴有全身症状，包括发热、盗汗、乏力、贫血、消瘦等。有些患者在淋巴结肿大之前，即有不规则发热，易造成诊断困难。

恶性淋巴瘤在临床上缺乏特异性表现，确诊需靠细胞学或组织病理检查。对于不明原因的表浅淋巴结肿大，在排除淋巴结炎及淋巴结结核后，应考虑本病。对于恶性淋巴瘤，还必须了解病变的范围及肿瘤和周围组织器官的关系。B超和CT检查可了解肝、脾、肾、神经系统、纵隔及腹腔淋巴结的情况；骨髓穿刺活检可确定骨髓是否受累。只有对恶性淋巴瘤进行全面的检查才能得出准确的分型与分期、治疗方案并预测病人的预后。

恶性淋巴瘤的分期，目前临床上常采用 Ann Arbor 分期法（1971 年）表 8-3：

表 8-3 Ann Arobor 分期法（1971）

Ⅰ期	病变局限于一个淋巴结区（Ⅰ）或一个淋巴系统以外的一个器官或部位的局部侵犯（ⅠE）。
Ⅱ期	病变侵犯膈肌一侧的两个或更多的淋巴结区（Ⅱ）或一个以上的淋巴结区伴发一个以上淋巴结区组织或器官的局部侵犯（ⅡE）。
Ⅲ期	病变侵犯膈肌两侧的淋巴结区（Ⅲ）或伴发淋巴结外的局限性器官或部位的侵犯（ⅢE）或脾受侵犯（ⅢS）或后两部位或器官同时受侵犯（ⅢES）。
Ⅳ期	有一个或一个以上淋巴系统外器官或组织的广泛侵犯，如脾（S）、腹部淋巴结（N）、骨（O）、肺实质（L）、骨髓（M）、肝（H）、胸膜（P）、皮肤（D）等。

* 淋巴结区划分

膈肌以上：咽淋巴环、颈部、纵隔或肺门、锁骨下、腋窝与胸部、滑车以上及臂部

膈肌以下：脾脏、主动脉旁、髂部、腹股沟及股部、肠系膜、腘窝

* 分组

A 组：无 B 组症状

B 组：发热超过 38℃，盗汗，6 个月内体重丢失 10% 以上

【治疗原则】

恶性淋巴瘤治疗以化疗和放疗为主，手术占次要地位。

1．霍奇金淋巴瘤的治疗　早期（$Ⅰ_A$和$Ⅱ_A$）HD 治疗以放疗为主；ⅠB、ⅡB 和ⅢA 期采用化疗为主加放疗巩固的方针；ⅢB和Ⅵ期以化疗为主。常用的化疗方案为MOPP（氮芥、长春新碱、丙卡巴肼、泼尼松）。MOPP 方案失败的病例可改用 ABVD 方案（阿霉素、博莱霉素、长春新碱、氮烯咪胺）。

2．非霍奇金淋巴瘤的治疗　NHL 比 HL 治疗困难。Ⅰ、Ⅱ及$Ⅲ_A$期病例以放疗为主，化疗为辅；$Ⅲ_B$和Ⅵ期以化疗为主，放疗为辅。较常用的化疗方案为 COP 方案（环磷酰胺、长春新碱、泼尼松）。对预后差的 NHL 加用阿霉素，即 CAOP 方案（环磷酰胺、阿霉素、长春新碱、泼尼松）。

【预后】

HL较NHL预后好。HL中预后从好至差依次为：淋巴细胞为主型、结节硬化型、混合细胞型、淋巴细胞消减型。淋巴细胞为主型的5年生存率为95%，淋巴细胞消减型则仅为26%。

NHL 中结节型比弥漫型预后好。

结外型 NHL 预后较结内型 NHL 差，前者 5 年生存率 49%，后者 63%。

HL 的Ⅰ和Ⅱ期病人 5 年生存率达 95% 以上，Ⅲ和Ⅵ期可达 90%；NHL 的 5 年生存率也可达 80%。

50% 以上的恶性淋巴瘤病人可生存 10 年以上。

十四、恶性黑色素瘤 Malignant melanoma

恶性黑色素瘤系来源于黑色素细胞的高度恶性肿瘤。在我国，发生在口腔黏膜的恶性黑色素瘤较颜面皮肤者为多。口腔内的恶性黑色素瘤常来自黏膜黑斑，约30%的黏膜黑斑可发生恶变。颜面部的恶性黑色素瘤常在色素痣的基础上发生，主要是由交界痣或复合痣中的交界痣成分恶变而来。损伤、慢性刺激、不恰当的治疗常为促使其恶变的因素。早期正确处理口腔内黏膜黑斑和颜面部皮肤痣是预防恶性黑色素瘤的最有效措施。

【临床表现与诊断】

颜面部皮肤恶性黑色素瘤发病高峰年龄在40～49岁之间，男女患病比例相近。早期表现绝大多数为皮肤痣，发生恶变时，原有的色素痣迅速增大、瘙痒，发生溃疡甚至破溃出血，色素加深，呈黑色或深褐色，边缘变得不规则，病变周围出现色素卫星小结，并可有炎症表现。

发生在头颈部黏膜的恶性黑色素瘤患病年龄比皮肤者大20岁，50岁以上年龄组占50%～78%，20 岁以下发病少见。但口腔黏膜恶性黑色素瘤的发病年龄较小，小于 40 岁者占 82%。头颈部各处黏膜均可发病，以鼻腔鼻窦及口腔为多。口腔黏膜恶性黑色素瘤以硬腭、牙龈及颊部为常见，软腭、舌和口底少见。肿瘤呈蓝黑色，亦见无黑色素表现者称无色素性恶性黑色素瘤。病变生长较快，易出现溃疡，常伴出血。病变位于牙龈时，因牙槽骨破坏出现牙松动。若侵犯软腭、口咽部及翼内肌则造成吞咽及张口困难。

恶性黑色素瘤常发生广泛转移，约70%早期转移至区域淋巴结。肿瘤可经血循转移至肺、肝、脑、骨等器官，其转移率可高达 40%。

恶性黑色素瘤的诊断主要根据临床表现。绝大多数学者反对行切取活组织检查，认为活检术可加速肿瘤生长并促使转移。临床上如不能确定诊断，可行病灶冷冻活检，并一期完成治疗。在病理上，无色素恶性黑色素瘤需与低分化鳞癌、小细胞癌、恶性淋巴瘤、横纹肌肉瘤、血管肉瘤等鉴别，可借助电镜、特殊染色法或免疫组化进行鉴别。恶性黑色素瘤瘤细胞抗波形纤维蛋白抗体和 NKI/C-3 抗体呈阳性反应，对 S-100 蛋白和 HMB-45 呈强阳性反应，口腔黏膜恶性黑色素瘤对抗 S-100 蛋白 α 亚基抗体的反应具有特异性。

由于恶性黑色素瘤转移高，应特别注意在就诊时明确有无转移灶存在。头颈部 CT 或 MRI、胸片和腹部 B 超检查有助于早期发现区域淋巴结或远处转移灶。

【治疗】

以外科手术为主的综合治疗。对原发灶，手术扩大切除的范围比其他组织学类型的恶性肿瘤更广、更深。

如已出现颈淋巴结肿大，患者无远处转移发生，应行根治性颈淋巴清除术。对未触及肿大淋巴结患者，颈淋巴结处理可进行如下选择：肿瘤厚度不足1 mm，不行选择性颈淋巴清除术；厚度超过 1.5 mm，考虑行选择性颈淋巴清除术。

以往认为恶性黑色素瘤对放疗不敏感。最近的研究发现，通过改进放疗技术及在每一疗程中采用高剂量疗法可达到控制肿瘤生长和抑制复发的作用。例如，采用超分割放疗技术，局部控制率可达 44% ~ 61%，用中子束治疗皮肤恶性黑色素瘤可取得较好的局部控制效果。

常用的化疗药物有DTIC、CCNU、CDOP、5-F u 和左旋美法仑等。化疗可取得暂时的缓解效果，但无延长患者生存期的确切疗效。近来，有人将区域灌注左旋美法仑加热疗的方法用于临床，总有效率达 78%，被认为是治疗晚期和肿瘤复发患者的首选方法。

有学者报告，使用恶性黑色素瘤疫苗治疗已全部切除病灶的患者，可延长其生存期和缓解期，对部分进展期患者也可减缓病变的发展。联合大剂量 r TNF- α 和 r TNF- γ 与左旋苯丙氨酸氮芥治疗，对单用左旋苯丙氨酸氮芥治疗失败的高危病人有效率为100%，完全缓解率为 90%。有人推荐，大剂量的免疫制剂和左旋苯丙氨酸氮芥联用为药物治疗首选。

【预后】

皮肤恶性黑色素瘤的总 5 年生存率为 50%，黏膜者为 20%。

十五、浆细胞肉瘤 Plasma cell sarcoma

浆细胞肉瘤又称骨髓瘤（myeloma），来源于骨髓内浆细胞。一般分为单发性和多发性两种。临床上以多发性为多见。多发者可发生于多处骨，而罹患骨又可发生多个肿瘤病灶，故称其为多发性骨髓瘤。

【临床表现与诊断】

发病年龄较晚，多见于40～70岁的中、老年人，30岁以下者少见。男女患病比例为3 : 1。好发于胸骨、椎骨、肋骨、盆骨及颅骨，也可单发于颌骨或口腔、口咽部等软组织。单发于颌骨者以下颌骨较常见，上颌骨少见。局部剧烈疼痛为本病的主要症状，初为间歇性，继为持续性，运动或压迫可加剧。发生在椎骨、肋骨者可伴神经性痛。位于下颌骨、肋骨、颅骨等表浅部位者，可触及肿块，质硬，一般均有压痛。随病情发展，骨破坏加重，可出现病理性骨折。常伴有发热、贫血征。晚期多并发肾病，出现进行性贫血，长期低热及恶液质。

化验检查有进行性贫血，红细胞减少，血沉加快，白细胞减少、血小板减少，血浆球蛋白增加，白蛋白与球蛋白比例倒置，总蛋白量增加，血清钙增高。多发性者患者尿中可有凝溶蛋白（Bence-Tones albumose）。

X 线表现主要为溶骨性破坏和骨质疏松。病变区多呈单个或多个大小不等的圆形溶骨性凿孔状缺损，边缘较清晰，周围无骨硬化表现。

骨髓穿刺涂片，下颌骨病变穿刺，病变区切取活检可发现骨髓瘤细胞。

【治疗】

一般采用以联合化疗为主的综合治疗，单发病例可结合放疗。

【预后】

单发性骨髓瘤预后好于多发性，其中约25% 可发展为多发性。多发性骨髓瘤 5 年生存率在25% 以下。

十六. 恶性肉芽肿 Malignant granuloma

恶性肉芽肿亦称坏死性肉芽肿（necrotic granuloma），因病变沿面部中线好发于鼻腔、口腔、腭、咽部等部位，故又称其为中线致死性肉芽肿（midline lethal granuloma）。

对于本病的病因及本质的观点有不同说法，目前仍尚未取得一致的意见，可归纳为三种：①恶性肿瘤，如恶性网织细胞增生症和未分化癌都可表现为恶性肉芽肿；②结缔组织胶原病所致的肉芽肿，又名 Wegene 肉芽肿，认为是对于某种性质不明的抗原的免疫反应性疾病；

③某种类型的恶性淋巴瘤，认为本病应归为T细胞恶性淋巴瘤。

【临床表现及诊断】

多见于青壮年，好发于鼻、硬软腭、鼻咽，也见于上颌窦、牙龈等部位。受侵部位最初表现为硬结，随之出现溃疡、坏死，逐渐破坏软组织、软骨及骨，出现恶臭、口鼻腔穿孔。常伴面部肿胀，长期难以控制的发热、贫血。肺部受侵时，可出现肺纹理增粗、多发球形肿块，病灶可坏死形成空洞。

化验检查：贫血、嗜酸细胞增多、血沉快，可有蛋白尿、血尿。

病理学诊断很困难，活检结果常为慢性炎症，肉芽组织、坏死组织、网织细胞增生等，需结合临床表现、化验检查、X线表现确诊。

应注意与梅毒性溃疡及梅毒瘤作鉴别。梅毒一般有性病史或家族史，发病缓慢，病程较长，其溃疡边缘较规整，坏死较少。血清学检查梅毒抗体阳性。

【治疗】

首选局部放射治疗，配合化学药物治疗、激素治疗及对症支持疗法。

复习思考题

1. 舌癌的临床表现与颈淋巴结转移的特点。
2. 试述下颌牙龈癌临床表现，病理分化度和X线检查所见相关性。
3. 上颌窦癌的临床表现有哪些？
4. 中央性颌骨癌与颌骨骨髓炎如何鉴别？
5. 试述成骨性肉瘤与下颌骨边缘性骨髓炎的鉴别诊断。

第五节　原发灶不明的颈部淋巴结转移癌

Metastatic carcinoma to cervical lymph nodes from unknown primary sites

提　要

颈部淋巴结转移癌约有2.6%～9.0%找不到原发灶。原发灶不明的颈淋巴结转移癌占上呼吸消化道癌的3%～9%，男女性别比为9～15：1，平均发病年龄男60岁、女平均55岁。最常受累的淋巴结是颈深淋巴结，占60%～94%，其中又以二腹肌下淋巴结最易受累（46%～78%），其次为颌下淋巴结（2%～11%）和锁骨上淋巴结（8%～15%）等。单侧受累占75%～94%，单个淋巴结受累占67%～84%。转移癌病理类型大多数为上皮癌（70%～94%），腺癌占2%～13%，未分化癌占2%～13%。

大多数原发灶不明的颈部淋巴结转移癌并无明显症状，在排除颈淋巴结炎症、结核、淋巴瘤等可能后，应细心寻找那些有助于找到原发肿瘤的症状和体征，如发音障碍、吞咽障碍、牙痛、颜面感觉异常、听力下降、鼻塞等。肿大淋巴结所处位置对查找原发灶也有一定的指导意义。颏下淋巴结：鼻、唇、口底；颌下淋巴结：口唇、口腔、鼻前庭；二腹肌下淋巴结：

咽淋巴环、软腭、口咽、下咽、声门上喉部、头皮、上颌窦；肩胛舌骨上淋巴结：舌、下咽、喉、甲状腺；颈深下淋巴结：喉、甲状腺、颈段食管；锁骨上淋巴结：甲状腺、食管、气管、支气管及膈下原发肿瘤。

【诊断】

通常是通过细胞学检查或组织学检查证实。穿刺抽吸法阳性率很高，宜首先采用；细胞学检查不能确诊者可行肿大淋巴结切除活检术，不宜行肿大淋巴结切取活检术。

一旦确诊颈淋巴结转移癌后，应作下述检查：①颈中上淋巴结肿大应特别注意上呼吸消化道检查，耳、鼻、喉科检查，食道内镜检查，EB病毒血清学检查，胸部X线检查，气管和支气管内窥镜检查，尤其要注意检查部位隐蔽的鼻咽、舌根及梨状窝等处，必要时甲状腺外科手术探查；②锁骨上区淋巴结肿大尤应注意检查锁骨下器官，对有关部位进行X线、B超、CT、MRI、同位素扫描、内镜等检查。

【治疗】

一般来说，原发灶不明颈部淋巴结转移癌的最有效治疗方法为手术与放疗联合治疗。手术采用根治性颈淋巴结清除术。放疗的照射野应足够大，建议包括：颈淋巴结区、双侧锁骨上区及可能的原发灶部位（从鼻咽部到口咽和咽喉部）。颈深上淋巴结转移鳞癌，尤其是低分化癌，应考虑为来自原发鼻咽部的隐匿癌，应按鼻咽癌进行根治性放疗。颈深中下淋巴结转移性鳞癌，放疗野应包括舌根或梨状窝。转移性腺癌除手术外可给予化疗。锁骨上淋巴结转移癌，可根据病理诊断，采用适当的放疗或化疗。

【预后】

总的5年生存率在4%～22%之间。转移性鳞癌预后较好，腺癌很差，尤其是锁骨上转移性腺癌。能获得淋巴结清除并联合大野放疗者预后较好。在颈淋巴结转移灶处理后仍应注意寻找原发灶。有不少患者的原发肿瘤在发现颈淋巴结肿大后的头两年内出现。原发肿瘤的出现预示着预后不良。

复习参考题

1．较为常见的颈部转移癌的原发灶有哪些？

2．颈部转移癌诊治原则？

第六节 头颈部多原发癌

Multiple primary carcinomas in head and neck

提 要

随着头颈癌综合治疗措施的不断完善，肿瘤的局部控制率有较明显的提高，但总体生存率并没有多少改善，死于远处转移及多原发癌的患者不断增多。近年来，头颈多原发癌问题日益受到重视，有必要作一讨论。

多原发癌的诊断标准：①所有肿瘤必须具有恶性的组织学特征；②各个肿瘤在解剖或组织学图像上必须是独立的；③必须排除转移癌可能。多原发癌同时发生或前后不超过6个月者为同时癌超过6个月者为异时癌。

头颈部是多原发癌最常见的部位，发生率为10%～27%。临床研究表明，近几年多原发癌的发病率有增高趋势。这种升高有以下几个因素：①对多原发癌的进一步认识使检查更细致；②对手术及尸检标本全面的病理检查；③治疗方法的改进延长病人的生存期；④不能排除多原发癌发病率真正升高的可能。另外，人类自然寿命的增长及环境中致癌源不断增多也可能与之有关。

头颈癌患者高发多原发癌的原因还不清楚。至今最令人信服的学说仍是多中心起源学说。该学说认为：致癌源作用的并不仅仅只是一个或一组细胞，而是或多或少的一片区域。但是在某些点或区域接受刺激的强度却是不等的。肿瘤首先在刺激最强的地方发生；但在接受同样刺激的邻近组织，以后也将发生肿瘤性变化。临床上，广泛的癌前病变如白斑常发生多原发癌便是多中心起源学说的例证。

头颈鳞癌应视为上呼吸道及消化道黏膜系统性疾病的局部表现。近年来，随着对多原发癌的进一步认识，许多研究者用内镜对上呼吸道及消化道进行全面检查，提高了多原发癌的检出率。头颈多原发癌的发现将极大地改变治疗方案，避免了仅治疗某单一癌所可能造成的严重后果。

一般认为，头颈多原发癌的预后较差。主要原因是：①第二癌诊治延误；②第二癌的解剖部位多为深在的咽、喉、食道、支气管。作者曾对本科9例口腔癌多原发癌患者进行随访，结果除一例死于第二癌外，其余均健在。原因是他们能定期随访，发现第二（或更多）癌时多为早期，能彻底切除。故建议，头颈癌治疗后第1年内应每月随诊1次，第二年每2月1次，第3～5年每3月1次。对于复发、新病灶、吞饮不适、语音改变、慢性疼痛等患者应做三联内镜（喉镜、食道镜及支气管镜）检查、尤其要注意舌根、梨状窝及内镜也可能漏诊的气管－支气管树等部位的检查。总之，只要头颈癌患者随诊制度完善，病灶能早期发现，多原发癌患者同样可以得到良好的预后。

复习参考题

1．头颈部多原发癌的诊断标准。

2．头颈部原发癌与复发癌的鉴别诊断？

（张建国）

参考文献

1. 邢国强, 邢国光, 李振浦. 癌症的起因与预防. 国外医学肿瘤学分册. 1997; 24: 65-70
2. 于甬华, 白桦, 陈延条. 肿瘤放疗增敏的研究和应用现状. 国外医学肿瘤学分册. 1997, 24:297-299
3. 赵福运主编. 实用激光治疗学. 北京: 北京医科大学、中国协和医科大学联合出版社, 1997, 79-86
4. 余树观, 沙永慧. 头颈部恶性肿瘤. 河南: 河南科学技术出版社, 1990, 177-199

5. 陈日亭. 颌面颈手术解剖. 第 2 版. 北京: 人民卫生出版社, 1994, 134-150
6. 邱蔚六主编. 口腔颌面外科学. 第 4 版. 北京: 人民卫生出版社, 2000, 219-265
7. 马大权. 口腔颌面部恶性肿瘤. 见郑麟蕃, 张震康主编: 实用口腔科学. 北京:人民卫生出版社, 1993, 317-352
8. 郭传瑸. 马大权, 章魁华等. 口腔颌面部恶性肿瘤患者术后营养支持治疗的临床研究. 中华口腔医学杂志, 1994; 29:280-282
9. 郭传瑸. 王鹏来, 马大权. 营养学手段干预肿瘤生长. 现代口腔医学杂志, 2000; 14 (4): 275-276
10. 郭传瑸. 颈淋巴清扫术及口腔颌面部肿瘤非手术治疗. 见俞光岩等主编: 口腔颌面部肿瘤. 北京: 人民卫生出版社, 2002. 426-463
11. 邱蔚六主编. 口腔颌面外科理论与实践. 北京:人民卫生出版社, 1998:211-222; 1222-1229; 1351-1380
12. 李宝民, 周定标, 段国升等. 头颈部高血运病变的血管内栓塞治疗. 中华神经外科杂志 1996;12 (4):200
13. Murti PR, Warnakulasuriya KAAS, Johson NW, et al. p53 expression in oral precancer as a marker for malignant potential. J Oral Pathol Med 1998; 27:191-196
14. Forastiere AA. Randomized trials of induction chemotherapy. Hematol Oncol Clin Nor Am 1991; 5: 725-736
15. Schneider M, Etienne M, Milano G, et al. Phase II trial of cisplatin, fluorouracil, and pure folinic acid for locally advanced head and neck cancer: A pharmacokinetic and clinical surgery. J Clin Oncol 1995; 13:1656-1662
16. Jaulberry C, Rodrigues J, Brunin F, et al. Induction chemotherapy in advanced head and tumours: Results of two randomised trials. Int J Radiat Oncol Biol Phys 1992; 23:483-489
17. Bradley PF. A review of the use of the neodymium YAG laser in oral and maxillofacial surgery. Br J Oral Maxillofac 1997; 35:26-35
18. Zhao FY, Zhang KH, Jiang MJ. The use of the ND:YAG laser in the treatment of malignant tumours of the oral and maxillofacial regions. Lasers Med Sci 1993; 8:179-184
19. Ackermann K. Laser applications in haemostasis following oral surgery. In:Lang W, Aumiller J, eds. Munchener Medizinische Wochen schrift. MMW Medizen Verlag:Munchen, 1986:2-4
20. Teitelbaum GP, Halbach VV, Fraser KW, et al. Direct-puncture coil embolization of maxillofacial high-flow vascular malformations. Laryngoscope 1994; 104:1397-1400
21. 李树玲主编. 新编头颈肿瘤学. 北京: 科学技术文献出版社, 2002, 629-720
22. 邱蔚六主编. 口腔颌面外科学. 第 1 版, 北京: 人民卫生出版社, 2001, 266-279
23. 邱蔚六主编. 口腔颌面外科理论与实践. 北京: 人民卫生出版社, 1998, 640-695
24. 俞光岩、高岩、孙勇刚主编. 口腔颌面部肿瘤. 北京: 人民卫生出版社, 2002, 104-230
25. 郑麟蕃、张震康主编. 实用口腔科学. 第 1 版, 北京: 人民卫生出版社, 1993, 317-351
26. 张志愿主编. 口腔颌面肿瘤学. 济南: 山东科学技术出版社, 2004, 321-375
27. 张震康、樊明文、傅民魁主编. 现代口腔医学. 北京: 科学出版社, 2003, 1020-1032
28. 邹兆菊、马绪臣主编. 口腔颌面医学影像诊断学. 北京: 人民卫生出版社, 1997, 86-120

Definition and terminology

- 近距放射疗法（**brachytherapy**）: A collective term for interstitial, intracavity, and surface radiotherapy. It uses small sealed or partly-sealed sources that may be placed on or near the body surface or within a natural body cavity or implanted directly into the tissues.

- 诱导化疗（**induction chemotherapy**）: The use of chemotherapy as the primary treatment before definitive surgery or radiation therapy is referred to as induction, or neoadjuvant, chemotherapy.

- 栓塞治疗 （**embolization**） Therapeutic introduction of various substances into the circulation to occlude vessels, either to arrest or prevent hemorrhaging or to devitalize a structure or organ by occluding its blood supply.

- 基因治疗（**gene therapy**）: The process of inserting a gene into an organism to replace or repair gene function to treat a disease or genetic defect.

- 囊肿（**cyst**）: An abnormal sac containing gas,fluid, or a semisolid material, with a membranous lining.

- 血管瘤 （**hemangioma**）: A congenital anomaly, in which proliferation of blood vessels leads to a mass that resembles a neoplasm; it can occur anywhere in the body but is most frequently noticed in the head and neck.

- 淋巴管瘤（**lymphangioma**）: A fairly well-circumscribed nodule or mass of lymphatic vessels or channels that vary in size, are usually greatly dilated, and are lined with normal endothelial cells; lymphoid tissue is usually present in the peripheral portions of the lesions, which are present at birth, or shortly thereafter, and probably represent anomalous development of lymphatic vessels （rather than true neoplasms）; they occur most frequently in the neck and axilla.

- 成釉细胞瘤（**Ameloblastoma**）: A benign odontogenic epithelial neoplasm that histologically mimics the embryonal enamel organ but does not differentiate to the point of forming dental hard tissues; it behaves as a slowly growing expansile radiolucent tumor, occurs most commonly in the posterior regions of the mandible, and has a marked tendency to recur if inadequately excised.

- 神经鞘瘤（**neurolemoma**）: A benign, encapsulated neoplasm in which the fundamental component is structurally identical to a syncytium of Schwann cells; the neoplastic cells proliferate within the endoneurium, and the perineurium forms the capsule. The neoplasm may originate from a peripheral or sympathetic nerve, or from various cranial nerves, particularly the eighth nerve.

- 颈动脉体瘤（**carotid body tumor**）: A raltively rare,usually benign neoplasm originating in the chemoreceptor tissue of the carotid body, consisting histologically of rounded or ovoid hyperchromatic cells that tend to be grouped in an alveolus-like pattern within a scant to moderate amount of fibrous stroma and a few large thin-walled vascular channels.

第九章

唾液腺疾病

DISEASES OF THE SALIVARY GLANDS

唾液腺又称涎腺（salivary gland），包括腮腺（parotid gland）、下颌下腺（submandibular gland）、舌下腺（sublingual gland）三对大唾液腺（major salivary gland），以及位于口腔、咽部、鼻腔及上颌窦黏膜下层的小唾液腺（minor salivary gland）。口腔的小唾液腺按其所在解剖部位，分别称为腭腺、唇腺、颊腺、舌腺及磨牙后腺等。所有腺体均能分泌唾液，后者对于吞咽、消化、味觉、语言、口腔黏膜防护以及龋病的预防有着密切关系。唾液腺疾病的种类较多，主要有炎症、创伤、舍格伦综合征、瘤样病变及肿瘤等。

第一节　唾液腺炎症

Sialadenitis

提　要

唾液腺炎症根据感染性质可以分为化脓性、病毒性、特异性感染性、涎石病所致的、老年性及放射性唾液腺炎，其中以化脓性腮腺炎、流行性腮腺炎、涎石病所致的下颌下腺炎为常见。

急性化脓性腮腺炎是在机体抵抗力下降的情况下，各种原因使唾液分泌减少，口腔内致病菌逆行侵入导管所致。局部感染症状较严重，常伴有明显的全身症状。应针对发病原因及时处理，选用有效抗生素。脓肿形成后应及时切开引流。

慢性复发性腮腺炎以儿童为主。病变特点为年龄越小，间歇时间越短，越易复发。随着年龄增长，间歇时间延长，持续时间缩短。腮腺造影显示末梢导管点球状扩张。本病具自愈性，以增强抵抗力，防止继发感染，减少发作为原则。

慢性阻塞性腮腺炎由局部原因引起，主要表现为进食时腮腺肿胀。腮腺造影显示主导管、叶间、小叶间导管扩张不整。治疗为去除阻塞因素，导管冲洗、灌药，按摩腺体，刺激唾液分泌，必要时行腮腺腺叶切除术。

涎石病是在腺体或导管内发生钙化性团块而引起的一系列病变。多见于下颌下腺，常继发感染引起下颌下腺炎。临床表现为明显的阻塞症状。阳性结石可在X线平片上显示，阴性结石需作涎腺造影检查。下颌下腺导管前部结石可采取口内切开取石术。下颌下腺导管后部及腺体内结石以及反复感染、继发慢性硬化性下颌下腺炎者需作下颌下腺切除术。涎腺内镜、激光碎石等新的治疗方法也可取得一定效果。

唾液腺炎症（sialadenitis）根据受侵的组织可分为唾液腺导管炎及腺实质炎。根据腺体部位可分为腮腺炎、下颌下腺炎、舌下腺炎及小唾液腺炎。根据病程可分为急性炎症、慢性炎症或复发性炎症。根据感染途径可分为逆行性感染和血行性感染。根据病因可分为感染性、分泌紊乱性及导管阻塞性炎症。根据疾病性质可将唾液腺炎症分为以下几类：

1．化脓性唾液腺炎
- 急性化脓性腮腺炎
- 慢性复发性腮腺炎
- 慢性阻塞性腮腺炎

2．病毒性唾液腺炎
- 流行性腮腺炎
- 唾液腺包涵体病
- 其他病毒感染，如柯萨奇病毒、艾滋病毒、副流感病毒 I-II 型感染等

3．特异性感染性唾液腺炎
- 唾液腺结核
- 唾液腺放线菌病

4．涎石病所致的下颌下腺炎

5．老年性下颌下腺炎

6．放射性唾液腺炎

一、急性化脓性腮腺炎　Acute suppurative parotitis

急性化脓性腮腺炎以前常见于腹部大手术以后，称之为手术后腮腺炎（postoperative parotitis，surgical mump）。由于加强了手术前后处理，加强体液平衡和口腔清洁，以及有效的抗菌药物的应用，手术后并发的腮腺炎已很少见。所见的大多是慢性腮腺炎基础上的急性发作或系邻近组织急性炎症的扩散。

【病因病理】

急性化脓性腮腺炎的病原菌是葡萄球菌，主要是金黄色葡萄球菌（staphylococcus aureus），少数是链球菌，而肺炎双球菌、文森螺旋体少见。在一些长期住院或免疫力低下的病人，也可由革兰阴性的肠道菌和厌氧菌感染所致。

严重的全身疾病，如脓毒血症、急性传染病、恶病质、尿毒症、肝功能衰竭等，患者机体抵抗力及口腔生物学免疫力降低；且因高热、脱水（dehydration）、进食减少及咀嚼功能下降，唾液分泌也相应减少，机械性冲洗作用降低，口腔内致病菌逆行侵入导管。

严重的代谢紊乱，如腹部大手术后，由于禁食，反射性唾液腺功能降低或停止，唾液分泌明显减少，易发生逆行性感染（ascending infection）（图 9-1）。

腮腺区损伤及邻近组织急性炎症的扩散也可引起急性化脓性腮腺炎。腮腺淋巴结的急性化脓性炎症，破溃扩散后波及腺实质，引起继发性急性化脓性腮腺炎（secondary acute suppurative parotitis），但其病情及转归与上述原发性急性化脓性腮腺炎有明显区别。

组织病理学检查显示急性化脓性腮腺炎以急性管炎开始，表现为导管上皮肿胀，管腔狭窄，分泌物内的细菌、脓细胞及脱落的上皮细胞形成黏液栓子阻塞腺管，导管周围炎性肿胀。炎症后期，导管周围白细胞浸润，导管上皮破坏。炎症过程中，常伴腺泡的丧失及微小脓肿形成，几个小脓灶可合成一个较大脓灶。

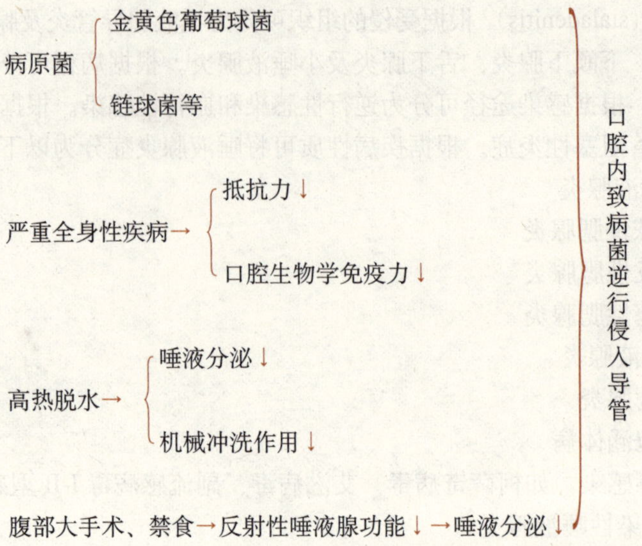

图9-1　急性化脓性腮腺炎的病因

【临床表现】

常为单侧腮腺受累，双侧同时发生者少见。炎症早期，症状轻微或不明显，特别是并发于全身疾病或腹部大型手术后者，常被全身的严重病情掩盖而被忽视。及至病情发展，腮腺区肿痛明显时方引起患者注意。腮腺区有轻微疼痛（pain）、肿大（swelling）、压痛（tenderness），导管口轻度红肿（redness）、疼痛。

如果早期急性炎症未能得到控制，则进入化脓、腺组织坏死期。此时疼痛加剧，呈持续性疼痛或跳痛，腮腺区以耳垂为中心肿胀更为明显，耳垂被上抬。进一步发展，炎症扩散到腮腺周围组织，伴发蜂窝织炎。皮肤发红、水肿，呈硬性浸润，触痛明显。可出现轻度张口受限（trismus），腮腺导管口明显红肿，轻轻按摩腺体可见脓液自导管口溢出（purulent discharge），有时甚至可见脓栓堵塞于导管口（duct orifice）。患者全身中毒症状明显，体温可高达40℃以上，脉搏、呼吸增快，白细胞总数增加，中性粒细胞比例明显上升，核左移，可出现中毒颗粒。

纤维结缔组织将腮腺分隔为很多小叶，腮腺炎形成的脓肿多为散在的多发性脓肿（multiple abscesses），分散在小叶内。腮腺浅面的腮腺咬肌筋膜非常致密，脓肿未穿破以前不易扪及波动感而呈硬性浸润块。脓液在腮腺包膜内聚积增多时，压力增大，疼痛也加剧。穿破腮腺包膜后，脓液进入邻近组织或间隙，引起其他间隙的蜂窝织炎或脓肿。脓肿经外耳道的软骨与骨交角处，即Santorini裂，进入外耳道。经翼上颌裂可进入翼腭凹。腮腺深面的包膜薄弱，脓肿穿破后可进入咽旁或咽后间隙，或沿着颈部间隙往下扩散到纵隔，向上可通过颅底扩散到颅内（图9-2）。通过这些途径扩散的机会不多，一旦发生，则病情严重而危险。脓肿穿破皮肤或切开引流后，可形成涎瘘，短期内可自愈，也可能形成慢性涎瘘。

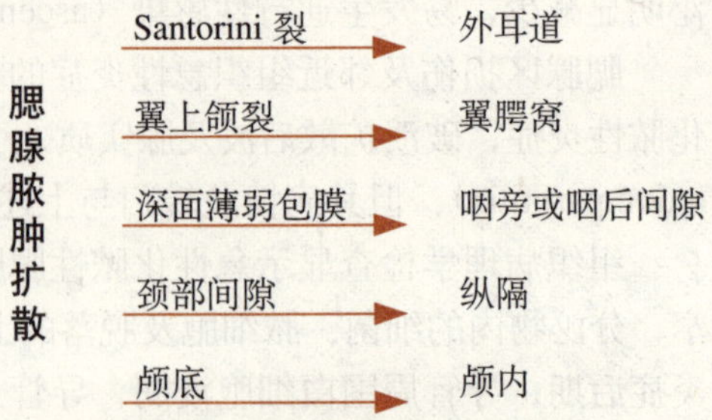

图9-2　腮腺脓肿的扩散途径

【诊断及鉴别诊断】

急性化脓性腮腺炎依靠病史及临床检查，诊断并不困难，特别是全身衰弱或腹部外科手术后发生者。

急性化脓性腮腺炎不宜做腮腺造影，因造影剂可通过薄弱的导管壁，进入导管周围组织，使炎症扩散。

一般情况下发生的急性化脓性腮腺炎需与以下疾病鉴别。

1．流行性腮腺炎（mump）　大多发生于5～15岁的儿童，有传染接触史，常双侧腮腺同时或先后发生，一般一次感染后可终身免疫。腮腺肿大、充血、疼痛，但腮腺导管口无红肿，唾液分泌清亮无脓液。血液中白细胞计数正常，分类中淋巴细胞比例增高，急性期血液及尿中淀粉酶（amylase）可能升高。

2．咬肌间隙感染　主要系牙源性感染，如下颌阻生智牙冠周炎，有牙痛史。但部分病例一开始即表现为咬肌间隙感染而无牙痛，与急性化脓性腮腺炎非常相似，但其肿胀中心及压痛点位于下颌角部，张口受限明显，腮腺导管口无红肿，分泌清亮。

【预防】

本病主要系脱水及逆行感染所致，故对接受腹部大手术及患严重全身性疾病的患者，应加强护理，保持体液平衡，加强营养及抗感染，同时应加强口腔卫生，食后漱口、刷牙，并可用过氧化氢液或氯己定溶液清洗口腔。

【治疗】

诊断一经确定，应立即采取积极的治疗措施。

1．针对发病原因　纠正机体脱水及电解质紊乱，维持体液平衡。必要时输复方氨基酸等以提高机体抵抗力。

2．选用有效抗生素　急性化脓性腮腺炎的致病菌主要为金黄色葡萄球菌，因而可及早应用大剂量青霉素或适量先锋霉素等抗革兰阳性球菌的抗生素。并从腮腺导管口取脓性分泌物作细菌培养及药敏试验，选用最敏感的抗生素。

3．其他保守治疗　炎症早期可用热敷、理疗、外敷如意金黄散，均有助于炎症的消散。饮用酸性饮料或口含维生素C片，或口服1%毛果芸香碱（pilocarpine）3～5滴（2～3mg），每日2～3次，可增加唾液分泌。温热的硼酸、苏打溶液等消毒漱口剂也有助于炎症的控制。

4．切开引流（drainage）　急性化脓性腮腺炎已发展至化脓时，必须切开引流。腮腺的包膜致密，脓肿形成后不易扪得波动感（fluctuation），因此不能以扪得波动感作为脓肿切开引流的指征。当出现下列征象时，应切开引流:①局部有明显的可凹性水肿；②局部有跳痛并有局限性压痛点，穿刺抽出脓液；③腮腺导管口有脓液排出，全身感染中毒症状明显。

切开引流方法：局部浸润麻醉。在耳前及下颌支后缘处从耳屏往下至下颌角作切口，切开皮肤、皮下组织及腮腺咬肌筋膜。脓液积聚于筋膜下者，即可得到引流。如无脓液溢出，可用血管钳插入腮腺实质的脓腔中引流脓液。因常为多发性脓肿，应注意向不同方向分离，分开各个腺小叶的脓腔（图9-3）。冲洗后置橡皮引流条，以后每日用生理盐水冲洗，交换引流条。

如脓液已穿破腮腺咬肌筋膜达皮下时，可在波动明显处切开。如果脓肿扩散至其他间隙，应补作附加切口引流。

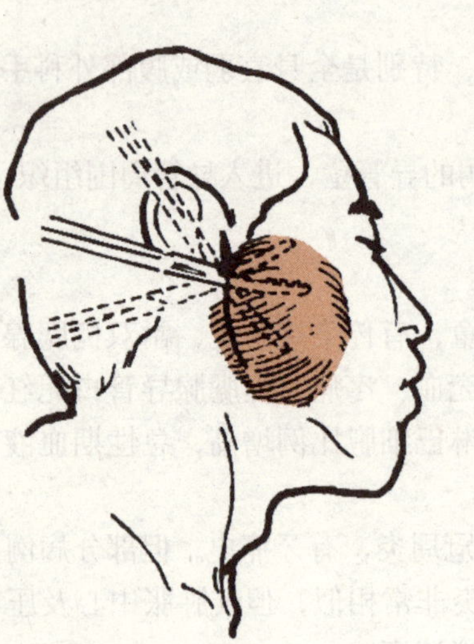

图9-3 化脓性腮腺炎脓肿切开示意图

二、慢性复发性腮腺炎
Chronic recurrent parotitis

慢性复发性腮腺炎以前统称为慢性化脓性腮腺炎（chronic suppurative parotitis），其中包括慢性阻塞性腮腺炎，临床上较常见，儿童和成人均可发生，但其转归很不相同。

【病因】

儿童复发性腮腺炎的病因较复杂，发病机理尚不十分清楚，可能是多方面因素综合作用的结果，一般认为与以下因素有关：

1．腮腺发育不全　不少研究报告显示，该病有遗传倾向，有的患者有典型家族史，祖孙三代家族发病或同胞姐妹兄弟发病。也有的患者临床表现为单侧腮腺肿胀，但腮腺造影显示双侧腮腺均有末梢导管扩张（sialectasis）。这些现象提示可能有腺体的先天性发育异常，成为潜在的发病因素。

2．免疫功能低下　儿童期免疫系统发育不成熟，免疫功能低下，容易发生逆行性感染。患儿免疫系统发育成熟后可以痊愈。

3．细菌逆行感染　许多患儿腮腺肿胀发作与上呼吸道感染及口腔内炎性病灶相关，细菌通过腮腺导管逆行感染。

成人复发性腮腺炎为儿童复发性腮腺炎延期治愈而来。

【临床表现】

儿童复发性腮腺炎发病年龄自婴幼儿至15岁均可发生，以5岁左右最为常见。男性稍多于女性，发病可突发，也可逐渐发生。腮腺反复肿胀，伴不适，肿胀不如流行性腮腺炎明显，仅有轻度水肿，皮肤可潮红。个别患儿表现为腮腺肿块，多为炎性浸润块。挤压腺体可见导管口有脓液或胶冻状液体溢出，少数有脓肿形成。大多数持续一周左右。静止期多无不适，检查腮腺分泌液偶有浑浊（turbid）。间隔数周或数月发作一次不等。年龄越小，间歇时间越短，越易复发。随着年龄的增长，间歇时间延长，持续时间缩短。

【诊断及鉴别诊断】

诊断主要根据临床表现及腮腺造影（sialogram）。患儿双侧或单侧腮腺反复肿胀，导管口有脓液或胶冻样分泌物。随年龄增长，发作次数减少，症状减轻，大多在青春期后痊愈。腮腺造影显示末梢导管呈点状、球状扩张（punctate sialectasis）（图9-4），排空迟缓，主导管及腺内导管无明显异常。临床表现为单侧腮腺肿胀者，作双侧腮腺造影，约占半数患者可见双侧腮腺末梢导管点状扩张，故应常规作双侧腮腺造影。

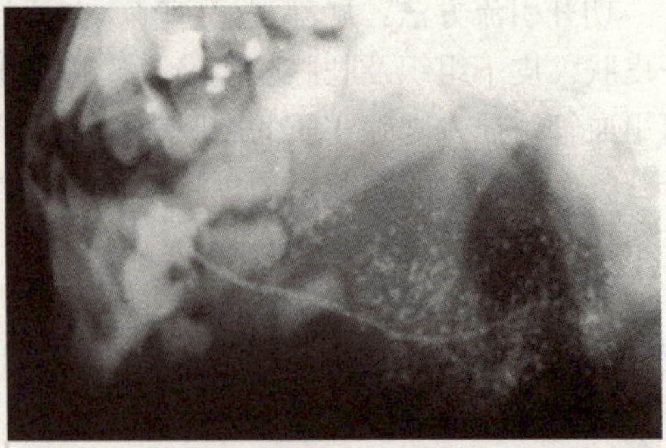

图9-4 儿童复发性腮腺炎腮腺造影表现

儿童复发性腮腺炎需和流行性腮腺炎鉴别。流行性腮腺炎常双侧同时发生，伴发热，肿胀更明显，腮腺导管口分泌正常，罹患后多终身免疫，无反复肿胀史。

成人复发性腮腺炎需和舍格伦综合征继发感染相鉴别。后者多见于中年女性，无自幼发病史，常有口干、眼干及自身免疫病。腮腺造影显示主导管扩张不整，边缘毛糙，呈葱皮样或花边样改变。

【治疗】

复发性腮腺炎具有自愈性（spontaneous cure），因此，以增强抵抗力、防止继发感染，减少发作为原则。嘱患者多饮水，每天按摩腺体帮助排空唾液，用淡盐水漱口，保持口腔卫生。咀嚼无糖口香糖，刺激唾液分泌。若有急性炎症表现，可用抗生素。腮腺造影本身对复发性腮腺炎也有一定的治疗作用。复发频繁者可肌注胸腺素，调节免疫功能。隔日一支，10次为一疗程，每年 2 个疗程。

三、慢性阻塞性腮腺炎 Chronic obstructive parotitis

慢性阻塞性腮腺炎又称腮腺管炎，以前与复发性腮腺炎一起，统称为慢性化脓性腮腺炎（chronic suppurative parotitis）。

【病因】

大多数患者由局部原因引起。如智齿出时，导管口黏膜被咬伤，瘢痕愈合后引起导管口狭窄。不良义齿修复后，使导管口、颊黏膜损伤，也可引起瘢痕而造成导管狭窄。少数由导管结石或异物引起。由于导管狭窄或异物阻塞，使阻塞部位远端导管扩张，唾液淤滞。腮腺导管系统较长、较窄，唾液易于淤滞，也是造成阻塞性腮腺炎的原因之一。

【临床表现】

男性发病略多于女性，大多发生于中年。多为单侧受累，也可为双侧。患者常不明确起病时间，多因腮腺反复肿胀而就诊。约占半数患者肿胀与进食有关，发作次数变异较大，多者每次进食都肿胀，少者一年内很少发作。大多平均每月发作一次以上。发作时伴有轻微疼痛，这是因为进食时唾液分泌增加并黏稠，排出受阻所致。有的患者腮腺肿胀与进食无明确关系，晨起感腮腺区发胀，自己稍加按摩后即有“咸味”（“salty taste”）液体自导管口流出，随之局部感到松快。

临床检查腮腺稍增大，能扪到肿大的腮腺轮廓，中等硬度，轻微压痛。导管口轻微红肿，挤压腮腺可从导管口流出混浊的“雪花样”（“snowstorm” in appearance）或黏稠的蛋清样唾液，有时可见黏液栓子（mucous plug）。病程较久者，可在颊黏膜下扪及粗硬、呈索条状的腮腺导管。

【诊断及鉴别诊断】

诊断主要根据临床表现及腮腺造影。患者有进食肿胀史，挤压腺体，腮腺导管口流出混浊液体（turbid secretion）。有时在颊部可触及索条状导管。腮腺造影显示主导管、叶间、小叶间导管部分狭窄、部分扩张，呈腊肠样改变（“string of sausages” sign）（图 9-5）。部分伴有点状扩张，但均为先有主导管扩张，延及叶间、小叶间导管后，才出现点状扩张。

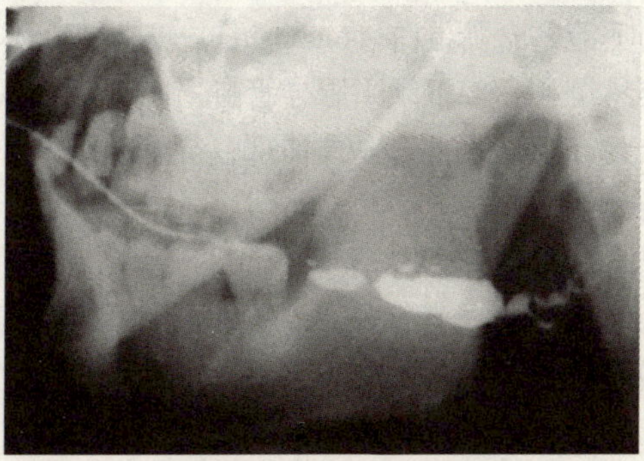

图9-5 慢性阻塞性腮腺炎腮腺造影表现

慢性阻塞性腮腺炎需与以下疾病鉴别：

1．成人复发性腮腺炎 有幼儿发病史，造影片上两者明显不同。成人复发性腮腺炎除非有逆行性感染而使主导管稍扩张不整外，叶间、小叶间导管均无变化，只是末梢导管呈散在点、球状扩张。而阻塞性腮腺炎以导管系统，即主导管、叶间、小叶间导管扩张不整为特征。

2．舍格伦综合征继发感染 亦可有腮腺反复肿胀流脓史，鉴别在于：①发病多为中年女性；②有口干、眼干及结缔组织疾病；③造影片上以末梢导管点、球状扩张为特征，主导管出现特征性改变；④组织病理学表现明显不同。

【治疗】

阻塞性腮腺炎多由局部原因引起，故以去除病因为主。有涎石者，先去除涎石。导管口狭窄者，可用钝头探针插入导管内，先用较细者，再用较粗者逐步扩张导管口。也可向导管内注入药物，如碘化油、抗生素等，具一定的抑菌或抗菌作用。也可用其他的保守治疗，包括自后向前按摩腮腺，促使分泌物排出；咀嚼无糖口香糖或含维生素C片，促使唾液分泌。用温热盐水漱口，有抑菌作用，减少腺体逆行性感染。经上述治疗无效者，可考虑手术治疗。

手术方式有两种，一是行导管结扎术，通过结扎导管，使腮腺萎缩，从而控制炎症。该术式效果不佳，且有可能因炎症未能得到控制而导致残留导管的潴留脓肿或黏液脓性分泌物自发破溃，故目前很少采用这一术式。

第二种手术方式，在各种保守治疗无效，病人有手术要求的情况下，可考虑行保存面神经的腮腺腺叶切除术。由于长期炎症的影响，有纤维组织形成，使腮腺与周围组织粘连，分离面神经较为困难。手术时应将腮腺导管全长完全切除，否则术后在残存导管段可能形成潴留脓肿。术后如有面瘫表现，可用维生素 B_1 及 B_{12}，并配合理疗或面部表情肌功能训练，以促使面神经功能恢复。

采用涎腺镜，在导管狭窄处可用气囊扩张；经腮腺导管冲洗，灌注药物，效果良好。

四、涎石病和下颌下腺炎 Sialolithiasis and sialadenitis of submandibular gland

涎石病（sialolithiasis）是在腺体或导管内发生钙化性团块而引起的一系列病变。85%左右发生于下颌下腺，其次是腮腺，偶见于上唇及唇颊部的小唾液腺，舌下腺很少见。

涎石常使唾液排出受阻，并继发感染，造成腺体急性或反复发作的炎症。

【病因】

涎石形成的原因还不十分清楚，一般认为与某些局部因素有关，如异物（foreign body）、炎症、各种原因造成的涎液滞留（saliva stasis）等，也可能与机体钙磷代谢紊乱（systemic derangement in calcium and phosphorus）有关，部分涎石病患者合并全身其他部位结石。

涎石多发于下颌下腺，与下列因素有关：①下颌下腺为混合性腺体（mixed gland），分泌的唾液富含黏蛋白（mucosin），较腮腺分泌液黏滞，钙的含量也高出2倍，钙盐（calcium salt）容易沉积。②下颌下腺导管自下向上走行（upward path），腺体分泌液逆重力方向流动，导管长，在口底后部有一弯曲部，导管全程较曲折（tortuous），这些解剖结构均使唾液易于淤滞，导致涎石形成。

【临床表现】

涎石病患者性别无明显差异，可见于任何年龄，但以20～40岁的中青年为多见。病期短者数日，长者数年甚至数十年。

小的涎石一般不造成唾液腺导管阻塞（obstruction of duct），无任何症状（asymptomatic）。导管阻塞时则可出现排唾障碍及继发感染的一系列症状及体征：①进食时，腺体肿大，患者自觉胀感及疼痛；有时疼痛剧烈，呈针刺样，称为“涎绞痛”（“salivary colic”），可伴同侧舌或舌尖痛，并放射至耳颞部或颈部。停止进食后不久，腺体自行复原，疼痛亦随之消失。但有些阻塞严重的病例，腺体肿胀可持续数小时、数天，甚至不能完全消退；②导管口黏膜红肿，挤压腺体可见少许脓性分泌物自导管口溢出（purulent discharge）；③导管内的涎石，双手触诊常可触及硬块（hardness），并有压痛（tenderness）。压痛部的口腔黏膜下有炎性浸润；④涎石阻塞引起腺体继发感染，并反复发作。下颌下腺因包膜不完整，组织疏松，炎症扩散到邻近组织，可引起颌下间隙感染。有的病例导管阻塞症状不明显，一开始即表现为颌下或舌下区的急性炎症。

慢性下颌下腺炎病人的临床症状较轻，促使病人就医的主要原因是进食时的反复肿胀（repeated swelling），疼痛症状并不重。检查腺体呈硬结性肿块，导管口可有脓性或黏液脓性唾液流出。

【诊断及鉴别诊断】

根据进食时下颌下腺肿胀及伴发疼痛的特点，导管口溢脓以及双手触诊可扪及导管内结石等，临床可诊断下颌下腺涎石并发下颌下腺炎。确诊应作X线检查，下颌下腺涎石投照下颌横断（occlusal radiograph）片及下颌下腺侧位片，前者适用于下颌下腺导管较前部的涎石（图9-6），后者适用于下颌下腺导管后部及腺体内的涎石（图9-7）。钙化程度低的涎石，即所谓阴性涎石（radiolucent sialolith），在X线平片（plain film）上难以显示。在急性炎症消退后，可用唾液腺造影（sialography）检查，涎石所在处表现为圆形、卵圆形或梭形充盈缺损（filling defect）（图9-8）。对于已确诊为涎石病者，不作唾液腺造影，以免将涎石推向导管后部或腺体内。

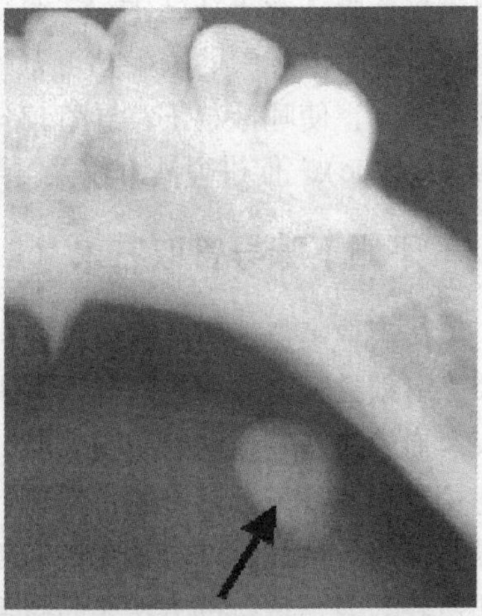

图9-6　下颌横断片显示下颌下腺导管前段结石（↑）

典型的涎石病诊断不难，有时需和下列疾病鉴别：

1．舌下腺肿瘤（sublingual gland tumor）　应与下颌下腺导管涎石鉴别，绝大多数舌下腺肿瘤无导管阻塞症状，但亦有极少数患者因肿瘤压迫下颌下腺导管出现不全阻塞症状，X线检查无阳性结石。

2．下颌下腺肿瘤（submandibular gland tumor）

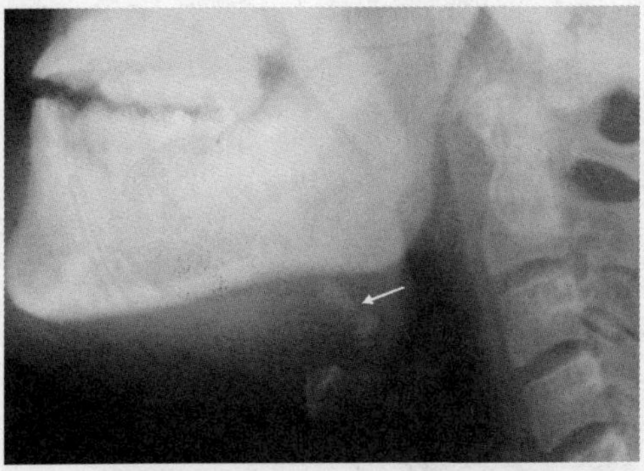

图9-7　下颌下腺侧位片显示下颌下腺腺门部结石（↑）

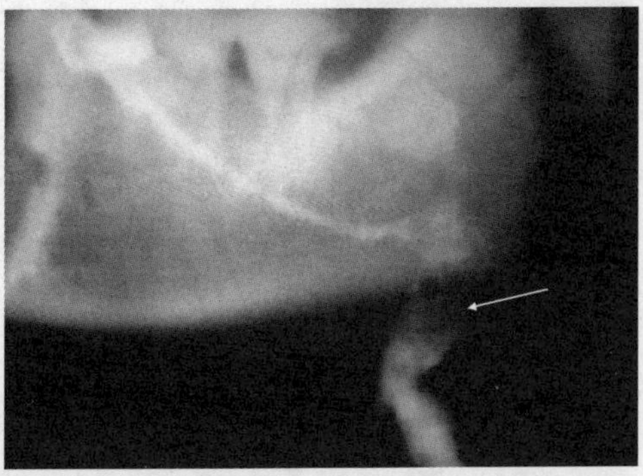

图9-8　下颌下腺造影显示下颌下腺导管阴性结石（↑）

慢性硬化性下颌下腺炎，即Küttner瘤，呈硬结性肿块，易与下颌下腺肿瘤相混淆。但肿瘤性肿块呈进行性肿大，患者无进食肿胀或下颌下腺炎症发作史。而慢性硬化性下颌下腺炎患者可有进食肿胀或排出涎石的病史，其肿块虽硬但一般不大，无进行性增大的表现。

3．颌下淋巴结炎（adenitis of submandibular lymph node）　反复肿大，但与进食无关，下颌下腺分泌正常。颌下淋巴结位置较表浅，很容易扪及并常有触痛。

4．颌下间隙感染（infection of submandibular space）　病人有牙痛史并可查及病源牙，颌下区肿胀呈硬性浸润，皮肤潮红并可出现可凹性水肿。下颌下腺导管分泌可能减少但唾液正常，无涎石阻塞症状。

【治疗】

下颌下腺涎石病的治疗目的是去除结石，消除阻塞因素，尽最大可能地保留下颌下腺这一功能器官。但当腺体功能丧失或腺体功能不可能逆转时，则应将病灶清除。

1．保守治疗　很小的涎石可用保守治疗，嘱患者口含蘸有柠檬酸的棉签或维生素C片，也可进食酸性水果或其他食物，促使唾液分泌，有望自行排出。

2．切开取石术　适用于能扪及、相当于下颌第二磨牙以前部位的涎石，无下颌下腺反复感染史，腺体尚未纤维化，^{99m}锝功能测定腺体功能存在者。对于下颌下腺后部，连腺门部的涎石，有手术经验的医生亦可采用切开取石术。对于体积较大的下颌下腺导管结石，宜行导管再通术，使唾液从正常导管口排出，有利于术后下颌下腺功能的恢复。术后可采用催唾剂(sialagogue)，促进唾液分泌及导管系统的通畅，避免导管的再次阻塞。

下颌下腺导管取石术（Removal of sialolith of submandibular gland）

患者取坐位，头后仰。舌神经阻滞加局部浸润麻醉。在涎石后方用缝线从导管深面穿过，牵引缝线的两末端以提起导管及其周围组织，防止涎石向后滑行（图9-9）。也可以用棉花镊或弯血管钳，其长轴沿导管方向，在涎石的深面将其固位（图9-10）。在涎石部位沿着导管方向切开黏膜，钝分离黏膜下组织，显露导管，然后沿长轴切开导管，用刮匙或其他器械取出涎石。用生理盐水冲洗遗留的小块钙盐颗粒，以免再形成涎石。切口如短小可不缝合。对于切口较长者，传统的方法是将导管切口与口底黏膜缝合，形成新的下颌下腺导管开口。目前主张采用导管再通术，方法是：自正常下颌下腺导管口插入塑料管，通过导管切口处，然后用8个0丝线吻合导管壁。塑料管留置1周后撤除。通过^{99m}锝显像测定患侧下颌下腺功能，行导管再通术者功能恢复优于未行导管再通术者。

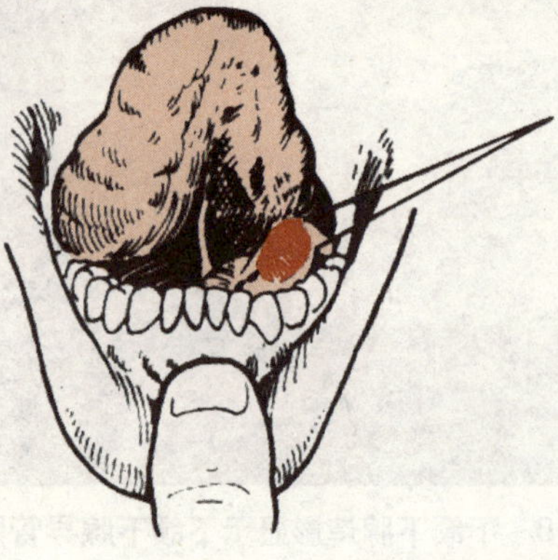

图9-9　缝线牵引固定下颌下腺导管结石

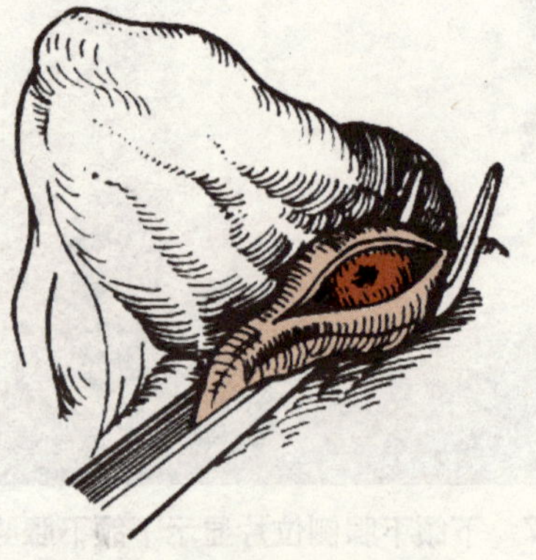

图9-10　棉花镊固定涎石

3．唾液腺内镜（salivary gland endoscopy）取石　在唾液腺内镜的引导下，用专用取石钳或网篮去除下颌下腺导管内体积较小的结石，具有创伤小，同时去除多发性结石等优点。

4．腺体切除术　适用于位于下颌下腺内或下颌下腺导管后部、腺门部的涎石患者。下颌下腺反复感染或继发慢性硬化性下颌下腺炎、腺体萎缩，已失去摄取及分泌功能者。下颌下腺导管切开取石术后6个月，行 ^{99m} 锝下颌下腺功能测定，功能明显低下者，结合临床表现，亦可考虑行腺体切除术。

下颌下腺切除术（Resection of the submandibular gland）

患者取仰卧位，垫肩，头偏向健侧，使下颌下腺充分显露。

（1）切口：在下颌骨下缘下1.5～2cm处，平行下颌下缘作长约6cm切口（图9-11），逐层切开皮肤、皮下组织及颈阔肌。

（2）结扎颌外动脉及面前静脉，保护面神经下颌缘支：沿颈阔肌深面形成皮瓣，向上至下颌下缘平面。在咬肌前缘下方可见颌上淋巴结，颌外动脉及面前静脉位于其前、后缘之间，下颌缘支在颌外动脉及面前静脉的浅面或深面越过下颌下缘走向前上。分离颌外动脉及面前静脉，避开下颌缘支，分别切断、结扎颌外动脉及面前静脉（图9-12）。将皮瓣牵引向上，面神经下颌缘支随组织瓣上移，一般无损伤之虞。

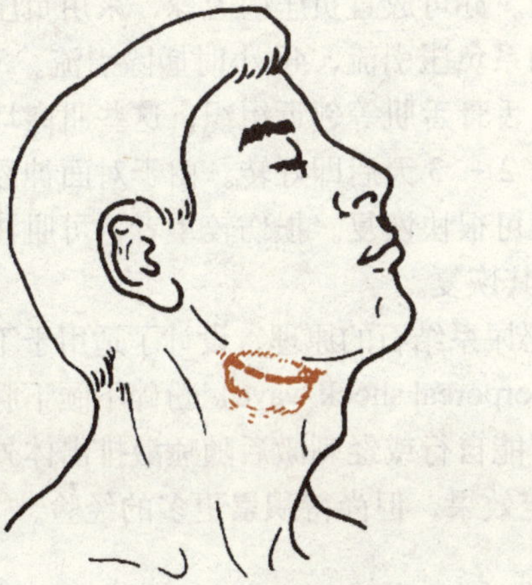

图9-11　下颌下腺切除术切口

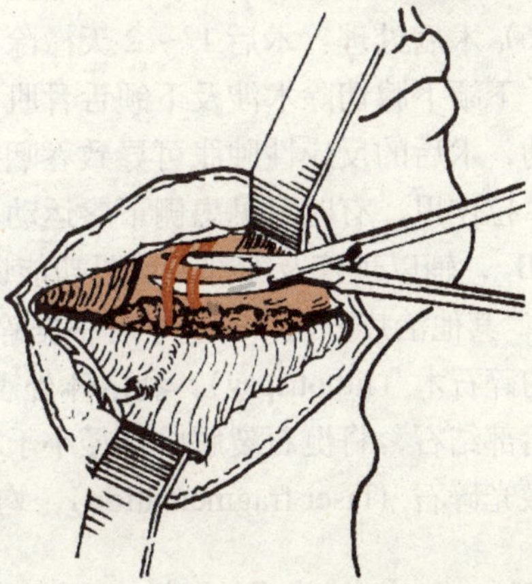

图9-12　显露颌外动脉及面前静脉

（3）分离腺体、结扎颌外动脉近心端，保护舌下神经：切开颈深筋膜，显露下颌下腺浅面，将腺体上提，用钝、锐性剥离的方法，逐步分离腺体前缘。以钝分离法贴腺体剥离腺体后缘，显露颌外动脉近心端，确认后予以钳夹切断，双重结扎。舌下神经在颌外动脉下方，几乎与其平行在二腹肌后腹及茎突舌骨肌前缘出现，进入颌下三角。如不切断二腹肌中间腱，不打开舌骨舌肌，一般不致损伤。

（4）切断下颌下腺导管，保护舌神经：将腺体上内侧自下颌骨和周围组织分开，充分显露下颌舌骨肌后缘，将腺体尽量向外下方牵拉，可见舌神经自后上方下行至下颌下腺再折向前，呈“V”字形。“V”字形的尖端即为颌下神经节，有小分支进入腺体。将入腺的小分支剪断，舌神经即与腺体分离，“V”字形消失，呈浅弧形。向前方牵拉下颌舌骨肌，显露下颌下

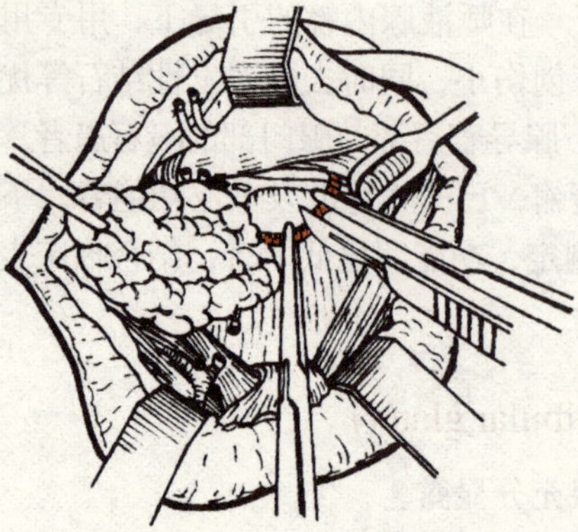

图9-13　显露下颌下腺导管

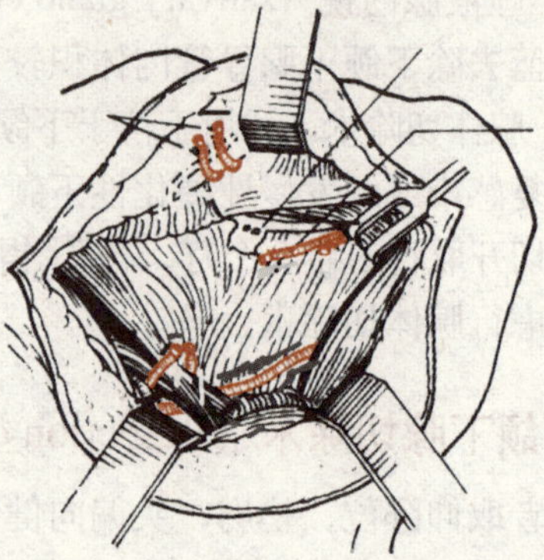

图9-14　下颌下腺切除后创面示意图

腺导管，将其游离至口底平面，即可钳夹，剪断，结扎，腺体完整摘除（图9-13，14）。如系下颌下腺导管后部结石，断离结扎时应尽可能顺导管追迹向前，以免存留结石。

（5）创面处理：腺体摘除后应冲洗创面，仔细检查出血点并止血。有时细小血管未予结扎，因断端收缩，血凝块堵塞而暂时不出血，尔后可能发生继发性出血。为了避免其发生，可令患者咳嗽数声或做吞咽动作，以便及时发现出血点。创口内置橡皮引流条，分层缝合颈阔肌、皮下组织及皮肤，然后加压包扎以消除死腔。亦可放置负压引流球，采用负压引流。

（6）术后处理：术后 1 ~ 2 天撤除引流条。如系负压引流，48 小时撤除引流。5 ~ 7 天拆线。下颌下腺切除术涉及下颌舌骨肌、二腹肌及舌骨舌肌等邻近组织，这些肌肉均参与吞咽运动，术后的反应性肿胀可导致吞咽疼痛，一般 2 ~ 3 天后即好转。由于对面神经下颌缘支的牵拉作用，有时可见患侧下唇运动力弱，一般可很快恢复。损伤较重者，可肌注维生素 B_1 及 B_{12}，辅以理疗及面部表情肌功能训练以促使其恢复。

5．其他治疗方法　一些学者根据碎石机粉碎泌尿系结石的原理，设计了适用于下颌下腺结石的碎石术（lithotripsy），利用体外震波（extracorporeal shock wave）粉碎下颌下腺腺体及导管后部结石，将涎石裂解成直径小于2mm，使其能自行或经刺激后随唾液排出体外。有的采用激光碎石（laser fragmentation），均取得了一定效果，但尚待积累更多的经验。

五、唾液腺特异性感染　Special infection of salivary glands

较常见的唾液腺特异性感染有结核、放线菌病等。

1．结核　唾液腺结核（tuberculosis of salivary gland）主要是腮腺区淋巴结发生结核性感染，肿大破溃后累及腺实质。近些年来，国内发病率有所增高。

感染途径包括血源、淋巴源及导管逆行性感染（hematogenous，lymphatic，and retrograde ductal infection），绝大多数系头面部皮肤、口咽、特别是扁桃体区域的结核菌经淋巴引流所致。

唾液腺结核分两类：一类是原发性唾液腺腺实质结核（parenchymatous tuberculosis），另一类是唾液腺淋巴结结核（intra-or periglandular lymph node tuberculosis），病变突破淋巴结被膜后，继发性地侵犯腺实质。后者明显多于前者。

侵犯部位以腮腺为最常见，下颌下腺次之，舌下腺及小唾液腺较少被罹患。淋巴结结核常无明显自觉症状（asymptomatic），表现为局限性肿块（localized mass），界限清楚，活动，因而常被诊断为良性肿瘤。但部分病例可有消长史，轻度疼痛或压痛。腺实质结核病程较短，数天或数周，腺体弥漫性肿大，挤压腺体可见脓性分泌物从导管口流出。肿块可硬可软，也可扪及波动感，有的与皮肤粘连，或形成长久不愈的瘘管（fistula），少数病例可伴有面瘫（facial paralysis）。

当肿块有明显波动时，可将吸出物作耐酸染色（acid-fast staining），以确定诊断。细针吸细胞学（fine needle aspiration cytology）检查有助于诊断，涂片表现为炎症，有上皮样细胞或郎格汉斯细胞（Langerhans cell）。

如临床明确诊断为结核，可作单纯肿块摘除。如形成结核性脓肿，可抽除脓液后，向脓腔内注射抗结核药物。反复多次，可取得较好效果。对有肺或其他系统活动性结核患者，应以全身抗结核治疗（antituberculous chemotherapy）为主。临床已明确为唾液腺结核而行病灶清除术者，术前亦应抗结核治疗，以防感染扩散。

2．放线菌病　唾液腺放线菌病（actinomycosis）是一类慢性化脓性肉芽肿性疾病（chronic suppurative granulomatous disease），较少见。

本病主要由伊氏（Israelii）放线菌感染所致。细菌可隐藏在龋洞或扁桃体内，很多健康人口腔内可有此细菌存在。当机体抵抗力减低时，放线菌可沿唾液腺导管逆行感染，侵犯部分或整个腺体，称为原发性放线菌病（primary actinomycosis）。也可由唾液腺周围组织，如腮腺咬肌区或颈部放线菌病波及唾液腺，称为继发性放线菌病（secondary actinomycosis）。

唾液腺放线菌病病程长，发病较慢，在腮腺或上颈部出现呈板结样（board-like）坚硬、周界不清的肿块，皮肤呈暗棕红色（dusky red or purplish），全身症状不明显。浸润块可软化、破溃，出现多个窦道（multiple cutaneous sinuses），此起彼伏。新鲜破溃的脓液中可发现黄色的针尖大小的“硫磺颗粒”（“sulphur granules”）。

青霉素及头孢菌素类药物对放线菌病有明显疗效。一般首选大剂量青霉素 G（penicillin G）治疗，每日 200 万～800 万 U，静脉或肌肉注射，4～6 周为一疗程，必要时应延长用药时间，以防复发。对青霉素过敏者，可选用红霉素（erythromycin）、林可霉素、四环素（tetracycline）等抗生素。取脓液作药敏试验，选用适当抗生素，可提高疗效。已形成脓肿或破溃后遗留瘘孔者，常有肉芽组织增生，可采用外科手术切开排脓或刮除肉芽组织，具有加强药物治疗的效果。放线菌是厌氧菌，高压氧治疗可抑制放线菌生长，可作为综合治疗的方法之一。

放线菌感染可扩散到肺或回盲肠区，这种并发症罕见，但一旦发生，是可以致命的。

复习思考题

1．唾液腺炎症如何分类？
2．急性化脓性腮腺炎的病因有哪些？如何预防？
3．急性化脓性腮腺炎局部感染扩散可引起哪些并发症？
4．急性化脓性腮腺炎切开引流应注意哪些问题？
5．儿童复发性腮腺炎的临床表现有哪些特点？
6．儿童复发性腮腺炎和慢性阻塞性腮腺炎腮腺造影表现有哪些不同？
7．儿童复发性腮腺炎的治疗原则是什么？如何处理？
8．慢性阻塞性腮腺炎的主要临床表现有哪些？
9．慢性阻塞性腮腺炎如何处理？

10．为什么涎石症多发生于下颌下腺？

11．涎石症继发下颌下腺炎时，临床上有哪些症状和体征？

12．下颌下腺涎石症时，如何选择影像学检查方法及投照位置？

13．下颌下腺涎石症如何治疗？

14．慢性阻塞性腮腺炎和下颌下腺涎石症有哪些新的治疗方法？

15．腮腺结核如何分类？各有何临床特点？

16．唾液腺放线菌病药物治疗有何特点？

第二节　唾液腺损伤和涎瘘

Trauma of salivary glands and salivary fistula

提　要

涎瘘是指唾液不经导管系统排入口腔而流向面颊皮肤表面，面部裂伤及手术是主要原因，腮腺是最常见的部位。

腮腺瘘根据瘘口所在位置分为腺体瘘及导管瘘。临床表现为面颊部瘘口流出清亮唾液，进食时明显增加。腮腺瘘可采用导管口插入塑料管、注射亚甲蓝、腮腺造影等方法检查。

腮腺瘘可酌情选用直接加压包扎、瘘口封闭术、导管端－端吻合术、导管改道术治疗，必要时采取腮腺切除术。

腮腺及其导管位于面颊部皮下，表浅而易受到创伤。下颌下腺和舌下腺由于有下颌骨的保护，受到创伤的机会较少。腮腺损伤的主要原因是面部裂伤。

涎瘘（salivary fistula）是指唾液不经导管系统排入口腔而流向面颊皮肤表面。腮腺是最常见的部位，创伤是主要的原因。手术损伤腮腺或其导管，也可导致涎瘘的发生。化脓性感染或其他疾病也可能破坏腺体或导管而产生涎瘘，但少见。唾液由创口外流影响其愈合，上皮细胞沿瘘道生长，覆盖整个创面形成永久性瘘管。

【临床表现】

腮腺涎瘘根据瘘口所在的位置，可分为腺体瘘（glandular fistula）及导管瘘（ductal fistula）。

1．腺体瘘　腺体区皮肤有小的点状瘘孔，其周围有瘢痕，瘘管的腺端通向一个或多个腺小叶的分泌管。从瘘口经常有少量的清亮唾液流出，很少是混浊的。进食、咀嚼、嗅到或想到美味食品时，唾液的流出量显著增加。口腔内由导管口流出的唾液尚正常。

2．导管瘘　发生于腮腺导管段的涎瘘。根据导管断裂的情况，可分为完全瘘（complete fistula）及不完全瘘（incomplete fistula）。前者指唾液经瘘口全部流向面部，口腔内导管口无唾液分泌；后者指导管虽破裂，但未完全断离，仍有部分唾液流入口腔内。由瘘口流出的唾液清亮，并发感染者为混浊液体。完全性瘘流出的唾液量可多达 2 000ml 以上，瘘口周围皮肤被唾液激惹而表现为潮红、糜烂或伴发湿疹。

【诊断】

根据病史和临床表现，涎瘘的诊断不困难，特别是饮食、咀嚼时流出量增多是其典型表现。流出的液体作生化定性分析，其中含有淀粉酶（amylase）。

面颊部损伤，特别是纵裂伤患者，要注意检查有无腮腺腺体，特别是腮腺导管的损伤。检查的方法是：①从口腔内腮腺导管口插入细塑料管，如导管完全断裂，可见塑料管从损伤部位穿出。挤压腺体使唾液外排，则可发现腺体侧的断端。②对不完全导管断裂，用上述方法可能漏诊，可从腮腺导管口缓慢注入1%亚甲蓝（methylene blue），仔细观察损伤部位，如有导管损伤，则立即停止注射，以免蓝染区域过大，影响瘘口的确定。

腮腺造影有助于涎瘘的诊断，如腮腺导管口未萎缩，可从导管口注入造影剂。涎瘘形成较久者，腮腺导管口常萎缩，则可从瘘口注入造影剂。腮腺腺瘘者可见腺体某处有造影剂外溢（extravasation），而导管系统显示良好。导管瘘则可见主导管上瘘口处有造影剂外溢，在其后方可见导管扩张，系瘘口处狭窄或继发感染所致。

【治疗】

腺体瘘唾液分泌量少者，新鲜创口直接加压包扎（pressure dressing）。陈旧者用电凝固器烧灼瘘道及瘘口，破坏上皮，加压包扎，同时用胆碱能受体抑制剂阿托品，限制唾液分泌，避免进食酸性或刺激性食物，大多可以愈合。如果失败，则需行瘘道封闭术（seal of fistula）（图 9-15）。

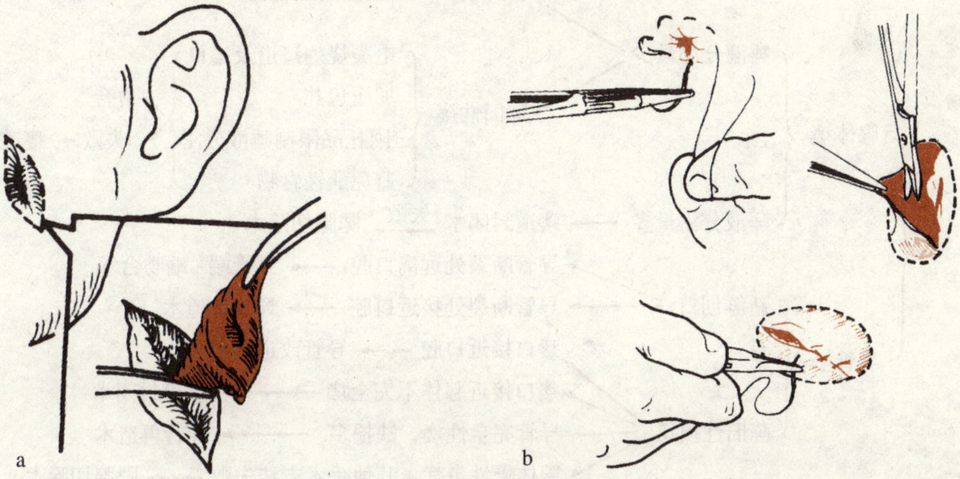

图9-15 腮腺腺体瘘瘘道封闭术

a. 瘘道切除、结扎 b. 荷包缝合，潜行分离及缝合皮肤

新鲜的腮腺导管断裂伤可作导管端－端吻合术（end-end anastomosis）（图9-16）。如断裂处接近口腔，则可行导管改道术，即游离导管后将其开口移置于口腔内，变外瘘（external fistula）为内瘘（internal fistula）。陈旧性导管损伤已形成导管瘘者，由于纤维性瘢痕粘连，很难作导管吻合。如瘘口接近口腔，可行导管改道术。如瘘口靠近腺门且为不完全瘘者，可作瘘道封闭术。腮腺导管完全瘘且缺损较多，残留导管较短，既不能作导管吻合，又不能作导管改道者，可利用口腔黏膜或静脉移植作导管再造术（reconstruction of duct）。如同时伴有局部广泛而深的瘢痕组织，可在控制炎症后作腮腺导管结扎（ligation of duct），令腺体自行萎缩。若腺体有慢性炎症，其他手术方法失败，则可考虑作腮腺切除术（parotidectomy）（图 9-17）。

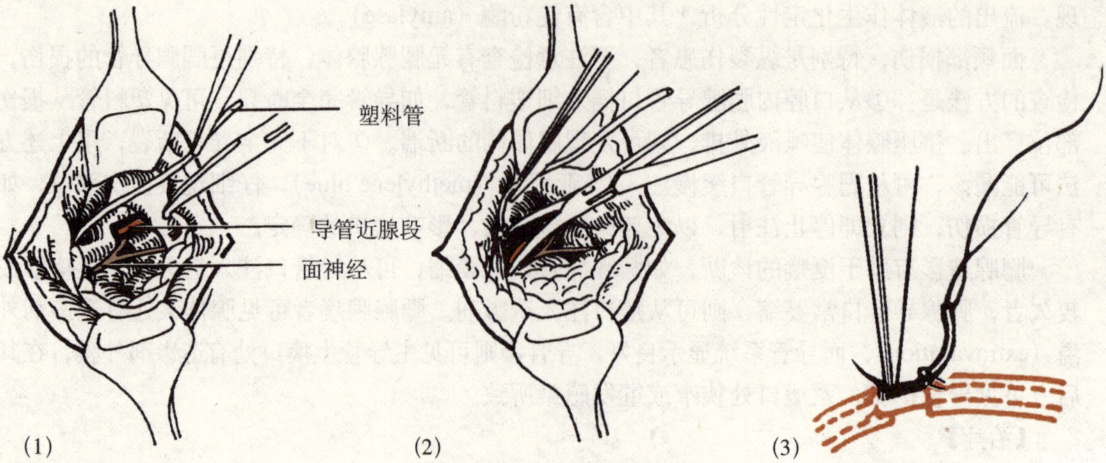

图9-16　腮腺导管瘘端-端吻合术

（1）游离导管近腺段　（2）游离导管近口腔段　（3）端 - 端吻合

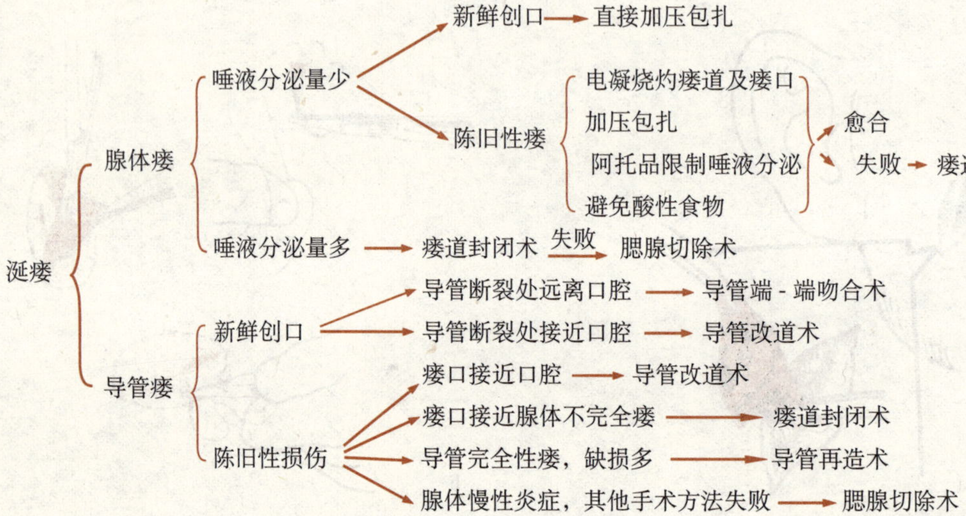

图9-17　涎瘘的治疗设计

复习思考题

1．腮腺腺体瘘和导管瘘有哪些区别？
2．对面颊部纵裂伤患者，如何检查确定有无腮腺导管损伤？
3．涎瘘的治疗方式有哪些？如何选择？

第三节 舍格伦综合征

Sjögren's syndrome

提 要

舍格伦综合征是一种以外分泌腺进行性破坏，导致黏膜及结膜干燥，并伴有各种自身免疫性病征为特征表现的自身免疫性疾病。病变限于外分泌腺本身者称为原发性舍格伦综合征；伴发于其他自身免疫性疾病者，称为继发性舍格伦综合征。

舍格伦综合征的组织病理学特点为：唾液腺腺实质萎缩、间质淋巴细胞浸润、肌上皮岛形成。临床表现为眼干、口干、唾液腺及泪腺肿大，类风湿性关节炎等结缔组织疾病。

除询问病史及一般体检外，常用的检查方法有：施墨试验检测泪腺分泌功能，玫瑰红染色检测角膜上皮干燥状态，唾液流量测定，涎腺造影，核素功能测定，唇腺活检等。实验室检查可有血沉加快，γ 球蛋白及血清 IgG 增高，多种自身抗体阳性。

治疗以对症治疗为主，人工唾液或泪液、催唾剂、舌尖电刺激、针刺、免疫调节剂、中医中药可缓解症状或阻止病变进展。类肿瘤型或继发感染明显的单发性病变可考虑手术切除患侧腮腺。水通道基因治疗正在实验研究中，口腔护理、白色念珠菌感染和龋牙的预防和治疗是必要的。

舍格伦综合征是一种自身免疫性疾病（autoimmune disease），其特征表现为外分泌腺的进行性破坏，导致黏膜及结膜干燥，并伴有各种自身免疫性病征。病变限于外分泌腺本身者，称为原发性舍格伦综合征（primary Sjögren syndrome）；伴发于其他自身免疫性疾病，如类风湿性关节炎等，则称为继发性舍格伦综合征（secondary Sjögren syndrome）。

【病因病理】

舍格伦综合征的确切病因及发病机制尚不十分明确，根据一些研究结果表明，以下三种情况可能与发病有关：

1．免疫调节缺陷（immuno-regulatory defect）一种是细胞免疫系统异常活跃，表现为以激活的 T 细胞为主的单核细胞浸润。另一种是多源性的 B 细胞激活，引起 γ 球蛋白血症，循环免疫复合物升高和产生自身抗体。

2．病毒性疾病改变细胞表面的抗原性，成为获得性抗原刺激，刺激B细胞活化，产生抗体，引起炎症反应。

3．前两种情况共同作用的结果，既有获得性外源刺激的外因，又有易于感染的特异性遗传因子的内在因素。

组织病理学表现有三个特点：腺实质萎缩（parenchymatous atrophy），间质淋巴细胞浸润（interstitial lymphocytic cell infiltration）及肌上皮岛（myoepithelial cell island）形成。根据炎症的严重程度，可将病变分为三期：①早期为导管周围淋巴细胞浸润，局灶性腺泡萎缩；②中期淋巴细胞浸润及腺实质萎缩更为明显，导管系统出现上皮化生及肌上皮细胞增殖；③肌上皮岛形成：开始时上皮岛内遗留导管腔，随着淋巴细胞浸润增加，残留的导管腔消失，上皮岛出现玻璃样变，外层的基底膜逐渐破坏，即为末期病变。除大唾液腺以外，小唾液腺也出现类似的组织学改变：导管扩张、淋巴细胞浸润、腺泡萎缩、腺小叶破坏及腺体明显硬化。但是，小唾液腺中肌上皮岛罕见。病变的严重程度与腮腺病变相平行。

【临床表现】

舍格伦综合征多见于中年以上女性，出现症状至就诊时间长短不一。患者的主要症状有：眼干（xerophthalmia）、口干（xerostomia）、唾液腺及泪腺肿大（swelling of salivary gland and lacrimal gland）、类风湿性关节炎等结缔组织疾病（connective tissue disease）。

1．口腔表现（oral manifestations）　由于唾液腺腺泡细胞萎缩，唾液分泌减少，出现口干。轻者无明显自觉症状，较重者感舌、颊及咽喉部灼热，口腔发黏，味觉异常。严重者言语、咀嚼及吞咽均困难。干性食物不易咽下，进食时需饮水。说话久时，舌运动不灵活。如患者戴有全口义齿时，常影响其就位。

口腔检查可见口腔黏膜干燥，口镜与口腔黏膜黏着而不能滑动。口底唾液池消失。唇舌黏膜发红，舌表面干燥并出现裂纹，舌背丝状乳头萎缩，舌表面光滑潮红呈“镜面舌”（glazed tongue）。部分患者出现口腔黏膜病，口腔白色念珠菌感染率明显增加。由于失去唾液的清洁、稀释及缓冲作用，龋病的发生率明显增加，且常为猛性龋。

2．眼部表现（ocular manifestation）　由于泪腺受侵，泪液分泌停止或减少，角膜及球结膜上皮破坏，引起干燥性角结膜炎（keratoconjunctivitis sicca）。患者眼有异物感、摩擦感或烧灼感，畏光、疼痛、视物疲劳。情绪激动或受到刺激时少泪或无泪。在下穹窿部结膜常存在稠厚的黏液状胶样分泌物，可用细小的镊子夹持而拉成细条。泪腺肿大可致睁眼困难，睑裂缩小，特别是外侧部分肿大明显，因而呈三角眼。肿大严重时，可阻挡视线。

3．唾液腺肿大（swelling of salivary glands）　以腮腺为最常见，也可伴下颌下腺、舌下腺及小唾液腺肿大。多为双侧，也可单侧发生。腮腺呈弥漫性肿大（diffuse swelling），边界不明显，表面光滑，与周围组织无粘连。无继发感染时，触诊韧实感而无压痛，挤压腺体，导管口唾液分泌很少或无分泌。由于唾液减少，可引起继发性逆行感染，腮腺反复肿胀，微有压痛。挤压腺体，有混浊的雪花样唾液或脓液流出。少数病例在腺体内可触及结节状肿块，一个或多个，或呈单个较大肿块，质地中等偏软，界线常不甚清楚，无压痛，此为类肿瘤型舍格伦综合征（tumor-like Sjögren syndrome）。

4．其他外分泌腺受累的表现（manifestations of other exocrine gland involvement）　除唾液腺和泪腺外，尚可有上、下呼吸道分泌腺及皮肤外分泌腺受累。鼻腔黏膜干燥、结痂，甚至出现鼻中隔穿孔。喉及支气管干燥，出现声音嘶哑及慢性干咳。汗腺及皮脂腺受累则出现皮肤干燥或萎缩。

5．结缔组织疾病（connective tissue diseases）　约占 50% 的患者伴有类风湿性关节炎，约占10%的患者伴系统性红斑狼疮（systemic lupus erythematosus，SLE）。此外，尚可有硬皮病（scleroderma），多发性肌炎（polymyositis）等。

6．其他合并症（other complications）　肾间质淋巴细胞浸润可致肾小管功能不全，尿浓缩能力降低，产生低渗尿。肌酐清除率降低，发生肾小管酸中毒，但极少出现慢性肾功能衰竭。耳咽管阻塞可引起中耳炎，病变也可累及神经、肌肉、血管，出现感觉神经的末梢神经炎，表现为麻木、麻刺感或感觉过敏，肌肉病变表现为多发性肌炎或重症肌无力。血管病变有小动脉炎、手足发绀、雷诺现象（Raynaud phenomenon）等。甲状腺也可出现桥本甲状腺炎。

【诊断】

除询问病史及一般体检外，可做下列检查以帮助诊断。

1．施墨试验（Schirmer test） 用于检测泪腺分泌功能。用 5mm × 35mm 的滤纸两条，置于睑裂内 1/3 和中 1/3 交界处，闭眼夹将 5 分钟后检查滤纸湿润长度，低于 5mm 则表明泪液分泌减少（hyposecretion）。

2．玫瑰红染色（rose bengal staining） 用一滴玫瑰红染色剂滴入眼结膜囊内，随即以生理盐水冲洗，可在暴露的睑裂角膜部位发现鲜红的染色，是角膜上皮干燥状态的典型表现。

3．唾液流量测定（sialometry） 唾液分泌受诸多因素的影响，方法及标准不一样。可用收集器（Lashley杯）专门收集腮腺唾液（图9-18）或简单地收集全唾液（total saliva）。最简单的方法为，取 5g 白蜡请患者咀嚼 3 分钟，全唾液量低于 3ml 为分泌减少。

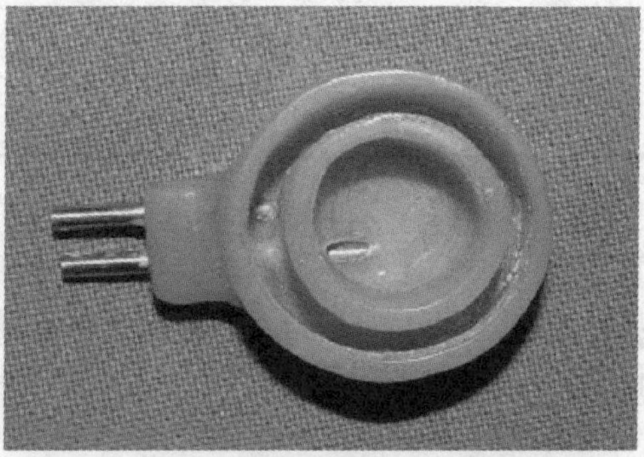

图9-18 用于收集腮腺唾液的Lashley杯

4．涎腺造影（sialography） 为舍格伦综合征主要诊断方法之一。常规拍摄充盈期侧位片及5分钟功能片。主要表现为唾液腺末梢导管扩张（duct ectasia），排空功能减退（图 9-19，20）。

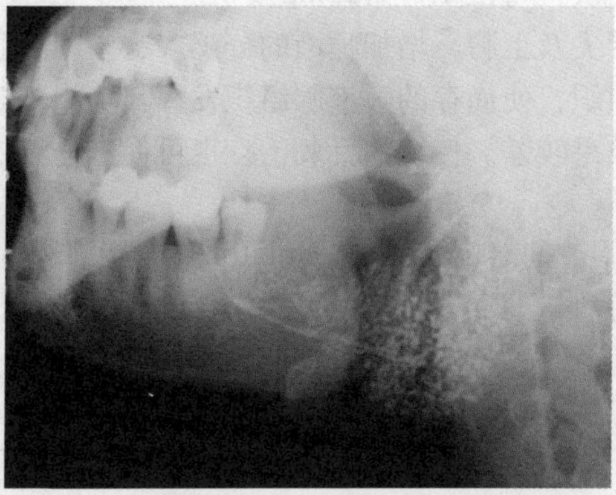

图9-19 舍格伦综合征腮腺造影充盈期表现

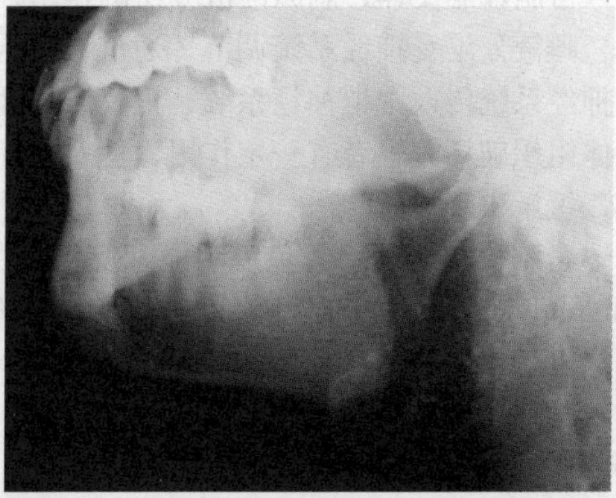

图9-20 舍格伦综合征腮腺造影排空期表现

5．核素功能测定（scintigraphy） 病变较轻时，核素摄取功能无明显改变，只有分泌功能迟缓；病变较重时，摄取和分泌功能均低下。

6．实验室检查（laboratory findings） 可有血沉（erythrocyte sedimentation rate，ESR）加快，血浆球蛋白主要是 γ 球蛋白增高（hypergammaglobulinemia），血清 IgG 明显增高，IgM和IgA可能增高。自身抗体（autoantibodies），如类风湿因子（rheumatoid factor）、抗核抗体（antinuclear antibody）、抗SS-A（anti-SS-A）、SS-B（anti-SS-B）抗体等可能阳性(表9-1)。

表 9-1　舍格伦综合征血清学检查可能异常的项目

项目	异常表现
血沉	加快
γ 球蛋白	升高
IgG	明显增高
IgM	可能升高
IgA	可能升高
类风湿因子（RF）	阳性
抗核抗体（ANA）	阳性
抗 SS-A 抗体	阳性
抗 SS-B 抗体	阳性
抗唾液腺导管上皮细胞抗体	阳性
$CD4^+$（辅助性 T 细胞）	增加
$CD8^+$（抑制性 T 细胞）	减少

7．唇腺活检（labial gland biopsy）　主要表现为腺小叶内淋巴、浆细胞浸润，腺实质萎缩，导管扩张，导管细胞化生。与大唾液腺不同的是，肌上皮岛少见。需要注意的是，唇腺也是除舍格伦综合征以外免疫性疾病的靶组织之一，故在类风湿性关节炎、系统性红斑狼疮时，亦可出现类似表现，诊断时应紧密结合临床。

【治疗】

主要为对症治疗（symptomatolytic therapy）。眼干可用人工泪液（artificial tear）滴眼，以缓解眼干症状。口干可用人工唾液（artificial saliva）湿润口腔，缓解不适感。

催唾剂（sialogogue）能促进尚存留的腺体分泌唾液，常用舒雅乐（sialor）口服，该药具有兴奋胆碱能受体，刺激唾液分泌的作用，每日 3 次，每次 1 片（25mg）。

唾液分泌受神经系统调节，通过低电压刺激舌尖及上腭，增加唾液的分泌。这些刺激通过神经系统传入中枢神经系统，再反馈到唾液腺组织，使尚存的唾液腺组织发挥其功能。对腺体组织破坏较轻者有一定作用，但对破坏重者效果较差。传统的针刺治疗也可促进唾液分泌，缓解口干症状。

舍格伦综合征患者免疫功能紊乱，可用免疫调节剂（immunomodulator）。常用胸腺肽（thymulin）10mg 肌注，隔日 1 次，3 个月为 1 个疗程，每年 2 个疗程。对于伴腮腺反复肿胀的患者效果明显。

中医中药可缓解症状，阻止病变进展。需经过辨证论治，制订治疗方案。通常的治则为“养阴生津，清热润燥”。常用药物有柴胡、山栀、麦冬、生地、沙参、桑叶、菊花及甘草等。金银花、口炎清冲剂、杞菊地黄丸等中成药也可应用。

免疫抑制剂如氯化喹啉、泼尼松、雷公藤等，对继发性舍格伦综合征伴有类风湿性关节炎或类肿瘤型舍格伦综合征患者可考虑应用，但病情时有反复，且副作用大，引起胃部不适，抑制造血系统等。有报告使用环磷酰胺后，使假性淋巴瘤转变为真性恶性淋巴瘤，故环磷酰胺的使用需十分谨慎。

对于类肿瘤型舍格伦综合征可采用手术治疗，切除受累腺体，以防止恶性变。单发性原发性病变，腺体破坏严重，或继发感染明显者，也可考虑手术切除患侧腮腺。

随着分子生物学的发展，各种基因治疗应运而生。已有研究表明，哺乳类动物细胞膜水分泌由水通道蛋白（aquaporins，AQP）控制，已从哺乳类动物细胞中分离出 13 种水通道蛋白，分别由相应的水通道基因调控，唾液腺分泌细胞中所含的水通道蛋白主要为AQP_5。用腺病毒介导的AQP_5基因经导管逆行注入头颈部经20Gy放射的大鼠下颌下腺，放射损伤的下颌下腺唾液分泌恢复到正常下颌下腺水平，而放射损伤下颌下腺未作基因治疗的对照组唾液分泌仅正常下颌下腺的1/4。有关水通道基因治疗舍格伦综合征的实验研究正在继续进行，如获成功，有望进入临床应用。

舍格伦综合征患者常继发口腔白色念珠菌感染、黏膜炎症、龋牙等。故应注意口腔卫生及保护，减少逆行性感染的机会。白色念珠菌感染者可在黏膜、舌背表面涂抹制霉菌素甘油、口服氟康唑等。积极预防、治疗龋牙，伴发急性炎症时可用抗生素治疗。

舍格伦综合征一般呈良性过程，极少数患者可发生恶变。其淋巴样成分和上皮成分均可发生恶变，前者多恶变为非霍奇金淋巴瘤（non-Hodgkin malignant lymphoma），后者恶变为未分化癌（undifferentiated carcinoma），淋巴样成分恶变明显多于上皮成分恶变。Chused等报告，伴有腮腺肿胀、不含抗涎腺导管抗体、原发性舍格伦综合征患者，发生恶性淋巴瘤的比例明显高于无腮腺肿胀、含抗涎腺导管抗体、继发性舍格伦综合征患者。对于原发性舍格伦综合征、腮腺肿大、抗涎腺导管抗体阴性，原有高丙种球蛋白血症及IgM进行性下降，各种血清抗体逐渐消失者，要警惕恶性淋巴瘤的发生。

复习思考题

1. 原发性舍格伦综合征和继发性舍格伦综合征有何区别？
2. 舍格伦综合征的主要临床表现有哪些？
3. 舍格伦综合征的常用诊断方法有哪些？各有哪些异常表现？
4. 舍格伦综合征的常用治疗方法有哪些？如何选择？
5. 舍格伦综合征的诊断和治疗还存在哪些问题？

第四节 唾液腺瘤样病变
Tumor-like lesions of salivary glands

提 要

唾液腺黏液囊肿包括小唾液腺黏液囊肿及舌下腺囊肿，根据病因及病理表现可以分为外渗性囊肿及潴留性囊肿，前者占大多数。

小唾液腺黏液囊肿好发于下唇及舌尖腹侧，表现为半透明、浅蓝色小疱。治疗为手术切除，将囊肿与其相连的腺体一并切除。

舌下腺囊肿可分为单纯型、口外型和哑铃型，典型表现为口底一侧浅紫蓝色囊性肿物。根治舌下腺囊肿的方法是切除舌下腺，残留部分囊壁不致造成复发。

腮腺囊肿分潴留性和先天性囊肿。潴留性囊肿由于导管弯曲或其他原因造成部分阻塞，分泌物潴留，导管囊状扩张所致，常为单囊型。先天性囊肿分皮样囊肿和鳃裂囊肿。鳃裂囊肿易继发感染，自发破溃或切开后形成鳃裂瘘。治疗为手术切除，术中注意与外耳道软骨的关系以及面神经的保护。

唾液腺良性肥大是一种非肿瘤、非炎症性、慢性、再发性、无痛性肿大的唾液腺疾病，其可能病因包括内分泌紊乱、营养不良以及植物神经功能失调等。临床表现为双侧腮腺弥漫性肿大，B超检查可明确无占位性病变。治疗以消除病因为主，辅以按摩腺体及刺激唾液分泌等自身保护疗法。

一、唾液腺黏液囊肿 Mucocele

广义的唾液腺黏液囊肿（mucocele）包括小唾液腺黏液囊肿及舌下腺囊肿，是较为常见的唾液腺瘤样病变。

【病因病理】

唾液腺黏液囊肿根据其病因及病理表现的不同，可分为外渗性黏液囊肿（extravasation mucocele）及潴留性黏液囊肿（retention mucocele）。

1．外渗性黏液囊肿 占黏液囊肿的80%以上，组织学表现为黏液性肉芽肿（mucous granuloma）或充满黏液的假囊，无上皮衬里（epithelial lining）。许多研究表明，外渗性黏液囊肿的发生系导管破裂、黏液外漏入组织间隙所致。如Bhaskar等结扎小鼠下颌下腺和舌下腺导管，未见黏液囊肿产生。但将导管切断，任凭唾液流入组织间隙内，则可产生类似人体的黏液囊肿，含有黏液的囊样腔隙由结缔组织或肉芽组织衬里，这提示外渗性黏液囊肿是由局部创伤（local trauma）引起的。

2．潴留性黏液囊肿 远不如外渗性黏液囊肿常见。组织学表现有三个特点：有上皮衬里、潴留的黏液团块（retained mucous mass）及结缔组织被膜（connective tissue capsule）。潴留性黏液囊肿的发病原因主要是导管系统的部分阻塞，可由微小涎石（microlith）、分泌物浓缩或导管系统弯曲等原因所致。

【临床表现】

1．黏液囊肿 黏液囊肿是最常见的小唾液腺瘤样病变，好发于下唇及舌尖腹侧，这是因为舌体运动常受下前牙摩擦以及自觉或不自觉地咬下唇动作使黏膜下腺体受伤。囊肿位于黏膜下，表面仅覆盖一薄层黏膜，故呈半透明（translucent）、浅蓝色（bluish）的小疱，状似水疱。大多为黄豆至樱桃大小、质地软而有弹性。囊肿很容易被咬伤而破裂，流出蛋清样透明黏稠液体，囊肿消失。破裂处愈合后，又被黏液充满，再次形成囊肿。反复破损后不再有囊肿的临床特点，而表现为较厚的白色瘢痕状突起，囊肿透明度减低。

2．舌下腺囊肿 舌下腺囊肿（ranula）最常见于青少年，临床上可分为三种类型:

（1）单纯型（simple type）: 为典型的舌下腺囊肿表现，占舌下腺囊肿的大多数。囊肿位于下颌舌骨肌以上的舌下区，由于囊壁菲薄并紧贴口底黏膜，囊肿呈浅紫蓝色，扪之柔软有波动感。囊肿常位于口底的一侧，有时可扩展至对侧，较大的囊肿可将舌抬起，状似“重舌”。囊肿因创伤而破裂后，流出黏稠而略带黄色或蛋清样液体，囊肿暂时消失。数日后创口愈合，囊肿又长大如前。囊肿发展很大时，可引起吞咽、语言及呼吸困难。

（2）口外型（extraoral type）: 又称潜突型（plunging ranula）。囊肿主要表现为颌下区肿物，而口底囊肿表现不明显。触诊柔软，与皮肤无黏连，不可压缩，低头时因重力关系，肿物稍有增大。穿刺可抽出蛋清样黏稠液体。

（3）哑铃型（dumb-bell type）：为上述两种类型的混合，即在口内舌下区及口外颌下区均可见囊性肿物。

【诊断与鉴别诊断】

舌下腺囊肿需与口底皮样囊肿及颌下区囊性水瘤相鉴别。

1．口底皮样囊肿（dermoid cyst） 位于口底正中，呈圆形或卵圆形，边界清楚，表面黏膜及囊壁厚，囊腔内含半固体状皮脂性分泌物，因此扪诊有面团样柔韧感，无波动感，可有压迫性凹陷。肿物表面颜色与口底黏膜相似而非浅紫蓝色。

2. 颌下区囊性水瘤 常见于婴幼儿，穿刺检查见囊腔内容物稀薄，无黏液，淡黄清亮，涂片镜检可见淋巴细胞。

【治疗】

1. 小唾液腺黏液囊肿 可在抽尽囊液后，向囊腔内注入2%碘酊0.2～0.5ml，停留2～3分钟，再将碘酊抽出。目的是破坏上皮细胞，使其失去分泌功能而不再形成囊肿。也可注射20%氯化钠。但最常用的治疗方法仍为手术切除。

手术方法为：局部浸润麻醉下，纵向切开黏膜（图9-21）。在黏膜下，囊壁外面钝、锐性分离囊壁，取出囊肿。周围腺组织应尽量减少损伤，和囊肿相连的腺体应与囊肿一并切除，以防复发。反复损伤的黏液囊肿可形成瘢痕并与囊壁粘连，不易分离。此类病例可在囊肿两侧作梭形切口，将瘢痕、囊肿及其邻近组织一并切除，直接缝合创口。

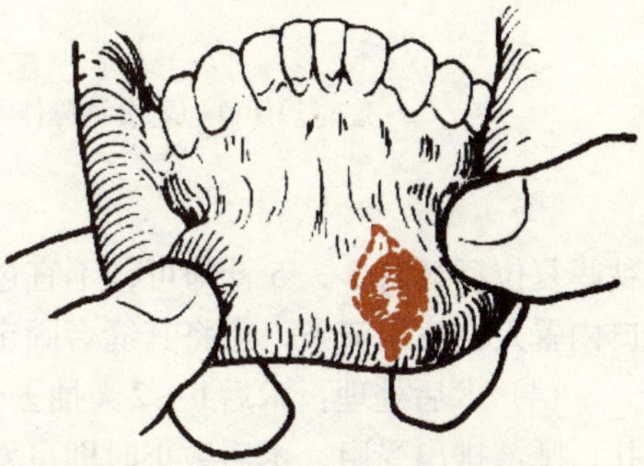

图9-21 下唇黏液囊肿切除示意图

对于切除术后多次复发者，可在切除囊肿后，将手术创面用CO_2激光处理，创面不缝合，令其上皮化后自然愈合。

2. 舌下腺囊肿 根治舌下腺囊肿的方法是切除舌下腺（removal of sublingual gland），残留部分囊壁不致造成复发。对于口外型舌下腺囊肿，可全部切除舌下腺后，将囊腔内的囊液吸净，在颌下区加压包扎，而不必在颌下区做切口摘除囊肿。对全身情况不能耐受舌下腺切除的患者及婴儿，可作简单的成形性囊肿切开术，即袋形缝合术（marsupialization），切除覆盖囊肿的部分黏膜和囊壁，放尽液体，填入碘仿纱条。待全身情况好转或婴儿长至4～5岁后再行舌下腺切除。

舌下腺切除术 Resection of the sublingual gland

患者取仰卧位。成人用局麻（舌神经阻滞及局部浸润），儿童用全麻，经鼻腔或口腔插管。

（1）切口：用开口器维持开口状态，用口镜或压舌板压舌向对侧，显露患侧口底，确认下颌下腺导管开口及舌下皱襞位置，在舌下皱襞外侧作弧形切口。切口与牙龈缘平行，后方达第二磨牙近中［图9-22（1）］。为避免下颌下腺导管损伤，可从导管口插入银质探针或塑料管导向。

（2）切除腺体：用蚊式血管钳在黏膜下仔细分离［图9-22（2）］。切开前在黏膜与囊壁或舌下腺之间浸润麻药，则有利于分离。舌下腺前份有小分泌管通向黏膜表面及下颌下腺导管，用眼科组织剪剪断。自舌下腺表面分离周围组织，提起舌下腺前端，继续分离舌下腺的深面及内侧面。同时分离靠近腺体的舌下腺囊肿的囊壁，分离切断后继续分离舌下腺后份，在其与下颌下腺前内相接处将其全部游离，如连接紧密不易分离，则可先钳夹后再剪离，遗留的残端予以缝扎。

分离舌下腺内侧时，应注意下颌下腺导管及舌神经，舌神经由后向前先位于舌下腺与下颌下腺导管之间，绕过下颌下腺导管深面后再位于其内侧，以后进入舌体［图9-22（3）］。如不慎将下颌下腺导管剪断，应将导管两断端游离并做好标记，手术结束时作导管端－端吻合，或将导管近端侧壁缝于黏膜一侧的切缘，形成新的开口，以免导管阻塞。

在分离舌下腺后内方深面时，应注意舌下动静脉到舌下腺的分支，予以钳夹结扎，否则易引起出血或术后血肿。

（3）创面处理：冲洗创口，仔细检查创口有无出血点，特别是舌下腺后部，须彻底止血。

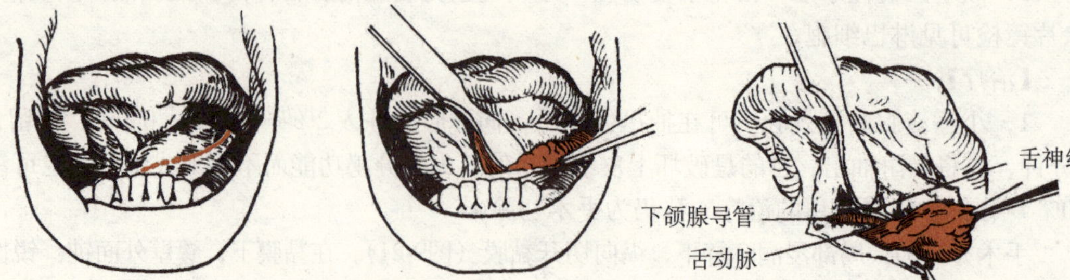

图9-22 舌下腺切除术

(1)切口 (2)分离腺体 (3)舌神经、下颌下腺导管及舌动脉的关系

黏膜复位后缝合3～5针即可，不宜过紧过密，切勿将下颌下腺导管缝扎。为预防血肿，创口内置入橡皮引流条，应将其缝合固定，以免进入创口内。

(4) 术后处理：术后1～2天抽去引流条，7天拆线。术中如误将下颌下腺导管结扎或缝扎，唾液排出受阻，术后数小时即可发生急性下颌下腺肿胀，应将可疑缝线拆除，松解被结扎的导管。

二、腮腺囊肿 Parotid cyst

腮腺囊肿（parotid cyst）分潴留性（retention cyst）和先天性（congenital cyst）两大类，前者很少见。

【临床表现及诊断】

腮腺潴留性囊肿是由于导管弯曲或其他原因造成部分阻塞（partial obstruction），分泌物在局部潴留，导管呈囊状扩张（cystic dilation），随着病程延长，囊肿体积不断增大。男性患者多见，约占77%。多见于老年人。表现为腮腺区无痛性肿块，生长缓慢，无功能障碍，生长到相当体积后才被发现。扪诊检查肿块柔软，可扪及波动感，边界不十分清楚，与浅表组织无粘连，但基底部活动度较差。常为单囊性（unilocular），体积自扁豆至李子大小不等。穿刺为无色透明液体。因其为潴留性囊肿，囊液成分为唾液，故可检测出淀粉酶。B超检查可见病变为无回声区，后壁及后方回声明显增强（图9-23）。

先天性囊肿分皮样囊肿（dermoid cyst）和鳃裂囊肿（branchial cleft cyst）两类。皮样囊肿可位于深部或浅表部位。位于浅表者可扪及如一般皮样囊肿的柔韧感。位于深部者和一般良性肿瘤难以区别。B超检查为囊性影像。细针吸细胞学检查可见分化良好的表皮样细胞（epidermoid cell）。

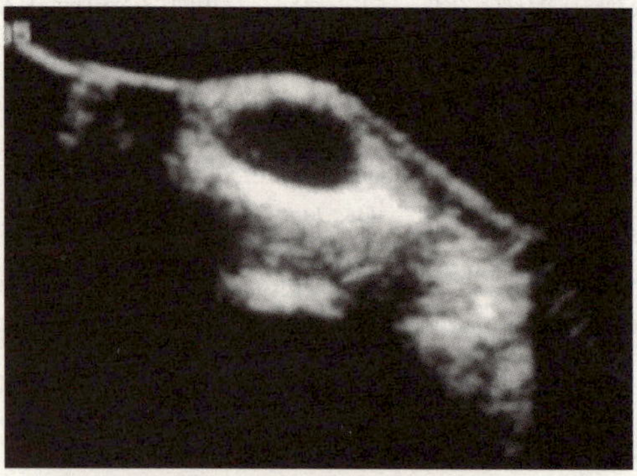

图9-23 腮腺囊肿声像图表现

腮腺部位的鳃裂囊肿来自第一鳃弓发育异常。鳃裂囊肿易继发感染，自发破溃或切开后形成经久不愈的瘘。瘘管外口可在耳垂到下颌角之间的任何部位，即胚胎第一鳃裂

所在的位置，经常从瘘口溢出黄白色豆渣样物，有时伴有外耳、下颌骨畸形及咀嚼肌群发育不足等，称第一鳃弓综合征（the first branchial arch syndrome）。

【治疗】

主要为手术切除。潴留囊肿与周围腺体常有粘连，应切除部分腮腺组织。第一鳃裂囊肿常伴发外耳道软骨发育畸形，面神经的位置亦可有变异，应注意保护面神经。形成第一鳃裂瘘（the first branchial fistula）者，术前可经瘘口注入亚甲蓝，然后用外用生理盐水冲洗瘘管，使瘘管蓝染，易于识别。继发感染者，需先消炎治疗，待急性炎症消退后进行手术。

三、唾液腺良性肥大 Sialadenosis

唾液腺良性肥大又称唾液腺肿大症（sialadenosis）或唾液腺退行性肿大，是一种非肿瘤、非炎症性、慢性、再发性、无痛性肿大的唾液腺疾病。

【病因病理】

唾液腺良性肥大的确切病因尚不清楚，其可能的病因有（表9-2）：①内分泌紊乱（endocrine disorder）：最多见于糖尿病（diabetes mellitus）、肥胖症等；也可见于甲状腺疾病、性腺机能障碍，激素改变阶段如青春期和月经期。②营养不良（malnutrition）：维生素及蛋白质缺乏、酒精中毒或肝硬化等；③植物神经功能失调（dysfunction of autonomic nervous system）：是较常见的原因，其中部分系中枢性功能失调，如心理因素及某些精神病药物所致者；另一部分系外周性功能失调，如某些抗高血压药物可破坏外周交感神经纤维，影响腺泡细胞蛋白质的合成与分泌。组织病理学表现为腺泡增大，其直径为正常腺泡的2～3倍，胞核被推挤至细胞的基底侧，细胞明显肿胀，胞浆内可见PAS阳性的酶原颗粒（secretory granule）。

表9-2 唾液腺良性肥大的病因

内分泌紊乱
糖尿病
尿崩症
肢端肥大症
甲状腺机能减退
妊娠
其他
营养不良
全身营养不良
酒精中毒
神经性厌食
其他
植物神经功能失调
抗高血压药物
精神病药物
治疗哮喘用拟交感神经药
其他

【临床表现】

绝大多数罹患腮腺，少数罹患下颌下腺。多为双侧肿大（bilateral swelling），偶见单侧。

多见于中老年。腮腺逐渐肿大，可持续多年，肿胀反复发作而无痛，有时大时小的病史，但不会完全消除。腺体呈弥漫性肿大（diffuse swelling），触诊柔软并均匀一致。病程较久者则稍硬韧，但无肿块，亦无压痛，导管口无红肿，挤压被罹患腺体仍有清亮液体分泌。有时分泌减少，但患者无明显口干（xerostomia）。

【诊断及鉴别诊断】

唾液腺造影显示形态多正常，但体积明显增大，排空功能稍迟缓。B超检查腺体弥漫性增大，无局限性回声异常。

唾液腺良性肥大有时需与唾液腺肿瘤及舍格伦综合征相鉴别。单侧唾液腺肥大者，有时临床触诊不确切，感到颌后区丰满。此类患者可首选B超检查，如显示为回声均匀的增大腺体而无占位性病变，当可确诊。

舍格伦综合征也可有唾液腺肿大，但唾液腺造影片上，末梢导管扩张，排空功能迟缓远较唾液腺良性肥大明显，免疫学检查多有异常。

【治疗】

目前尚无特殊治疗。有全身性疾病者，经过系统治疗后，部分患者的腺体可能恢复正常。但有些糖尿病患者，虽然糖尿病得到理想的控制，唾液腺肿大仍无明显改变。抗高血压药物引起的唾液腺肿大，停药后大多可以消退。有肿胀症状者，可请患者自行按摩腺体，促使腺体排空唾液。咀嚼无糖口香糖，或用毛果芸香碱等催唾剂，刺激唾液分泌。

复习思考题

1．舌下腺囊肿的病因和主要病理特点是什么？
2．舌下腺囊肿的治疗原则是什么？
3．腮腺囊肿有哪些？其病因是什么？
4．腮腺良性肥大的病因是什么？如何与腮腺肿瘤相鉴别？

第五节　唾液腺肿瘤
Salivary gland tumors

提　要

唾液腺肿瘤中绝大多数系上皮性肿瘤，其病理类型复杂，不同类型的肿瘤在临床表现、影像学表现、治疗和预后等方面均不相同。

唾液腺肿瘤中，腮腺最常见，其次为下颌下腺及小唾液腺，舌下腺少见。腮腺肿瘤中，良性肿瘤占大多数。下颌下腺肿瘤良恶性的比例较接近，小唾液腺肿瘤恶性多于良性，舌下腺肿瘤恶性者占绝大多数。成人唾液腺肿瘤良性多于恶性，儿童唾液腺肿瘤恶性多于良性。

唾液腺良恶性肿瘤与其他部位的良恶性肿瘤一样，具有各自的临床特点，但低度恶性肿瘤在早期易与良性肿瘤相混淆。

不同部位的唾液腺肿瘤具有各自的临床特点。恶性肿瘤侵犯神经时出现相应的神经症状，舌根部恶性肿瘤易发生淋巴结和远处转移。

影像学诊断包括B超、CT、^{99m}Tc核素显像及磁共振显像，各种检查手段有其各自的适应证。

根据肿瘤的生物学行为，可将唾液腺恶性肿瘤分为三类：①高度恶性肿瘤：颈淋巴结或远处转移率较高，术后易于复发，患者预后较差。②低度恶性肿瘤，颈淋巴结及远处转移率较低，虽可出现术后复发，但患者的预后相对较佳。③中度恶性肿瘤，其生物学行为及患者预后介于两者之间。

唾液腺肿瘤的治疗以手术为主，手术应从肿瘤包膜外正常组织进行，同时切除部分或整个腺体。根据肿瘤性质，对于面神经和颈部淋巴结采取不同的处理原则。对某些唾液腺恶性肿瘤，放射治疗可以明显降低术后复发率。唾液腺癌患者的近期生存率较高，远期生存率进行性下降，预后观察应在10年以上。

多形性腺瘤是最常见的唾液腺肿瘤，因其包膜常不完整，不能采用单纯摘除术，应在正常组织内切除，腮腺肿瘤切除时保留面神经。

沃辛瘤具有一系列的临床特点，^{99m}锝核素显像呈“热”结节，具有特征，腮腺后下部的肿瘤可采用腮腺部分切除术。

黏液表皮样癌是最常见的唾液腺恶性肿瘤、组织病理学可以分为高分化和低分化两类，其生物学行为、临床表现、治疗原则和患者预后均不一样。

腺样囊性癌是常见的唾液腺恶性肿瘤之一，其特点是，肿瘤常沿神经扩散，浸润性强，易发生远处转移。适当扩大手术范围，辅以术后放疗，有可能减低术后复发率。

一、诊治原则 Principles of diagnosis and treatment

肿瘤是唾液腺组织中最常见的疾病，其中绝大多数系上皮性肿瘤，间叶组织来源的肿瘤较少见。唾液腺上皮性肿瘤（salivary tumors of epithelial origin）的病理类型十分复杂，不同类型的肿瘤在临床表现、影像学表现、治疗和预后等方面均不相同。

【发病情况】

在不同国家，唾液腺肿瘤的发病率有明显差异，文献报告，全世界每年唾液腺肿瘤的发病率（incidence）为1～6.5/10万人口。在我国，目前尚无确切的唾液腺肿瘤发病率的统计资料。

唾液腺肿瘤与全身肿瘤的构成比，据Frazell报告，大唾液腺肿瘤占除皮肤以外所有良、恶性肿瘤的5%。国内7所口腔医学院校口腔病理教研室统计，口腔颌面部肿瘤69 902例，其中唾液腺上皮性肿瘤23 010例，占32.9%。

在唾液腺的不同解剖部位中，腮腺（parotid gland）肿瘤的发生率最高，约占80%。下颌下腺（submandibular gland）肿瘤占10%，舌下腺（sublingual gland）肿瘤占1%，小唾液腺（minor salivary gland）肿瘤占9%。在小唾液腺肿瘤中，最常见于腭腺（palate gland）（表9-3）。

表9-3 不同部位唾液腺肿瘤的发生率

报告者（年）	病例数	部位			
		腮腺	下颌下腺	舌下腺	小唾液腺
Eveson et al（1985）	2410*	72.9%	10.7%	0.3%	13.9%
Seifert et al（1986）	2579	80%	10%	1.0%	9%
Ellis et al（1991）	13749	64%	10%	0.3%	23%
北大口腔医院（2004）	3656	63.9%	8.5%	1.8%	25.8%

*2.2%患者肿瘤部位不详

恶性肿瘤（malignant tumor）与良性肿瘤（benign tumor）的比例，在不同部位的腺体中，发生率也不一样。腮腺肿瘤中，良性肿瘤占大多数（约75%），恶性肿瘤只占少数（约25%）；下颌下腺肿瘤中，良恶性肿瘤的比例比较接近，分别占55%和45%；舌下腺肿瘤中，恶性肿瘤的比例高达90%，良性肿瘤只占极少数（10%）；小唾液腺肿瘤中，恶性肿瘤（约占60%）亦多于良性肿瘤（40%）（表9-4）。

表 9-4　不同部位恶性唾液腺肿瘤的发生率

报告者（年）	病例数	恶性肿瘤发生率（%）			
		腮腺	下颌下腺	舌下腺	小唾液腺
Eveson et al（1985）	2410	14.7	37.0	85.7	46.4
Seifert et al（1986）	2579	20	45	90	45
Ellis et al（1991）	13749	32	41	70	49
北大口腔医院（2004）	3656	23	27	89	71

不同组织类型（histological type）的肿瘤在各个部位的唾液腺中发生的相对比例也不一样。沃辛瘤（Warthin tumor）、嗜酸性腺瘤（oncocytoma）几乎仅发生于腮腺；腺泡细胞癌（acinic cell carcinoma）、涎腺导管癌（salivary duct carcinoma）、上皮－肌上皮癌（epithelial-myoepithelial carcinoma）多见于腮腺；多形性低度恶性腺癌（polymorphous low grade adenocarcinoma）多见于腭部小唾液腺；管状腺瘤（canalicular adenoma）90%发生于唇腺。磨牙后区腺源性肿瘤以黏液表皮样癌（mucoepidermoid carcinoma）最为常见。舌下腺肿瘤很少见，但一旦发生，很可能是腺样囊性癌（adenoid cystic carcinoma）。

唾液腺多原发性肿瘤（multiple primary tumor）时有所见，部位以腮腺为常见。病理类型以沃辛瘤为多，其次为多形性腺瘤，恶性肿瘤少见（表9-5）。

表 9-5　69 例腮腺多原发性肿瘤的组织学类型

类　型	病例数
沃辛瘤	55
多形性腺瘤	4
乳头状囊腺瘤	1
嗜酸性腺瘤	1
基底细胞腺瘤	1
黏液表皮样癌	1
沃辛瘤 + 多形性腺瘤	3
沃辛瘤 + 肌上皮瘤	1
沃辛瘤 + 鳞状细胞癌	1
多形性腺瘤 + 腺样囊性癌	1
合计	69

任何年龄均可发生唾液腺肿瘤。成人唾液腺肿瘤良性多于恶性，但儿童唾液腺肿瘤恶性多于良性（表9-6）。

表 9-6 不同年龄唾液腺良恶性肿瘤的比例

年龄	病例数	良性肿瘤	恶性肿瘤
成人	2785	1670（60%）	1115（40%）
儿童	86	40（47%）	46（53%）

有些唾液腺肿瘤有明显的性别差异，多形性腺瘤和黏液表皮样癌女性多于男性，而沃辛瘤男性明显多于女性。

【临床表现】

不同部位的唾液腺肿瘤有其共同的临床特点。良性肿瘤多为生长缓慢的无痛性肿块，常系无意中发现，活动（movable），无粘连，无功能障碍，表面光滑（smooth）或呈结节状（nodular）。恶性肿瘤多有疼痛症状，生长较快，呈浸润性生长，与周围组织有粘连，甚至浸润神经组织并导致神经功能障碍。但有些低度恶性肿瘤在早期也可呈良性表现，且病程较长，易与良性肿瘤相混淆。

不同部位的唾液腺肿瘤又具有其各自的临床特点。腮腺肿瘤（tumor of the parotid gland）80% 以上位于腮腺浅叶（superficial lobe），表现为耳垂下、耳前区或腮腺后下部的肿块。良性肿瘤即使体积巨大，也不出现面瘫（facial paralysis）症状。恶性肿瘤则可出现不同程度的面瘫症状，有的以面瘫为主诉就诊，经医生检查始发现腮腺肿瘤。有的侵及皮肤，出现表面溃破。侵犯咬肌时，常致张口受限。少数病例出现颈部淋巴结肿大。腮腺深叶肿瘤突向咽侧时，可表现为咽侧膨隆或软腭肿胀。肿瘤位于下颌支后缘与乳突之间时，由于受到骨性结构的限制，触诊肿块不活动，界限亦不甚清楚，不应视为恶性标志。偶有肿瘤发生于副腮腺（accessory parotid gland）者，表现为颊部肿块，多位于颧弓或颧突下方。

下颌下腺肿瘤（tumor of the submandibular gland）表现为颌下三角区肿块，良性肿瘤除肿块外，常无自觉症状。恶性肿瘤侵犯舌神经时出现舌痛及舌麻木（numbness），舌下神经受累时出现舌运动受限，伸舌时歪向患侧，也可出现舌肌萎缩及舌肌震颤。肿瘤侵及下颌骨骨膜时，与下颌骨体融合一体而不能活动。侵及皮肤者，呈板样硬。部分肿瘤出现颈淋巴结肿大。

舌下腺肿瘤（tumor of the sublingual gland）由于位置关系，不易为患者所察觉。部分病例无任何自觉症状，医生作常规检查时方被发现；或因舌下肿块妨碍义齿戴入时才被患者所注意。但有部分病例，患者自觉一侧舌痛或舌麻木，或舌运动受限，影响说话及吞咽。触诊检查可及舌下腺硬性肿块，有时与下颌骨舌侧骨膜相粘连而不活动，口底黏膜常完整。

小唾液腺肿瘤（tumor of the minor salivary gland）以腭部为最常见，一般发生于一侧硬腭后部及软硬腭交界区（junctional hard and soft palate），而不发生于中线及硬腭前部，因此处不含腭腺。硬腭肿瘤因腭黏膜较厚，腭腺腺叶间的纤维直接与骨膜相连，故肿瘤固定而不活动，不能依此而判断其良恶性。恶性肿瘤，特别是腺样囊性癌，可伴有疼痛或灼痛感，顺腭大神经向上累及眶下神经，除上腭麻木不适外，常伴患侧眶下区或上唇麻木。当肿瘤侵及翼肌时，常致张口困难（trismus）。向口内突出生长者，肿物可充满口腔，造成进食障碍。良性肿瘤对腭骨及牙槽骨产生压迫性吸收，恶性肿瘤对骨质呈侵蚀性破坏。

磨牙后腺肿瘤以黏液表皮样癌为多见，因肿瘤含黏液性分泌物，易被误诊为黏液囊肿（mucocele），或因伴发炎症而误诊为冠周炎（pericoronitis）或骨髓炎（osteomyelitis）。

舌腺肿瘤多位于舌根部，以恶性肿瘤多见。主要症状为疼痛、异物感及吞咽障碍。触诊可扪及肿块，但表面黏膜完整。舌根部唾液腺肿瘤有下列特点：①病变位于黏膜下，位置较靠后，临床不易发现，加之患者早期常无自觉症状，因而被发现时肿瘤常较大。②舌部血液及淋巴循环较丰富，加之局部运动频繁，易发生淋巴结和远处转移（cervical and distant metastasis）。

唇腺肿瘤较少见，上唇明显多于下唇，多为良性肿瘤，尤以基底细胞腺瘤及管状腺瘤为常见，表现为界限较清的肿块。

【诊断】

1．临床诊断　通过详细询问病史，了解患者的年龄、病期、症状，结合患者的性别以及肿瘤的部位，并通过望诊、触诊等细致的临床检查，常可初步判断肿瘤的性质。

2．影像学诊断　腮腺和下颌下腺肿瘤禁忌做活检（biopsy），因为无论良、恶性肿瘤，均有发生瘤细胞种植（scatter）的危险。影像学检查有助于术前诊断。B超（B-mode ultrasound）对于腮腺病变较实用，可以判断有无占位性病变以及肿瘤的大小，并估计大致的性质，当临床上腮腺良性肥大、腮腺炎性肿块等与腮腺肿瘤难以区分时，可首选B超检查。CT（computed tomography）检查对肿瘤的定位十分有益，可确定肿瘤的部位以及与周围组织，包括重要血管之间的关系，特别适用于腮腺深叶肿瘤，尤其是与咽旁肿瘤难以区分者，以及范围非常广泛的肿瘤（图9-24）。唾液腺造影对于唾液腺炎症及舍格伦综合征的诊断价值优于唾液腺肿瘤，逐渐被其他方法如B超和CT所取代。^{99m}锝核素显像（^{99m}Tc scintigraphy）对于沃辛瘤有很高的诊断价值，表现为肿瘤区^{99m}锝浓聚，即所谓“热结节”（图9-25）。其他肿瘤表现为“冷”结节或“温”结节，无诊断意义。磁共振显像（magnetic resonance imaging MRI）不改变体位即可获得横断、矢状及冠状图像，肿瘤与血管的关系能很好显示，对范围广泛的肿瘤可考虑应用（图9-26）。

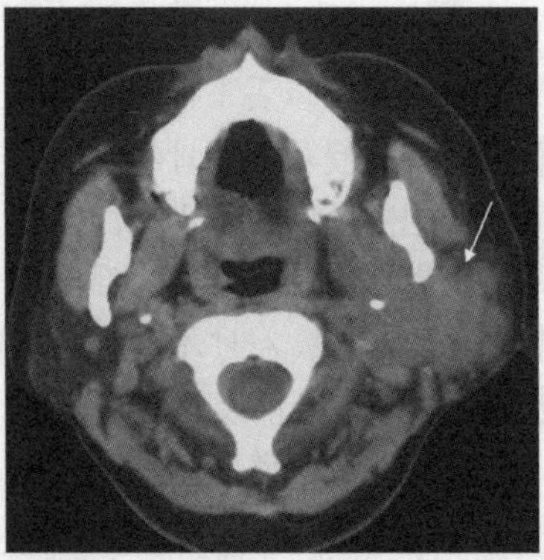
图9-24　腮腺深叶肿瘤CT表现（↑）

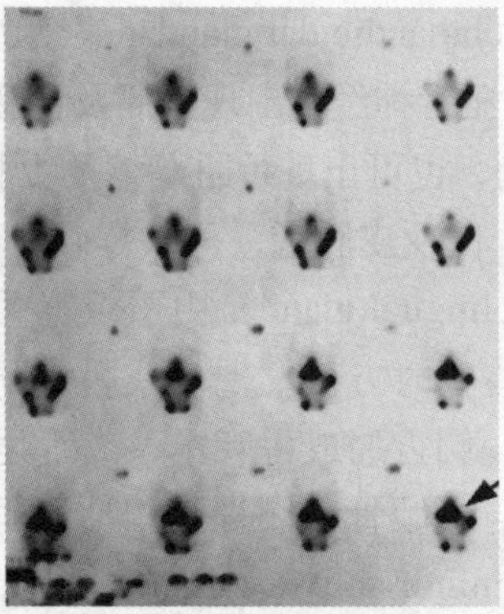
图9-25　左腮腺沃辛瘤^{99m}Tc核素显像为“热”结节（↑）

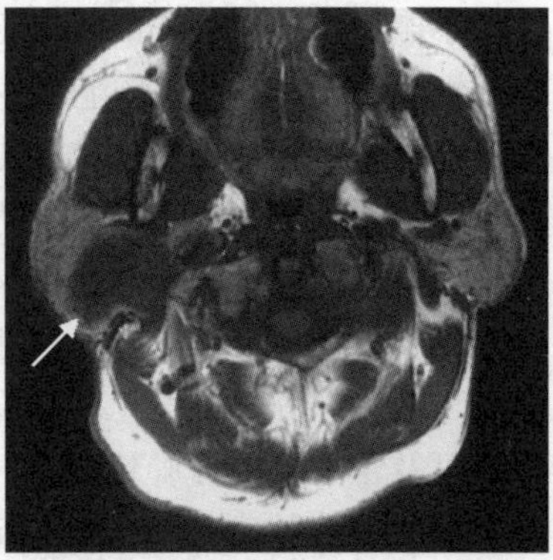
图9-26　MRI显示腮腺深叶肿瘤（↑）

3．细针吸活检　采用外径为0.6mm的针头，吸取少量组织，涂片做细胞学检查，定性诊断的准确率较高。一些炎性肿块，临床上不易确定是否肿瘤，细针吸活检常可结合临床作出明确诊断，从而避免不必要的手术。细针吸活检也有其局限性，针吸组织是肿物的某一点，获取组织很少，少量组织的涂片难以概括肿瘤全貌。位置深在的小肿瘤可能漏诊，如能在B超引导下进行针吸，则可避免误诊。唾液腺肿瘤的组织学表现非常复杂，有时难以作出明确的组织学分类，而只能确定良恶性。因此，作细胞学诊断时，一定要强调经验的积累，并紧密结合临床综合考虑。

4．组织病理诊断及分类　唾液腺肿瘤的确切诊断常依赖于石蜡切片诊断。1972年，世界卫生组织本着简单实用的原则，制订了唾液腺肿瘤组织学分类（histological typing of salivary gland tumors）。此后，文献中陆续报道一些新的类型的唾液腺肿瘤，它们不但具有独特的组织学形态，而且具有独特的生物学行为。1991年，世界卫生组织修订了唾液腺肿瘤的组织学分类，将虽然不常见，但组织学形态和生物学行为不同的肿瘤单独列出，故修订后的分类较为复杂，其优点是更有利于指导临床治疗和预后判断，缺点是不易为临床医生所掌握。2005年，世界卫生组织再次修订后，提出了第三版唾液腺肿瘤的组织学分类，这一分类与第二版分类基本相似（表 9-7）。

表 9-7　世界卫生组织涎腺肿瘤组织学分类（2005）

腺瘤（adenoma）
多形性腺瘤（pleomorphic adenoma）
肌上皮瘤（myoepithelioma）
基底细胞腺瘤（basal cell adenoma）
沃辛瘤（腺淋巴瘤）（Warthin tumor，adenolymphoma）
嗜酸细胞腺瘤（oncocytoma）
管状腺瘤（canalicular adenoma）
皮脂腺瘤（sebaceous adenoma）
淋巴腺瘤（lymphadenoma）
－皮脂腺性淋巴腺瘤（sebaceous lymphadenoma）
－非皮脂腺性淋巴腺瘤（non-sebaceous lymphadenoma）
导管乳头状瘤（ductal papilloma）
－内翻性导管乳头状瘤（inverted ductal papilloma）
－导管内乳头状瘤（intraductal papilloma）
－乳头状涎腺瘤（sialadenoma papilliferum）
囊腺瘤（cystadenoma）
癌（carcinoma）
腺泡细胞癌（acinic cell carcinoma）
黏液表皮样癌（mucoepidermoid carcinoma）
－低度恶性 / 高分化（low-grade/well-differentiated）
－高度恶性 / 低分化（high-grade/poorly differentiated）
腺样囊性癌（adenoid cystic carcinoma）
－腺样 / 管状型（glandular/tubular）
－实性型（solid）
多形性低度恶性腺癌（终末导管腺癌）（polymorphous low grade adenocarcinona，terminal duct carcinoma）
上皮－肌上皮癌（epithelial-myoepithelial carcinoma）
涎腺导管癌（salivary duct carcinoma）
基底细胞腺癌（basal cell adenocarcinoma）
恶性皮脂腺肿瘤（malignant sebaceous tumors）
－皮脂腺癌（sebaceous carcinoma）
－皮脂腺淋巴腺癌（sebaceous lymphadenocarcinoma）
嗜酸细胞腺癌（oncocytic carcinoma）
囊腺癌（cystadenocarcinoma）
低度恶性筛孔状囊腺癌（low-grade cribriform cystadenocarcinoma）
黏液腺癌（mucinous adenocarcinoma）
非特异性透明细胞癌（clear cell carcinoma，not otherwise specified）

续表

非特异性腺癌（adenocarcinoma， not otherwise specified）
鳞状细胞癌（squamous cell carcinoma）
癌在多形性腺瘤中（carcinoma ex pleomorphic adenoma）
癌肉瘤 （carcinosarcoma）
转移性多形性腺瘤（metastasizing pleomorphic adenoma）
肌上皮癌（恶性肌上皮瘤）（ myoepithelial carcinoma，malignant myoepithelioma）
小细胞未分化癌（small cell undifferentiated carcinoma）
大细胞未分化癌（large cell undifferentiated carcinoma）
淋巴上皮癌（lymphoepithelial carcinoma）
涎母细胞瘤（sialoblastoma）
其他癌瘤（other carcinomas）

根据肿瘤的生物学行为，大致上可将唾液腺恶性肿瘤分为三类：①高度恶性肿瘤（high-grade malignant tumor）：包括低分化黏液表皮样癌、腺样囊性癌、涎腺导管癌、非特异性腺癌、鳞状细胞癌、肌上皮癌及未分化癌。这类肿瘤颈淋巴结或远处转移率较高，术后易于复发，患者预后较差。②低度恶性肿瘤（low-grade malignant tumor）：包括腺泡细胞癌、高分化黏液表皮样癌、多形性低度恶性腺癌、上皮－肌上皮癌等。这类肿瘤颈淋巴结及远处转移率较低，虽可出现术后复发，但患者的预后相对较佳。③中度恶性肿瘤（intermediate-grade malignant tumor）：包括基底细胞腺癌、乳头状囊腺癌、癌在多形性腺瘤中等，其生物学行为及患者预后介于上述两者之间。

【治疗】

唾液腺肿瘤的治疗以手术为主，多数肿瘤，即使是良性肿瘤，包膜也不完整，采用单纯沿包膜剥离的方法（enucleation），常有复发，故手术原则应从包膜外正常组织进行，同时切除部分或整个腺体。如位于腮腺浅叶的良性肿瘤，作肿瘤及腮腺浅叶切除（superficial parotidectomy）、面神经解剖术。位于腮腺深叶的肿瘤，需同时摘除腮腺深叶（total parotidectomy）。腮腺肿瘤除高度恶性肿瘤以外，如果肿瘤与面神经无粘连，应尽可能保留面神经，并尽量减少机械性损伤。如果与面神经有轻度粘连，但尚可分离，也应尽量保留，术后加用放射治疗（radiotherapy）。如果术前已有面瘫，或手术中发现面神经穿过瘤体，或为高度恶性肿瘤，应牺牲面神经，然后作面神经修复。一般来说，唾液腺恶性肿瘤的颈淋巴结转移（cervical lymph node metastasis）率不高，约在15%左右。因此，当临床上出现肿大淋巴结，并怀疑有淋巴结转移者，作治疗性颈淋巴清扫术（radical neck dissection）。当颈部未触及肿大淋巴结或不怀疑有转移者，原则上不作选择性颈淋巴清扫术（elective neck dissection）。但对高度恶性肿瘤患者可以考虑选择性颈淋巴清扫术。

唾液腺恶性肿瘤对放射线不敏感，单纯放疗很难达到根治效果，但对某些病例，放射治疗可以明显降低术后复发率，这些病例包括: 腺样囊性癌，其他高度恶性肿瘤，手术切除不彻底、有肿瘤残存者，肿瘤与面神经紧贴、分离后保留面神经者。

唾液腺恶性肿瘤有可能发生远处转移（distant metastasis），特别是腺样囊性癌及涎腺导管癌，远处转移率在40%左右。因此， 术后还需配合化学药物治疗（chemotherapy）加以预防，但目前尚未发现非常有效的化疗药物。

【预后】

唾液腺癌患者治疗后的近期生存率较高，但远期生存率持续下降，3年、5年、10年及15

年生存率呈明显递减（图9-27）。唾液腺癌患者的预后观察，5 年是不够的，宜在 10 年以上。

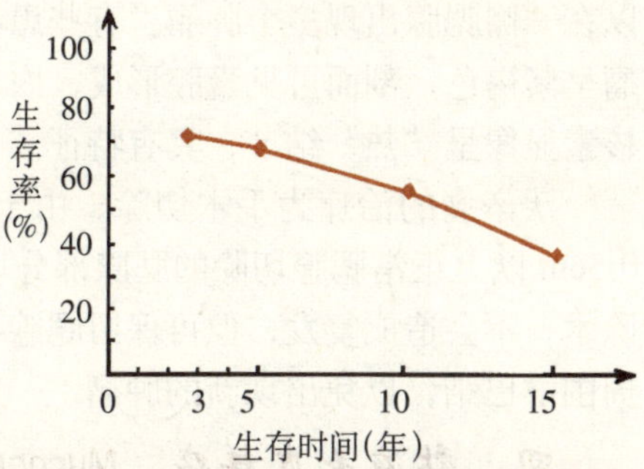

图9-27 唾液腺癌患者的生存曲线

二、多形性腺瘤 Pleomorphic adenoma

多形性腺瘤又名混合瘤（mixed tumor），是唾液腺肿瘤中最常见者。

多形性腺瘤由肿瘤性上皮组织和黏液样或软骨样间质所组成，根据其成分比例，可分为细胞丰富（cell-rich）型及间质丰富（stroma-rich）型。一般认为，细胞丰富型相对较易恶变，间质丰富型相对较易复发。多形性腺瘤处理不当，很易复发，造成复发的原因与肿瘤的病理性质有关：①包膜常不完整，或在包膜中有瘤细胞，甚至在包膜以外的腺体组织中也可有瘤细胞存在。②肿瘤的包膜与瘤体之间黏着性较差，容易与瘤体相分离，如采用剜除术，则包膜很容易残留。手术中肿瘤破裂，往往造成种植性复发（scattering recurrence），种植性复发的肿瘤常为多发性结节。

多形性腺瘤最常见于腮腺，其次为下颌下腺，舌下腺极少见。发生于小唾液腺者，以腭部为最常见。任何年龄均可发生，但以 30 ~ 50 岁为多见，女性多于男性。

多形性腺瘤生长缓慢，常无自觉症状，病史较长。肿瘤界限清楚，质地中等，扪诊呈结节状，高起处常较软，可有囊性变，低凹处较硬，多为实质性组织。一般可活动，但位于硬腭部或颌后区者可固定而不活动。肿瘤长大后除表现畸形外，一般不引起功能障碍。

当肿瘤在缓慢生长一段时期以后，突然出现生长加速，并伴有疼痛、面神经麻痹等症状时，应考虑恶变（malignant transformation）。但有的肿瘤生长速度快慢不等，可突然生长加快。因此，不能单纯根据生长速度来判断有无恶变，应结合其他表现综合考虑。

多形性腺瘤的治疗为手术切除，不能作单纯肿瘤摘除，即剜除术，而应在肿瘤包膜外正常组织处切除。腮腺肿瘤应保留面神经。下颌下腺肿瘤应包括下颌下腺一并切除。

三、沃辛瘤 Warthin's tumor

沃辛瘤又名腺淋巴瘤（adenolymphoma）或乳头状淋巴囊腺瘤 （papillary cystadenoma lymphomatosum）。“腺淋巴瘤”的命名容易与恶性淋巴瘤相混淆，前者为良性肿瘤，后者则是恶性肿瘤。“乳头状淋巴囊腺瘤”是一个正确的病理性描述，但是较复杂，也容易与“乳头状囊腺瘤”相混淆。因此，在修订后的世界卫生组织组织学分类中，建议用“沃辛瘤”这一命名。

沃辛瘤的组织发生与淋巴结有关。在胚胎发育时期，腮腺和腮腺内的淋巴组织同时发育，此时淋巴组织只是聚集成团的淋巴细胞，尚未形成淋巴结的包膜，因此，腺体组织可以迷走到淋巴组织中。形成淋巴结包膜以后，腺体组织包裹在淋巴结中。组织学观察，在腮腺淋巴结中常可见到腺体组织。这种迷走的腺体组织发生肿瘤变，即为沃辛瘤。在沃辛瘤周围的一些腮腺淋巴结中，有时可以见到最早期的沃辛瘤的改变。

沃辛瘤具有下列临床特点：①多见于男性，男女比例约为6∶1；②好发于年龄在40~70岁的中老年；③患者常有吸烟史，其发病可能与吸烟有关；④可有消长史，这是因为沃辛瘤由肿瘤性上皮和大量淋巴样间质所组成，淋巴样间质很容易发生炎症反应；⑤绝大多数肿瘤位于腮腺后下极，可能系该部位分布的淋巴结较多所致；⑥扪诊肿瘤呈圆形或卵圆形，表面光滑、质地较软，有时有弹性感；⑦肿瘤常呈多发性，约有12%患者为双侧腮腺肿瘤，也可以在一侧腮腺出现多个肿瘤。有些患者术后又出现肿瘤，不是复发而是多发；⑧术中可见肿瘤呈紫褐色，剖面可见囊腔形成，内含干酪样或黏稠液体，易被误诊为结核或囊肿；⑨^{99m}锝核素显像呈“热”结节，具有特征。

沃辛瘤的治疗为手术切除。由于肿瘤常位于腮腺后下极，可考虑作连同肿瘤以及周围0.5cm以上正常腮腺切除的腮腺部分切除术（partial parotidectomy）。这种手术方式不同于剜除术，不会造成复发，但可保留腮腺导管及大部分腮腺的功能。术中应切除腮腺后下部及其周围淋巴结，以免出现新的肿瘤。

四、黏液表皮样癌　Mucoepidermoid carcinoma

黏液表皮样癌在1972年的世界卫生组织组织学分类中称为“黏液表皮样肿瘤”。在1991年修订后的组织学分类中，明确为恶性肿瘤，称“黏液表皮样癌”，是唾液腺恶性肿瘤中最常见者。

黏液表皮样癌根据黏液细胞的比例、细胞的分化、有丝分裂像的多少，以及肿瘤的生长方式，分为高分化或低分化两类。分化程度不同，肿瘤的生物学行为及预后大不一样。

黏液表皮样癌患者女性多于男性，发生于腮腺者居多，其次是腭部和下颌下腺，也可发生于其他小唾液腺，特别是磨牙后腺。

高分化黏液表皮样癌的临床表现有时与多形性腺瘤相似，呈无痛性肿块、生长缓慢。肿瘤体积大小不等，边界可清或不清，质地中等偏硬，表面可呈结节状。位于腭部及磨牙后区的高分化黏液表皮样癌，有时可呈囊性，表面黏膜呈浅蓝色，应与囊肿相鉴别。在手术中可以发现，肿瘤常无包膜或包膜不完整，与周围腺体组织无明显界限。有时可见面神经与肿瘤粘连，甚至被肿瘤包裹，但很少出现面瘫症状。高分化黏液表皮样癌如手术切除不彻底，术后可以复发，但很少发生颈淋巴结转移，血行性转移更为少见。患者术后生存率较高，预后较好。

与高分化者相反，低分化黏液表皮样癌生长较快，可有疼痛，边界不清，与周围组织粘连，腮腺肿瘤常累及面神经，淋巴结转移率较高，且可出现血行性转移。术后易于复发，患者预后较差。

因此，高分化黏液表皮样癌属低度恶性肿瘤，而低分化黏液表皮样癌则属高度恶性肿瘤。前者较常见，后者少见。

治疗以手术为主，高分化者应尽量保留面神经，除非神经穿入肿瘤或与肿瘤紧密粘连。分离后的神经可加用术中液氮冷冻及术后放疗，以杀灭可能残留的肿瘤细胞。高分化者如手术切除彻底，可不加术后放疗，而低分化者宜加用术后放疗。高分化者不必作选择性颈淋巴清扫术，低分化者则可考虑选择性颈淋巴清扫术。因此，对于黏液表皮样癌，病理分级是指导治疗的重要指标。

五、腺样囊性癌　Adenoid cystic carcinoma

腺样囊性癌过去曾称“圆柱瘤”（cylindroma），也是最常见的唾液腺恶性肿瘤之一。

腺样囊性癌根据其组织学形态可以分为腺样/管状型及实性型，前者分化较好，后者分化较差。

腺样囊性癌最常见于腭部小唾液腺及腮腺，其次为下颌下腺，发生于舌下腺的肿瘤，多为腺样囊性癌。

腺样囊性癌应根据其临床病理特点作相应的处理：

1．肿瘤易沿神经扩散，因此常有神经症状，如疼痛、面瘫、舌麻木或舌下神经瘫痪。腭部肿瘤可沿腭大神经扩散到颅底，因此，手术时应将翼腭管连同肿瘤一并切除。下颌下腺肿瘤可沿舌神经扩散，手术中也应追迹性切除舌神经。上颌肿瘤切除术后，如出现颌面部明显疼痛，常提示肿瘤复发。

2．肿瘤浸润性极强，与周围组织无界限，肉眼看来正常的组织，在显微镜下常见瘤细胞浸润，有时甚至可以是跳跃性的。手术中很难确定正常周界，除手术设计时应常规扩大手术正常周界外，术中宜作冰冻切片（frozen section）检查，以确定周界是否正常。

3．肿瘤易侵入血管，造成血行性转移，转移率高达40%，为口腔颌面部恶性肿瘤中转移率最高的肿瘤之一。转移部位以肺为最多见。可在病人就诊时即有转移，但多数在原发灶手术切除以后。可在原发灶有复发的情况下出现转移，也可在原发灶无复发时出现转移。出现转移时间可早可晚，最晚者可在原发灶治疗后3～5年，甚至更长时间。出现肺转移（pulmonary metastasis）者，除非侵犯胸膜，出现胸水，一般无明显自觉症状。因此，应常规定期作胸片检查，以确定有无肺转移。术后可采用化疗，以预防血行性转移。

4．颈淋巴结转移率很低，或者为肿瘤直接侵犯周围淋巴结而非瘤栓进入淋巴管造成真正的转移。因此，一般不必作选择性颈淋巴清扫术。但位于舌根部的腺样囊性癌淋巴结转移率较高，可以考虑行选择性颈淋巴清扫术。

5．肿瘤细胞沿着骨髓腔浸润，常为散在的瘤细胞团，脱钙不明显时，在X线片上常无明显的骨质破坏。因此，不能依据有无骨质破坏来判断颌骨被肿瘤侵犯与否。

6．单纯放疗不能达到根治，但配合术后放疗可明显降低术后复发率，提高患者生存率（survival rate）。腺样囊性癌常不易手术切净，常有瘤细胞残存。因此，术后常需配合放疗。

7．腺样囊性癌除实性型以外，一般生长缓慢，肺部转移灶也进展缓慢，患者可以长期带瘤生存。因此，即使出现肺转移，如果原发灶可以得到根治，仍可考虑作原发灶的手术治疗。

【附】唾液腺癌的 TNM 分类分期（UICC，2002）

仅适用于癌，需组织病理学证实。

评价 TNM 可借助以下方法：

T　体检和影像检查

N　体检和影像检查

M　体检和影像检查

一、TNM 临床分类

T_x：原发肿瘤不能评估

T_0：原发灶隐匿

T_1：肿瘤最大直径≤ 2cm，无肿瘤腺实质外侵*

T_2：肿瘤最大直径＞ 2cm，≤ 4cm，无肿瘤腺实质外侵*

T_3：肿瘤最大直径＞ 4cm，和（或）有肿瘤腺实质外侵*

T_{4a}：肿瘤侵犯皮肤、下颌骨、耳道，和（或）面神经

T_{4b}：肿瘤侵犯颅底、和（或）翼板，和（或）包绕颈动脉

*：腺实质外侵指临床或肉眼证明软组织受侵，仅有显微镜下证据，分类时不作为腺实质外侵。

N 分类——同唇和口腔癌，请参阅第八章附录。

M 分类——同唇和口腔癌，请参阅第八章附录。

二、临床分期

Ⅰ期	T_1	N_0	M_0
Ⅱ期	T_2	N_0	M_0
Ⅲ期	T_3	N_0	M_0
	T_1	N_1	M_0
	T_2	N_1	M_0
	T_3	N_1	M_0
ⅣA 期	T_{4a}	N_0	M_0
	T_{4a}	N_1	M_0
	T_1	N_2	M_0
	T_2	N_2	M_0
	T_3	N_2	M_0
	T_{4a}	N_2	M_0
ⅣB 期	T_{4b}	任何 N	M_0
	任何 T	N_3	M_0
ⅣC 期	任何 T	任何 N	M_1

复习思考题

1. 不同部位的唾液腺肿瘤，良恶性肿瘤的比例有什么区别？
2. 成人和儿童的唾液腺肿瘤，良恶性肿瘤的比例有何区别？
3. 不同部位的恶性肿瘤侵犯神经时，可能出现哪些症状和体征？
4. 舌根部唾液腺肿瘤有何特点？
5. 用于唾液腺肿瘤影像学诊断的手段有哪些，如何选择？
6. 根据肿瘤的恶性程度，唾液腺恶性肿瘤可以分为哪几类？各包括哪些肿瘤？各有什么特点？
7. 唾液腺肿瘤的手术原则是什么？
8. 腮腺肿瘤手术时，面神经如何处理？
9. 对于唾液腺恶性肿瘤患者，颈部淋巴结如何处理？
10. 哪些唾液腺癌需要考虑术后放射治疗？
11. 多形性腺瘤的病理特点是什么？为什么采用单纯肿瘤切除术后容易复发？
12. 沃辛瘤有哪些临床特点？
13. 黏液表皮样癌的分化程度不同，其临床表现和治疗原则有何区别？
14. 腺样囊性癌有哪些临床病理特点？

（俞光岩）

参考文献

1. 俞光岩. 涎腺疾病. 北京: 北京医科大学、中国协和医科大学联合出版社, 1994, 56-255
2. 俞光岩, 高岩, 孙勇刚主编. 口腔颌面部肿瘤. 北京: 人民卫生出版社, 2002, 324-381
3. 邹兆菊、王松灵、于世凤等.儿童复发性腮腺炎（附102例分析）. 中华口腔医学杂志, 1991, 26: 208-211
4. 邹兆菊、王松灵、吴奇光等. 慢性阻塞性腮腺炎（附92例报告）. 中华口腔医学杂志, 1992, 27: 200-202
5. 张福胤、俞光岩、马大权等. 下颌下腺结石取石术后腺体功能的恢复. 中华口腔医学杂志, 1998, 33:287-289
6. 林国础, 邱蔚六, 张锡泽等. 颈淋巴清除术在涎腺癌手术治疗中的地位. 中华口腔医学杂志, 1991, 26:137-139
7. Seifert G. Histological typing of salivary gland tumors. 2nd ed. Berlin Heidelberg: Springer-Verlag, 1991, 9-10
8. Yu G Y, Liu X B, Li Z L,et al. Smoking and the development of Warthin's tumour of the parotid gland. Brit J Oral Maxillofac Surg, 1998, 36:183-185
9. Yu G Y, Ma D Q, Liu X B, et al. Local excision of the parotid gland in the treatment of Warthin's tumour. Brit J Oral Maxillofac Surg, 1998, 36:186-189
10. deB Norman JE, McGurk M. Color atlas and text of the salivary glands: diseases, disorders and surgery. Barcelona: Mosby-Wolfe, 1995, 243-266

Definition and Terminology

- **salivary glands**: The glands whose combined secretion constitutes the saliva.
- **sialolithiasis**:A condition characterized by the presence of sialoliths.
- **sialolith**: A calcareous concretion or calculus in the salivary ducts or glands.
- **salivary fistula**: A communication between the duct system or gland with the skin or mucous membrane.
- **Sjögren syndrome**: An immunologic disorder characterized by progressive destruction of the exocrine glands leading to mucosal and conjunctival dryness accompanied by a variety of autoimmune phenomena.
- **mucocele**: A common lesion of the oral mucosa that results from rupture of a salivary gland duct and spillage of mucin into the surrounding soft tissues.
- **sialadenitis**: Inflammation of the salivary glands arises from various infectious and noninfectious causes.
- **xerostomia**: A subjective sensation of dry mouth, frequently, but not always, associated with salivary gland hypofunction.

- **sialadenosis**: An unusual noninflammatory disorder characterized by salivary enlargement, particularly involving the parotid glands.

- **ranula**: A term used for mucoceles that occur in the floor of the mouth. The name is derived from the Latin word rana, which means frog, because the swelling may resemble a frog's translucent underbelly.

第十章

颞下颌关节疾病

TEMPOROMANDIBULAR JOINT DISEASES

口腔医师在执业范围内经常会遇到颞下颌关节疾病（temporomandibular joint diseases）。颞下颌关节（temporomandibular joint， TMJ）是口腔颌面部唯一的活动关节，也是颅颌面部唯一活动的关节。这个关节在人体中属小关节，其体积相当于指关节大小。但是却行施非常重要的功能。任何颞下颌关节疾病都可以影响咀嚼功能，任何颞下颌关节疾病也可以影响人类最高级的功能即语言和表情活动。

颞下颌关节疾病中常见的有颞下颌关节紊乱病（temporomandibular disorders. TMD）、颞下颌关节创伤（trauma of TMJ）（包括骨折）、颞下颌关节强直（ankylosis of TMJ）、颞下颌关节脱位（dislocation）、颞下颌关节感染（infactions）、颞下颌关节发育异常以及颞下颌关节肿瘤（tumors of TMJ）等。其中最为多见的为：①颞下颌关节紊乱病；②颞下颌关节脱位；③颞下颌关节强直；④颞下颌关节创伤。本章主要叙述前三种，颞下颌关节创伤在第7章口腔颌面创伤中叙述。此外，由于关节强直继发小颌畸形（micrognathia）或下颌后缩畸形（deformities of retrognathia）等引起的阻塞性睡眠呼吸暂停低通气综合征（obstructive sleep apnea-hypopnea syndrome， OSAHS），这一类疾病是有潜在致死性的睡眠呼吸紊乱性疾病，应当引起口腔医师的重视，故也一并在本章中叙述。

第一节　颞下颌关节疾病的分类

Classification of the temporomandibular joint diseases

提　要

本节介绍几种关于颞下颌关节疾患的分类，但目前国内外尚没有统一的分类，尽管如此在这些分类中基本上包含了有关颞下颌关节疾病。

人体疾病中，凡是病因、病理和发病机制清楚的，其疾病的分类就比较清楚，各学派的意见也比较一致。否则，各研究者就有不相同的分类。大多数颞下颌关节疾病的病因、病理和发病机制至今尚未阐明，所以在国际上的分类众多。多数颞下颌关节疾病都累及相应的肌群，故有的学者在颞下颌关节疾病分类中也把相应的肌病也纳入一起分类。现介绍以下五种分类：

1．美国加州大学洛杉矶分校（UCLA）颞下颌关节门诊把颞下颌关节疾病分为四类（1982年）：

（1）咀嚼肌紊乱（masticatory muscle disorders）——①肌痛（myalgia）；②肌僵硬和牙关紧闭（splinting and trismus）；③肌痉挛（myospasm）；④肌炎（myositis）；⑤运动困难（Dyskinesia）；⑥肌挛缩（contracture）；⑦肌肥大（muscular hypertrophy）；⑧夜磨牙症（bruxism）；⑨其他。

（2）颞下颌关节紊乱（temporomandibular joint disorders）——①关节内紊乱（internal derangement）；②关节痛（arthralgia）；③退行性关节病（degenerative joint disease）；④炎性多关节性关节病（inflammatory polyarthritic joint disease）；⑤创伤性关节病（traumatic articular disease）。

（3）下颌运动紊乱（mandibular mobility disorders）——①关节强直（ankylosis）；②关节粘连（adhesion in TMJ）；③肌粘连（adhesion in muscle tissue）；④骨阻挡（bony obstruction）；⑤关节内紊乱（internal deramgement）；⑥运动过度（hypermobility）。

（4）下颌骨生长紊乱（mandibular growth disorders）——①肌肥大（muscular hypertrophy）；②肌增生物（muscle neoplasia）；③上下颌骨发育不全/发育缺如（maxillomandibar hypoplasia/agenesis）；④上下颌增殖（maxillomandibular hyperplasia）；⑤上下颌骨增生物（maxillomandibular neoplasia）。

2．美国学者 Bell 分类并被美国牙医学会（American Dental Association）接受把颞下颌关节疾病分为五类（1986 年）

（1）咀嚼肌紊乱——①肌僵硬；②肌痉挛；③肌炎（inflammation）。

（2）关节盘干扰性紊乱（disc-interferences disorders）——①第一类干扰；②第二类干扰；③第三类干扰；④第四类干扰；⑤自发性前脱位（spontaneous-anterior dislocation）。

（3）炎性疾病（imflammation）——①滑膜炎和关节囊炎（synovitis and capsulitis）②关节后区炎（retrodiscitis）；③炎性关节炎（inflammation arthritis）。

（4）慢性下颌运动受限（chronic mandibular hypomobility）——①升颌肌挛缩（contracture of elevator muscle）；②关节囊纤维化（capsular fibrosis）；③关节强直。

（5）关节生长性疾病——①发育异常（aberrations of development）；②获得性关节结构改变（acquired changes in joint structure）；③良性和恶性肿物（benign and malignant neoplasia）。

3．Bont 和 Stegenga 分为两大类（1993 年）

（1）颞下颌关节本身疾病——①非炎症性疾病[骨关节病（osteoarthrosis）、关节结构紊乱（structural disorders）、髁突骨折（fracture of condyle）、关节强直……]；②生长发育性疾病[髁突良性肥大（benign hypertrophy of condyle）、髁突溶解（condylolysis）、肿瘤、类肿瘤……]；③炎症性关节病[风湿性关节炎（rheumatic arthritis）、牛皮癣关节炎（psoriatic anthritis）、感染性关节炎、滑膜炎、关节囊炎……]；④结缔组织病性关节炎[系统性红斑狼疮（systemic lupus erythematosus）、多发性肌炎（polymyositis）……]；⑤其他。

（2）非颞下颌关节性疾病——①肌紊乱[肌筋膜痛（myofascial pain）、肌痉挛（myospasm）、夜磨牙（bruxism）、肌炎（myositis）……]；②生长发育性疾病[Eagle综合征、冠突撞击综合征（coronoid impingement syndrome）、增生物]；③其他。

4. 美国口颌面疼痛学会分为两大类（1993 年）

（American Oral Facial Pain Association）

（1）颞下颌关节病——①先天性或发育性疾病[发育不全（hypoplasia）、发育不良（dysplasia）、发育过度（hyperplasia）、增生物（neoplasm）]；②关节盘紊乱疾病[可复性盘前移位（disc displacement with reduction）、不可复性盘前移位（disc displacement without reduction）]；③颞下颌关节脱位；④炎症性疾病[关节滑膜、囊炎，多发性关节炎（polyarthritides）]；⑤骨关节炎；⑥关节强直；⑦骨折。

（2）咀嚼肌疾病——①肌筋膜痛；②肌炎；③肌痉挛；④未分类的局限性肌痛（regional myalgia）；⑤肌纤维性挛缩（muscle fibrous contracture）；⑥增生物。

从以上所述，可以看出国外的分类比较多，在这些分类中虽有不同，但大同小异，主要的问题是分类没有遵循一个标准来分。有时按疾病性质分，有时按解剖部位分，有时按临床诊断分，有时按临床特征分，彼此重叠交叉较多，不很清晰，总的说来，几乎把所有的颞下颌关节疾病都可纳入分类之中，从分类的类型来看，多数作者分两大类，即颞下颌关节本身疾病和颞下颌关节外的咀嚼肌群疾病。第一、二种分类是把关节和肌群混在一起分类，第三、四种分类是把二者分开来分类的。

5. 北京大学口腔医学院颞下颌关节病和口颌面痛诊治中心把颞下颌关节疾病分为九类（2002 年）

国内对颞下颌关节疾病尚无统一的分类，北京大学口腔医学院颞下颌关节病和口颌面痛诊治中心就自 1985 ~ 2002 年因颞下颌关节病入院手术治疗资料完整的 666 例进行构成比分类，可分为九类：①颞下颌关节紊乱病共 61 例占 9.16%；②肿瘤和类肿瘤类共 78 例，占 11.71%；③关节强直类共 262 例，占 39.34%；④外伤骨折类共 180 例，占 27.03%；⑤感染类共 3 例占 0.45%；⑥发育异常类共 53 例，占 7.95%；⑦关节脱位共 16 例，占 1.95%；⑧系统病累及关节 1 例，占 0.15%；⑨其他共 15 例，占 2.25%[下颌冠突肥大（coronoid process hyperatrophy），骨瘤影响开口困难等]。

复习思考题

1．试评述所介绍的几种分类的优缺点。

第二节　颞下颌关节紊乱病
Temporomandibular disorders

提　要

颞下颌关节紊乱病，不仅在颞下颌关节疾病中最为多见，在口腔颌面部也是最常见疾病之一。它是一类病因尚未完全清楚而又有共同发病因素和临床表现的一组疾病的总称。一般认为是由多因素所致，如心理社会因素、㕮因素，免疫因素、创伤因素、关节解剖因素等。这一类疾病的主要临床表现为：①下颌运动异常，包括开口度异常、开口型异常；②疼痛，主要在开口和咀嚼运动时关节区及周围肌群疼痛；③关节弹响和杂音以及头痛等症状。

颞下颌关节紊乱病常见有四类：①咀嚼肌紊乱疾病类；②关节结构紊乱疾病类；③炎性疾病类；④骨关节病类。每一类又分若干型，临床上常见几类型伴发，诊断本病并不困难，但由于许多其他疾病也常常出现上述三大主要症状，因此要特别注意和其他疾病鉴别诊断如肿瘤、破伤风牙关紧闭、癔病性牙关紧闭等。本病以保守治疗为主的综合性程序性治疗原则。

关于本病的命名，在国内外的文献资料中有过多次变更，不同的学者有不同的命名，甚至同一作者在同一时期发表的文章中使用的命名也不同，如柯斯顿综合征（Costen syndrome），这个命名在20世纪30年代不仅在口腔医学的文献中广为应用在医学文献中也认同这一名称，以后又被颞下颌关节疼痛功能紊乱综合征（TMJ pain-dystunction syndrome，PDS）、肌筋膜疼痛功能紊乱综合征（myofascial pain-dystunction syndrome，MPD）所替代。此外，如颅下颌紊乱症（cranio-mandibular disorders），颞下颌关节功能紊乱症（TMJ dysfunction syndrome），颞下颌关节紊乱综合征（TMJ disfurbance syndrome），颞下颌关节应激综合征（TMJ stress syndrome），颞下颌关节内紊乱、内错乱（TMJ internal derangement，ID）……等。众多的命名和命名的变更说明对本病的发病原因，发病机制尚未完全阐明。近年来在国际上广为使用的名称是temporomandibular disorders，简称TMD，翻译成中文应是颞下颌紊乱病，由于历史原因已习惯使用颞下颌关节紊乱病这一译名，在国内口腔颌面外科全国的规划教材，一直使用颞下颌关节紊乱综合征，为了便于国际学术交流，自2000年出版的口腔颌面外科第4版起也使用颞下颌关节紊乱病这一命名（temporomandrbular disorders，TMD）。

颞下颌关节紊乱病的发病率和患病率很高，国外统计资料在28%～88%之间，国内罗宗赍等（1979年）报告患病率为23.59%。何姗姗（1985年）报告患病率为18.27%，徐樱华等（1985年）应用Helkimo指数为标准对1321名大学生进行了流行病学调查，其结果为：主诉症状阳性者13.10%，客观体征阳性者75.78%。近年来在国内的患病率及就诊率均有增高趋势，虽然不同的作者所调查对象不同，调查学生和标准也不一样，但总的情况是患病率相当高。在口腔医学的疾病中除了龋病、牙周病、错䚡畸形外，颞下颌关节紊乱病可列在第4位常见病。因此本病不仅是口腔颌面外科的常见病之一，也是口腔科的常见病之一。

颞下颌关节紊乱病任何年龄都可以发病。发病率男女无明显差别。但其患病率、就诊率多在20～30岁青壮年期。女性明显多于男性。就诊时主要症状为关节和相应肌群在咀嚼运动，开闭口运动时痛；开口困难或下颌运动异常，并伴有关节的弹响（click）、破碎音（crepitus）和杂音（noise）等。开始发生在一侧，然后累及两侧，常常两侧均累及，颞下颌关节紊乱病并非指单一个疾病，它是一类病因尚未完全阐明，而又有共同发病因素和临床主要症状，累及关节或相应的肌群，（常常同时累及）的一组疾病的总称，但不是指那种具有上述主要症状，但原因清楚的一类疾病，如类风湿性颞下颌关节炎、感染性颞下颌关节炎，以及颞下颌关节肿瘤等。颞下颌紊乱病多数为功能紊乱性质，也可累及关节结构紊乱（structural disorders）甚至器质性破坏，但是一般有自限性（self-limiting），属肌骨骼类紊乱病（musculo-skeletal disorders）一般预后良好并不发生关节强直。

【病因】

颞下颌关节紊乱的病因，虽然至今尚未完全阐明，然而两个多世纪来，对病因的探索一直未停止。由“知道”⟶不知道⟶“知道”不断循环，不断深入。每一次新病因学说的提出，都和当时的自然学科、生物学科以及医学的新进展的背景息息相关。各种病因学说，在各学派争论中沉浮，有的经不起大量临床实践的检验被淡忘，有的却被大多数学者所接受。有关颞下颌关节紊乱病的学说很多，有的学者强调𬌗因素（occlusal factor）是本病的病因，有的则强调精神心理原因，但是无论哪一种学说都不能圆满解释本病的过程以及临床症状，经得起大量临床实践的检验，也未发现针对原因的特效的病因疗法。况且颞下颌关节紊乱病是一组疾病，各种类型很多，对每一位患者的病因都要作具体分析，因此多数学者不再提及病因，只提出和本病的发病有关的因素，一般认为与以下因素有关：

1. 𬌗因素　早在200多年前，现代牙科的先驱Pierre Fauchard（1728）和John Hunter（1771）以及后来被称之为现代口腔正畸学之父的Angle（1900年）就提出不正常的𬌗是病因的看法，这是最早提出的𬌗因素理论。以后1918年解剖学家Prentiss，1932年Goodfriend具体提出是牙缺失，尤其失去后牙后，使髁突向上移位造成。𬌗因素理论在医学界和牙科界影响最大的是1934年美国的Costen在诊治了11例病人的基础上，总结了上述观点把耳、鼻窦和关节三方面症状，视为一种综合征，这种综合征被称之为Costen syndrome。主要论点为：由于缺牙，不良修复和深覆𬌗使髁突向后上移位，造成弹响。压迫鼓板（tympanic plate）和耳咽管处的鼓索神经（chorda tympani n.）引起疼痛，主张修复牙列，恢复垂直距离。这一学说的提出是和当时的医学背景有关，其实质是从解剖形态学的观点出发的𬌗因素理论，也是单纯的下颌移位的机械论点。临床上确实一部分患者通过上述修复牙列，解除深覆𬌗，恢复垂直距离后而治愈，但大量临床实践后，并不能治疗好大多数患者。此后美国解剖生理学家Sicher通过尸体解剖提出由于关节后结节（postglenoid tubercle）及关节窝内侧的蝶骨嵴（sphenoidal crest）阻挡以及关节囊的限制、下颌移位压迫鼓板在解剖学上是不能成立的。后来Costen本人也接受了此观点。Costen syndrome的命名在文献上逐渐消失。

由于生物学科的发展，肌电图在临床研究上的应用，以及生物反馈（biofeedback）理论的提出，从20世纪50年代起，单纯下颌移位𬌗因素学说发展成为𬌗-神经肌群学说，其主要观点为𬌗、咀嚼肌和关节在正常情况下相互之间是协调的，不正常𬌗关系，通过牙周膜的本体感受器，反射性地引起咀嚼肌的功能紊乱和痉挛，肌痉挛反过来又加剧了𬌗的不正常，形成疼痛-肌痉挛-疼痛恶性循环，这一学说被大多数学者所接受，尤其被口腔修复学科的专家认可，在临床上常常发现有明显的𬌗因素（occlusal factor）如𬌗干扰、牙尖早接触、严重的锁𬌗、深复𬌗，多数后牙缺失，垂直距离过低等。有时，有的患者一旦消除这些𬌗因素，症状可缓解或消失。大量的病例说明，由于第三磨牙错位萌出造成的𬌗干扰可诱发颞下颌关节紊乱病，一旦拔除，症状可消失。临床研究也证实错位的第三磨牙可导致髁突移位。傅开元、马绪臣和张震康（1993年）应用𬌗创伤兔动物模型经光镜和扫描电镜观察证实，兔的颞下颌关节在造成𬌗创伤后发生和人颞下颌关节紊乱病相同的病理改变过程，关节出现退行变的病理征象，如软骨细胞局灶性增多聚集（chondrocyte clusters），髁突表层胶原纤维变性松解，软骨下骨致密硬化，关节盘和髁突粘连（adhesion between the disc and the condyle）。

2. 肌群功能紊乱因素　Schwartz在1959年通过2500例病案分析提出一个和𬌗因素相对

的学说，即不强调殆因素，而强调主要是精神因素所致的咀嚼肌痉挛和功能不协调造成颞下颌关节紊乱病。主要的治疗方法，不是解除殆因素而是消除精神因素和缓解肌痉挛。由于采用了这些方法治疗效果显著，很快被很多的牙科医师接受，命名为颞下颌关节疼痛功能紊乱综合征（TMJ pain-dysfuncton syndrome）。

3．精神心理因素　1969 年 Laskin 赞同 Schwartz 的观点，进而完全否定殆因素的学说认为殆紊乱是继发的。肌痉挛也是继发于精神压力，精神紧张、疲劳等精神心理因素。Clark检查患者尿中的儿茶酚胺浓度比正常人高，说明精神紧张，他还应用肌电仪证实，夜磨牙的程度和TMD症状有明显相关，而夜磨牙与白天精神紧张又有明显相关。在临床上，不少颞下颌关节紊乱病患者有情绪焦急、易怒，精神紧张，容易激动以及失眠等精神症状。有的患者可以明显的存在精神情绪因素与发病之间的因果关系、在慢性迁延性患者中，也可以发现精神心理因素（psychologic factor）对症状的反复发作和加重有影响。

高速和张震康等（1987年）应用经中国学者正式修订的明尼苏达多项人格问卷（Minnesota Multiphasic Personality Inventory，MMPI）对78名颞下颌关节紊乱病患者和27名确诊为神经症（neurosis）患者以及73名颞下颌关节正常的健康人作为两个对照组进行人格测试其结果如表10-1，从表10-1可见MMPI异常测图的顺序为神经病组>TMD组>健康组，其MMPI异常测图分别为100%，71.8%和38.4%，经卡方检验，差异有显著性（P=0.036）或高度显著性（P<0.005）。此外，对 TMD 组和健康人组作心身疾病（psychosomatic diseases）调查时，发现健康人组心身疾病患病率为5.9%，而TMD组则为40%。在调查中还发现TMD患者就诊情况和近期是否发生生活事件密切相关。以上研究提示颞下颌关节紊乱病与精神心理因素以及个性偏移有关。傅开元和马绪臣等（1996年）应用放射免疫法对30例颞下颌关节紊乱病患者的关节液进行P物质测定，结果24/30有明确的P物质，其中疼痛性颞下颌关节紊病患者的P物质明显高于无痛性颞下颌关节紊乱病患者（P<0.05），这说明疼痛不仅是与心理社会因素的主观体验有关，而且还有神经病理机制参与。

表 10-1　MMPI 异常测图三组比较

	男阳性组(%)		女阳性组(%)		合　计	
	n	(%)	*n*	(%)	*n*	(%)
TMD组(*n*=78)	19	(67.9)	37	(71.2)	56	(71.8)
神经症组(*n*=27)	16	(100.0)	11	(100.0)	27	(100.0)
健康组(*n*=73)	12	(33.3)	16	(43.2)	28	(38.4)

4．关节内微小创伤因素　马绪臣等（1983 年）应用关节造影后 X 线录像、录音技术对38名颞下颌关节紊乱病患者的开闭口运动，左右及双侧咀嚼运动进行录像和录音，用慢速动作重放观察研究（设正常对照组）发现患者在上述运动过程中髁突对关节盘、髁突对关节结节有不谐调动作：①关节盘向后反跳；②关节盘受压变形；③关节盘被折叠；④髁突对关节盘不同部位，包括双板区的撞击；⑤髁突对关节结节后斜面的撞击；⑥髁突的跳跃；⑦髁突发生连续摩擦音和破碎音。在所有患者中确实存在反复，持续的微小创伤。微小创伤来自关节的负重过度和受力不均。颞下颌关节微小创伤（microtrauma）主要来自殆创伤和殆紊乱。微小创伤因素被大多数学者所接受。这一因素被解释为什么颞下颌关节紊乱病发病的年龄比其他关节的骨关节病要早得多的原因。

5．关节负荷过重因素　通过动物实验研究、三维有限元、三维光弹以及各种传感器对颞下颌关节应力的定性和定量研究证实颞下颌关节是一个负重关节。适度的负重对维持关节的正常结构、功能和生理改建是必须的，有重要意义。但是过度的负重（over loading），超出生理限度，则可造成关节的退行性改变，以及关节器官的破坏。造成关节负荷过重的因素，除上述创伤𬌗等可引起关节内持续微小损伤，负重增加外，又如单侧咀嚼，（咀嚼时非咀嚼侧关节内压力明显大于咀嚼侧）；夜磨牙和白天紧咬牙（clenching），使关节内压力增高；还有一侧关节手术，一侧髁突骨折或两侧下颌发育不对称引起两侧关节不平衡等，均可造成同侧或对侧关节压力增高。此外，如经常吃过硬食物，长时间嗑瓜子，长时间不停地嚼口香糖等都可使关节负荷增力。

6．自身免疫因素　免疫学研究表明关节软骨的主要成分如胶原蛋白多糖和软骨细胞都具有抗原性。由于关节软骨有基质包裹。从胚胎到成人都和血管系统隔绝，不能被自身免疫系统识别。颞下颌关节表面为关节软骨所覆盖。如果因外伤，微小创伤或关节负重过度关节软骨损伤后，这些封闭抗原（masked antigen）暴露于免疫系统后是否会引起自身免疫反应，谷志远、张震康等（1988 年），以后傅开元、马绪臣等（1995 年）研究发现颞下颌关节紊乱病患病过程中有自身免疫反应参与。上述作者应用免疫荧光、免疫组化等技术发现TMD患者的髁突软骨均有荧光着色，以IgG 最深，越表层越深，骨关节病类比结构紊乱类更深。在软骨细胞膜，胞浆和核膜上有金颗粒和金银颗粒沉积。应用II型胶原为抗原，对TMD患者的关节液作间接血凝法滴定呈阳性反应。通过对 TMD 患者的关节液的肿瘤坏死因子（tumor necrosis factor，TNF），白细胞介素 1，6（interleukin-1，IL-1，IL-6）活性检测，结果发现这类细胞因子的活性水平明显升高。还通过人重组 IL-1 进行动物实验，也可造成类似临床 TMD 的病理改变。以上研究说明 TMD 发病过程中确实有免疫因素参与。

7．关节解剖因素　人类演化过程中，由于人的直立，食物变得精细，以及颅脑的扩张，使颞下颌关节及颌骨解剖结构发生明显改变：①现代人的上下颌明显小于猿人和古代人，使下颌活动更为轻便和灵活。②现代人关节结节明显低于新石器时代人，关节窝变得更浅而前后径变长，使髁突向前滑动运动的幅度增大。③现代人髁突明显变小，相应髁突颈部变细，关节窝对于髁突相对地明显变大，使髁突不仅可以向前自由滑动，也可作侧方，后退活动。因此从功能上看，颞下颌关节随着人类的进化使得关节和下颌骨运动时更为灵巧，以适应更为复杂的语言和表情等下颌运动。另一方面，从解剖结构来看相应的关节、肌以及韧带明显变弱，关节的承重能力降低。功能上的进化和结构上的“退化”是TMD发病的功能解剖因素，即人类颞下颌关节运动类型其灵活性和活动范围的增加对于解剖结构变弱的颞下颌关节来说是一种潜在威胁。以致颞下颌关节在没有外力时就可以发生完全脱位，成为人体关节中发生半脱位和脱位几率最高的关节。研究资料表明，颞下颌关节过度活动发生TMD的机会比夜磨牙症者还要高，并且观察到过度开口活动可造成颞下颌关节软骨的退行性改变。临床上，如不控制的打哈欠，一口啃半个苹果，以及接受牙科治疗长时间过大开口等，常常诱发TMD。

8．其他因素　临床调查发现关节区受寒冷刺激，不良姿势，如用手支撑下颌的不良习惯，长期低头驼背伏案工作，可造成头颈部肌链（muscle chain）的张力不平衡，引起肌功能紊乱，而影响下颌骨及髁突的正常位置等，也是诱发 TMD 的因素之一。

有关TMD的发病机制目前尚未清楚，但是多数学者认为是多因素相互作用下发生的。表现在肌群方面是始于肌功能紊乱，表现在关节方面是始于软骨的退行性变，多数处在临床前（subclinical）状态，一旦生活事件造成的心理情绪作用下；肌紧张、肌痉挛因素作用下，以及创伤等由此诱发心理神经内分泌和心理神经免疫反应的参与，逐渐由临床前发展为临床疾病，出现功能障碍和疼痛。关节内持续微小创伤，使软骨作为隐蔽抗原的暴露，大多数也处在临床前状态，一旦自身免疫应答由生理性发展为病理性，则可由临床前发展为临床疾病，出现功能障碍和疼痛。TMD 的发病因素及机制可以图 10-1 表示。

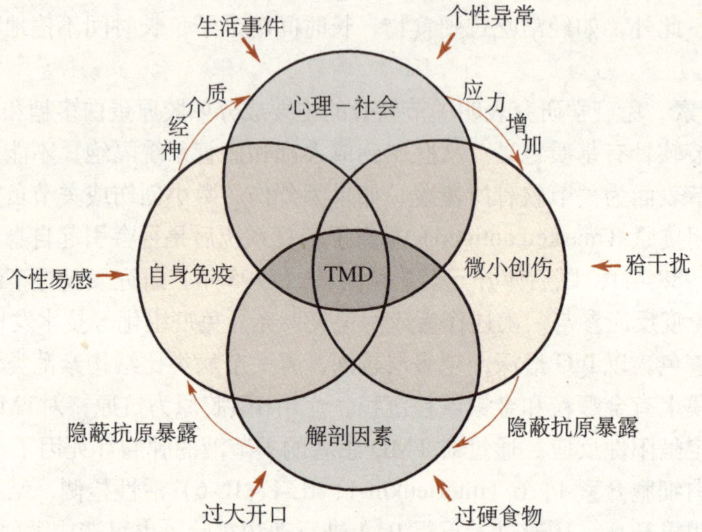

图10-1　颞下颌关节紊乱病的发病因素及机制示意图

【临床表现】

临床表现有以下三个主要症状：

1．关节及相应肌群的疼痛这是TMD患者就诊的第一主诉。主要表现为开口和咀嚼时关节区和（或）关节周围肌群的疼痛。一般无自发痛。急性滑膜炎、关节囊炎时可自发痛。如关节有器质性破坏或肌痉挛时相应的组织有压痛，有的患者有肌和肌筋膜的疼痛扳机点(trigger point)，压迫扳机点可引起远处的牵涉区疼痛（referred pain）。一些经久不愈，病程迁延的患者常常呈慢性疼痛，伴随有情绪改变。有的患者常常有关节及相应肌群发沉、酸胀、面颊、颞眶、枕区钝疼，以及不适等感觉异常，有时表现为咀嚼肌群疲劳感。

2．弹响和杂音　正常颞下颌关节在运动时无明显弹响和杂音。流行病学调查资料表现TMD的第一症状或体征是在颞下颌关节运动时出现弹响和杂音。常见的异常声音有：①弹响声，即开口运动，咀嚼运动中发现“咔，咔”的声音，多为单声，有时为双音，患者自已可感到。检查时，用钟式听诊器放在关节区，可查听到。弹响声大时，他人可耳闻。②破碎音，在关节运动中出现“咔叭，咔叭”的破碎声音，多为双声或多声，患者自己可感到，听诊器可查听到，但他人不能耳闻。③摩擦音即在关节运动中有连续的似揉玻璃纸样的摩擦音(grating)，患者可感到，听诊器可查听到，但他人不能耳闻。

3．下颌运动异常　正常人开口型呈“↓”不偏斜，自然开口度平均约在3.7cm。TMD患者的下颌运动异常表现为：①开口型异常可以偏斜呈“↙”或“↘”，也可呈曲折状“ζ”或“ƨ”，有时则表现为扭曲状“ξ”等。②开口度异常表现为开口过小呈开口受限或开口困难，一般小于3cm即为开口度异常，也可相反表现为开口过大，一般大于4.5cm，开口过大者常常伴有半脱位（subluxation）。③开口运动中出现停顿，表现为开口过程中突然出现障碍而停顿，有时患者作一个特殊动作，或手压迫关节区又可顺利开口，即出现关节绞锁（locking）症状，此时可明显地观察到患者开口困难状和开口运动的时间延长。

不少学者发现TMD常常伴有头痛。Pullinger报道，男性患者有头痛的占83.3%，女性占89.1%，徐樱华统计头痛在患者中占56.3%，因此有的学者把头痛列为本病第四位主要症状。

此外，本病还常常伴有许多其他症状，如各种耳症，包括耳闷、耳鸣（tinnitus）、听力下降等；各种眼症包括眼痛、视力模糊（blurred vision）、复视（diplopia）等，但耳科和眼科检查无阳性所见。

TMD的发病缓慢。病史短则几天、几周或几月，长则几年或十几年。常常早已有弹响或关节杂音，或下颌运动异常而不发觉。有时因打呵欠、硬食物创伤、口腔治疗、寒冷或精神情绪因素诱发疼痛后才就诊。有时查不到任何诱因，出现疼痛。有的患者曾有过一过性关节区疼痛以及关节绞锁史而自愈。疼痛可以先出现一侧，而后累及两侧，也可两侧同时出现症状。TMD发病过程一般有三个阶段：功能紊乱（dysfunction）阶段；结构紊乱（structure disorders）阶段；以及关节器质性破坏（organic damege）阶段即骨关节病。这三个阶段一般显示疾病的临床前期、临床早期、中期和后期。有的自限和自愈，有的经过治疗后痊愈，有的逐步发展到后期出现关节器官的破坏。不少患者可以相当稳定地处在早期阶段，或中期阶段而并不发展到另一阶段；有的即使已发展到结构紊乱阶段，及时而适当的治疗又可恢复到早期阶段或痊愈；有时出现两个阶段甚至三个阶段的症状和体征同时存在或反复交替发生。

【诊断和鉴别诊断】

根据病史，存在上述主要症状或体征，诊断TMD并不困难。辅助诊断常用的方法有：① X线平片有关节许勒位片（Schüller position）和髁突经咽侧位片（transpharyngeal projection）。可发现有关节间隙改变和骨质改变，如硬化、骨破坏和增生、囊样变等。②关节造影（arthrography）（上腔造影因操作容易成功率高而多用，下腔造影操作较困难，而少用），可发现关节盘移位，穿孔，关节盘诸附着的改变，以及软骨面的变化。TMD患者X线片也可无阳性所见。③关节内镜（arthroscopy）检查，可发现本病的早期改变，如关节盘糜烂，表面粗糙变薄，滑膜充血，渗出，增生。关节骨面软骨剥脱，骨面裸露。关节腔内有絮状物，纤维素渗出以及关节盘和关节面粘连瘢痕条索等。由于关节内镜为有创性检查，近年来作为单纯性诊断检查已少用，多数结合治疗时使用。④CT扫描（横断面图像和矢状面图像），常用于TMD和关节其他疾病如肿瘤鉴别诊断用。⑤磁共振常用于检查关节盘和翼外肌病变，因对人体无任何放射损害属无侵犯性检查，故已广泛应用于关节软组织病变检查，由于费用昂贵，一般不作为常规检查。

由于TMD的发生率高，而颞下颌关节的其他疾病，尤其是恶性肿瘤的临床表现也常出现上述三个主要症状，因此鉴别诊断是应特别重视的。例如把颞下窝恶性肿瘤误诊为TMD，而给予关节区物理治疗，不仅偿失早期治疗时机，物理治疗反而加速肿瘤的生长，给患者带来不可挽回的损害。一般常常需要与以下疾病作鉴别：

1．肿瘤　颌面深部肿瘤也可引起开口困难或牙关紧闭（trismus），也常伴有关节区疼痛，因为肿瘤在深部不易被查出，应特别提高警惕。当开口困难，关节区痛，尤其出现自发痛，夜间痛，同时还伴有脑神经症状或其他症状者应除外以下部位的肿瘤：①颞下颌关节良性或恶性肿瘤，特别是髁突软骨肉瘤；②颞下窝肿瘤；③翼腭窝肿瘤；④上颌窦后壁癌；⑤腮腺恶性肿瘤；⑥鼻咽癌等。其他如髁突良性肥大，髁突骨瘤，滑膜软骨瘤病，纤维骨瘤等也常常有 TMD 的三大主要症状，应予以鉴别诊断。

2．颞下颌关节炎　常见的有：①急性化脓性颞下颌关节炎（acute suppurative arthritis of TMJ），关节区可见红肿，压痛明显，常有自发性跳痛，有全身症状，关节腔有渗出时，后牙不能上下对𬌗，稍用力即可引起关节区剧痛；②类风湿性颞下颌关节炎（rheumatoid orthritis of TMJ），常常伴有全身游走性、多发性关节炎，尤以四肢小关节最常受累，晚期可发生关节强直。

3．耳源性疾病　外耳道疖，中耳炎，也常常放射到关节区并影响开口和咀嚼，仔细进行耳科常规检查当不难鉴别。

4．颈椎病　可引起颈、肩、背、耳后区以及面侧部疼痛，容易误诊，但疼痛与开口、咀嚼运动无关，而常常与颈部活动和与头部姿势有关。有的可有手的感觉和运动异常，影像学检查可协助诊断，以资鉴别。

5．茎突过长症　除了吞咽时咽部疼痛和感觉异常外，常常在开口、咀嚼时可引起髁突后区疼痛以及关节后区，耳后区和颈部牵涉痛，影像学检查可以确诊。

6．第一颈椎横突过长　可引起下颌后区疼痛，并有开口及咀嚼运动时不适感，触之局部有突起和压痛，影像学检查可以确诊。

7．破伤风牙关紧闭　破伤风牙关紧闭（tetanic trismus）是由破伤风杆菌引起的一种以肌阵发性痉挛和紧张性收缩为特征的急性特异性感染。由于初期症状可表现为开口困难，或牙关紧闭而来口腔科就诊。应与TMD鉴别，以免延误早期治疗抢救生命的宝贵时机。破伤风牙关紧闭一般有外伤史，痉挛通常从咀嚼肌开始，先是咀嚼肌少许紧张。即患者感到开口受限。继之出现强直性痉挛，呈牙关紧闭；同时还因表情肌的紧缩使面部表情特殊，形成“苦笑”面容，并可伴有面肌抽搐，应及时请外科医师会诊救治。

8．癔病性牙关紧闭　癔病性牙关紧闭（hysterical trismus）如和全身其他肌痉挛或抽搐症状伴发，则诊断比较容易，此病多发于女青年，既往有癔病史，有独特的性格特征，一般在发病前有精神因素，然后突然发生开口困难或牙关紧闭状，此病用语言暗示或间接暗示（用其他治疗法结合语言暗示）常能奏效，应嘱患者去精神科诊治。

【防治原则】

TMD至今没有特效的快速的治疗方法，各种治疗方法很多。如：各种药物治疗，各种物理治疗，各种𬌗治疗包括各种𬌗垫（splint）治疗，各种注射治疗包括关节封闭，关节灌洗（arthrocentesis），关节内镜外科治疗，正畸治疗，修复治疗，肌训练治疗，心理支持疗法以及开放性手术治疗等，归纳起来其防治原则如下：

1．尽可能发现发病因素。

2．制定针对消除或减弱发病因素和对症治疗相结合的综合性程序性治疗方案。

3．以非侵袭性，可逆性，保守治疗为主，遵循逐步升级的治疗程序：可逆性保守治疗（reversible treatment）→不可逆性保守治疗（irreversible treatment）→关节镜治疗→开放性手术治疗。

4．根据不同类型和患者个人情况选择好适应证，组合好不同的治疗方法进行综合治疗。

5．对患者的健康教育以及积极的心理支持和治疗同等重要。

【临床分类，各类型治疗要点】

TMD是一组疾病的总称，国内外学者提出很多分类，但至今尚无一个理想的统一的分类方法，1973年张震康、曾祥辉提出三类：第一类为关节功能紊乱；第二类为关节结构紊乱；第三类为关节器质性破坏，每一类又分若干型。在此基础上马绪臣、邹兆菊（1983年）等，明确提出第三类其实质是骨关节病并通过X线片根据骨质改变的程度分为4期。以上分类于1983年全国颞下颌关节紊乱综合征专题座谈会上被大多数专家接受并一直在教材中应用。1997年在全国第二届颞下颌关节紊乱综合征专题研讨会上，马绪臣、张震康对上述分类进行补充提出分四类和若干型，即第一类为咀嚼肌紊乱病；第二类为颞下颌关节结构紊乱病；第三类为颞下颌关节炎症性疾病；第四类为骨关节病，这一分类被与会专家所接受，本章对这四类常见的若干型的诊断要点及治疗要点叙述如下：

（一）咀嚼肌紊乱疾病类 Masticatory muscle disorders

这一类疾病实际上是关节外疾患。主要累及咀嚼肌群，并以闭颌肌群为主。表现为肌功能不协调。以开口度异常（包括开口过大和开口受限）和开口型异常以及肌疼痛为常见。关节的结构和组织正常。关节运动时可有弹响发生。X线检查无骨质改变，可伴有或不伴有关节间隙异常。这类疾病一般为本病的早期，经过适当治疗可以痊愈；不少患者还表现为一过性功能紊乱，短期内可以自愈（self-healing）或自限（self-limiting）；但也可进一步发展成结构紊乱或器质性病变。

这类疾患常见的有以下几型：

1．翼外肌功能亢进（hypermyofunctioning）

诊断要点：本病主要症状是弹响和开口过大呈半脱位。其主要机制可能是翼外肌功能亢进下颌运动过度（hypermobility），以至于在最大开口位时，翼外肌继续收缩，把髁突连同关节盘过度地强拉过关节结节。弹响发生在开口末期，有时也可发生在开口末和闭口初期，但侧方运动和前伸运动时一般不出现。在开口末发生弹响伴随的症状就是开口过大，有的竟达5～6cm，呈半脱位状。弹响发生在一侧时，开口型在开口末偏向健侧；两侧均有弹响者，开口型不偏斜或偏向翼外肌功能收缩力较弱侧。患者不感到关节区疼痛，也无压痛，故一般不就诊。

治疗要点：颞下颌关节紊乱病的治疗原则已在前叙述，此处不再重复。此处的治疗要点是指针对罹患部位的治疗方法。以下各型的治疗均如此。

对翼外肌功能亢进的治疗：主要是调整翼外肌功能。可用0.5%或1%普鲁卡因或利多卡因5ml作翼外肌封闭，每日1次或隔日一次；5次为一疗程。每次封闭的量和间隔时间可根据开口度、弹响消失情况和程度来调整。应用不当可发展为翼外肌痉挛和持续性开口困难。为了巩固治疗效果，应配合肌训练，使最大开口位时，加强舌骨上诸肌的力量而减弱翼外肌收缩力量。

2．翼外肌痉挛（muscle spasm）

诊断要点：主要表现是疼痛和开口受限（limited mandibular opening）。引起疼痛和开口受限的机制可能是翼外肌痉挛。在开口、咀嚼食物时，患者自觉关节区或关节周围区疼痛，患者可以指出疼痛处在关节区深部，但不能在触及。一般无自发痛，不影响睡眠；疼痛性质为钝痛。检查时开口中度受限，约2～2.5cm，测被动开口度可大于自然开口度。在翼外肌相应面部，相当于下关穴处和上颌结节后上方有压痛，但不红肿；一般关节本身无压痛。由于开口受限，髁突的滑动减小或消失，故不出现弹响。开口时下颌偏向患侧。翼外肌痉挛严重者，可出现急性殆紊乱。一旦肌痉挛解除，以上症状均可消失。

治疗要点：主要是解除肌痉挛，同时消除或尽可能减弱引起肌痉挛的因素。解除肌痉挛的方法有：

(1) 理疗：有15%氯化钙溶液作两侧或患侧关节区及咀嚼肌区钙离子导入，每日一次；7～10次为一疗程。症状重者，可在患侧先用红外线照射15分钟后再作钙离子导入。其他温热理疗如蜡疗、红外线等也可选用。

(2) 封闭疗法：用2%普鲁卡因或利多卡因2～3ml行翼外肌封闭，如封闭后疼痛减轻，开口度增大则可每日1次或隔日1次，5次为一疗程。如封闭后疼痛无明显改善，则不应继续封闭，否则反而使痉挛加重。

(3) 中药局部热敷：将下述中药分成两包，用布袋装好密缝，先在冷水中将布袋浸泡1～2分钟，然后隔水加热蒸开；开锅3～5分钟后，趁热敷于关节区，每日1～2次，每次15分钟。热敷时应同时行有节律的开闭颌运动。用后将布袋放在冰箱内或悬挂在通风处下次再用，1剂可用4～5次。

处方：当归15g、白芷9g、薄荷6g、乳香9g、没药9g、川乌6g、香附9g、三七9g、细辛6g、丝瓜络15g。

(4) 其他：药罐、各种手法推拿、按摩、局部热敷等均有一定效果。

3. 咀嚼肌群痉挛（masticatory muscles spasm）

诊断要点：除翼外肌痉挛外，尚可有其他咀嚼肌群的痉挛，主要是闭颌肌。有时是单一闭颌肌痉挛，更为多见的是闭颌肌群的痉挛。主要症状是严重开口受限，开口度仅在0.5～1.5cm，因此开口痛和咀嚼痛反而不明显，也无弹响和杂音，不少患者还伴有头痛。病期长，症状可持续数周、数月甚至1年。如长期得不到适当的治疗，功能性肌痉挛可以发展成肌纤维变性性挛缩（muscle fibrosis contracture），以至难以完全恢复正常。检查时可触到相应的肌痉挛处发硬有压痛；在静止期，用听诊器可听到有肌杂音。在诊断此型时应鉴别肿瘤、癔症、破伤风等引起的开口困难或牙关紧闭。

治疗要点：治疗方法同翼外肌痉挛，但以温和的物理治疗为宜。同时可服用镇静、肌松弛剂，如地西泮以及肠溶阿司匹林等。通常理疗需要多疗程。在治疗期间精神放松，休息都是必要的。

4. 肌筋膜痛 肌筋膜痛（myofascial pain）又称肌筋膜疼痛功能紊乱综合征（myofascial pain dysfunction syndrome）。

诊断要点：主要由𬌗因素、精神心理紧张、咀嚼肌承受负荷过大，创伤后以及寒冷刺激后引起单个或多个咀嚼肌和肌筋膜疼痛。有时查不出诱因。疼痛性质为局限性持久性钝痛，有明确的部位并有压痛点。压痛点敏感时称之为扳机点，压迫扳机点可引起远处部位的牵涉痛和不适感。开口轻度受限，用力开口可开口到正常范围，但可引起疼痛。

治疗要点：可服用镇静剂，如地西泮和镇痛剂如肠溶阿司匹林，也可对罹患肌处进行理疗，最常用的方法是在压痛点处用2%普鲁卡因或利多卡因封闭治疗，可每日1次，每次注射1～2ml，共5次为一疗程。

（二）关节结构紊乱疾病类 Structure disorders

这一类是关节本身的疾病。在关节疾病中，患病率是最高的。其特点为关节盘、髁突和关节窝之间的正常结构紊乱，尤其是关节盘－髁突复合体（disc-condyle complex）出现结构关系的异常改变。主要包括各种关节盘移位、关节盘各附着松弛（ligaments laxity）或撕脱（avulsion），关节囊扩张（capsular dilation）等。常伴有关节半脱位。以及在开口运动中各种不同时期的弹响和破碎音为主要特征，可伴有不同程度的疼痛，及开口度、开口型异常。这类疾患常继发于咀嚼肌紊乱，也有的由急性前脱位后造成。有的可以治愈；有的则进一步发展成关节器质性改变；也有的长期稳定在这一阶段而不发展。X 线检查一般均有关节间隙异常，但无骨质改变。造影片可显示关节盘移位，关节盘各附着松弛或撕脱等。病情迁延的病例，髁突和关节盘有早期的退行性变。这一类疾病国内外又称关节内紊乱症（internal derangement）。

这类疾病常见的有以下几型：

1．可复性关节盘移位（disc displacement with reduction）

诊断要点：主要症状为开口初期有弹响。其机制可能是由于关节盘向前移位，在作开口运动时，髁突横嵴撞击关节盘后带的后缘时，迅速向前下继而向前上运动，同时关节盘向后反跳，从而髁突由关节盘后带的后缘到达关节盘中间带的下面，恢复正常的髁突－关节盘的结构关系，在此极为短暂的过程中，发生开口初期的弹响。随着关节盘前移的程度加重，开口初期的弹响可发展为开口中期，以及开口末期的弹响。开口型从开口初期弹响的“↘”型或“↙”型到“⤹”型或“⤸”型，再变成“⤶”型或“⤷”型，即开口型在弹响发生前偏向患侧，弹响发生后又回到中线。有的患者可有往返弹响，即开口初和闭口末期的弹响。本病除弹响和开口型有异常外，关节区常有压痛。X线片（许勒位）可见关节后间隙变窄，前间隙变宽。造影片可证实关节盘移位。本病常伴发翼外肌痉挛和关节滑膜炎（synovitis）或关节囊炎（capsulitis），此时则兼有后二者的临床表现。

治疗要点：弹响发生在初期的患者，可戴用复位殆板（repositioning splint）进行治疗，借以矫正髁突－关节盘的关系。对关节盘前移明显而无法进行殆板治疗者，必要时则可行关节镜外科复位治疗，必要时也可行开放性关节盘复位术。如无疼痛，可暂不治疗，追踪观察。如伴有翼外肌痉挛或关节滑膜炎或关节囊炎，则应兼用上述两型的治疗方法。

2．不可复性关节盘前移位（disc displacement without reduction）

诊断要点：发病初，本型机制同可复性关节盘移位。不同的是，当开口运动时，髁突挤压变形的关节盘不能复位，不能恢复正常的髁突－关节盘关系。临床有典型的关节弹响病史，继之有间断性关节绞锁史；进而弹响消失，开口受限，开口时下颌偏向患侧。关节区疼痛。症状类似翼外肌痉挛，但测被动开口度时，开口度不能增大。X 线平片见关节前间隙增宽，造影片可证实为不可复性关节盘前移位。

治疗要点：发病初首先可使手法复位（reduction by manipulation）。手法复位的手法和关节急性脱位手法复位法（口内法）相似，不同点是当下颌下降后，将下颌向前、向对侧用力牵拉。如复位成功，可闻一弹响声，这时不可复性关节盘前移位变成为可复性关节盘前移位，然后按可复性关节盘前移位治疗之。如手法不能复位，可戴用枢轴殆板（pivot splint），扩大关节间隙，使之复位，否则，如果必要也可行关节镜外科复位治疗。

近年来，有的学者应用 1% 透明质酸钠（sodium hyaluronate）作关节腔内注射，称之为粘弹补充疗法（viso-supplementation therapy）；该疗法能改变关节腔内流变学性能，减少关节内摩擦，对关节盘的复位和关节疼痛有一定效果。

3．关节囊扩张伴关节盘附着松弛（capsular dilation with disc attachment laxity）

诊断要点：此型可以由翼外肌功能亢进发展所致。也可由于开口运动过度或急性前脱位后，关节韧带撕裂未经适当治疗而使关节囊及关节盘诸附着松弛。主要症状与翼外肌功能亢进相似，但因关节结构松弛，开口度过大，均有半脱位；有的甚至为复发性关节脱位。由于开口过大，本型常伴有慢性关节滑膜炎。造影片中证实关节囊扩张和关节盘附着松脱。

治疗要点：可用硬化剂 5% 鱼肝油酸钠（sodium morrhuate）0.25 ~ 0.5ml 作关节腔内注

射。由于硬化剂（sclerosing solutions）对组织刺激大，故在注射前应先用2%利多卡因1ml行关节囊内注射。硬化剂注射后，一般均有程度不等的局部水肿反应，约1周左右逐渐消退，开口度缩小，半脱位和弹响也消失。硬化剂应注射在关节腔内，不能注射在关节囊外，以免影响面神经功能。注射后1周应配合肌训练，如有翼外肌功能亢进者，还应兼治之。如复发可再行第2次硬化剂注射，但不宜再多注射。近年来杨驰、邱蔚六等提出经关节镜应用硬化剂作关节上腔滑膜下注射、电凝和牵引缝合等方法也收到一定效果。

（三）炎性疾病类 Inflammatory disorders

诊断要点：这一类疾病不是指由细菌引起的感染性疾病，而是指以前称之为关节盘后区损伤，可由各种原因造成的过大开口或创伤，引起滑膜或关节囊的急性炎症；也可同殆因素等引起滑膜或关节囊的慢性炎症。有时关节结构紊乱病，骨关节病可继发或并发滑膜炎（synovitis）。急性炎症如及时治疗，消除发病因素后可以痊愈，慢性炎症则常常反复发作，疾病迁延。炎症疾病可伴随着关节结构紊乱类的症状。本病主要症状和翼外肌痉挛相似，唯一不同点是疼痛位于髁突后方，该处有明显压痛，有时髁突外侧也可有压痛但不红肿。如为急性炎症，在关节区可有红肿和明显压痛，有时有自发痛，如有关节积液，患者不敢咬合，并感到咬合时后牙不敢接触。

治疗要点：主要对局部组织封闭，同时限制下颌运动，以利于炎症消退和组织的恢复。可用泼尼松龙（prednisolone）混悬液0.5ml（12.5mg）加入2%利多卡因0.5～1ml，注射于髁突后区及关节上腔。每5～7天1次，注射1～2次即可不宜多次。也可用超声将激素类药导入关节区，其效果可能更为持久。红外线、超短波、热敷也有一定效果。

近年来，应用关节腔灌洗术，对急性、亚急性和慢性滑膜炎（包括骨关节炎）有较好的效果。可以使用关节镜进行灌洗，没有关节镜的可使用注射器后接一个三通阀门，用生理盐水反复冲洗，通过灌洗可洗出炎症渗出物，免疫复合物、细小游离体，也可松解细小粘连，冲洗后再注射上述泼尼松混悬液，有利于消炎止痛，增加关节活动度，增大张口度。

（四）骨关节病类 Osteoarthrosis

这一类是关节本身的疾病其病理实质为退行性骨关节病。通过X线片、造影和关节内镜等检查可以发现关节骨、软骨和关节盘有器质性改变。主要症状除了可同时出现以上几类的症状外，关节运动时可闻连续的摩擦音或多声的破碎音。这类疾病在病情稳定期自觉症状不明显，也无明显功能障碍，有的经过治疗或经过几周到几个月，破坏的骨质可以部分修复，这时可称为骨关节病，有的患者同时伴有滑膜炎或关节囊炎（capsulitis），自觉症状明显。开口和咀嚼痛，开口受限有时反复发作这时可称骨关节炎。X线片可见有骨质吸收、破坏、硬化、囊样变、髁突前斜面磨平以及骨刺形成等；有的伴有上下腔穿通或关节盘移位。

这类疾病常见的还有以下几型：

1．关节盘穿孔、破裂（disc perforation）

诊断要点：本病常由关节盘移位发展而成。最常见的关节盘穿孔、破裂部位为关节盘双板区。主要症状是开闭、前伸、侧方运动的任何阶段有多声破碎音；开口型歪曲（“⌇”）。关节区疼痛。此型还常伴翼外肌痉挛和关节滑膜炎的临床症状。

治疗要点：由于此型不仅有关节器质性破坏，通常伴有关节结构紊乱和反复发作临床症状。病史长，症候群多，因此在治疗上应遵循合乎程序的以保守治疗为主的综合治疗。只有那些经过半年以上综合治疗后仍反复发作疼痛，开口受限，影响功能者，可采取手术治疗。对关节盘穿孔可以修复者，不宜摘除，因穿孔部位常发生在双板区，故可用关节盘修复术。

如穿孔在关节盘本体部位不能修复者，可摘除关节盘。

2. 骨关节病

诊断要点：本病可由关节结构紊乱病发展而来，也可单独发生。主要症状是在开口运动中有连续的摩擦音，有的似捻发音，有的似揉玻璃纸音。此型如伴随其他各型则兼有相应的临床症状。不少患者的症状长期保持稳定，关节功能代偿良好。但也有的患者伴滑膜炎，有开口受限，开口痛、咀嚼痛等症状反复发作。X线片可见关节骨硬化、破坏、囊样变、骨质增生、骨赘等。

治疗要点：同关节盘穿孔、破裂型。有的经过适当治疗，不仅症状缓解或消除，甚至破坏的骨质也可以部分修复，关节功能基本恢复，但骨的摩擦音常难以消除。经半年以上保守的综合治疗后，仍反复发作疼痛，影响功能者，可采用关节镜外科或髁突高位切除术。

3. 关节盘穿孔、破裂伴骨关节病　其诊断要点和治疗方法为两型的综合，不再赘述。

复习思考题

1. 颞下颌关节紊乱病有哪些同义词?
2. 颞下颌关节紊乱病有哪些常见的发病因素?
3. 试述颞下颌关节紊乱病的发病机制。
4. 颞下颌关节紊乱病的本质是什么病?
5. 颞下颌关节紊乱病分几类，他们之间的关系如何?
6. 颞下颌关节紊乱病鉴别诊断中应特别鉴别的疾病有哪些?
7. 试解释几种开口型的机理“↘”“↙”“↙”“↘”“≀”?
8. 颞下颌关节紊乱病的防治原则?
9. 什么称可逆性治疗，什么称不可逆治疗，举例说明?
10. 为什么颞下颌关节骨关节病的发病年龄明显低于人体其他关节如膝关节、髂关节的骨关节病，试分析?
11. 试分析颞下颌关节紊乱病的患病率为什么高?
12. 试分析为什么颞下颌关节脱位和半脱位患病率在人体关节中如此之高?

第三节　颞下颌关节脱位

Dislocation of the temporomandibular joint

提　要

本节叙述颞下颌关节脱位的各种类型，其中以急性前脱位最多见，着重对急性前脱位的病因、临床表现、治疗原则和复位的方法，作了详细阐述，应掌握复位法的原理、方法，操作步骤和注意事项。

颞下颌关节脱位：①按部位分有单侧脱位和双侧脱位；②按性质分有急性脱位，复发性脱位和陈旧性脱位；③按脱位方向分有前方脱位、后方脱位、上方脱位和侧方脱位，后三者主要见于外力创伤时。

颞下颌关节脱位是指髁突滑出关节窝以外，超越了关节运动的正常限度，以至不能自行复回原位者，临床上以急性和复发性前脱位较常见，后方脱位、上方脱位和侧方脱位较少见，其脱位的方向、位置由打击的力量和方向决定，并常伴有下颌骨骨折和颅脑损伤症状。

一、急性前脱位 Acute forward dislocation

急性前脱位是临床上最常见的颞下颌关节脱位。

【病因】

在正常情况下，大开口末，髁突和关节盘从关节窝向前滑动，止于关节结节之下方或稍前方。如果有咀嚼肌紊乱的患者，当大开口末，例如打哈欠、唱歌、咬大块食物、呕吐等时，翼外肌继续收缩把髁突过度地向前拉过关节结节，同时闭颌肌群发生反射性挛缩，就使髁突脱位于关节结节之前方，而不能自行复回原位。有的学者提出，如果关节结节过高或关节结节前斜面过陡是前脱位的解剖因素。另外，关节部、下颌骨部或颏部尤其在张口状态下，受到外力，或在使用开口器，全麻经口腔插管使用直接喉镜时，滥用暴力等均可使关节脱位。急性脱位后，如未得到及时、正确的治疗，可并发双板区及盘附着撕裂等慢性滑膜炎和关节囊炎，或并发关节囊韧带组织松弛而造成复发性关节脱位。

【临床表现】

急性前脱位可为单侧，亦可为双侧。双侧脱位症状：①下颌运动失常，患者呈开口状，不能闭口，唾液外流，语言不清，咀嚼和吞咽均有困难，检查时可见前牙呈开殆、反殆，仅在磨牙区有部分接触。②下颌前伸，两颊变平，因此脸形也相应变长。③因髁突脱位，耳屏前方触诊有凹陷，在颧弓下可触到脱位的髁突。X线片可见髁突脱位于关节结节前上方。单侧急性前脱位的症状类同，只是以上症状显示在患侧，患者开口困难，颏部中线及下前切牙中线偏向健侧，健侧后牙呈反殆。

因暴力所致的脱位，应与下颌骨骨折相鉴别：后者殆中线偏向患侧（单侧骨折）或前牙呈开殆状态（双侧骨拆）。髁突部有明显压痛，皮下血肿。线X片检查可证实。

【治疗】

颞下颌关节急性脱位后，应及时复位，否则脱位周围逐渐有纤维组织增生后，则难以复位。复位后应限制下颌运动。

1．复位　复位前，术者应让患者做好思想准备。精神不宜紧张，肌要放松，才能使复位顺利进行。必要时，复位前可给镇静剂。

(1) 口内法：请患者端坐在口腔手术椅上（或普通椅子上，但头部紧靠墙壁）。下颌牙殆面的位置应低于术者两臂下垂时肘关节水平。术者立于患者前方，两拇指缠以纱布伸入患者口内，放在下颌后牙殆面上，并应尽可能向后：其余手指握住下颌体部下缘，复位时拇指压下颌骨向下，力量逐渐增大，其余手指将颏部缓慢上推，当髁突移到关节结节水平以下时，再轻轻将下颌向后推动；此时髁突即可滑入关节窝而得以复位（图10-2）。有时在复位瞬间，能听到清脆的弹响声。当下颌复位时，由咀嚼肌反射性收缩，使上下牙闭合甚紧，可能咬伤术者的拇指，故在即将复位闭颌时，术者拇指应迅速滑向颊侧口腔前庭，以避免咬伤。当两侧复位有困难时，可先复位一侧接着复位另一侧。

(2) 口外法：患者和术者的体位同口内法。复位时，术者两拇指放在患者两侧突出于颧弓下方的髁突之前缘，即“下关”穴处；然后用力将髁突向下方挤压。此时，患者感觉下颌

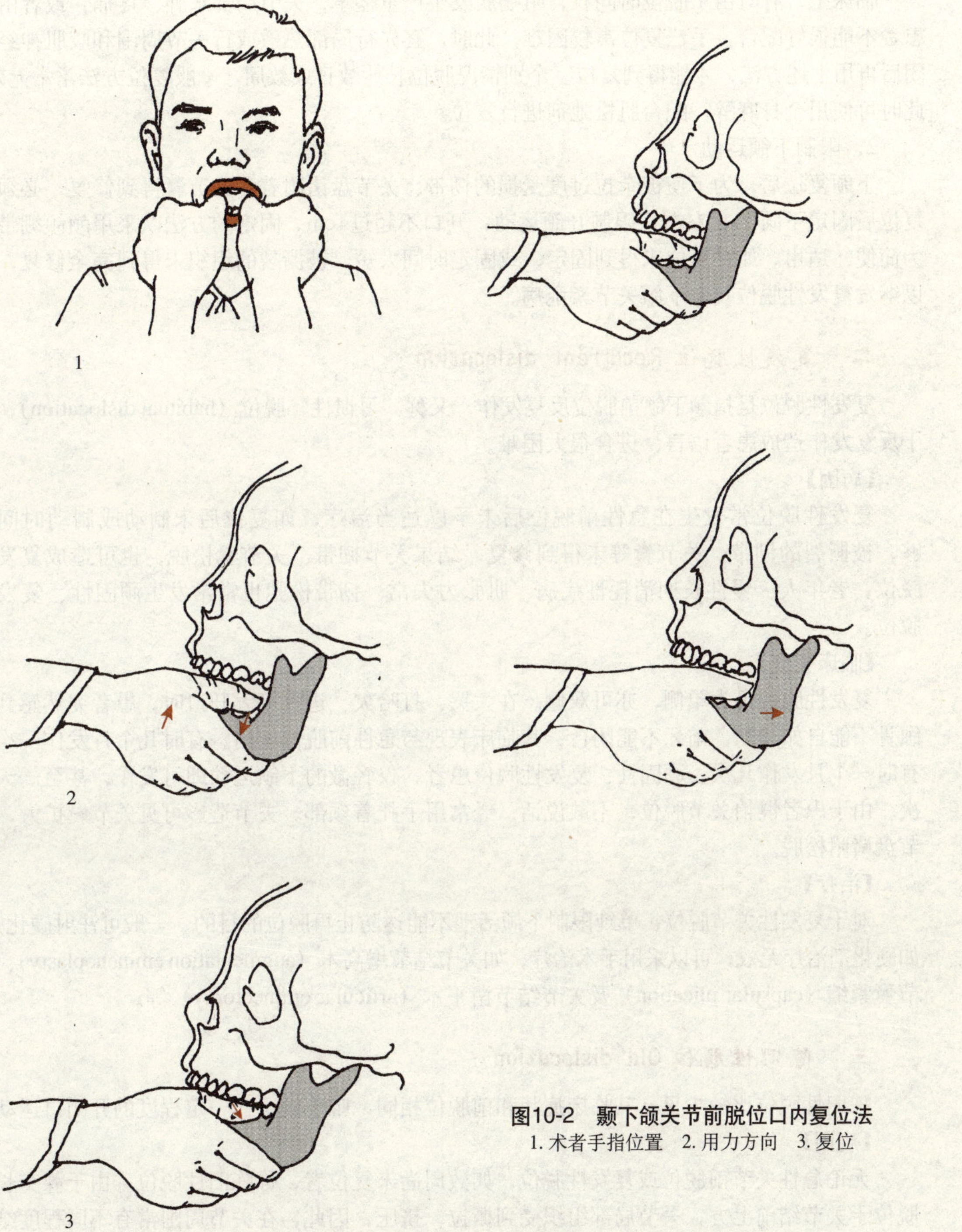

图10-2　颞下颌关节前脱位口内复位法
1. 术者手指位置　2. 用力方向　3. 复位

酸麻；术者同时用两手的示、中指托住两下颌角、以无名指、小指掩住下颌体下缘，各指配合，使下颌角部和下颌体部推向上前方，此时，髁突下降并可向后滑入关节窝而得以复位。

临床上，有时由于脱位时间长，咀嚼肌发生严重痉挛，关节局部水肿、疼痛；或者由于患者不能很好配合，手法复位常较困难，此时，宜先行局部热敷或行关节周围和咬肌神经封闭后再用上述方法，才能得到复位。个别情况脱位长达数日或数周，一般复位方法常常无效，此时可使用全身麻醉，配合肌松弛剂进行复位。

2．限制下颌运动

下颌复位后，为了使被牵拉过度受损的韧带、关节盘诸附着和关节囊得到修复，必须在复位后固定下颌20日左右，限制开颌运动；开口不超过1cm。固定的方法以采用颅颌绷带最为简便、适用。如果复位未得到固定，或固定时间太短，被撕裂的组织未得到完全修复，可以继发复发性脱位及颞下颌关节紊乱病。

二、复发性脱位 Recurrent dislocation

复发性脱位是指颞下颌前脱位反复发作，又称“习惯性”脱位（habitual dislocation），由于反复发作造成患者语言、进食很大困难。

【病因】

复发性脱位常发生在急性前脱位后未予以适当治疗，如复位后未制动或制动时间不够，被撕裂的韧带、关节囊等未得到修复，结果关节韧带、关节囊松脱，也可造成复发性脱位；老年人、慢性长期消耗性疾病、肌张力失常、韧带松弛也常常发生顽固性、复发性脱位。

【临床表现】

复发性脱位可为单侧，亦可双侧。在大哭、打哈欠、进食等大开口时，患者突然感到下颌骨不能自如运动，前牙不能闭合，其临床表现与急性前脱位相同。有时几个月发作一次，有时一个月发作几次。顽固性、复发性脱位患者，仅轻微的下颌运动即可发作，甚至一天数次。由于患者惧怕关节脱位，不敢说话，经常用手托着颏部。关节造影可见关节囊扩大，关节盘诸附松脱。

【治疗】

对于复发性关节脱位，单纯限制下颌活动不能达防止再脱位的目的。一般可注射硬化剂，如硬化剂治疗无效，可以采用手术治疗，如关节结节增高术（augmentation eminenoplasty）、关节囊紧缩（capsular plication）及关节结节凿平术（articular eminectomy）等。

三、陈旧性脱位 Old dislocation

陈旧性脱位比较少见，其临床症状和前脱位相同，唯下颌可作一定程度的开闭口运动。

【病因】

无论急性关节前脱位或复发性脱位，如数周尚未复位者，称陈旧性脱位。由于髁突长期脱位于关节结前上方，关节局部组织受到撕拉、挤压，因此，在关节周围常有不同程度结缔组织增生，尤以关节后部更甚，并且相应咀嚼肌群也有不同程度痉挛。脱位时间愈久，这些变化愈严重。

【治疗】

如上所述，由于陈旧性脱位已有组织学改变，手法复位比较困难，其治疗一般应以手术复位为主。治疗时，可在全麻下给肌松剂后，先行手法复位，如失败再进行手术复位。手术可选用耳前切口，显露髁突后，用骨膜分离器插在脱位于关节结节前上方的髁突和颧弓之间，用力反复撬动，使之复位。如果脱位时间长久，由于关节后部结缔组织增生，以及咀嚼肌群张力失调，一般不能完全退回到原关节窝内，术后配合颌间牵引，数天后可使下颌逐渐回复到正中关系。切不可因在手术时不能完成复位，而误认为手术失败，冒然将髁突切除。当然，如果脱位时间长，发生纤维粘连，确实不能撬动移位的髁突，则可高位切除粘连的髁突。复位后应进行颌间结扎术，使下颌制动20天左右。

复习思考题

1．颞下颌关节脱位的定义，与半脱位的区别是什么？
2．颞下颌关节脱位口内复位法原理是什么？
3．颞下颌关节脱位口内复位法操作的关键点是什么？

第四节　颞下颌关节强直
Ankylosis of the temporomandibular joint

提　要

本节介绍颞下颌关节强直的种类，着重叙述颞下颌关节内强直和关节外强直的病因、病理、临床表现、诊断要点以及手术原理和手术的主要步骤，并分析手术后复发的因素，提出防止手术后复发的方法。

因器质性病变导致长期开口困难或完全不能开口者，称为颞下颌关节强直(ankylosis of the temporomandibular joint)。临床可分为两类：第一类是由于一侧或两侧关节内发生病变，最后造成关节内的纤维性或骨性粘连，称为关节内强直(intracapsular ankylosis)，简称关节强直，也有人称真性关节强直(true ankylosis)；第二类病变是在关节外上下颌间皮肤、黏膜或深层组织，称为颌间挛缩(intermaxillary contracture)或关节外强直(extracapsular ankylosis)，也有人称假性关节强直(false ankylosis)。第三类是前二类的混合称混合性强直。

一、关节内强直　Intracapsular ankylosis

【病因】

关节内强直多数发生在15岁以前的儿童。以往常见的原因是炎症。多由于邻近器官的化脓性炎症扩散而来，其中以化脓性中耳炎最常见。因为在解剖结构上，中耳与颞下颌关节紧密相邻，在儿童，岩鼓裂处只有很薄的软组织隔开。当化脓性中耳炎时，脓液可直接扩散到关节。下颌骨髓炎等也可扩散到关节。比较少见的感染来源是患肺炎等高热病后，引起脓毒血症、败血症等所致的血源性化脓性关节炎。另一个常见原因是关节创伤，是目前最多见的病因。多数是在儿童期由于下颌骨损伤，尤其是颏部的对冲性损伤造成。使用产钳损伤了关节也可引起关节强直。此外，由类风湿性关节炎所致关节强直比较少见。

【病理】

关节内强直的病理变化有两种情况：纤维性强直（fibrous ankylosis）和骨性强直（bony ankylosis）。纤维性强直先在关节窝、关节结节和髁突面的纤维软骨，以及关节骨质逐渐破坏，被有血管的纤维组织所代替，最后相互间完全被纤维组织长入骨髓腔；有时关节周围也还有大量结缔组织增生。骨性强直是纤维性强直进一步骨化所致；关节窝、关节结节和髁突之间发生骨性愈着，髁突变得粗大，关节附近也有骨质增生，以至关节窝、关节结节、髁突的原有外形完全消失，融合成一致密骨痂（callus）、骨痂的范围可能很广，有的波及下颌切迹；有的整个下颌支与颧弓可完全融合。

【临床表现和诊断】

1．开口困难　关节内强直的主要症状是进行性开口困难或完全不能开口。病史较长，一般在几年以上。开口困难的程度因强直的性质不同。如属纤维性强直一般可有一定的开口度；而骨性强直则可完全不能开口。有时在骨性强直患者，尤其是儿童，用力开口时，下颌骨仍可有数毫米的动度，但这并非关节的活动，而是下颌体的弹性及颅颌连接处不全骨化的结果。开口困难造成进食困难，通常只能由磨牙后间隙处缓慢吸入流质或半流质，或从牙间隙用手指塞入小块软食。

2．面下部发育障碍畸形　多发生在儿童。由于咀嚼功能的减弱和下颌的主要生长中心髁突被破坏所致。下颌畸形一般随年龄的增长而日益明显。表现为面容两侧不对称，颏部偏向患侧。患侧下颌体、下颌支短小，相应面部反而丰满；健侧下颌由于生长发育正常，相应面部反而扁平、狭长，因而常常容易误诊健侧为强直。双侧强直者，由于整个下颌发育障碍，下颌内缩、后退，而正常上颌却显前突，形成特殊的小颌畸形面容（图10-3）。发病年龄愈小，颜面下部发育障碍畸形愈严重。尤其是幼儿，由于下颌发育受阻，形成小颌畸形和下颌后缩，下颌骨及其相应的软硬组织，特别是舌和舌骨均处于后缩位置，即与咽后壁间距离缩小，造成上呼吸道狭窄，以至于引起阻塞性睡眠呼吸暂停低通气综合征，将在第 5 节叙述。

除有下颌发育障碍外，下颌角前切迹明显凹陷，下颌角显著向下突出。发生角前切迹的一般解释是：由于患者经常力图开口，长期地下颌升颌肌群向上牵引与下颌体上的降颌肌群向下牵拉而形成。

3．殆关系错乱　下颌骨发育障碍造成面下部垂直距离变短，牙弓变小而狭窄。因此，牙的排列和垂直方向生长均受阻碍，结果造成殆关系明显错乱：下颌磨牙常倾向舌侧，下颌牙的颊尖咬于上颌牙的舌尖，甚至无法接触；下颌切牙向唇侧倾斜呈扇形分离。

如果关节强直发病于成年人或青春发育期以后，因下颌骨已发育正常或基本正常，则面部和殆关系无明显畸形，仅有开口受限。

4．髁突活动减弱或消失　用两手小指末端放在两侧外耳道内，拇指放在颧骨部作固定，让患者作开闭口运动和侧方运动，此时通过外耳道前壁，不仅能查明髁突有无动度，并且可对比两侧髁突运动的差别，以便确定诊断。关节内强直侧没有动度或者动度极小

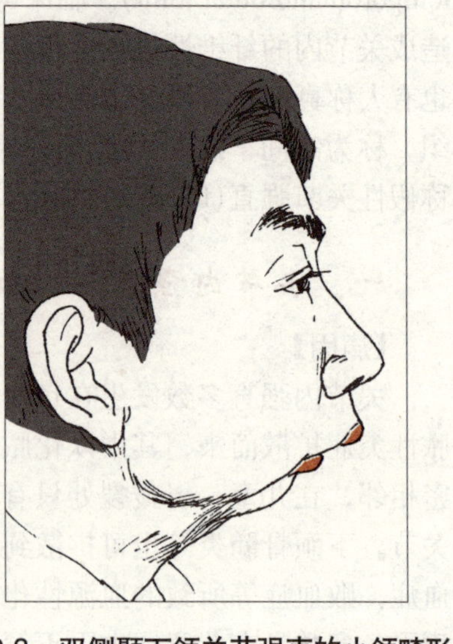

图10-3　双侧颞下颌关节强直的小颌畸形侧位面像

（纤维性强直），而健侧则活动明显。

5．X线检查 在关节侧位X线片上，可见三种类型：第一种类型为正常关节解剖形态消失，关节间隙模糊，关节窝及髁突骨密质有不规则破坏，临床上可有轻度开口运动，此种类型多属纤维性强直。第二种类型为关节间隙消失，髁突和关节窝融合成很大的致密团块，呈骨球状。第三种类型为致密的骨性团块可波及下颌切迹，使正常冠突、颧弓、下颌切迹影像消失。在下颌支侧位X线片上，下颌支和颧弓甚至可完全融合呈“T”型，第二型和第三型在临床上完全不能张口，在决定手术方法上这种分类有一定的参考价值。

【治疗】

关节内强直的治疗一般都需采用外科手术。在施行手术前，必须有正确的诊断。首先要确定是关节内强直还是关节外强直或混合性强直；确定强直的性质是纤维性还是骨性；病变是单侧或双侧，以及病变的部位和范围，才能制定正确的手术计划。手术时应注意不能将患侧搞错，否则将给患者带来不必要的痛苦。根据病变范围、程度可选用局麻，如必须全麻下手术，为了防止舌后坠发生窒息的危险，应采用清醒插管术；术后应在患者完全清醒后方可拔去气管插管。

治疗关节内强直的手术有髁突切除术及下颌关节成形术。髁突切除适用于纤维性强直的病例。

颞下颌关节成形术（arthroplasty of the temporomandibular joint）又称假关节形成术，适用于骨性强直病例。手术原则如下：

1．截开的部位 截开的部位即假关节形成的位置，应尽可能在下颌支的高位形成。越接近原来关节活动的部位，手术后关节功能恢复越好；如果假关节形成的位置，在下颌支的低位，甚至在下颌角度部或肌附着之前方，不仅使患侧关节在咀嚼运动中，大大降低了下颌骨的有效杠杆作用和力偶作用，而且可以完全丧失升颌肌群的功能，手术后功能恢复很差。因为颞下颌关节是一个左右联动关节，当一侧升颌肌群功能丧失后，下颌即向患侧移位，以至影响健康咀嚼功能。所以，在一般情况下已不选用过低位截开。根据骨性愈着的位置和范围，目前常选择截开的部位有二：一是在髁突颈部截开形成假关节，这种手术适用于骨粘连范围小且局限于髁突，下颌切迹尚存在的病例；另一种为在下颌切迹以下，下颌孔以上的部位截开，这种手术适用于粘连范围较大，下颌切迹变得狭小或已消失的患者。对于一些关节强直多次复发，因而骨粘连区极为广泛，无法在下颌孔以下部位截开时，只有采用在下颌支下颌孔以下部位截骨。截骨后，宜用带软骨的肋骨、髂骨或跖骨游离移植行关节重建术。

2．骨断面的处理 关节的功能结构，实际是两个骨面既分离又保持接触的对立统一体。不仅活动，而且相对稳定。骨粘连区截开后，是两个面积较大的骨平面，接触面较宽，手术后运动很不灵活。因此一般主张，对截开的下颌支，特别是在下颌孔以上截开的骨断面，应作适当的修整，使之形成一个体积较小的圆形骨突，形成点与面的接触，不但有利于下颌运动，也可减少再次骨性愈着的机会。

3．保持截开的间隙 保持截开的间隙一般有两种意见：一种意见主张广泛切除截开处的骨质，造成一个宽的腔隙，使两断端不再接触，切除骨质的宽度至少应在1cm以上。这种方法对保持间隙，防止复发可能有一定效果。但是因为骨质切除太多，缩短了下颌支的高度，其结果却降低了下颌骨杠杆作用的发挥，又可能形成开𬌗，从而破坏了正常𬌗关系和咀嚼能力，不利于下颌功能的恢复；再则虽然在静态下截开的部分的确存在一个深而宽的间隙，但由于升颌肌群在咀嚼运动时收缩，仍然不能完全避免使截开后的间隙又逐渐缩小，最终又导致两断端再重新接触愈着。因此，多数学者主张另一种意见：截开的间隙应保持在0.5～1cm之间，利用间隙内插入各种组织或者代用品。这种插补物可消除去骨后的死腔，减少肉芽组织形成，分离两个骨断面，有预防复发的作用；另一方面插补物还可维持去骨后间隙的距离，恢复原来下颌运动的支点，避免开㓤形成，并重建颞下颌关节功能。插入的组织较为常用的有：游离的大腿阔筋膜、游离真皮脂肪，以及去骨膜的肋软骨等。这种方法在临床上有一定效果，但是有的插入组织也可逐渐转化为瘢痕，继之骨化而使截开的间隙重新愈着。为了克服插入组织转化为瘢痕的缺点，有人使用各种金属或塑料物质等代用品；常用的代用品有钽、钛、不锈钢、铬钴合金以及高分子化学材料等。但是也有插入物移位或破碎，最后又重新被骨痂所包埋而复发的可能。因此，近年来有的学者主张用带蒂颞肌筋膜瓣转位充填关节间隙，收到良好效果，如术后反复再强直，有的学者主张用人工关节置换术。

如何保持截开的间隙是防止术后复发的关键，迄今为止也是本病研究的中心课题。

4．双侧关节内强直的处理　双侧关节内强直最好一次手术，以便术后能及时行开口练习；如必须分两次手术，相隔时间不应超过2周，以免第一次手术处发生瘢痕挛缩。无论是一次手术或分两次手术，应先作较困难的一侧。双侧关节内强直手术后，发生开㓤的机会很多，宜早期于磨牙区置薄橡皮垫，并加用颅颌弹性绷带，使下颌支下降或进行颌间牵引(intermaxillary elastic traction)，以维持正常的咬合关系；或者在假关节形成后通过插入物或关节重建保持原来下颌支的高度。

5．手术年龄问题　儿童期患病的关节内强直，有的主张早期进行，以便尽早恢复咀嚼功能以利下颌及面部的发育；有的主张在12～15岁以后手术，因为儿童成骨作用旺盛，手术后又难以坚持开口练习，术后容易复发；一旦复发不但进一步影响下颌支的发育，也给第二次手术增加了困难。对于关节强直伴有阻塞性睡眠呼吸暂停低通气综合征的儿童则应及早手术。

6．关节内强直伴小颌畸形的处理　关节强直患者，由于下颌骨生长发育障碍，均有不同程度的下颌后移，形成小颌畸形，尤其双侧强直更为明显。小颌畸形患者多伴咽腔缩小，致睡眠后舌后坠即发生明显鼾声，严重的常常伴有阻塞性睡眠呼吸暂停低通气综合征。对此，最近主张在作关节强直手术的同时，将健侧下颌支也行水平截开，将整个下颌前推固定于前位。必要时还应同时行颏部水平截骨术，将颏部骨块前移。总之在行关节成形术同时矫正小颌畸形不但有利于扩大咽腔，改善呼吸，而且可以在一定程度上矫正下颌后移的面容畸形，也有利于改善因长期慢性缺氧造成的心肺功能障碍和儿童全身发育不良。但是，由于手术复杂，应当严格掌握适应证，恰当地选择病例，详见第5节。必要时手术可分期进行。对儿童患者，有人认为；应用带软骨的肋骨、跖骨或胸锁关节移植，可起用另一个生长中心取代已失去的髁突生长中心的作用，并有成功的报道，对矫治面部畸形也有一定的效果。

二、关节外强直　Extracapsular ankylosis

【病因】

关节外强直常见的病因，过去以坏疽性口炎（走马疳noma）最多。但现在坏疽性口炎已极为罕见。目前，常见病因是创伤，如上颌结节部下颌支部位的开放性骨折或火器伤，均可在上下颌间形成挛缩的瘢痕；颜面部各种物理的化学的Ⅲ度烧伤后，造成面颊部组织广泛瘢痕，也是常见病因之一。此外，临床上还可见因其他口腔内手术时创面处理不当而后遗关节外瘢痕挛缩；鼻咽部、颞下窝肿瘤放射治疗后，颌面软组织广泛地纤维性变，也可造成颌间瘢痕挛缩。

【病理】

关节外强直的病理变化，主要是由于上下颌间组织创面，在愈合过程中，有大量结缔组织增生，最后形成挛缩的瘢痕。因为创面的广度和深度不同，形成瘢痕的范围也就不一：有的仅在颊部黏膜出现一窄长的瘢痕条索；有的瘢痕区可波及上颌结节和下颌支处，甚至整个颞下间隙、口咽部均有广泛的瘢痕；有的在瘢痕内还有不同程度骨化现象，或者上下颌间发生骨性粘连。

【临床表现的诊断】

1. 开口困难　关节外强直的主要症状也是开口困难或完全不能开口。在问病史时，常有因坏疽性口炎引起的口腔溃烂史，或上下颌骨创伤史，或放射治疗等病史。开口困难的程度因关节外瘢痕粘连的程度而有所不同。由于病理变化发生在关节外部，而不侵犯下颌骨的主要生长发育中心，因此，即使在生长发育期前患病，一般患者面下部发育障碍畸形的𬌗关系错乱，均较关节内强直为轻。

2. 口腔或颌面部瘢痕挛缩或缺损畸形　颌间挛缩常使患侧口腔龈颊沟变浅或消失，并可触到范围不等的索条状瘢痕区：但当瘢痕发生在下颌磨牙后区以后的部位时，则不易被查到。由坏疽性口炎引起者，常伴有软组织缺损畸形，牙排列错乱（图10-4）。由于损伤或灼伤引起的颌间瘢痕或缺损畸形，诊断比较容易。

3. 髁突活动减弱或消失　与关节内强直比较，多数挛缩的瘢痕较关节内强直的骨性粘连有伸缩性，所以开颌运动时，患侧髁突尚可有轻微动度，尤其在侧方运动时，活动更为明显；但如颌间瘢痕已骨化，呈骨性强直时，则髁突的活动也可以消失。

4. X线检查　在关节侧位X线片上，髁突、关节窝和关节间隙清楚可见。在下颌骨或颧骨后前位上，有些病例可见到上颌与下颌支之间的颌间间隙变窄，密度增高。有时可见大小不等的骨化灶，甚至上、下颌骨之间或下颌与颧骨、颧弓之间形成骨性粘连，这时可称为骨性颌间挛缩。

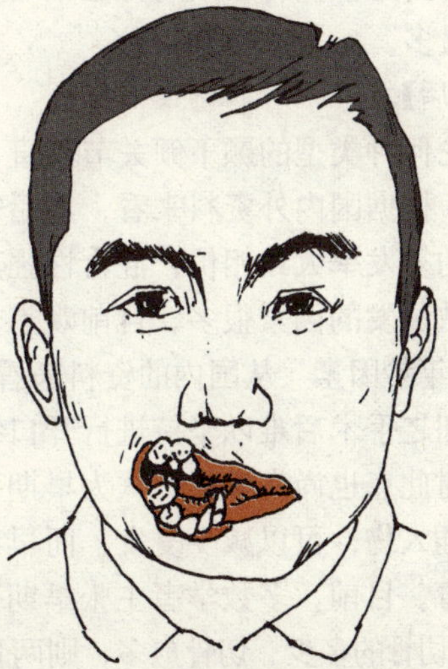

图10-4　坏疽性口炎引起的唇颊瘢痕挛缩和缺损畸形

【治疗】

关节外强直的治疗一般都需要采用外科手术。在施行手术前必须鉴别是关节内强直，还是关节外强直，或混合性强直，因为这三种疾病手术方式不同。

关节外强直手术的基本方法是：切断和切除颌间挛缩的瘢痕；凿开颌间粘连的骨质，恢复开口度。如颌间挛缩的瘢痕范围较小，可用断层游离皮片移植消灭瘢痕切除，松解后遗留的创面。如果挛缩的瘢痕范围较大或并有唇颊组织缺损畸形，则应采用各种皮瓣或游离皮瓣移植修复之。

根据颌间瘢痕的范围不同，一般采用两种手术方式：①颌间瘢痕区较局限，主要在颊侧黏膜或上下牙槽骨间，此时可采取口腔内切开和切除瘢痕，同时用开口器使之开口到最大程度，根据创面大小可选择局部黏膜瓣或取中厚皮片游离移植消灭创面；术后应维持在开口位，直到拆线。②颌间瘢痕已波及上颌结节和冠突区或整个上下颌之间，此时若从口腔内进行手术，不仅不容易到达深部的瘢痕，而且在瘢痕没有完全松解，还不能大开口的情况下，操作困难；如遇到深部动脉出血更难以止血；因此对这种颌间挛缩，宜从下颌下缘切开，行口内外贯通手术，显露下颌支和冠突外侧面，切除冠突和下颌支前缘部分骨质；由此进入上颌与下颌之间的瘢痕粘连区，切开和切除深部瘢痕；同时用开口器使开口到最大限度；然后根据不同情况选用各种皮瓣或带血管蒂的皮瓣移植消灭因切开和切除瘢痕遗留的创面。

对伴有轻度唇颊缺损面，可用邻近组织瓣整复；而对大面积颊部缺损者，主要用游离皮瓣移植或额瓣转移等修复。

三、混合性强直 Mixed ankylosis

这一类疾病现在已比较少见。临床上可以有关节内强直和关节外强直同时存在的病例，其症状为二者表现之综合，仔细询问病史和口腔检查以及影像学检查可以确诊。其治疗原则为关节内、外强直手术的综合应用、手术难度大。根据患者不同情况要在术前确定病变的范围，作出手术方案。但是有时也常常需要在手术中探查，灵活行施手术，一般以假关节成形术，加之凿开下颌与上颌间骨性粘连，并结合游离植皮或皮瓣移植术来修复组织缺损术式综合应用最多。

【预后】

无论何种类型的颞下颌关节强直，术后的复发问题一直是为众所关注而尚未能完全解决的问题。根据国内外资料来看，术后复发率幅度很大，大约10%～55%之间；真性与假性关节强直的复发率大致相仿；混合性强直的远期疗效更差一些。

导致复发的因素很多，目前观点也不完全一致。一般认为与以下因素有关：

1．年龄因素　从国内的资料来看，儿童期手术者比成人期复发率高，说明儿童成骨作用旺盛，加之手术后难以坚持进行开口练习，所以容易复发，因此有人主张在15岁以后手术为佳。但对此点也尚有争议，认为早期手术，只要注意手术操作，消除复发有关因素，特别是选择好插入物，可以减少复发，而早期手术的优点是能及早恢复咀嚼功能，有利于面下部的生长发育。目前，多数学者主张早期手术。

2．切骨的多少　切骨愈多，则两骨断端接触机会愈小，复发的可能性也少；但切骨过多会缩短下颌升支，使支点前移到磨牙，形成开殆。一般认为切除骨质应在0.5～1cm，两个断端应修整成点面接触；切骨时还应使下颌支从浅面到深面保持一样宽度，避免外宽内窄呈楔状。

3．插入物的放置　从国内、外资料来看，假关节间隙填入各种组织或代用品比不填入者复发率低。

4．骨膜对复发的作用　关节成形术后，可刺激骨膜下的成骨细胞活跃，容易形成新骨导致复发，因此有人主张手术中切断或尽可能切除内侧骨膜，以便防止复发；但切除内侧骨膜极易损伤翼丛引起出血，操作困难，手术后造成的血肿更易造成复发，故宜用电刀热凝，既可破坏骨膜，又可热凝止血。

5．术后开口练习　多数学者强调术后开口练习，认为关节强直患者长期处于闭口状态，肌萎缩甚至纤维化，需要经过被动开口练习，以促进假关节形成，对防止复发有重要意义；一般术后 7 ～ 10 天即可开始练习（同时行植骨或下颌前移术者应迟至 2 周以后）。根据开口度的不同，采用适当厚度的楔形硬橡皮块或阶梯形木块作开口器。开口练习时，将比较窄的一端置于磨牙区，逐渐地加大塞入的厚度，使开口度逐渐增大。开口练习时，应注意开口器是放在两侧磨牙区而不是前牙区；且应左右交替练习，以防颞关节紊乱。有条件者，可购买商品气压自控开口器。开口练习的时间至少应在 6 个月以上，一般在术后头 1 ~ 2 个月内，应日夜使用开口器，以后可改为日间练习。

6. 关节强直程度和手术操作　关节强直严重程度，骨痂范围的大小，决定着手术的难易，截骨的范围和创伤的程度，也与复发密切相关。手术中尽量减少创伤，止血完善，减少死腔，术后良好的包扎，预防感染，对减少复发是很重要的。

此外，关节强直粘连范围的大小，是否二次手术等对复发也有一定关系。有人主张在关节成形术的同时切除冠突，以利开口。

总之，如何进一步降低各类关节强直手术后的复发率，尚待继续研究。

复习思考题

1. 关节内强直和关节外强直的患病机制有什么不同?
2. 关节内强直和关节外强直的复发机制有什么不同?
3. 关节内强直和关节外强直的鉴别诊断要点有哪几点?
4. 一侧关节内强直的典型面容是什么?

第五节　阻塞性睡眠呼吸暂停低通气综合征
Obstructive sleep apnea-hypopnea syndrome

提 要

阻塞性睡眠呼吸暂停低通气综合征是近年来逐渐被认识到的一种有潜在致死性的睡眠呼吸紊乱性疾病。本节先叙述睡眠呼吸暂停的定义及种类，与口腔颌面外科有关的是其中的一类即阻塞性睡眠呼吸暂停低通气综合征。

本节详细叙述阻塞性睡眠呼吸暂停低通气综合征的病因、临床表现、诊断和鉴别诊断和治疗。在诊断方法中提出X线头影测量技术的重要性及其在诊断和治疗上的意义，在诊断方法中着重指出多导睡眠图仪监测是诊断本病最权威的方法。

本章在介绍了阻塞性睡眠呼吸暂停低通气综合征的各种非外科疗法和外科手术治疗的方法后，着重介绍与口腔颌面外科领域有关的 4 种典型术式。

阻塞性睡眠呼吸暂停低通气综合征（obstructive sleep apnea-hypopnea syndrome，OSAHS）的发病率在 1% ~ 4%，65 岁以上发病率高达 20% ~ 40%，男性发病明显高于女性约 5∶1。引起OSAHS的原因很多，本节主要叙述因关节强直或和骨发育障碍造成的下颌后缩畸形和下颌畸形造成的 OSAHS 的临床表现，诊断和治疗。

阻塞性睡眠呼吸暂停综合征（obstructive sleep apnea-hypopnea syndrome，OSAHS）是一种病因十分复杂而又尚未完全阐明的病理状态。属睡眠中呼吸调节紊乱。这种病理状态不仅有睡眠打鼾（snoring）和日间极度嗜睡（excessive daytime sleepiness，EDS），还由于低通气（hypopnea）

或呼吸暂停引起反复发作的低氧血症（hypoxemia），二氧化碳增高，甚至pH失代偿，可导致心肺血管和其他重要生命器官并发症，甚至发生猝死。因此OSAHS是一种有潜在致死性睡眠呼吸紊乱性疾病。

睡眠呼吸暂停的定义是睡眠中口鼻气流中止超过10秒以上。根据呼吸暂停的不同原因和表现分为：①阻塞性睡眠呼吸暂停，即在睡眠中因上气道阻塞引起的呼吸暂停，表现为口鼻腔气流停止而胸腹呼吸动作尚存在。②中枢性睡眠呼吸暂停（central sleep apnea，CSA），即口鼻腔气流和胸腹呼吸动作同时停止。③混合性睡眠呼吸暂停（mixed sleep opnea，MSA），即上述二者并存，以中枢性呼吸暂停开始，继以阻塞性睡眠呼吸暂停者。睡眠中潮气量减小，即呼吸气流降低超过正常气流强度的50%以上，伴血氧饱和度（oxygen staturation，SaO_2）下降4%以上称为呼吸不全或低通气（hypopnea）。目前国际上多数学者认为：睡眠时口鼻气流停止≥10秒，每小时呼吸暂停加低通气5次以上，即睡眠呼吸紊乱指数（respiratory disturbance index，RDI)>5，或每晚7小时呼吸暂停加呼吸低通气达30次以上者可诊断为OSAHS。

【病因】

OSAHS的直接发病机制是上气道的狭窄和阻塞，但OSAHS的发病，并非简单的气道阻塞，还有呼吸中枢神经调节因素障碍。引起上气道狭窄和阻塞的原因很多，有：鼻中隔弯曲（deviation of the nasal septum）、鼻息肉（nasal polyps）、鼻甲肥大（enlargement of the turbinates）、扁桃体肥大（hypertrophy of the tonsils）、腺样体增生（adenoid hyperplasia）、软腭过长（long soft palate）、腭弓低平（low-placed palatal arch）、下颌弓狭窄、下颌后缩畸形、小颌畸形、关节强直，尤其是两侧关节强直继发的小颌畸形，舌体肥大、巨舌症（macroglossia），舌骨后移等。此外，肥胖、上气道组织黏液性水肿（myxedema），以及口咽或下咽部肿瘤等也均可导致OSAHS发生。其病理解剖部位可在整个上气道，但以口咽部最为多见。应用多导睡眠图仪检查（polysomnography，PSG）发现OSAHS患者睡眠中颏舌肌肌电活动下降，有人发现睡眠时咽肌活动突然消失造成气道上部狭窄甚至突然闭塞。由于呼吸暂停使肺泡血气交换障碍，造成低氧血症和高碳酸血症（hypercapnia），由此诱发一系列全身症状，严重的OSAHS血氧饱和度常在50%以下，动脉氧分压仅在3.73kPa（28mmHg）以下，这些患者可导致在睡眠中猝死。关于OSAHS的真正病因和发病机制还待进一步研究。

【临床表现】

临床表现和症状主要来自上呼吸道狭窄和阻塞，和由此造成的血氧饱和度下降所致，主要临床表现有：①打鼾：睡眠中打鼾是由于空气通过口咽部时使软腭振动引起。打鼾意味着气道有部分狭窄和阻塞，打鼾是OSAHS的特征性表现。这种打鼾和习惯性打鼾不同：音量大，十分响亮；鼾音不规则并时而间断，此时为呼吸暂停期。②日间极度嗜睡：OSAHS患者表现为日间发生困倦或嗜睡感，患者可立即入睡，而无法控制，有时在开会时入睡，工作时也可入睡，相互交谈时入睡，进食时入睡，甚至骑自行车时可入睡而摔倒。③睡眠中呼吸暂停发生异常行为和症状。患者常常惊醒，甚至突然坐起，大汗淋漓，有濒死感。在睡眠中常发生类似拍击样震颤样四肢运动以及梦游症（somnambulism）等。④夜间遗尿症（enuresis）。⑤头痛。⑥性格变化包括急躁、压抑、精神错乱、幻觉、极度敏感、敌视、好动，易发生行为失当、忌妒、猜疑、焦虑沮丧，智力和记忆力减退以及性功能障碍等，严重者可伴发心血管系统和其他重要生命器官的病征。

由于颌骨畸形造成的OSAHS还有相应的口腔颌面部症状如下颌后缩、下颌后移、下颌畸形、𬌗紊乱以及开口困难等。

【诊断和鉴别诊断】

要作出正确的诊断，必须确认睡眠中气道阻塞的存在及阻塞发生的部位以及严重程度，并且对全身重要生命器官正确作出评估。多数情况应和呼吸内科医师合作完成。

1．详细的询问病史　包括疾病发生的时间，尤其是打鼾、日间极度嗜睡和其他症状是否存在，持续时间，既往诊治情况，全身系统性病史等方面的询问。

2．临床检查　除了一般常规的全身检查外，应着重对上呼吸道和上消化道作全面检查。最好立位和卧位分别检查，以了解上呼吸道阻塞情况，其次是颅颌面发育是否异常的检查。如下颌形态和位置，殆情况以及口咽部、鼻咽部的情况等。特别要注意排除鼻咽、口咽部、舌根部是否有肿块存在。

3．X线头影测量　为了间接了解气道，以及检查气道阻塞部位，并且对OSAHS作出初步诊断，X线头影测量很重要，头影测量的项目如图10-5所示。用于测量气道和相关的数值包括①SNA角，表示上颌骨对颅底的相对位置。②SNB角，表示下颌骨对颅底的相对位置。③ANB角，代表上下颌骨相对位置关系。④PNS-P，后鼻嵴点（PNS）到软腭末端腭垂（P）的长度代表软腭长度。⑤PAS为舌根至咽后壁间的距离代表后气道间隙，又称生命间隙。⑥MP-H，下颌平面至舌骨最前最上点（H）的距离，代表舌骨的位置。⑦SPD代表软腭外形最宽距离，表示软腭的厚度。以上正常的参考值见表10-2。

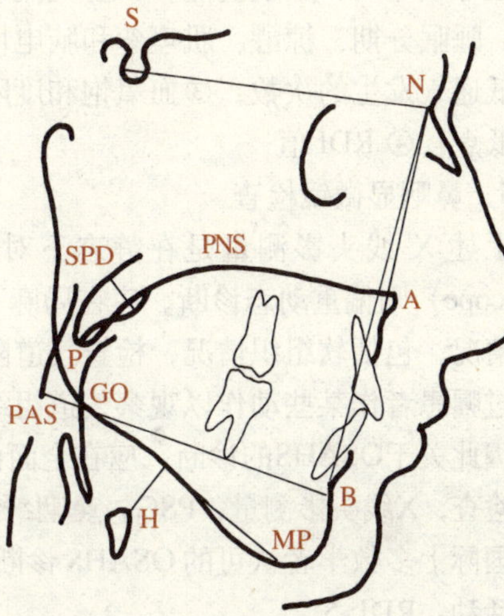

图10-5　X线头影测量标志点、线

S: 蝶鞍中心　N: 鼻蝶缝最前点　A: 前鼻棘与上牙槽缘点之骨部最凹点　B: 下牙槽骨外形之最凹点　GO: 下颌骨后下点　MP: 下颌平面　H: 舌骨点、舌骨体最前最上点　P: 软腭外形最末点　PAS: 后气道间隙长度　SPD: 软腭厚度　PNS: 后鼻棘点

表10-2　中国人上气道及相关结构正常参考值

		SNA O	SNB O	ANB O	PNS-P mm	PAS mm	MP-H mm	SPD mm
男性	$\bar{x}$	80.90	78.18	2.72	38.16	12.12	11.08	10.52
	SD	3.14	3.04	1.90	3.20	2.91	4.82	1.64
女性	$\bar{x}$	79.72	76.15	3.59	35.36	11.36	9.42	9.10
	SD	2.92	2.84	1.74	3.77	3.01	5.08	1.59

根据卢晓峰和邱蔚六等的研究报道RDI与PAS成显著负相关关系。当PAS≥9.12mm时，RDI的值95%可能小于5，而PAS≤4.61mm时，则相反，RDI的值95%可能大于5。就是说可以根据上述X线头影测量的数据对OSAHS作出初步诊断。伊彪和张震康等的研究报道OSAHS患者的SNA角基本正常表明上颌位置正常；SNB角明显减小，表示下颌明显后缩；ANB角明显增大，表明下颌骨相对上颌骨明显处在后缩位置；PAS明显减小，表示下咽部气道狭窄；MP-H增大，表明舌骨低于低位；PNS-P大部分正常。

4．多导睡眠图仪监测

多导睡眠图仪（polysomnography，PSG）监测是诊断OSAS最权威的方法，它不仅可判断其严重程度，并可全面定量评估患者的睡眠结构，睡眠中呼吸紊乱、低血氧情况，以及心电、血压的变化。还可与中枢性和混合性睡眠呼吸暂停相鉴别。单纯依靠少数指标或者患者描述的症状来诊断OSAHS是不全面的。每一位患者在治疗前，术前和术后，以及治疗后都至少应进行一次PSG检查，PSG检查应在睡眠呼吸实验室中进行整夜监测，至少应有7小时监测内容记录在案。PSG检测的项目包括脑电图、眼电图、颏肌电图、胫前肌电图、心电图、胸腹壁呼吸运动、膈肌功能、口鼻气流以及血氧饱和度等。PSG应得出以下指标：①睡眠总时间，睡眠分期、惊醒、肌痉挛和脑电情况；②阻塞性、中枢性、混合性睡眠呼吸暂停的次数和低通气发生的次数；③血氧饱和度降至89%～80%，79%～70%，69%以下段的次数和其最低点；④ RDI值。

5．鼻咽显微镜检查

上述X线头影测量是在静态下对气道情况作出诊断，而鼻咽纤维镜（fiberoptic endoscope）则偏重动态诊断。应在局麻下，在立位和卧位分别检查患者鼻咽、口咽及下咽和喉的情况，包括软组织情况，检查气道阻塞部位和程度，临床气道及周围有无肿物和包块；并通过嘱患者作某些动作以观察气道组织的变化，如有无气道组织内陷等。

因此关于OSAHS的诊断，应在全面而详细的病史，多学科的全身针对性体检，颅颌面局部的检查，X线头影测量，PSG，鼻咽纤维镜的研究基础上，进行综合分析才能作出正确的诊断。国际上多数学者认可的OSAHS诊断标准为睡眠时口鼻气流停止≥10秒，但胸腹肌电均存在活动，RDI>5。

即使如此，也还应和一些容易误诊的疾病相鉴别，如原发性或良性打鼾，慢性低通气综合征（chronic hypoventilation syndrome），上气道阻力综合征（upper airway resistance syndrome），肥胖低通气综合征（obesity hypoventilation syndrome），慢性阻塞性肺疾病（chronic obstructive pulmonary disease， COPD），甲状腺功能减低（hypothyrosis），发作性睡眠病（narcolepsy），肌无力症（amyosthenia），肢端肥大症（acromegaly），癫痫(epilepsy)，胃液食管反流（gastroesophageal reflux）以及肾功能衰竭（renal failure）等。

【治疗】

关于OSAHS的治疗，一般治疗除了包括戒烟酒，肥胖者应减肥和控制饮食外，分为非外科治疗和外科治疗两类。

（一）非外科治疗

1．经鼻持续气道正压呼吸（nasal continuous positive airway pressure，n-CPAP）。此法是目前治疗OSAHS最有效的非手术治疗方法，CPAP犹如一个上气道的空气扩张器，可以防止吸气时软组织的被动塌陷，并刺激颏舌肌的机械感受器，使气道强力增加，可单独作为一种疗法，也可和外科手术配合使用。但一般患者难以长期坚持。

2．各种正畸装置　睡眠时戴用专用性正畸矫治器，这种矫治器可以抬高软腭，牵引舌主动或被动向前，以及下颌前移，达到扩大口咽及下咽部，改善呼吸，是治疗OSAHS非外科治疗的重要手段之一，但对重症者无效。

3．吸氧以及各种药物治疗如神经呼吸刺激剂安宫黄体酮等也是辅助的治疗方法之一。

（二）外科手术治疗

外科手术是治疗OSAHS的基本方法。手术治疗的目的在于减轻和消除气道阻塞，防止气道软组织塌陷。选择何种手术方法要根据气道阻塞部位，严重的程度，是否有病态肥胖及全身情况来决定。常用的手术方法有：

1．扁桃体　腺样体切除术（tonsillectomy adenoidectomy）　这类手术仅用于青春期前有扁桃体、腺样体增生所致的儿童OSAHS患者。一般术后短期有效，随着青春发育，舌、软腭肌发达后，仍然可复发。

2．鼻腔手术　由于鼻中隔弯曲，鼻息肉或鼻甲肥大引起鼻气道阻塞者可行鼻中隔成形术（septoplasty）、鼻息肉（polypectomy）或鼻甲切除（turbinectomies）来减轻症状，也是一种辅助性手术。

3．舌成形术　由舌体肥大、巨舌症、舌根后移、舌根扁桃体增大者可行舌成形术。

4．腭垂、腭、咽成形术（uvulopalatopharyngoplasty，UPPP）　此手术是切除腭垂过长的软腭后缘和松弛的咽侧壁黏膜，将咽侧壁黏膜向前绷紧缝合，以达到缓解软腭和口咽水平气道阻塞的目的，但不能解除下咽部的气道阻塞，因此一定要选好适应证。

5．气管切开术　永久性气管切开或称气管造口术（tracheostomy），是公认为第一种治疗OSAHS的外科手术，20余年前也是唯一有效的治疗方法。气管切开术几乎能100%地缓解OSAHS。因为此手术避开了所有上气道可能阻塞的部位，但气管切开术存在一系列问题：终生烦琐护理，感染并发症，肺炎，语言能力丧失，生活质量严重下降，正常工作维持和社会交往的困难等，因此适应证的选择十分严格。

6．正颌外科方法　现代正颌外科治疗牙颌面畸形的技术日趋成熟，应用正颌外科手术治疗因颌骨畸形造成的口咽和下咽部气道阻塞的OSAHS，成为有效的方法之一。常用的方法有：

（1）下颌前徙术：这类手术可缓解下颌发育不良，下颌后缩引起的OSAHS，由于下颌前移，使颏舌肌、颏舌骨肌也相应前移，牵引舌根也前移，从而扩大咽部气道，下颌前徙术（mandibular advancement）一般多采用双侧下颌支矢状劈开截骨术（sagittal split ramus osteotomy，SSRO）（图10-6）。

（2）颏前徙术（chin advancement）：这类手术适用于无明显颏后缩的OSAHS。手术为保留下颌下缘，在颏部截骨似“抽屉状”连同颏舌肌一起被牵引向前。令截骨块旋转90°固定（图10-7，8）。

（3）颏部前徙、舌骨下肌群切断悬吊术（genial advancement with hyoid myotomy and suspension）：这类手术为除上述颏前徙术外，同时切断所有舌骨下肌群在舌骨体及舌骨大角上的附着，使舌骨也同时向前，向上移位。再应用自体阔筋膜（fascia lata）悬吊在下颌骨上（图10-8）。这类手术对扩大口咽及下咽腔有很大好处，同时不改变殆关系，不需要颌间固定，可以作为单独手术，也可以作为其他手术的辅助性手术。

（4）双颌前徙、颏前徙和舌骨前徙术（combined advancement of the maxilla mandible

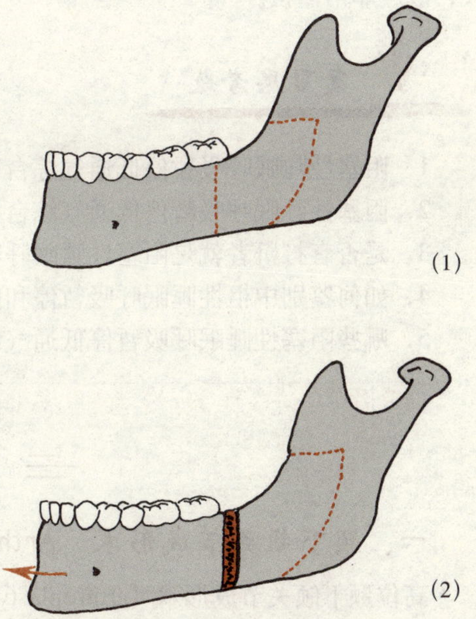

图10-6　下颌支矢状劈开截骨术示意图
（1）截骨线　（2）下颌前徙

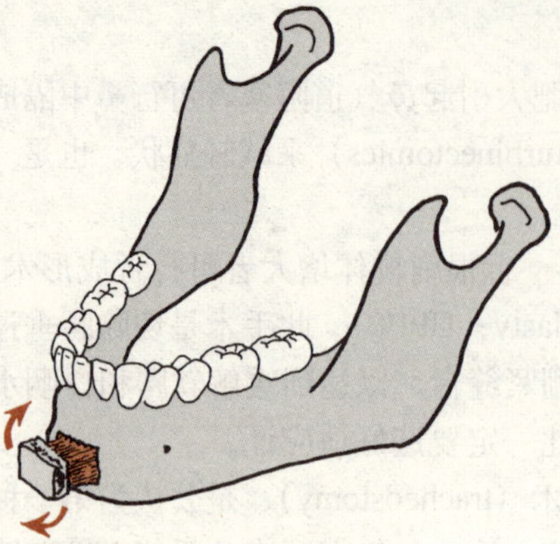

图10-7 颏前徙术

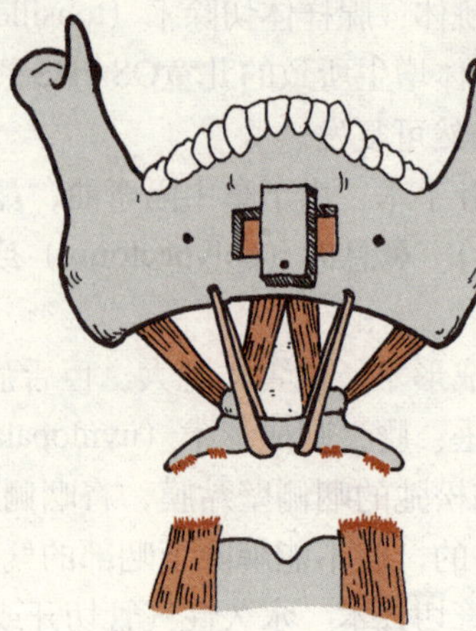

图10-8 颏部前徙舌骨下肌群切断悬吊及颏部“抽屉状”骨块旋转90°固定术示意图

and hyoid）：这类手术包括标准的上颌骨 LeFort I 型截骨术和下颌支矢状劈开截骨术使上下颌骨前移，并同期行颏部截骨前徙，舌骨肌群切断和悬吊术。这种技术不仅可充分前移上下颌骨改善气道，面形和𬌗关系亦获改善。由于手术如此广泛，因此要严格掌握手术适应证。尤其要鉴别中枢性睡眠呼吸暂停综合征，以及混合性睡眠呼吸暂停综合征，因这两类综合征单纯用手术治疗不能治愈，对高龄患者，重度肥胖，有全身脏器功能不良者，手术危险性很大，故应非常谨慎。

复习思考题

1．阻塞性睡眠呼吸暂停低通气综合征的定义是什么？
2．阻塞性睡眠呼吸暂停低通气综合征的典型临床表现有哪些？
3．是否有打鼾者就是阻塞性睡眠呼吸暂停低通气综合征？如何作出初步鉴别？
4．如何鉴别中枢性睡眠呼吸暂停和阻塞性睡眠呼吸暂停？
5．哪些阻塞性睡眠呼吸暂停低通气综合征宜选择正颌外科手术？

附常用手术

一、颞下颌关节成形术 Arthroplasty of the TMJ

高位颞下颌关节成形术（arthroplasty of the TMJ）（截骨部位在下颌切迹以上）适用于粘连病变局限在关节本身和髁突颈部；低位成形术（截骨部位低于下颌切迹）适用于骨性粘连

广泛，已累及下颌切迹和冠突者。

【区域解剖】

颞下颌关节区的浅面依次有皮肤、皮下组织、腮腺咬肌筋膜、耳颞神经，颞浅动、静脉以及腮腺及面神经周围支中的颞支或颧支越过（图 10-9）。

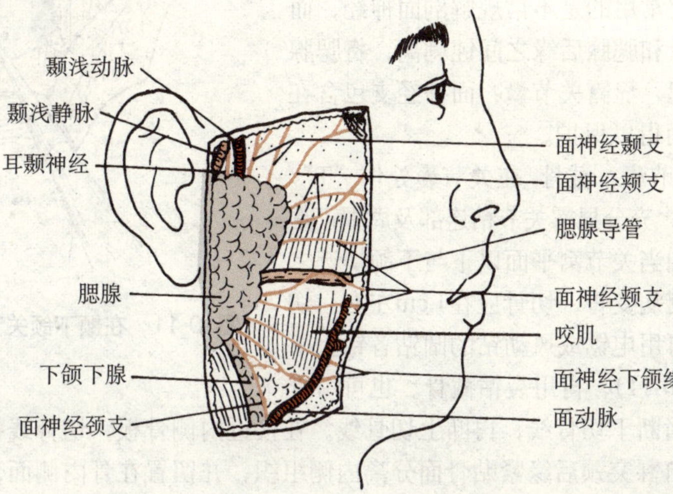

图10-9　颞下颌关节区的浅层解剖

颞下颌关节区的深面，相当于髁突颈部后内侧有颌内动脉绕过，走向下颌支内侧进入颞下窝；在颞下窝内尚有围绕翼内、外肌的翼静脉丛，及其与颌内动脉伴行的颌内静脉。

【麻醉】

可选用强化麻醉加局麻，如手术比较复杂或双侧同期手术，特别是儿童，则宜采用全麻。

【体位】

平卧，头偏向非手术侧，如采用下颌下切口，可略垫肩。

【步骤和方法】

（一）高位颞下颌关节成形术（耳前进路）

1．切口和翻瓣　常常在耳屏前作手杖形切口（图10-10）。手杖形切口其垂直部切口在耳屏前皮肤皱纹处，自耳轮脚到耳垂，切口下端以不超过耳垂平面为宜；其弧形部切口自耳轮脚弯向发际内，长约 3 cm。切口长短应以充分显露手术野为准。切开皮肤和皮下组织，在腮腺咬肌筋膜浅面锐性剥离皮瓣，应注意避免损伤颞浅动、静脉和耳颞神经。显露后可将其拉向后方。

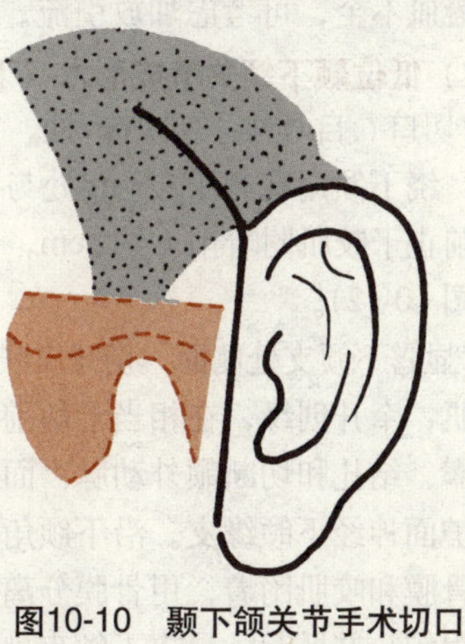

图10-10　颞下颌关节手术切口

2．显露关切囊　在相当于颧弓根部，水

平切开腮腺咬肌筋膜，沿此切口由浅入深，用弯蚊式止血钳作钝剥离，解剖面神经分支，有的切口之前段可找出 1 ~ 2 支，用橡皮条将神经拉向前方或后方保护好。有的颞支在切口之前方经过而遇不到，此时，可翻开腮腺组织瓣，显露关节外侧面的颞下颌韧带和关节囊，如见面横动脉可切断结扎。现在常用的是不常规解剖面神经，而是在外耳道软骨和腮腺后缘之间钝剥离，将腮腺组织向前方掀起，显露关节囊；面神经支包含在腮腺组织瓣内而得以保护。

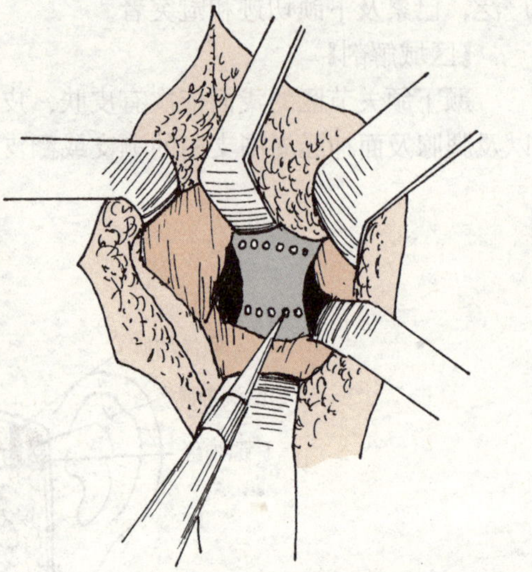

图10-11　在颞下颌关节强直骨痂处钻孔

3．切开关节囊、截骨　在关节囊处作“T”或“L”形切口，充分显露关节粘连部及周围正常结构；然后在相当关节窝平面以下与下颌切迹之间切除一段髁突病变骨，切骨应在1 cm左右。切除骨质的方法可用电锯或风动钻的圆钻各钻上下两排小孔（图10-11），再用裂钻截骨。也可用骨凿，一般应先凿断下切骨线，再断上切骨线。在接近内侧骨板，切骨线将完全断开时，应先用骨膜分离器自髁突颈后缘紧贴骨面分离内侧组织，并留置在骨内侧面，以保护深部血管。凿骨时，骨凿的方向禁忌垂直颅底方向，而应平切骨线斜向前方，采取逐步深入凿骨。忌用暴力，以免骨凿失去控制滑入深部，造成严重出血甚至伤及颅底。尤其对幼儿患者，更应慎用骨凿。

清除碎小的骨片后，检查有无异常出血，并查明原因，然后测试开口度，一般应达到 2.5 ~ 3cm。

4．处理骨断端及间隙　修整下颌支断端，使呈类似髁突的弧形，冲洗创腔，去除骨碎片。如有渗血，可填入明胶海绵止血。如计划在骨间隙填入插补物，可按预先准备好的组织或代用品，按需要修整先固定在新形成的髁突创面上。

5．缝合包扎　冲洗后，分层缝合，加压包扎，如凝血不全，可考虑加放引流。

（二）低位颞下颌关节成形术（下颌下进路）

1．切口　自耳垂下方1 cm处，沿下颌支后缘向下，绕下颌角在其下1.5 cm处与下颌下缘平行，向前止于咬肌附着前方约2 cm，作弧形皮肤切口（图 10-12）。

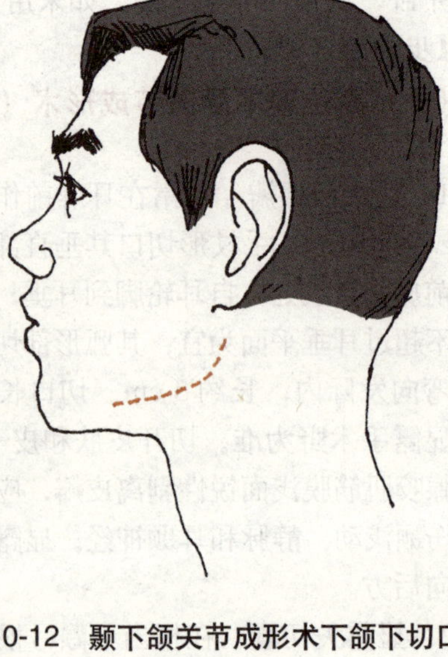

图10-12　颞下颌关节成形术下颌下切口

2．显露下颌支处侧面　切开皮肤、皮下组织及颈阔肌；牵开创缘，在相当于角前切迹处，分离、显露、结扎和切断颌外动脉、面前静脉，并注意保护面神经下颌缘支。沿下颌角及下颌骨下缘切开骨膜和咬肌附着，用骨膜分离器自骨面将外侧软组织一并掀起，显露下颌支外侧骨面，直到下颌切迹水平。这时可查出在关节处有致密骨痂，再分离下颌支后缘和内侧骨膜，注意防止在下颌支前缘处穿破口腔黏膜。

3．截骨 截骨平面一般应选择在下颌切迹与下颌孔之间、正常的骨质处进行（图10-13）。截骨的方法可用电锯、风动钻加骨凿（使用方法同上述）。截开后，使用咬骨钳和骨凿，由浅入深去除骨痂 1 ~ 1.5 cm，并保持内侧面和外侧面同样宽度。在使用电锯或风动钻以及骨凿时，同上述方法一样应注意避免损伤深部血管和颅底。截骨后应测试开口度。

4．处理骨断端及间隙 同上述手术方法，如果拟用带软骨的肋骨移植作关节成形，则还应在下颌支外侧面后区作相应骨创面，然后将肋骨嵌入，再用钢丝固定（图10-14）。嵌入前应检查殆关系，使下颌支恢复到原来高度。

5．缝合包扎 冲洗创口，检查无明显活动出血后，置引流条，分层缝合，加压包扎。

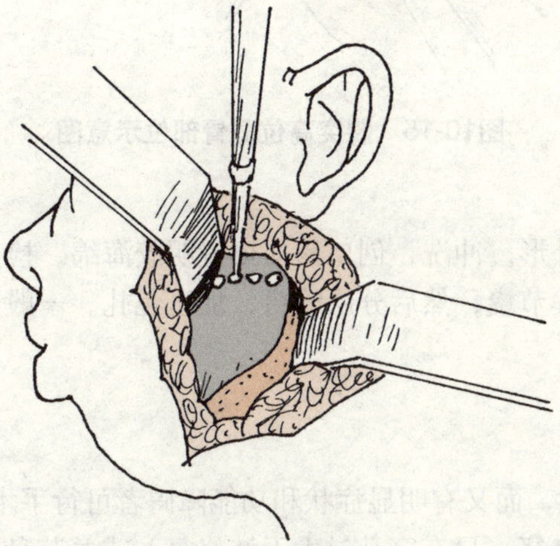

图10-13 低位颞下颌关节成形术，在下颌切迹与下颌孔之间截骨

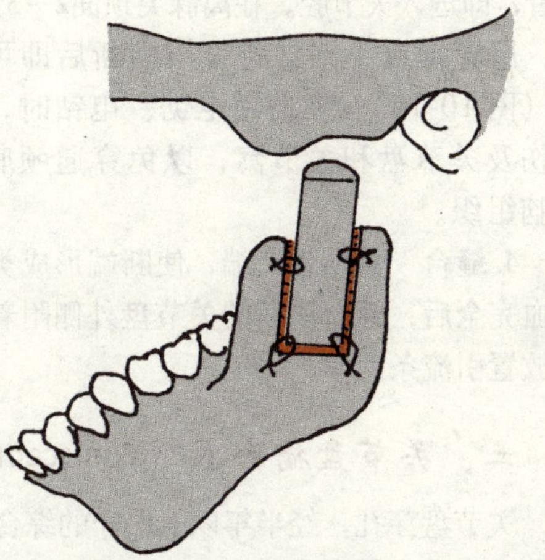

图10-14 用带软骨的肋骨移植形成假关节示意图

【术后处理】

1．严密观察，尤以全麻及双侧手术病例，应注意防止因下颌及舌后退引起呼吸道梗阻；并注意有无颅脑损伤体征。有条件的医院术后应在ICU严密观察。

2．术后进行流质或半流质饮食，置有插补物者，应限制下颌运动至拆线后。

3．酌情使用抗生素。术后 24 ~ 28 小时抽除引流物；6 ~ 7 天拆除皮肤缝线。

4．早日进行开口练习，一般在拆线后开始，并至少坚持半年以上，如同期施行双侧颞下颌关节成形术者，术后应在磨牙面加用薄橡皮垫、行颌间牵引，固定2周左右，在牵引固定后，可兼行开口练习。

二、髁突高位切除术 High condylectomy

颞下颌关节紊乱病，骨关节病类，经半年以上保守的综合治疗无效而又有明显症状和功能障碍者，可采用髁突高位切除术（high condylectomy）。

【麻醉】

一般多用局麻。用局麻时，在关节囊浅层可用1%利多卡因加肾上腺素作局部浸润；在切开关节囊，去除髁突时，可用2%利多卡因加肾上腺素注入关节盘后区。

【体位】

仰卧，头偏向健侧。

【步骤和方法】

1. 切口和翻瓣　同高位颞下颌关节成形术耳前进路。

2. 显露关节囊　同高位颞下颌关节成形术耳前进路。

3. 切开关解囊和截骨　在关节囊上作“T”形或“L”形切开，并横断关节盘的外侧附着，即进入关节腔。在离髁突顶面2～3 mm处，用骨锯或小圆钻将骨质横断后即可取出（图10-15）。在使用电锯、电钻时，慎勿伤及关节盘和关节窝，以免穿通颅底损伤脑组织。

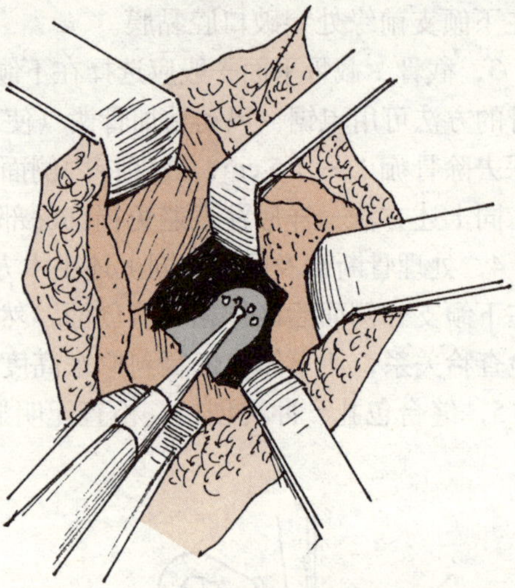

图10-15　髁突高位截骨部位示意图

4. 缝合　修整骨断端，使断端形成类似髁突外形。冲洗，创口渗血可置明胶海绵。检查止血完全后，缝合横断的关节盘外侧附着，关闭关节囊，然后分层缝合，加压包扎。一般无需放置引流条。

三、关节盘摘除术　Meniscectomy

关节盘穿孔，经半年以上保守的综合治疗无效，而又有明显症状和功能障碍者可行手术。关节盘穿孔多数发生在双板区。穿孔小的，可以修复。只有穿孔过大无法修复，或关节盘本体穿孔，破裂者，可以摘除。摘除后，关节间隙可以不放任何插补物，也可以用颞肌筋膜瓣等插补，或用非生物体暂时留置。

麻醉方法、体位、切口、手术步骤基本同髁突高位切除术。关节盘摘除主要步骤为：先切断关节盘外侧附着处，再用长弯剪伸到颞前附着，在此将关节盘前缘翼外肌上头附着处剪断，用组织钳夹住关节盘前缘并向外侧牵拉，剪断关节盘内侧前部分与关节囊的附着处，此时应尽量向后牵拉关节盘，以便尽可能地断离关节盘的内侧缘。然后，断离关节盘的后附着，此时关节盘大部分已游离，并已脱出关节腔，唯独关节盘的内侧中部与关节囊的附着处尚未断离，最好是在明视下切断（图10-16），如不能在直视下切断，即可用锐刮匙器，在把关节盘向外侧拉紧的情况下（如在局麻下进行手术，患者对这种牵拉甚感不适，应尽快完成此步骤）把关节盘和关节囊的内侧中部联结处剥离而将关节盘摘出。剥离时应注意勿穿出关节囊的内侧壁，以免损伤颅底神经血管。如关节盘取出不完整，其残留部分也较易在直视下取出。在断离关节盘后附着时，由于此区血管丰富，极易出血，可嘱患者紧咬牙使髁突处在后退位止血；如有条件，最好使用电刀切割。摘处关节盘后，可置明胶海绵压迫止血，然后按前述步骤缝合。

对关节盘摘除术（meniscectomy）后，髁突高位切除术后失败者可应用关节置换。可以用非生物制品也可用自体组织，前者包括部分关节置换（partial joint replacement，即髁突与关节窝任选其中之一行置换术）或全关节置换（total joint replacement，即髁突与关节窝均进行

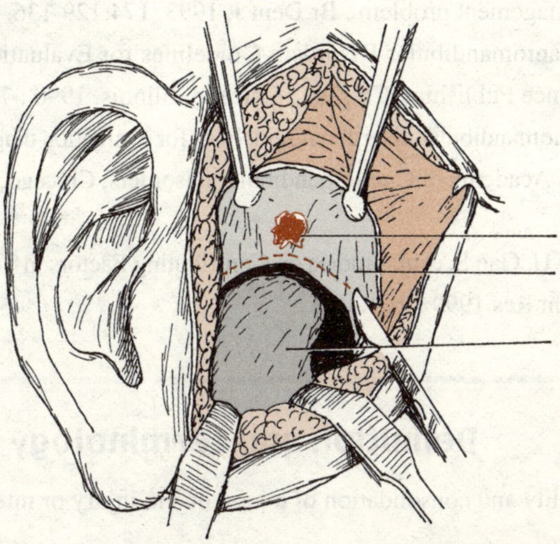

图10-16　在明视下切断深部关节盘内侧，摘除关节盘

置换术）两种类型，前者可应用肋骨软骨、跖骨以及锁骨等自体组织移植。应用显微外科技术，带血管的趾关节移植也有成功的报道。

（张震康）

参考文献

1. 傅开元、马绪臣、张震康等. 颞下颌关节紊乱综合征关节液中肿瘤坏死因子活性的检测. 中华口腔医学杂志, 1994, 29: 269-271
2. 傅开元、马绪臣、张震康等. 颞下颌关节紊乱综合征关节液白细胞介素6及其临床意义的初步探讨. 中华口腔医学杂志, 1995, 30:242-244
3. 高速、张震康. 颞下颌关节紊乱综合征患者人格研究. 中国心理卫生杂志, 1993, 7:23-25
4. 谷志远、张震康、张熙恩等. 颞下颌关节紊乱综合征自身免疫反应的初步探讨. 中华口腔医学杂志, 1990, 25:114 -116
5. 谷志远、孙永良、郭琦等. 肿瘤坏死因子在颞下颌关节紊乱综合征的作用. 中华口腔医学杂志, 1993, 28:203-205
6. 马绪臣、傅开元、孙莉. 颞下颌关节紊乱病的命名与分类. 见: 马绪臣主编. 颞下颌关节病的基础与临床. 北京: 人民卫生出版社, 2000, 102-116
7. 曾祥龙、林久祥、黄金芳等. 新石器时代人骨颞下颌关节的研究. 人类学学报, 1986, 5:346-350
8. 张震康. 颞下颌关节疾病. 见: 邱蔚六主编. 口腔颌面外科学. 第 5 版. 北京: 人民卫生出版社, 2001, 304-333
9. Anderson, DM. Dorland's Illustrated Medical Dictionary. 29th Edition. 北京：人民卫生出版社. Harcourt Asia Pte Ltd. 2001: 1752, 91
10. Clark CT. Etiologic theory and the prevention of Temporomandibular disorders. Adv Dent Res, 1991, 5:60-63

11. Harris M , Feinmann C. Wise M et al. Temporomandibular joint and orofacial pain : clinical and medicolegal management problem . Br Dent J, 1993, 174:129-136
12. McNeill , C. Craniomandibular Disorders-Guidelines for Evaluation , Diagnosis and Management USA: Quintessence Publishing Co , Inc , Chicago, Illinois. 1990 : 7, 15-18
13. McNeill C. Craniomandibular disorders-Guidelines for evaluation diagnosis and management. Spnsored by the American Academy of Craniomandibular Disorders, Chicago. Quintessence publishing Co. Inc. 1990 , 7 , 15-18
14. Zhang ZK, Ma XU, Gao S. et al. Studies on Contributing Factors in Temporomandibular disorders. The Chinese J of Dent Res 1999 , 2:7-20

Definition and Terminology

- **Ankylosis**: Immobility and consolidation of a joint due to injury or infection et al.
- **Bony ankylosis**: The union of the bones of the TMJ by proliferation of bone cells, resulting in complete immobility of that joint. Called also true ankylosis.
- **Costen's syndrome**: A complex of symptoms including partial deafness, stuffiness in the ears, tinitues, clicking or snapping of the temporomandibular joint, dizziness, headache, and burning pain in the ear, throat, tongue, and nose. Causes proposed include mandibular overclosure, lesions of the temporomandibular joint, and stress. Some researchers question the anatomical and physiological justification for considering this a separate diagnostic entity. Called also temporomandibular dysfunction syndrome.
- **Disc displacement with reduction**: Alteration, usually abrupt, of the disc-condyle structural relationship during mandibular translation; usually characterized by reciprocal clicking.
- **Disc displacement without reduction**: Altered disc-condyle structural relationship that is maintained during translation; can be acute or chronic.
- **Dislocation**: A condition in which the condyle is positioned anterior to the articular tubercle and/or disc and is unable to return to a closed position.
- **Extracapsular ankylosis**: ankylosis due to rigidity of structures exterior to the joint capsule, called also false ankylosis.
- **Fibrous ankylosis**: Fibrous ankylosis is produced by adhesions within the TMJ.
- **Muscle contracture**: Muscle contracture is chronic resistance of a muscle to passive stretch, as a result of fibrosis.
- **Myofascial pain**: Myofascial pain is a regional aching pain associated with localized tenderness in firm bands of muscle and tendons （also termed trigger points）.
- **Obstructive sleep apnea-hypopnea syndrome**: The obstructive sleep apnea-hypopnea syndrome（OSAHS）is a syndrome characterized by a constellation of signs and symptoms related to arterial oxygen desaturation and sleep fragmentation caused by pharyngeal obstruction during sleep

- **Osteoarthritis**: Osteoarthritis is a degenerative condition accompanied by secondary inflammation （synovitis） of the TMJ.
- **Osteoarthrosis**: Osteoarthrosis is a degenerative noninflammatory condition of the joint characterized by structural changes of the joint surfaces.
- **Synovitis**: An inflammation in the synovial lining of the TMJ.
- **Temporomandibular disorders**: Temporomandibular disorders is a collective term embracing a number of clinical problems that involve the masticatory musculature, the temporomandibular joint, or both. The most frequent presenting symptom is pain, usually localized in the muscles of mastication, the preauricular area, and/or the temporomandibular joint. The pain usually is aggravated by chewing or other jaw functions.
- **Temporomandibular joint**: The temporomandibular joint （TMJ）, site of articulation between the mandible and cranial base, is a complex compound joint capable of both hinge and sliding movements. These aritcular structures are separated by an interposing articular disc. TMJ is a ginglymoarthrodial joint differing from most articulations in that the articulating surfaces are covered with avascular fibrous tissue rather than hyaline cartilage.

（注：主要引自Dorland's Medical Dictionary）

第十一章

口腔颌面部神经疾患

NEURAL DISEASES OF ORAL AND MAXILLOFACIAL REGION

第一节　三叉神经痛

Trigeminal neuralgia

提　要

依据发病原因的不同，三叉神经痛可分为经典性三叉神经痛（classical trigeminal neuralgia CTN）和症状性（symptomatic）三叉神经痛两类。临床通常所说的“三叉神经痛（TN）”是特指经典性三叉神经痛，不包含症状性三叉神经痛。

经典性三叉神经痛是脑神经疾患中最常见的一种，病因和发病机制至今仍不十分明确。临床主要表现为：在三叉神经支配区域内持续时间短暂、电击样及针刺样的疼痛，日常生活中某些无伤害的微小刺激可以引起疼痛发作，临床检查没有神经损害的异常体征。虽然疾病的发生和发展并不危及身体各个器官的功能，但是长期、剧烈的疼痛对患者的心理健康和生活质量有非常显著的影响。治疗方法包括保守治疗和外科治疗两部分。

症状性三叉神经痛亦称为继发性（secondary）三叉神经痛，是因颅内相应区域的肿瘤或类似的病变损害三叉神经等相关的部位而致病，疼痛的表现只是其临床症状之一，但是与经典性三叉神经痛的表现有相似之处，特别是在受损神经未出现功能障碍的阶段，容易与经典性三叉神经痛混淆。

此前，经典性三叉神经痛一直被称为原发性（primary） 三叉神经痛，或者特发性（idiopathic）三叉神经痛，是因为在较长的时期内未能明确该病的发病原因。近些年来，在病因的研究中较为集中的观点认为：CTN中的大多数是由于血管襻（vascular loop）压迫三叉神经的神经根而发病。国际头痛学会分类委员会（Headache Classification Subcommittee of the International Headache Society）于2004年颁布了第二版《头痛的国际分类》，其中提出：在颅内手术中被发现因血管压迫神经而致病的三叉神经痛，严格地说应该被视为继发性三叉神经痛。但是鉴于许多病人没有进行手术，存在着原发性或者继发性三叉神经痛的不确定性。因此认为对于有典型病史的病例，诊断时采用术语“经典的（classical）”比“原发的（primary）”更为适合，即使在诊治的过程中被发现存在血管对于神经根压迫的表现。并且在分类中将原发性三叉神经痛更名为经典性三叉神经痛。另外还认为术语“secondary”可以被保留，用于有神经瘤或已证实有相似损害的病人。

一、经典性三叉神经痛 Classical trigeminal neuralgia

经典性三叉神经痛临床上简称为“三叉神经痛”，曾用名“痛性痉挛（tic douloureux）”，是一种常见的脑神经疾患，在慢性疼痛性疾病中具有一定的代表性。由于疼痛迁延不愈、并且程度令人难以忍受，对患者的心理健康和生活质量常造成非常显著的影响。

三叉神经痛的发病率国内外的报告为4.3～30/10万不等，虽然任何年龄段（甚至有10岁以下的罕见病例）均有可能发病，但多见于中老年人，50%以上患者的发病年龄在50～70岁。较多的观察认为女性多于男性，比例为1∶0.7左右。单侧患病者占患病人群中的绝大多数，有报告认为右侧患病率高于左侧。双侧患病者约占3%～5%，面部两侧的疼痛表现非常相似，甚至罹患的神经分支也可以完全相同，但是其发病的时间不相关，疼痛的程度不一样，疼痛的发作也不同步。

【病因和发病机制】

三叉神经痛的病因及发病机制到目前为止尚未取得统一的认识，该病的病因和发病机制比较复杂，研究涉及多个学科，近年来在微循环、免疫和神经介质方面的研究也有进展，虽然现有的研究都未能对该病的临床表现作出完满的解释，但是已认识到三叉神经痛是多种因素相互影响、共同作用的结果。各种病因学说可大致归结为周围病因学说和中枢病因学说两方面。

（一）周围病因学说

一些年来，周围病因学说的研究比较活跃，其中血管压迫三叉神经根引发疾病的观点得到较为普遍的认同。但也有观点认为血管压迫不是唯一的病因，造成局部压迫的其他因素还有神经根局部的脑膜组织增厚粘连、先天或后天所致的颅底解剖结构的异常、脑组织的增龄性萎缩使小脑幕下垂压迫神经等。另有观点认为病因也可能与牙及颌骨的慢性感染性疾病（包括细菌和病毒的感染）、手术及外伤的激惹、全身或局部血管的病变造成神经微循环障碍，或者三叉神经自身发生不明原因的脱髓鞘（demyelination）改变有关。

关于血管压迫学说Dandy（1934年）首先在三叉神经痛的颅内手术中观察到异位血管对神经根压迫的现象，提出血管压迫的概念。Jannetta等（1967年）进一步提出微血管压迫（microvascular compression）的学说，认为三叉神经根周围的微血管对其“进入区”的压迫，特别是骑跨式压迫和动脉的搏动性压迫是发病的原因。由于血管压迫造成神经根的髓鞘（myelin sheath）发生脱失的改变，进而出现神经功能的异常而发病。这一理论使三叉神经痛的病因研究进入了新的阶段，根据这一研究开创的微血管减压术（microvascular decompression MVD）也取得了较好的疗效，为其提供了支持的依据。磁共振成像和内镜（endoscope）技术应用于临床后，为临床检查和手术中全方位的观察血管与神经根的关系提供了有效的手段，使血管压迫神经根的术前发现率和微血管减压治疗的有效率进一步提高。

三叉神经根进入区（root entry zone）是指神经根进入脑桥前的终末部分，长度约4mm左右，是组织结构从周围神经向中枢神经转变的过渡区，具体表现为构成神经髓鞘的细胞从施万细胞转变为少突胶质细胞，对神经纤维的包裹也不完全、甚至有缺如。局部髓鞘的组织结构特点影响到神经耐受损伤的能力，可能是三叉神经痛的发病基础。压迫神经根的责任血管多为小脑上动脉、小脑前下动脉和基底动脉，少数为静脉压迫。血管迂曲、变形呈襻状，大多迷行在神经根的深面，多条血管压迫时甚至可以形成内外夹击式的压迫。压迫部位的不同造成不同分支的疼痛。血管形态的变化可能与高血压、动脉粥样硬化等疾病使血管扩张、伸长及管壁弹性降低，或者与先天畸形有关，这一点能够解释三叉神经痛在中、老年人群中多发的现象。有学者认为只有在血管将神经压迫出“沟（groove）”状的深压迹或变色时才有临床意义，以此解释部分人有血管与神经的“接触”但是不发病的现象。

神经受到压迫后，压迹处的轴突出现异常聚拢和相互挤压的变化，继而发生脱髓鞘的改变。这种改变可以造成相邻的神经纤维之间直接接触、形成伪突触（ephaptic transmission）关系，使神经传导的路径产生“短路”（short-circuited），在该部位产生异位电活动。可能使外周的传入冲动发生传导扩散、双向传导，或者中枢的传出冲动经短路处又转变为传入冲动，经反复叠加积累在很短的时间就能超过神经兴奋的阈值。每一种异常的传导形式都有可能造成神经处于高反应状态，使相关的神经纤维发生串联反应，对轻柔触摸等无伤害的刺激作出了疼痛的错误反应。还有观点认为疼痛的发作与半月神经节存在着“点燃中心”（ignition focus）有关，点燃中心由三叉神经节内处于激发状态的小神经丛形成，并且支配着扳机区。当某一分支受到轻微刺激时，即可激活小神经丛继而迅速激惹整群的神经元，形成一次疼痛发作。

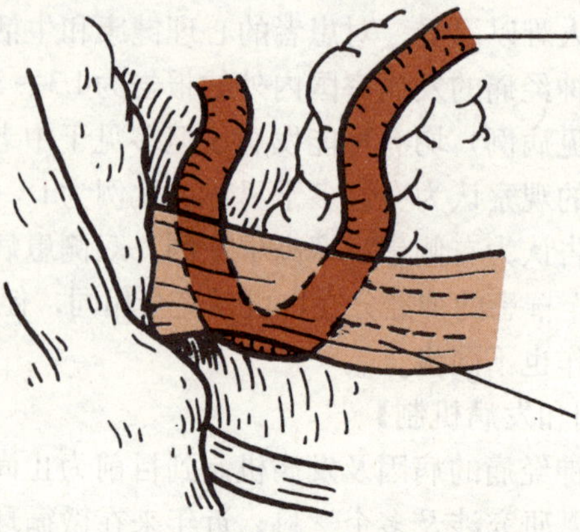

图11-1　迂曲变形呈襻状的血管压迫在三叉神经根的深面

另有研究认为，疼痛的发作与神经节细胞内离子的含量发生异常有关。神经根脱髓鞘的改变，引起三叉神经节神经元的机能障碍，细胞内钾离子的浓度增高。钾离子的浓度异常增高时，感觉的识别功能出现紊乱，致使无伤害的刺激引起了剧痛的错误反应。当疼痛发作时，细胞内的钾离子被迅速释放，细胞外的钠、钙离子置换到细胞内。之后需要经过一定的时间，细胞内的钾离子才能重新恢复到原来的水平，具备了再次疼痛发作的条件。而细胞内钾离子浓度再积聚的时间和引起神经细胞激动水平的差异，则与疼痛发作的频度和发病有关。认为能够解释为什么疼痛会有发作和间歇的循环，为什么在不应期（refractory period）即使给予同样的刺激也不引起疼痛发作，为什么进食初咀嚼可引起疼痛发作，但在连续几次咀嚼、疼痛后，可以顺利地完成就餐、不会再有疼痛发作的现象。

但是血管压迫的发病机制还不能完全解释所有的临床表现，例如：脱髓鞘变的表现不仅发生在三叉神经节和感觉根，并且在神经的周围分支也广泛存在；血管对神经的压迫持续存在，但是疼痛却可能有较长时间的缓解期；神经脱髓鞘的修复需要3周左右的时间，而微血管减压术后神经痛可以马上停止等现象。另外，在核磁共振血管成像技术检查或手术中，并不是所有的病例都能够发现三叉神经和血管的压迫关系，而有压迫表现的人也不是都发病等等。

Rather在1979年提出颌骨病变骨腔学说，认为颌骨的坏死骨腔（cavitational osteone——crosis）是发病的因素。颌骨坏死骨腔的形成多来自局部牙源性慢性炎症的作用，如：根尖周炎、牙周炎以及牙拔除后原根尖区残留的感染，腔内含有坏死的碎骨片、炎性细胞、钙化团块及细菌（特别是厌氧菌）等。发病机制可能是炎性组织释放的致痛性化学物质刺激神经末梢感受器，神经组织结构受到损害，发生脱髓鞘变，神经纤维间发生“短路”。可能是炎症改变了蛋白质的成分，成为自体抗原，神经末梢发生过敏反应。Shaber（1980年）发现把辣根过氧化物注入到猫的牙髓后，在三叉神经节的细胞内发现了该物质，推论神经轴突有逆行传输的机能，牙及颌骨内的炎性物质也可能通过轴突的逆行输送机能被转运至三叉神经节，甚至中枢神经系统，致使神经出现机能障碍。

一部分患者在发病前有牙或颌面部手术、外伤的病史，因此也有学者认为与神经损伤致使神经受到激惹有关。

（二）中枢病因学说

主要基于三叉神经痛的疼痛发作有类似于癫痫发作的特征，可以记录到中脑处有癫痫发作样的放电，以及抗癫痫药物治疗有效。但中枢神经病变的发病部位和机制不十分清楚。病变可以发生在中枢的不同水平，有人认为病变在三叉神经脊束核以上的部位，疼痛可能是因三叉神经的中枢通路中发生了感觉性癫痫样（猝发性高频）的放电所致。有人认为周围神经的退行性变可以产生病理性刺激，这种刺激的逆行活动改变了脑干三叉神经感觉核的电生理活动方式，神经的兴奋性增高，轻微刺激作用在扳机区即可形成一次疼痛发作。闸门控制学说的观点认为三叉神经脊束核的病变或损伤，使得一级神经元对传入刺激的调控失常而产生疼痛发作。还有观点认为可能是一种丘脑综合征，因为病例常伴有高血压、心血管疾病等。

中枢病因学说虽然能够解释疼痛的发作性和放射性，但也不能解释所有的临床表现，例如：疼痛只是累及某一神经分支并且长期不侵犯相邻分支，患者无明显神经系统阳性体征，脑干的病变并不一定引发三叉神经区域的疼痛症状等等。

【病理】

已公认三叉神经痛的主要病理改变为神经的脱髓鞘病变。有研究认为这种改变也广泛地存在于周围神经系统。神经髓鞘出现明显的增殖及异常折叠，有程度不同的板层分解和退化，施万细胞破裂，卵圆体形成，也可发生髓鞘的崩解碎裂。轴突的变化有变细并偏离中心位置、扭曲变形，有的发生退行性变、节段性断裂，甚至消失。受压迫处脱髓鞘的轴突无间隔的胶质突而彼此密集排列，认为这种现象可导致伪突触传递的形成。此外，有研究认为三叉神经内的微循环受到相应的破坏，无髓神经纤维也有肿胀变性、数量减少甚至消失的变化。

【临床表现】

额面部的阵发性疼痛是患者能够感觉到的唯一症状，病史及临床观察能够反映出疼痛具有以下的特征：疼痛突然发生并骤然停止，常被形容为电击样、针刺样的剧痛，持续时间短暂但反复发作；限于一侧三叉神经的支配区域内，从不越过中线；无伤害的刺激可诱发疼痛的发作，神经系统无功能异常体征。具体表现为：

1．疼痛的性质　为短暂、剧烈、浅表的锐痛，多被形容似针刺、电击、刀割或撕裂样。疼痛的程度令人难以忍受，常沿着神经分支放射。有些在发作前有短时的刺痛、烧灼、跳动感。

2．疼痛发作的特点

（1）阵发性（paroxysmal）：疼痛从面部某处突然发生，持续1秒（表现为一闪即过）至几分钟后迅速消失，疼痛持续的时间随着病程而相对地延长。发作可为自发性，也可因某些因素被诱发。发作的频率差异明显，从每天几次至无数次不等，有随着病程的迁延而逐渐频繁的发展规律。每个患者的疼痛症状有其固定的发作形式，久病者在疼痛发作前局部有短时的跳动或麻、烧灼感等前兆。

（2）间歇期（intermission）无症状：间歇期是在两次疼痛发作之间的时间段，短则几秒、长则数小时，病人在此期间无任何症状。但在患病时间较长的患者中，可能有持续存在的轻微疼痛或牵扯感。间歇期随着病程的延长而逐渐缩短，甚至近于消失，病人常将其忽略不计，描述为持续性疼痛。

(3) 存在疼痛发作后的不应期（refractory period）：在疼痛发作后的一个时段内，即使故意触发扳机区也不会引起疼痛的发作。不应期的长度可因人、因病程而异。

(4) 缓解期（remission stage）：缓解期存在于两个发作期之间，时间短可几天，长达数月甚至几年，患者的感觉完全正常。患病的早期缓解期较长，随后逐渐缩短直至消失。疼痛复发的诱因常不清楚，并且没有明显的规律，但部分患者认为与季节、情绪有一定关系，与秋、冬季和情绪激动的关系相对密切。

3．扳机区（trigger area or trigger zone） 亦称为扳机点。扳机区是该病的特有表现，甚至可能是临床能够检查出的唯一体征。虽然疼痛可以自发产生，但因触摸扳机区诱发疼痛发作是临床十分常见的症状。在头面部软、硬组织的某个或几个部位，虽然局部组织未能见到任何异常，但是对轻微刺激的反应却异常敏感，即使是日常生活中的动作，也可引发剧烈疼痛的发作。这些刺激和动作也被称为扳机因素（trigger factions），包括说话、洗脸、刷牙（与冷热温度无关），大张口、舌尖舔及牙或牙龈、剃须，甚至风吹、较响亮的声音、突然的光亮等。绝大部分的扳机区位于罹患神经分支的支配区内，数目与患病分支的多寡有关。常见的扳机区分布在：第一支区的上眼睑、眉毛、额及头顶部某处的皮肤或头发；第二支区在上唇、鼻翼旁的皮肤，下眼睑下方、内眦、上颌的牙和牙龈等处；第三支区则在下唇、口角、耳屏前的皮肤，舌缘、下颌的牙和牙龈等处（图 11-2）。有的扳机区在相邻神经分支的支配区内，极少数的病人中甚至分布在远离神经的部位，如手指、臂等。

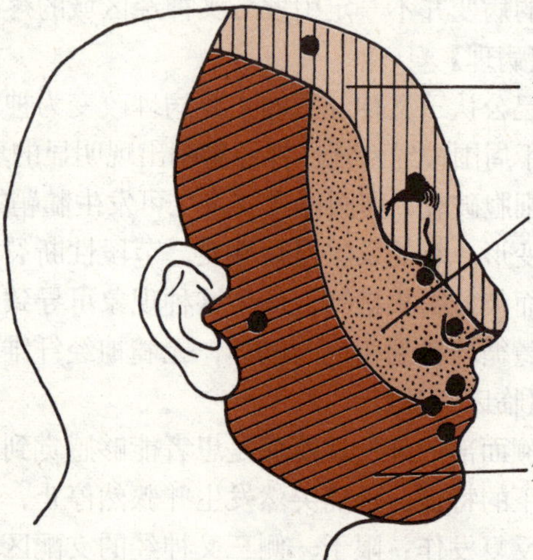

图11-2 三叉神经各感觉分支的支配区及面部常见扳机区的分布

4．疼痛的部位 疼痛发生在三叉神经某分支区域内，并按神经分支分布向一定的部位放射；严格地局限在一侧三叉神经的支配区内，不超越中线。神经的各个分支可单独或同时受累，以二、三支同时罹患最多见（40%），其后依次是第三支痛、第二支痛，三者之和占患者的绝大多数；单纯第一支疼痛的发生率最少（3%～5%）。

5．伴随症状 有些病例特别是在发作剧烈时伴有流泪、流涕、流涎、结膜充血、患区皮肤潮红以及面肌抽搐等表现。为了避免疼痛发作，病人放弃对疼痛区域的清洁，久之局部皮肤和牙列可有界限明显的积垢区。为了减轻疼痛，患者在疼痛发作时不停地揉搓局部或者不断地咀嚼等，也可能造成患侧眉毛缺失、局部皮肤粗糙和（或）色素沉着等表现。疼痛发作时患者常作出某种刻板的动作，如呆滞不敢动作、流涎，希望能够减轻疼痛的程度或者缩短发作的时间。另外，均伴有程度不同的情绪焦虑，甚至恐惧心理。

据统计，在三叉神经痛的病人中，50%以上的病人有“牙痛”的症状，可能反复地要求或接受过牙髓治疗和拔牙治疗，因此口腔内有连续多个牙髓治疗后的牙或者有连续多个缺失牙的现象比较常见。

【检查】

缺少特异性的检查手段，通过对头面部和全身有关方面的常规检查初步排除其他疾病，需要时进行某些特殊检查。

对于发病年龄低于35岁的初发患者、双侧罹患、或者疼痛持续时间较长、没有不应期等症状不典型者，即使临床神经系统的体检结果均为阴性，也不能放松对症状性三叉神经痛的警惕，必须进行头部磁共振成像（MRI）、至少是计算机体层摄影（CT）的检查。

1．一般情况　能够观察到病人身体的一般情况和营养状况都比较差，尤其是在症状重、病程长者中；有明显的情绪焦虑和恐惧心理，甚至悲观厌世。由于疼痛的频繁发作或者害怕引起疼痛发作不能顺利地叙述病史；疼痛发作时表情痛苦，伴有各自认为能够减轻疼痛的特有动作。患侧的牙及面部相应区域可有明显的积垢，或者眉毛缺失、局部皮肤粗糙和（或）色素沉着等。

2．牙及颌面的常规检查　应除外牙体、牙周组织及颌面部的相关疾病，特别是可能引起牙髓炎的疾病。有的病人因惧怕疼痛发作而不能配合，必要时可以在局部麻醉下完成检查（明确没有面部感觉功能异常后）。

3．扳机区　确认是否存在扳机区和扳机因素，以及扳机区的部位。用触、按、揉的手法在头面部进行检查，用触、叩的方式验明口腔内的情况。大多数病人的扳机区对轻微触摸更为敏感，如不能叙述病史和回答问题，不让触及某处的皮肤、胡须、毛发等。每个病人扳机区的数目有差异，即使患病的神经分支相同，其部位和数目也不尽相同。绝大部分的扳机区位于患支区内，少量的分布在邻近分支区或者患支区和邻近分支区同时存在，极少数在远离三叉神经的部位。

在药物有效控制的时间内，扳机区可以没有敏感的表现或者不能引起典型的疼痛发作，但是病人能够明确地告之诱发因素、指出扳机区的位置。

4．三叉神经功能的检查　按各神经分支的功能和支配区顺序进行，避免遗漏，以健侧的感觉和运动功能作为对照。目前临床进行的常规检查基本上都是功能定性的测试，而定量的检查并不普及。

（1）感觉功能：首先进行痛觉的检查，因为在神经受到损害时，最先丧失的是痛觉，随着损害程度的加重，温度觉和触觉相继消失。痛觉检查时用针尖轻刺面部的皮肤和黏膜，力度以不造成损伤为限；温度觉是以0～10℃和40～50℃的温度作为测试的对比标准，最简便易行的是用试管装有不同温度的水触及受检区的方法；触觉检查是用棉絮丝以轻扫局部皮肤的方式进行。检测时必须注意对额面部两侧同名部位的感觉进行比较，请病人述说两侧的感觉是否相同。发现有异常时，需从多个方向以从正常到异常的移动方式，测试出感觉异常的范围。在确认存在痛觉异常后，在同一区域依次进行温度觉、触觉的检查。

久病者患区皮肤的痛觉可能较对侧稍微敏感；也可因反复揉搓使局部的皮肤粗糙、变厚或污迹严重而感觉稍迟钝。曾经接受过神经损毁治疗的病人可出现局部感觉功能的低下，感觉异常的区域与被损毁神经分支的支配区相吻合，结合病史能够作出判断。

（2）运动功能：即咀嚼肌的功能，在神经功能受到损伤时咀嚼肌的收缩功能减弱或丧失。检查时将双手的手指分别置于病人两侧颞肌、咬肌区皮肤的表面，请病员反复进行咬紧磨牙、解除咬合的动作，感觉对比两侧咬肌、颞肌的收缩是否有力和对称。通过观察开口型判断翼外肌的功能，在开口不受限的情况下如果一侧翼外肌的肌力减弱，开口型偏向患侧。

(3) 角膜反射：请患者的眼睛注视前上方，避开其视线，从颞侧方向用棉絮丝迅速接触其角膜，观察瞬目动作的灵敏程度。刺激患侧的角膜引起的反应称为直接反射，刺激健侧角膜发生的反应称为间接反射。

(4) 腭反射：用刺激软腭后缘的方法，观察软腭提升运动的功能。

5．其他脑神经的功能　表情肌运动的对称性，例如：抬眉、闭眼、鼓腮、吹哨和示牙等。有无复视；眼球运动、瞳孔的形态、对称性和对光反射等。有无耳鸣及听力的改变等。伸舌运动的情况等。

6．特殊检查　颌面部的X线摄片检查，除外牙、颌骨及面深部组织的病变；必要时（可疑病例或外科治疗前）进行头面部CT或者MRI检查。

7．患支定位　目的是辨明三叉神经痛的罹患分支。对罹患神经分支的神经干进行阻滞麻醉，能够暂时抑制疼痛的发作，这点不仅有助于确定受累及的神经分支，也可为诊断提供依据，特别是在鉴别舌神经痛与舌咽神经痛时起着关键性的作用，为诊断性封闭。

诊断性封闭要遵循从神经干的远中枢端到近中枢端的原则，注射方法与神经阻滞麻醉的操作相同。具体是第一支阻滞眶上神经；第二支阻滞眶下神经、经翼腭管或乙状切迹阻滞上颌神经。第三支阻滞下牙槽神经、舌神经，或经乙状切迹阻滞下颌神经。在麻醉效果完全的时间内，即使激惹扳机区也不会引起疼痛发作才被视为有意义。如果其结果有重复性则更有意义。

总之，在三叉神经痛病例的临床检查中，除扳机因素和扳机区外，可能没有其他的异常体征，头面部影像学的检查也不存在器质性病变。但是有些病例在磁共振成像的检查中，可以观察到神经根受到血管压迫、发生变形或者轴向异位的现象。

【诊断】

三叉神经痛的诊断、特别是典型病例的诊断并不困难，可依据病史、临床表现和检查的特征（尤其是扳机因素和扳机区的存在），影像学等检查的阴性结果即可确立，并根据疼痛的部位和诊断性封闭的结果确定受累的神经分支。

到目前为止，对于三叉神经痛仍然缺乏特异性的检查手段，因此在诊断时对病史的依赖性比较强，必须详尽地进行采集，在病史中不仅可获取支持诊断的依据，也可获得对某些易混淆疾病的鉴别信息。

国际头痛学会分类委员会2004年《头痛的国际分类（第二版）》(International Classification of Headache Disorder 2nd Edition）中关于经典性三叉神经痛的诊断标准为：

A. 疼痛突然发作，持续1秒～2分钟，侵犯一条或多条神经分支支配区，并符合B和C的标准；

B. 疼痛至少具备下列特征之一：

1．剧烈的、尖锐的、表浅的或者刺戳样；

2．从扳机区或因扳机因素而突然发作。

C. 每个病人疼痛的发作方式是固定不变的；

D. 临床无神经系统异常的体征；

E. 不能归于其他疾病和机能紊乱。

【鉴别诊断】

头面部有疼痛表现的疾病多达几十种，与三叉神经痛易于混淆的疾病也有十几种，在鉴别中要认真对待病史，把握疼痛的性质、发作特点和扳机区的存在，关注伴随症状和有无异常体征，常可得出初步的印象。另外，神经阻滞麻醉能否暂时遏止疼痛的发作也是鉴别的要点之一。卡马西平的治疗效果（特别是患病初期的治疗效果）可用于参考。

1．牙源性疾患　约有50%以上的三叉神经痛的病人有牙痛的表现，最容易与三叉神经痛相混淆的牙痛是急性牙髓炎、慢性牙髓炎急性发作和髓石症。牙源性剧痛的病史一般比较短，牙髓炎的疼痛虽然也是阵发性，但是其疼痛在发作的起、消时段和持续时间都相对较长，夜间发作更剧烈，患牙对冷、热温度刺激非常敏感，没有扳机区。可检查出能够引起牙髓感染的龋病、非龋疾患或牙周炎的患牙。牙髓石引起的疼痛与病人的体位有较密切的关系，卧位时疼痛发作或加剧，身体直立后能够缓解；可伴有隐痛，没有扳机区。有些埋伏阻生牙压迫神经时也可引发疼痛，但比较少见。X线影像学检查有助于上述疾病的诊断。

2．症状性三叉神经痛　因脑部的器质性病变压迫、侵袭到三叉神经根、半月神经节或脑干的相应部位而致病，在其他神经损害的症状不明显时易与三叉神经痛混淆。常见的疾病有桥小脑角区的占位性病变，如听神经瘤、胆脂瘤、三叉神经鞘瘤和脑膜瘤等。与三叉神经痛相比较，症状性三叉神经痛的发病年龄一般较为年轻，病史比较短。其疼痛的性质和程度与经典性三叉神经痛相似，以自发痛为主，有的持续时间较长，可达十几分钟，或者呈持续性钝痛、隐痛伴有阵发性加剧。有些存在扳机区和扳机因素，有些则表现得不典型。除三叉神经有损害外，还可伴有第Ⅲ、Ⅵ、Ⅶ、Ⅷ脑神经受损的异常表现，如面部痛触觉异常、角膜反射迟钝或消失、眼球运动障碍；表情肌麻痹；耳鸣、听力下降、丧失等等。CT、MRI或颅后窝探查能够发现致痛的病变。

多发性硬化的病人中约2%有面部疼痛的表现，在双侧疼痛者中更多见，存在神经系统受损的表现，特殊检查可以证实相关的病变。

3．鼻咽及颌面部恶性肿瘤　颜面深部的恶性肿瘤侵犯到三叉神经干时可以出现类似三叉神经痛的症状，在未出现口腔颌面部外形的改变时易发生混淆。多见于鼻咽癌、上颌窦癌、翼腭凹和颞下凹的恶性肿瘤，疼痛多为持续性，程度较三叉神经痛轻，有些有面部感觉异常和（或）其他脑神经损害的表现，可伴有鼻阻、血性鼻涕、开口受限。没有扳机区。X片显示相应部位的破坏性病变。

4．鼻旁窦炎　以急性上颌窦炎、额窦炎为鉴别的重点。病史短，疼痛呈持续性钝痛、胀痛，部位深在；如果伴有阵发性加剧时，持续的时间较长。上颌窦前壁或两眉间的额部有压痛，上颌窦炎时上颌后部的多个牙可有叩痛，没有扳机区。其他症状有鼻阻、流脓涕，体温和白细胞计数升高。X片表现为窦腔内均质性的密度增高，有的可见液平面。

5．舌咽神经痛　疼痛的性质，发作的特点等与三叉神经痛相似，扳机区及疼痛的部位均在舌根、咽部和扁桃体周围，可向外耳道放射。引发疼痛的动作常为吞咽、咳嗽等。特别是有舌部疼痛的症状时，必须与三叉神经痛的舌神经痛相鉴别，可靠而简便的鉴别方法是用2%丁卡因喷涂于患侧的舌根、扁桃体及咽侧壁，在麻醉有效期内疼痛停止发作。也可用舌咽神经阻滞麻醉的方法进行鉴别。

6．疱疹后三叉神经痛（post-herpetic neuralgia）　是三叉神经带状疱疹的后遗症。有三叉神经某一分支的皮肤发生疱疹的病史，神经痛的区域与疱疹的出疹范围相同；疱疹痊愈后仍有面部的疼痛延续或复发的时间至少3个月；疼痛为持续性针刺、烧灼样，程度严重；罹患区的皮肤有瘢痕及色素沉着、界限清晰，可有感觉障碍。老年人多发，部位以第一支区最多见，根据病史及局部表现易于诊断。

7．持续性特发性面痛（persistent idiopathic facial pain）　原名“非典型性面痛”（atypical facial pain）。表现为一侧头面部痛，疼痛的部位深在而且不易定位，疼痛的范围广泛，可超过三叉神经的分布区、越过中线，甚至涉及肩颈部。疼痛的性质为较剧烈的灼痛、钻痛、酸痛等，呈持续性或者占据每天的大部分时间。临床、实验室和影像学检查不能发现异常。疼痛的发作和加重与情绪激动的关系密切。

8．颞下颌关节疾病　疼痛是颞下颌关节多种疾病的症状之一，多为持续性钝痛，也可在关节运动时出现疼痛或疼痛加重，疼痛程度一般达不到剧痛，无扳机区。有些在颞下颌关节周围或咀嚼肌有压痛点，有些可伴有关节弹响、开口型及开口度的异常。

9．青光眼　主要与第一支或含有第一支神经痛的病例相鉴别。为眼球及眼眶、额部的持续性胀痛，可伴有恶心、呕吐，视物不清，触诊患侧的眼球硬度增高，没有扳机区。

需鉴别的主要疾病见表 11-1。

表 11-1　三叉神经痛与常见易混淆疾病的鉴别

鉴别要点	三叉神经痛	牙髓炎	颅内相关部位病变	急性鼻旁窦炎
发病年龄	中老年多见	任何年龄	青年多见	任何年龄
疼痛部位	三叉神经分布区	牙并向耳颞部放射	三叉神经分布区	额或上颌
发作特点	突然、反复、阵发性	自发、阵发性，夜间更剧烈	突然、反复、阵发性	持续性或伴有阵发性加剧
疼痛的性质	针刺、电击样	锐疼、放射痛	针刺、电击样或深在的钝疼	钝胀痛　可能程度严重
持续时间	短暂 1 秒～几分	较长	短或较长	长
扳机区	有	无	可有	无
诱发疼痛因素	洗脸、说话、刷牙等	牙遇冷、热温度敏感	洗脸、说话、刷牙等	无
其他表现	无阳性体征、MRI 可能显示有血管压迫神经根	有病源牙	面部感觉异常、其他脑神经损害、头部 CT 或 MRI 异常	局部压痛、发烧、流脓涕等，X 线片显示患侧上颌窦密度增高
卡马西平治疗	至少患病初期有效	无效	多无效	无效

【治疗】

关于三叉神经痛的治疗，虽然有些新的药物已用于临床，在外科治疗方面也进入到微创介入治疗的阶段，而且一部分病人已经能够从病因上解决问题，但是目前的治疗方法仍然不是非常理想。因此，国内外的学者都主张应首先采用保守治疗，并首选药物治疗，当保守治疗无效或者不能耐受药物的副作用时再选择外科治疗。

（一）保守治疗

1．药物治疗　常用的药物多为抗癫痫药，具有长期用药的特点，应注意药物用量个体化及规范用药的问题。用药应从小剂量开始，逐渐增至止痛量。以其最小的止痛剂量为治疗用量。达到止痛的效果后，必须继续用药不少于2周，再以逐渐减量的方式达到维持量或停药。增加剂量时缓慢地递增（递增一次 /1 ～ 2 天），能够避免或减轻头晕、嗜睡等不良反应。

经典性三叉神经痛至少在患病的初期对药物治疗有反应。

(1) 卡马西平（carbamazepine）或得理多（tegretol）为抗癫痫药，是目前控制三叉神经痛的一线药物，用药初期疼痛的缓解率可达80%～90%，但效果随着用药时间的延长而逐渐减弱。其作用机制可能是抑制三叉神经脊束核的兴奋性，增加突触前、后膜的稳定性。

初始剂量从每次100mg、每日2次开始，不能完全止痛时以100mg／1～2天的速度递增至能够控制疼痛的剂量，该剂量一般为600～800mg／d，分3～4次服用。保持止痛效果2～3周后，再以每2天减少50～100mg的速度直至停药或者最小止痛量，最小止痛量应作为维持量继续用药。

不良反应为头晕、嗜睡，消化道反应、共济失调、皮疹、白细胞减少、肝功能损害等，一般停药后可以自行恢复。用药前及期间应定期进行肝功能和血细胞分析等相关的检查，当白细胞计数低于 30.0×10^9／L、血小板低于 100×10^9／L或肝功能指标出现异常时应考虑停药。再生障碍性贫血的发生率很低，常发生在用药后的1～2周内，为机体的特异性反应，与剂量无明显的相关性，要予以足够的重视。可能发生严重的皮肤过敏，需警惕。有抑制心脏房室传导功能的作用，应注意用药前心电图的检查。另外，卡马西平有较强的肝药酶诱导作用，长期用药剂量会不断增加，最大剂量1200mg/d。

(2) 苯妥英钠（phenytoin sodium）：也称为大伦丁（dilantin），用于三叉神经痛的治疗历史长于卡马西平，效果不及后者。作用与稳定细胞膜，减少高频放电，增加γ-氨基丁酸（GABA）的含量有关。有效率为50%～60%。用法从每次100mg、每日2次开始，常用剂量为100mg每天3次，最大剂量600mg/d。不良反应有头晕、嗜睡、共济失调、牙龈纤维性增生等。

(3) 氯硝西泮（clonazpam），系苯二氮䓬类药物，适用于不能耐受卡马西平的副作用的病人。初始剂量为0.5 mg每天3次，以后每3天增加0.5～1 mg，直至疼痛缓解。最大剂量为20mg/d。不良反应主要有嗜睡、共济失调，必须注意其药物依赖的问题，不得突然停药。

(4) 加巴贲丁（gabapentin， neurontin），可能是抑制性神经递质γ-氨基丁酸的激动剂，是一种较新的抗痉挛药（anticonvulsant drug），后用于癫痫的治疗，进而用于治疗三叉神经痛。未见有药物间的相互作用，与其他抗癫痫药合用时互不影响血药浓度。

初始剂量为300 mg/d，以后逐渐增加直至能够缓解疼痛的剂量，一般能够达到止痛的常用量为1200～1800mg/d。治疗中不得突然停药，减量的时间不得短于一周。不良反应有头晕、嗜睡、共济失调和疲乏等，严重的不良反应较少见。

(5) 巴氯芬（Baclofen），为抗痉挛药，可与卡马西平、苯妥英钠联合使用，也可单独使用。最初的剂量为5mg每天3次，3天后增加至每次10 mg，直至疼痛缓解。最大剂量单独使用时为80mg/d，联合用药时为40mg/d。服药期间不可随意停药，不良反应有头晕、嗜睡、疲乏等。

(6) 野木瓜片、七叶莲　有效率50%～60%，起效较慢，大约1周左右。与卡马西平或苯妥英钠合用时可提高疗效，症状较严重时先用针剂，每次2～4ml，每日2次肌肉注射，有好转时改用片剂，每次1.6g（4片）每日 3 次。无特殊不良反应。

(7) B族维生素　B族维生素具有促进神经修复的作用，常用的有 B_1 及 B_{12}，B_{12} 在大剂量时（0.5～1 mg/d）有一定的镇痛作用，作用机理不详。

另外，还有其他抗癫痫药、抗抑郁药、抗痉挛药、多巴胺受体阻滞剂等药品的应用或药物的联合应用。如丙戊酸（Valproic acid）、非氨酯（felbamate）、拉莫三嗪（lamotrigine）、奥卡西平（oxcarbazepine）、托吡酯（topiramate）、阿米替林（amitriptyline）、丙米嗪（imipramine

丙米嗪)、黛力新（deanxit)、匹莫奇特（pimozida）等。国内已有丙戊酸、托吡酯、黛力新的应用。

2．封闭（block）　最常用的药是1%～2%的普鲁卡因或利多卡因1～1.5ml与维生素B_{12} 0.5mg配伍后进行神经干的封闭治疗。根据疼痛的区域每次选择2～3个注射点，每周注射1～2次。注射部位应选择在罹患的神经干的近中枢端。第三支痛的注射点有下颌神经、下牙槽神经、舌神经、颊神经和颏神经；第二支痛选择上颌神经、眶下神经、腭神经、鼻腭神经和上牙槽前、中、后神经；第一支痛选择眶上神经及滑车上神经。同时还可以配合穴位封闭，扳机区可视为阿是穴（即中医所说的痛点）进行封闭。

3. 激光疗法　激光缓解神经痛的机制不十分清楚，可能与改善血液循环，促进致痛物质的代谢，抑制神经的兴奋性有关。用低频率激光在穴位上照射，可出现与针灸同样的镇痛作用。方法为根据疼痛的部位选择若干个穴位，逐个进行照射，每次治疗的累计时间为10～15分钟。每日一次，20次一个疗程。

（二）外科治疗

在国内，微创介入治疗三叉神经痛已受到越来越广泛的关注，随着医学影像技术的发展、神经电生理的介入和内镜技术的应用，对于提高外科治疗的水平起到显著的促进作用。

根据手术实施和作用部位的不同，可将外科治疗分为三个层面，首先是三叉神经干（peripheral nerve）水平，包括神经干的损毁性封闭、切断或撕脱、射频热凝；其次是半月神经节（gasserian ganglion）水平，包括半月神经节的射频热凝、球囊压迫、甘油注射；第三为三叉神经根及脑干（trigeminal root and brain stem）水平包括微血管减压术、神经根切断术、立体定向放射外科等。

除微血管减压术外，其他的外科治疗方法均为通过毁损神经或改变神经功能的方式达到止痛的效果，术后在面部相应的区域可出现程度不同的感觉障碍。也有人主张由于大多数患者的病因可能与血管压迫三叉神经根有关，因此对于65岁以下的病人、身体条件允许的情况下，外科治疗应首选微血管减压术。主要的治疗方法有：

1．三叉神经干水平的外科治疗　是用物理或化学的方式，通过破坏神经干的组织结构，阻断神经冲动的传导通路，达到止痛的效果。具有方法简便、安全、短期疗效确切，没有严重并发症的优点，但是其较高的复发率也制约了临床的应用。对于受医疗条件限制、某些全身性疾病和高龄等原因不适宜或者不愿意接受其他外科治疗方法的患者依然可以选择。

(1）损毁性封闭治疗：将化学药物直接注射到神经干，使局部的神经干发生变性坏死。要求穿刺的操作应有较高的准确性，位于骨孔处的注射准确性较有保障；注射药物前应先注射同等药液量的局麻药物，即能验证穿刺的准确与否，也可防止注射治疗药物时的疼痛。

常用的药物有无水乙醇、纯甘油、酚甘油等。常用的注射部位有眶上神经、眶下神经、颏神经、下牙槽神经、上颌神经和下颌神经。具体的操作方法与神经阻滞麻醉的方法相同。眶下神经、颏神经治疗时的进针深度应进入骨孔内3mm±，注射药量为0.3～0.5ml。下牙槽神经、上颌神经和下颌神经的注射量为0.5～1ml。

(2）神经干撕脱术：用于临床已有250多年的历史，复发率比较高，复发的原因与神经干的近中枢断端形成神经瘤有关。现在应用的范围已很窄，但是在三叉神经第一支痛时仍有一定的应用价值。

1）眶上神经撕脱术：沿着眉弓上缘水平切开皮肤，切口的长度2.5cm±，深度达额肌，切口的中点应在眶上缘中点的内侧，因为眶上孔位于眶上缘中1/3与内1/3的交界处。切开额肌或钝性分离至骨膜，在骨膜上找出从眶上孔中穿出、向头顶方向走行的神经干；分离出神经，用一把血管钳在紧贴眶上孔处钳紧神经，相隔5mm用另一把血管钳再次钳紧神经，在两钳之间将神经切断。然后用第二把血管钳以牵拉、卷缠的方式撕除该神经的远段，方法得当时可将神经自皮下撕脱；取下近眶上孔处的血管钳，去除孔外的神经段，检查没有遗漏的神经及活动出血后，冲洗、分层缝合并加压包扎。

除了撕脱眶上神经外，如果能够在眶上神经的内侧、同一深度，找到并撕脱同属于三叉神经第一支的额支和滑车上神经，治疗效果会更好。

2）眶下神经撕脱术：应选择口内入路，口外入路术后留有皮肤瘢痕，已少采用。切口的长度从患侧上颌侧切牙至第一磨牙的近中，高度位于前庭沟底偏唇侧，做平行前庭沟的水平切口，深达骨面。沿骨面向上剥离，在尖牙窝的外上方暴露出眶下孔，并可见到由孔内穿出的眶下血管神经束。钝分离出神经，用两把血管钳夹持神经，在两钳之间将其切断。撕除神经的远中枢段，在眶下孔处切断近中枢段。检查无活动出血后，冲洗、缝合、加压包扎。

有人采取经眶底去除眶下管顶部的骨组织（眶下缘下皮肤入路），或者经上颌窦顶去除眶下管、眶下沟下壁骨组织的方法，切除神经的眶内段，使神经离断的部位尽可能地提高，期望能够提高疗效。

3）颏神经撕脱术：选择口内入路。在下颌前磨牙区颊侧的游离龈处设计弧形切口，弧形的凸度朝向牙槽嵴，长3cm±，深至骨膜。向移行沟方向翻开黏膜瓣，显露出颏孔、颏神经。钝分离出神经后，在颏孔处用两把血管钳相距 5mm 分别夹持住颏神经，在两钳之间切断神经。用中号血管钳，以持续柔和力牵拉、卷缠远中枢段，直至神经分支被全部撕除。在颏孔处切断近中枢段，冲洗、缝合、加压包扎。

4）第三支的多分支撕脱术：在下颌支与翼内肌之间的翼颌间隙内，自后向前顺序排列着下牙槽神经、舌神经和颊神经。因此，在该部位能够一次性完成上述三条神经的撕脱手术。

先行颏神经撕脱，以便能够撕脱下颌神经管内的神经，颏神经处理的步骤与颏神经撕脱术的方法基本相同，只是在神经近中枢断端的处理上有区别。具体是在颏孔处充分游离神经的断端，沿着颏孔边缘切开骨膜，并且充分暴露出颏孔。然后用生理盐水纱布覆盖创面，待抽出下颌管内的下牙槽神经后再行缝合。

下牙槽神经撕脱时要求病人大张口。切口的位置在后颊部，形态近似于“∫”形（以左侧为例），垂直切口在翼下颌皱襞外侧 0.5cm 处（下颌支前缘的内侧），长度 3cm ±，深度需切开颊肌。上端附加切口为撕脱颊神经而设置，位于大张口时上颌磨牙𬌗面的水平，并且方向与牙𬌗面平行，长度1cm，深达颊肌。下端附加切口的方向为内下方，切开磨牙后垫，长1cm，深达黏膜下。两附加切口与翼下颌皱襞外侧的垂直切口均呈钝角相交。用血管钳向后外方钝性分离至下颌支内侧的骨面。用食指扩大腔隙，在下磨牙𬌗面上1cm的水平，触及并显露下颌小舌，推开附丽于下颌小舌的骨膜和蝶下颌韧带，暴露下牙槽血管神经束。分离下牙槽神经，用大弯血管钳的钳尖夹持住神经干；握紧钳柄向后上方推动，即可将神经自下颌管内部分抽出，再用另一把血管钳在该钳的下方夹住神经干，继续上提直至下颌管内的神经被完全抽出，然后切断取出。

在下颌孔前方的内侧、翼内肌的表面找出从后上向前下走行的舌神经，并进行分离；之后将神经在下磨牙的水平切断；在断端的上方、尽可能达到的高度再次切断神经，并取出离断的神经干。离断部分的长度可达 3 ~ 4cm。

在切口上端的附加切口处、颞肌肌腱前方的颊肌内，用神经钩勾出颊神经，以相同的方法撕除神经的远中枢段及尽可能长的近中枢段。

生理盐水冲洗后，分别严密缝合后颊部及颏孔处的切口。

(3) 神经干射频温控热凝术：周围神经干的射频热凝术是从三叉神经节射频热凝术衍生出来的治疗方法，由于穿刺的深度不需要达到颅内，降低了穿刺的难度和治疗风险，使之更易于掌握和推广。治疗中的安全性高，并发症少，但是复发率也比较高。热凝的部位在眶上孔内、眶下孔内、颏孔内，以及圆孔和卵圆孔外的神经干。穿刺方法与相应神经的阻滞麻醉相同，完成穿刺、电刺激定位后，最高温度一般控制在75～80℃左右，持续时间2～3分钟。

2. 半月神经节水平的外科治疗　治疗的性质大多为损毁治疗，损毁的作用主要发生在三叉神经半月节，由于神经节的节细胞受到某种程度的破坏，因此治疗的效果确切，复发率与破坏的程度有关。

该类治疗大多属于微创治疗，操作中半月神经节的穿刺有一定的难度，介入治疗为准确的定位及精确的毁损提供了可靠的保障。在X线影像技术（CT或C形臂X线机）的支持下，穿刺操作能够得到具体的指导或引导，可以直观地判定穿刺的结果，了解穿刺针在卵圆孔内的深度，避免了因误穿刺所造成的并发症。在穿刺困难时还能够提供修正的依据，也有利于穿刺技术的掌握和普及，但是对医疗的软、硬件条件有一定的要求。

(1) 阿霉素神经干注射：阿霉素神经干注射的治疗有其独到之处，手术的操作是在三叉神经的神经干，但损毁作用则发生在三叉神经节的节细胞。作用原理是利用神经轴浆逆流具有的逆行转运机能，将注射在周围神经干内的阿霉素运送至三叉神经节，再通过阿霉素的细胞毒性破坏相应的节细胞，以化学切断的方式阻断神经的传导功能。

通过手术，显露出病变神经分支的血管神经束，继而切开包裹的纤维膜，分离出神经干，方法与神经干的撕脱术相同。然后将0.5%～1%的阿霉素0.3～0.5ml注射在神经干内，剂量因神经的直径不同而不同；完成注射后局部冲洗、关闭手术创。注射阿霉素时应注意不得有渗漏，以免造成周围组织的坏死。适用于易于显露的神经干，如眶上神经、眶下神经、颏神经、下牙槽神经和舌神经。

(2) 三叉神经节及感觉根射频热凝术：全称为“经皮三叉神经节及感觉根射频温控热凝术”（percutaneous radiofrequency controller thermal coagulation of the trigeminal ganglion and rootlets），由Sweet在1974年提出，作用机理是利用三叉神经传导痛觉的A δ和C类纤维与传导触觉的A α、A β纤维对温度耐受性不同的特性，通过控制热凝时的温度，使痛觉传导纤维在一定的温度下被选择性破坏，部分地保留触觉传导纤维，达到止痛又可相对保存触觉及运动功能的效果。对于三叉神经痛而言，射频热凝术已被认为是一种有效、安全、相对简便并为病人乐于接受的治疗手段。

操作一般在X线室或手术室完成。首先设置负极，负极的形状有针状、电极贴片及夹式，设置的部位为额部正中、颞上部或前臂的内侧等，设置完毕后应有可靠的固定。

然后进行半月神经节的穿刺，穿刺的方法首选Hartel法（图11-3），穿刺时的重要指标有三个标志点和两条参照线。

1）标志点

A点：位于患侧的口角旁开2.5～3cm处，也是穿刺的进针点；

B点：在眶下缘中点的稍内侧，即眼睛平视时瞳孔的垂线与眶下缘的相交点；

C点：外耳孔前3cm处，相当于颧弓根关节结节的表面。

从颅底面观察，卵圆孔位于两侧C点之间的连线上；自一侧卵圆孔的中点向前引申一条与C点间连线相垂直的线，可经过位于同侧眶下缘的B点。

2）参照线　两条参照线皆起自A点，分别通过B点和C点。穿刺时从A点刺入皮下组织后，比对两条参照线调整针尖的方向，以后、上、内的方向向卵圆孔继续进针，进针约6～7cm左右即可抵达卵圆孔。经过卵圆孔到达半月神经节，穿刺针在半月神经节由浅入深依次通过第三支、第二支和第一支（图11-4）的区域。因此治疗要根据患病的部位决定刺入孔内

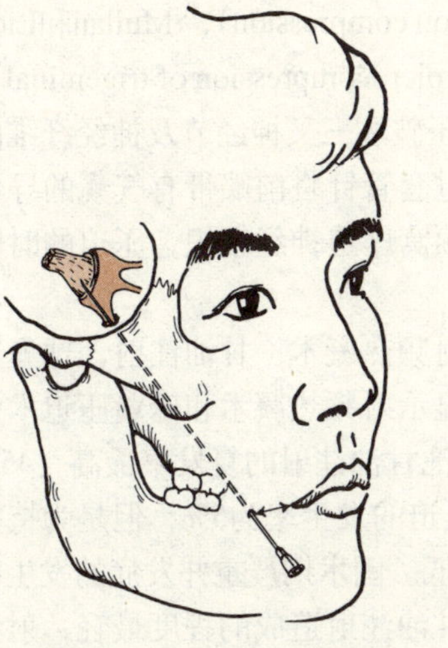

图11-3　Hartel穿刺法穿刺三叉神经半月神经节

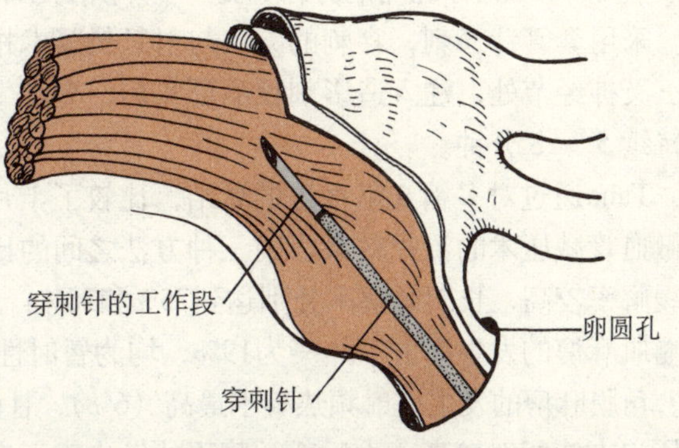

图11-4　射频穿刺针经卵圆孔刺入半月节

的深度，一般为8～15mm左右。完成穿刺后从病人的前面观察，可以看到穿刺针的方向与A点—B点的参照线平行，在侧面观察穿刺针的方向与A点—C点的参照线平行。

影像技术支持的力度则根据设备条件的不同，可以是跟踪穿刺的全过程，起到引导的作用，也可以在穿刺的前、后进行投照予以指导，确认穿刺针是否进入卵圆孔和明确进入卵圆孔的深度。在后续的步骤中需要时可以再次应用。

回吸：确认穿刺成功并达到要求的深度后，抽出针芯并连接注射器，轻拉针栓进行回吸。结果可以是无任何物质被吸出；如果有脑脊液流出则表明针尖已刺入三叉神经池，治疗的效果一般会比较好；若回吸为血液时，必须调整针尖的位置。

电刺激：更换工作电极，以0.1～0.3V的低压电流进行电刺激，患者在面部的相应部位能够感觉到麻、窜的电击感，或者是类似疼痛发作样的感觉。感觉的范围应与神经痛的部位相重合，否则要对穿刺针位进行调整。若在电刺激时咀嚼肌出现同步收缩的现象，应调整针的位置至收缩现象消失。

热凝：固定好工作电极，开始的热凝温度为60℃，持续时间1分钟；以后以每5～10℃、时间1分钟为一个梯度，逐步升温至75～80℃。如果最高温度选择80℃，在该温度应持续热凝约3～6分钟。

每次热凝后必须在病人意识清醒的状态下认真检查面部的痛觉及触觉，寻求达到痛觉消失、触觉被部分保留的效果。热凝时的温度及持续时间与术后麻木的程度呈正比。

(3) 三叉神经池甘油注射：Hakanson等在1981年提出三叉神经池甘油注射（injection of glycerol into trigeminal cistern）的方法治疗三叉神经痛。但是还不清楚甘油的止痛效果是来

自化学性破坏，还是其高渗性的作用。穿刺的方法与射频热凝术相同，但要求穿刺针必须刺入三叉神经池，脑脊液流出顺畅，以确保甘油被注入到麦克腔（meckel's cave）内。如果没有脑脊液流出，应改用其他方法。通过注入造影剂、摄片确定穿刺针位置及了解麦克腔的容量后，用1ml的注射器抽取与测得的容量相等的纯甘油（99.5%），注入到三叉神经池内，剂量一般为0.2～0.4ml。治疗的过程中和术后的2小时内，通过改变及限制患者的体位，维持甘油在三叉神经池内的滞留时间、控制对神经的作用平面。

（4）经皮三叉神经节微加压术：也称为球囊压迫（balloon compression），Mullan和Lichtor改进并报告了采用经皮三叉神经节微加压术（percutaneous microcompression of trigeminal ganglion）治疗三叉神经痛的方法，是一种利用球囊的压力挤压破坏三叉神经节及神经纤维的技术。采用套管针穿刺，穿刺的方法与射频热凝术相同，通过套管针将前端带有气囊的导管送入三叉神经节处，注入造影剂投照证实后，充盈气囊向后颅窝压迫神经组织，压迫的时间一般持续5～8分钟。

Taha通过对多篇文献报告的总结，比较了半月神经节射频热凝术、甘油注射、球囊压迫和微血管减压术的治疗效果。前三种方法之间的比较结果显示射频热凝术和球囊压迫术疼痛的缓解率较高，长期缓解率分别达到75%和76%；三叉神经池甘油注射的复发率最高（45%）。咀嚼肌麻痹的发生率射频热凝为19%，均为暂时性；球囊压迫的发生率为5%，但是为持久性的。角膜麻痹的发生率射频热凝术最高（6%），甘油注射最低。围术期严重并发症的发生率球囊压迫方法相对较高。术后感觉障碍的发生率三者相似，甘油注射造成的程度最轻，射频热凝术则取决于热凝的温度。综合评价射频温控热凝术具有相对的优势。

3．三叉神经根及脑干水平的外科治疗　包括微血管减压术、感觉根部分切断术、经延髓三叉神经脊髓束切断术及立体定向放射外科等。对于一些患者来说，微血管减压术可能是针对病因的治疗。

（1）微血管减压术：微血管减压术（microvascular decompression MVD）是根据血管压迫学说而设计的手术，手术不切断神经，保持了三叉神经的完整性和生理功能。多采用乳突后枕骨下入路，骨窗的直径约2cm左右，在松解、移开压迫神经根的责任血管后，用特富龙棉（teflon）等不可吸收材料将两者分隔，或者对血管进行悬吊、固定，希望达到长久解除压迫的目的。近些年来应用于手术中的内镜技术，能够从各个方位观察神经根及其周围一定的区域，可最大限度地避免视觉盲区，对充分解除血管对神经的压迫、减少损伤有积极的作用，使手术的成功率得到提高，也降低了某些并发症的发生。

（2）感觉根部分切断术：有经颅后窝入路和经迷路后入路等不同术式，对于未发现血管压迫神经及其他异常的病例，以及因为年龄、身体等原因不能够耐受较长手术时间的病人，可以实施感觉根的部分切断。

（3）经延髓三叉神经脊髓束切断术：尤其适用于双侧三叉神经痛的病例，一次手术即可达到止痛的目的。

（4）立体定向放射外科：该技术包括伽玛刀、质子束和X刀等，通过精确的立体定向系统限定出靶点，将单次剂量的射线聚焦照射在靶点内，局部组织受到照射后可产生特殊的生物学效应，这种效应能够达到类似手术的效果。治疗三叉神经痛主要采用伽玛刀（Gamma knife γ刀），为近些年发展起来的治疗三叉神经痛的方法，主要用于难治性三叉神经痛的治疗。影响其治疗效果的因素有靶点的选择、靶点定位的精确性和治疗剂量。

Leksell于1951年首先提出立体定向放射外科（stereotactic radiosurgery）的概念，并在

1967年与他人合作研制出第一台伽玛刀。他本人及其他学者相继报告了三叉神经痛的临床治疗病例，但是直到1995年，治疗三叉神经痛的照射靶点一直选择在三叉神经节或三叉神经池，放射剂量为35～45Gy，疗效不满意。1996年，Kondziolka提出将照射的靶点改在三叉神经根的近中枢端，放射剂量提高至60～90Gy，近期有效率提高到86%。这是因为神经根的髓鞘在近中枢端主要由少突胶质细胞构成，少突胶质细胞对放射线较敏感。与CT相比，MRI能够清楚地显示三叉神经根，也为更改照射靶点提供了有利条件。此后治疗得到进一步的开展，国内在三叉神经痛的治疗方面也有报告。对于该治疗远期疗效的研究仍在继续。

γ刀治疗三叉神经痛存在不能即时止痛的缺陷，影响了临床的广泛应用。

二、症状性三叉神经痛　Symptomatic trigeminal neuralgia

也称为继发性三叉神经痛。因颅内或脑内的某些器质性病变压迫、侵袭到三叉神经根、半月神经节或脑干的相应部位而致病，神经痛只是疾病的临床表现之一。在三叉神经痛的病人中症状性三叉神经痛的检出率为2%～4%，常见的病变有相应部位的占位性病变，主要是桥小脑角区的肿瘤、囊肿等，以及多发性硬化。具体到每一种疾病均有其各自名称，如听神经瘤、桥小脑角胆脂瘤或血管瘤、三叉神经鞘瘤等等。多发性硬化的病人中约2%有面部疼痛的表现，在双侧疼痛者中更多见，存在神经系统受损的表现，影像学检查可以证实相关的病变。

症状性三叉神经痛在其他神经损害的症状不明显时容易与经典性三叉神经痛混淆。与后者相比，前者的发病年龄一般较年轻，病史比较短；疼痛的性质和程度与经典性三叉神经痛很相似，疼痛的发作以自发痛为主，持续的时间可有较大的差异，长者可达十几分钟甚至几十分钟，一次疼痛发作后可以没有明显的不应期。有些病例在疼痛发作的间期，局部始终有轻的钝痛或隐痛。存在扳机区及扳机因素，但可能为不典型的表现，如触摸面部不会引起疼痛发作，而在疼痛发作时触摸面部可加重疼痛的程度。

由于病变部位与第Ⅲ、Ⅴ、Ⅵ、Ⅶ、Ⅷ脑神经的关系较密切，当损害波及到不同的脑神经时，可以分别出现相关的临床症状，如患侧面部的皮肤痛触觉迟钝、角膜反射迟钝或消失，面部表情肌麻痹，耳鸣、听力下降。另外也可能发生眼球运动障碍、瞳孔直径改变等异常表现。CT、MRI或者颅后窝探查能够发现致痛的病变。

【诊断】

症状性三叉神经痛诊断率的提高得益于CT和MRI的问世，揭示了一些过去难以发现的器质性病变。

国际头痛学会分类委员会2004年第二版《头痛的国际分类》中关于症状性三叉神经痛的诊断标准为：

描述：

疼痛与经典性三叉神经痛不易区别，但是病因为可证实的不同于血管压迫的器质性病变。

诊断标准：

A. 疼痛突然发作，持续的时间从1秒～2分，两次发作之间有或没有疼痛的持续，涉及一个或多个分支区，包括B和C的标准。

B. 疼痛至少有以下一个标准：

1. 剧烈、尖锐、表浅和刺戳样；

2．从扳机区或因扳机因素而突然引发。

C. 每个病人的发作形式是固定不变的。

D.有一个不同于血管压迫原因的损害，而损害已被特殊检查和（或）后颅窝探查所证明。

【治疗】

诊断一经确立，即应由神经外科针对具体的病因进行相应的治疗。

复习思考题

1．三叉神经痛的临床表现有哪些特点、诊断的要点是什么？

2．容易与三叉神经痛混淆的疾病有哪些？三叉神经痛与哪一种牙疾患的疼痛相似，怎样鉴别？

3．三叉神经痛的治疗原则是什么？主要的治疗方法有哪些？

第二节　舌咽神经痛
Glossopharyngeal neuralgia

提　要

舌咽神经痛是以舌咽神经感觉功能分布区的突发、短暂、阵发性针刺样剧痛为特点。与三叉神经痛有类似的病因，据此舌咽神经痛的命名也发生了变化，原发性舌咽神经痛的疾病名称被经典性舌咽神经痛所替代。根据发病原因的不同，舌咽神经痛也被分为经典性舌咽神经痛和症状性舌咽神经痛两类，症状性舌咽神经痛亦可称之为继发性舌咽神经痛，是因颅内相关部位的器质性病变而致病。

临床通常所说的“舌咽神经痛”是特指经典性舌咽神经痛。

一、经典性舌咽神经痛　Classical glossopharyngeal neuralgia

舌咽神经痛是在舌咽神经感觉功能分布区突然发作的、短暂的、阵发性针刺样剧痛，可伴有迷走神经兴奋症状为特征的一种脑神经疾病。疼痛的性质、发作特点和复发、缓解方式与三叉神经痛非常相似。发病率较低，约为三叉神经痛的0.2%～1.3%。偶见两条神经均有疼痛的并发者。

【病因和病理】

近些年来，在部分舌咽神经痛患者中也被证实存在着血管对神经根的压迫、特别是动脉的搏动性压迫的现象。确切的发病机理目前同样不十分明确。致病的主要原因有：

1．血管压迫　扭曲、蛇行的血管压迫在舌咽神经根进入脑桥前的“敏感区”，压迫使神经发生髓鞘和轴突结构的改变，神经冲动在舌咽神经的纤维之间、与迷走神经的纤维之间发生“短路”，或者发生其他方式的传导异常，造成神经兴奋性的异常增高，对日常生活中某些寻常刺激发生错误的反应，出现疼痛的发作。造成压迫的责任血管主要是小脑下后动脉、椎动脉，微血管减压术解除压迫后能够缓解疼痛。

2．蛛网膜增厚粘连　手术中发现在桥小脑角区和颈静脉孔的蛛网膜有异常改变。由于炎症、出血等原因造成局部蛛网膜增厚，使神经根与周围的血管发生接触，颈静脉孔区的蛛网膜增厚粘连将神经根固定，当周围有挤压力量时神经根不能够缓冲而受到压迫。

由于发病率低，病理学研究的资料比较少，认为也存在神经根受到压迫，最终导致神经纤维发生脱髓鞘、局部轴突结构紊乱和变性等与三叉神经痛类似的病理改变。

【临床表现】

好发于40岁以上者，性别差异不明显。双侧发病者极为罕见。有反复发作史，复发无规律，疼痛的缓解期随着病程延长逐渐缩短甚至消失。

疼痛的性质为剧烈的锐痛，呈刺戳、刀割或闪电样。疼痛的部位分布在舌根、扁桃体区及咽部，累及耳内及下颌角的内侧者，为侵及到迷走神经的耳支和咽支所致，有些病人仅表现为耳内深部、下颌角内侧及颌后区的疼痛。发作特点为突然地发生和中止，持续时间几秒～几分钟，间歇期无不适。扳机区位于舌根、扁桃体窝等处，吞咽、咳嗽、打呵欠和咀嚼等动作可以诱发疼痛发作。由于吞咽可以引起疼痛发作，严重影响患者的进食及饮水，常有体重明显下降和营养不良，并且有情绪焦虑、恐惧，自杀倾向明显。

部分人在疼痛发作时伴有咽部异物感、咳嗽或心率减慢、心源性晕厥，甚至心脏停搏等因迷走神经亢奋而引发的症状。

【检查】

能够观察到扳机区，口腔颌面部的器官与神经系统的各项检查（包括特殊检查）无阳性体征。将表面麻醉剂如丁卡因喷涂于患侧舌根及扁桃体区，可以暂时遏制疼痛的发作。

【诊断】

依据病史、临床表现、有关检查的阴性结果、咽部表面麻醉或舌咽神经阻滞麻醉后疼痛暂时停止发作即可确立诊断。

国际头痛学会分类委员会2004年第二版《头痛的国际分类》中关于经典性舌咽神经痛的诊断标准为：

A. 疼痛突然发作，持续 1 秒～2 分钟，并符合 B 和 C 的标准。

B. 疼痛具备下列各项特征：

1．单侧；

2．分布在舌根、扁桃体窝、咽部，或者下颌角下方和（或）在耳内；

3．尖锐、刺戳样和剧烈的；

4．诱发因素为吞咽、咀嚼、咳嗽和（或）打呵欠。

C. 每个病人的疼痛有其不变的发作方式。

D. 临床无神经系统异常的体征。

E. 不能归于其他机能紊乱。

病史、躯体检查和特殊检查除外疼痛的其他原因。

【鉴别诊断】

1. 三叉神经痛　主要与三叉神经的第三支痛、特别是舌神经痛易混淆。单纯的舌神经痛很少见，一般三叉神经第三支其他分支也存在疼痛。偶见三叉神经和舌咽神经同时罹患，应注意鉴别，见表 11-2。

表 11-2 舌咽神经痛与三叉神经痛（舌神经）的鉴别

鉴别要点	舌咽神经痛	三叉神经痛(舌神经)
发病率	少	常见
疼痛部位	舌后1/3、咽侧壁、扁桃体周围、耳内	舌前2/3、面颊、牙龈
扳机区	有	有
扳机区部位	咽部及舌后部	面部、牙、舌前部及口腔其他部位
扳机因素	吞咽、咳嗽、大张口	进食水、说话、刷牙等
定位诊断	咽部喷涂丁卡因可止痛	舌神经阻滞麻醉可止痛

2．茎突综合征（styloid syndrome） 因茎突过长或附着的肌肉钙化所致，表现为咽部有异物感，咽侧壁持续性疼痛，可放射至耳、颈部，吞咽及头部转动时疼痛加剧。相应的部位有压痛，局部封闭可止痛，无扳机区。X 线检查可见过长茎突的影像。

3．翼腭神经痛 病因不确切，可能与鼻旁窦的感染有关。神经痛样的疼痛，常起自鼻根、内眦及眼眶，向腭部放射，可累及同侧的颅面部。持续时间几分钟至数小时，常伴有流泪、畏光、鼻阻流涕等症状。无扳机区，无明显阳性体征。经翼腭管行翼腭神经节阻滞麻醉，或蘸有表面麻醉剂的棉片敷于中鼻甲后上方可暂时止痛。

4．鼻咽部恶性肿瘤 疼痛多为持续性钝疼、部位深在，无扳机区。可伴有鼻阻、血性鼻涕、面部感觉异常和其他颅神经损害等表现。X 片显示相应部位骨组织破坏性病变。

5．症状性舌咽神经痛 因肿瘤压迫等原因而致病，多为阵发性的神经痛表现，或者持续十几分钟，甚至几十分钟的阵发性疼痛。以自发痛为主，可有触发痛，伴有舌咽神经区域的感觉损害，或其他脑神经受损的异常表现。CT 或 MRI 能够显现颅内的病变。

【治疗】

应遵守循序渐进的原则，首先采用药物治疗。当药物治疗无效或者不能耐受其副作用时选择外科治疗。

1．保守治疗 治疗三叉神经痛的药物均可用于舌咽神经痛的治疗，首选卡马西平，其他药物可以根据需要进行选择。药物的用量、方法及注意事项与三叉神经痛相同。

保守治疗的其他方法如：有封闭、激光等。

2．外科治疗 舌咽神经与迷走神经的关系密切，在外科治疗的过程中可引起心跳骤停等紧急情况，如果能够安装心脏临时起搏器，可以保证安全。

（1）射频温控热凝术：1981 年 Isamat 报告在 X 线引导下进行颈静脉孔的穿刺，进行舌咽神经的射频热凝治疗，热凝的温度为 65 ~ 70℃，时间 1 分钟。如果损伤到迷走神经，术后可有吞咽困难、声音嘶哑、干咳的并发症。

（2）微血管减压术：根据血管压迫学说设计的手术方法，目的是解除血管对神经根的压迫。手术中发现因血管压迫引起疼痛时进行减压，能否充分解除压迫，直接影响术后的效果。

（3）经后颅窝舌咽神经根切断术：对于没有血管压迫或其他异常的患者，通过切断神经根达到止痛的目的，但是由于神经根与迷走神经有交通，必须同时切断后者上部的 1 ~ 2 个根丝，可以减少复发。

二 、症状性舌咽神经痛 Symptomatic glossopharyngeal neuralgia

因肿瘤压迫或者病变侵袭等明确的原因而致病的舌咽神经痛，主要表现在舌根、扁桃体窝、咽部，或者下颌角下方、在耳内有阵发性尖锐、刺戳样疼痛，程度剧烈令人十分痛苦。

多为持续性的神经痛表现，或者持续十几分钟，甚至几十分钟的阵发性疼痛。以自发痛为主，可有触发痛，伴有舌咽神经区域的感觉损害，或其他脑神经受损的异常表现。CT或MRI能够显现颅内的病变。

【诊断】

国际头痛学会分类委员会2004年第二版《头痛的国际分类》中关于症状性舌咽神经痛的诊断标准为：

A. 疼痛突然发作，持续 1 秒～ 2 分钟，并符合 B 和 C 的标准。

B. 疼痛符合下列所有特征：

1．单侧；

2．分布于舌根、扁桃体窝、咽部，或者下颌角下方和（或）在耳内；

3．尖锐、刺戳样和剧烈的；

4．诱发因素为吞咽、咀嚼、说话、咳嗽和（或）打呵欠；

C. 每个病人有固定不变的发作形式；

D. 致病的原因已被特殊检查和（或）外科探查所证明。

【治疗】

应由神经外科针对病因进行相应的治疗。

复习思考题

1．舌咽神经痛的临床特征有哪些？如何诊断？

2．为什么舌咽神经痛与三叉神经痛易于混淆，鉴别的要点是什么？

（翟新利）

第三节　面神经疾患
Diseases of facial nerve

提　要

面神经（facial nerve）周围支较表浅，易遭受各种损害，导致面神经麻痹（facial paralysis），肌肉变性萎缩，妨碍面部表情运动和引起其他功能障碍。面神经麻痹是以颜面表情肌群的运动功能障碍为主要特征的常见病。根据引起面神经麻痹的损害部位不同，分为中枢性面神经麻痹（centralfacial paralysis）和周围性面神经麻痹（peripheral facial nerve）两种（图 11-5）。在口腔颌面外科就诊的患者则多以周围性面瘫为主，最常见的原因为各类创伤引起的创伤性面神经损伤和贝尔面瘫。面肌痉挛则是阵发性不规则半侧面神经支配表情肌的部分或全部的不自主抽搐或痉挛。本节将对这三种在口腔颌面外科较常见的面神经疾患从病因、临床表现、治疗和预后进行介绍。其中着重介绍了创伤性面瘫的病因及组织学改变，详细介绍了面瘫的各项诊断技术，特别是电生理诊断和临床面神经功能评价系统。治疗上较系统的介绍了非手术治疗和手术治疗的各类不同的方法及其适应证和优缺点。

面神经分布及其支配器官组织的临床应用解剖关系见图11-5。

一、创伤性面神经损伤　Traumatic facial nerve injury

创伤在面瘫发病因素中居第二位，近年来其发生率不断增高。主要是颌面部创伤、耳外科、医源性后遗症、肿瘤以及其他疾病所致的面瘫正处于上升趋势。Devriese通过对4149例面瘫患者的研究，创伤性面瘫的发生率为18.83%。May等报告为17%（1575例），Labella的统计结果为32%（147例），其中包括了医源性因素及肿瘤所致面瘫。在诸多创伤因素中，颌面部外伤及医源性创伤是主要致病因素,. Conley报道腮腺区肿瘤及手术造成的面瘫发生率为30%，其中暂时性面瘫为20%。

【病因、病理及发病机制】

面神经周围支是周围神经的一部分，造成其损伤的原因很多，不同原因造成神经损伤的严重程度和波及范围也不同。Seddon早在1943年即已提出周围神经损伤的三度划分法，即神经失用（neuropraxia）、轴突中断（axonotmesis）及神经断裂（neurotmesis）。目前临床常用的则是Sunderland提出的五度分类法。

Ⅰ度损伤：为神经失用性损伤。神经损伤部出现暂时性功能障碍，但神经轴突与神经元及终末效应器之间仍保持其连续性，其远端不出现沃勒变性（Wallerial degeneration），对电刺激的反应正常或略减弱。此类损伤的神经功能多于3～4周内完全恢复。

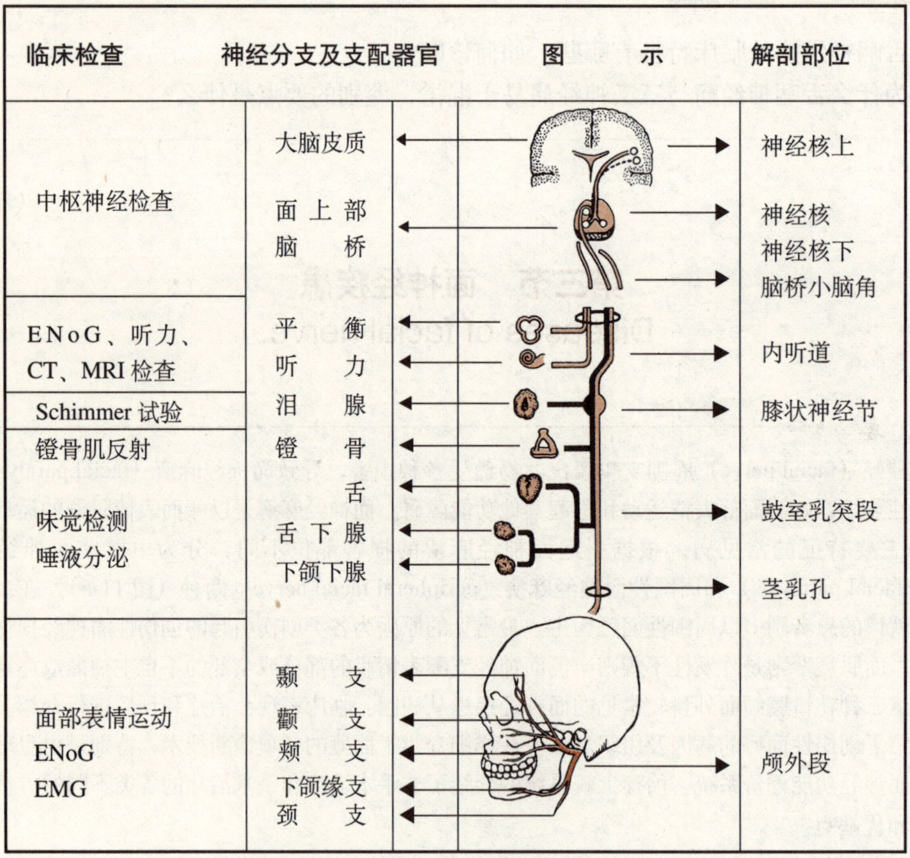

图11-5　面神经分布及其支配器官组织的临床应用解剖关系

Ⅱ度损伤：即轴突中断。轴突在损伤部位发生区域性溃变，其远端可发生程度不同的沃勒变性，但神经内膜管保持完整。虽可出现神经暂时性传导功能障碍，但其功能可自行恢复，多于1～2个月完全恢复。

Ⅲ度损伤：不仅有轴突中断、损伤远端的沃勒变性，而且神经内膜管的连续性遭到破坏，因此又称神经中断，但神经束膜常不受损，仍保持神经束的连续性，其损伤范围可为局限性，也可沿神经束波及较长一段神经，在近中往往伴有神经轴突的缺失。由于神经内膜管连续性破坏，神经束支的轴突出芽性再生，可能与终末效应器发生错位支配，故此类损伤可有连带运动。受损神经虽可自发恢复，但常不完全。

Ⅳ度损伤：指神经束遭到破坏而广泛断裂，神经外膜亦遭到破坏，但尚未完全断裂，神经干仍借此保持其连续性。由于神经束膜及神经内膜管破坏，易发生创伤性神经瘤及再生轴突的错位愈合，受损的神经功能极少能完全恢复。

Ⅴ度损伤：为最严重损伤，指整个神经干完全断裂，两断端分离或产生间隙，增生的纤维结缔组织可以出现瘢痕条索相连，神经功能完全丧失，如不作神经修复，其功能将完全丧失。

造成面神经损伤的原因甚多，归纳起来有以下几方面：

1．机械性损伤（mechanical injury）创伤引起的面神经损伤多属机械性损伤。其损伤形式有急、慢性挤压伤、挫伤、牵拉性损伤、压榨性损伤、撕裂伤、锐器切割伤及钝器摩擦伤等。

2．物理性损伤（physical injury）包括冷冻损伤、热损伤、电灼损伤、放射线损伤以及超声损伤和激光损伤等。

3．化学性损伤（chemical injury）指有毒物质对神经的损伤，包括长期接触有毒物，以及面神经分布区神经毒性药物的注射，如酒精、青霉素及溴化钙等药物。

4．医源性损伤（iatrogenic injury）是一种复合性损伤，几乎包括了以上各种损伤形式。在口腔颌面外科手术或治疗中，主要与茎乳孔外面神经末梢支损伤相关，几种常见造成面神经周围支损伤的医源性因素为（图11-6）：术中误将神经切断的切割性损伤；创面缝扎时缝针误穿神经干所造成的穿通和撕裂伤；止血时误将面神经干夹闭或结扎的钳夹、压榨性损伤；切除腮腺深叶肿物时必要的牵拉损伤；电刀使用不当引起的电灼伤；需冷冻治疗时对面神经造成的冷冻损伤；注射时针头误穿神经干所致穿通及撕裂伤，及针头所带酒精对神经干化学性损伤；术中寻找面神经所用电刺激器电流过大时所引起的电击伤等。

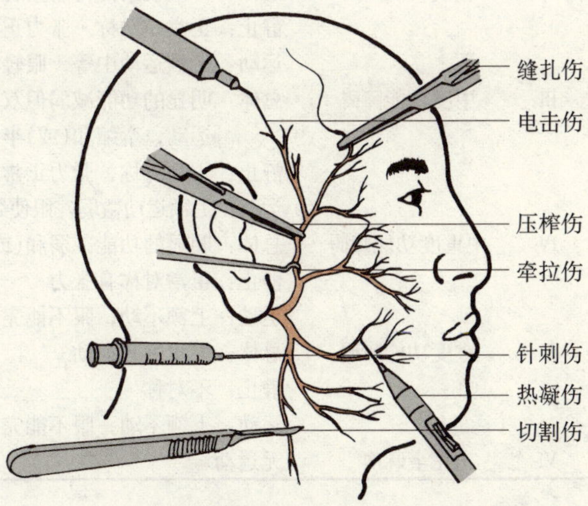

图11-6　口腔颌面外科手术及治疗中常见的面神经医源性损伤类型

缺血在创伤性面瘫中是多种致病因素所致的一种结果，也是创伤性面瘫的发生机理。

【诊断】

1．临床表现

（1）有明显的创伤因素存在。

（2）损伤多发生在面神经周围支，一般不伴有泪液分泌异常及舌前2/3味觉丧失。

（3）面瘫的典型症状：静态时患侧额纹消失或减少，鼻唇沟变浅或消失，口角歪斜，偏向健侧。严重者整个颜面部歪斜，患眼睑裂变大，甚至流泪、睑、球角膜充血、炎症甚至导致失明。

动态时患侧抬额头无力或不能抬额头；皱眉无力或不能皱眉；眼睑不能完全闭合；不能耸鼻；鼓腮漏气或不能鼓腮；撅嘴、微笑及大张口时口角歪斜。恢复期还可出现患侧的连带运动或患侧的过度运动等后遗症。

2．特殊检查　根据以上所述创伤性面神经损伤的临床表现及病史询问，临床不难作出面瘫的诊断。但在创伤性面瘫的诊断中，判断面神经损伤的程度和预后则显得更加重要。以往主要以患者皱眉、闭眼、耸鼻、鼓腮、讲话及微笑时对面部运动情况的主观判断作为指标。自Galvani发明静电计以来，肌肉及神经电活动的测定在面神经功能评价方面有了较快发展。

（1）面神经功能评价分级系统（grading system of facial nerve function）：许多学者在面神经功能评价方面做了研究，先后提出五点总体评价系统、分区分级系统及双重评价系统等，第五届国际面神经外科专题研讨会及美国耳鼻喉头颈外科学会推荐了House-Brackman（H-B）系统。客观评价有Burres的线性测量指数系统（B-FLMI）及Fields的面神经功能指数（FNFI）测定等。蔡志刚等结合以上两个相对量化的评价系统，创建了临床量化的面神经功能评价系统（quantitative facial nerve functional estimating system，QFES）。

1）House-Brackman（H-B）评价系统：是迄今为止在面神经功能主观评价方面较完善、应用较广的一个系统，也是国际上面神经研究领域认可的系统（表11-3）。

表11-3　House-Brackman（H-B）评价系统

分度	诊断	临床特征
Ⅰ	正常	面部所有区域正常
Ⅱ	轻度功能障碍	总体：仔细观察方可看出轻微的连带运动 静止：正常、对称、张力正常 运动：上额运动中等，眼轻使劲可完全闭合，口轻度不对称
Ⅲ	中度功能障碍	总体：明显的功能减弱但双侧无损害性不对称，可观察到并不严重的连带运动，挛缩和(或)半侧面部痉挛 静止：正常对称，张力正常 运动：上额运动微弱，眼使劲可完全闭合，口使劲可移动口角，明显不对称
Ⅳ	中重度功能障碍	总体：明显的功能减弱和(或)损害性不对称 静止：正常对称有张力 运动：上额不动，眼不能完全闭合，使劲时口不对称
Ⅴ	重度功能障碍	总体：很少见有运动 静止：不对称 运动：上额不动，眼不能完全闭合，口仅有轻微运动
Ⅵ	完全麻痹	无运动

2）临床量化的面神经功能评价系统（QFES）：为了避免主观评价的局限性，Burres等通过对大量正常人面部定点间距离的测量研究，提出了一个客观的评价系统即线性测量指数

（B-FLMI），通过测量面部一些相对稳定点间的位移百分比（PD），经过七步复杂计算得出神经功能恢复状况，增加了评价的客观性，但在测量和计算上过于费时（图11-7）。

说明

测定指标

抬上额：测 SoIo（①）；闭眼：测 SoIo（②）；皱眉：测SoF（③）；耸鼻：测McL（④）；微笑：LcM（⑤）、MMid（⑥）；撅嘴：测LcM（⑦）、MMid（⑧）；大张口：MMid（⑨）；正常及用力闭眼：测上下睑缘距（⑩）。测定指标排序为①～⑩。

面神经功能评价指数

（1）D1：健侧静止距离；D2：健侧运动时距离。

d1：患侧静止距离；d2：患侧运动时距离。

（2）位移百分比PD＝｜d2–d1｜/｜D2–D1｜。

（3）FNI1-FNI10表示测定指标①～⑩的PD 值，为各指标功能评价指数。

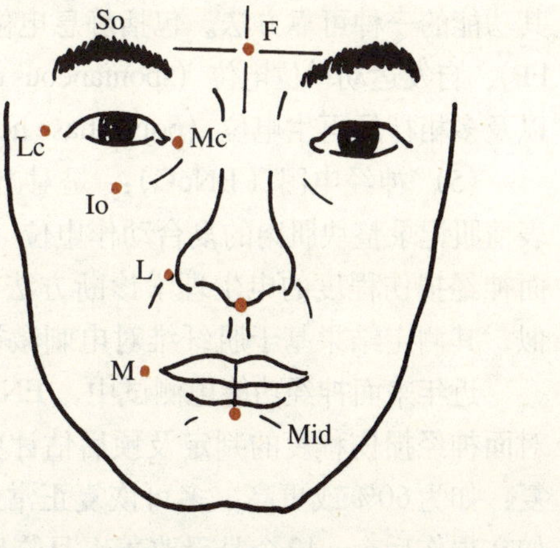

图11-7　临床量化面神经功能评价系统（QFES）

定点　So：瞳孔正对眉最高点；Io：眶下点；Lc：外眦点；Mc：内眦点；M：口角点；L：鼻翼最低点；F：正中线与双侧 So 连线的交点；Mid：正中线与上唇或下唇唇红缘交点。

（4）整体面神经功能评价指数：TFNI＝（各指标 FNI 之和）/（指标总数）

（5）面神经运动功能百分比：TPr＝（伤后 TFNI）/（伤前或正常 TFNI）

（6）面神经功能指数（FNI）分布按各指标均占10%计，则分区面神经功能指数：RFNI=面神经各支支配区 FNI 之和）/（面神经各支支配区测定指标总项次）

3．神经电诊断技术　神经肌肉电兴奋测定是较早应用于面神经领域的一项技术，先后出现了神经兴奋性测定（neural electric testing，NET）、最大刺激试验（maximal stimulation test，MST）、强度－时值曲线及时值测定（intensity/time curve and chronaxic test）、神经电图（electroneurograph ENoG）或诱发肌电图（evoked electromyograph，EEMG）、肌电图（electromyograph，EMG）以及运动传导潜伏时（motor conduction latency time，MCLT）和运动传导潜速率（motor conduction latency velocity，MCLV）测定等方法，为评价面神经损伤及恢复提供了客观指标。

（1）神经兴奋性测定（NET）：是指用一定波宽（0.1～1.0ms）的方波脉冲电流刺激面神经干，引起各神经支配肌肉的肉眼可见的最小收缩时的电流强度作为神经兴奋性的指标，并与健侧对比来判断外周神经病变。

（2）强度－时值曲线检查及时值测定：是根据电流刺激强度与刺激时间的相互依从关系绘成曲线，判断神经肌肉机能状态的一种检查方法，曲线纵坐标为输出强度，横坐标为脉冲时间。多数学者采用8～10个不同脉冲时间，以各个不同时间的脉冲电刺激肌肉，刚好引起收缩反应时所需的电量，绘成一条曲线，然后按照曲线图形确定神经功能情况。时值测定一般情况下与曲线形状、位置的改变成函数关系（个别表现例外），从中可看出神经恢复过程的量的变化。

（3）最大刺激试验（MST）：是指用Hilger刺激器，刺激面神经干和各分支，当电流逐渐增强，一般超过5mA或上升到患者开始感到不适时所引起的面肌反应，以健、患侧反应是否相似作为判断神经是否变性的指标。

(4) 肌电图（EMG）：是面神经发生严重变性而对MST、EEMG反应消失后，用于检测其功能的一种可靠方法。包括静息电位（rest potential，RP）、纤颤电位（fibrillation potential，FP）、自发运动单位电位（spontaneous motor unit potential）、正锐波（positive sharp wave，PSW）以及多相神经再生电位（poly-phase neural regeneration potential，PP）。

(5) 神经电图（ENoG）：是对出自茎乳孔的面神经干施以电刺激，从其各周围支支配之表情肌记录整块肌肉的复合动作电位（compound muscle action potential，CAP）来判断周围性面神经损伤程度的电生理学诊断方法，因为动作电位仍从肌肉获得，其原理与MST原理相似，其测定结果基于肌纤维对电刺激神经的收缩反应。

近年来面神经功能电测试中，ENoG在国内外学者中最受青睐，其原因是它较NET及MST对面神经损伤程度的判定及预后估计更精确。如测定值在0～20%，常提示功能不能完全恢复；如为60%或更高，多可恢复正常，这一点对神经损伤后功能恢复判定同样适用。EEMG如在损伤后6～12个月无改善，且临床检查面神经功能亦无恢复，则预示着解剖上的功能废用及面神经功能恢复的不良预后。EEMG测定在面瘫发生后3～14天最适用，因此也有一定局限性。

(6) 面神经运动潜伏时（MCLT）及潜速率（MCLV）测定：一般是用0.1～1.0ms脉冲方波电流刺激面神经干，在面神经支配的相应肌肉处诱发出电位，自刺激开始至记录到诱发电位时神经传导所需时间称为神经传导潜伏时（MCLT），而MCLV则为刺激点与接触点间神经长度与传导时间的比值，实际测定中误差大于MCLV，意义基本相同。MCLT的延迟或消失是面神经损伤的客观指标。由于MCLT延长，意味着神经纤维传导速度减慢，神经纤维传导速度与神经轴索病变程度有关，所以潜伏期测定可以提示面瘫预后。MCLT上限值国内外学者研究结果较一致，为4.0ms。

【治疗】

面神经损伤后的治疗可分为手术治疗及非手术治疗，其中非手术治疗以药物及物理治疗为主，药物治疗除以前传统的神经营养药物及皮质类固醇类药物的应用外，近十年来迅速发展的神经生长因子（neural growth factor，NGF）已被应用于临床，物理疗法中面部表情肌功能训练显得更为有效，我国则更多应用中草药制剂及针灸治疗。这些非手术治疗手段在暂时性面瘫及创伤性面瘫的急性期应用较多，但对其疗效评价及适应证选择尚缺乏更深入系统的研究。

1. 神经功能的自然恢复

关于创伤性面瘫的治疗及功能恢复问题，早在20世纪50年代末Martin与Helsper就报道过腮腺切除术中面神经牺牲病例，术后面神经功能有一定程度自发恢复。面神经自然恢复的可能机理有：术区面神经再生，对侧神经交叉支配，三叉神经支配，咀嚼动作，以及舌咽神经与面神经的交互作用，不明的神经通路或上述诸种可能性的联合作用等。

2. 非手术治疗

(1) 药物治疗

1) 激素类药物：在伤后或手术后3天内应使用激素类药物，以便减少渗出及水肿，有利神经恢复。一般常规给予地塞米松10mg静滴。

2) 神经营养药：可给予维生素B_{12}及B_1等神经营养药物，常规用药量，一般采用肌注，

10天一个疗程，共用三个疗程。也可采用离子导入的方法局部给药。

3）神经生长因子（NGF）：目前疗效尚不肯定，但已有临床应用的报道，可以全身用药，也可神经损伤局部用药。

（2）物理疗法

1）表情肌功能训练：适用于神经损伤后各期，损伤后2周至3个月内尤为重要。训练方法是将面部表情肌分为额部、眼部、鼻部和口周四个功能分区，根据表情肌正常功能运动时收缩方向，分别给予瘫痪侧以辅助外力，迫使其于对侧表情肌协同运动，从而达到患侧表情肌机械训练的目的。

2）离子导入：常在神经损伤后早期（1～3个月）应用，能促进神经功能的恢复。

A. 维生素导入：维生素 B_{12} 500μg、维生素 B_1 100mg 直流电阳极导入，采用双极表面电极，电流 0.1mA，时间 20 分钟。每日 1 次，每疗程 10 次，两疗程间隔一周。

B. 碘离子（I）导入：与上不同在于 I 从阴极导入，余条件均同维生素导入。

以上离子导入均可配合以超短波、微波或红外线等治疗，每次 10 分钟，每日 1 次。

3）神经电刺激：一般在神经损伤后中晚期应用，主要用多功能电刺激及失神经理疗处方，每次 30 分钟，每日 1 次，10 次一疗程，共两个疗程，每疗程间隔一周。

对于肿瘤或肿瘤术后面神经损伤患者理疗慎用，以防止促进瘤细胞生长或扩散。

3. 手术治疗

面瘫畸形的手术治疗，目的在于不仅要获得面部的静态表情自然、对称，更重要的是要能保持表情运动时的对称与协调。较早应用于面瘫矫治手术包括肌筋膜悬吊术和肌瓣转位术等静态非神经化的矫治技术。近年来许多新技术应用于面神经外科领域，面神经与其他邻近部位的运动神经吻合术、自体神经移植术、血管化神经移植术、跨面神经移植术、血管化游离肌肉移植术及血管神经化游离肌肉移植术，以及非神经组织移植修复面神经缺损的技术已广泛应用于面神经外科领域，并获得良好效果。但对其疗效及功能评价的研究资料却很有限，至今尚无统一的标准。

（1）面瘫的静态矫治术：主要包括筋膜悬吊、真皮悬吊、组织代用品植入和肌瓣转位术等方法，该法近期有较好的静态恢复，但远期纤维挛缩，悬吊松弛，效果欠佳，目前已少用。肌瓣转位法则试图用邻近的其他肌肉代替表情肌行使面部表情功能，经排除额肌、颈阔肌和胸锁乳突肌的应用价值后，肯定了颈肌瓣、颞肌或嚼肌瓣提拉眼睑和口角的可行性。颞肌及其筋膜转移的长度是足以矫正眼与口的畸形的。颞肌筋膜提供了足量的肌筋膜组织，可同时行眼、口角、鼻翼等多部位的静态悬吊。随着生物材料的发展，已有许多高弹性的生物材料代替肌筋膜用于该手术。该术式的不足在于其不能解决表情运动时不对称畸形，仍为姑息性治疗手段。

（2）邻位其他运动神经转接术矫治面瘫：指应用舌下神经、副神经、舌咽神经或膈神经等其他面神经的邻位运动神经转位修复患侧面神经的方法，多用舌下神经、膈神经和副神经。这种方法适用于早期病例，在肌肉尚未萎缩，无退行性病变时方可获较好效果。尤其适用于即刻的面神经损伤，面神经主干缺损较多，其近心端不能被利用，而远心端神经组织结构正常的病例。该法可使瘫痪的面部恢复一定的运动功能，遗憾的是神经转位后表情肌并非由面神经支配，术后往往出现表情运动的不自然和不对称。最好在术后其他病情稳定后再行横跨面部的面神经移植，将对侧面神经活力引入患侧，以期获得良好的表情运动功能，首期手术仅使受损神经远端保持活力，并且在完成首期手术后配合以恰当的功能训练将使表情肌不至于迅速萎缩。

(3) 神经修复术矫治面瘫：20世纪70年代以来，随着显微外科技术的发展，面瘫的矫治技术向前迈了一大步，特别是各种不同的面神经修复技术为面瘫患者带来了福音。

1) 神经吻合术：是面神经外科修复手术均需采用的基本技术，适用于较新鲜的神经损伤，且神经缺损短直接缝合无张力，神经断端损害轻，有良好的神经受植床的病例。按照吻合方法的不同又分为神经外膜缝合术、神经束膜缝合术和神经外膜束膜联合缝合术，其中以神经束膜缝合术效果为佳，但在实际操作中有一定困难。该法是所有面神经修复技术中效果最佳的。但应注意在行神经吻合术的神经断端应保证新鲜，神经色泽应明亮，外膜及束膜结构明显。如为嵌压损伤、压榨损伤或神经撕裂伤神经断端一定要修整至符合以上要求。

2) 自体神经移植术：即在神经缺损处移植一段自体的感觉神经来恢复受损神经的连续性。多在神经缺损长、不能直接吻合时使用，植入神经可来自于耳大神经、腓肠神经、股外侧皮神经以及前臂的感觉神经。其中以耳大神经为首选，因其与面神经位置邻近，往往在同一术区即可获得，而且耳大神经多有分支，适合于修复多支面神经损伤，即使没有分支，因其神经干粗大，可将其纵行分成多束。其次是腓肠神经，它可以提供足够的可利用的神经段，特别是为横跨面神经移植提供了足够的供体神经。

横跨面神经移植也是一种自体神经移植矫治面瘫的手术方法，是将一段游离自体神经移植于面部，一端与健侧面神经分支相吻合，另一端通过面部皮下隧道引至患侧用以支配患侧的表情肌运动，由此使患侧表情肌能够接受面神经核的冲动。该法适用于患侧面神经不能利用，但表情肌尚未萎缩，且组织床血运尚佳的病例。该法最大限度地保护和利用了患侧面部的表情肌，具有一定的优越性。若患侧面肌已萎缩变性，失去再生能力，横跨面部的神经移植即需结合吻合血管神经的游离肌肉移植完成功能重建。

3) 神经植入术：是指将移植神经的末梢端直接植入受损表情肌的一种神经修复方法。适用于面神经末梢段缺损而无法施行吻合术，表情肌尚未完全萎缩时，一般在神经损伤后半年内。但神经植入的总体效果仍低于直接吻合，并且将神经植入未完全丧失神经支配或已完全萎缩并纤维化的肌肉很难发生再支配效应，因此应严格掌握该法的适应证。

4) 血管化的神经移植：是在横跨面神经移植技术基础上，使被移植神经同时伴有血供的一种神经修复方法。适用于患侧面神经不能利用，表情肌尚未萎缩，受区有大量瘢痕、血运差的病例。常用腓肠神经带小隐静脉，将小隐静脉两端分别与健侧的动脉相接，患侧与静脉相接，使该段移植小隐静脉动脉化，以供给跨面移植的腓肠神经。

(4) 游离肌肉移植矫治面瘫：可分为单纯游离肌肉移植和血管神经化的游离肌肉移植两大类。

1) 游离肌肉移植矫治面瘫：1971年Thompson首先以蹞、趾短伸肌游离移植来提高眼口的对称性；将肌腱悬吊于颧弓上，肌腹环绕口轮匝肌来矫正口角畸形；以肌腱环绕眼轮匝肌，肌腹埋于颞肌来矫正眼睑畸形。1974年Haklius将该法改良并推广，在口角畸形及眼睑畸形矫治中获得良好效果。其原理是：肌肉去神经后一系列变化允许肌肉在缺氧环境下存活相当长的时期，此期可重建血运，并从邻近正常肌肉获得神经支配。该法不用行血管吻合，肌肉及神经再生可靠，手术简单，病程短，供区损伤小，受区无臃肿，患者易接受，是恢复面瘫动态外观的有效方法。适于晚期面瘫，面肌已萎缩，面神经难以恢复者。

2) 神经血管化游离肌肉移植矫治面瘫：20世纪70年代开始，Tamai和Harri等人先后在动物和人完成了吻合血管神经的肌肉游离移植手术。20世纪80年代至今则推广至胸小肌、前锯肌、股直股、背阔肌、腹直股及踇、趾短伸肌的应用。该技术为晚期面瘫患者表情肌已发生萎缩的唯一可行的功能性矫治方法。供肌源常用胸小肌、股薄肌和背阔肌等，其中以背阔肌最常用，神经为胸背神经，血管为胸背动、静脉。其优点是通过健侧面神经来支配患侧面部表情肌运动，缺点是至少有两次长时间的大手术，两个供区均留有瘢痕，面部运动恢复时间长等。

(5) 非神经组织移植修复面神经缺损：如上所述，自体神经移植是周围神经损伤后神经修复最常用的方法，但该法需从其他供区获得感觉神经，从而可能引起供区的感觉丧失或痛性神经瘤形成；并且自体神经来源及在神经长度、直径等方面与缺损区神经要求均有一定的限制。而异体神经移植由于存在免疫排斥等问题，临床应用须待进一步研究。近年来，人们试图寻找能替代自体神经的非神经组织移植来修复神经缺损，重建神经连续性，恢复神经功能。同样在面神经修复领域非神经组织移植也有着广阔的前景。非神经组织移植物一般分为两类：一类为生物性的非神经组织移植物，像自体静脉、变性骨骼肌以及肌腱的假性滑膜鞘、腱鞘与腱管、筋腱膜膜管以及人羊膜基底膜等假性滑膜鞘管。另一类为非生物性的非神经组织移植物，像硅胶管、PGA 管等。生物性的又分为自体、异体及复合组织移植物。

【影响预后的因素】

周围神经受损后，无论其自然恢复过程还是治疗后恢复过程均受诸多因素影响，归纳起来主要有：损伤的性质及程度、损伤的部位以及年龄因素等。其他影响神经功能恢复的因素还有损伤与修复相隔时间长短，损伤神经修复的准确性以及神经受损长度及是否伴有其他全身性疾患等。

二、贝尔麻痹　Bell's palsy

贝尔麻痹系指临床上不能肯定病因的不伴有其他特征或症状的单纯性周围性面神经麻痹。最早由 Charles Bell 于 1821 年描述，稍后神经学家 William Gowers 以 Bell 的名字命名了该病，从而使其成为面神经疾患领域最常见、最受关注的疾患之一。文献报道美国的发病率为25例/10 万人口，欧洲为 20 例 /10 万人口，日本为 30 例 /10 万人口。我国 1986 年有统计表明为 10.28 例 /10 万人口，较新的统计资料为 49.77 例 /10 万人口。地理分布上，长江以北偏高，中老年多见，农村患者多于城市。

【病因及病理】

贝尔面瘫传统的病因和发病学观点认为主要是由于外界因素，如寒冷、病毒感染及机体的应激状态引起面神经不同部位供血小动脉痉挛，从而造成面神经因缺血而水肿，进一步又使血管受压导致缺血加重，因而产生面神经麻痹。也有学者提出中枢病变学说及遗传因素可能是其致病因素。

在口腔颌面外科就诊的患者多以外界因素为主，其可能的致病因素有：

1．较传统的观点认为为外环境因素　如寒冷刺激等可导致面神经血运障碍，进一步引发面瘫。

2．自从 McCormick 于 1972 年提出人类单纯疱疹病毒感染可能于该病有关以来，病毒感染在贝尔面瘫致病因素中成为最受关注的因素之一，截至目前认为可能相关的病毒感染包括 I 型单纯疱疹病毒、巨细胞病毒、带状疱疹病毒、EB 病毒、柯萨奇病毒、人类免疫缺陷病毒等，其中以单纯疱疹病毒最多见。

3．解剖因素　首先面神经在内耳一直走行于曲折而狭窄的骨管内，并且在内耳道及膝状神经节之间的迷路段缺乏神经外膜和神经外周组织，神经内膜和蛛网膜组织也很少，因此神经在此段最易损伤而引致水肿。

4. 机体的应激因素　长期以来有学者认为贝尔面瘫患者中，机体处于疲劳及应激状态的居多，因此认为机体的应激状态可能是其发病因素之一。

贝尔麻痹的病理变化主要为面神经水肿，髓鞘或轴突有不同程度的变性，以在茎乳孔和面神经管内的部分尤为显著，有时乳突和面神经管的骨细胞也有变性。

【临床表现】

发病突然，发病前一般无先兆症状，常在晨起时发现有面瘫症状。多单侧发生，仅个别为双侧发生。多见于青壮年，发病后进展迅速，可于数小时内或1～2日内达到面瘫最大限度。临床表现为完全性面瘫症状：患侧口角下垂，上下唇因口轮匝肌瘫痪而不能紧密闭合，故发生饮水漏水，不能鼓腮、吹气等功能障碍。上下眼睑不能闭合的原因是由于眼轮匝肌瘫痪后，失去了受动眼神经支配的上睑提肌保持平衡协调的随意动作，致睑裂扩大、闭合不全、露出结膜；用力紧闭时，则眼球转向外上方，此称贝尔征（Bell sign）；由于不能闭眼，易患结膜炎；在下结膜囊内，常有泪液积滞或溢出，这种泪液运行障碍，一般是由于泪囊肌瘫痪与结膜炎等原因所引起。前额皱纹消失与不能皱眉是贝尔面瘫或周围性面瘫的重要临床表现，也是与中枢性面瘫鉴别的主要依据。

表情肌的瘫痪症状，在功能状态时更为突出，因此，评价治疗效果或恢复程度的标准，也必须在功能状态下进行。

患者的临床表现与病变的部位有关：如果病变在茎乳孔附近，则表现为完全性面瘫的表现。病变部位更高，在鼓索及镫骨肌之间时，除完全面瘫外还可有味觉异常或丧失及涎腺分泌障碍。如波及支配镫骨肌的神经分支，可能会出现听觉过敏。病变波及膝状神经节，可能会出现外耳道疱疹，并有耳廓及外耳道感觉迟钝及剧痛。病变波及经过膝状神经节的岩浅大神经，还可能出现泪液分泌障碍。病变在脑桥与膝状神经节之间，感觉与分泌功能障碍一般较轻。病变波及听神经可有耳鸣眩晕。

【诊断及鉴别诊断】

贝尔面瘫的诊断并不困难，但为了确定神经损伤的部位、程度、预后和手术疗法的适应证等，各种新技术、新方法层出不穷。

对贝尔面瘫的外周神经功能检查类似一般的周围性面瘫的方法，包括面神经功能的评价分级及神经电诊断技术的应用。目前认为对面神经的神经兴奋性试验（NET）、最大刺激试验（MST）和面神经电图（ENoG）或诱发肌电图（EEMG）等几项检查手段有较大的实用价值，有利于预测其预后。特别是近年来ENoG在贝尔面瘫患者的损伤程度判断和预后评价方面备受重视。其次还有用于损伤定位辅助诊断的味觉试验、听觉试验以及泪液试验（Schirmer test）等方法也为临床常用的检查手段。

味觉检查：伸舌用纱布固定，擦干唾液后，以棉签蘸糖水或盐水涂于患侧的舌前2／3，嘱病员对有无味觉以手示意，但不要用语言回答，以免糖（盐）水沾至健侧而影响检查结果。

听觉检查：主要是检查镫骨肌的功能状态。以听音叉（256Hz）、马表音等方法，分别对患侧与健侧进行由远至近的比较，以了解患侧听觉有无改变。听觉的改变是由于镫骨肌神经麻痹后，失去了与鼓膜张肌神经（由三叉神经支配）的协调平衡，于是使镫骨对卵圆窗的振幅减小，造成低音性过敏或听觉增强。

泪液检查：亦称Schirmer试验。目的在于观察膝状神经节是否受损。检查方法见第九章

"唾液腺疾病"。

根据味觉、听觉及泪液检查结果，还可以明确面神经损害部位，从而作出相应的损害定位诊断：

(1) 茎乳孔以外：面瘫。

(2) 鼓索及镫骨肌神经节之间：面瘫＋味觉丧失＋涎腺分泌障碍。

(3) 镫骨肌与膝状神经节之间：面瘫＋味觉丧失＋涎腺分泌障碍＋听觉改变。

(4) 膝状神经节：面瘫＋味觉丧失＋涎腺、泪腺分泌障碍＋听觉改变。

(5) 脑桥与膝状神经节之间：除面瘫外，感觉与分泌功能障碍一般均较轻；如损害影响听神经，尚可发生耳鸣、眩晕。

(6) 核性损害：面瘫＋轻度感觉与分泌障碍，但往往影响展神经核而发生该神经的麻痹，若损害累及皮质延髓束可发生对侧偏瘫。

近年来影像学诊断技术也被用于对内耳道的迷路病变的诊断，面神经在高分辨率磁共振(HRMR) 中，特别是在应用辅助对比剂Gd、碳水化合物后面神经颇易显示，病变神经显示影像明显增强。

根据上述症状及相应的检查手段，贝尔面瘫的诊断并不困难，但还应注意与核上性面神经麻痹、核性面神经麻痹、小脑脑桥角病变，一些影响面神经功能的综合征如亨特（Hunt）综合征、麦克森（Melkersson）综合征等，听神经瘤，中耳炎以及创伤性面神经损伤相鉴别。

【治疗】

根据贝尔面瘫的自然发展过程，可将其分为三个阶段即急性期、缓解期及后遗症状期进行不同的治疗。

发病急性期（1~2周）的治疗原则为改善面部血液循环，促使面部水肿、炎症消退，以免面神经进一步受损，使其功能早日恢复。具体治疗方法：

1．大剂量激素冲击疗法：起病后立即给药，初起3天，可每天给予地塞米松10mg静脉滴注，以后改用泼尼松口服，每天3次，每次10mg，2 ~ 3天后逐渐减量至10天停药。

2．配合以扩血管药物水杨酸钠0.3 ~ 0.6g，每日3次口服。

3．配合以神经营养药物维生素 B_1 100mg、维生素 B_{12} 500μg肌肉注射，每日1次。或在1周后用维生素B行相关穴位注射。

4．辅助以抗病毒治疗对于明显有病毒感染因素存在病例，应使用利巴韦林或金刚烷胺等抗病毒药物；对于可疑有病毒感染病例应给予中药抗病毒制剂，如板蓝根冲剂等。

5．理疗可用红外线、超短波治疗。注意在发病初期禁用热敷及强刺激的理疗。

发病后即应注意保护患眼，给予眼药。并应注意该期不宜给予过强的针刺或电针疗法，以免导致继发性面肌痉挛。另外对贝尔面瘫的早期手术治疗应取慎重态度，据文献报道，手术治疗的效果与自然恢复无明显差异。

缓解期（3周~2年）的治疗原则为尽快使神经传导功能恢复和加强面部表情肌功能的训练。具体治疗方法可参照创伤性周围性面瘫的治疗方法。可配合应用一些肌肉兴奋剂，如新斯的明、呋喃硫胺及加兰他敏等。

后遗症状期即面瘫症状不再有好转或出现连带运动、面肌抽搐或痉挛等并发症，该期的治疗原则主要是对症治疗，即对后遗面部畸形的康复性矫治。方法参见永久性面瘫的治疗。

【预后】

贝尔面瘫大多数预后良好，其预后与其病情的严重程度，治疗是否及时、恰当，以及患者的年龄等因素有关。多数患者可在2～3个月内完全恢复。症状轻者可无神经变性，2～3周即开始恢复，1～2个月即可恢复正常；有神经变性者，常需3～6个月才能恢复，这类患者面肌功能训练可明显改变预后。严重者面瘫恢复时间很长甚至不能完全恢复。因此发病急性期及时正确的治疗及缓解期的表情肌功能训练非常重要。目前判断面瘫预后较好的方法是采用神经电图（ENoG）检查，大量研究认为神经电图检查对预后的判定在发病后3周进行最为准确。

三、面肌痉挛 Facial spasm

面肌痉挛亦称半面痉挛（hemifacial spasm， HFS）为阵发性不规则半侧面神经支配表情肌的部分或全部的不自主抽搐或痉挛，可分为原发性和继发性面肌痉挛，前者又称特发性半面痉挛（idiopathic hemifacial spasm， IHFS），后者又称为症状性面肌痉挛。

【病因】

原发性面肌痉挛的病因目前尚不十分清楚，可能是在面神经传导通路上的某些部位存在病理性刺激所引起，有中枢学说和周围学说两种假说。中枢学说也称核团学说，认为是面神经核或核上部受刺激或失控引起；多数学者支持周围病变学说，认为是颅内面神经干受压迫致使面神经脱髓鞘变引起。其他可能的病因包括动脉硬化和高血压病变的患者可引起半面痉挛，少数病例属各种原因所致面神经麻痹的后遗症。

【临床表现】

该病多发于中、老年患者，女性多于男性。起病缓慢，无自愈性。痉挛为突发、阵发，有节律，不能控制，可持续几秒至十几分钟，多发于一侧，双侧发病者极少见。当精神紧张或疲倦时加重，睡眠时停止发作。疾病早期抽搐多从下睑开始，呈间歇性，以后逐渐扩展至同侧其他表情肌。少数可伴有疼痛，个别有头痛、患侧耳鸣、同侧舌前味觉改变等症状。神经系统检查一般无阳性体征，晚期可有表情肌轻度瘫痪。该病无缓解期，疾病呈缓慢进展，额肌少受累，颈阔肌可受累。

【诊断及鉴别诊断】

根据病史及临床表现，诊断面肌痉挛一般无困难，面肌痉挛者可有肌纤维震颤，肌电图可有纤颤电位，而无脑电图异常。面肌痉挛应注意与癔病性眼睑痉挛、习惯性眼睑痉挛、三叉神经痛的痛性抽搐及小脑脑桥角部位的肿瘤、炎症或面神经瘤、颅脑损伤等相鉴别。有时还应与舞蹈病及手足徐动症相鉴别。癔病性痉挛多见于女性，常有癔病的其他症状，其肌电图无改变。习惯性面肌痉挛多见于儿童或青壮年，与舞蹈病相似，均为双侧发病，后者还伴有四肢及躯干的不自主动作，较易于鉴别。

【治疗】

由于原发性面肌痉挛病因不明，目前仍缺少理想的治疗方法。临床常用的治疗方法类似于三叉神经痛的治疗，包括镇静药及抗癫痫药物的应用，神经营养药物的应用，超声波及钙离子导入等物理疗法，中医、中药及针灸治疗等也有报道，效果均不理想。对以上治疗效果不佳者可用局部或面神经主干的封闭疗法，必要时可考虑采用射频温控热凝术使面神经变性，该法同三叉神经痛治疗，使神经失活后会出现面瘫等并发症，应注意把握适应证和术后护理。目前对手术治疗面肌痉挛尚存在争议，早期采用的面神经绞榨术、切断术及与其他神经吻合术等已弃用，较新的颅内微血管减压术则因有一定手术风险，有的患者难以接受，且远期疗效尚待进一步证实。

近年来肉毒素在治疗半面痉挛及眼睑痉挛中获得良好效果。肉毒素是由肉毒梭菌在生长繁殖过程中所分泌的一种神经外毒素。血清学特性具有 7 种亚型，国内外已将肉毒素 A (botulinum A toxin) 局部注射作为治疗半面痉挛的治疗方案之一。肉毒素的作用机理是能够抑制周围运动神经末梢突触前膜乙酰胆碱释放导致所支配肌肉松弛性麻痹。国内目前大多应用兰州生物制品研究所研制的 A 型肉毒毒素（商品名为衡力），在半侧面肌痉挛患者的治疗中，常规选用剂量为每点注射2.5～5.0U，每次注射总剂量不超过55U，一个月内总剂量不超过 200U。在面肌痉挛治疗中主要的后遗症状为类似早期面瘫的表现，治疗有效期常在 3 ～ 6 个月，有复发倾向。

复习思考题

1. 简述面神经颅内、颅外段解剖及其对应支配器官的功能关系。
2. 简述周围神经损伤的 Sunderland 分度。
3. 简述外周面神经损伤治疗的进展。
4. 什么是贝尔面瘫？其不同发病时期的治疗原则是什么？
5. 什么是面肌痉挛？其发病机理是什么？
6. 简述肉毒素在面肌痉挛治疗中的应用。

（蔡志刚）

参考文献

1. 袁盛榕. 主要作用于中枢神经系统的药. 见: 陈新谦, 金有豫主编. 新编药物学. 第14版. 北京: 人民卫生出版社, 1997. 182-200
2. 陈敏学, 杨驰, 邱蔚六. 三叉神经痛和半侧面肌抽搐的病因研究与治疗新进展. 中华口腔医学杂志. 2004, 39(2):173-174
3. 李翠宁. 原发性三叉神经痛及其治疗. 无创伤外科学专辑. 2002, 6(1)45-47
4. 李万山. 魏世成. 三叉神经疾病. 见: 王翰章, 主编. 中华口腔颌面外科学（上、中、下卷）. 北京: 人民卫生出版社, 2001. 3262-3279
5. 李勇. 黄宇光译. 三叉神经痛、舌咽神经痛以及单侧面肌痉挛. 见: 王任直主译. 神经外科学. Robert G. Grossman, Christopher M. Loftus, eds. 第 2 版. 北京: 人民卫生出版, 2002. 351-358
6. 吕福林. 吴承远. 颅神经疾病及功能性疾病. 见: 吴承远.刘玉光，主编. 临床神经外科学. 北京: 人民卫生出版社, 2001. 693-713
7. 吴逊, 主编. 癫痫和发作性疾病. 见: 王新德, 总主编. 神经病学（第13卷）. 北京: 人民军医出版社, 2001. 347-376
8. 于生元. 三叉神经痛的新认识. 中国疼痛医学杂志, 2004, 10(2):66
9. 赵海宁, 李军, 朱艳等. 难治疗性三叉神经痛的药物联合治疗. 中国疼痛医学杂志, 2004, 10(2): 69-70
10. 周剑虹. 三叉神经痛的病理学研究进展. 口腔医学研究, 2003, 19(3):230-231

11. John M. Gregg. Chronic Head and Neck Pain. In: Fonseca RJ. Oral and Maxillofacial Surgery. Philadelphia, WB Saunder 2000, Vol. 1, Chap. 8:163-166
12. Headache Classification Subcommittee of the International Headache society. International Classification of Headache Disorder 2nd Edition. Int Headache, 2004, 24 (Suppl 1):126-127
13. Taha JM, Tew JM. Honored guest presentation: Therapeutic Decisions in Facial Pain. Clin Neurosurg, 2000, 46:410-431
14. Weigel G, Casey KF.eds. The Trigeminal Neuralgia Handbook. New Jersey: Trigeminal Neuralgia Association 2000
15. 李万山.舌咽神经及头颈部其他神经疾病. 见: 王翰章, 主编. 中华口腔颌面外科学（上、中、下卷). 北京: 人民卫生出版社, 2001. 3290-3293
16. 吴逊, 主编. 癫痫和发作性疾病. 见: 王新德, 总主编. 神经病学（第 13 卷), 北京: 人民军医出版社, 2001. 347-376
17. 赵明奎. 左焕中. 张黎等. 舌咽神经痛显微外科手术治疗后的远期疗效. 中华外科杂志, 2000, 38 (8):598-600
18. 种衍军. 舌咽神经痛. 见: 吴承远, 刘玉光, 主编. 临床神经外科学. 北京: 人民卫生出版社, 2001, 718-722
19. 种衍军. 舌咽神经痛的手术治疗与病因探讨. 中华神经外科杂志, 1999, 15 (2) 94-96
20. Headache Classification Subcommittee of the International Headache society. International Classification of Headache Disorder 2nd Edition. Int Headache, 2004, 24 (Suppl 1):127-128
21. Conley J. New concepts in facial palsy. In: Portmann M (ed) : Proceedings of the fifth international symposium on the facial nerve. New York: Masson Publishing, 1985. 564-566
22. Devriese PP. Prognosis of paralysis. In: Portmann M (ed): Proceedings of the fifth international symposium on the facial nerve. New York: Masson Publishing, 1985. 27-30
23. May M. Schaitkin BM (ed): The Facial Nerve. May's Second Edition. New York. Thieme Inc. 2000.
24. Seddon HJ. Three types of nerve injury. Brain, 1943, 66:237
25. Sunderland S. A classification of nerve injury. In: Sunderland S (ed): Nerve injuries and their repair a critical appraisal, ed 3th. London; Churchill Livingstone, 1991. 211-232
26. Zhigang Cai, Guangyan Yu, Daquan Ma et al. Experimental study on the traumatic facial nerve injury. J Larynol and Otol. 1998, 112 (3):243-245
27. 蔡志刚. 面神经损伤及治疗. 马大权主编: 涎腺疾病. 北京: 人民卫生出版社, 2002. 396-421
28. 俞光岩. 涎腺疾病. 北京: 北京医科大学、中国协和医科大学联合出版社, 1994. 229-244

Definition and terminology

- **Trigeminal Neuralgia**： Is a unilateral disorder characterized by brief electric shock-like pain, abrupt in onset and termination, limited to the distribution of one or more divisions of the trigeminal nerve.

- **Glossopharyngeal Neuralgia**： Is a severe transient stabbing pain experienced in the ear, base of the jaw. It is commonly provoked by swallowing talking or coughing and may remit and relapse in the fashion of trigeminal neuralgia.

- **Attack of Pain**. Builds up, remains at a certain level for a second to minutes, then wanes until it is gone completely.
- **Trigger Areas**： Small areas in the nasolabial fold and/or chin may be particularly susceptible to the precipitation of pain.
- **Nerve Block**： Use of an anesthetic or other agent to temporarily stop a nerve signal in the case of TN, areas are numbed to shut off pain signal. Can be used for temporary pain relief or as a way to diagnose the exact nature and location of a pain.
- **Traumatic facial nerve injury**： except for Bell's palsy, the cause of which is unknown, the most common cause of facial paralysis is trauma to the facial nerve, including external trauma （the most common cases were temporal bone fractures due to variety accidents), surgical trauma （the most common cases were secondary to acoustic neuroma resection） and iatrogenic trauma （the common injury take place in otologic surgical procedures and salivary surgical procedures).
- **Bell's palsy**： it has the other name-idiopathic palsy. Bell's palsy is a unilateral weakness or paralysis of the face due to acute peripheral facial nerve dysfunction, with no readily identifiable cause. Certain features of the disorder are relatively constant:（1） peripheral facial nerve dysfunction with diffuse involvement of all branches, （2） acute, progressive course reaching maximal clinical weakness or paralysis within 3 weeks or less from onset, and （3） spontaneous recovery of some degree of function within 6 months.
- **Hemifacial spasm （HFS）**： it is unilateral hyperactivity of the facial nerve characterized by the onset of mild, intermittent spasms in the orbicularis oculi muscle that gradually increase in severity and frequency and spread downward to include all the muscles of facial expression including the platysma. The frontalis muscle may also be involved. When fully developed, sustained muscle tonus causes the involved eye to close tightly and grimacing of the affected side of the face.

第十二章

先天性唇腭裂和面裂

CONGENITAL CLEFT LIP/ PALATE AND FACIAL CLEFT

唇/腭裂（cleft lip and /or palate）是发生在口腔颌面部最常见的先天畸形，从严格的意义上来讲，唇裂及腭裂为口裂（oral cleft）畸形，同面裂（facial cleft）畸形一同被称为口面裂(oral facial cleft)。本章中将重点讲述唇、腭裂的有关问题，简要提及一些面裂畸形。

第一节 发病因素及流行病学

Epidemiology and etiology

提 要

本节从遗传学及环境的角度阐述了与唇腭裂有关的发病因素。从遗传特征的角度，唇腭裂可以分为四类：非综合征性唇裂或唇腭裂、非综合征性腭裂、综合征性唇裂或唇腭裂以及综合征性腭裂，不同类型的畸形其遗传方式及特征不同。环境因素主要与母亲怀孕前三个月是否服用某些药物、营养状况，如：叶酸及相关维生素是否缺乏、有无病毒感染以及是否患有某些疾病有关。在怀孕期间避免病毒感染，避免滥用药，以及在医生的指导下服用叶酸可以降低发生唇腭裂的风险性。

一、唇腭裂与遗传 Genetics of cleft lip and palate

根据唇腭裂不同的遗传学特征可将唇腭裂分为：非综合征性（non-syndrome）唇裂或唇腭裂，非综合征性腭裂，综合征性（syndrome）唇裂或唇腭裂及综合征性腭裂。在唇腭裂的总体人群中，不同遗传学特征的唇腭裂所占百分比的统计数字有所不同。虽然多数临床报道认为非综合征病例占大多数，但随着近年来对伴发其他畸形的综合征性唇腭裂的认识加深，有报道显示综合征性唇腭裂病例所占百分比高达60%。统计数字的差异与抽样方法不同以及抽样人群的种族不同有关。

非综合征性唇裂或唇腭裂的遗传特征符合多因素阈值模式，即：遗传的易感因素与环境因素相叠加而超过相应的阈值后即发生唇腭裂。有研究显示该遗传模式也可符合单一大基因常染色体隐性遗传模式，但并不适于任何人种。非综合征性唇裂或唇腭裂的发生多见于男性，男女比例约为2：1。非综合征性腭裂的遗传特征也符合多因素阈值模式，但同前者相比发生率较低，再发风险性也不同。综合征性唇裂或唇腭裂畸形约600余种，但并不是所有此类畸形均有遗传性。根据病因学因素可分为单基因常染色体及性染色体遗传性综合征，如：范德伍德综合征（Van der Woude syndrome）系染色体结构或数目异常，如染色体13三体综合征系环境因素诱发综合征。综合征性腭裂占所有不完全腭裂的50%，其致病原因同综合征唇裂或唇腭裂。已报道的伴发腭裂的综合征超过100种，典型的综合征包括：腭－心－面综合征（velocardiofacial syndrome）、口－面－指综合征I型（orofaciodigital syndrome type I）、Pierre Robin序列征、（Pierre Robin sequence） 施提克勒综合征（Stickler syndrome）。

二、唇腭裂与环境危险因素 Environmental risk factors and cleft lip and palate

怀孕前三个月期间母体服用药物，如苯妥英钠（benzodiazepines）、皮质类固醇激素（corticosteroids）等可以增加唇/腭裂畸形发生的风险性。怀孕母亲吸烟（cigarette smoking）、饮酒（alcohol）以及过度饮用咖啡（caffeine）对于唇腭裂发生的影响目前在各种研究文章中的结论不一。患有癫痫（epilepsy）的怀孕母亲同正常怀孕母亲相比，其婴儿患有唇腭裂畸形的风险高4 ~ 11倍。但是到目前为止， 尚不清楚这种畸形是癫痫本身还是治疗癫痫的药物所造成。而有机溶剂（organic solvents），如杀虫剂（pesticides）等对于唇腭裂发生的影响目前尚无定论。

三、唇腭裂与营养 Maternal nutrition of cleft lip and palate

致神经管畸形（neural tube defects NTDs）的营养因素对于唇腭裂的发生有广泛及密切的影响，因为颅面区域的一些结构是从头神经嵴细胞衍生而来的。早在20世纪60年代，就已经注意到怀孕母体的营养与神经管畸形的关系， 其中叶酸 （folic acid） 被引起了极大的兴趣。事实证明， 叶酸可以降低已有神经畸形后代的孕妇再产神经管畸形婴儿的风险性。而叶酸对于NTDs首次出现的风险性的降低作用在匈牙利及中国也得到了证实。

目前，叶酸对于NTDs发生的预防作用的机理仍不清楚，对于叶酸盐－同型半胱氨酸代谢通路的特点正在研究中。同无神经管畸形婴儿的母亲相比，有神经管畸形婴儿的母体血浆中的同型半胱氨酸总体水平升高，说明存在叶酸和维生素B_{12}代谢障碍。同型半胱氨酸的主要分解途径与胱硫醚β-合成酶以及维生素B_6有关。

动物实验证实的其他营养因素还包括：维生素A、维生素B_2、植物生物碱等。人群调查结果表明某些维生素缺乏可使唇腭裂发病率升高。

四、唇腭裂的流行病学 Epidemiology of cleft lip and palate

单纯唇裂（CL）、单纯腭裂（CP）以及唇腭裂（CLP）是系列出生缺陷 （birth defect），全球平均总体发生率是1/600，如果每小时在地球上出生的婴儿为15 000， 每2.5分钟就有一例面裂患者在世界某地降生。

我国出生缺陷监测协作领导小组于1989年公布的中国唇腭裂流行病学调查资料显示，自1986年10月至1987年9月，全国29个省市945所医院监测的1 243 284例围产儿（妊娠28周至出生后7天）中，检出唇腭裂2265例，发生率为1.82‰。自第一次大规模调查后，我国出生缺陷监测中心自1988 ~ 1992年又对全国31个省、市、自治区466所医院的40万 ~ 80万新生儿进行了监测，结果显示，非综合征性唇腭裂发生率为1.625‰。唇腭裂发生率受到多种因素的影响，如不同人种、不同性别、婴儿出生的不同季节、不同裂类型、婴儿出生时父母年龄、不同地区、调查的不同时间以及家族史等。

多年来流行病学专家一直在努力对于出生缺陷发生率进行记录和统计，正确的流行病学的统计数字对于制定公共卫生服务计划，寻找病因，研究预防措施非常重要。但是以下因素影响了流行病学统计的完全准确性，如口裂畸形的异种性（heterogeneity），收集数据时统一标准的缺乏以及缺乏国际性的口裂分类使研究结果难以进行比较。

由于唇腭裂的病因不是十分清楚，对于唇腭裂的预防目前尚没有特别有效的方法，在怀孕期间避免病毒感染，避免滥用药，以及在医生的指导下服用叶酸可以降低唇腭裂发生的风险性。

复习思考题

1．从遗传学特征角度将口裂分类，阐述其意义。
2．中国唇腭裂的发病率和可能的影响因素。

（马莲　孙勇刚）

Definition and terminology

- **folic acid （pteroylglutamic acid)**: A B vitamin that is important in the synthesis of nucleic acids. The metabolic role of folic acid is interdependent with that of vitamin B_{12} （both are required by rapidly dividing cells） and a deficiency of one may lead to deficiency of the other. A deficiency of folic acid results in the condition of megaloblastic anaemia. Good sources of folic acid are liver，yeast extract , and green leafy vegetables.

- **genetic**: The science of inheritance. It attempts to explain the differences and similarities between related organisms and the ways in which characters are passed from parents to their offspring.

- **epidemiology**: The study of the occurrence , distribution , and control of infectious and noninfectious diseases in populations , which is a basic part of public health medicine , Originally restricted to the study of epidemic infectious diseases , such as smallpox and cholera , it now covers as forms of disease that relate to the environment and ways of life. It thus includes the study of the links between smoking and cancer , and diet and coronary disease , as well as communicable diseases.

- **etiology（aetiology)**: The study or science for the causes of disease; the cause of a specific disease.

第二节 唇腭裂的胚胎学发生和分类
Embryology and classification of cleft lip and palate

提 要

本节对唇腭的胚胎发生和唇腭裂的胚胎学发生以及分类进行了简单明了的叙述。口腔在受精卵第 14 天开始发育，唇在胚胎第 6 周左右形成，而腭在胚胎第 9 周左右形成，唇腭裂的发生是由于各种环境或遗传因素造成的面突融合障碍。唇腭裂畸形的分类尚无国际统一标准，唇腭裂的分类应反映部位，类型以及程度。

一、原始腭的形成与唇裂的发生 Formation of the primary palate and cleft lip

原始腭是上唇和总体腭形成的关键，它的胚胎形成是面中正常发育的基础。在受精卵发育至第14天时，胚胎盘的头端出现的前索板（prechordal plate），就是将来的口腔（stomodeum）部位。

在受精卵发育至 4 周时，出现了口腔的前身－口室（stomodeal chamber），位于前肠（foregut）的末端，由5个突起围成中央凹陷，这5个突起是上方的单一的额鼻突（frontonasal prominence），两侧的上颌突（maxillary prominences）和下方成对的下颌突（mandibular prominences），而在受精卵发育至5周时有中鼻突和侧鼻突发育。图 12-1 为受孕后4周～7周的胚胎面部发育。

这些突起的形成是神经嵴外胚层间充质（mesenchyme）的迁移、分裂及增殖的结果。外胚层间充质来源于原始中脑（mesencephalon）和后脑（rhombencephalon）。中胚层也参与了面突的间充质形成。

神经嵴组织的最终归宿受基因的调节，这些基因控制颌面部形成过程中细胞的迁移、生长、分化以及凋亡，在口面裂中也起到了重要作用。

上唇的形成是额鼻突的中鼻突与上颌突的融合，双侧中鼻突（median nasal prominence）的融合形成了包括唇结节的唇的中央部分并提供了原始腭（primary palate）也称作前颌骨的基底，中鼻突在外侧同上颌突在胚胎 8 周左右完成融合，形成完整的唇。面部各突起间在特定时间不能正常融合则产生包括唇裂在内的各种面裂畸形（图 12-2）。

二、腭的形成与腭裂的发生 Palatogenesis and cleft palate

腭的形成实质是继发腭（secondary palate）的关闭，继发腭是相对原始腭而言，它的形成是在原始腭出现之后。

继发腭由三部分组成，即：上颌突向口腔内突起的一对侧腭突（lateral palatal processs）和从额鼻突前部衍化而来的原始腭。在起初，由于舌占据了绝大部分口室的空间，使这三部分相距很远，直到胚胎第8周时，双侧的腭板（palatal shelf）才发生明显的位置改变，由垂直位变为水平位，为相互融合做准备。双侧腭板由垂直位变为水平位仅需要数小时。继而发生侧腭突间、继发腭与原始腭间以及鼻中隔与继发腭鼻腔面的上皮融合，至胚胎第 9 周左右

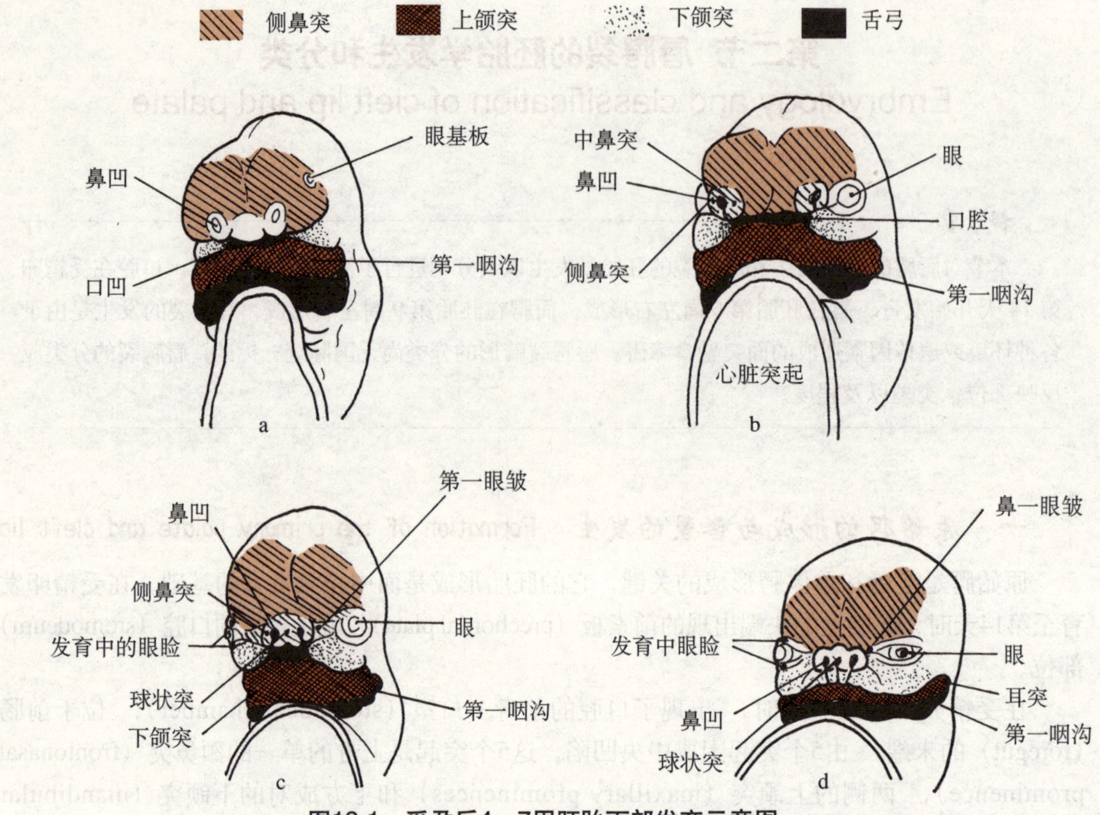

图12-1　受孕后4～7周胚胎面部发育示意图

a. 胚胎 4 周　b. 胚胎 5 周　c. 胚胎 6 周　d. 胚胎 7 周

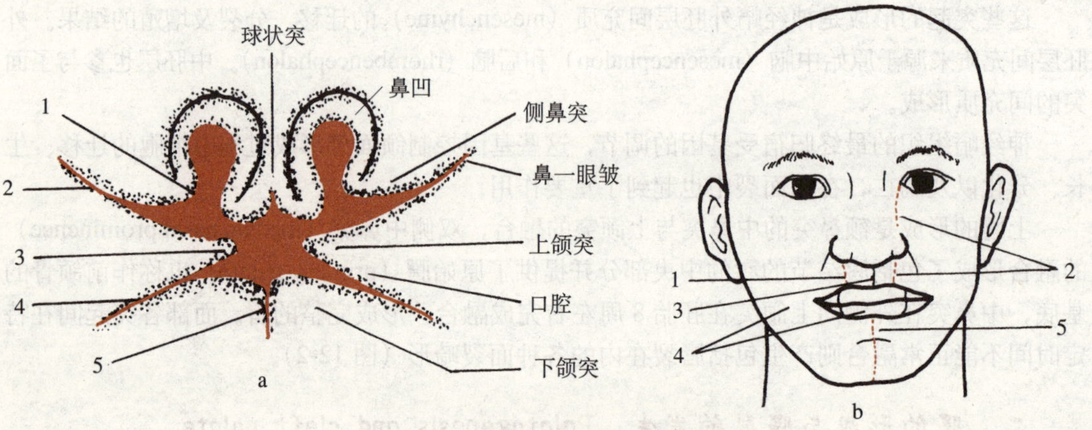

图12-2　胚胎时期唇形成的示意图

a. 各突起示意　b. 可能发生裂畸形的部位

完成。图 12-3 显示了胚胎 7 周和 12 周时的正中冠状切面。

腭的三部分的顺利融合取决于腭板的运动和生长、下颌骨的生长以及舌的下降等过程的协调进行。环境或基因因素影响上述任何一个环节均可使融合不能发生而导致各种类型腭裂（图12-4）。垂直的鼻中隔可以同左侧腭板或右侧腭板融合，或者同腭板根本不发生融合（图 12-5）。

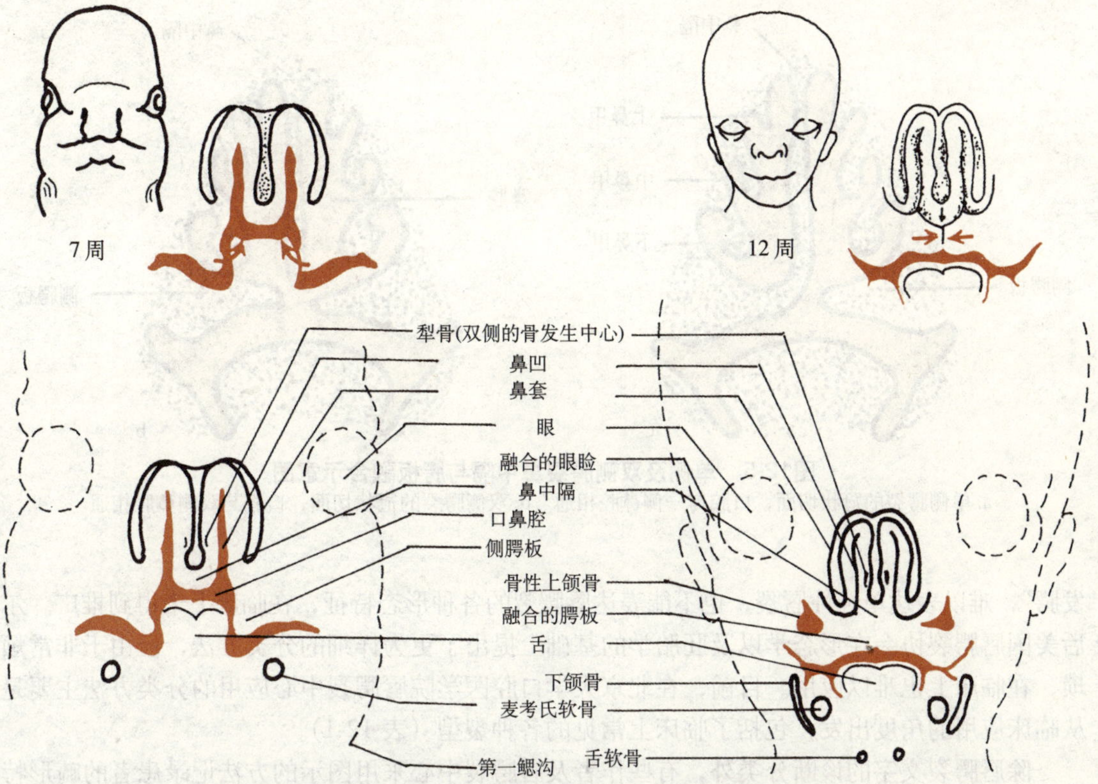

图12－3　胚胎7周和12周时的正中冠状切面示意图

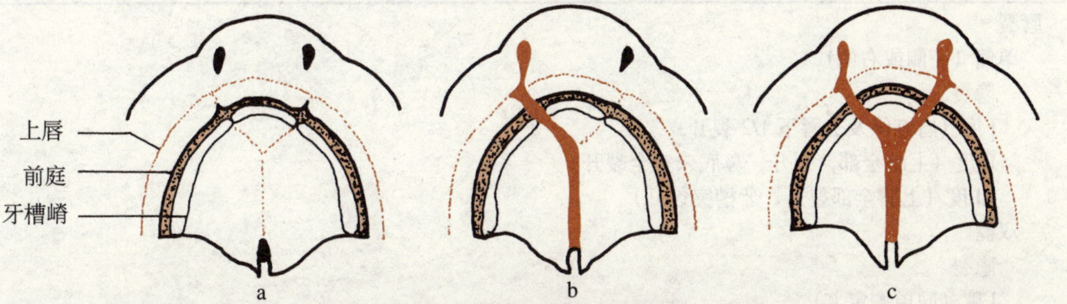

图12-4　不同腭裂的示意图

a. 腭垂裂　b. 单侧完全性唇腭裂　c. 双侧完全性唇腭裂

三、唇腭裂的分类　Classification of cleft lip and palate

唇腭裂的分类应全面反映唇腭裂畸形的胚胎发育特点以及畸形的形态特点，准确地反映部位（左、右）、程度（完全、不完全）以及类型（唇裂、腭裂或唇腭裂）。唇腭裂畸形的国际统一分类在临床的诊断、治疗以及研究中都有非常重要的意义，但目前仍缺乏一种在国际间广泛接受的唇腭裂分类法。

一些早期分类的方法主要依据患者畸形的形态学特征，例如：将唇腭裂简单分为唇裂，唇和腭裂以及腭裂。但由于形态学特征的不全面，并且未考虑胚胎发育背景，在临床不再应用。

Kernaham和Stark首先从胚胎发育的角度对唇腭裂进行分类，他们以切牙孔作为分界点，提出了一种以腭部胚胎发育特征为基础的分类方法。但由于在分类中应用“原发腭”以及“继

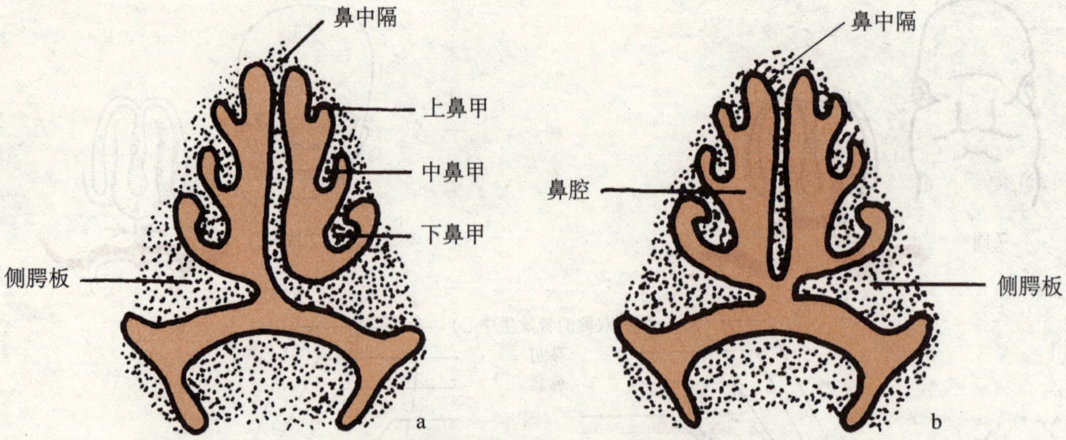

图12-5　单侧及双侧腭裂鼻中隔与腭板融合示意图

a. 单侧腭裂的冠状切面，口腔与一侧鼻腔相通　b. 双侧腭裂的冠状切面，口腔与双侧鼻腔相通

发腭"，难以表达单纯性唇裂，也不能表达唇腭裂的各种形态特征，在临床上未得到推广。尔后美国唇腭裂协会在形态学以及胚胎学的基础上提出了更为详细的分类方法，但由于非常烦琐，在临床上也难以应用。目前，在北京大学口腔医学院唇腭裂中心应用的分类方法主要是从临床应用的角度出发，包括了临床上常见的各种裂型（表 12-1）。

除唇腭裂文字的诊断分类外，有些作者及唇腭裂中心采用图示的方法记录患者的畸形特征，如 Pfeifer 法和 Kernaham 的"Y"形条带图示法。

表 12-1 唇腭裂的临床分类法

唇裂
单侧（左侧或右侧）
隐裂
I 度（唇红缘及上唇下 1/2 裂开）
II 度（上唇全部，裂开，鼻底未完全裂开）
III 度（上唇全部裂开，牙槽突裂开）
双侧
隐裂
I 度（同单侧定义）
II 度（同单侧定义）
III 度（同单侧定义）
腭裂
隐裂
腭垂裂
I 度（软腭裂未累及硬腭）
II 度浅（软腭及硬腭后份）
II 度深（软腭及切牙孔后的全部硬腭）
III 度（硬软腭全部及牙槽嵴）
唇腭裂
单侧（左侧或右侧）
双侧

说明：（1）应分别按唇裂及腭裂的诊断标准进行唇腭裂类型的诊断
（2）带有上皮索条（Simonart's band）的唇腭裂应按 III 度唇腭裂诊断，并指出上皮条索

复习思考题

1. 从胚胎学发育角度试述唇腭裂的发生。
2. 试述唇腭裂的临床分类法。

（马莲　孙勇刚）

Definition and terminology

- **stomodeum:** the site of the embryonic mouth, marked by a depression lined with ectoderm from which the teeth develop. The membrane separating it from the foregut breads down by the end of the first month of pregnancy.

- **foregut:** the front part of the embryonic gut, which gives rise to the oesophagus (gullet). stomach, and part of the small intestine (from which the liver and pancreas develop).

- **neural crest:** the two bands of ectodermal tissue that flank the neural plate of the early embryo. Cells of the neural crest migrate throughout the embryo and develop into sensory nerve cells and peripheral nerve cells of the autonomic nervous system.

- **primary palate:** the keystone to the upper lip and anterior portion of the definitive palate. Its embryogenesis is fundamental to normal development of the midface, and its maldevelopment has profound clinical and sociological consequences upon breathing, suckling, swallowing, mastication, osculation, speech, and facial physiognomy.

- **secondary palate:** forming after the appearance of the primary palate, constitutes both the floorw of the nasal cavities and the roof of the mouth. The secondary palate is comprised of the anterior hard and the posterior soft palate and is an essential component of normal respiration, mastication, deglutition , and speech. Three elements make up the secondary definitive palate: the two lateral palatal processes projecting into the stomodeum from the maxillary prominences and the primary palate derived anteriorly from the frontonasal prominence.

第三节 唇 裂
Cleft lip

提 要

本节阐述了唇裂的解剖及功能异常要点，重点阐述了与修复有关的上唇形态特点。介绍了基本的单侧唇裂修复方法，如Millard Ⅰ、Millard Ⅱ和Tennison方法以及双侧唇裂的基本方法。比较详细地介绍了术前准备和术后护理的注意事项。对于唇裂术后的继发畸形类型也进行了简要地描述。

一、唇裂的病理解剖　Anatomy of cleft lip

单侧唇裂（unilateral cleft lip）患侧的上唇形态及表面标志点（图12-6）与健侧相比有如下特点：①患侧唇峰点一分为二；②与健侧相连的患侧部分唇峰点较健侧高，且唇高较健侧短；③患侧的独立部分唇峰点解剖位置不明显；④患侧裂隙两侧的人中嵴解剖特征不明显。

单侧唇裂患侧的上唇肌肉解剖（图12-7）与健侧的上唇肌肉解剖相比有如下特点：①患侧口轮匝肌（orbicularis oris m.）完全或部分不连续；②患侧口轮匝肌的附着异常；③走行异常

单侧唇裂患侧的鼻部形态（图12-6）同健侧相比有如下特点：①鼻底（nasal floor）不连续，鼻孔（nostril）横径过大；②鼻底嵴的正常解剖形态丧失；③鼻底无骨组织支持；④鼻小柱（columella nasi）及鼻中隔（nasal septum）偏向健侧；⑤鼻端偏向健侧；⑥鼻翼塌陷。

虽然单侧唇裂的程度不同，可以从完全性唇裂到上唇隐裂（submucosa cleft lip）（图12-8），但畸形的特点非常相似。

双侧唇裂形态及表面标志点（图12-9）与正常上唇（图12-10，11）相比有如下特点：①双侧的唇峰点丧失，分别一分为二。②双侧人中嵴解剖结构特点丧失。③前唇的唇高严重不足。④唇峰至唇谷的距离不定。

双侧唇裂上唇肌肉解剖（图12-12）与正常上唇（图12-13）相比有如下特点：①上唇双侧口轮匝肌完全不连续；②双侧口轮匝肌的附着异常；③前唇内无肌纤维的组织结构，组织

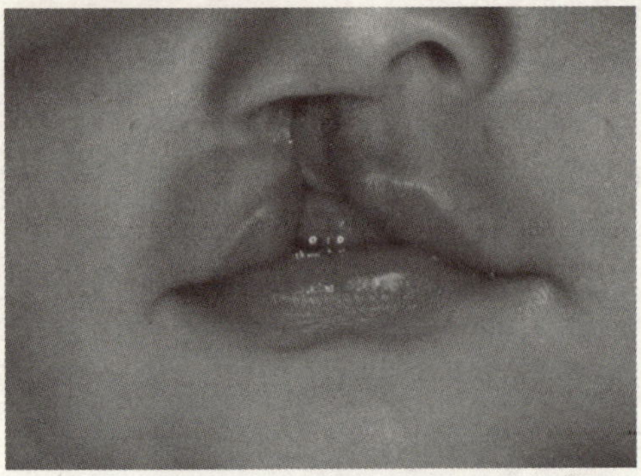

图12-6　单侧唇裂照片，显示单侧唇裂的上唇形态

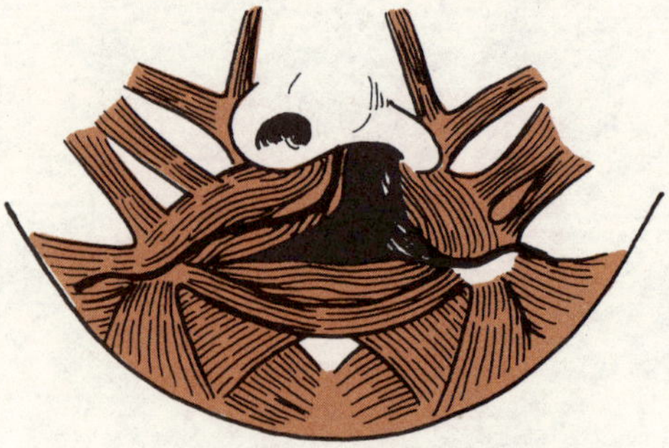

图12-7　单侧唇裂上唇肌肉解剖示意图

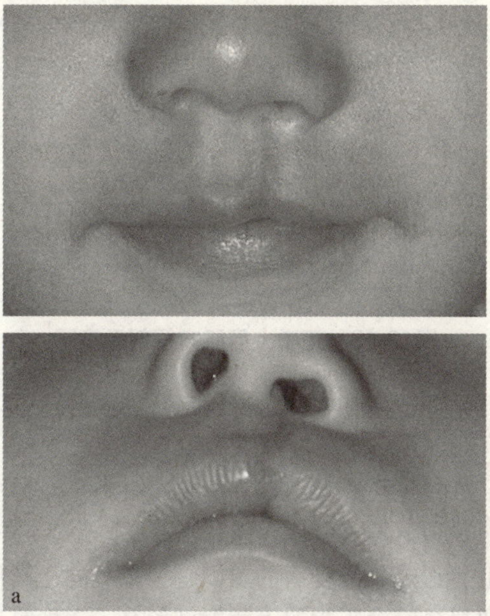

a

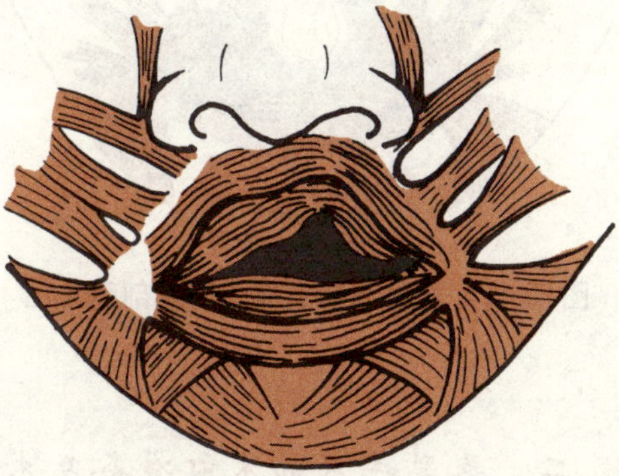

b

图12-8　单侧上唇隐裂

a.患者照片　b. 肌肉走行示意图

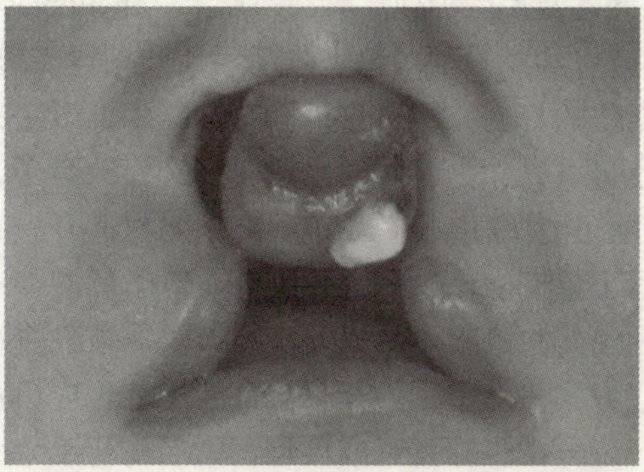

图12-9　双侧唇裂形态及表面标志点照片

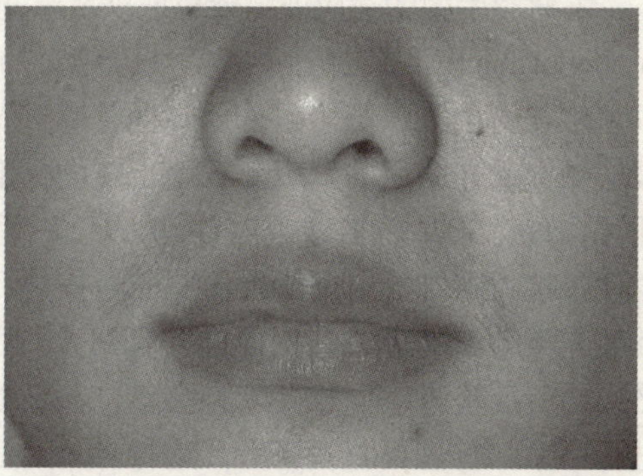

图12-10　正常上唇形态及表面标志点示意图

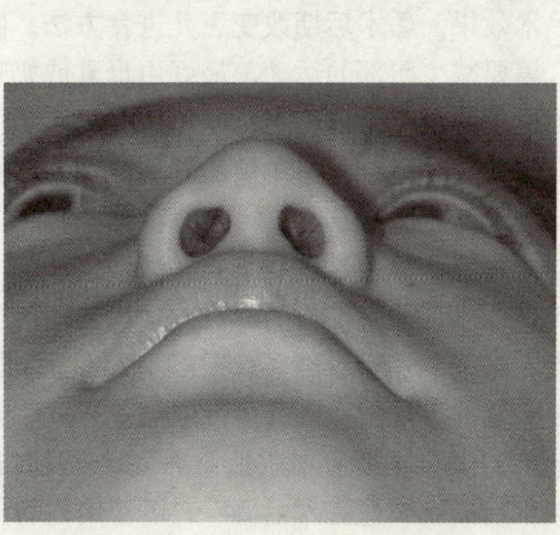

图12-11　正常鼻部形态示意图

量严重不足。

双侧唇裂鼻部形态（图 12-9）同正常鼻部形态（图12-11）相比有如下特点：①双侧鼻底不连续，鼻孔过大；②鼻小柱过短，随前颌骨的突出程度而加重；③双侧鼻底无骨组织支持；④正常鼻尖的解剖特点丧失。

由于唇裂的解剖结构异常导致部分唇功能的丧失，如吸吮、发音以及接吻等功能障碍。

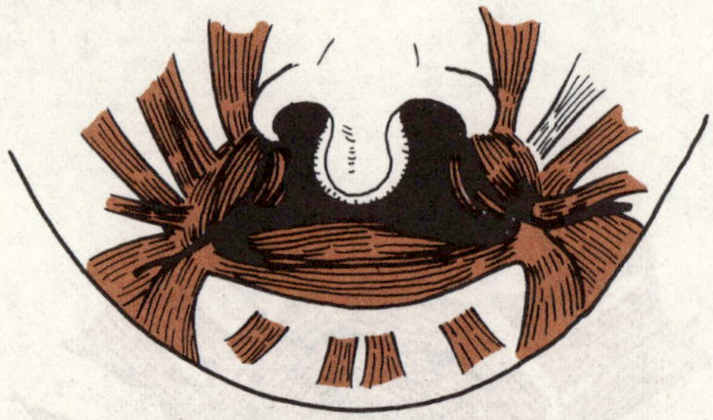
图12-12　双侧唇裂上唇肌肉解剖示意图

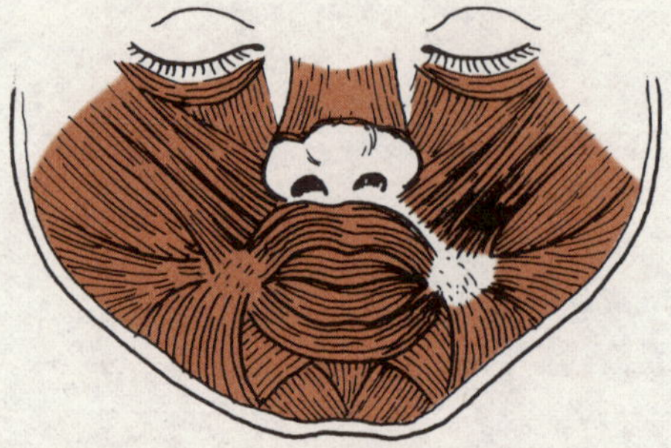
图12-13　正常上唇肌肉解剖示意图

二、唇裂手术的术前准备及术后护理

Pre-operation and post-operation care for cleft lip patients

1. 唇裂修复手术的目的　包括：①恢复正常上唇形态，修复后的单侧唇裂患侧同正常侧对称，修复后的双侧唇裂不仅要两侧对称，而且要尽量符合正常的上唇解剖形态。②恢复口轮匝肌的连续性，使上唇在行使功能时具有正常形态。③尽量恢复患侧鼻部的正常解剖形态。④对于初次修复手术不能完全矫正的畸形，要为下一次继发畸形矫治留有余地。

2. 唇裂手术的适应证、禁忌证以及患儿的术前准备及术后护理　唇裂修复术（cheiloplasty or cheilorrhaphy）属择期手术类，无绝对的手术适应证和禁忌证，最大的手术风险来自麻醉。只要患儿的全身情况可耐受全麻插管麻醉及手术创伤的打击，即可进行唇裂修复术。多年来被广泛接受并采用的"患儿三个十"的标准，至今仍可以作为唇裂手术适应证选择的参考，即：体重达10斤，血红蛋白10g/L以上，手术时间至少为患儿出生后10周。手术应避开患儿身体抵抗力下降的时间阶段，如感冒发烧、接种后1星期内、患病毒感染等。对于唇裂伴有其他先天畸形的患儿，特别是伴有先天性心脏病的患儿，进行唇裂修复术要慎重，首先进行必要的特殊检查，同相关学科会诊，共同制订治疗方案。对于化验指标异常的患儿也应慎重进行手术，首先要查找原因，进行专科对症治疗，待异常指标正常或接近正常后再行手术。而手术局部区域组织的炎症或近期的外伤也不能使手术如期进行。

唇裂患儿的术前准备包括：①患儿家长的心理准备。术前要同家长充分沟通，交代围手术期及术后24小时可能出现的情况，以及术后的手术效果。②术后期改变患儿进食方法。因唇裂修复术后的短期内（术后至拆线的5天时间）需要减少唇部的运动，最好由母乳或奶嘴喂养改为勺喂。③手部运动的束缚。需准备限制手运动的束缚带或夹板，以免患儿的手抓伤口。④血化验、肺部及心脏的X线检查。⑤患儿术前的资料记录。⑥术前的即刻准备，包括术前6小时禁食水、术前抗生素的给予等。

唇裂患儿的术后护理（postoperative care）包括：①麻醉恢复期的护理。该阶段一般为术后4～6小时，主要监测各项生命指征，而局部的护理只是沾除伤口的渗血。②患儿清醒后及时进食，以牛奶及清水为主。③唇部伤口的减张。对于不完全唇裂，或裂隙不大的完全性唇裂，减张似乎不是非常重要的问题；但是对于裂隙宽的患儿或双侧完全性唇裂的患儿，则需要进行适当的减张。除唇弓减张方法外（现已较少应用），主要应用减张胶条，但应及时观察是否有皮肤过敏现象。④唇部伤口的局部清洁。术后的伤口应在术后24～48小时进行清洁，不宜过早。如伤口无明显渗血，分泌物不多，不需进行特殊清洗。⑤全身抗生素的应用。

在患儿进食状况良好的情况下，可从术后第一天起应用口服抗生素，直到拆线。⑥伤口局部药物应用。伤口局部可以应用抗菌及除瘢痕的药物。⑦拆线时间一般为术后5天，对于手术年龄稍大患儿或裂隙过宽、张力过大的患儿也可间断拆线或6天拆线。

3. 唇裂修复的基本手术器械　唇裂修复的手术器械与一些整形手术器械类同，主要包括牵引、切开、分离及缝合的器械（图 12-14）。

4. 唇裂修复术的麻醉，患儿的体位以及术者体位　唇裂修复术的麻醉可以采用基础麻醉加局麻的方法，也可以采用全麻的方法，而后者更为安全，已被广泛使用。患儿的体位为仰卧位，术者可在患者头部的上方，也可以在患者的右侧（图 12-15）。

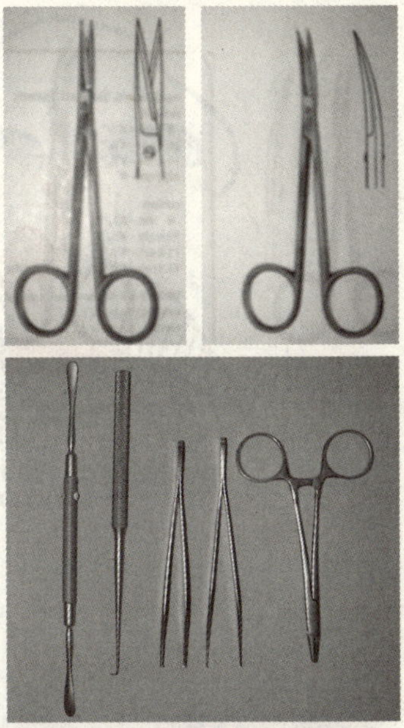

图12-14　唇裂修复术的基本手术器械

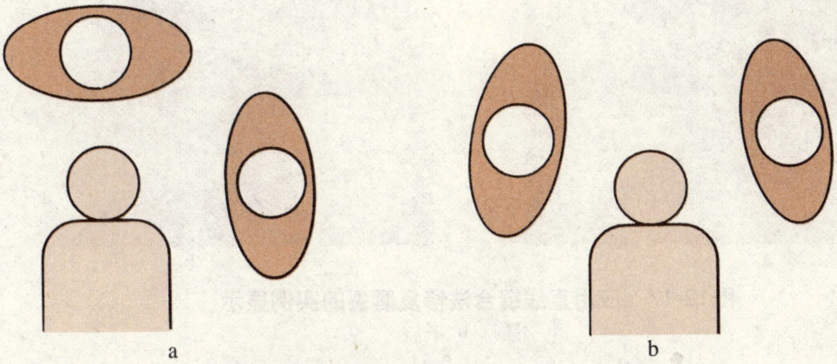

图12-15　患儿的手术体位及术者的位置
a. 术者在患儿的头部上方　b. 术者在患儿的右侧

三、唇裂手术的基本方法　Basic techniques of cleft lip repairing

最基本的修复原则就是尽量保留正常组织和人中结构，为唇畸形的再次矫正创造好的条件。

1．单侧唇裂较常用的有以下三种方法：

(1) 直线缝合修复（rose-thompson）：是简单易行的修复方法，其切口瘢痕与人中嵴位置相同，在鼻底及唇峰可精确定点，操作简单，但牺牲组织较多，直线瘢痕的收缩可造成患侧上唇过短。一般适用于I度唇裂或隐性唇裂。图12-16为Rose-Thompson的定点及缝合后示意图。

切开时视唇裂的程度决定全层切开还是保留黏膜层，创缘分三层缝合（如果是全层切开）。黏膜及肌层可用 5/0 Vicryl 可吸收线，皮肤可用 6/0 Prolin。图 12-17 为应用直线缝合法修复唇裂的实例。

(2) 上三角瓣缝合修复（Millard Ⅰ和 Millard Ⅱ）：上三角瓣缝合法（也称旋转推进法，

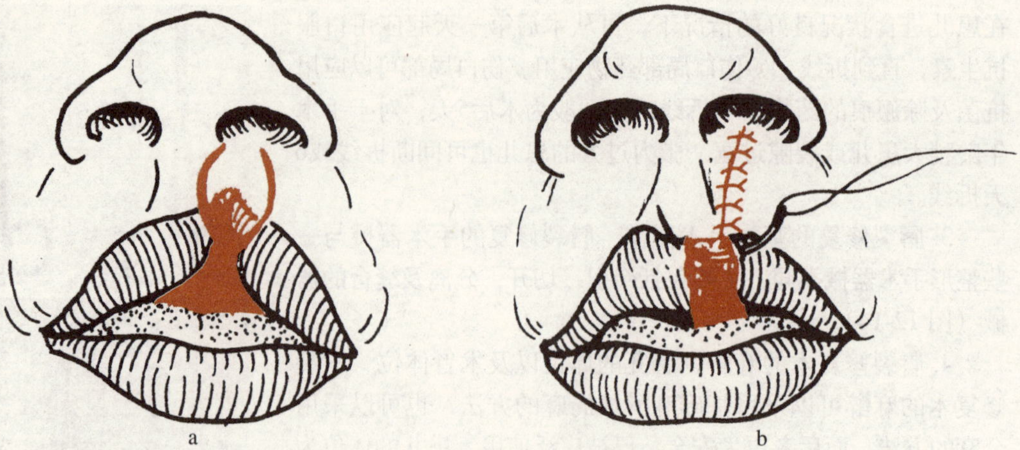

图12-16　Rose-Thompson直线缝合法示意图
a. 定点及切口划线，切线呈弧形　b. 手术缝合后示意图

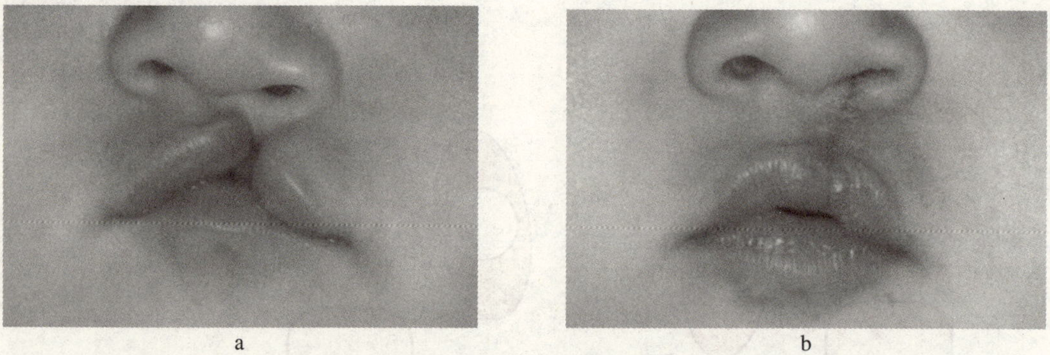

图12-17　应用直线缝合法修复唇裂的实例显示
a. 术前　b. 术后

Millard I 式或 Millard II 式法)，是在唇裂修复术中应用最广泛的方法。基本原理是在裂隙缘的两侧分别形成两个三角瓣，互相旋转移位后缝合，健侧的小三角瓣旋转移位后位于白唇上方的鼻底处（图12-18)。上三角瓣缝合修复的优点是切除组织少，鼻小柱及鼻翼畸形矫正效果较

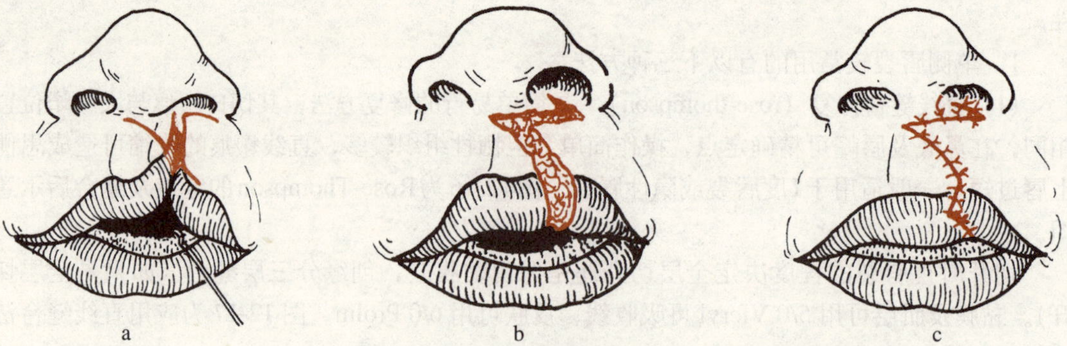

图12-18　上三角瓣缝合修复方法(Millard I式)示意图
a. 定点及划线　b. 切开　c. 缝合完成

好，鼻底封闭好，并能形成近似正常的人中嵴及唇弓。此方法灵活性较大，需要相当的临床经验。本方法突出的不足之处是如掌握不好或经验不足时易导致患侧的鼻孔过小和患侧唇长度不足。

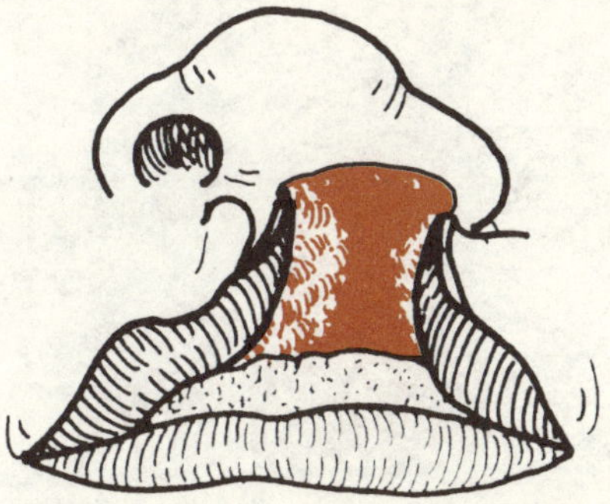

图12-19　Millard Ⅱ式定点示意图

为克服上述方法的不足，Millard本人提出改进方案，设计了Millard Ⅱ手术修复方法。同Millard Ⅰ式相比较，主要区别在于健侧小三角瓣的下边末端产生向下的回切，使患侧的唇高得到进一步的延长（图12-19）。图12-20为应用上三角瓣缝合法修复唇裂的实例。

(3) 下三角瓣缝合修复（Tennison）：下三角瓣，修复方法的基本原理是，在患侧裂缘直线切口的下方形成小的顶点向中线并向上的小三角瓣，将其同健侧裂缘在增加唇高过程中形成的三角间隙对位缝合（图12-21，22）。下三角瓣的优点是定点准确，可有效延长患侧的唇高，术后瘢痕收缩不明显，但是此方法在修复鼻

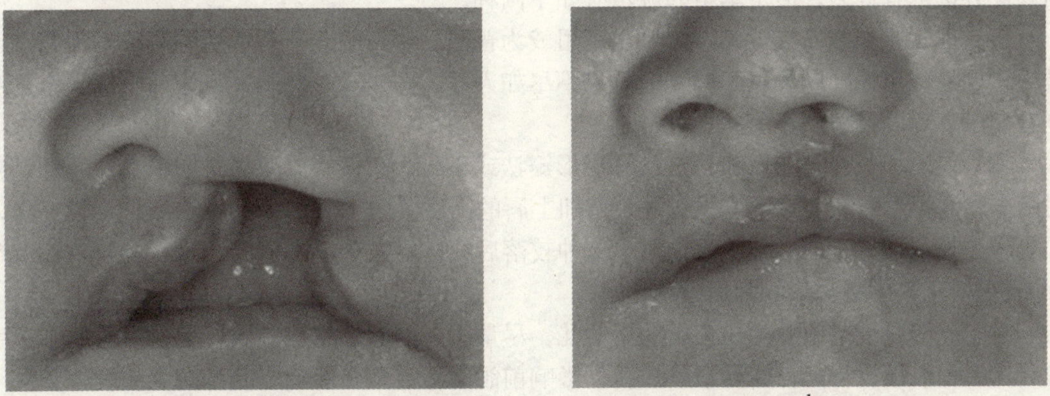

a　　b

图12-20　应用上三角瓣法修复唇裂的实例显示

a. 术前　b. 术后

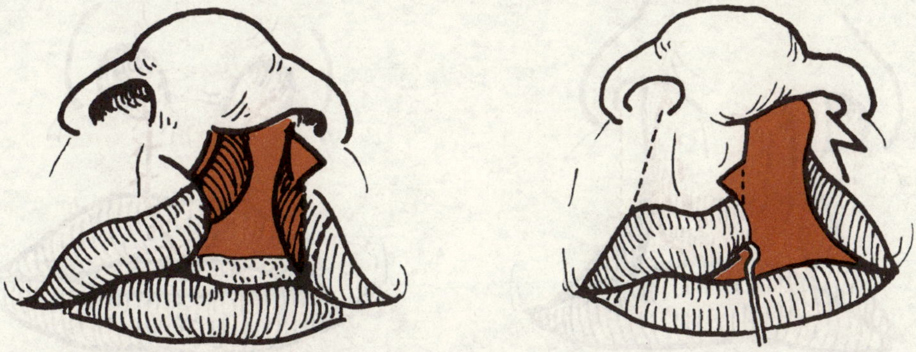

a　　b

图12-21　下三角瓣修复法示意图

a. 定点及画线　b. 缝合后示意

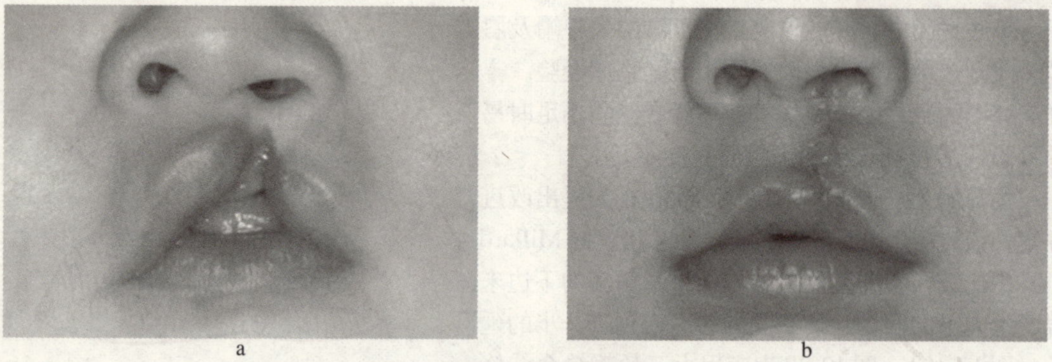

a　　b

图12-22　应用下三角瓣法修复唇裂的实例显示

a. 术前　b. 术后

底，矫正患侧鼻翼偏斜畸形方面不够理想；切口破坏了患侧人中嵴的解剖结构，远期效果可表现患侧上唇过长且二期手术难以矫正。

2．双侧唇裂的修复　双侧唇裂修复要按正常鼻唇的解剖标志使双侧鼻唇对称。双侧唇裂的修复方法也有许多，但是基本的方法有如下两种。

（1）前唇原长修复法：此方法目前应用较为普遍，定点明确，将术后的瘢痕范围缩减至最小，但鼻外形恢复以及鼻底修复的效果不尽如人意，图12-23及图12-24为前唇原长修复双侧唇裂示意图以及病例显示。

（2）前唇加长修复法：加长法又称矩形瓣法或Barsky法，为典型的早期术式。原理是应用两侧唇的矩形瓣在前唇下方相对缝合增加上唇的高度（图 12-25）。此方法的缺点较突出，如上唇过长过紧，人中形态差等，对于这种较落后的修复方法应当慎用。Abbe式瓣（Abbe’s flap）是矫正其术后畸形的常用方法之一。

对于双侧唇裂前颌骨明显突出的婴幼儿，尽量不行前颌骨的截骨术，因为应用此方法手术后前颌骨很难自行同骨性鼻中隔愈合，影响前颌的稳定，并影响上颌骨的生长发育。

以上介绍的只是唇裂修复基本的手术方法，因每位患者唇裂的具体情况不同，可以将基本的手术方法联合使用形成个性化修复。成功的修复手术应达到以下标准：①皮肤、肌肉及

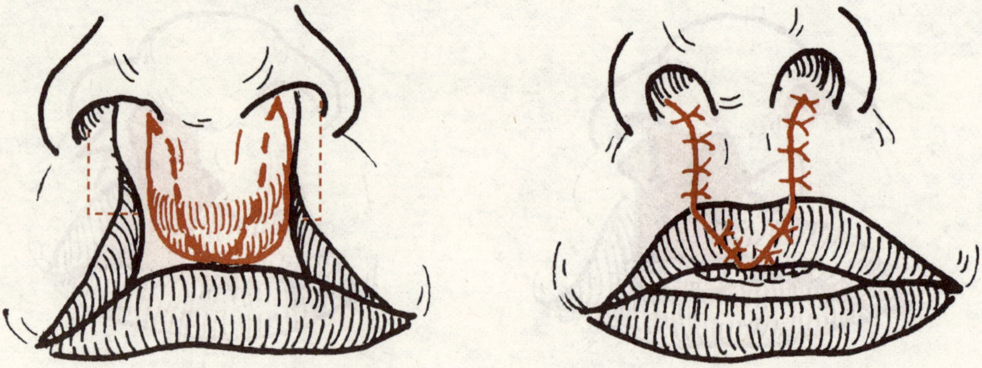

a　　b

图12-23　前唇原长修复法示意图

a. 定点画线　b. 缝合后示意

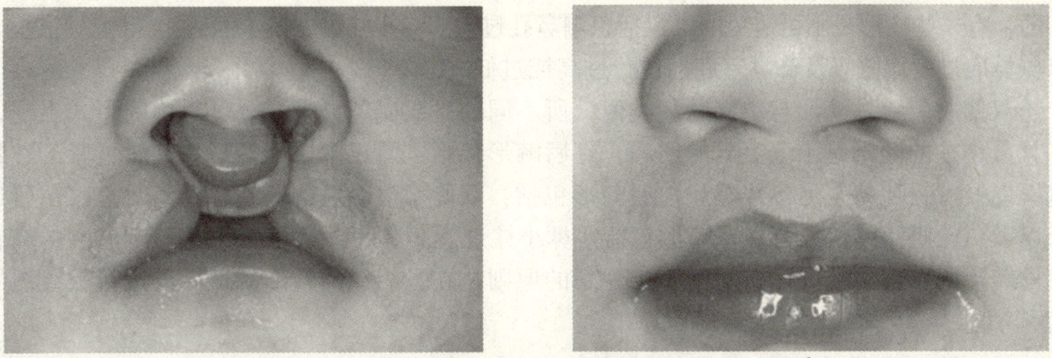
a b

图12-24 应用前唇原长修复双侧唇裂的实例显示
a. 术前 b. 术后

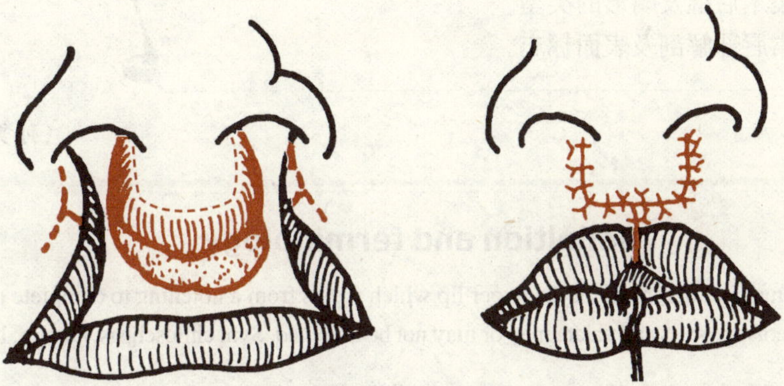
a b

图12-25 前唇加长修复法示意图
a. 定点画线 b. 缝合后示意

黏膜精确的对位；②唇红缘对称连续；③上唇轻度外翻；④瘢痕轻微；⑤双侧鼻孔对称；⑥鼻翼基底的位置对称；⑦恢复人中、红白唇嵴及唇珠的解剖形态。

四、唇裂术后继发畸形 Secondary deformity

唇裂术后继发畸形有多种类型，每一种畸形都有其产生的原因，因此了解畸形产生的原因对预防及矫正继发畸形都有重要的临床意义。

唇裂的手术可以从三部分评价：红唇部分、白唇部分和鼻。红唇的畸形可以有：患侧红唇过厚、患侧红唇过薄、患侧红唇口哨畸形、患侧唇峰至口角距离过短及“丘比特”弓不连续。红唇的修复灵活性强，需要丰富的临床经验。但由于红唇不易形成明显瘢痕，因此只要有足够的红唇组织，继发畸形的修复难度不是很大。 白唇畸形最易出现，可以表现为：患侧唇高不足或过长、患侧瘢痕过大、患侧白唇组织丰满度不足以及上唇行使功能时肌肉不连续等，其继发畸形的产生源于适应证选择不当或未进行口轮匝肌成形等原因，而患者的畸形程度也明显影响白唇的修复效果。白唇的继发畸形矫正一般来说需要重新切开皮肤及肌层，将肌肉对位缝合，切除皮肤的瘢痕，并根据畸形的特点进行矫正。鼻畸形是唇裂术后发生率最高的，有一些畸形是不可避免的，包括患侧鼻孔过大、鼻小柱过度偏于健侧、患侧鼻孔过小、患侧鼻底过度塌陷以及鼻翼基底的位置过高或过低。

双侧唇裂继发畸形与单侧唇裂类似，所不同的是双侧畸形大部分以对称的形式出现，并且鼻小柱的畸形是十分突出的问题。红唇畸形包括：唇正中口哨畸形、红唇过紧、红唇过厚以及“丘比特”弓不连续。白唇畸形包括：双侧瘢痕明显、双侧唇高不对称、白唇过长以及口轮匝肌错位愈合。鼻畸形包括：鼻小柱过短、鼻底过宽和鼻底塌陷。唇裂的鼻唇继发畸形的修复方法灵活，时间不定。总的原则是在骨组织的畸形矫正后再进行软组织的畸形矫正。

复习思考题

1．试述三种唇裂修复的手术原理及优缺点。
2．试述唇裂术后继发畸形的类型。
3．描述正常唇部解剖及表面标志。

（孙勇刚　马莲）

Definition and terminology

- **cleft lip:** Congenital deformity of the upper lip which varies from a notching to complete division of the lip; the alveolar process and palate may or may not be involved. Syn: chiloschisis; harelip; labial cleft.
- **Millard lip repair（rotation advancement）:** Millard originally described the rotation advancement method , commonly known as Millard's repair.This technique uses a downward rotation of the superiorly displaced medial lip segment with advancement of the lateral lip segment medially into the defect created below the nose.
- **Tennison lip repair（triangular flaps）:** This is the second most common method of lip repair which is the interdigitation of triangular flaps（basically a Z-plasty technique）for reconstruction of the lip. The tennison-Randall technique uses a single inferiorly based triangular flap on the lateral side of the cleft， which is inserted into an incision on the medial side of the lower portion of the lip.
- **orbicularis oris muscle:** This is the principal muscle of the lips and acts as a sphincter with the fibers encircling the oral orifice within the substance of the lips. The superficial layer of this muscle arises from the deep surface of the skin and passes obliquely to insert into the mucous membrane lining the inner surface of the lips. The fibers of the deep layer arise form the maxilla above and the mandible below. The nerve supple to these muscles is the buccal and marginal mandibular branches of the facial nerve.

第四节 其他面裂
Other facial clefts

提 要

本节就面裂的分类以及其他常见面裂进行了描述。面裂的分类有三种：美国唇腭裂协会分类、Van der Meulen 分类法和 Tessier 裂分类法。面裂的种类虽然很多，但除唇腭裂外，常见的为上、下唇正中裂，面横裂和面斜裂。本节就这三种畸形的特点和修复以及面裂修复的原则进行了较详细的叙述。

面裂包括口面裂和颅面裂，属先天发育性畸形，手术治疗是主要的方法，但由于随生长发育变化也需要进行序列治疗。

一、 面裂的分类 Classification of facial cleft

面裂有以下三种分类方法：

1．美国唇腭裂协会分类　1962 年美国唇腭裂协会根据面部的解剖结构对颅面裂（craniofacial cleft）进行分类，主要为四大类：下颌裂、鼻－眼裂、口－眼裂和耳裂。该分类忽视了骨结构的异常，现在很少使用。

2. Van der Meulen 分类法　此分类法是根据人类胚胎面部发育顺序进行的。分为脑－颅发育不全，脑面发育不全，颅面发育不全以及其他起源的颅面发育不全。

3. Tessier 裂分类法　Tessier 于 1976 年提出了该分类法后以其名命名而称为 Tessier 分类法（Tessier classification）（图 12-26），并被广泛接受。

在颅面裂畸形中，骨及软组织均被累及，但程度不一。从矢状中线至眶下孔，软组织的累及较骨组织严重，从眶下孔至颧骨，骨组织累及较软组织严重，耳的累及除外。几种典型的颅面裂包括：正中面发育不全（median facial dysplasia），额鼻发育不全（frontonasal dysplasia），第一、二鳃弓综合征（first and second branchial arch syndrome）和下颌骨－面骨发育不全综合征（Treacher Collins syndrome），当然还包括唇腭裂、唇正中裂（midline cleft lip）、

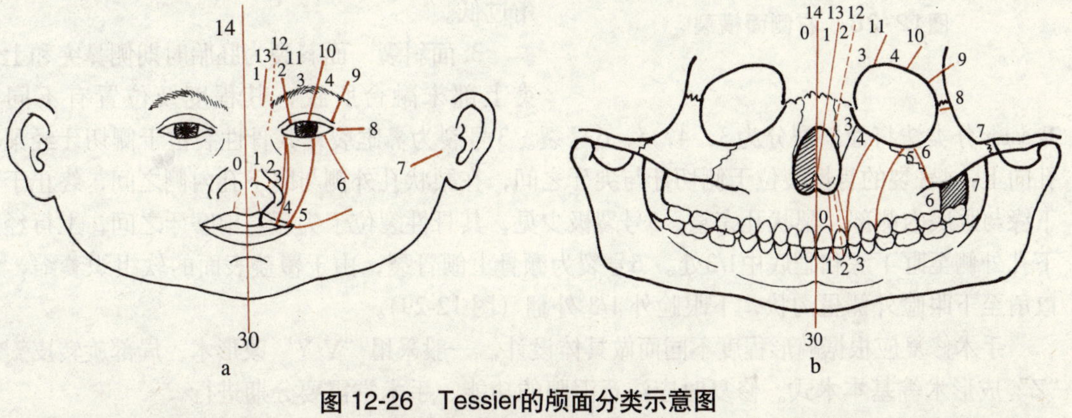

图 12-26　Tessier的颅面分类示意图

该图是对与面裂有关的颅面畸形进行了描述性的解剖分类，围绕眶周进行了 15 个区域的划分，以矢状位中线为参考线，以下眼睑作为赤道，以数字表明裂的位置。a. 软组织分类位置　b. 骨组织分类位置

面横裂（facial transversel cleft）和面斜裂 （facial oblique cleft）等。

二、几种常见的面裂畸形及修复 Deformity of facial cleft and surgical crrection

1. 唇正中裂　唇正中裂在Tessier分类中为“0”号裂。

由于胚胎6周时两个球状突或两个下颌骨部分全部未融合或未发育所致，不常见。可表现为上唇或下唇正中部裂开，不同类型裂开程度轻重不一。上唇正中裂常并有鼻裂（图12-27），偶可见鼻小柱前牙胚、前唇及唇系带均缺损，鼻中隔缺损，偶可见双重鼻。严重的下唇正中裂可表现为下唇、下颌骨、口底及舌均裂开。

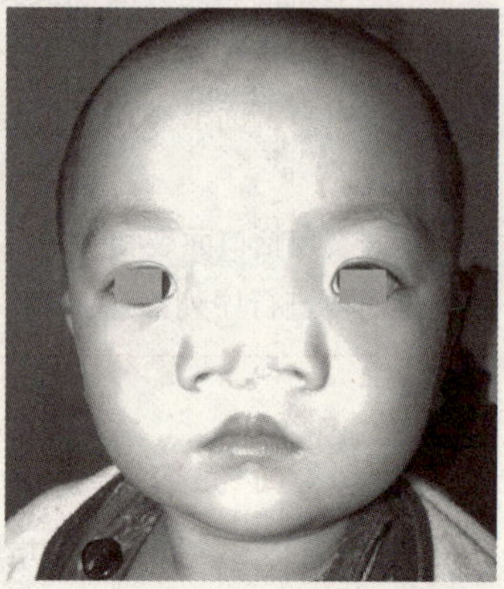

图12-27　面正中裂伴上唇正中裂，上唇正中裂修复术后

唇正中裂的治疗可根据裂的程度进行分期或一期修复手术。为防止术后唇中部形成直线瘢痕挛缩，一般按“Z”成形术原则行对偶三角瓣移位缝合修复。对于全层裂畸形的患者应行全层切开，全层修复，重要的解剖结构一定要对位缝合。严重的裂可分期修复。

2. 面横裂　面横裂在Tessier分类中为“7”号裂。

由于胚胎时期的上、下颌突发育障碍所致的部分或全部未融合所致，可为单侧或双侧，程度不一。程度较轻仅累及口角者也称作口角裂，如裂隙超过颊部咬肌前缘者称面横裂（图12-28）。面横裂可以单独发生，也可以作为第一、二鳃弓综合征的畸形之一。

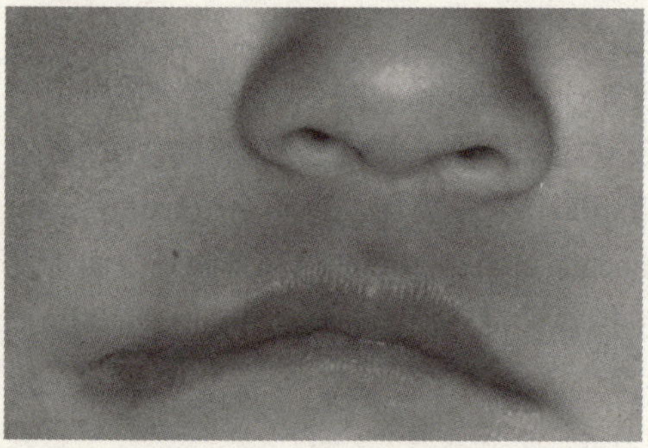

图12-28　右侧面横裂

修复时期的选择与唇裂相同，早期修复可以使面颊畸形早期矫正。

手术修复中确定口角的正确位置非常重要，单侧裂可以以健侧口角位置为标准定位。双侧裂的口角位置的确定可利用口角外侧水平线同经眼裂中、外三分之一的垂线的交点来确定。手术应全层切开，分三层缝合。裂隙较长的畸形可做两个附加切口形成对偶三角瓣，避免术后的直线瘢痕挛缩。在定点及修复过程中应避免裂隙侧的口角过低。

3. 面斜裂　面斜裂为胚胎时期侧鼻突和上颌突上部未融合所致，其程度及位置有不同，Tessier分类法将面斜裂分为3，4，5，6号裂。3号裂为鼻眶裂，其骨性裂位于侧切牙经梨状孔向上；4号裂的骨性裂位于侧切牙与尖牙之间，在梨状孔外侧与眶下孔内侧之间，终止于眶下缘与眶底内侧部，梨状孔完整。5号裂极少见，其骨性裂位于尖牙与前磨牙之间，上行经眶下孔外侧至眶下缘和眶底中1/3处。6号裂为颧骨上颌骨裂，由于覆盖表面的软组织萎缩，从口角至下眼睑外侧呈沟状，下眼睑外1/3外翻（图12-29）。

手术修复应根据畸形程度不同而做具体设计，一般采用“V-Y”改形术、局部旋转皮瓣或“Z”成形术等基本术式。修复时应注意泪腺的功能。手术常需要分期进行。

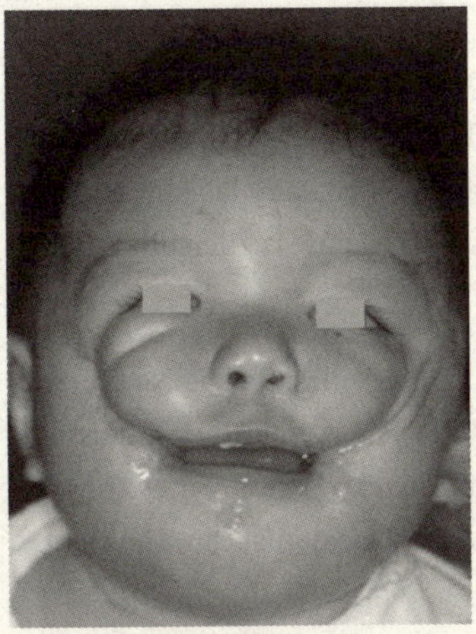

图12-29 面斜裂，Tessier 分类为“6”号裂。

三、面裂的修复原则
Principles of facial cleft repairing

1. 首先对面裂患者进行全身检查，治疗威胁生命的全身性疾病。面裂软组织缺损的修复时间取决于影响功能和解剖整体的严重程度。新生儿期在生理上处于不稳定期，或者有其他威胁生命的畸形。当婴儿生长一段时间后，既可以更好地耐受手术，同时在技术上较易操作，其弹性随着生长而增加。

2. 在修复之前对缺损的部位、特点要有足够的认识及全面的评价，从皮肤开始，至肌层及黏膜衬里，然后是骨支持组织。累及所有上述组织的畸形必须按层次进行修复。

3. 充分利用所有的剩余正常软组织恢复面部软组织“外套性”功能，软组织正常功能的恢复有利于骨骼的生长发育。必须注意到瘢痕对生长发育的限制。并尽量避免瘢痕。

4. 尽可能完全保留或恢复具有明显解剖标志的结构，如唇红缘、内眦、睫毛缘等部位，保持泪腺引流通畅，保留所有耳部结构和眶内容物。

5. 沿修复线减张，尚有组织缺损时应用其他组织进行修补，主要应用方法有两种：“Z”成形术和旋转皮瓣。近来皮肤扩张器的应用为修复严重的组织缺损的面裂带来希望，但应用至幼小的婴儿有一定的困难。

复习思考题

1. 从胚胎发生的角度阐述面斜裂的产生。
2. 简述面裂的修复原则。

（孙勇刚 马 莲）

Definition and terminology

- **Tessier classification:** In 1973 , Tessier presented a classification of craniofacial clefts. It is the most complete and unique system because it is based on the extensive personal experience of one investigator rather than on a collection of examples from the literature. In this classification , the clefts are numbered from 0-14 and follow consistent well-defined “time zones.” The eyelids and orbits define the primary axis of this functional system by dividing the face into upper and lower hemispheres. This enables the terminology to remain uniform and the characterizations to be detailed. In addition, the classification links the clinical topographic observations with underlying skeletal deformity malformation seen during a surgical intervention.This correlation of the clinical surface appearance with the skeletal findings enhances the utility of this system for the surgeon.

- **midline cleft lip:** Midline cleft lip is classified as No.0 using Tessier classification . The medline cleft lip present either as a widening or duplication of the midline structures.The cleft often involves the entire vertical dimension of the lip , but it can be as mild as a vermilion notch. The maxillary labial frenulum is frequently duplicated , with a wide diastema between the central incisors. The nose is often bifid , with a broad columella and a wide midline furrow.
- **facial transversal cleft （macrostomia):** Facial transversal cleft is classfied as No.7 cleft using Tessier classification , which is the most lateral of all the facia clefts. There is typically a soft tissue furrow running from the oral commissure to the preauricular region. The expression varies from a broadening of the oral commissure to a complete fissure extending toward the external ear. The cleft, however , rarely extends beyond the anterior border of the masseter.
- **facial oblique cleft:** Facial oblique cleft is also called No.5 cleft according to Tessier classification. The cleft of the lip is located just medial to the lateral commissure. The No.5 cleft progresses up the cheek， creating a soft tissue deficit. The nose is usually short , and the alar base is superiorly rotated , The cleft terminated at the lateral aspect of the lower eyelid. The alveolar cleft is located lateral to the canine , usually between the premolars. The cleft progresses lateral to the infraorbital nerve , through the maxillary sinus , and terminates in the inferolateral aspect of the orbital rim and floor.

第五节 腭 裂
Cleft palate

提 要

本节将腭部的正常解剖生理与腭裂畸形进行比较性论述，包括肌肉的附着走行，血液供应等。对于腭裂修复的手术器械、术前准备和术后护理等进行阐述，具体描述了基本的修复方法－兰氏修复法，最后对于腭裂修复术的并发症也做了较为详细的阐述。

腭裂是口面裂的一种，可以与唇裂同时发生，也可以单独发生或作为综合征的表现之一。腭裂的治疗以手术修复为主，但术后的语音训练和生长发育问题也是不容忽视的。

一、正常腭部的解剖生理 Anatomy and physiology of palate

正常的腭部解剖结构分为硬腭（hard palate）和软腭（soft palate)，硬腭位于口腔的前部，软腭位于硬腭的后方，口腔的后部。口腔内的硬腭和软腭将口腔（oral cavity）和鼻腔（nasal cavity）分隔，使食物不进入鼻腔，鼻腔的分泌物也不能进入口腔，而软腭的运动可以有效地控制鼻腔气流，使口腔与鼻腔彻底分割，对吞咽（swallow）及发音（speech）功能起到关键的作用。图 12-30 为腭部的表面解剖标志的示意图。

硬腭由上颌骨的腭突和腭骨的水平板组成（图 12-31），上颌骨腭突的前方和侧方为牙槽突（alveolar process)，硬腭以切牙孔为界分为前部的原发腭（primary palate)，和后部的继发腭（secondary palate)。硬腭表面有黏膜覆盖，黏膜由一层致密的结缔组织与骨紧密相连，这

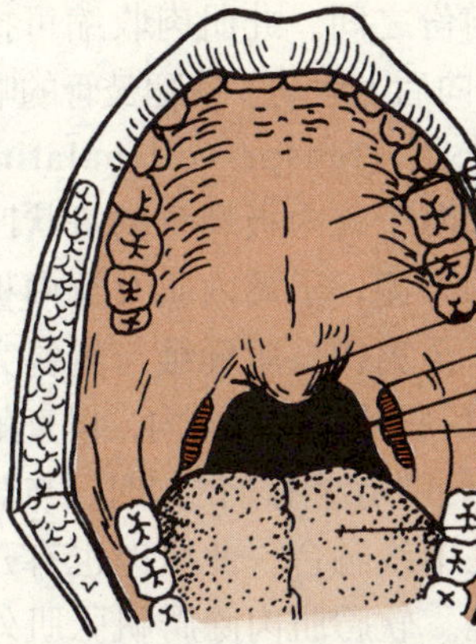

图 12-30 正常腭的体表解剖标志

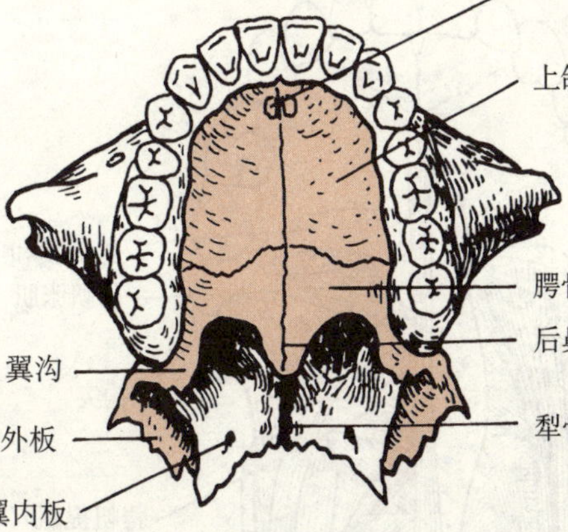

图 12-31 正常骨性腭形态及骨性标志

层致密的结缔组织与覆盖在表面的腭黏膜一起称作黏骨膜（mucoperiosteum）。黏骨膜中有无数唾液腺。硬腭前部的血液供应来自上颌动脉的蝶腭支，它通过切牙管出切牙孔同静脉及神经一起形成鼻腭血管神经束；大部分硬腭的血液供应来自上颌动脉的腭大动脉分支，该分支通过翼腭管下降出腭大孔向前形成腭前动脉（腭大动脉），同静脉及神经一起形成腭大血管神经束，这对动脉穿出腭大孔后走行于上颌第三磨牙的内侧向前，仅发出几个小支向后至软腭。腭中及腭后神经由腭小孔穿出向后负责部分软腭的血液供应（图12-32）。腭升动脉、咽升动脉和扁桃体动脉也发出分支供应软腭。硬腭的感觉是由三叉神经上颌支的蝶腭神经和腭大神经的分支来管理的。

软腭由肌肉及其表面覆盖的黏膜组成。软腭前部经结缔组织（称腭腱膜）与硬腭后缘相连，软腭后部游离。软腭由五对肌肉组成，它们分别是：腭帆提肌、腭帆张肌、舌腭肌、咽腭肌和腭垂肌（图 12-33）。

腭舌肌（palatoglossus muscle）是软腭口腔面最表面的肌肉，此肌肉起于腭中线，呈横向旋转放散状向外下至舌外侧缘，形成扁桃体前柱。腭咽肌（palatopharyngeus muscle）是软腭咽腔面最表面的肌肉，此肌肉在咽腔的部分多于软腭的部分，形成扁桃体窝后柱，其肌肉呈放散状向上进入软腭。应用此肌肉可进行腭咽肌瓣成形术。舌腭肌和咽腭肌的正常功能是使软腭向下，帮助咽侧壁向内运动。腭垂肌（musculus uvulae ）在咽腭肌的深面，肌纤维沿软腭中线呈纵向走行，向后进入腭垂，其功能是使腭垂向上向前。腭帆提肌（levator veli palatini muscle）是软腭的最大肌肉，起于颅底岩骨的尖部，沿咽鼓管软骨的内侧，呈放散状向前、向

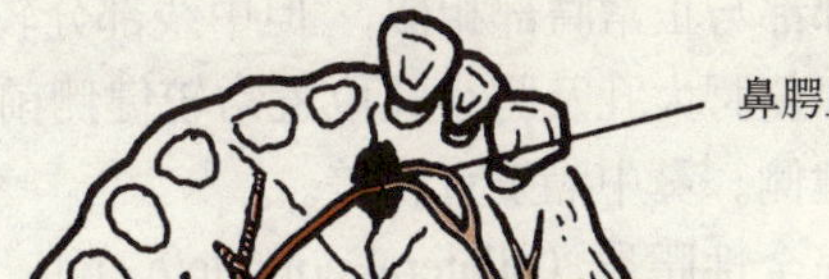

图12-32 腭部血液供应的血管走行的水平观

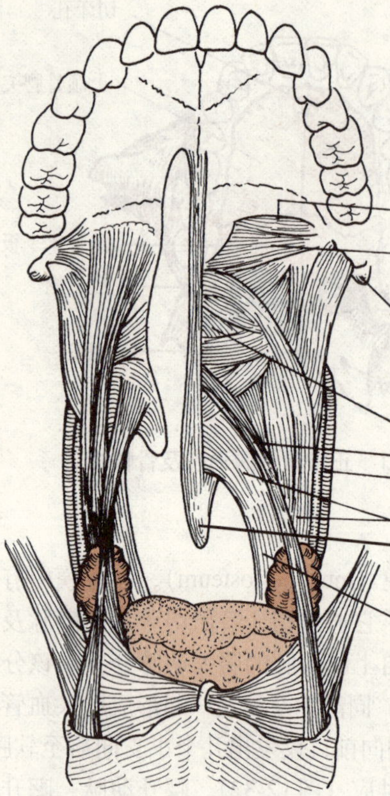

图12-33 软腭肌肉的分布，右侧为正常侧

下，在近软腭的中间部分进入软腭，位于腭垂肌与咽腭肌前份之间。此肌肉收缩可抬高软腭，使软腭向后上运动，使咽鼓管的咽口开放。腭帆张肌（tensor veil palatini muscle）广泛起源于翼内板蝶骨的舟状凹和咽鼓管软骨的外侧，于翼内肌及翼内板之间的前方向下至翼钩，肌纤维与翼钩突纤维性粘连，然后肌纤维放散向内，以直角进入腭部，在与硬腭后缘附着的同时，与对侧的同名肌肉在中线融合。此肌肉也有开放咽鼓管的功能。软腭肌肉除腭帆张肌外由迷走神经支配，腭帆张肌的神经支配为三叉神经的下颌支。

腭腱膜（velar aponeurosis membrane）是腭部的重要的筋膜系统的组织。筋膜是肌肉的产物，它们互相融合交错，形成了网状支持组织。筋膜与肌肉和骨之间有形态学、组织学和种系发生及发育方面的联系。腭腱膜由原始的腭咽肌衍化而来，从种系发育上位于咀嚼区和腭咽区之间。是骨（硬腭后缘）与软组织（软腭肌肉）之间的连接部，是腭部肌肉前方附着的部位。

二、腭裂腭部的解剖生理 Anatomy and physiology of cleft palate

1. 硬腭畸形　硬腭的畸形程度因腭裂程度的不同而不同。

单侧完全性唇腭裂（unilateral complete cleft lip and palate，UCLP）表现为腭部自后向前全部裂开，绝大部分情况下与唇裂同时存在。鼻中隔与健侧硬腭相连（图 12-34）。健侧硬腭周围及后部都与正常腭部相似，但中线部分较正常腭部短而高拱。患侧硬腭及上颌骨体积较健侧小。患侧腭大孔及腭小孔位置常较健侧前移，鼻腭孔裂开不完整，鼻腭神经血管束的主要部分在健侧。鼻中隔发育较差。

双侧完全性腭裂（bilateral complete cleft palate，BCP）主要表现在两侧腭突均不与鼻中隔相连，只有前颌骨连接于鼻中隔，前颌骨常呈明显前突，常伴有双侧唇裂（图 12-35），鼻中隔完全暴露于口腔内，鼻中隔发育差。

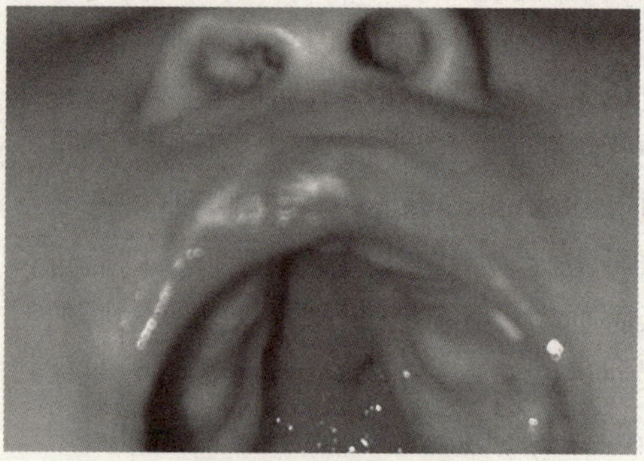

图 12-34 单侧完全性腭裂

不完全腭裂（incomplete cleft palate，ICP）的硬腭后部呈不同程度的裂开，硬腭的裂开可以向前直至切牙孔，鼻中隔暴露于口腔（图12-36a）；硬腭后缘可以完整或呈凹陷畸形，主要表现在软腭裂或腭隐裂的患者（图

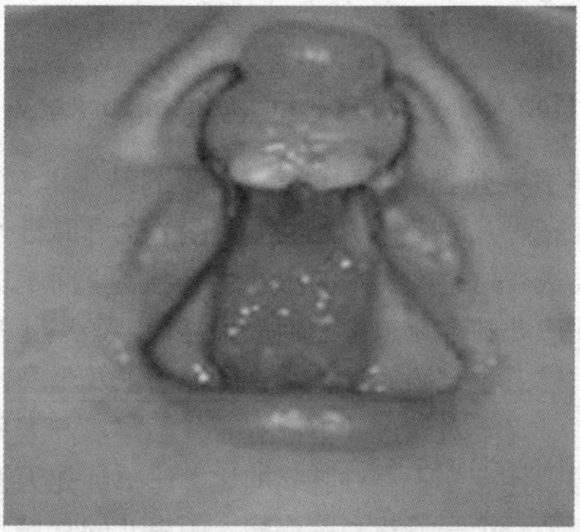

图 12-35 双侧完全性腭裂

12-36b)。其他的解剖结构同正常腭部类似。

2. 软腭畸形 随腭裂类型的差异，软腭形态畸形有不同。完全性单侧和双侧腭裂以及硬软腭裂的软腭全部裂开，而单纯的软腭裂黏膜及肌肉可部分裂开，而腭隐裂的软腭黏膜可以完整而两侧肌肉在中线不连接（图12-37）。

腭裂的腭帆提肌、舌腭肌及腭垂肌有一定程度的失用性萎缩。

腭帆提肌起点同正常人，而止点前移，由于中线未融合，双侧腭帆提肌不能形成吊带。该肌的后外束在止点处与同侧腭咽肌腭垂肌融合，前内束附着于薄弱的腭腱膜外侧，部分纤维与软腭的其他肌肉一起附着于鼻后嵴，并沿裂隙向前伸延至裂隙前端，形成裂缘的肌肉层。该肌是完成腭咽闭合的主要肌肉，在腭裂时由于止点前移，两侧不能融合形成吊带而影响发音功能。因此，在行腭裂手术时不仅将裂隙封闭，而且要彻底游离腭帆提肌的止点，使其后推复位并与对侧肌肉对位缝合，以达到完好的腭咽闭合。

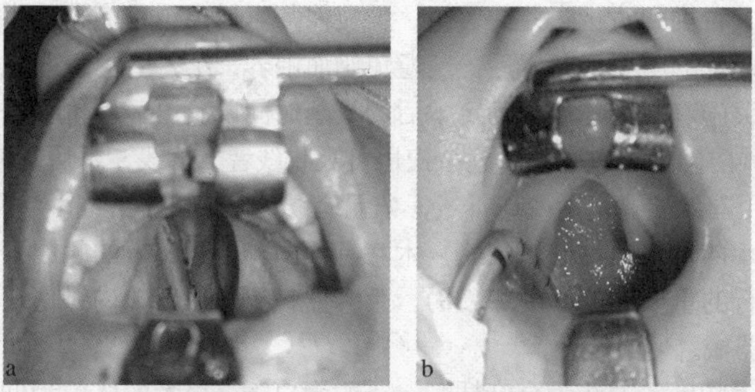

图 12-36 不完全腭裂的腭部畸形
a. 硬软腭裂，裂隙至切牙孔 b. 软腭裂

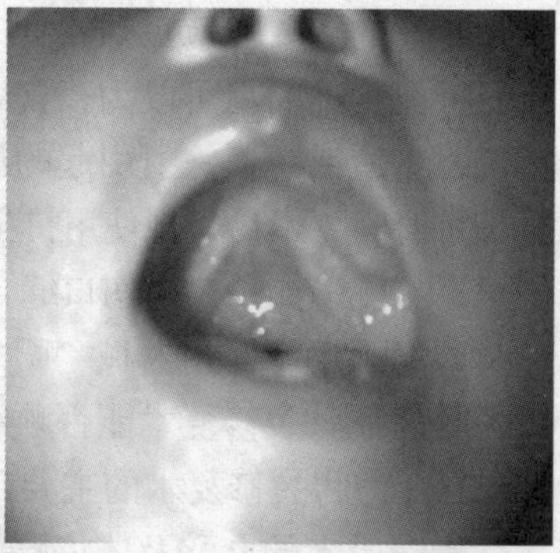

图12-37 腭隐裂的软腭畸形

腭帆张肌的起点及走行同正常人，但肌肉在中线不相连，由于前部缺乏腭腱膜，该肌同腭帆提肌的部分肌束以及腭咽肌和腭垂肌融合形成“腭裂肌束”腭板中线两侧的骨裂隙缘。

腭咽肌发育正常，在中线不连接，与腭帆提肌、腭帆张肌、腭垂肌纤维相混合，附着于硬腭后缘至翼钩之间的粗糙骨面，并沿裂缘镶嵌延伸，与覆盖其上的黏膜紧密相连。

舌腭肌束大小正常，腭垂肌发育差，难以单独解剖分离。

腭裂患侧的腭部动脉的起点及走行均与正常人相同，在完全性腭裂患者两侧腭大动脉、腭升动脉被裂隙所隔，不能在中线部位吻合。又由于软腭肌肉附着点前移，咽升动脉穿入软腭的部位前移。在患侧腭大动脉不能与鼻腭动脉吻合，双侧完全性腭裂患者两侧腭大动脉均不能在切牙孔处与鼻腭动脉吻合。

三、腭裂修复术的术前准备及术后护理

Preoperation prepare and postoperation care for cleft palate surgery

1. 腭裂修复术的适应证、禁忌证、术前准备和术后护理

腭裂修复术是属于择期手术，也就是说，需要在患儿的身体状况良好可耐受全麻时进行手术，除全麻的一般适应证和禁忌证外，对于需要进行腭裂修复术的患儿还需对以下问题进行更详细的全面的了解。①患儿的肺部情况，要在患儿肺部无感染的情况下进行。②患儿的气道情况，在一些综合征和序列征的患儿，腭裂常伴有小下颌畸形，为全麻插管以及全麻术后管理造成一定的困难，如果要进行腭裂修复术，一定要对气道的情况有充分了解，并充分准备应对措施。③患儿是否患有先天性心脏病，腭裂伴有先天性心脏病的比例比单纯先天性心脏病的患病率要高，对于严重的先天性心脏病患者，须先治疗心脏疾病。④患儿的营养状况及血红蛋白指数，对于营养状况差或血红蛋白过低的患儿应慎重。

腭裂修复术的术前准备除常规全麻气管插管的准备外，需要有患儿的面像、腭部情况的照片和模型记录，患儿的资料需入数据库。而腭裂修复术的术后护理在防治复裂中更为重要。术后护理的重要环节包括饮食方式、种类和防止患儿的哭闹。腭裂修复术后半个月流食，半个月半流食，而后可改为普食；婴幼儿的腭裂患儿术后一定避免奶瓶喂养一个月；尽量避免因静脉输液或肌肉注射引起的患儿哭闹；同患儿家长确定术后的复查时间以及语音评价和语音训练时间。术后常规使用抗生素预防感染。口内伤口缝合使用可吸收线者不拆线，术后2~3天可以出院。如果口内伤口缝合使用丝线应在术后两周拆线，如无缝线反应也可不拆线。

2. 腭裂手术常用器械　腭裂手术的常用器械同唇裂修复术略有不同，合适有效的腭裂开口器是保证腭裂修复术能否顺利进行的重要环节（图 12-38），手术器械要适合于口内操作。图 12-39 为腭裂修复术的主要手术器械。

腭裂手术的麻醉及体位腭裂手术的麻醉方法为全麻插管，一般为口插。患者的体位为仰卧位，头后枕平面与手术台平面约呈50°～60°，必要时可将患者的肩部垫起。术者为头位，即站患者的头上方（图 12-40）。

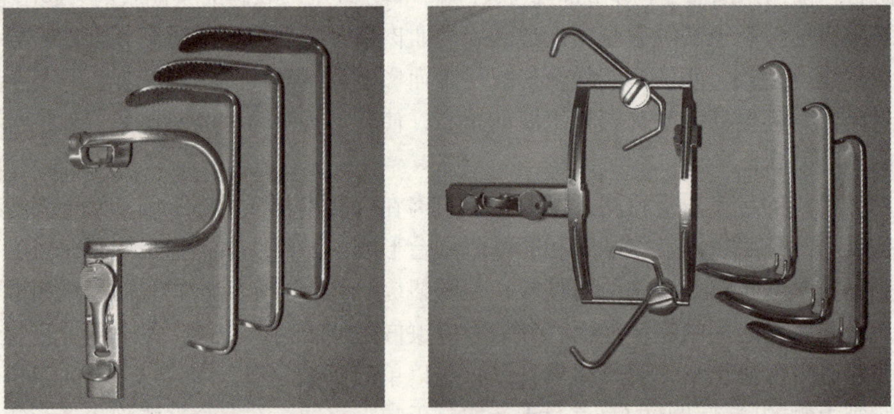

a　　b

图12-38　腭裂开口器

a. 一般腭裂开口器　b. 多功能腭裂开口器，适用于牙尚未萌出的婴幼儿患者以及前牙缺失的患者

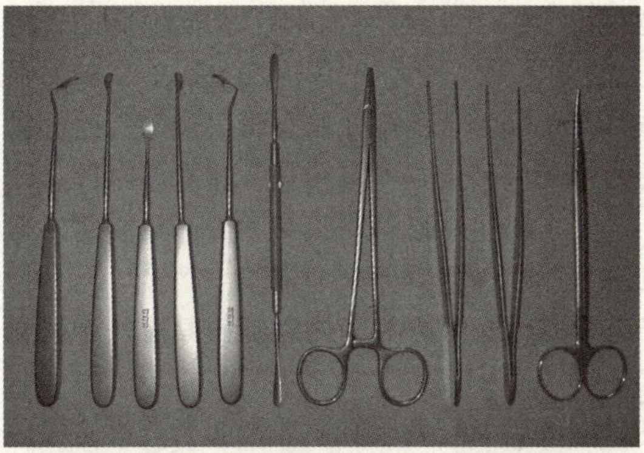

图12-39　应用于腭裂修复术的主要器械

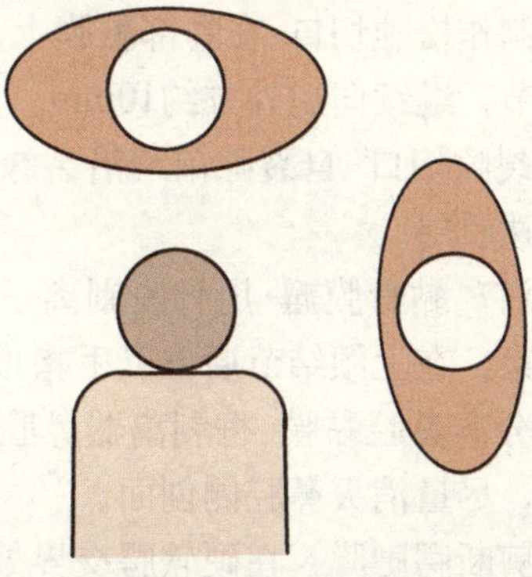

图12-40　行腭裂修复术时患者的体位及术者的位置

四、腭裂手术的基本方法　Procedures of cleft palate operation

腭裂修复的目的是封闭口鼻腔的裂隙，恢复软腭的长度及功能，恢复正常的腭咽闭合功能。目前，普遍应用的仍是简单的改良兰氏腭裂修复术（Langenbeck palatoplasty）。其手术原理是制作裂隙两侧的双蒂瓣，使其向中间移位，将两瓣在中线缝合后封闭腭部的裂隙。下面就手术步骤进行简单介绍（图 12-41）。

1. 面部常规消毒，铺巾。上开口器。

2. 口腔内冲洗、消毒。

3. 局部注射麻醉药物　通常应用1%利多卡因，必要时可加入肾上腺素以达到更好的止血效果。

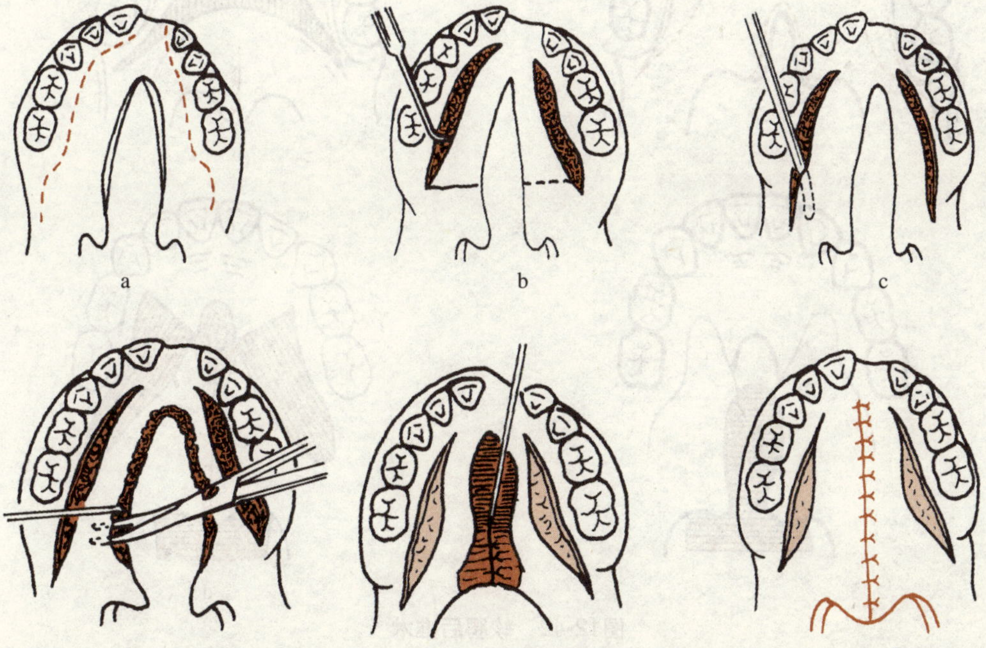

a　b　c　d　e　f

图12-41　腭裂修复术的基本手术步骤

4. 制作松弛切口　在腭部黏膜上，距两侧牙龈缘2～4mm处自前(通常自单尖牙)向后，绕上颌结节，继续向后外方约10mm。硬腭切口深达骨面。

5. 裂隙切口　自裂隙前端沿裂缘中间至腭垂尖端纵行切开硬腭处的黏骨膜及软腭处的黏膜，深达肌层。

6. 游离黏骨膜瓣　用骨膜剥离子由松弛切口插入，掀起口腔侧黏膜骨膜瓣，松解腭大血管神经束。在上颌结节后方以手指推断翼钩，使腭帆张肌减张。

7. 分离鼻腔黏膜　将剥离器鼻腔插入，做广泛分离，松解鼻腔两侧黏膜使其可在中线对位缝合，尽量消灭鼻腔侧创面。

8. 剪断腭腱膜　在硬软腭交界处，从裂隙切口向外剪断腭腱膜和“腭裂肌”与硬腭裂隙缘的附着。

9. 压迫止血后，在无张力的情况下进行三层缝合（鼻腔黏膜、肌肉层以及口腔黏膜），可用 4/0 可吸收线也可用 1 号丝线。

10. 术毕，两侧松弛切口暴露，如无活泼出血，不需填塞，如确实需要止血，可以在松弛切口内放置明胶海绵，但应将松弛切口做无张力的拉拢缝合，防止明胶海绵脱落。

除上述的改良兰氏手术方法外，还有许多其他的方法延长软腭如：软腭裂后推术（push back）（图 12-42）、软腭的反向双“Z”成形术（图 12-43）、腭部岛状瓣修复术以及腭部颊瓣

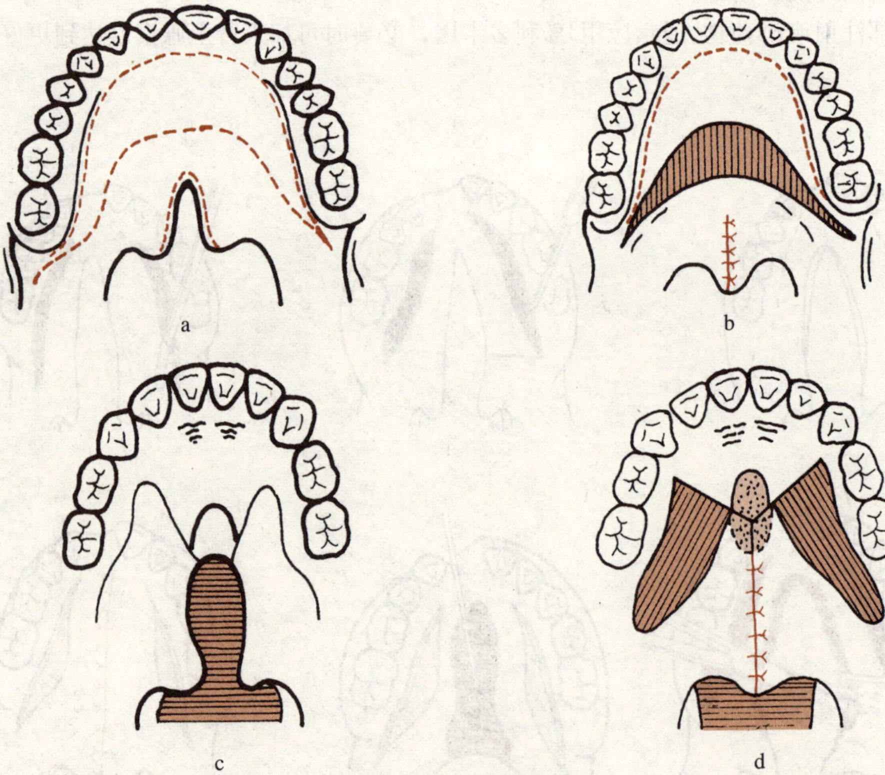

图12-42　软腭后推术
a,b. 单瓣后推术　c,d. 二瓣后推术

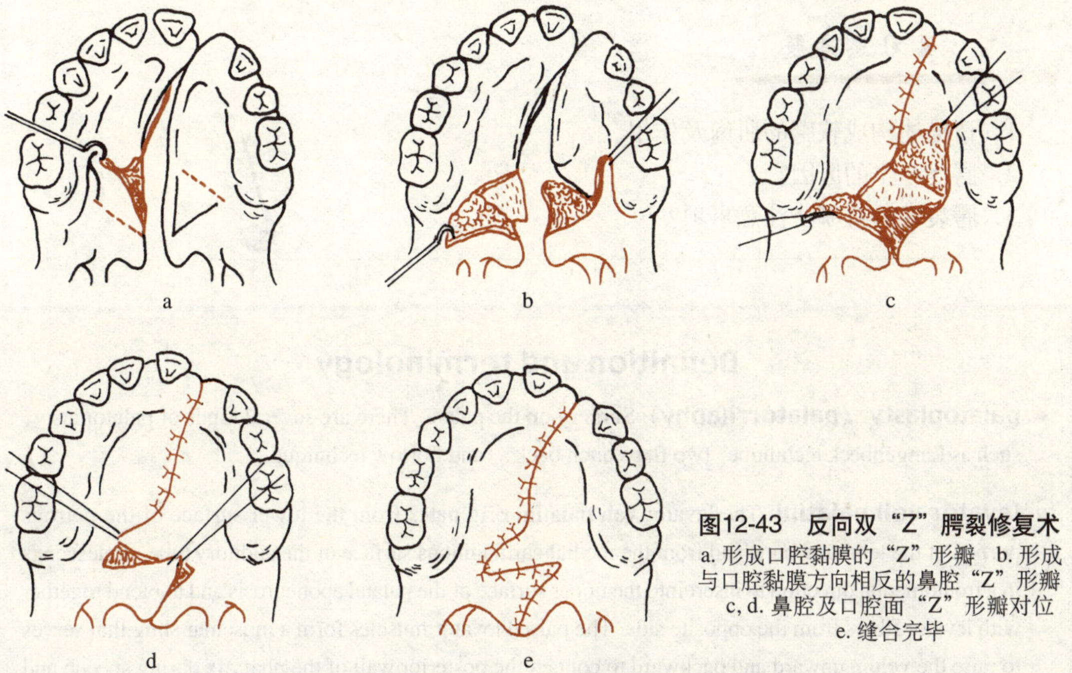

图12-43　反向双“Z”腭裂修复术
a. 形成口腔黏膜的“Z”形瓣　b. 形成与口腔黏膜方向相反的鼻腔“Z”形瓣　c, d. 鼻腔及口腔面“Z”形瓣对位　e. 缝合完毕

修复术等。但疗效因患者及术者而异，有些手术方法因过于复杂，且影响颌骨的生长发育，目前并不提倡。

五、腭裂术后并发症及处理 Complications of cleft palate operation and management

下面列出常见的腭裂术后的短期和长期并发症及处理原则。

1. 喉头水肿　少见，但属危重的并发症，可导致呼吸道梗阻而威胁生命，通常发生在全麻拔管后6小时内，主要是由于气管插管对声门的刺激所致。在术后围手术期必须密切观察，可用适量激素进行预防，必要时需作气管切开。

2. 术后出血　大部分患者在全麻苏醒期有少量渗血或唾液中带血，可不进行特殊处理。作为术后并发症的出血是指在短期内有大量血液流出或被吞咽，腭裂术后出血并不多见，分为术后即刻出血或延期出血。术后即刻出血主要是由于术中止血不完善，或患儿过度哭闹。出血的部位常见于切口前端的鼻腭血管或黏骨膜瓣边缘，也可来自断裂的腭大血管或腭大血管的分支，鼻腔侧创面也是常见的出血部位。而延期出血则多因术后感染或血液系统性疾病。止血的方法以压迫止血为主，对于全身系统疾病造成的出血应给予全身的治疗，如患者不合作或出血部位止血困难可在全麻下检查出血部位并止血。

3. 术后腭部穿孔或复裂　发生部位常见于硬软腭裂交界处，也可发生在腭垂。发生时间一般在术后7天左右。发生腭瘘（palatal fistula）的原因有很多，主要原因如下：两侧黏骨膜瓣减张不够，在有张力下缝合；患儿喂养方式不正确，口内负压增加；术后伤口感染；过早食硬食物或外伤等。发现腭瘘后不需要立即修复，小的腭瘘如果发生在小年龄的患者可能自愈，对于经久不愈的裂孔需要待 6 个月后再行手术修复。

复习思考题

1．请描述构成软腭的肌肉及作用。
2．腭瘘产生的原因。
3．腭裂术后有哪些注意事项？

Definition and terminology

- **palatoplasty (palatorrhaphy)**: Surgery on the palate. There are several kinds of palatoplasty, such as Langenbeck technique, two flaps puch back, and Forlow technique.

- **levator veli palatini**: The levator veli palatini originates from the lower surface of the petrous portion of the temporal bone and from the medial cartilaginous surface of the auditory tube.. It descends in a frontomedial direction to insert into the upper surface of the palatal aponeurosis and to blend together with levator fibers from the opposite side. The paired levator muscles form a muscular sling that serves to raise the velum upward and backward to contact the posterior wall of the pharynx during speech and nonspeech activities such as blowing. Inadequate function of the levator will likely result in velopharyngeal inadequacy.

- **tensor veli palatini**: the ribbon-shaped tensor veli palatini originates from the base of the medial pteryoid plate of the sphenoid bone and the lateral sides of the membranous and cartilaginous portions of the auditory (Eustachian) tube. The muscle becomes narrow and tendinous as it travels downward around the hamulus of the sphenoid bone where it takes on a fan-like appearance and becomes the palatine aponeurosis. During contraction, the tensor opens the auditory tube, permitting equalization of middle ear air pressure with atmospheric pressure. Abnormal function of the tensor contributes to inadequate auditory tube opening, which may lead to accumulation of middle ear fluid and cause middle ear infection .

- **musculus uvulae**
the musculus uvulae lies along the midline of the dorsalsurface of the velum and has been described as a paired muscle. It originates just lateral to the midline of the palatal aponeurosis posterior to the hard palate and anterior to the insertion of the levator. It extends posteriorly over the levator bundles to converge with fibers of the musculus uvulae of the opposite side and insert into the mucous membrance of the uvula. This muscle is thought to contribute to the shape of the dorsal surface of the velum during function.

- **palatoglossus**
the palatoglossus extends from the oral surface of the soft palate to the side of the tongue. The two palatoglossus muscles form the anterior pillars of the fauces. They serve to pull the tongue upward and backward and to constrict the faucial pillars.

- **palatopharyngeus**
the two palatopharyngeus muscles form the posterior pillars of the fauces. Each arises from the

pharyngeal wall and the side of the soft palate and reach the midline of the soft palate between the levator and tensor muscles. Palatopharyngeus functions include adduction of the posterior pillars, constriction of the pharyngeal isthmus, narrowing of the velopharyngeal orifice, raising of the larynx, and lowering of the pharynx.

- **velar aponeurosis**

a fibrous connective tissue that extends from the hard palate to the free border of the soft palate.The anteriormost fibers insert into the posterior border of the hard palate, whereas the more posterior fibers insert into the palatine aponeurosis of the opposite side. The aponeurosis serves as a firm structure to which other muscles attach and against which they pull.

第六节　唇腭裂的牙槽嵴植骨
Alveolar bone grafting for cleft lip and palate deformity

提　要

本节阐述了唇腭裂的牙槽突裂畸形对患者的影响；植骨术的目的；受骨区及供骨区的手术操作要点；植骨床骨面的充分暴露以及软组织黏膜瓣的充分游离是手术成功的关键。本节还就植骨术前的准备、术后处理以及相应的并发症发生及处理进行了简要的叙述。对于植骨术后正确的评价是保证序列治疗继续进行的关键，本节还就术后的评价标准进行了描述。

一、唇腭裂的牙槽嵴裂畸形及牙槽突植骨的目的
Aim of alveolar bone grafting on cleft lip and palate deformity

牙槽嵴裂（alveolar cleft）作为一种先天性畸形是完全性唇腭裂的一部分，也可以同唇裂并发。牙槽嵴裂在与唇裂同时发生时，根据其裂的程度可分为完全性、不完全性和隐性，同唇裂的程度有关。

唇腭裂的牙槽嵴裂可导致唇腭裂患者的口鼻腔前庭瘘；患侧乳牙滞留、侧切牙畸形或缺如、恒牙阻萌或错位萌出；患侧鼻底丧失骨支持而显示鼻底塌陷畸形；上颌骨连续性的丧失影响正畸治疗以及外科正颌手术的治疗效果。图 12-44 ~ 46 显示了牙槽嵴裂的骨畸形解剖以及由牙槽嵴裂引起的各种畸形。

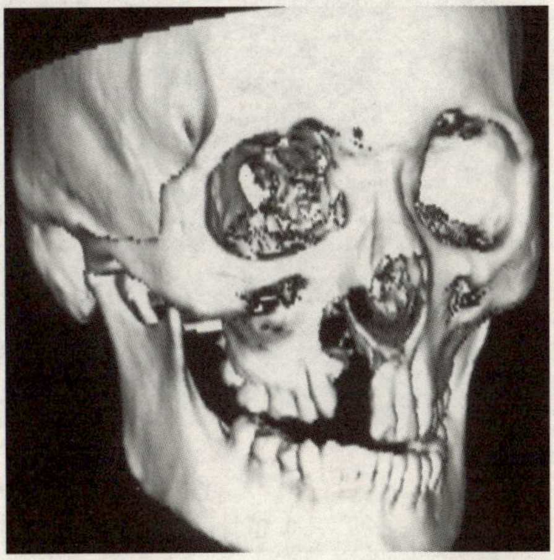

图12-44　CT片示唇腭裂牙槽嵴裂的颌骨畸形

牙槽突重建的目的：①关闭口鼻腔前庭瘘；②重建牙槽突的完整性，使正畸及外科正颌达到最佳的效果；③矫正患侧鼻底及鼻翼基底的塌陷畸形；④增加上颌骨的稳定性，在双侧唇腭裂患者尤为重要，为外科正颌奠定

基础。图12-47为植骨前后鼻底变化，图12-48为植骨及正畸治疗前后的病例显示，图12-49为植骨及正畸前后的X线片显示。

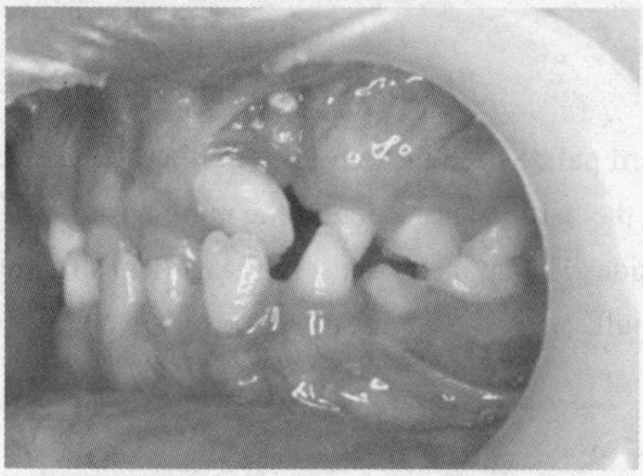

a

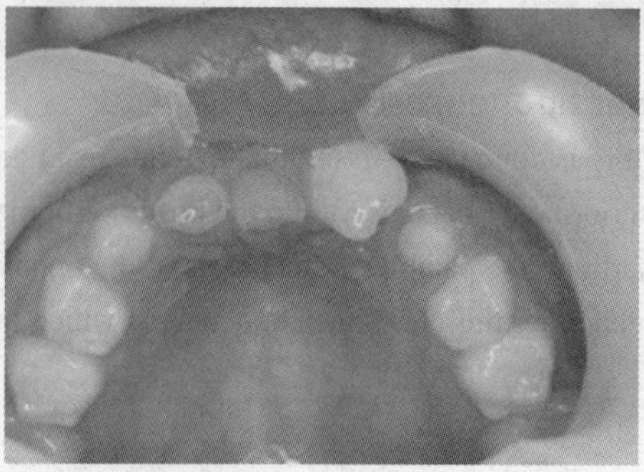

b

图12-45 患侧裂隙部位恒牙错位萌出

a. 侧位𬌗像 b. 开口上腭像

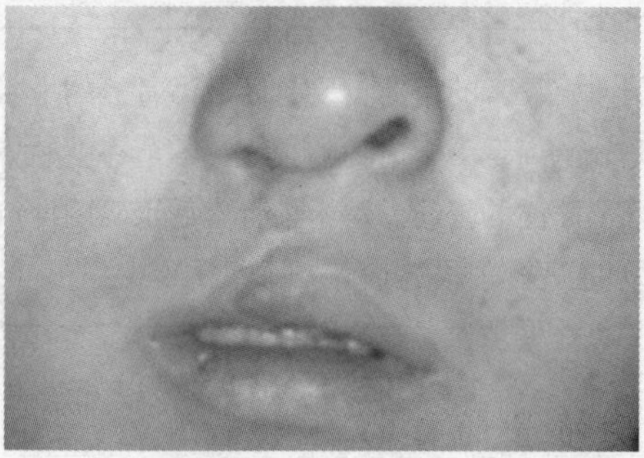

a

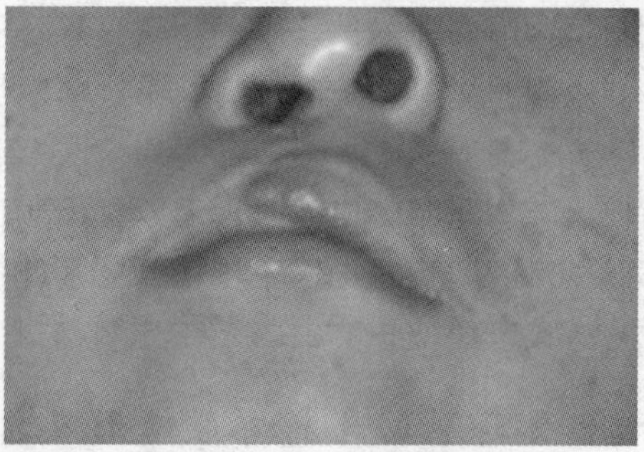

b

图12-46 患侧鼻翼基底塌陷畸形

a. 正位鼻唇像 b. 仰头位像

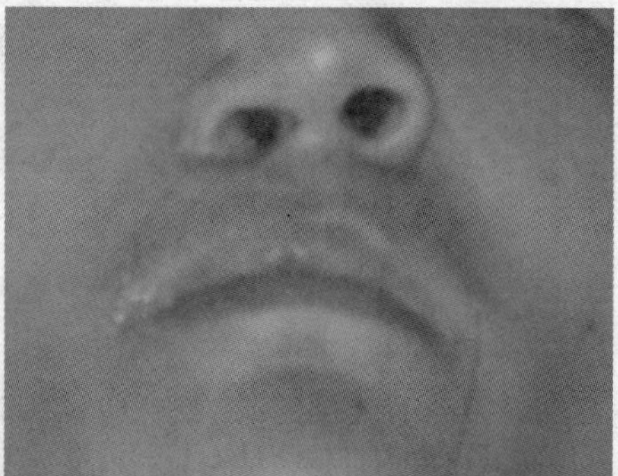

a

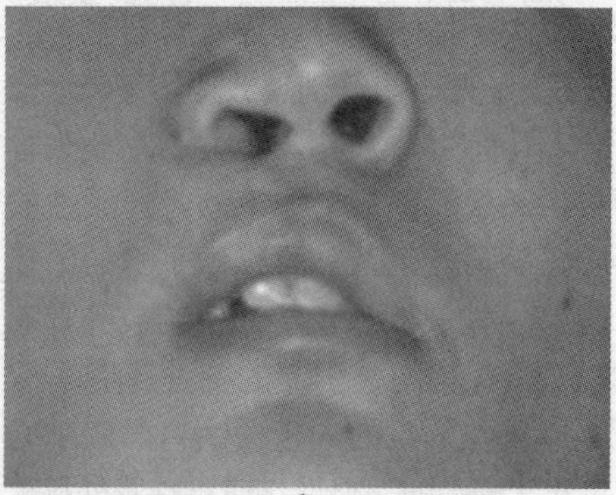

b

图12-47 牙槽嵴裂植骨对鼻底形态的改善

a. 植骨前，见右侧鼻底塌陷 b. 植骨后，可见鼻底塌陷的改善

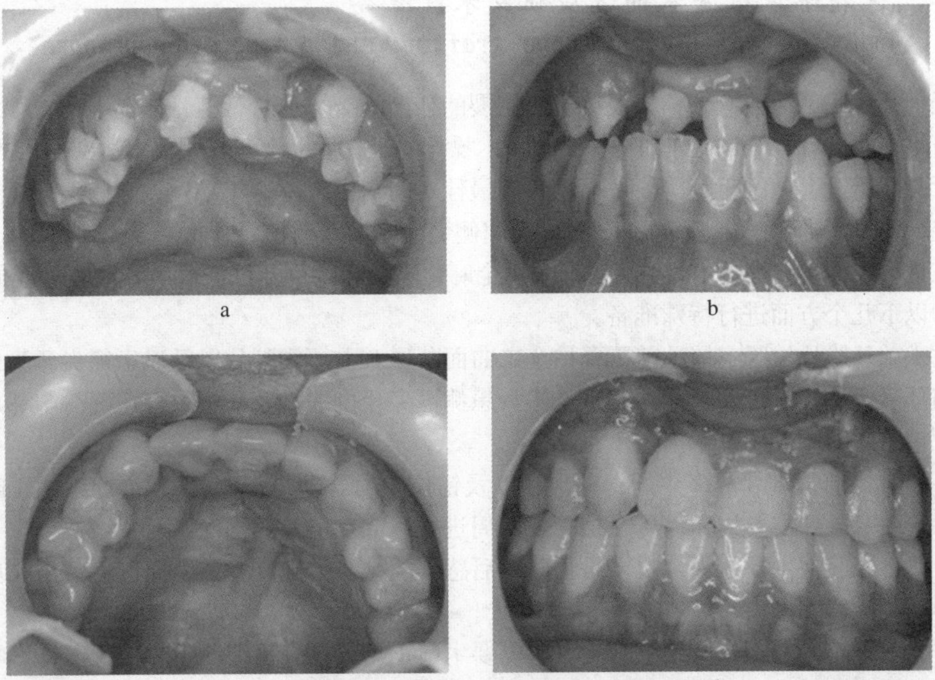

图12-48　牙槽嵴裂植骨及正畸治疗前后对比

a, b. 治疗前的腭部像及正面殆像　c, d. 牙槽嵴裂植骨及正畸治疗完成的腭部像及正面殆像

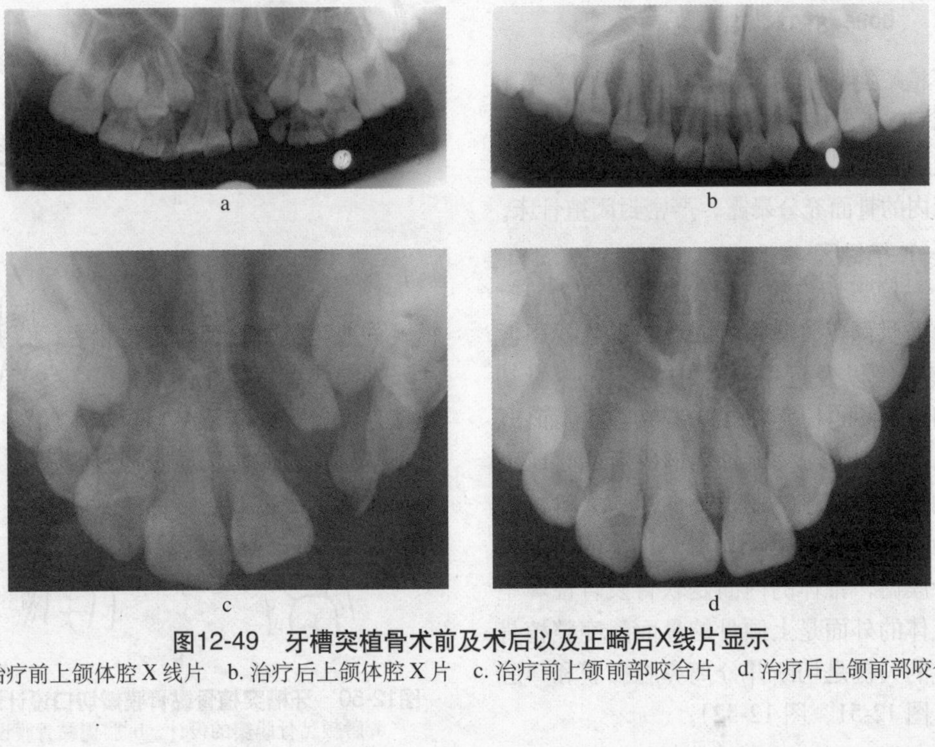

图12-49　牙槽突植骨术前及术后以及正畸后X线片显示

a. 治疗前上颌体腔 X 线片　b. 治疗后上颌体腔 X 片　c. 治疗前上颌前部咬合片　d. 治疗后上颌前部咬合片

二、牙槽嵴裂植骨术的适应证及术前准备
Indications of alveolar bone grafting and preoperation prepare

任何类型的唇裂伴有牙槽嵴裂以及唇腭裂的牙槽嵴裂均适合行植骨修复手术，手术可以在任何年龄段进行，但是从成功率、外科手术操作的难易性以及修复所要求达到的目的来看，混合牙列期是最合适的年龄阶段，而植骨的最佳时间则由患者的年龄及裂隙侧尖牙的牙龄共同决定，即患者的年龄应在 9 ~ 12 岁，裂隙侧恒尖牙尚未萌出，牙根形成 1/2 到 3/4。

在进行牙槽嵴裂植骨术时，患者应采用全麻，除全麻以及外科手术术前的常规的准备外，还需对以下几个方面进行特殊准备：

1. 术前X线片拍照　植骨前需要拍全口曲面断层、上颌体腔片以及以患侧尖牙为中心的上颌前部咬合片，以了解整体牙发育水平、患侧恒尖牙位置以及牙根发育情况、与邻牙的关系等。拍照时间不应超过术前 1 个月。

2. 植骨区滞留乳牙、多生牙、畸形牙以及错位牙的处理 应与唇腭裂治疗组的正畸医生共同讨论决定。如需要拔牙，可在植骨前两周进行，或在植骨的同时进行。

3. 改善口腔卫生及牙周情况　是预防术后感染的重要措施，术前一周避免戴用义齿、义托和活动矫治器。术前牙周洁治。

4. 术前正畸　并不是所有植骨患者都需要术前正畸，只有恒牙萌出在植骨区，影响手术视野及操作的情况下可以通过正畸对牙的位置进行调整，保证手术的顺利进行。

5. 术前研究模型及照片的记录 术前研究模型取上、下颌的保存模型即可，照片记录主要应包括正位、侧位及仰头位面像以及正位、侧位合像和开口上腭位。

三、牙槽嵴裂植骨的手术操作
Operation procedures of alveolar bone grafting

牙槽嵴裂植骨手术根据裂类型不同，手术年龄不同，手术区域的条件不同而难易程度不同，但总的原则是最大限度保留黏骨膜组织，植骨床内的骨面充分暴露，严密封闭植骨床。

（一）植骨区

1. 黏膜瓣切口的设计　图 12-50 为唇颊黏骨膜及腭侧黏骨膜瓣的设计。切口沿口腔前庭瘘周缘以及近中和远中的牙牙龈缘切开，切口延伸的长度视口腔前庭瘘大小而定。

2. 植骨床形成 植骨床形成后应是四面锥体的形状，其锥体的顶指向后方，锥体的上面为鼻腔底的黏膜骨膜瓣，锥体的下面是腭黏骨膜瓣，锥体的内面是软骨及骨性鼻中隔，锥体的外面是上颌骨的鼻面。完整植骨床形成的关键是切断并分离鼻腔黏膜和口腔黏膜（图 12-51，图 12-52）。

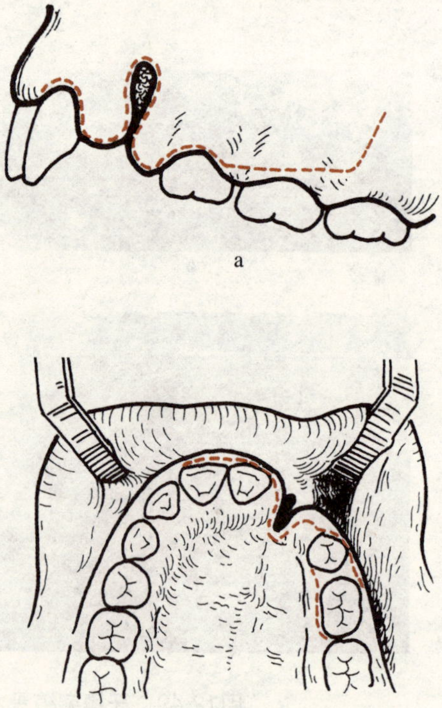

a

b

图12-50　牙槽突植骨黏骨膜瓣切口设计示意图
a. 唇颊黏骨膜瓣的设计　b. 腭侧黏骨膜设计

3. 创口关闭　充分松解唇颊黏骨膜瓣，在无任何张力的情况覆盖植骨区也是植骨成功的关键（图 12-53，图 12-54）。

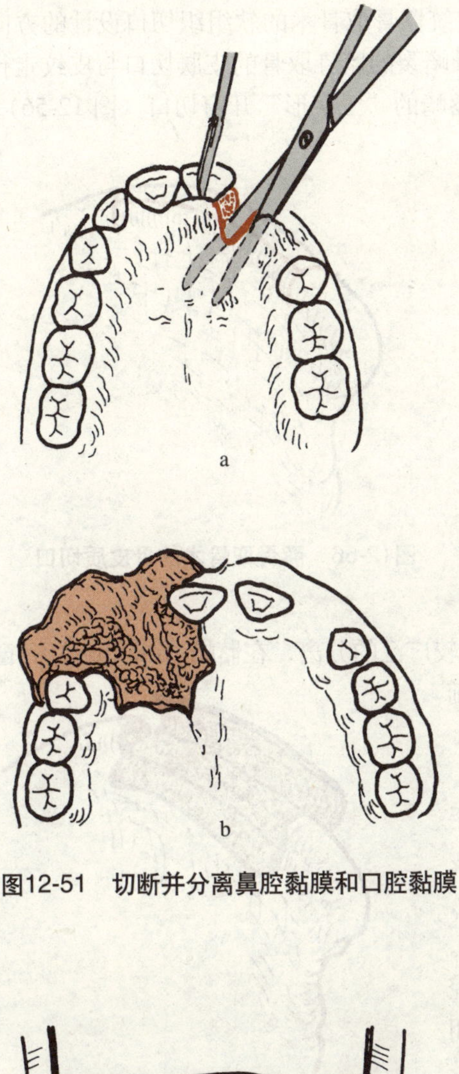

图12-51　切断并分离鼻腔黏膜和口腔黏膜

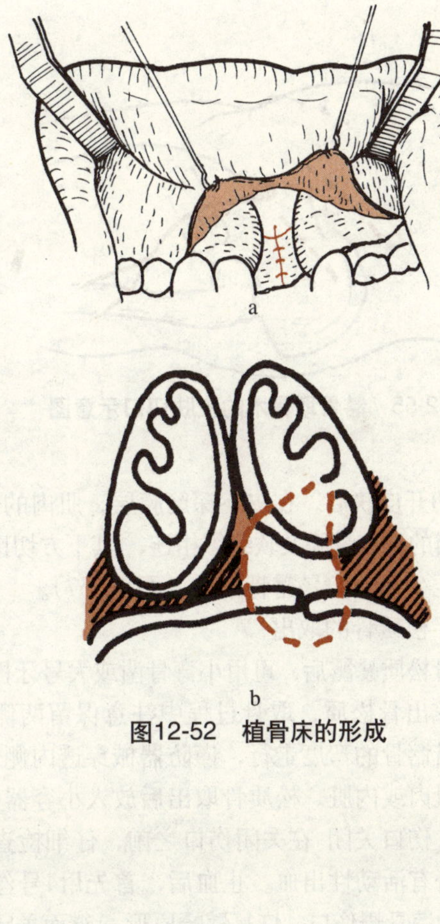

图12-52　植骨床的形成

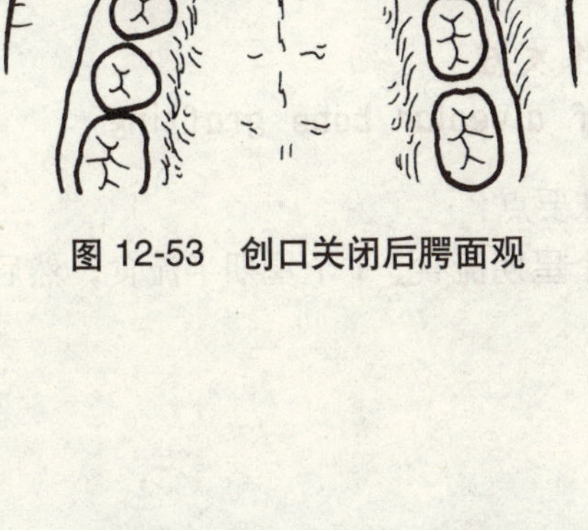

图 12-53　创口关闭后腭面观

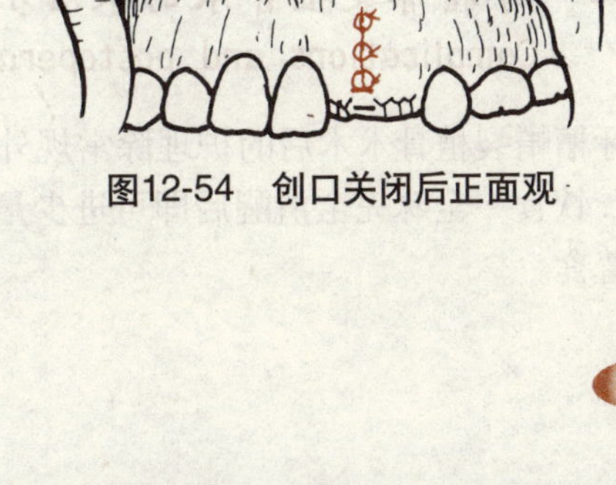

图12-54　创口关闭后正面观

（二）供骨区

自体骨移植修复牙槽嵴裂的常用供区是髂骨（iliac）的骨松质（spangiosa），其他的供区还包括颅骨、下颌骨颏区及下颌角等。

下面简述以髂骨为供骨区，取出骨松质的手术操作。

1. 软组织及骨组织切口　软组织切口设计与传统髂骨取骨术的软组织切口设计的方向不同，传统髂骨取骨的皮肤切口与髂嵴平行，而牙槽嵴裂的髂骨取骨的皮肤切口与皮纹走行一致，与髂嵴交叉（图 12-55）。骨皮质的切口为沿髂嵴的“工字形”开窗切口（图 12-56）。

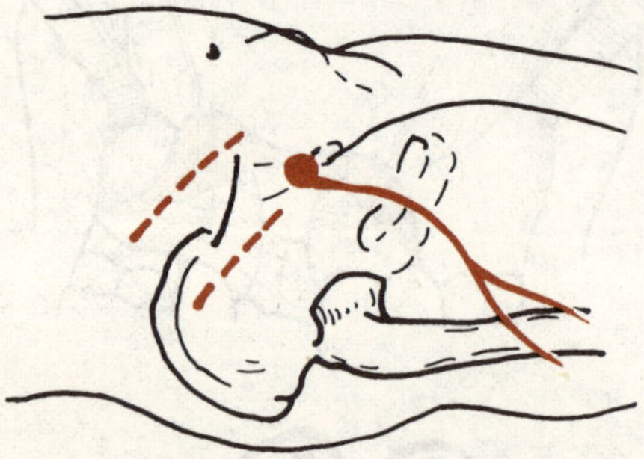

12-55　髂骨取骨术的皮肤切口示意图

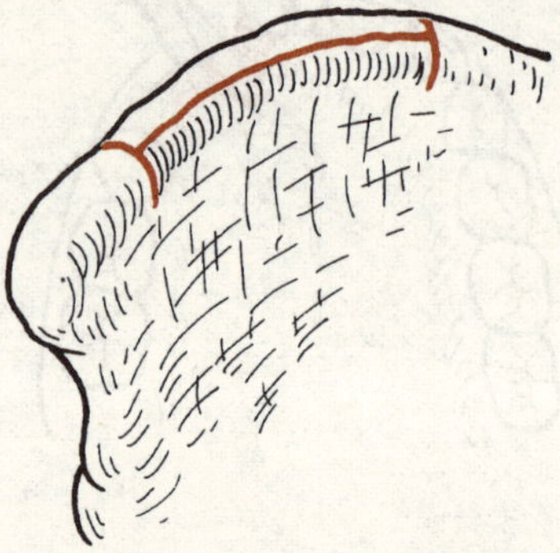

图12-56　髂骨取骨术的骨皮质切口

切开皮肤后，在皮下深筋膜层，肌肉的表面做较广泛的分离，在髂嵴（ilic crest）开窗时使骨瓣的蒂有骨膜及软组织相连，其下方切口距髂前上棘至少 2cm。暴露骨松质（图 12-57）。

2. 松质骨的取出

骨松质暴露后，可用小弯骨凿或大号牙挺，用手施力挖出骨松质，取骨过程中注意保留两侧的骨皮质，沿髂骨的弯度走行，谨防器械穿透内侧骨皮质，损伤肌肉或内脏。松质骨取出后放入小容器中待用。

3. 伤口关闭　在关闭伤口之前，仔细检查骨髓腔中是否有活动性出血。止血后，首先用4号丝线关闭开窗的髂骨嵴伤口，恢复髂嵴原形，继而关闭皮下及皮肤。

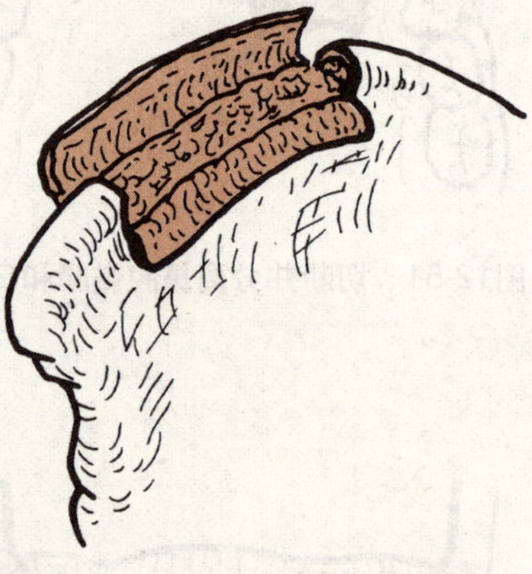

图12-57　髂骨开窗后骨松质暴露

牙槽嵴裂区域的植入物除自体骨外，人工材料也是可采用的另外一种方法。可以免除髂骨部取骨给患者带来的痛苦。但是人工材料植入的最大不足之处是牙不能从植入区萌出，正畸时也不能将牙移动至植入区。

四、牙槽嵴裂植骨术的术后护理及术后并发症

Complications and postoperation care of alveolar bone grafting

牙槽嵴裂植骨术术后的护理除常规外，有如下特殊要点：

1. 饮食　全麻完全清醒后即可进少量水。术后 1 个星期流食，1 个星期半流食，然后可改为普食。

2. 抗生素的应用　为预防感染，术后5天静脉点滴应用抗生素，后改口服抗生素2～3天。

3. 局部清洁　术后24小时可开始口内清洁，每天1～2次由护理人员进行，患者同时应用漱口水自行清洁。

4. 早期活动　在患者体力可承受的情况下，尽早下床活动。

5. 患者出院日期的确定　无特殊情况，髂骨伤口术后7天拆线，患者可出院。如果应用可吸收线关闭口内伤口，则不需要拆线，如用丝线缝合则至少要术后两周拆线。也可不拆线，待自行脱落。

牙槽突植骨术术后并发症分为即刻并发症及远期并发症。

1. 出血、疼痛、肿胀　同其他外科术后一样，可以出现出血、疼痛及肿胀的即刻并发症。出血的部位主要在颊黏骨膜瓣松弛切口，可加压止血，必要时缝合止血。疼痛主要发生在供骨区，可用止痛药缓解疼痛。肿胀主要发生在面部的术区，术后3天开始消退。对于肿胀严重的患者可应用激素减轻症状。

2. 受骨区伤口裂开　主要是由于受骨区的软组织黏膜瓣张力过大，一般发生在术后7～10天，如有裂开发生，应用保守的方法处理，减少唇颊运动，保持口腔清洁，继续服用抗生素，一般情况下伤口可自行愈合或缩小。

3. 术后感染　很少发生术后的急性感染，慢性感染主要发生在术后3～4周，表现为鼻内及口内异味，植入骨排出，有脓血性分泌物。对于术后感染的处理仍以保守为主，仅取出暴露的死骨；必要使可用碘仿纱条覆盖伤口；口服抗生素；口内清洁。一般在术后2个月左右彻底愈合。术后感染通常使植入骨部分丧失，牙槽嵴达不到理想的高度。对于需要二次手术的患者，应在至少半年后进行。

4. 植入骨吸收　除感染可以引起植入骨吸收外，缺乏功能性刺激、手术年龄过大以及不适当的手术操作也可造成植入骨的吸收，一般发生在术后3个月左右。有极特殊不明原因的骨吸收可能与自身免疫有一定关系。对于植入骨严重吸收的病例，待牙槽嵴高度稳定后，需要进行二次植骨手术。

5. 受区尖牙阻萌及牙根外吸收　由于术中的牙胚损伤、牙萌出区无附着龈存在、植入体不当等造成，可以通过外科助萌或结合正畸来治疗。

五、牙槽突植骨术后的效果评价　Outcome evaluation

牙槽嵴裂植骨术后通常复查的时间应为术后1个月、3个月和6个月，复查内容主要以临床检查及X线片为主。术后1个月可以不拍X线片，以临床检查为主，确定软组织的愈合情况以及是否有慢性感染存在、如发现有慢性感染存在，早期及时处理。术后3个月复查时需要拍X线片，观察骨愈合情况，如果需要可以开始正畸治疗。术后6个月时，植骨区的植入骨已经趋于稳定，可以确定愈合后的骨量，如果需要可以进行外科正颌手术。对于在9～12岁尖牙尚未萌出的患者，可待尖牙萌出后再进行下一步的治疗安排。

对于植入区的牙槽嵴结构及形态的评价是植骨成功与否的最重要的指标。图12-58显示目前北京大学口腔医学院唇腭裂中心应用的评价标准。

对牙槽突植骨的术后评价除上述的对于植入区牙槽嵴结构及形态评价外，尖牙向植骨区的移动、植骨区萌出牙的牙周评价、植骨部位唇颊沟的深度、口鼻腔瘘和口腔前庭瘘关闭情况以及患侧鼻翼基底塌陷畸形矫正的程度等也包括在内。

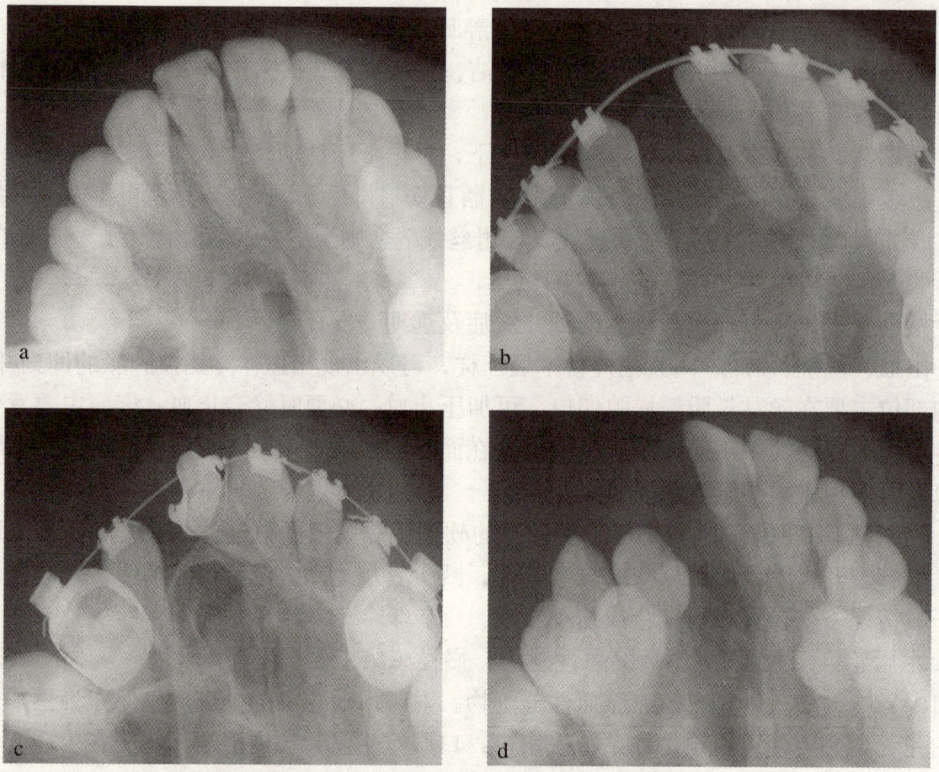

图12-58 牙槽嵴植骨术术后效果评价

a. Ⅰ型，完全成功 b. Ⅱ型，基本成功，可进行正畸治疗 c. Ⅲ型，临床失败，仅有骨桥相连，不能继续进行正畸治疗 d. Ⅳ型，植骨失败

复习思考题

1．牙槽嵴裂植骨的目的是什么？

2．牙槽嵴植骨的供骨区有哪些？各自的特点？

3．选择牙槽嵴植骨最佳年龄的依据。

（马莲 孙勇刚）

Definition and terminology

- **alveolar bone grafting** : using of bone harvested from other parts of the body (usually from the cranium ot the iliac crest) to fill in the alveolar clefts.
- **bone marrow** : The tissue contained within the internal cavities of the bones. At birth, these cavities are filled entirely with blood-forming myeloid tissue (red marrow) but in later life the marrow in the limb bones is replaced by fat (yellow marrow).
- **ilium** : The haunch bone:a wide bone forming the upper part of each side of the hip bone, There is a concave depression on the inside of the pelvis; The right iliac fossa provides space for the vermiform appendix.

第七节 腭咽闭合和腭裂术后腭咽闭合不全

Velopharyngeal closure and velopharyngeal incompetence after cleft palate repairing

提　要

本节对腭咽腔的解剖及生理功能进行了较详细的描写，对于腭咽闭合功能的评价以及对腭裂术后腭咽闭合功能不全的原因及治疗做了简略的论述。腭咽闭合功能的评价主要是通过主观评价及客观评价进行的，头颅侧位X线片的拍照和纤维鼻咽镜的检查是主要的客观检查方法。腭咽闭合不全的治疗以手术为主，部分患者可进行“语音球”以及语音训练的治疗。

腭裂在手术修复后仍然有一定数量的患者发音不清，腭咽闭合不全是重要的原因之一。因此对于腭咽闭合的机理和腭咽闭合不全引起发音不清的机制的了解对于恢复腭裂术后的正常语音有重要意义。

一、腭咽腔的解剖与生理功能　Anatomy and physiology of velopharynx cavity

咽部上起颅底，下端相当于第6颈椎下缘或杯状软骨的高度与食管相接，是上口大，下口小，前后径短，左右径长的肌性管状通道。咽的前壁自上而下分别通入鼻腔、口腔和喉腔。后方为椎前筋膜，在两侧有颈部重要的血管和神经。咽部是进食及呼吸空气的必经之地，咽部的异常在临床上可以表现为吞咽、呼吸及发音障碍。按咽部与口、鼻、喉腔相连通的位置依次可分为鼻咽、口咽及喉咽三部分（图12-59）。

鼻咽部也称为上咽部，位于蝶骨体和枕骨基底部下方，第1，2颈椎前方，前以鼻后孔为界与鼻腔相通，下界平至腭帆水平；口咽部也称中咽部，上方与鼻腔相通，下界平至会厌上缘平面以上，第2，3颈椎的前方；喉咽部也称下咽部，位于4～6颈椎前方，上起会厌软骨上缘，下至环状软骨下缘，紧接食管，前壁为会厌。

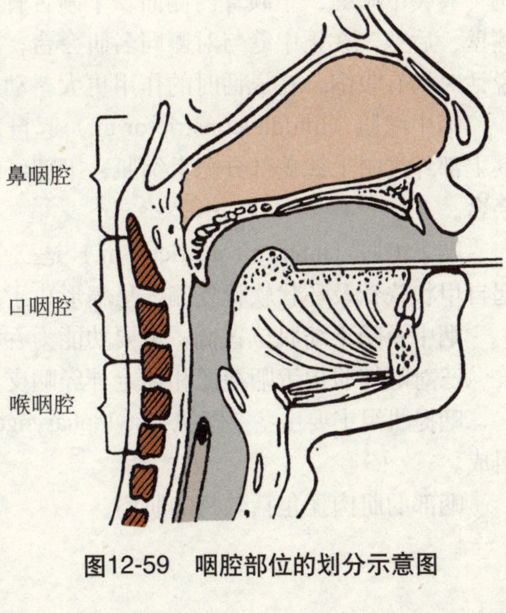

图12-59　咽腔部位的划分示意图

咽腔的重要体表解剖标志包括：咽扁桃体、咽鼓管咽口、鼻咽峡、咽峡、舌腭弓、咽腭弓、扁桃体窝、扁桃体等（图12-60）。

咽扁桃体是鼻咽部后上壁黏膜下的淋巴组织，它在胚胎第4个月时发生，至6~8岁时开始萎缩，10岁左右完全退化。在儿童时可出现咽扁桃体异常增大成为增殖体或腺样体，过度肥大的增殖体可阻塞咽鼓管咽口引起中耳引流不畅，也可以引起开口呼吸。当增殖体过度肥大引起临床症状时，需要行增殖体切除术（或刮除术），但在腭裂患儿行增

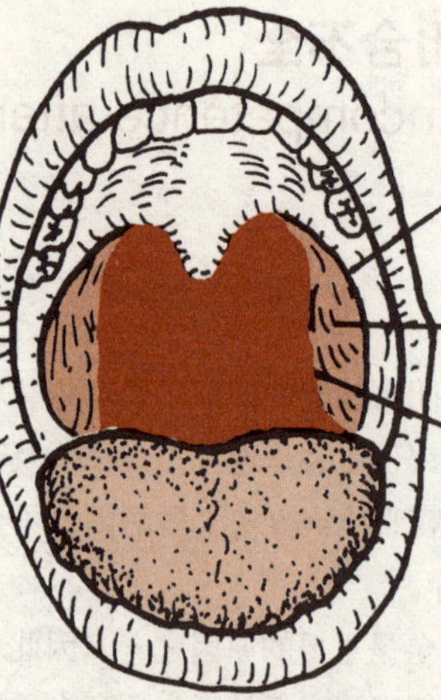

图12-60　咽腔后部示意图，显示重要的体表解剖标志

殖体刮除术应慎重，以免引起或加重腭咽闭合不全。

咽鼓管咽口位于鼻咽部的侧壁，鼻甲后方约1cm处，为三角形漏斗状开口。咽鼓管是鼻咽部通至中耳的管道，腭帆提肌和腭帆张肌的运动影响咽鼓管的开闭。在腭裂患者，由于腭帆提肌和腭帆张肌的解剖异常导致咽鼓管的咽口开放和关闭的功能异常，进而使中耳的引流不畅而导致一些腭裂患者产生中耳疾患听力受损。

鼻咽峡由软腭的鼻腔面及后缘与咽后壁及咽侧壁组成，形成鼻咽腔的底部。在静止时鼻咽峡呈开放状态，在吞咽和发音时多呈闭合状态。吞咽时，以腭咽肌收缩为主，使软腭向后向下运动，将口鼻腔分隔，防止食物反流鼻腔。发口辅音时，以腭帆提肌收缩为主，使软腭向后向上运动，将口鼻腔分隔，使气流从口腔呼出。当腭裂患者存在腭咽闭合不全时，则可形成鼻漏气致发音不清。

舌腭弓及咽腭弓内分别为舌腭肌和咽腭肌，这两对肌肉是腭帆提肌的拮抗肌，当它们收缩时，通过使软腭向后下运动以及提高舌根以及提高咽壁使咽腔缩小，在舌腭弓及咽腭弓过短的情况下可导致咽腔过小、发音不清以及发音时腭咽闭合不全。

二、咽部肌肉　Pharyngeal muscles

咽部肌肉分为三组：咽缩肌组、提咽肌以及软腭的肌肉。

咽缩肌组由咽上、咽中及咽下缩肌组成，三块肌肉依次作覆瓦状排列（图 12-61）。

咽上缩肌（ superior constrictor m.）为一四方形薄片状肌肉，起自翼突内侧板下部及翼钩、翼突下颌缝、下颌骨内侧面、下颌舌骨肌的后部以及舌根的侧面，水平走行，先位于咽侧壁、后壁，在正中缝与对侧同名肌会合，在三个咽缩肌中位于最深层。咽上缩肌在吞咽及说话时均有收缩，在说话时的作用更大，动作快且动作时间长。

咽中缩肌（middle constrictor m.）起自舌骨小角、大角、茎突舌骨韧带，纤维呈扇形，其上部纤维向上遮盖部分咽上缩肌，下部纤维向下被咽下缩肌覆盖，在正中线与对侧同名肌会合。

咽下缩肌（inferior constrictor m.）是三个缩肌中较强的一块，并覆盖咽中缩肌的大部分。起自甲状软骨及环状软骨外侧，呈扁形止于正中线。

咽中及咽下缩肌位置低，主要功能为吞咽，不参与腭咽闭合。

三对咽缩肌由舌咽神经和迷走神经咽支支配。

咽提肌组主要由茎突咽肌（stylopharyngeus）、腭咽肌及咽鼓管咽肌（salpingopharyngeus）组成。

咽部的肌肉还包括软腭的肌肉。

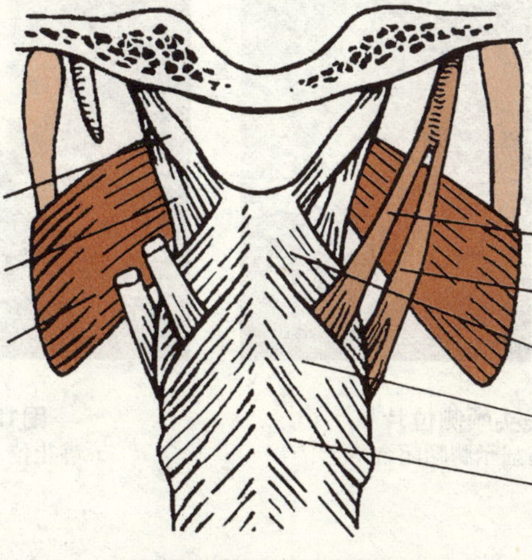

图12-61 咽缩肌组走行后面观示意图

三、发音时腭咽闭合功能的评价
Evaluation of velopharyngeal function during speaking

发音时需要腭咽闭合（velopharyngeal closure），即软腭向后上运动，抬高至硬腭水平或以上向后向上在第一颈椎水平及以上与咽后壁接近并接触形成腭咽闭合，将鼻腔及口腔彻底分开，在整个过程中咽侧壁也参与了闭合，参与发音。腭咽闭合的肌肉有腭帆提肌、腭帆张肌、咽上缩肌及参与组成咽侧壁的肌肉，任何原因引起软腭过短、运动不良、咽侧壁运动不良等都可以引起发音时腭咽闭合不全（velopharyngeal incompetence，VPI）。

腭咽闭合功能的评价从两方面进行：主观评价及客观评价。主观评价（subjective evaluation）是指通过听觉的判听（perceptual test），以计分的方法判断；客观评价（objective evaluation）是利用仪器通过对解剖形态的观察或生理功能的测定判断。

1．主观评价　过高鼻音（hypernasality）及鼻漏气（nasal air emission）的评价是对腭咽闭合功能主观评价的主要内容，为分级评价，通常分三级：0级：不存在过高鼻音或不存在鼻漏气；1级：元音存在轻度过高鼻音或辅音存在轻度鼻漏气；2级：元音存在重度过高鼻音或辅音存在严重鼻漏气。

主观评价还对其他由于腭咽闭合不全引起的异常情况进行评价，如鼻湍流音，面部表情评价等。

2．客观评价 主要应用静态及动态X片观察，鼻咽纤维镜观察、鼻音计、口鼻腔气流压力测定等，还有一些方法也可以用来评价腭咽闭合功能如：肌电图、CT和MRI等。每一种检查方法都有各自的优点和缺点，没有一种单一的方法可以得出全面的结论。

（1）头颅侧位X线平片（lateral skull X ray film）：是一种简单、应用广泛、应用时间较长的方法，为了对软腭的运动功能进行评价，在拍静止平片的基础上还要加拍发元音的X线片，

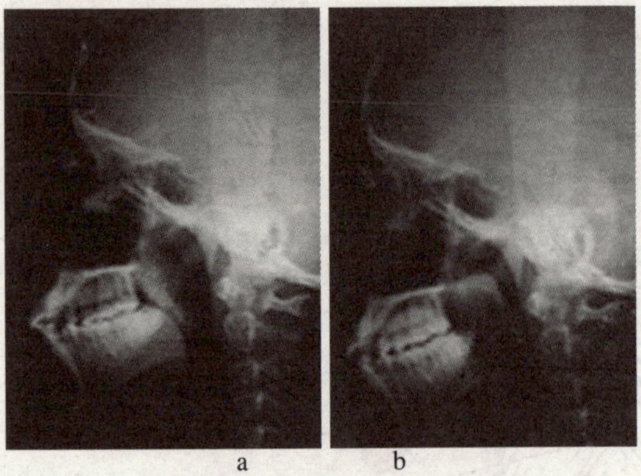

a　　b

图12-62　X线头颅侧位片

a. 静止位　b. 发 /i/ 音显示腭咽闭合不全

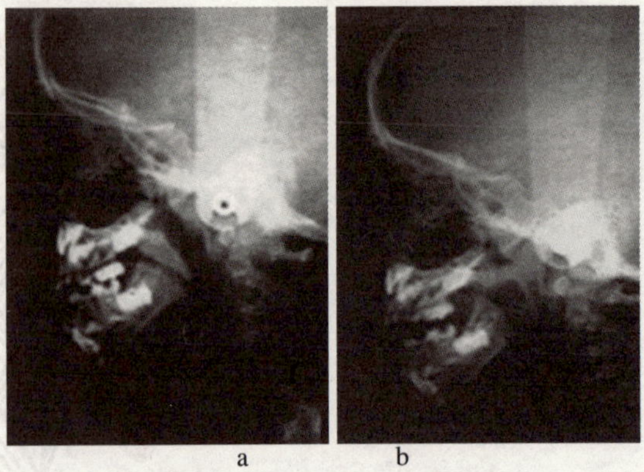

a　　b

图12-63　X线头颅侧位片

a. 静止位　b. 发 /i/ 音显示腭咽闭合完全

所发元音一般选择 /i/，图12-62和图12-63为头颅侧位X线片，示正常腭咽闭合和腭咽闭合不全。

单独使用此技术评价腭咽闭合是不全面的，因为该技术只从单一矢状面反映发单元音 /i/ 时的状态，有时有假阳性或假阴性出现。

(2) 鼻咽纤维镜（nasoendoscopy）：是另外一种直接观察的检查手段，它不仅可以对腭咽部的形态和功能进行检查评价，指导手术方法的选择和治疗方案的确定，而且是反馈治疗的手段。

应用鼻咽纤维镜对于腭咽部进行观察只限于水平方向，在静止状态下可观察到增殖体的大小、软腭形态是否对称、是否有咽扁桃体的存在；运动状态下可观察到腭咽闭合是否完全、腭咽闭合的类型、软腭及咽侧壁运动程度；如果腭咽闭合不完全，可观察腭咽开口的大小及位置。

应用鼻咽纤维镜观察正常人群的腭咽闭合，可以分为四种闭合类型：冠状闭合（coronal closure），环状闭合（circuler closure），有"派氏"垫参与的环状闭合以及矢状闭合（sagittal closure），正常人群中以冠状闭合为主。图 12-64 显示了正常人群不同腭咽闭合类型。

腭裂术后腭咽闭合不全的鼻咽纤维镜观察有各种表现，对其评价主要从闭合程度、闭合类型、运动类型等方面进行，图 12-65 为不同程度的腭咽闭合不全。

(3) 鼻音计（nasometer）是近年开始应用于评价腭裂语音的较新的方法，通过分析声音共振能量—声能的输出，反映出发音者发音时的音鼻音化程度。鼻音计是间接的反映腭咽闭合情况的仪器，同X片及鼻咽纤维镜相比，是非侵入性检查，对身体无任何伤害，无接受检查的年龄限制。同时可以应用鼻音计进行反馈性的语音训练。

四、腭裂术后腭咽闭合不全的治疗 Management of velopharyngeal incompetence

腭裂术后腭咽闭合不全的原因有很多，主要是软腭过短，软腭肌肉运动不良，咽腔过大，咽侧壁运动不良。而造成上述解剖结构及功能的异常的原因既有患者本身条件的因素，也有行腭裂修复术时手术操作技巧的问题。腭裂术后腭咽闭合不全的治疗主要分三方面：手术治疗，矫形修复治疗和语音训练。

1. 手术治疗　手术治疗是首选的方法，手术方法基本分为：咽后壁瓣（posterior pharyngeal flap）手术；腭咽肌瓣转移（muscle transfer）；咽后壁增高（posterior pharyngeal augmentation）以及延长软腭术（soft palate lengthening），不同手术方法的选择取决于腭咽闭合的特点。

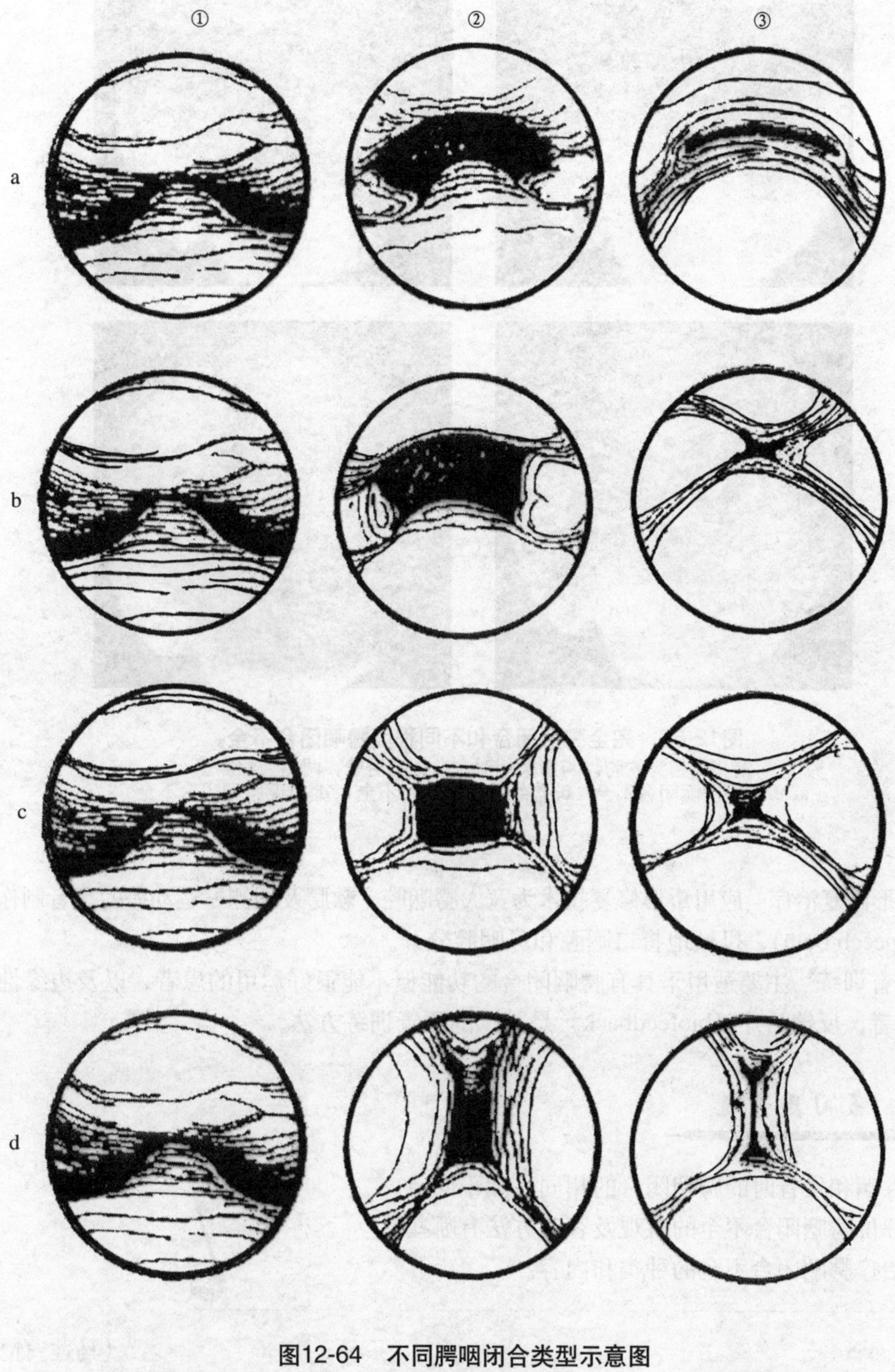

图12-64　不同腭咽闭合类型示意图

a. 冠状闭合　b. 环状闭合　c. 有派氏垫参与的环状闭合　d. 矢状闭合
①为四种闭合类型的静止状态　②为闭合的中间过程　③为四种闭合类型的完全闭合

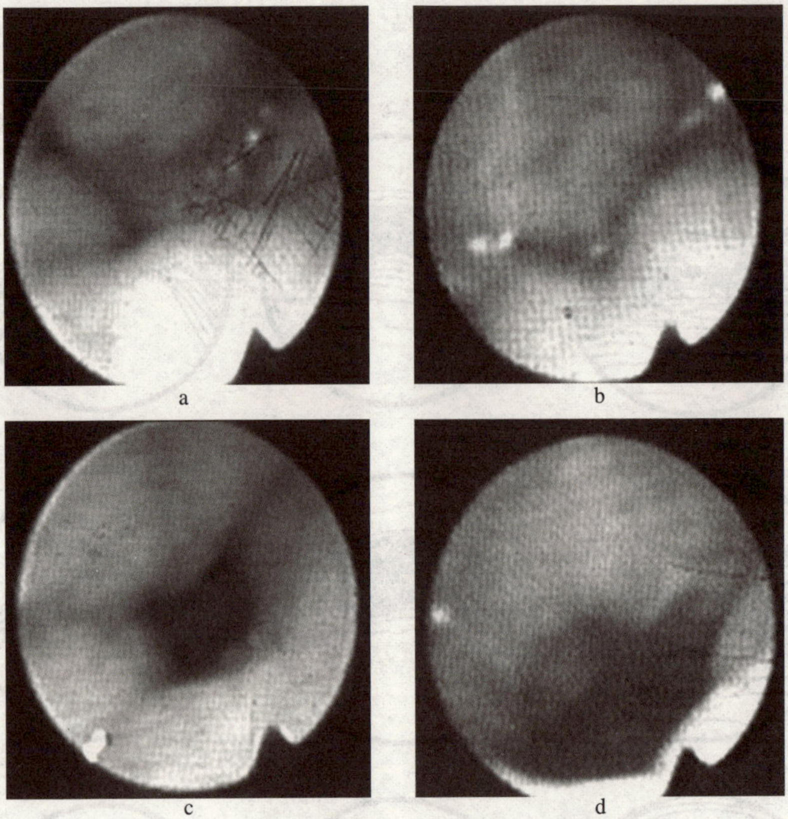

图12-65　完全腭咽闭合和不同程度腭咽闭合不全。

箭头所指为软腭。与箭头相对方向为咽后壁，两侧为咽侧壁

a，c. 中度腭咽闭合不全　b. 边缘性腭咽闭合不全　d. 重度腭咽闭合不全

2. 矫形修复治疗　应用矫形修复技术为宽大腭咽腔、软腭及咽侧壁运动差的患者制作“语音球”（speech bulb），机械地将口咽腔和鼻咽腔分开。

3. 语音训练　主要适用于具有腭咽闭合的功能但不能很好运用的患者，以及边缘性腭咽闭合的患者，反馈治疗（biofeedback）是首选的语音训练方法。

复习思考题

1．吞咽和发音时的腭咽闭合的相同点和不同点。
2．评价腭咽闭合不全的主观及客观方法有哪些？
3．治疗腭咽闭合不全的种类和内容。

（马莲　孙勇刚）

Definition and terminology

- **Superior constrictor** : The superior constrictor muscle arises from the velum, medial pterygoid plate and hamulus, pterygomandibular raphe, mylohyoid line and adjacent alveolar processes of the mandible, and the sides of the tonge tongue. It inserts into the median pharyngeal raphe. The superior constrictor may contribute to medial movement of the lateral walls and anterior movement of the posterior pharyngeal wall. The superior constrictor may also contribute to movement of the velum, tongue, hyoid bone, and larynx and to the formation fo Passavant's ridge.

- **Middle constrictor** : The fan-shaped middle constrictor muscle extends from the median pharyngeal raphe to insert into the hyoid bone and stylohyoid ligament. This muscle overlaps the lower portion of the superior constrictor muscle and, in turn, is overlapped by the inferior constrictor muscle. It is thought to constrict the pharynx during deglutition and to move the hyoid bone posteriorly.

- **Inferior constrictor** : The inferior constrictor muscle consists of thyropharyngeal and cricopharyngeal portions. It extends from the median pharyngeal raphe to the thyroid and cricoid cartilages fo the larynx. The inferior constrictor contributes to constriction of the pharynx in deglutition and to movement of the larynx upward and backward.

- **Stylopharyngeus** : The stylopharyngeus muscle extends form the styloid process downward between the superior and middle constrictor muscles into the lateral pharyngeal wall. It attaches to the thyroid cartilage of the larynx and is thought to raise and widen the pharynx.

- **Salpingopharyngeus** : The highly variable salpingopharyngeus muscle is not always identified at dissection and may not even be present in some people. It arises from the torus tubarius at the opening of the Eustachian tube and descends to join the palatopharyngeal fibers in the lateral pharyngeal wall. It may contribute to motion of the lateral pharyngeal wall in a manner similar to that in which the musculus uvulus may contribute to velar extension..Its location is compatible with influence on the Eustachian tube.

- **pharyngoplasty** : A generic term applied to many different procedures for improving velopharyngeal closure by altering the physical structures of the pharynx and sometimes the velum.

- **pharyngeal flap** : A designation for several different procedures that are themselves forms of "pharyngoplasty, " usually involving some type of tissue bridge between the velum and the posterior pharyngeal wall.

- **velopharyngeal closure**: Closing, by the velum and pharynx, of the nasal cavity from the oral cavity, thus directing air through the mouth rather than through the nose.

- **velopharyngeal incompetence** （**VPI**）: Inability to achieve adequate separation of the nasal cavity from the oral cavity by velar and pharyngeal action, although the structures appear normal; tends to result in excessive nasal resonance.

第八节　腭裂语音的特点及语音治疗
Cleft palate speech and speech therapy

提　要

本节对于发音器官及普通话特点进行了简单的描述，最主要的发音器官为口腔内的舌、腭、牙及唇。对于腭裂语音的特点、评价以及腭裂语音治疗进行了较详细的叙述。腭裂语音以过高鼻音、鼻漏气以及代偿性发音为特点。语音训练主要矫正不良的发音习惯，而器质性的腭咽闭合不全仍需手术解决。

腭裂由于鼻腔及口腔相通，造成腭咽闭合不全，引起发音不清，是语音障碍的一种表现。其主要特点是过高鼻音、鼻漏气和代偿性发音。语音治疗是纠正代偿性发音的主要方法。

一、发音器官　Organs of articulation

声音的产生开始于呼吸。呼吸肌（腹肌、膈肌、肋间肌）收缩，气流从肺中呼出并通过声门，当声带内收时，引起呼出的空气振动，产生了声音并可以听到。当声带外展时，空气通过声门无阻碍。

空气通过声门后进入上声道（咽腔、口腔、鼻腔）。在上声道，由各发音器官（articulator）（图12-66）的运动控制了气流的方向，使气流得以加工，未使声带振动的气流形成辅音，由于上声道不断变化的形态产生不同的共振腔，使声带振动的气流形成元音。

上声道（upper voice track）分为咽腔、口腔和鼻腔，咽腔分为喉咽腔、口咽腔和鼻咽腔；口腔分为口腔前部、口腔中部和口腔后部。图12-67为上声道划分的模拟示意图。

在口腔中起决定性作用的发音器官为舌。舌的形态及位置变化既可改变口腔咽腔形态，

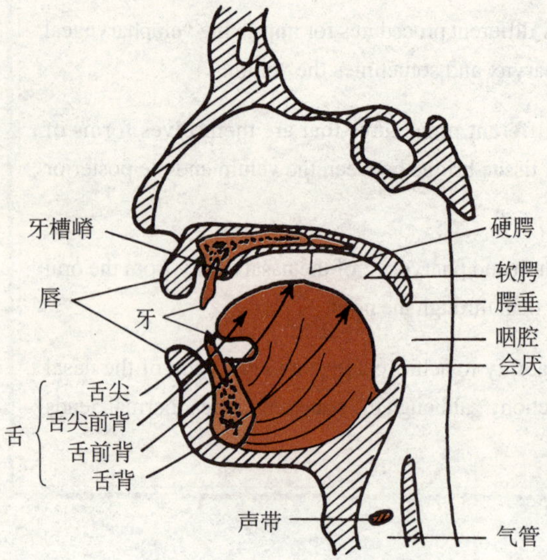

图12-66　发音器官示意图

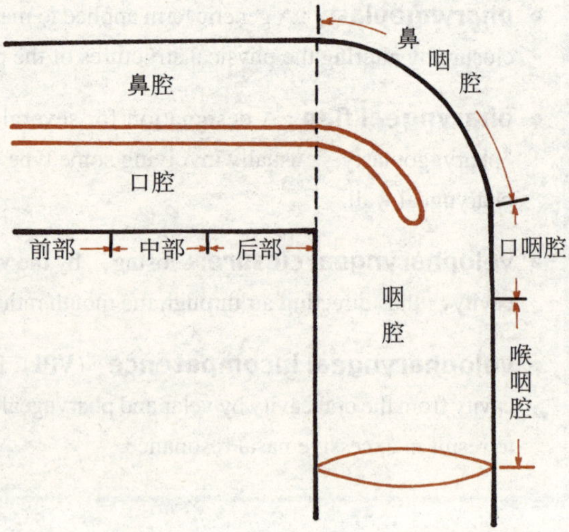

图12-67　上声道分部示意图

通过共鸣腔的变化而引起声音共振的变化，也起到控制气流方向及气流量的作用。

二、普通话特点 Features of putonghua

语音的最小单位为音素，根据气流通过声门的方式和在上声道内加工形式不同，音素分为元音（vowel）和辅音（consonant)，在汉语语音学中一个汉字音称做一个音节，一个汉字音节可由一至五个因素组成。

元音的特点为有声带振动；舌位及唇形的不同决定了元音的不同；在发元音时无发音器官间的接触；声谱中无噪声的成分；有特定共振峰型。一个特定的元音形成取决于三个因素，①软腭的位置；②口唇的形状；③舌抬高的部位和抬高程度等。辅音的特点为无声带振动或仅有轻微振动；不同的音取决于发音器官间相对位置变化和互相接触；声谱通常以噪声的形式出现，无共振峰型。决定一个辅音的主要因素在于发音部位(articulation placement)及发音方式(articulation manner)。

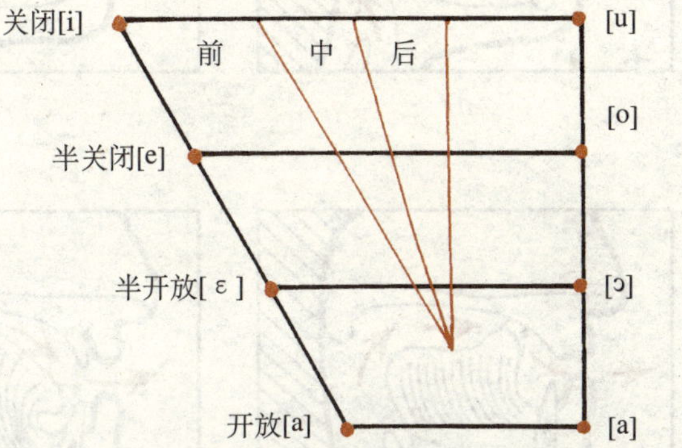

图12-68 汉语普通话单元音发音部位示意图

图中四个水平线代表开口的程度以及舌抬高的程度不同

以北京话为基础的汉语普通话中共有12 个元音，6 个 单元音，6 个双元音，图 12-68 为汉语单元音图。

以北京话为基础的汉语普通话中共有辅音21个，辅音的分类是根据发音部位和发音方式进行的（表 12-2)。图 12-69 为各类辅音的发音部位示意图。

表 12-2 普通话辅音分类

				发音部位						
				双唇音	唇齿音	舌尖音	舌尖中音	舌尖后音	舌前背音	舌根音
发音方式	口腔辅音	塞音	送气	p			t			k
			不送气	b			d			g
		擦音			f	s		sh	x	h
		塞擦音	送气			c		ch	q	
			不送气			z		zh	j	
		边音					l	r		
	鼻辅音			m			n			ng

汉语的表示方法为拼音（pin yin)，由于汉语语系的独特特点，当用国际音标（IPA international phonetic alphabet）表示汉语普通话的发音时，有一些混淆的现象出现，应当引起注意。

汉语拼音按音素在音节中的位置分为声母及韵母，声母在前，韵母在后，大部分的声母由辅音来承担，大部分的韵母由元音来承担。

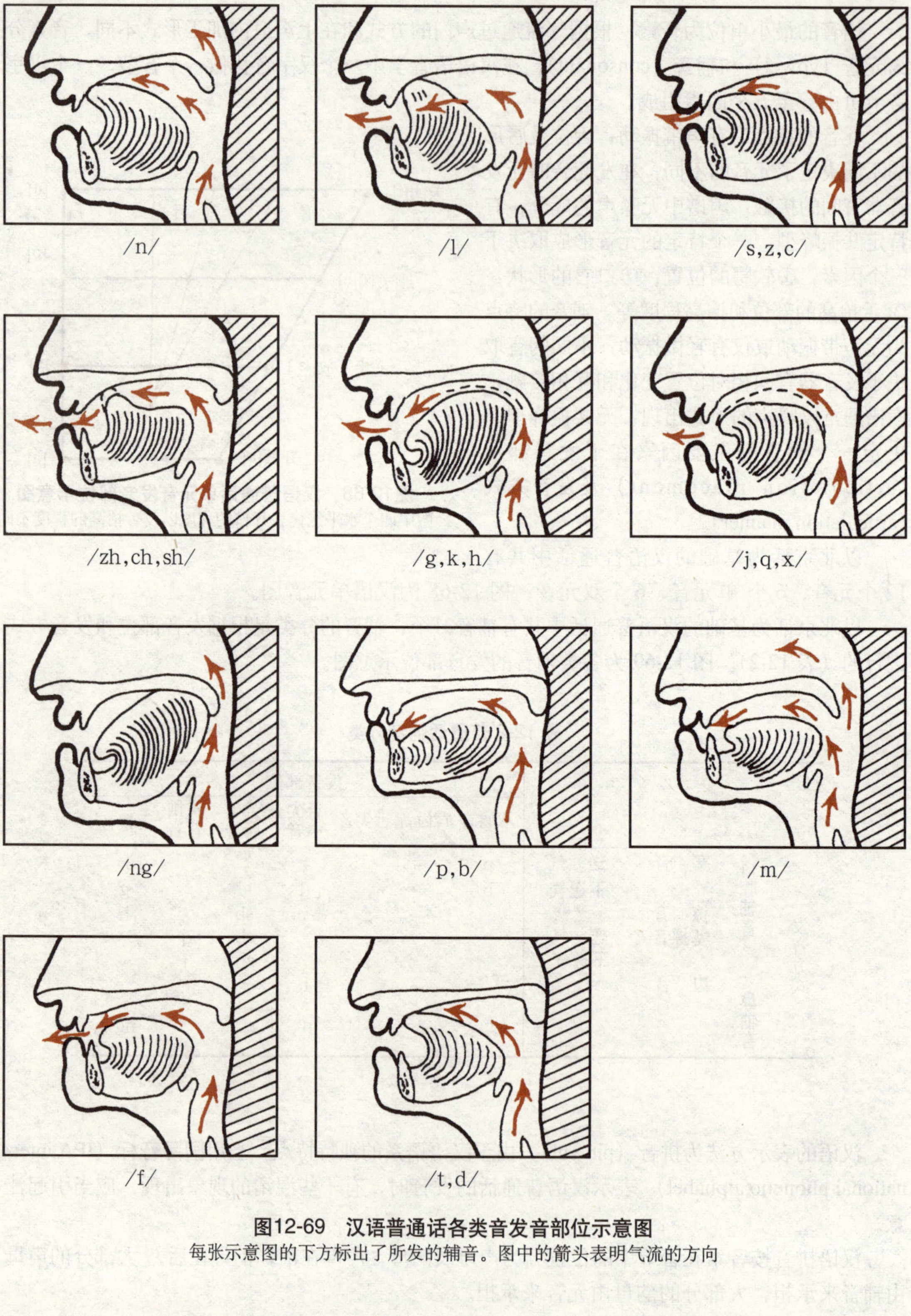

图12-69　汉语普通话各类音发音部位示意图

每张示意图的下方标出了所发的辅音。图中的箭头表明气流的方向

三、腭裂畸形的语音特点 Features of cleft palate speech

在正常语音产生过程中，腭咽瓣（图12-70）控制口鼻腔的连通，当发口腔辅音时，腭咽瓣关闭，使口腔内得到足够的空气压力和气流，发元音时由腭咽瓣控制口鼻腔共振（oral-nasal resonance）平衡。在汉语或英语中，口辅音和元音的产生几乎不带或很少带有鼻腔气流（nasal airflow）或鼻腔共振。

腭裂畸形对语音产生的直接影响主要是由于鼻口腔相通和腭咽闭合不全所造成。

腭裂语音的特点主要为以下三方面：

1. 过高鼻音（hypernasality） 过高鼻音发生在元音或浊辅音时，经过声带的声波同时进入鼻腔和口腔，引起鼻、口腔同时共振，使声波的共振异常。大部分情况下，过高鼻音是由于说话过程中腭咽闭合不全引起，但也可以发生在有口鼻腔瘘的病人。其他因素也可影响共振。

过高鼻音属于声音共振异常中的一种，可能出现的其他几种形式还有：过低鼻音、鼻音缺乏、混合性异常。最常见的共振异常为过高鼻音。

2. 鼻漏气（nasal emission） 鼻漏气发生在辅音中的擦音和塞擦音，是指在发口腔辅音时有气流从鼻腔释放，这种气流在通过鼻腔时可通过仪器被监测到，有时可被听到。鼻漏气的产生通常是由于腭咽闭合不全引起，可以是结构性的也可以是功能性的，有时可以由口鼻腔瘘引起。

鼻漏气可以持续存在，也出现在个别辅音中。鼻漏气和过高鼻音通常共同存在并互相联系，但不能通过判定其一的存在而确定另一个的存在，它们各自都可以单独存在。

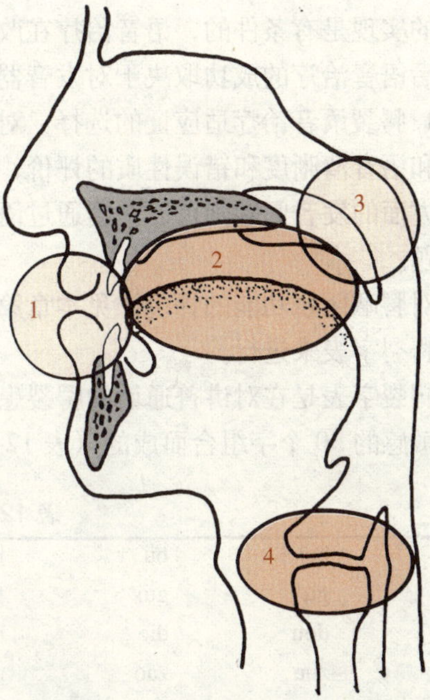

图12-70 声道中控制气流的正常部位

1. 唇部瓣　2. 舌部瓣　3. 腭咽瓣　4. 声门瓣

3. 代偿性发音（compensatory articulation） 腭咽代偿性发音错误通常由于腭咽闭合不全所至。由于在发音过程中有腭咽闭合不全的存在，患者总是下意识地在气流通过腭咽口进入鼻腔前阻塞气流或使气道缩窄使之产生摩擦。与正常辅音的产生相比，代偿性辅音的形成位置更近于口腔后部和上声道的下部，主要依靠舌后部及咽中缩肌的运动缩小咽腔，声带的完全闭合，喉、会厌和舌根的不正常运动。代偿性发音主要为声门停顿音（glottal stop）和咽擦音（pharyngeal frictive）。因为代偿性发音并不需要有腭咽闭合的存在，所以代偿性发音的出现影响正常的腭咽闭合。

由于辅音的发音对于口腔的发音器官的结构和功能非常敏感，对于唇腭裂患者来说，除上述因腭咽闭合不全造成的代偿性发音外，造成发音错误的其他原因还包括：唇瘢痕、前牙位置异常、上颌骨发育不全、错㯳畸形、口鼻腔瘘以及听力问题等。发音位置的错误多于发音方法的错误。

四、腭裂的语音治疗　Speech therapy for cleft palate speech

由腭裂畸形造成的语音问题是儿童及成人语音障碍中的一部分，因此对于腭裂畸形造成的语音问题的语音训练应遵循广义的语音训练的原则。对腭裂患儿的语音治疗的目的是：预防、治疗及协助治疗发音异常，建立与年龄相当的语音产生形式。对唇腭裂患者可能产生的特有的语音缺陷来说，纠正由腭咽闭合不全造成的代偿性发音、去除其他不正确的错误发音及鼻音化发音。

虽然腭裂语音可以随异常解剖结构的纠正而改进或自然消失这一事实已被承认，但这一事实的实现是有条件的，语音治疗在改进腭裂语音中的积极作用已经得到充分肯定。腭裂患者术后语音治疗的成功取决于对发音器官的功能和发音错误的正确判断。

1. 腭裂语音治疗适应证的选择　对于腭裂患者，语音治疗适应证主要取决于对腭咽闭合功能和语音清晰度和错误性质的评价，对于器质性腭咽闭合不全的患者要通过手术解决，而其他方面的发音问题则可以试图通过语音训练来解决，有时需要手术和语音训练配合共同解决问题。

对腭咽闭合功能的评价详见本章第 7 节，对于腭裂语音评价可以通过会话内容，标准句以及腭裂字表来进行。

腭裂字表是在对讲普通话的腭裂患者发音字表结果上结合腭咽闭合情况选出对腭咽闭合功能敏感的 30 个字组合而成的（表 12-3），通过语音试听的方法以百分比的形式表示结果。

表 12-3 汉语腭裂语音字表

bei	bu	bi	bo	bei	bai
gu	gui	gei	gai	ge	gou
dou	die	dai	du	di	de
zou	zao	zai	ze	zi	zu
xu	xie	xiu	xiao	xue	xi

腭裂字表正确率计算公式：

$$\frac{\text{念对字总数}}{\text{所念腭裂字表总数(30)}} \times 100\%$$

评价结果的临床意义：86% 以上为正常；70% ～ 86% 为基本正常；50% ～ 70% 为中度异常；30% ～ 50% 为明显异常；30% 以下为严重异常。

2. 语音治疗的基本方法　在语音训练前，必须对患者的病史、手术史等有关情况充分了解，对语音的发育及现状有完整的评价，明确诊断，确定语音训练的目的。

（1）发音器官的机械运动训练：包括唇肌训练，舌运动功能练习和腭咽闭合功能的训练。

（2）音素、音节的基本训练：首先进行单元音及单辅音的训练，建立单音的正确发音位置及方法；然后应用拼音法、诱导法、归类法以及看图识字练习单音节及双音节词组；当患者能正确发出以各种辅音形成的词组后，可根据不同类型的单字词组设计简短歌谣，将已学会的发音技巧用于歌谣练习中，以巩固所形成的正确发音模式。

（3）反馈治疗：反馈治疗（feedback）是借助一定的设备或电子仪器对发音活动进行监视，并及时将所测得的生理、形态变化信息，利用视、听、触觉反馈于病人，使病人在某种程度上自我调节控制发音器官的功能，以达到矫正不良发音习惯，恢复语音功能的目的。所用的方法包括镜子实验、听觉反馈治疗、触觉反馈治疗以及应用各种仪器。

3. 语音治疗的类型及原则　语音训练可分为常规语音训练和强化语音训练，个体训练和集体训练。

常规语音训练指每周训练 1 ~ 2 次，每次 30 ~ 60 分钟，训练 6 ~ 12 个月，这是最常见的训练方法。强化语音训练指每天训练 1 ~ 2 次，每次 30 ~ 60 分钟，训练 6 ~ 8 周，这种训练用于治疗目的单一、明确，可通过短期集中方法解决语音异常的病例；个体训练是语音训练最常用的方法，根据不同病人的不同诊断，不同寻常特点制定不同的治疗方案；而集体训练则是在训练的初期将具有同样发音错误的年龄相仿的患儿集中进行训练，每组可有 5 ~ 7 名患者。这种训练的优点在于节省时间，患者间互相交流，提高较快。

由于患者的情况千变万化，语音训练的方法内容及时间要因人而异，但要遵循语音训练的原则。首先根据患者的不同年龄及语龄制定语音训练计划；训练应由简单到复杂，也就是说，由音素到音节到词组到句子；在练习音素时从双唇音到舌背音到舌面前音；从鼻音到塞音到擦音到塞擦音；同时必须与患者交朋友，得到患者的信任和家长的配合，坚持治疗，并在不同阶段进行评价，随时更正治疗计划。

复习思考题

1．试述腭裂语音的特点。

2．腭裂术后进行语音训练的适应证是什么？

Definition and terminology

- **oral-nasal resonance** : Oral-nasal resonance is the balance of oral and nasal acoustic energies. It is achieved by the appropriate coupling or isolation of the nasal cavity from the remainder of the vocal tract during speech by movements of the velopharyngeal valve.
- **hypernasality** : Hypernasality is the quality perceived by the listener caused by inappropriate nasal coupling with the vocal tract during speech.It is most easily perceived on vowel sounds.
- **nasal air emission** : Nasal air emission is most easily perceived on the unvoiced consonants. Nasal air emission may be inaudible in patients with patent nasal cavity.
- **vowel**: The voiced speech sound resulting from the unrestricted passage of the air stream through the mouth or nasal cavity without audible friction or stoppage. It is described in terms of（a）relative position of the tongue in the mouth: front, central back;（b）relative height of the tongue in the mouth: high, mid, low; and（c）relative shape of the lips:spread, rounded, unrounded.
- **consonante**: Conventional speech sound made, with（voiced ）or without（voiceless）vocal fold vibration, by certain successive contractions of the articulatory muscles which modify, interrupt, or obstruct the expired air stream so that its pressure is raised.

第九节 与唇腭裂有关的综合征
Syndromes related with cleft lip and palate

提 要

本节就常见的同唇腭裂有关的综合征及序列征进行了详细的描述，包括：Pierre Robin序列征，腭－心－面综合征，Van der Woude 综合征以及 Stickler 综合征。

与唇腭裂有关的综合征（syndrome）、序列征（sequence）、联合征（association）或伴有其他先天畸形的疾患可达近千种，但大部分为散发，无明确的遗传模式，其致病基因不明确。综合征从临床遗传学角度来讲是指以固定组合发生的畸形表征群，有共同可以是遗传或非遗传的发生原因。有时在口面裂的文献中，综合征的临床遗传学的意义是仅用于描述有家族史或有固定基因类型的口面裂。序列征是指由单一机制引发的多种畸形，其原因可多样。联合征是畸形以非随意方式出现，但不属于综合征或序列征。下面就几种常见的以唇腭裂为主要表现型的综合征、序列征进行描述。

一、Pierre Robin 序列征 Pierre Robin sequence

具有小下颌、舌后坠以及腭裂的临床特点的疾患称作 Pierre Robin 序列征（Pierre Robin sequence）（图 12-71），它的命名来源于Pierre Robin1923年对此病的描述。发生率为1/2000～1/30 000。Robin序列征可以单独发生，其构成比大约为40%，也可以作为某个综合征的一部分，约占 25%，剩余的 35% 有多发畸形。

Robin序列征的患儿出生时即表现对称性小下颌，鼻根扁平，U形硬软腭裂，呼吸困难，舌后坠。

由于呼吸道的问题，有一定比例患儿出生后几个月内死亡，语音发育迟缓、智力发育不

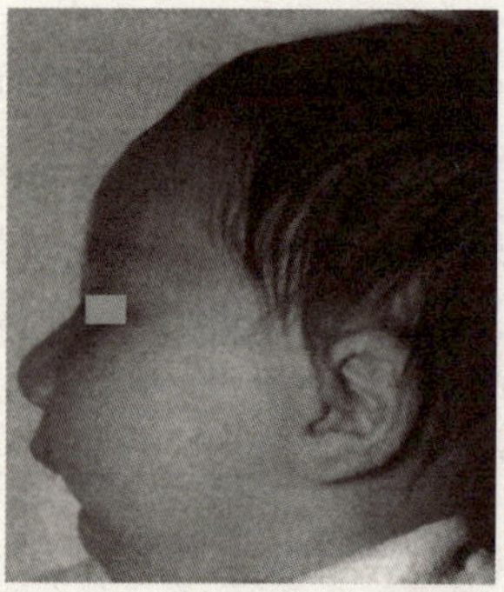
a

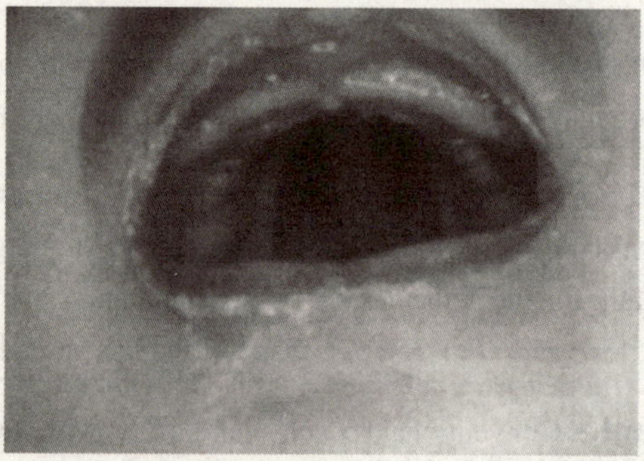
b

图12-71 Pierre Robin 序列征
a. 侧面照片，显示小下颌 b. U 形腭裂
（摘自 Piterson-Falzone 等主编, Cleft palate Speech, Mosby）

全、心脏疾患以及耳的畸形也发生在一定比例的患儿中。Pierre Robin序列征的发生主要是胎儿在子宫内的环境因素导致舌下降发生障碍所致。

二、腭-心-面综合征 Velo-cardio-facial syndrome

Shprintzen等在1978年报道一种典型面型、学习困难、过高鼻音、心血管异常、下颌后缩的综合征，因此，该综合征又称作Shprintzen综合征（图12-72）。

该综合征的遗传类型为常染色体显性遗传，临床表现的类型及程度有所不同。100%患者有学习困难，发育轻度迟缓，语音发育通常缓慢，但仅40%有轻度至中度智力障碍。100%患者有过高鼻音（34%患者为腭裂，33%为黏膜下裂，33%为先天性腭咽闭合不全）。80%患者存在多种心脏异常，主要畸形为室间隔缺损、右位主动脉弓、法洛四联征和左锁骨下动脉异常。患者还具有特征性性格特点，感情淡漠，社会交流能力差，易产生极端行为，难于抑制冲动，易激动和害羞。

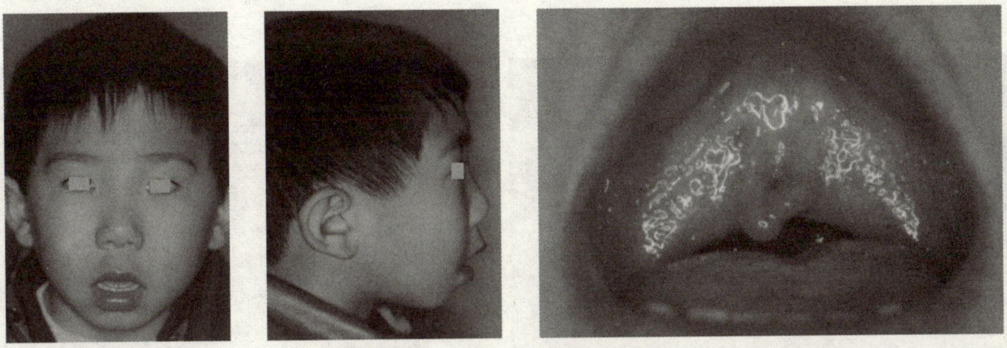

a b c

图12-72 腭-心-面综合征

a. 患者正面照 b. 患者侧面照 c. 腭隐裂

三、唇腭裂-下唇旁正中瘘 Van der Woude syndrome

1845年Demarquay首先报道唇腭裂带有下唇瘘的现象。在面裂中此综合征的发生率为1%~2%，为常染色体显性遗传，大约为90%的外显率，表达方式可不同，综合征主要表现一般局限在口腔及面部，全身其他部位很少累及。

一般来说，在下唇唇红部位可见凹陷的瘘口，常常对称（图12-73），但也可见不对称或单发瘘。约33%患者下唇瘘伴有唇裂或唇腭裂，33%有瘘无裂，33%患者下唇瘘伴有单纯腭裂或腭隐裂。

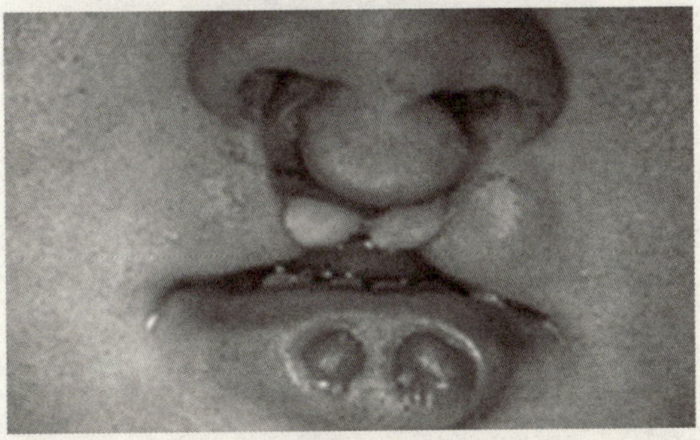

图12-73 Van der Woude综合征患者，显示双侧唇裂以及下唇瘘

四、遗传性关节－眼病　Stickler syndrome

该综合征特点为：面中1/3扁平，小下颌，腭裂，近视伴有视网膜脱离和白内障，听力丧失，关节病，轻度脊椎骺发育不全。此疾患为常染色体显性遗传，外显性随年龄不同而表现不同（图 12-74）。

该综合征的一些临床表现为渐进性，75%～80%患者可在5岁左右发现为近视，在20岁以前70%的患者可发生玻璃体及脉络视网膜变性，以及宽带视网膜脱离。如果不进行治疗可以出现失明。其他眼部疾患还包括散光、白内障、斜视等。颅面部的特征不定，可以是正常面容（15%～25%），也可以表现为面中1/3扁平，眼部突出，鼻梁扁平，长人中以及小下颌。20% 表现有腭裂、黏膜下裂或腭部形态异常。80% 发生进行性高频听力丧失。

儿童期关节可运动过度，关节可扩大。所有患者伴有 Robin 序列征。

其他伴有唇腭裂的综合征还有很多，如胎儿酒精综合征（fetal alcohol syndrome）、Nager 综合征、Apert 综合征、Treacher Collins 综合征等，对于这些综合征的认识非常重要，有利于制定治疗计划，对于预后的预测有指导意义。

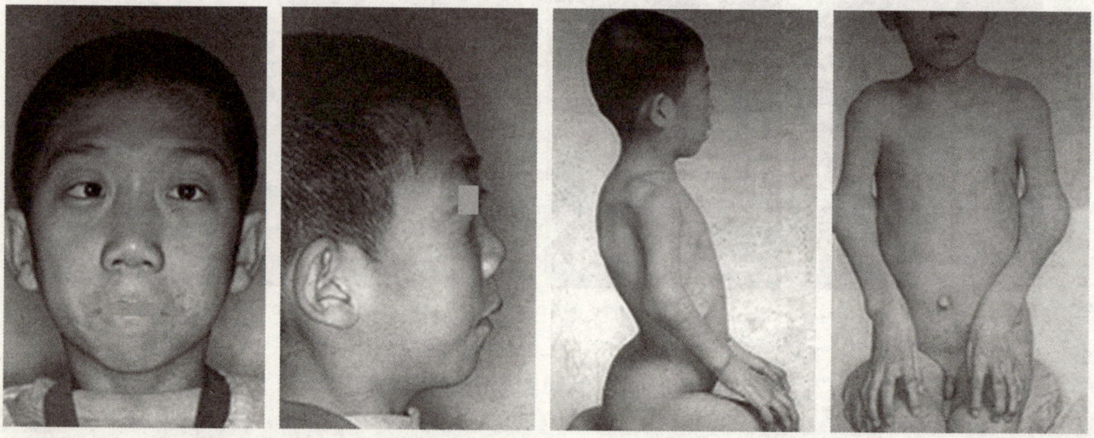

a

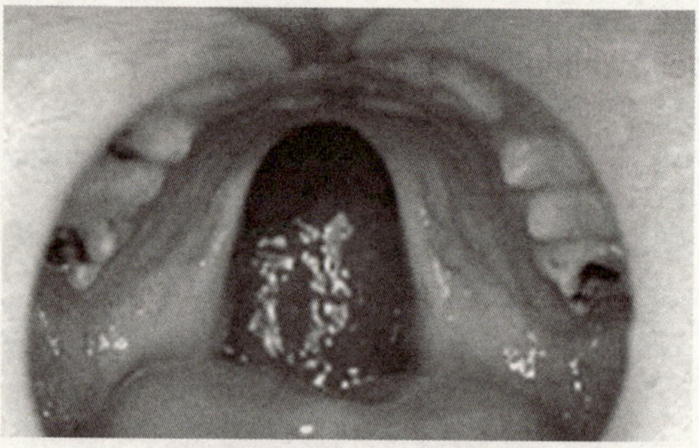

b

图12-74　Stickler综合征
a. 显示患者的面部特点眼部疾患以及关节特点
b. U 形腭裂

复习思考题

1. 试述综合征、联合征及序列征的相同点和不同点。
2. 详细描述两种与常染色体显性遗传有关的唇腭裂综合征。

（马莲 孙勇刚）

Definition and terminology

- **syndrome**: Syndrome is used in clinical genetics to refer to a constellation of anomalies that co-occur, presumably due to a common underlying etiology that may or may not be genetic.For example, there are a number of named syndromes that are due to teratogenic exposures. However, in the orofacial cleft literature, sometimes syndrome is used in the clinical genetics sense, but sometimes it is used to describe only familial or genetic forms of orofacial clefts.

- **sequence**: The multiple malformation derive form a single initiation event. Which could have many different causes.

- **association**: The malformation occur in a nonrandom manner but are not considered to represent either a syndrome or a sequence.

- **Pierre Robin sequence**: In 1923, a French stomatologist, Pierre Robin, described a combination of micrognathia, glossoptosis (retracted and elevated tongue), and respiratory distress in a series of babies, Robin later reported infants with these findings who also had cleft palate. This group of findings came to be associated with Robin's name.
  The micrognathia in Robin sequence can have many different causes, which illustrates the heterogeneous etiology and pathogenesis of the sequence. Shprintzen grouped these causes as genetic syndromes. Chromosomal syndromes, treatogenic influences, mechanically induced factors, and "multifactorial contributions."
  The cleft palate in Robin sequence is usually described as being U shaped, but v-shaped clefts as well as submuscous clefts have also been described.
  The feeding difficulties in Robin infants are often reported to be proportional to the severity of the airway problems.

- **Von der woude Syndrome**: The syndrome combines paramedian pits or conical elevations on the lower lip with various forms of clefting. Although the syndrome carries the name of the pediatrician who described a set of patients in 1954, it was actually first described by Demarquay more than 100 years earlier. Expression of the syndrome varies significantly from one affected individual to another: (1) the clefts can be unilateral or bilateral cleft lip and palate, clefts of the primary palate only, or bilateral cleft lip and palate, clefts of the primary palate only, or clefts of the secondary palate only, including submucous clefts and less obvous defects such as a bifid uvula or occult submucous cleft; (2) the lip defects may be found on the inner or gingival surface of the lip rather than on the vermilion, or they may be asymmetrically placed; (3) some individuals may have only the lip defects, without any type of cleft;

and, in contrast，(4) some members of an affected family may have a cleft but no lip pits. Van der Woude syndrome is an autosomal dominant syndrome, carrying a 50% recurrence risk. The gene has been mapped to chromosome 1.

- **velocardiofacial syndrome**: The syndrome is an autosomal dominant condition, with about 75% of the cases showing a microdeletion of genetic material on the long arm of chromosome 22. According to Shprintzen et al.(1978), the facial features of velocardiofacial syndrome include a vertically long face with a broad nasal root, narrow alar base, lattened malar region, narrow and downward-slanted palapebral fissures, abundant scalp hair, and retruded mandible. Goldberg et al.(1993) further documented the extensive list of findings in 120 patients:learning disabilities (99%), cleft palate (98%), pharyngeal hypotonia (90%), lymphoid tissue hypoplasia (90%), cardiac anomalies (85%), retrognathia (80%).

- **Stickler syndrome**: This syndrome also called hereditary arthroophthalmopathy, was described in 1965, with subsequent case descriptions by Stickler and Pugh, Spranger, Herrmann, and Hall. The major features of Stickler syndrome include high myopia in early childhook, retinal detachment and cataracts, hearingloss, cleft palate, and progressive arthropathy. This syndrome is an autosomal dominance

第十节　唇腭裂序列治疗
Multidisciplinary treatment for cleft lip and palate

提　要

本节对唇腭裂序列治疗的概念、内容以及专家组成序列和时间序列进行了较详细的论述，特别对序列治疗时间及程序制定的原则进行了详尽的叙述。

由于唇腭裂畸形对患者造成的影响是随生长发育而出现的，患儿在不同年龄时期出现相应的独特问题，因而相关的治疗应是循序渐进的，而不是某个手术或某个阶段可以完成的。唇腭裂的序列治疗（multidisciplinary）是指由相关专家组成的治疗组对唇腭裂患儿不同时期的状况作评价和诊断，制定切实可行的治疗方案并予以实施。

一、唇腭裂治疗组专家组成和作用
Members of cleft lip and palate team and function

在1995年《美国腭裂－颅面协会会员指南》中已经列出300多个国内或国际的治疗中心，唇腭裂治疗组的成员至少应包括：外科医生（口腔颌面外科或成形外科），正畸医生以及语音语言治疗专家。而完整的治疗组或治疗中心除上述的三方面专家外还应包括：耳鼻喉科专家、矫形修复专家、妇产科及儿科专家、社会学及心理学专家和遗传学专家等，各方面的专家在序列治疗中发挥各自的作用。

1. 颌面、成形外科医生（oral and maxillofacial surgeon）在首次与患儿父母接触时介绍治疗方法和时间；完成唇腭裂修复术以及牙槽突植骨手术，在需要时完成咽成形、鼻唇继发畸形矫正以及外科正颌手术；与其他组员一起，随访患者，评估手术效果，研究适宜的手术方法和修复时间。

2. 口腔正畸专家（orthodentist）进行各阶段的正畸治疗；配合牙槽突植骨前后以及外科正颌前后的正畸治疗；同其他组员一起对唇腭裂患者的生长发育特点以及各影响因素进行研究。

3. 语音病理学专家以及语音治疗师（speech pathologist）向患儿的父母指出由腭裂带来的发音问题以及治疗的过程及方法；腭裂术后指导父母通过语音游戏使患儿建立正确的简单发音动作；定期最终评价患儿的发音情况以及腭咽闭合功能情况；评价患儿的语言功能及学习能力；同外科医生一起讨论咽成形手术的必要性及手术方法，进行传统性或反馈性语音治疗。

4. 耳鼻喉科专家（ENT specialist）定期检查中耳及听力情况，配合治疗中耳疾患；对患有中耳炎者行鼓膜开窗引流术。

5. 口腔矫形修复医生（prosthodontist）负责缺失牙的修复；赝复体的制作；配合语音训练制作语音矫治器。

6. 社会学、心理学专家（socialist and psychologist）为患者争取医疗保险或筹集治疗资金赞助；调整父母及家庭成员对患儿的态度；不断调整学龄前后、青少年期间以及择业及婚恋时期的心理变化，帮助改善由不良心理造成的不良行为模式。

7. 儿科及妇产科医生（pediatrics and accoucheur）妇产科及儿科医生是最早发现及接触患儿及家属者，做好安慰及解释工作，及时同治疗组联系是首要的工作。另外，对患儿进行全身体格评价，检查是否有全身伴随的其他先天性疾病并提供有关治疗方面的参考意见，对患儿的喂养提供指导，评价患儿生长发育情况。

8. 遗传学专家（genetics）研究唇腭裂的疾病本质；对有家族史的患儿家庭帮助推测后代发病的风险性；同家族的其他成员一起做好咨询解释工作。

二、唇腭裂序列治疗的内容
Concept of multidisciplinary treatment for cleft lip and palate

不同类型的唇腭裂存在的问题不同，其序列治疗的内容也有所不同。以单侧或双侧完全性唇腭裂为典型裂畸形，相应的序列治疗的内容应包括手术治疗，不同阶段的各种评价以及各种非手术的辅助治疗（图12-75）。

对于单纯性唇裂，可能伴有或不伴有牙槽突裂，但存在语音问题的可能性则很小，因此在序列治疗方面，鼻唇的继发畸形的矫治是最主要方面。单纯性腭裂则不存在鼻唇继

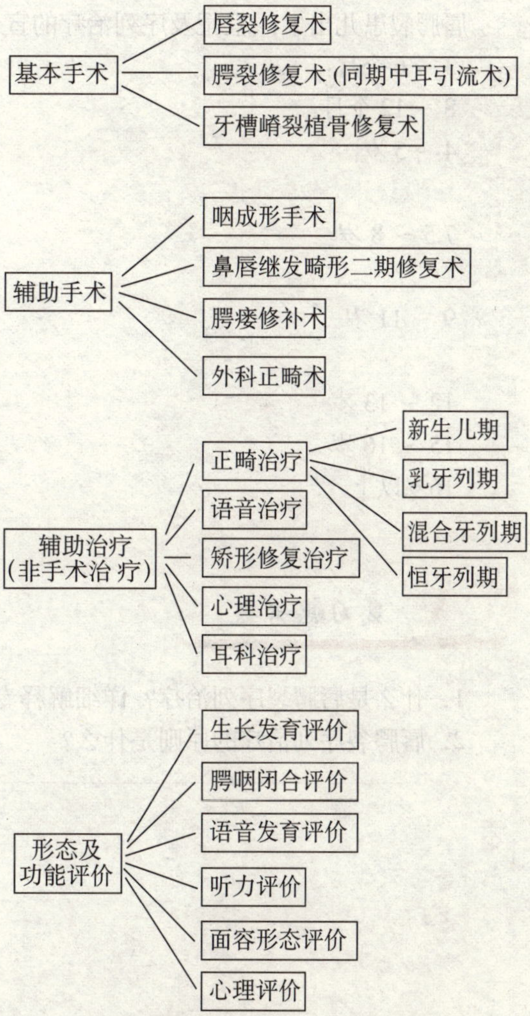

图12-75　唇腭裂序列治疗内容框图

发畸形的问题，而语音问题是关键。图 12-75 列出了序列治疗的全部内容，但并不是所有唇裂、腭裂或唇腭裂必须进行每一内容，要根据患者每一个体的特点有针对性地进行。

三、唇腭裂治疗的时间序列及原则

Principle and time table for multidisciplinany treatment

不同治疗中心，不同患者的病情及背景决定了序列治疗时间计划的灵活性，但应遵守下列的制定时间序列的原则：①腭裂手术应在语音开始发育前完成；②完整的语音及腭咽闭合功能评价应在语音发育完成以后进行；③如果需要咽成形手术，应在腭咽闭合功能评价之后，学龄前进行；④软组织继发畸形修复应在骨组织畸形矫治完成后进行；⑤腭瘘及唇继发畸形二期修复应尽量与其他手术合并进行；⑥外科正颌手术应在生长发育基本完成后进行；⑦如需放置中耳引流管，应与腭裂修复术同期进行；⑧对于在序列治疗过程的中间时段初次就诊的唇腭裂患者，应按序列治疗的时间及内容要求对以往未进行的项目进行一次性补充性治疗。⑨序列治疗的实施及完成与计算机管理不可分割，统一的数据库建立是进行序列治疗的关键。

各治疗中心的治疗程序及时间均略有不同，下面介绍的是北京大学口腔医学院唇腭裂治疗中心对完全性唇腭裂序列治疗的时间及程序。

唇腭裂患儿出生：登记及序列治疗的宣传，患儿家长的心理安慰。

3 ~ 6 个月：	唇裂修复术。
8 ~ 12 个月：	腭裂修复术。
4 ~ 5 岁：	语音、腭咽闭合功能评价。
	语音训练或咽成形手术。
7.5 ~ 8 岁	生长发育评价。
	植骨前必要的正畸准备。
9 ~ 11 岁	牙槽突裂植骨修复术。
	必要时鼻唇继发畸形修复术。
12 ~ 13 岁	必要的正畸治疗。
15 ~ 16 岁	需要时外科正颌治疗。
16岁以上	需要时鼻唇继发畸形矫正术。

复习思考题

1. 什么是唇腭裂序列治疗？详细解释专家组成序列。
2. 唇腭裂序列治疗的原则是什么？

（马莲 孙勇刚）

参考文献

1. John E. Bernthal and Nicholas W. Bankson Articulation and Phonological Disorders. Fourth Edition Allyn and Bacon. 1998
2. 张震康, 邱蔚六, 皮昕主编. 口腔颌面外科临床解剖学. 济南: 山东科学技术出版社, 2001
3. 马大权, 俞光岩主编. 手术创新与意外处理. 吉林: 吉林科学技术出版社, 2000
4. 张震康, 樊明文, 傅民魁主编. 现代口腔医学（上、下册）. 北京: 科学出版社, 2003
5. 王光和主编. 唇腭裂的序列治疗. 北京: 人民卫生出版社, 1995
6. Peterson-Falzone Hardin-Jones. Rarnell cleft palate speech Third Edition. Mosby. 2001
7. Diego F. Wyszynski. Cleft lip and palate from origin to treatment. Oxford university press. 2002 First edition
8. 郑麟蕃, 张震康, 俞光岩主编. 实用口腔医学. 第 2 版, 北京: 人民卫生出版社, 1999
9. 马莲主译. 头颈部综合征. 第 3 版, 北京: 人民卫生出版社, 1997
10. Douglas M. Auderson. Dorland's illustrated Medical Dictionary. 29th edition W.B. Saunders company. 2000
11. Elizabeth A. martin concise colour medical Dictionary. Oxford university press Third edition. 2002
12. Lucille Nicolosi, Elizabeth Harryman Janet Kresheck. Terminology of communication Disorders speech-Language-hearing Fourth Edition Williams & Wicrius. 1996
13. Charles J. Epstein., Robert P. Erickson., Anthony Wynshaw-Bonis., Inborn errors of development the molecular basis of clinical disorders of morphogenesis. First edition. Oxford university press. 2004
14. Timothy A. Turvey, Katherine W.L.Vig and Raymond J. Fonseca. Facial clefts and craniosynostosis principles and management. First edition, W.B.Saunders Company, 1996
15. Mark P. Mooney and Michael I. Siegel. Understanding craniofacial anomalies. First edition, Wiley-liss 2002
16. International phonetic Association. Handbook of International phonetic Association. First editicn. comhnige. 1999

Definition and terminology

- **multidisciplinary team**: Multidisciplinary team are work unit in which a unmber of varied professionals are involoved in a treatment situation. They form a loose collection of specialists treating various aspects of a patinet' s clustered problems without constructing mutually agreed-on plans.
- **cleft palate team**: The cleft palate team may be defined as a team of professionals who provide coordinated and interdisciplinary evaluation and treatment to patients with cleft lip and/or cleft palate. As a minimum a cleft palate team' s professional group would include an actively involved surgeron, pediatric dentist or orthodontist, primary care physician,and speech-language pathologist.

第十三章

牙颌面畸形

ORAL AND MAXILLOFACIAL DEFORMITIES

牙颌面畸形（oral and maxillofacial deformities）是指由于颌骨发育异常所引起的颌骨在体积上、形态上的异常，上、下颌骨之间以及颌骨与颅面其他骨骼之间的关系异常，和随之伴发的牙𬌗关系及口颌系统功能的异常与颜面形态的异常。以研究和诊治牙颌面畸形为主要内容的学科称为正颌外科学（orthognathic surgery），它是一门新兴的综合性边缘学科，是口腔颌面外科学的一个分支学科。

早在1849年，Hullihen对一个幼年时下面部和颈部因烧伤后瘢痕挛缩所致的下颌牙槽部前突伴开𬌗畸形的妇女，用骨锯在下颌前牙槽骨部截除一楔状骨块，将下前牙骨块向上向后移动来矫正下颌前突伴开𬌗畸形，这是现代医学文献中记载的最早的颌骨整形术。在此后的近一个世纪的时间里，虽然有很多的学者和外科医生进行了努力的探索，发明、改进了许多手术方法，以矫治牙颌面畸形，但是限于当时科学技术与医学水平，牙颌面畸形的矫治效果很不理想，治疗水平进展缓慢。直到20世纪50年代的后期，随着麻醉学、外科学基础、应用解剖学、X线头影测量技术的发展以及特殊手术器械的发明和使用，才使得牙颌面畸形的外科矫治，即正颌外科学的发展有了飞速的进展。1957年Trauner和Obwegeser首次报道了采用口内入路完成的下颌升支矢状劈开截骨术（sagittal split ramus osteotomy）矫正下颌骨的畸形，这是正颌外科发展史上著名的经典术式，是下颌骨整形术历史上突破性的进展，这一术式的广泛应用标志着外科手术矫治牙颌面畸形进入了新的阶段。20世纪70年代，由于Bell等众多学者的努力，揭示了颌骨截骨术后血流动力学变化的规律，在颌骨及颌周组织血供系统的应用解剖方面取得了突破性的成果，进一步奠定了现代正颌外科学的生物学基础，为正颌外科手术提供了科学的依据和成功的保证，使正颌外科手术的成功不再局限于个人的经验。外科手术矫治颌骨畸形与正畸学治疗牙错𬌗畸形结合，使现代正颌外科学矫治牙颌面畸形的效果更趋完美，开辟了牙颌面畸形矫治达到功能与形态相结合的新时期。

第一节　病因与临床分类

Pathogenesis and clinical classification

提　要

颅面结构的发育主要决定于遗传基因，出生前后的环境因素对生长发育亦有一定影响，牙颌面畸形的病因包括遗传因素、胚胎发育障碍、系统疾病、口腔不良习惯以及局部的创伤、炎症和肿瘤等因素。牙颌面畸形分为颅面发育异常综合征、颌骨发育性畸形和后天获得性畸形三大类，其中颌骨发育性畸形是正颌外科的主要治疗对象。北京大学口腔医学院正颌外科中心提出的牙颌面畸形分类如下：①颌骨前后方向畸形，包括上颌前突、上颌后缩、下颌前突、下颌后缩、上颌前突伴下颌后缩、上颌后缩伴下颌前突、双突颌畸形和单纯颏后缩；②颌骨垂直方向畸形，包括长面综合征、短面综合征和下颌角肥大伴嚼肌肥大；③颌骨左右侧方向畸形包括单侧下颌偏斜畸形、半侧颜面过小畸形、半侧颜面肥大畸形和单侧下颌髁状突肥大或骨瘤；④牙𬌗畸形包括前牙开𬌗、前牙反𬌗、后牙开𬌗以及后牙锁𬌗。

一、病因 Pathogenesis

牙颌面畸形可以单独存在，也可以与身体其他部位的疾病相伴发，即各种综合征的牙颌面表现。颅面结构复杂，可受多种遗传基因影响。虽然遗传基因在决定牙颌面形态方面起重要作用，但出生前后的环境或功能因素亦不容忽视。有些畸形的形成可能是多种因素作用的结果。

（一）遗传因素 Hereditary factor

面部形态具有种族及家族的特点，在一个家族中可以具有相似的面型特点。出生时面型已基本确定，虽然可以受到环境的影响，但基本型由遗传基因所控制。骨性的牙颌畸形亦可由遗传因素而致，常见的骨性下颌前突、上颌前突下颌后缩、长面综合征、短面综合征等正颌外科的适应证均可因遗传因素而致。个体遗传的表现形式可有以下几种：

1．重复表现　即亲代的一些颅面特征在子代表现出来。

2．断续表现　即一代颅面特征在数代之间断续地表现出来，可以表现为隔代遗传等。

3．变化表现　亲代与子代之间畸形传代，但子代的畸形表现可与亲代不同，而实际上其基因是与亲代相关的。

由遗传因素而致的牙颌畸形比其他原因造成的相同症状畸形矫治更为困难，因而遗传因素而致的严重骨性牙颌畸形是正颌外科的适应证。

（二）胚胎发育障碍 Embryonic abnormal development

颌面发育畸形的一个重要先天因素是胚胎发育异常，在胚胎发育过程中，受到某些致畸因素的作用造成组织、细胞和细胞成分的障碍进而引起异常的发育。致畸因素可能有：①突变；②染色体畸变；③有丝分裂的抑制和细胞的死亡；④正常核酸合成的偏离和功能失常；⑤机械因素；⑥胚胎发育期感染。如常见的唇腭裂或面裂就是在胚胎发育的第6～7周时，面部各突起未能正常联合而致的先天畸形。唇裂是由于一侧或两侧球状突和上颌突未联合或部分联合所致，腭裂是侧腭突和前腭突与鼻中隔未融合的结果。腭裂患者常伴有上颌骨发育不足，下颌骨相对前突的颌骨畸形，这种畸形难以单纯行唇腭裂修补术来恢复，常需借助于正颌外科的方法来矫治其骨性畸形。

（三）系统性疾病 Systemic disease

儿童时期的某些急性和慢性系统性疾病均可致颌面部的发育畸形，最常见的是佝偻病及垂体性巨大症。

佝偻病是常见的一种因维生素D不足而致的婴幼儿慢性营养不良性疾病。由于维生素D

的摄入不足而致钙磷代谢障碍，钙不能正常沉积于骨骼生长部位而致骨骼变形。由于颅骨在婴幼儿期生长很快，佝偻病时可致软化的额骨、枕骨、顶骨均外落而造成方颅。而后可出现颌骨发育畸形，主要表现为上颌弓狭窄，腭盖高拱，前牙拥挤，前突及开𬌗。长期佝偻病状态下，由于颌骨骨质疏松，支持力减低，而嚼肌、翼内肌与颌舌骨肌、颏舌骨肌、二腹肌的牵引点不同，同时佝偻病时下颌韧带松弛使其处于不能闭合状态，而使下颌骨前部向下弯曲，下颌角增大，下颌平面变陡，下颌体增长，下颌升支高度不足，形成严重的下颌畸形。

垂体性巨大症是在骨骼融合前产生过量的生长激素，使骨骺端发育异常，身高远远超过正常范围，成为垂体性巨大畸形症，病人多患垂体前叶嗜酸性细胞瘤或不染色腺瘤。牙颌畸形可出现上、下牙弓全牙弓反𬌗，牙间隙增大，下颌增大并前突畸形。

（四）口腔不良习惯 Oral bad habit

口腔不良习惯在儿童时期常造成牙𬌗畸形，若在牙颌面生长发育过程中，不良习惯不能得到及时解除，则可由不良习惯造成的牙𬌗畸形继发其他功能障碍，造成复杂的颌骨严重畸形。如儿童的吮指不良习惯，开始时可因拇指含在上下牙弓之间，牙受压力而呈局部圆形小开𬌗畸形，在作吸吮动作时，两颊收缩使牙弓狭窄、腭盖高拱，上前牙前突开唇露牙。若不良习惯不能及时破除则可造成继发性开𬌗畸形，并且因上前牙前突，下唇将蜷缩于上切牙之后而造成唇肌功能失调致使下颌后缩，上颌相对更前突，上前牙牙轴唇倾等畸形。这类因不良习惯发展而成的颌骨畸形也难以用单纯的正畸治疗进行矫治，而需要进行正畸与正颌外科手术的联合矫治。

（五）颌面部创伤 Oral and maxillofacial trauma

在婴幼儿或青少年时期，颌骨受到外伤可造成其发育畸形。常见的是由于创伤造成上颌或下颌的骨折而影响颌骨的正常发育，造成畸形。如因颞下颌关节创伤后引起一侧下颌关节强直，由于患侧髁突的软骨和髁突骨皮质受到破坏，患侧下颌骨的发育受到影响，造成患侧下颌明显缩小，下面部不对称的下颌后缩畸形。

（六）肿瘤 Tumor

造成颌骨畸形的常见肿瘤为髁突骨瘤，X 线片中显示一侧下颌髁突明显增大及髁颈变粗、变长，颏部明显偏向对侧，造成颜面不对称畸形。

二、临床分类 Clinical classification

为了使畸形患者得到合理的治疗，有必要对畸形进行分类，以便针对各类畸形的特点设计相应的矫治方案，目前临床上大致将牙颌面畸形分为三类。

（一）颅面发育异常综合征 Cranial facial syndrome

1．尖头并指综合征（apert syndrome） 为常染色体显性遗传。颅面特征为颅缝过早融合呈尖头畸形，枕骨平坦，前额高陡。面中1/3发育不全，下颌相对前突。鼻背扁平，眼距增宽，突眼，睑裂下斜，牙弓呈V形，牙拥挤不齐，牙槽突隆起。Ⅲ类错𬌗，前牙反𬌗，单侧或双侧后牙反𬌗，牙萌出迟缓或额外牙。存在对称性手和脚的畸形，指、趾融合，常累及2、3、4 指、趾。

2．颅面骨发育不全综合征（crouzon syndrome） 染色体显性遗传。主要表现为颅缝早闭，上颌骨、颧骨发育不全，眼眶容积小，显得眼球明显外突，侧貌呈面中三分之一明显后缩，且常合并下颌骨前突，上唇短而下唇下垂，鼻尖尖而下垂。口腔表现腭盖高拱狭窄，上牙拥挤不齐，V 形牙弓及Ⅲ类错𬌗。

3．眼睑－颧骨－下颌发育不全综合征（treacher-collins-syndrome）为最常见的合并下颌骨及面部发育不全的综合征，常染色体显性遗传。面部畸形明显，眼裂下垂，下睑下斜，下睑无睫毛，外眦向下倾斜，颧骨体发育不全或缺如，与颧弓不愈合。下颌骨发育不足，下颌角圆钝，升支短小，髁突及喙突扁平或发育不全。下颌下缘凹陷，角前切迹明显。由于上颌骨发育不足，腭盖高或伴腭裂，常有错殆畸形。牙发育不良，移位，牙间隙增宽，也可存在开殆。患者颅骨发育基本正常。

4．第一、二鳃弓综合征（goldenhar syndrome），又称为半侧颌面发育不全（hemifacial microsomia）颜面畸形明显，畸形不仅包括自第一、二鳃弓发育而来的组织，还包括非第一、二鳃弓发育而来的颞骨始基。常为单侧畸形，右侧较多，偶有双侧受累。患侧眼裂低于对侧且向外下倾斜。外耳道、外耳、中耳、听骨可发生畸形而致传导性耳聋。颞骨、颧骨、颧弓小而扁平，上颌骨窄小，下颌升支及髁突有轻重不等的畸形、短小，甚至颞下颌关节缺如。咀嚼肌及面部表情肌及腮腺有不同程度的发育不足。可发生不同程度的大口畸形及附耳畸形。

（二）发育性颌骨畸形 Developmental deformities of jaws

正颌外科治疗的对象主要是发育性颌骨畸形的患者，目前尚无统一的分类标准。有作者曾试用 Angle 错殆分类对颌骨畸形进行分类，由于 Angle 分类主要是针对牙 - 牙槽突畸形，而颌骨畸形是骨性畸形，即上、下颌骨与颅底之间的位置不协调。虽然许多病人同时也存在错殆畸形，但错殆是由于颌骨位置不正常引起的，而且面部软组织畸形也比单纯牙-牙槽突畸形严重。一个理想的疾病分类应能指导治疗方案的选择，北京大学口腔医学院正颌外科中心对牙颌面畸形的分类如下：

1. 颌骨前后方向畸形
    - 上颌前突（maxillary protrusion）
    - 上颌后缩（maxillary deficiency）
    - 下颌前突（mandibular protrusion）
    - 下颌后缩（mandibular deficiency）
    - 上颌前突伴下颌后缩（maxillary protrusion and mandibular deficiency）
    - 上颌后缩伴下颌前突（maxillary deficiency and mandibular protrusion）
    - 双突颌畸形（bimaxillary dentoalveolar protrusion）
    - 单纯颏后缩（chin deficiency）
2. 颌骨垂直方向畸形
    - 长面综合征（long face symdrome）
        - 伴开殆畸形（with open bite）
        - 不伴开殆畸形（without open bite）
    - 短面综合征（short face symdrome）
        - 长升支（with long ramus）
        - 短升支（with short ramus）
    - 下颌角肥大伴嚼肌肥大（prominent mandibular angles and masseter muscle hypertrophy）
3. 颌骨左右侧方向畸形
    - 单侧下颌偏斜畸形（unilateral mandibular deviation）
    - 半侧颜面发育不全畸形（hemifacial microsomia）
    - 半侧颜面肥大畸形（hemifacial hyperplasia）

单侧下颌髁状突肥大或骨瘤（unilateral condylar hyperplasia or unilateral cnodylar osteochondroma）

4. 牙殆畸形

前牙开殆(anterior open bite)

前牙反殆(anterior cross bite)

后牙开殆(posterior open bite)

后牙锁殆(posterior closed bite)

上、下颌前牙及牙槽前突称为双突颌畸形，是中国常见的一种牙颌面畸形，常伴有颏后缩。颜面左右不对称畸形多是由于下颌不对称畸形引起的，可波及上颌骨、颧骨、颧弓及至眼平面，可由同侧下颌骨发育不足或发育过度引起。不对称畸形的正颌外科治疗往往是复杂而困难的。唇、腭裂术后继发的颌骨畸形也是正颌外科治疗的难点之一。

（三）后天获得性畸形

上下颌骨肿瘤切除，大量骨质缺损可造成严重畸形；上、下颌骨骨折后骨块错位愈合或骨缺损可造成颜面畸形；各种原因的颞下颌关节强直（temporomandibular joint ankylosis）继发的颌面畸形等。

复习思考题

1. 牙颌面畸形的发病因素有哪些?
2. 简述牙颌面畸形的分类。

第二节 临床检查与诊断
Clinical examination and diagnosis

提 要

本节详细地介绍了对牙颌面畸形患者进行系统全面的病史询问和临床检查的方法以及内容。病史询问应包括主诉、家族史、医学治疗史、不良习惯、社会心理因素、生长发育情况等。应做全身系统检查，除外全身手术禁忌证；做颌面部的专科检查，以准确评价患者牙颌面畸形的程度。本节介绍了X线头影测量的方法、测量项目及其正常值。将患者个体的测量值与正常值进行比较分析，结合临床检查的结果，即可对患者的畸形得出正确的诊断，并可分析出造成畸形的机制、畸形的部位和程度，进而制定出合理的治疗方案。

一、临床检查 Physical examination

（一）临床病史采集 Medical history

1．主诉　患者的主诉常因其就诊的目的和要求而不同，往往反映了患者对自身疾病的认识和理解。容貌不佳是最常见的主诉，改变容貌是多数患者的就诊目的；有的患者以发音或切割食物困难就诊；或因牙列不齐造成口腔疾病就诊等。主诉的多样性，使外科手术的设计也不尽相同，因此，患者的主诉均需详细地记录在病史中。

2．家族史　面型存在强烈的多基因遗传特征，出生时面型即已基本确定，虽然可以受到环境因素的影响，但基本型是由遗传基因所控制的。在询问病史时应该仔细了解患者家族中的发病情况，如父母、兄弟姐妹及其他近亲是否有类似的畸形发生。同时需注意是否存在其他的遗传性疾病。

3．医学治疗史　全身健康状况影响着牙颌面的发育。在检查时应详细了解患者既往就医情况、过敏史、输血史、慢性疾病史，与健康有关的个人习惯，如吸烟史、创伤史等。

4．不良习惯　口腔不良习惯如在儿童期不能得到及时解除，则可以导致复杂、严重的牙颌面畸形。常见的不良习惯有吮指、伸舌、口呼吸、偏侧咀嚼等。

5．社会心理因素　牙颌面畸形具有功能性和心理性两方面的因素，在制定矫治计划时应予考虑。由畸形产生的心理压力与牙颌面畸形的实际严重程度往往不成比例。畸形明显的患者，对外来的反映有一定的思想准备；而畸形相对不明显的患者，往往对外来刺激比较敏感，要求矫治的愿望、要求及所描述的畸形程度与实际情况不相符合，对此类患者应谨慎处理。医生在询问病史时应细致，检查时要全面，而后作出正确的诊断，进而确定患者是否适合接受正颌外科手术治疗并制定矫治方案。

6．生长发育情况　处于生长发育期的患者，其畸形是不稳定的，若在此期进行正颌外科矫治，术后随着颌骨的继续生长发育有可能导致畸形的复发。一般正颌外科矫治的时间放在青春期后。

（二）全身检查及实验室检查 Physical examination and laboratory test

全身检查的重点应放在心血管、肺及肝肾功能检查上。

1．肺部及呼吸系统检查　可以通过望、触、叩、听等临床检查方法及拍摄 X 线胸片检查。慢性肺部疾患对正颌外科手术来说不是绝对禁忌证，但必须结合手术的性质、时间长短及患者的肺功能状况综合考虑，以决定患者身体情况是否能够承受手术的创伤。

2．心血管系统检查　心血管系统的健康状况对正颌外科手术显得尤为重要，有心肌梗死病史的患者应视为手术相对禁忌证。正颌外科这类选择性手术，术前必须做常规心电图检查，以排除心血管系统疾病的存在。高血压患者手术时出血多，使手术视野不清楚，影响手术操作，延长手术时间，即使术中采用控制性低血压麻醉，也难有效地控制出血。所以手术前应充分了解患者的血压情况。一般认为收缩压超过160mmHg，舒张压超过100mmHg时，应考虑在血压得到控制后再行手术治疗。

3．实验室检查　实验室化验检查在正颌外科手术前检查中具有重要意义。常规的术前化验应包括血、尿、便常规、出凝血时间、血小板计数等，以及反映肝肾功能的各项检查如转氨酶、尿素氮、HBsAg、TTT等。特别是对有出血倾向或有肝病病史的患者应做进一步的化验检查，必要时请有关专科医生会诊。

（三）口腔颌面外科－正颌外科专科检查 Specific examination for orthognathic surgery

1．颌面部临床检查　检查时请患者保持站立或座位，挺胸平视前方，头颈部肌肉放松，使头部保持自然位置，医生可从正面及侧面检查。检查的重点是颜面各结构间的比例关系，特别是面下 1/3 之各结构间的协调与对称性以及牙咬合关系、颞下颌关节状态等。

（1）正面观察：面部可分成上、中、下三部分，从发际正中至眉间点为面上份；自眉间点至鼻下点为面中份；自鼻下点至颏下点为面下份。正常情况下，面上、中、下三份的高度大致相等（图 13-1）。

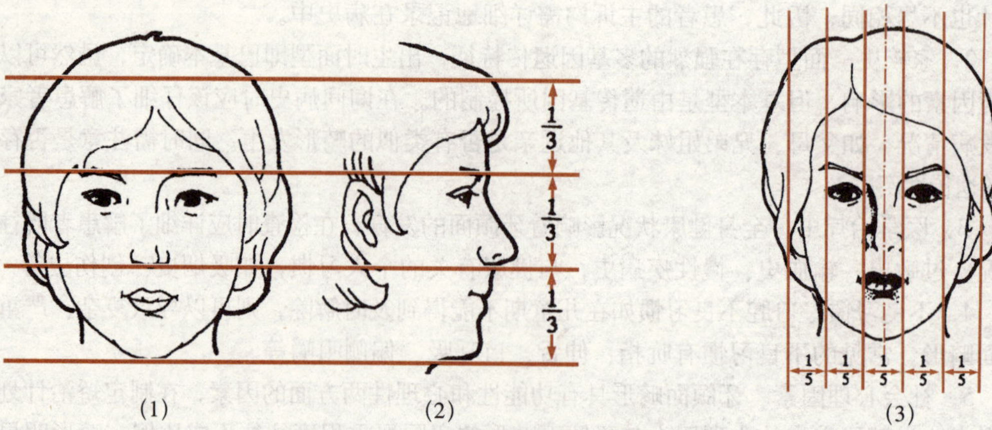

图13-1　颌面部检查示意图

面上1/3：除严重的颅面畸形外，面上1/3的畸形少见。

面中1/3：检查的重点是眼、鼻、颧部以及耳廓等颜面结构是否存在异常，两侧结构是否对称。

面下1/3：应检查上下唇结构，唇牙关系、鼻唇角以及颏部突度和颏唇沟是否和谐等。应检查上唇自然松弛状态时的唇牙关系，正常情况下上唇应在上中切牙切缘上2mm。这是决定上颌骨垂直方向上、下移动时的一个重要标志。

面部的对称性检查：可设想连接眉间点、鼻尖点及颏中点的一条线为面部正中线。比较两侧颜面结构的对称性。对称性检查包括颜面各结构左右两侧在前后、左右、高低三维方向上的对称与否。正常面部左、中、右五份宽度基本相等（图13-1）。

（2）侧面观察：主要观察颜面结构前后方向和垂直方向的位置及比例关系。在侧貌观察时应分别就头颅、上颌骨、下颌骨之间的位置关系，鼻唇颏三个主要结构的相互关系进行分析研究。鼻唇的位置关系，一般鼻唇角的角度为90°～110°，上中切牙切缘一般在上唇下2mm，上唇高度（鼻下点至上唇下缘）与唇颏高度（下唇上缘至颏下点）之比为1∶1.7～2。下颌角的大小反映了下颌平面的陡峭程度，过大时下颌平面过陡，侧面轮廓不良，正常下颌角的角度120°，下颌平面角为27°左右。

（3）牙𬌗检查：术后能恢复正常的咀嚼功能是正颌外科的主要治疗目的之一，术前应仔细检查患者的咬合关系，牙弓形态是否正常，上下牙弓是否协调；牙列是否排列整齐，是否具有正常的𬌗曲线，以确定是否需要术前及术后正畸治疗。牙列检查中的另一个重要问题是对下颌阻生牙的检查及处理。如有阻生牙存在，一般情况下在术前或术前正畸之前应予拔除。

（4）颞下颌关节检查：包括开口度、开口形、关节有无疼痛、弹响及其他杂音。许多牙颌面畸形患者伴有颞下颌关节紊乱综合征，应予仔细检查和记录。

2．颌骨X线片检查　颌骨X线摄片是确定诊断和治疗计划的重要临床检查资料，一般需拍摄头颅定位正位片、侧位片，全颌曲面体层片，必要时还需拍摄颞下颌关节片、手腕骨片以及颌骨的CT片，检查颌骨的形态，骨质的密度，以及是否存在其他影响手术的病变。

3．临床牙𬌗像、面像以及模型资料的采集

（1）面像及咬合像：术前应给患者拍摄正位、左、右侧位面像，正位、左右侧位𬌗像，颜面不对称畸形患者需加照仰头位、侧斜位以及记录偏斜的咬合平面的面像。观察患者颜面软组织正、侧貌的形态、比例关系、对称性以及牙列与咬合关系。

(2) 牙列模型：旨在获得患者的牙、牙槽突、龈颊沟、唇颊系带和腭盖等的准确情况。除记录模型外，还用于模型研究、制作唇弓及戴环和模型外科分析。要求模型准确，牙列部分完整无气泡。

二、X线头影测量分析 Cephalometric analysis

X线头影测量分析（cephalometric analysis）是通过在X线侧位头颅定位片描迹图上，标定一些公认的牙颌、颅面结构解剖标志点，然后对由这些点组成的角、线进行测量分析，从而了解牙颌、颅面软硬组织结构关系，使对牙颌、颅面的临床检查、诊断，由定性化表面形态认识深入到骨骼结构及软组织结构内部定量化确定。

(一) X线头影测量的应用 Application of cephalometric analysis

1．颅面生长发育的研究　一方面可通过对各个年龄段的个体作X线头影测量分析，从横向研究颅面生长发育，同时也可应用其对个体的不同时期进行测量分析，纵向研究颅面生长发育。通过颅面生长发育的X线头影测量研究，了解颅面生长发育机制、快速生长期的年龄、性别的差异，以及对颅面生长发育的预测。

2．牙颌、颅面畸形的诊断分析　通过X线头影测量对颅面畸形的个体进行测量分析，可了解畸形的机制、主要性质及部位，是骨骼性畸形还是牙殆性畸形，以利于对畸形作出正确的诊断。

3．确定诊断及矫治方案设计　通过X线头影测量分析患者的颅颌面软硬组织结构关系，了解畸形的主要机制，以确定正确的诊断。据此确定手术的部位，选择手术的方法以及需要移动或切除颌骨的骨量，并可进行面形预测分析，提高诊断及矫治水平。

(二) X线头影测量方法 Methods of cephalometric analysis

头颅X线头影测量有侧位测量和后前位测量，侧位X线头影测量可显示颅面的前后和垂直向的关系，后前位X线头影测量反映的是颅面左右侧对称性、面中线结构位置和面部宽度等情况。X线头影测量的方法可参考《口腔正畸学》的有关章节，本节主要涉及正颌外科临床常用的测量分析方法。

1．头颅侧位X线头影测量

(1) 测量标志点：头影测量的标志点(cephalometric landmark)应该是易于定位的解剖标志，在生长发育过程中应相对稳定。标志点的可靠性还取决于头颅X线片的质量以及描图者的经验。头影测量标志点可分为两类，一类是解剖性标志点，颅骨的一些解剖结构。另一类是引伸的标志点，通过头影图上解剖标志点的引伸而得。如两个测量平面相交的标志点。测量标志点见图13-2。

1) 颅部标志点：

蝶鞍中心点(S. Sella)：蝶鞍影像的中心，位于正中矢状平面上。

鼻根点(N. Nasion)：鼻额缝的最前点。

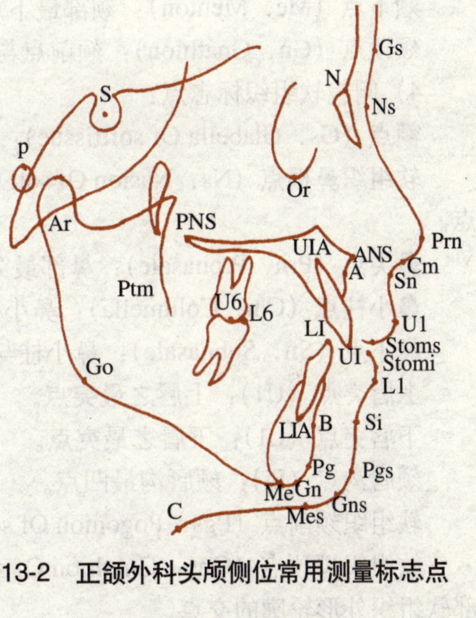

图13-2　正颌外科头颅侧位常用测量标志点

面部与颅部的结合处，位于正中矢状平面上。

耳点（P. Porion）：外耳道的最上点，是构成Frankfort平面的标志点之一。头影测量上常以定位仪耳塞影像之最上点为代表，称为机械耳点。但也有学者使用外耳道影像之最上点为代表，称为解剖耳点。

Bolton点：枕骨髁突后切迹最凹点，是划分颅、颌的交界点之一。

2）上颌标志点：

眶点（Or. Orbitale）：眶下缘最低点。此点为构成Frank fort平面的标志点之一。通常X线片上显示左右两个眶缘的影像不重合，故常选用两点之间的中点作为眶点。

前鼻棘点（ANS．Anterior nasalspine）：前鼻棘点尖部。常作为确定腭平面的两标志点之一，位于正中矢状平面上。

后鼻棘点（PNS．Posterior nasalspine）：硬腭后部骨棘之尖。位于正中矢状平面上，在X线片上与翼上颌裂点上下对应，为确定平腭面的两标志点之一。

翼上颌裂点（Ptm．Pterygomaxillary fissure）：翼上颌裂轮廓之最下点。

上牙槽座点（A．Subspinale）：前鼻棘与牙槽缘间之骨部最凹点，位于正中矢状平面上。

上中切牙点（UI．Upper incisor）：上中切牙切缘点。

上颌第一磨牙点（U6．Upper first molar）：上颌第一磨牙近中颊尖点。

3）下颌标志点：

关节点（Ar. Articulare）：颅底下缘与下颌髁突颈后缘之交点。

下颌角点（Go．Gonion）：下颌角的后下点。下颌平面和下颌升支后缘切线交角的角平分线与下颌角的交点。

下中切牙点（LI. Lower incisor）：下中切牙切缘点。

下牙槽座点（B．Supramental）：下牙槽缘点与颏前点间之骨部最凹点，位于正中矢状平面上。

下颌第一磨牙点（L6．Lower first molar）：下颌第一磨牙近中颊尖点。

颏前点（Pg．Pogonion）：颏部最突点。

颏下点（Me．Menton）：颏部最下点。

颏顶点（Gn．Gnathion）：颏前点与颏下点之中点。

4）侧貌软组织标志点：

额点（Gs．Glabella Of softtissue）：额部之最前点。

软组织鼻根点（Ns．Nasion Of soft tissue）：与硬组织鼻根点相对应在鼻根部相对凹陷的点。

鼻尖点（Prn．Pronasale）：鼻部最突点。

鼻小柱点（Cm．Columella）：鼻小柱之最前点。

鼻下点（Sn．Subnasale）：鼻小柱与上唇之交点，反映上唇基底部的位置。

上唇突点（U1）：上唇之最突点。

下唇突点（L1）：下唇之最突点。

颏唇沟点（Si）：颏唇沟最凹点。

软组织颏前点（Pgs．Pogonion Of soft tissue）：颏部软组织最前点。

软组织颏顶点（Gns．Gnathion Of soft tissue）：蝶鞍中心点与颏顶点连线之延长线与颏部软组织外形轮廓的交点。

软组织颏下点（Mes. Menton Of soft tissue）：软组织颏部最下点。

颈点（C. Cervical point）：软组织颏下区与颈部相交的最凹点。

（2）头影测量平面

1）基准平面：基准平面在X线头影测量中作为相对稳定的平面，由此平面与各测量标志点及其他测量平面间构成角度、线距、比例等测量项目。目前最常用的基准平面为前颅底平面、眶耳平面，见图 13-3。

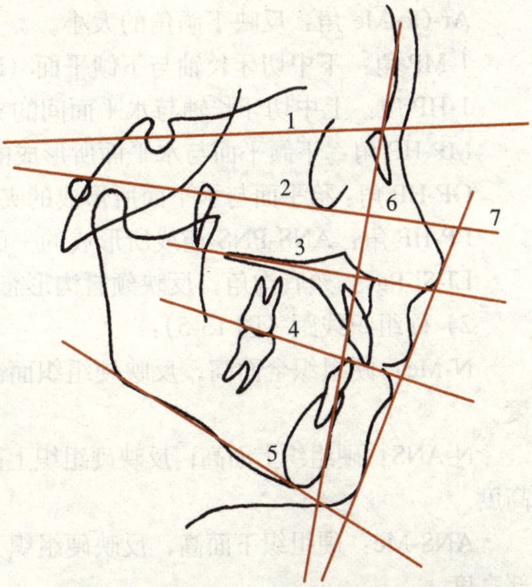

图13-3 正颌外科头颅侧位常用测量平面
1. 前颅底平面（SN） 2. 眶耳平面（FH） 3. 腭平面（PP） 4. 䆓平面（OP） 5. 下颌平面（MP） 6. 面平面（NP） 7. 审美平面（EP）

前颅底平面（SN．SN plane）：由蝶鞍中心点与鼻根点之连线组成，在颅部的矢状平面上，反映前颅底的前后范围。

眶耳平面（FH．Frankfort horizontal plane）：由耳点与眶点连线构成，在正常头位时，眶耳平面与地面平行。

2）硬组织测量平面：

腭平面（ANS-PNS. Palatal plane，PP）：后鼻棘与前鼻棘的连线。

䆓平面（OP．Occlusal plane）：平面一般有两种确定方法。一种是以第一恒磨牙的咬䆓中点与上下切牙间的中点（覆䆓或开䆓的1/2 处）的连线；另一种是自然的或功能的䆓平面，由均分后牙接触点而得，此方法形成的䆓平面不使用切牙的任何标志点。

下颌平面（MP．Mandibular plane）：下颌平面的确定方法有三种：一是通过颏下点与下颌角下缘相切的线，二是下颌下缘最低部的切线，三是下颌角点与颏顶点间的连线（Go-Gn）。

面平面（NP．facial plane）：鼻根点与颏前点间的连线。

3）软组织测量平面：

软组织面平面（facial plane of soft tissue）软组织鼻根点与软组织颏前点的连线。

审美平面（EP．esthetic plane）：鼻尖点至软组织颏前点的连线。

H 平面：上唇突点至软组织颏前点连线。

（3）正颌外科常用的测量项目：

1）硬组织角度（图 13-4）：

SNA 角：反映上颌骨对颅底的位置关系。

SNB 角：反映下颌骨对颅底的位置关系。

ANB 角：反映上下颌骨间的位置关系。

NAPg 角：反映面上中下部的相互位置关系。

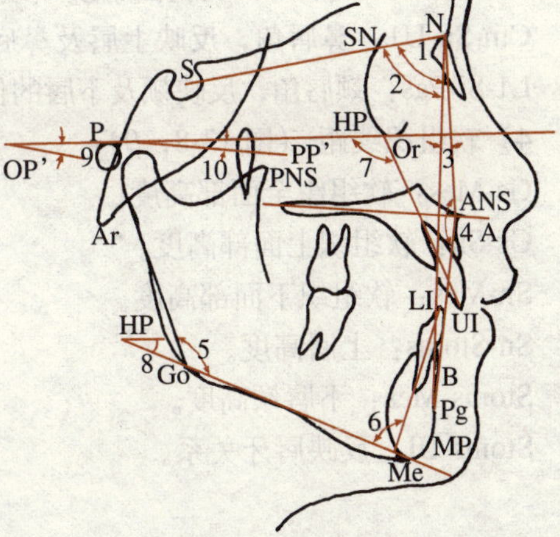

图13-4 头颅侧位常用测量项目一：硬组织角度
1. SNA 角 2. SNB 角 3. ANB 角 4. NAPg 角 5. Ar-Go-Me 角 6. 1-MP 角 7. 1-HP 角 8. MP-HP 角 9. OP' HP 角 10. PP-HP 角

Ar-Go-Me 角：反映下颌角的大小。

1-MP 角：下中切牙长轴与下颌平面（MP）所形成的夹角，反映下中切牙倾斜程度。

1-HP 角：上中切牙长轴与水平面间的夹角，反映上中切牙的倾斜程度。

MP-HP 角：下颌平面与水平面所形成的夹角，反映下颌骨的倾斜程度。

OP-HP 角：殆平面与水平面所形成的夹角，反映殆平面的倾斜程度。

PP-HP 角：ANS-PNS 连线所形成的平面与水平面的夹角，反映腭平面的倾斜程度。

LI-Si-Pgs：颏唇沟角，反映颏唇沟形态。

2）硬组织线距（图 13-5）：

N-Me：硬组织全面高，反映硬组织面部高度。

N-ANS：硬组织上面高，反映硬组织上面部高度。

ANS-Me：硬组织下面高，反映硬组织下面部高度。

ANS-U1：反映硬组织上颌前部高度。

U1-Me：反映硬组织下颌前部高度。

U1-HP：上中切牙切端至腭平面垂直距离。

U6-PP：上颌第一磨牙近中颊尖到腭平面的垂直距离，反映上颌后部高度。

L1-MP: 下中切牙切端至下颌平面的垂直距离。

L6-MP: 下颌第一磨牙近中颊尖到下颌平面的垂直距离。

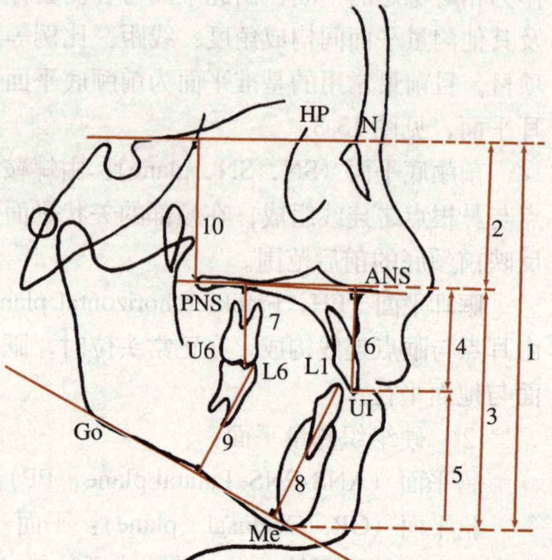

图13-5　头颅侧位常用测量项目二：硬组织线距

1. N-Me　2. N-ANS　3. ANS-Me　4. ANS-U1
5. U1- Me　6. U1-PP　7. U6-PP　8. L1-MP
9. L6-MP　10. PNS-HP

3）软组织角度（图 13-6，7）：

Gs-Sn-Pgs：面型角，反映软组织额部、面中部及面下部的相互位置关系。

Sn-Gns-C：颏颈角，反映面下及颏颈间的关系。

Cm-Sn-U1：鼻唇角，反映上唇及鼻底的位置关系。

L1-Si-Pgs：颏唇角，反映颏及下唇的位置关系。

4）软组织线距（图 13-8，9）：

Gs-Mes：软组织全面部高度。

Gs-Sn：软组织上面部高度。

Sn-Mes：软组织下面部高度。

Sn-Stoms：上唇高度。

Stoms-Mes：下唇颏高度。

Stoms-UI：反映唇牙关系。

Sn-EP：鼻下点到审美平面的距离。

UI-EP：上唇最突点到审美平面的距离。

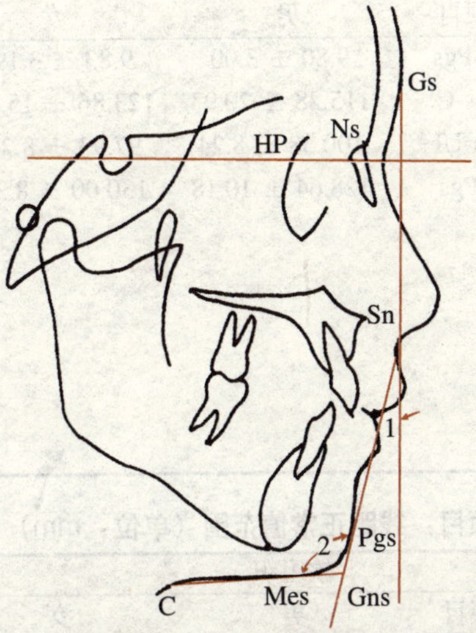

图13-6 头颅侧位常用测量项目三：软组织角度（一）

1. Gs-Sn-Pgs 2. Sn-Gns-C

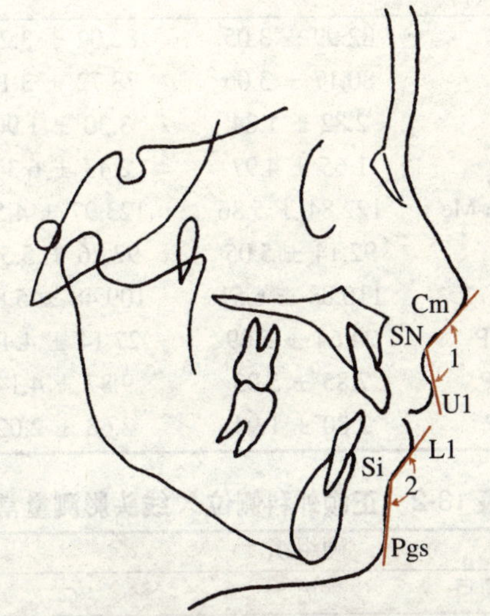

图13-7 头颅侧位常用测量项目三：软组织角度（二）

1. Cm-Sn-U1 2. L1-Si-Pgs

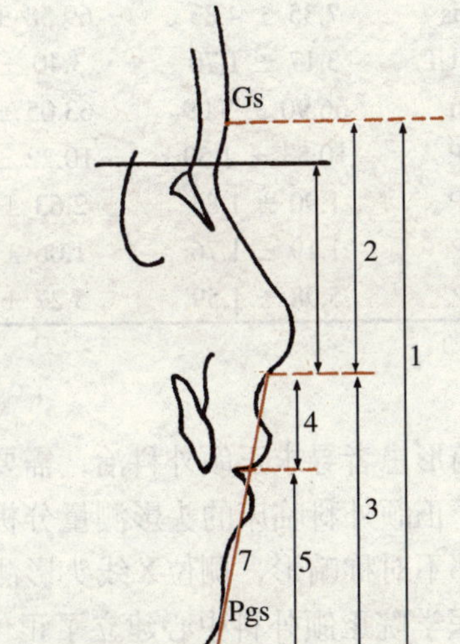

图13-8 头颅侧位常用测量项目四：软组织线距（一）

1. Gs-Mes 2. Gs-Sn 3. Sn-Mes 4. Sn-Stoms 5. Stoms-Mes 6. C-Gns 7. Sn-Gns

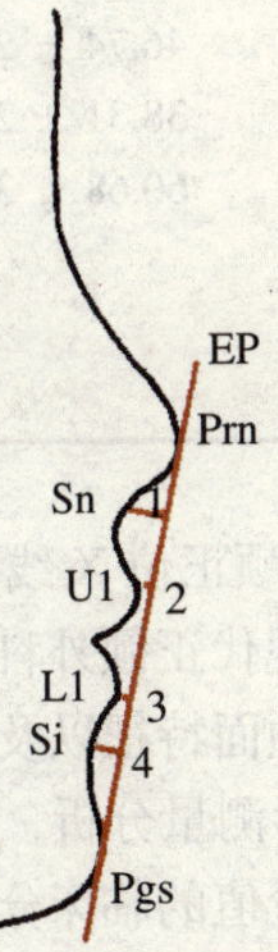

图13-9 头颅侧位常用测量项目四：软组织线距（二）

1. Sn-EP 2. U1-EP 3. L1-EP 4. Si-EP

LI-EP：下唇最突点到审美平面的距离。

Si-EP：颏唇沟点到审美平面的距离。

（4）正颌外科常用侧面测量项目正常值范围

表 13-1 正颌外科侧位 X 线头影测量常用软硬组织项目：角度正常值范围（单位：°）

硬组织			软组织		
测量项目	男	女	测量项目	男	女
SNA	82.99 ± 3.05	82.02 ± 3.29	Gs-Sn-Pgs	9.80 ± 3.00	9.83 ± 3.19
SNB	80.17 ± 3.06	78.72 ± 3.16	Sn-Gns-C	115.28 ± 20.93	123.86 ± 15.00
ANB	2.82 ± 1.84	3.30 ± 1.90	Cm-Sn-UI	100.38 ± 8.24	97.93 ± 8.24
NAPg	1.65 ± 4.97	2.43 ± 6.34	LI-Si-Pgs	128.64 ± 10.18	130.00 ± 8.31
Ar-Go-Me	122.84 ± 5.86	123.97 ± 4.55			
1-MP	92.14 ± 5.05	92.26 ± 5.57			
1-HP	110.88 ± 6.51	109.48 ± 5.84			
MP-HP	24.64 ± 5.09	27.14 ± 4.44			
OP-HP	7.85 ± 5.03	9.87 ± 4.14			
PP-HP	2.80 ± 1.94	2.68 ± 2.02			

表 13-2 正颌外科侧位 X 线头影测量常用软硬组织项目：线距正常值范围（单位：mm）

硬组织			软组织		
测量项目	男	女	测量项目	男	女
N-Me	136.90 ± 5.52	124.52 ± 5.01	Gs-Mes	158.27 ± 6.05	144.49 ± 5.42
N-ANS	60.90 ± 3.00	60.90 ± 2.34	Gs-Sn	79.43 ± 3.35	74.80 ± 2.79
ANS-Me	75.99 ± 4.17	68.02 ± 3.99	Sn-Mes	78.84 ± 4.63	69.70 ± 4.39
ANS-UI	33.24 ± 2.34	30.65 ± 2.40	Sn-Stoms	24.94 ± 2.18	21.49 ± 2.37
UI-Me	42.76 ± 2.77	37.65 ± 2.44	Stoms-Mes	53.90 ± 6.52	48.21 ± 2.98
UI-PP	33.29 ± 2.37	30.67 ± 2.40	C-Cns	53.52 ± 6.52	53.84 ± 5.69
U6-PP	28.04 ± 2.77	24.65 ± 2.02	Sn-Gns	7.35 ± 4.83	69.58 ± 4.92
LI-MP	46.74 ± 2.86	41.75 ± 2.19	Stoms-UI	3.17 ± 1.70	3.40 ± 1.64
L6-MP	38.31 ± 2.45	33.89 ± 1.92	Ns-Sn	66.90 ± 3.09	63.05 ± 2.62
PNS-HP	60.68 ± 3.51	55.89 ± 2.69	Sn-EP	10.53 ± 1.59	10.22 ± 1.37
			UI-EP	1.90 ± 1.83	2.63 ± 1.99
			LI-EP	1.19 ± 1.76	1.06 ± 1.75
			Si-EP	5.98 ± 1.59	5.27 ± 1.20

2．头颅正位 X 线头影测量

随着现代正颌外科技术的进步，大量颜面不对称畸形患者寻求正颌外科治，需要全面分析患者的颅面特征以及三维空间的生长发育规律，用于正颌外科临床的头影测量分析多为侧位X线头影测量分析，这显然是不够的。对于各种面部不对称畸形，侧位X线头影测量很难提供更有价值的临床分析依据。因此，北京大学口腔医学院正颌外科中心建立了正位X线头影测量分析系统，获得了满意的效果。

（1）建立x、y坐标系：选择左右颧突上缘的连线作为x轴，以过鸡冠中心点的x轴的垂线作为y轴。两条垂线的交点为x、y坐标原点（图 13-10）。

（2）测量标志点：包括有如下测量标志点：鸡冠中心点（central point of crista galli，CG）；左、右侧颧突点（left and right zygomatic process point，LZP, RZP）；左、右侧髁突上点

（superior point of left and right condyle, SLC,SRC）；左、右侧髁突外侧点（lateral point of left and right condyle，LLC, LRC）；左、右侧乳突点（point of left and right mastoid process，LMP, RMP）；左、右上牙槽突点（point of alveo1i of left and right maxilla，ALM, AEM）；左、右上磨牙点（point of second mo1ar of 1eft and right maxilla，SMLM, SMRM），上中切牙中点（central point of maxillary incisors，CMXI）；下中切牙中点（central point of mandibular incisors，CMD 工）；左、右侧下颌角点（gonial point of 1eft and right mandible，GLM, GRM）；颏点（mental point，MP）见图 13-10。

（3）测量标志点在坐标系中的位置和线距测量：表 13-3，4 为后前位 x 线头影测量测量标志点 x、y 坐标值和线距测量正常值范围（图 13-11）。

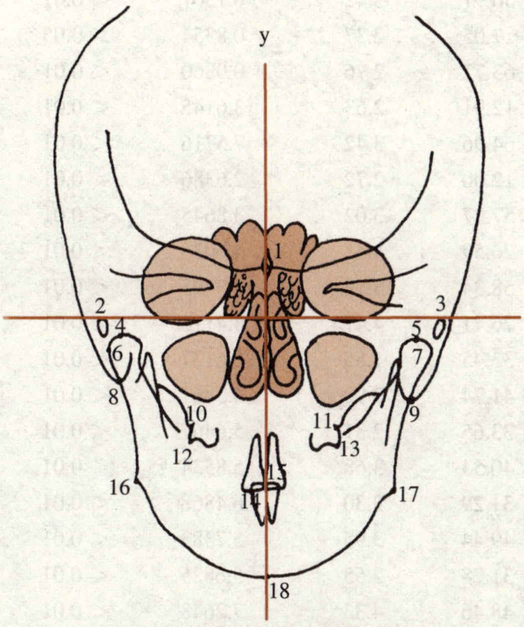

图13-10 头颅正位常用测量标志点

1. CG 2. LZP 3. RZP 4. SLC 5. SRC 6. LLC 7. LRC 8. LMP 9. RMP 10. ALM 11. ARM 12. SMLM 13. SMRM 14. CMXl 15. CMDl 16. GLM 17. GRM 18. MP

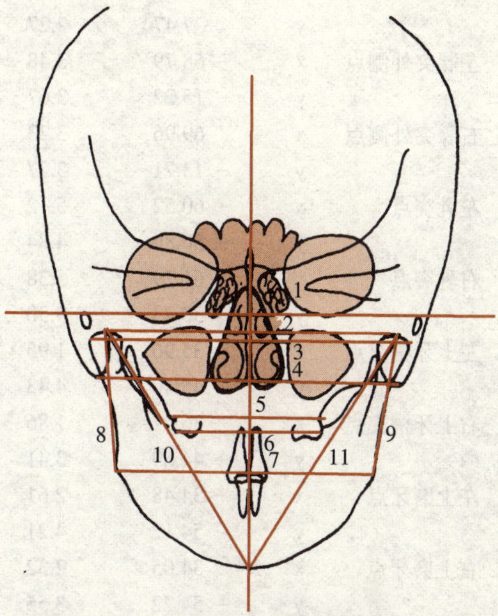

图13-11 头颅正位常用测量项目：线距

1. LZP-RZP 2. SLC-SRC 3. LLC-LRC 4. LMP-RMP 5. ALM-ARM 6. SMLM-SMRM 7. GLM-GRM 8. SLC-GLM 9. SRC-GRM 10. SLC-MP 11. SRC-MP

表 13-3　正颌外科后前位 X 线头影测量常用测量标志点 x、y 坐标值（单位：mm）

测量标志点		男		女		t 值	p 值
		均值	标准差	均值	标准差		
鸡冠中心点	x	0.00	0.00	0.00	0.00		
	y	23.32	3.83	22.60	3.72	0.9631	＞0.05
左颧突点	x	－74.76	2.45	－69.22	2.41	11.3984	＜0.01
	y	0.00	0.00	0.00	0.00		
右颧突点	x	74.60	3.31	69.59	2.91	8.1075	＜0.01
	y	0.00	0.00	0.00	0.00		
左髁突上点	x	－61.23	3.24	－56.48	2.75	7.6520	＜0.01
	y	－8.33	2.82	－7.14	2.22	2.3530	＜0.05
右髁突上点	x	61.53	4.09	56.91	3.42	6.1307	＜0.01
	y	－7.47	2.27	－7.05	2.37	0.8354	＞0.05
左髁突外侧点	x	－68.79	3.48	－63.72	2.76	0.0860	＜0.01
	y	－15.22	3.67	－12.91	2.63	3.6145	＜0.01
右髁突外侧点	x	69.96	3.23	64.96	3.42	7.5716	＜0.01
	y	－13.71	3.27	－12.00	2.72	2.6386	＜0.01
左乳突点	x	－60.52	5.12	－57.27	3.02	3.8645	＜0.01
	y	－30.86	4.84	－26.59	4.43	4.6038	＜0.01
右乳突点	x	61.29	5.38	58.34	3.13	3.3495	＜0.01
	y	－30.73	5.30	26.41	4.47	4.4116	＜0.01
左上牙槽突点	x	－35.96	1.95	－33.45	1.85	6.6137	＜0.01
	y	－45.40	4.43	－41.74	3.92	4.3867	＜0.01
右上牙槽突点	x	36.02	1.86	33.65	2.31	5.6467	＜0.01
	y	－44.69	3.41	－40.53	3.68	5.8534	＜0.01
左上磨牙点	x	－34.48	2.61	－31.29	2.30	6.4868	＜0.01
	y	－54.12	4.21	－49.44	3.95	5.7383	＜0.01
右上磨牙点	x	34.05	2.32	31.28	2.55	5.6825	＜0.01
	y	－54.22	3.55	－48.46	4.33	7.2648	＜0.01
上中切牙中点	x	－0.31	1.48	－0.22	1.45	0.3086	＞0.05
	y	－66.09	3.95	－61.11	4.11	5.9497	＜0.01
下中切牙中点	x	0.06	1.39	0.15	1.47	0.3070	＞0.05
	y	－63.47	3.78	－58.81	4.43	5.7306	＜0.01
左下颌角点	x	－56.95	4.02	－52.25	3.22	6.5408	＜0.01
	y	－76.47	4.89	－68.40	4.50	8.5896	＜0.01
右下颌角点	x	56.88	3.18	52.71	3.15	6.5832	＜0.01
	y	－76.36	4.58	－68.42	5.43	7.9126	＜0.01
颏点	x	－0.49	1.83	0.05	1.62	1.5750	＞0.05

表 13-4　正颌外科后前位 X 线头影测量常用项目：线距正常值范围 （单位：mm）

测量项目	男		女		T 值	P 值
	均值	标准差	均值	标准差		
左右颧突间距	149.41	4.94	138.81	4.79	10.8951	<0.01
左右髁突上点距	122.79	6.18	113.40	5.27	8.1776	<0.01
左右髁突外侧点距	138.79	5.58	128.71	5.21	9.3322	<0.01
左右乳突距	121.83	9.62	115.63	4.77	4.0862	<0.01
左右上颌牙槽突距	72.02	2.95	67.12	3.57	7.4797	<0.01
上牙弓宽度	68.58	4.11	62.62	3.87	7.4705	<0.01
下颌角间距	113.86	6.00	105.00	5.49	7.7064	<0.01
左侧升支高度	68.35	4.50	61.48	3.85	8.2077	<0.01
右侧升支高度	69.18	4.22	61.59	4.68	8.5208	<0.01
左髁突颏点间距	116.63	5.16	106.23	5.12	10.1194	<0.01
右髁突颏点间距	115.20	4.78	105.95	4.91	9.5459	<0.01

（4）非对称率的计算：正位X线头影测量主要是用来揭示面部左右相应结构的对称性情况、面部中线结构标志点与面中线的重合情况和面部结构的宽度的情况。

面部结构非对称率的计算公式：

$Q = (G - K) / G \times 100\%$

式中:Q 代表对称率，G 为两个对应点至面中线距离绝对值较大的值，K 代表绝对值较小的值。

非对称率越小，表示两个对应点的对称性越好，非对称率为零表示完全对称；反之非对称率越大则对称性越小。当非对称率≤10% 时，一般认为面部两个对应结构点是对称的。表 13-5 为正颌外科后前位 X 线头影测量常用标志点正常人群非对称率情况。

表 13-5　正颌外科常用后前位 X 线头影测量标志点正常人群非对称率情况

测量标志点	男			女		
	左	右	非对称率 %	左	右	非对称率 %
髁突上点	61.23	61.53	0.49	56.48	56.91	0.76
髁突外侧点	68.79	69.96	1.67	63.72	64.96	1.49
乳突点	60.52	61.29	1.26	57.27	58.34	1.83
上牙槽突点	35.96	36.02	0.17	33.45	33.65	0.59
上磨牙点	34.48	34.05	1.25	31.29	31.28	0.03
下颌角点	56.95	56.88	0.12	52.25	52.71	0.87

通过以上各项内容的测量，可以分析出牙颌面软硬组织结构间的关系，将测量的结果与正常均值进行比较分析后，即可分析出患者牙颌面畸形的机制，结合临床检查从而明确诊断，确定治疗方案。例如一个前牙反殆的患者来求治，经过临床检查和X线头影测量分析，如果 SNA 角和 SNB 角均在正常范围中，则患者的反殆为牙性错殆畸形，行正畸治疗即可；如果 SNA 角正常而 SNB 角明显大于正常，则患者为下颌前突畸形；SNA 角小于正常值而 SNB 角正常，则患者的反殆是由于上颌后缩畸形造成的；如果 SNA 角小于正常值而 SNB 角大于正常值，那么患者的牙反殆是由下颌前突伴上颌后缩畸形造成的。临床上需要根据其造成畸形的不同的机制，设计相应的正颌外科治疗计划。

近年来，针对以往临床上复杂不规则颅颌面、牙颌面畸形矫治设计的难题，三维仿真头模技术已经问世。即将三维CT信息输入头模喷塑机，从而获得精确的误差小于0.5mm的仿真立体头颅骨骼模型。这一技术为复杂畸形的诊断分析、矫治设计提供了非常有效的手段。

复习思考题

1．牙颌面畸形患者的病史询问和临床检查应包括哪些内容？

2．何为X线头影测量？有什么应用价值？

3．如何对患者牙颌面畸形得出正确的诊断？

第三节　矫治方案设计
Design of surgical corrective procedures

提　要

X线头影测量、术后效果预测以及模型外科是正颌外科术前设计的必不可少的步骤。只有认真完成这些个步骤，才有可能理想地恢复病人的面型，精确地建立术后咬合关系。这些步骤是颌面外科治疗中特有的精确设计和预测过程。

一、矫治方案设计的基本原则 Basic principle of treatment

1．正确的诊断是矫治设计的基本前提，如诊断错误将导致设计错误。

2．根据畸形表现、严重程度，选择适当的手术方式。例如下颌后缩畸形的矫治，理想的手术方式则是选用口内进路的升支矢状劈开截骨术。

3．兼顾容貌美学要求，增加必要的辅助手术，以达到鼻唇颏关系的完美协调。

4．结合患者的容貌审美要求。例如有的双颌前突畸形患者，希望双唇不过于回缩以免显得苍老，有的患者希望脸形窄长而不至于太宽大等,都应在矫治设计时予以考虑。

二、术前、后的正畸治疗 Preoperative and postoperative orthodontic therapy

手术前后正畸治疗的工作内容包括：①排齐牙列；②矫治重度深覆𬌗；③关闭重度深覆盖时的上前牙唇向倾斜而产生的牙间隙；④下前牙的去代偿矫正以及重度闭锁𬌗的牙轴方向矫正；⑤关闭牙列中散在的间隙或将这些散在的牙间隙集中于牙列的特定部位便于手术中关闭这些间隙；⑥调整上下牙弓形态使之相协调等。

术前后正畸治疗的目的是：①减少术中牙骨段分块的机会，降低手术的难度，减小手术创伤，缩短手术时间。②建立良好的咬合关系，提高矫治效果，增加术后牙骨段的稳定性，减少术后畸形复发程度。

详细内容请参考《口腔正畸学》的有关章节。

三、正颌外科术前面型预测分析 Preoperative prediction of facial form

面型预测分析（visual treatment objective，VTO），通过X线头影测量分析得知畸形的机理，初步确定手术部位后，可使用VTO分析技术来进一步确定颌骨、牙所需移动的方向、距离及截骨的量，以保证手术能够定量化进行。同时通过VTO法，可预测术后的面型侧貌，得到一个可视化的预后效果。

（一）预测分析的意义 Significance of VTO

正颌外科主要是通过外科手术和与术前、术后正畸相结合的治疗方法对牙颌面畸形进行矫治，通过治疗恢复口颌系统的功能，同时矫正牙颌面部的畸形，使功能和形态统一协调。手术要求十分精细和准确，而这种要求是很难在手术过程中决定和完成的，因此术前必须对其畸形机理、术式、截骨部位、骨段移动方向、距离、𬌗关系等进行预测分析并确定各项数据，做好𬌗板才能手术。

（二）预测分析的内容 Contents of VTO

1．术式和截骨部位的确定　预测术式及截骨部位的关键是通过X线头影测量对牙颌面畸形机理的分析。术式的预测是根据牙颌面畸形的机理确定各种手术的程式，目前正颌外科的手术方式已经成熟，有单颌的，双颌的，颏部的和根尖下骨段的各种术式等等。

2．截骨量及骨段移动方向的预测　当术式和截骨部位确定后，则需进一步预测为达到治疗目的需截骨的量及牙骨段移动的方向和移动的距离。

3．术后𬌗关系的预测 正颌外科矫治中，恢复口颌系统功能的基础是建立良好的𬌗关系。良好的𬌗关系的确定，一方面是通过术前正畸获得，另一方面是随骨块移动获得良好的颌骨位置关系的同时，取得良好的𬌗接触关系。因此在预测骨块移动的同时也必须预测𬌗关系的情况。

4．软组织侧貌的预测　软组织面型的矫正是正颌外科矫治中的一个重要目标。软组织侧貌改变的基础，来自牙颌位置的变化。因而在预测术后牙颌的位置变化后，根据软硬组织移动的比例关系，可相应预测到术后软组织侧貌的变化。

（三）预测分析的方法和步骤：Procedares of VTO

详细步骤见图 13-12。

1．通过X线头影测量对反映颌骨、牙、牙弓的大小及位置关系的各项测量值与正常值进

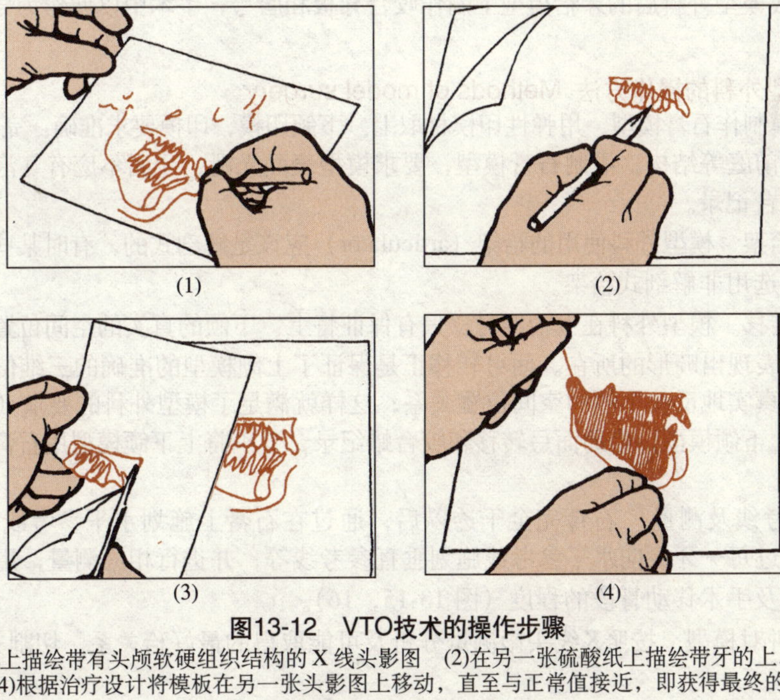

图13-12　VTO技术的操作步骤

(1)在硫酸纸上描绘带有头颅软硬组织结构的 X 线头影图　(2)在另一张硫酸纸上描绘带牙的上、下颌模板
(3)剪裁模板　(4)根据治疗设计将模板在另一张头影图上移动，直至与正常值接近，即获得最终的术后面型预测图

行对比分析，对牙颌面畸形的形成机制、异常部位及严重程度作出判断。据此确定手术方式、术中截骨的位置及颌骨移动距离和方向等。

2．描绘两张带有头颅软硬组织结构的X线侧位头影图，将其中一张的上、下颌（包括牙）分别剪裁下来作为模板（template）。

3．按照确定的手术术式、截骨部位，将剪裁下来的颌骨模板在另一张头影图上作移动，直至其位置关系与正常值接近或一致，即为术中颌骨移动后的位置。

4．根据软组织随骨组织移动的比例关系，确定软组织侧貌改变。例如上切牙移动与红唇移动的比率为1∶0.7，骨性颏部与软组织颏部的移动比率为1∶1，最终得出术后的面型预测图。

5．进一步分析预测后的各部结构的比例关系，加以必要的修正并可以和患者进行商榷，直到满意为止。

四、模型外科 Model surgery

模型外科（model surgery）是根据临床检查、X线头影测量分析及效果预测（VTO）的结果，将转移到 上的石膏模型截断拼对，模拟术中截骨的位置和牙骨段的移动方向和距离，最终取得良好的颌骨位置关系和咬合关系的设计过程。

（一）模型外科在正颌外科中的重要意义 Signifieance of model surgery

模型外科是正颌外科术前设计的重要组成部分，所有需要改变咬合关系的正颌外科手术，在术前设计时都必须进行模型外科的设计。才能保证术后咬合关系达到设计要求。

1．通过模型外科可获得三维空间的立体概念，观察垂直向、前后向及左右向的问题，弥补X线头影测量分析的不足。

2．借以指导外科手术中截骨部位、截骨量以及牙骨段移动的方向和距离。

3．显示上、下牙弓的协调性及颌间关系的调整方法。

4．拼对出具有良好形态和功能的上、下牙咬合关系。

5．在完成模型外科后的牙 模型上制作咬合导板和唇弓，手术中以此作为导板及术后颌间固定装置。

（二）模型外科的操作方法 Methods of model surgery

1．取印模制作石膏模型　用弹性印模材取上、下颌印模，印模要求准确、完整取出牙列、牙槽及硬腭、前庭等结构。灌制石膏模型，要求模型表面光滑，牙面不应有气泡和缺损。用蜡片作正中咬合记录。

2．选择 架　模型外科使用的 架（articulator）应该是解剖式的，有时某些简单的单颌外科手术，可选用非解剖式 架。

3．面弓转移　模型外科在上 架时，只有保证将上、下颌的真实的空间位置关系转移到 架上，才能表现出畸形的所在。面弓转移正是保证了上颌模型的准确的三维位置，通过咬合纪录，也能真实地反映下颌的空间位置关系，这样就满足了模型外科的要求（图13-13）。

4．安装上下颌模型，借助面弓转移和咬合蜡纪录，分别将上下颌模型用石膏固定在 架上（图13-14）。

5．作参考线及测量　石膏完全干透以后，通过在石膏上施划水平参考线（reference line），以及通过每一牙尖向水平参考线施划垂直参考线等，并进行相应测量，用以判断某些畸形的程度以及手术移动骨段的程度（图13-15，16）。

6．切割拼对模型　按照X线头影测量分析及可能取得的最好 关系，切割并拼对模型。

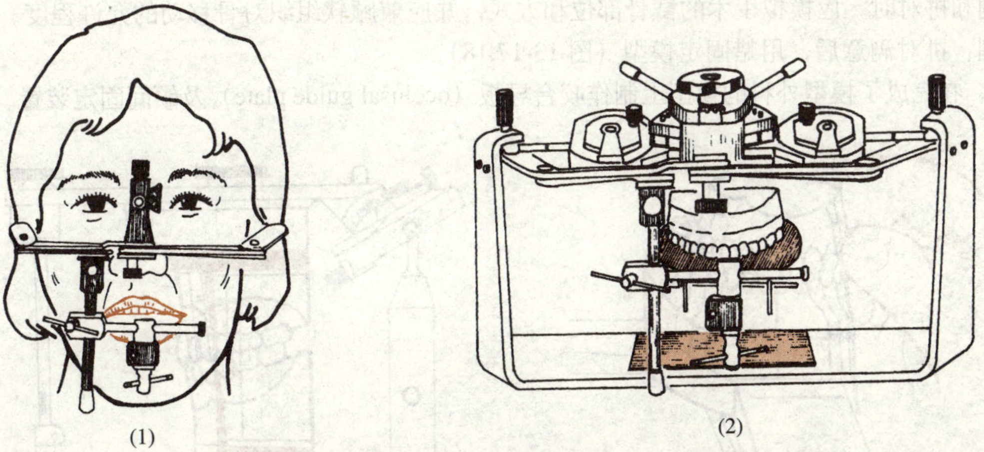

图13-13　面弓转移

（1）取𬌗记录及颌位关系　（2）将𬌗记录及颌位关系转移到𬌗架

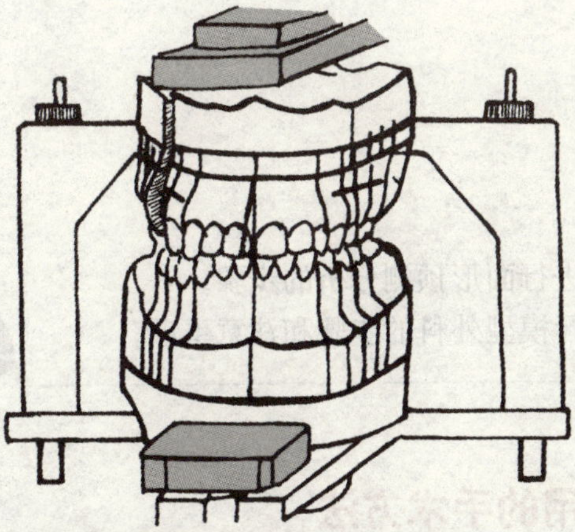

图13-14　安装上下颌石膏模型

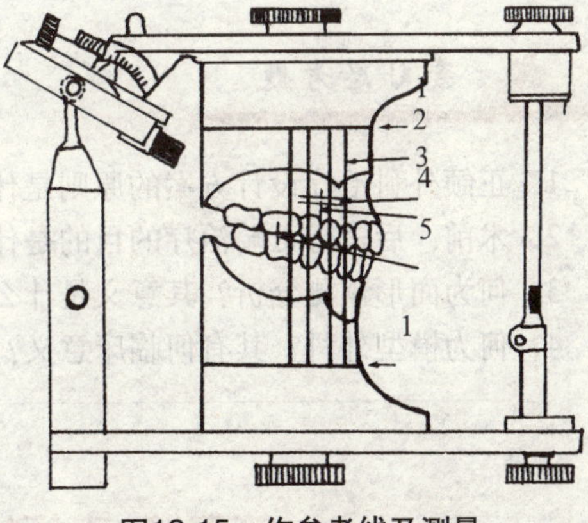

图13-15　作参考线及测量

1. 水平参考勒线　2. 过各牙尖的垂直参考线　3. 用于显示骨段间垂直向改变　4. 载骨处与牙轴平行的参考线　5. 用于显示模型拼对后上下牙间关系的变化

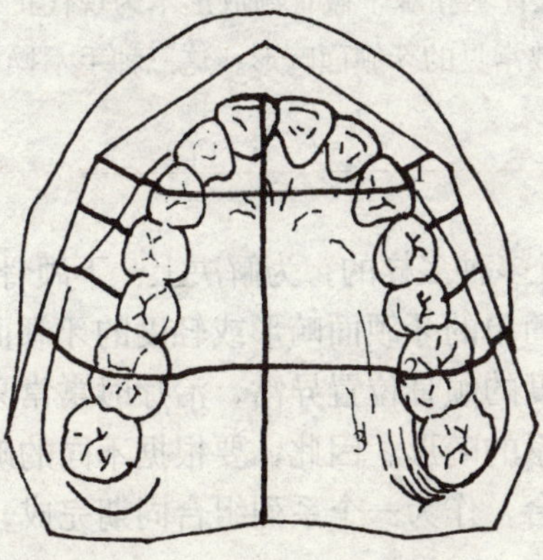

图13-16　作参考线及测量

1. 两侧尖牙的牙间宽度　2. 两侧第一磨牙的牙间宽度　3. 上中切牙端至模型后缘的距离

在切割和拼对时，应模拟手术的截骨部位和方式，并应兼顾软组织对骨移动的允许程度。模型切割、拼对满意后，用蜡固定模型（图 13-17,18）。

7. 在完成了模型外科的模型上制作咬合导板（occlusal guide plate）及颌间固定装置。

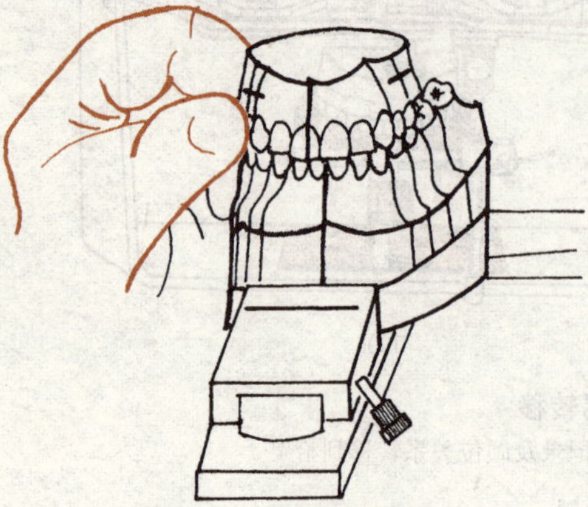

图13-17 切割拼对模型
将切割的石膏模型块，根据术前设计方案，拼以模型，获得良好的㱃关系

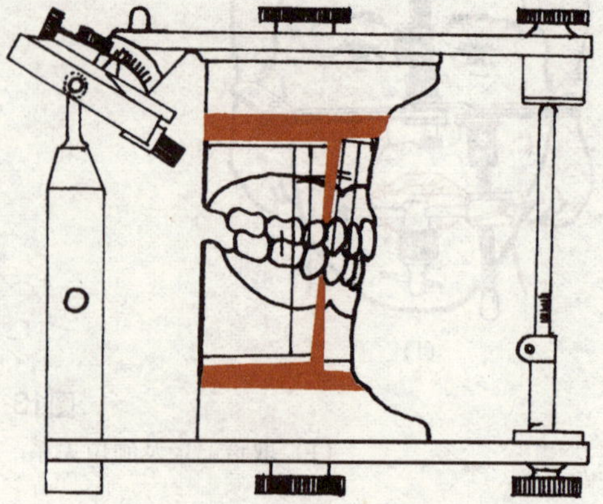

图13-18 切割拼对模型
将拼对完成的模型，用蜡固定在㱃架上，最终完成模型拼对

复习思考题

1. 正颌外科治疗设计方案的原则是什么？
2. 术前、后进行正畸治疗的目的是什么？
3. 何为面形预测分析？其意义是什么？简述进行面形预测分析的步骤。
4. 何为模型外科？其有何临床意义？简述进行模型外科的步骤和注意事项。

第四节 正颌外科常用的手术方法
Common surgical prccedures of orthognathic surgery

提 要

现已公认上颌LeFort I型截骨术、双侧下颌升支矢状劈开截骨术和水平截骨颏成形术为现代正颌外科的标准术式。掌握并巧妙搭配这三种基本术式可矫治多数常见的牙颌面畸形。这三种手术操作复杂，应掌握其适应证，并了解其并发症的预防。

从牙颌面畸形的分类就不难看出，牙颌面畸形是复杂且多种多样的，为解决上、下颌骨，有时包括颧骨三维位置的异常，手术术式亦是种类繁多。简单的牙颌面畸形或轻度的牙颌面畸形，有时只涉及一组牙和牙槽骨的畸形或仅仅表现为轻度的颌骨位置异常，治疗时常常只需要选择一种术式就可以矫正。严重者则涉及颌骨三维关系的畸形。因此，要根据不同的畸形性质和部位选择相应术式。通常需要选择几种术式相结合，作为一个系列组合同期完成，才能满意矫正严重的牙颌面畸形。

正颌外科手术包括移动颌骨、改变咬合关系的手术，如上颌LeFort Ⅰ～Ⅲ型截骨术、下颌升支或体部截骨术，以及区段性截骨手术等；也有一些是不改变咬合关系，单纯以改善面容为目的的手术，如：水平截骨颏成形术、下颌角、咬肌成形术和颧骨成形术等。牙颌面畸形的矫治，要求口腔颌面外科医生与正畸科医生密切配合，正畸科医生的工作对提高牙颌面畸形矫治水平至关重要，由于大量的术前、术后正畸工作，使许多以前需要分块、分段截骨的手术，如今采用颌骨的整体移动即可解决。

现代正颌外科最常用的术式，是上颌 LeFort Ⅰ型截骨、下颌升支矢状劈开截骨和水平截骨颏成形术，本章着重讨论这三类术式。

一、上颌 LeFort Ⅰ型截骨术　Le Fort Ⅰ osteotomy

LeFort Ⅰ型截骨术是按照Rene LeFort 1901年将上颌骨的骨折分为三个类型中的Ⅰ型骨折线截骨，然后移动其位置，以矫正各类上颌骨畸形的正颌外科手术方法。现代 LeFort Ⅰ型截骨术的概念，既包含了按照 LeFort Ⅰ型骨折线的上颌骨截开，也包含了使截开的上颌牙骨段下降折断（downfracture），从而能使该骨段在三维方向上根据术前设计而移动，矫正各类上颌畸形。LeFort Ⅰ型截骨术已成为现代正颌外科必不可少的基本术式。

（一）适应证 Indication

1．单纯上颌畸形的矫治　单纯上颌后缩或上颌前突畸形无论伴或不伴有垂直方向异常；上颌不对称畸形；开𬌗畸形。

2．双颌畸形的矫治　上颌后缩下颌前突畸形；上颌前突下颌后缩畸形；长、短面综合征；各类牙颌面不对称畸形；复杂颅颌面外伤导致的牙颌面畸形等。由于上述畸形不仅局限在上颌骨，还伴有下颌骨及其他畸形，所以这类畸形的矫治术式除包括 LeFort Ⅰ型截骨术外，还应包括相应畸形矫正的术式。

（二）操作步骤 Procedures

1．麻醉　上颌 LeFort Ⅰ型截骨必须在经鼻气管插管全身麻醉下进行。因上颌骨血运丰富，术中出血较多，应配合使用控制性低血压术。为减少软组织切开时的出血量，常使用0.5%利多卡因加 1/10 万肾上腺素在切口周围局部浸润。

2．切口　上颌一侧第一磨牙远中至对侧第一磨牙远中前庭沟黏膜切口。为减少出血，可使用 15# 小圆刀切开黏膜，其深方的软组织使用电刀切开，直至骨膜完全切开（图 13-19）。

3．剥离与显露　骨膜切开后，用骨膜剥离器（periosteal elevator）紧贴骨面剥离、暴露上颌骨前、外侧壁，潜行剥离直达翼上颌联结，再剥离双侧鼻底黏骨膜（图 13-20）。

4．截骨　以尖牙根尖上 5mm 为水平截骨线的标准高度，使用细裂钻标记，自一侧梨状孔边缘向后向外，越过尖牙窝和颧牙槽嵴达翼上颌联结的水平截骨线。用往复锯（reciprocating saw）完成上颌窦前壁、外侧

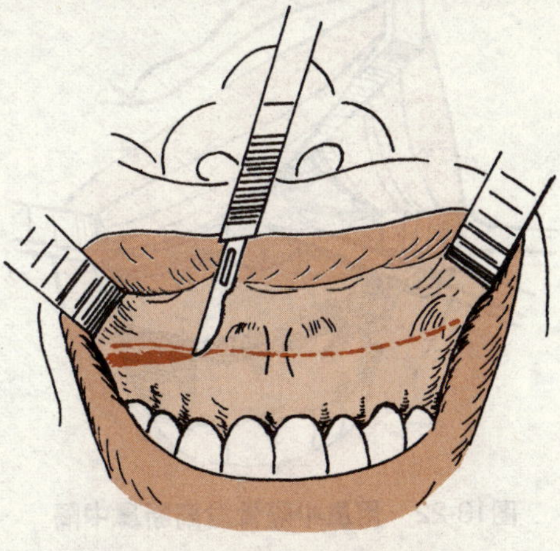

图13-19　LeFort Ⅰ型黏骨膜切口

壁、部分后壁和内侧壁的截骨。此时尚有部分上颌窦内侧壁和后壁未断开，可使用薄刃骨凿将其劈开（图 13-21）。

5．凿断鼻中隔　使用专用的鼻中隔凿，紧贴鼻中隔基底部由前向后完全凿断鼻中隔（图 13-22）。

6．断翼上颌连结　使用专门的弯凿在水平截骨线以下离断翼上颌连结（13-23）。

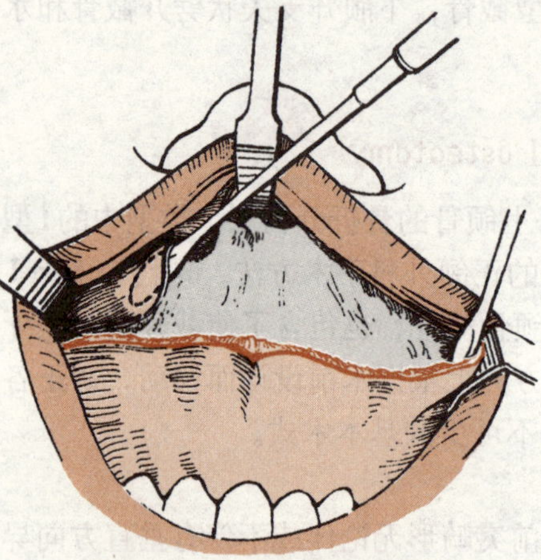

图13-20　剥离软组织

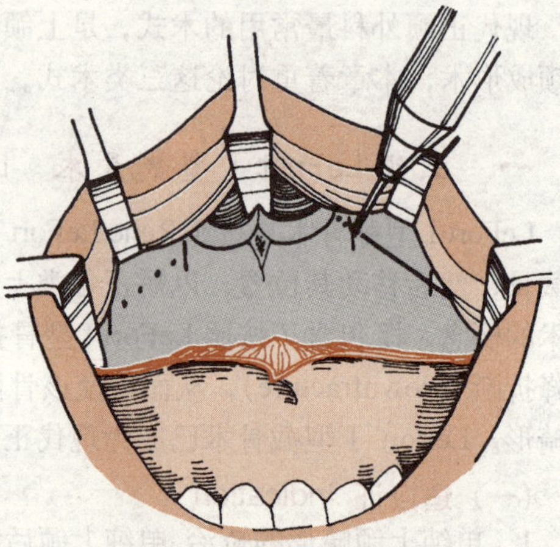

图13-21　标记截骨线

用细裂钻或小圆钻作截骨标记线或对位标记线，并用裂钻或矢状锯、来复锯沿截骨标记线截骨

7．降下折断　此时上颌牙骨段与其上方的颅面骨结构已充分截开离断，术者借助手指的力量就可将上颌骨段折断并降下。使用专用的上颌把持钳能使其充分松动和游离（图13-24）。

8．移动和固定　此时充分游离的上颌牙骨段能在不太费力的情况下，就位于咬合导板与下颌处于术前设计的位置关系。根据不同需要使上颌牙骨段向前、向上，亦可向下、向后或

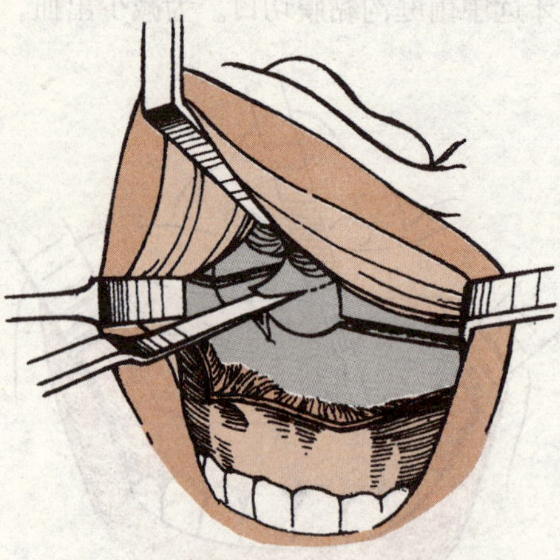

图13-22　用鼻中隔骨凿离断鼻中隔

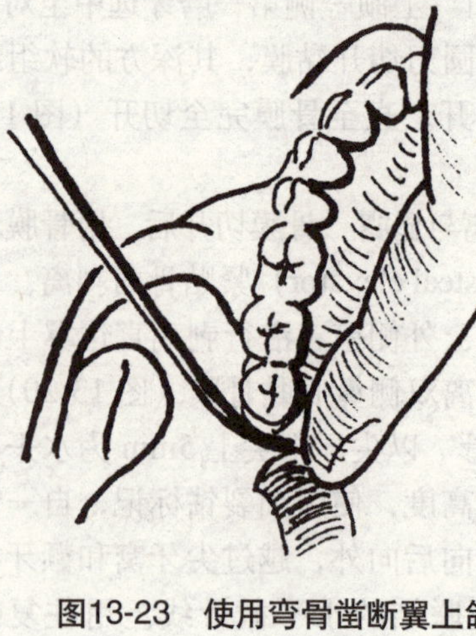

图13-23　使用弯骨凿断翼上颌连接

向侧方移动。移动就位后行暂时性颌间固定（intermaxillary fixation，IMF）。在梨状孔两侧缘及双侧颧牙槽部位使用微形钛板（microplate）行坚固固定（rigid fixation）（图 13-25）。

9．缝合软组织切口。

（三）并发症的预防与处理 Prevention and treatment of complication

1．出血　目前采用的控制性低血压技术能够将术中小血管出血和毛细血管渗血的血量控制在最低限度。较大血管的出血主要发生在上颌结节后方的上牙槽后动脉，上颌窦后壁和内壁交界处的腭降动脉甚至是翼上颌裂内的颌内动脉。为了避免较大血管损伤导致的术中大出

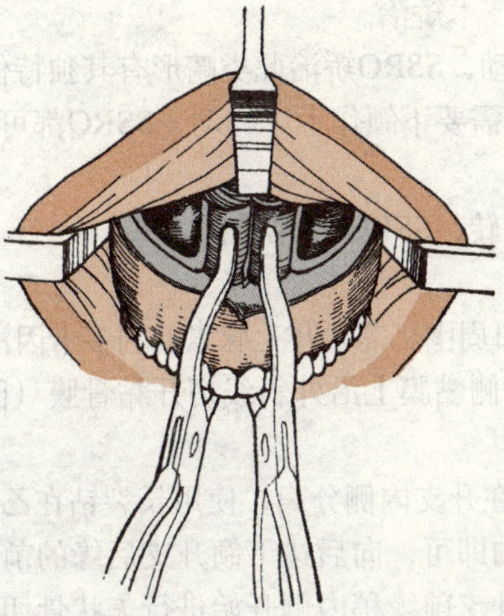

图13-24　使用两把上颌持钳游离松动上颌牙骨段

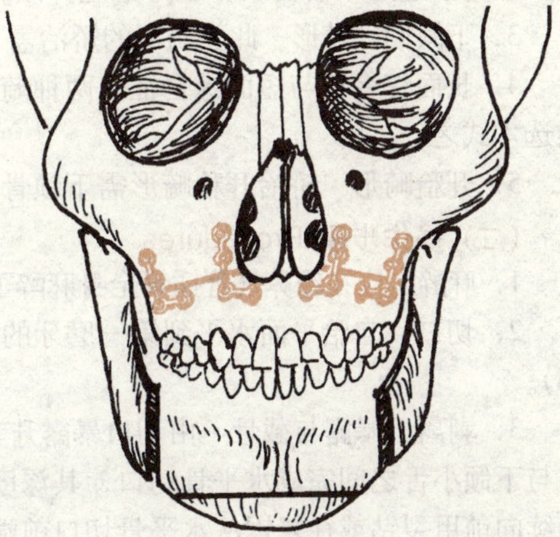

图13-25　坚固内固定

血的发生，手术者应对重要血管的局部解剖有透彻的了解。一旦发生出血，应采取积极有效的措施止血，直至行颈外动脉结扎术。

2．骨的延迟愈合与骨坏死　骨段及相应软组织的血运障碍或知名血管损伤，是延迟愈合和骨坏死发生的主要原因。过多的分块截骨，不适当的剥离与移动以及不良的固定方法等都可导致血运障碍。骨段的良好愈合还与骨段间是否有好的骨接触有关。正规的手术前后正畸治疗，可避免术中过多的分块截骨；使用坚固内固定方法；截骨间隙内充分植骨；截骨术中骨动力系统充分冷却；以及时刻注意腭侧软组织蒂的完整等措施，可防止该并发症的发生。

3．意外骨折　LeFort I型截骨易发生意外骨折的部位包括：上颌窦前外壁；上颌骨水平板和腭骨水平板间；上颌窦后内壁交界处；翼板和（或）颅底骨板等。截骨时充分离断，充分观察，避免折断时使用暴力是预防此并发症发生的措施。

4．感染　LeFort I型截骨术后发生感染的情况极为罕见。但在一些重度牙周病以及上颌窦慢性炎症患者或存在其他潜在感染因素的情况下，术后可能并发感染。一旦感染，应充分引流。选用敏感抗生素抗感染治疗。

5．神经损伤　LeFort I 型截骨术可能损伤的神经是眶下神经和上牙槽前、中、后神经，手术中仔细保护眶下神经，使其免受损伤。

6．鼻中隔变形、鼻翼基底变宽、鼻孔变扁平及上唇变短、红唇变薄等，这是由于广泛剥离、上颌骨上移以及术后瘢痕收缩所造成的。一旦发生这类并发症，应行相应手术予以纠正。

7．鼻泪管损伤　高位截骨时可能发生，应熟悉局部解剖关系，注意避免。

二、下颌升支矢状劈开截骨术 Sagittal split ramus osteotomy，SSRO

（一）适应证 Indication

1．下颌前突畸形　这类畸形的矫治，可选择口内入路的升支垂直截骨术（intraoral vertical ramus osteotomy, IVRO），也可选择SSRO，临床上选择SSRO似乎更多一些。下颌后退的距离超过10mm以上者，为了防止术后发生张口受限等，SSRO就不宜选择。

2．小颌畸形及下颌后缩畸形　此类畸形的外科矫治，以前只能选择SSRO。若前徙范围过大，为了避免术后复发，应考虑选择颌骨牵引成骨技术矫治。

3．下颌偏斜畸形　此类畸形的矫治需下颌旋转运动，SSRO矫治此类畸形有其独特优点。

4．长面综合征与短面综合征　两种畸形的矫治都需要下颌作上下移动，SSRO都可作为候选术式之一。

5．开殆畸形　矫治开殆畸形需下颌骨向前上方旋转，SSRO是常选的术式。

（二）操作步骤 Procedures

1．麻醉　应在经鼻气管插管全身麻醉下进行。切口周围仍需含肾上腺素的利多卡因浸润。

2．切口　自殆平面水平到第一磨牙的龈颊沟偏颊侧黏膜上沿外斜线切开黏骨膜（图13-26）。

3．剥离、暴露与截骨　由切口暴露升支前缘后，在升支内侧分离，使用长裂钻在乙状切迹与下颌小舌之间完成水平骨切口，其深度达骨松质内即可，向后达下颌升支后缘的前方。继续向前用裂钻或往复锯从水平骨切口前端开始，沿升支前缘稍内侧开始进行矢状骨切开，继续向下沿升支前缘并逐渐向外，完成第一、二磨牙颊侧的矢状骨切开。最后在第一、第二磨牙颊侧行骨切口至下颌下缘完成垂直骨切开（图13-27，28，29）。

4．劈裂近远心骨段　使用特制微弯形骨凿在下颌体外侧皮质松质交界处逐渐由前向后劈开近远心骨段（proximal and distal segments），使用骨刀将近远心骨段分开（图13-30）。双侧升支近远心骨段分开以后，下颌远心牙骨段可前后及旋转运动，使上下颌牙列进入咬合导板中，行暂时性颌间结扎。

5．近远心骨段的固定　首先应确认髁突位于颞下颌关节凹内，在下颌体外侧使用小型钛板（miniplate）行坚固固定（图13-31）。

6．冲洗缝合创口，局部加压包扎。

（三）并发症及其预防和处理 Prevention and treatment of complication

1．术中出血　术中大出血主要是由于钻、骨凿和牵开器使用不当所致的颌内动脉、颈外动脉、下牙槽血管以及面后静脉的损伤。一般性出血多因颊动脉切断引起，仔细操作并加以合理的保护当可避免。一旦发生出血可填塞创口甚至结扎相应血管。

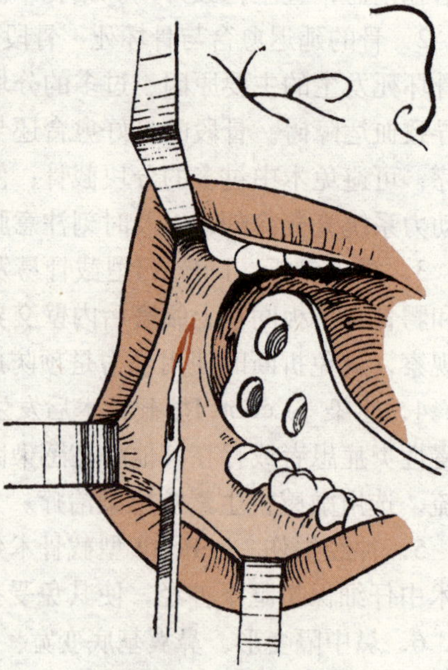

图13-26　黏骨膜切口

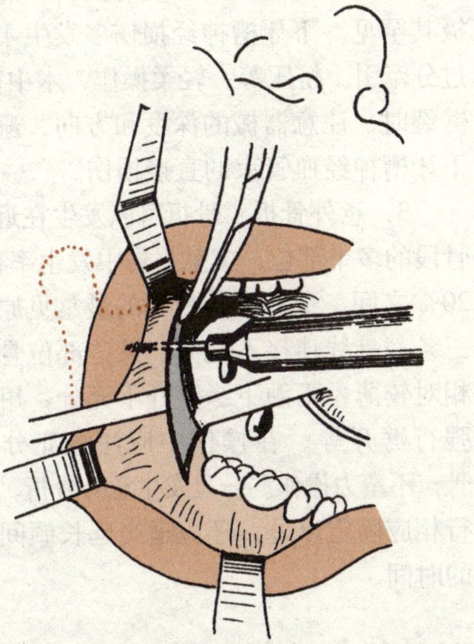

图13-27　用裂钻行升支内侧面之水平骨截开

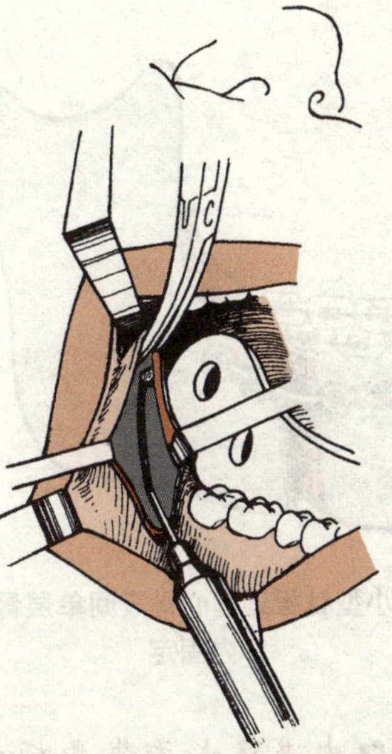

图13-28　用裂钻完成矢状骨切口之下半部

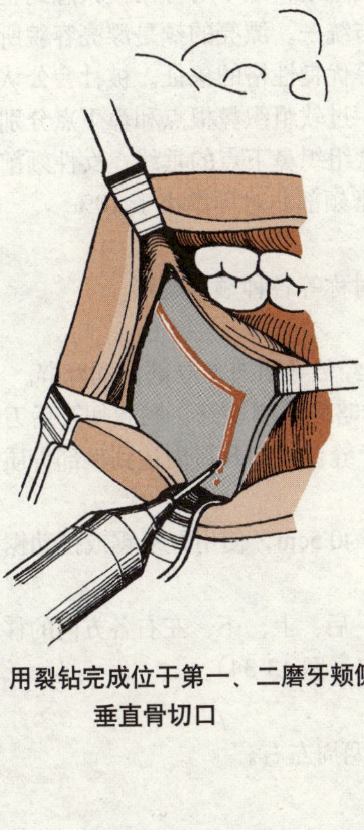

图13-27　用裂钻完成位于第一、二磨牙颊侧之垂直骨切口

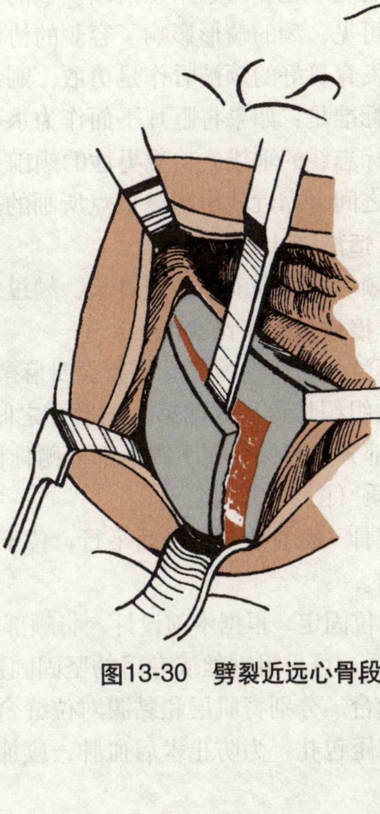

图13-30　劈裂近远心骨段

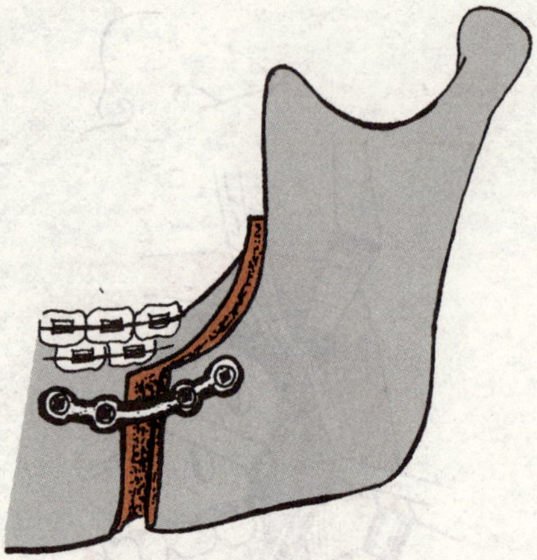

图13-31 小型钛板近远心骨段间单层骨皮质坚固内固定

2．神经损伤 SSRO手术可见下牙槽神经、舌神经以及面神经的损伤，后二者极其罕见。下牙槽神经损伤多发生于术中过分牵引、挤压等。轻柔操作，术中截骨、劈裂时，注意器械的深度和方向，避免对下牙槽神经血管束的直接损伤。

3．意外骨折 骨折可以发生在近远心骨段的多个部位，文献报告中发生率在0～20%之间。造成意外骨折的最常见原因有三条截骨线连接不充分；某些部位骨皮质相对较薄；下颌下缘劈开不充分；用暴力强行劈开等。在操作中应注意充分的截骨，不蛮力操作。一旦发生意外骨折，除应行相应固定以外，还应适当延长颌间牵引的时间。

三、口内进路水平截骨颏成形术 Intraoral horizontal osteotomy genioplasty

（一）颏与容貌美学 Chin and facial aesthetics

颏作为颜面重要结构之一，是鼻唇颏关系协调的基础，而鼻唇颏关系的协调是容貌美的重要标志。在生物进化的漫长历史中，人类的进化随着大脑的愈来愈发达，咀嚼器官的愈来愈退化，颜面结构发生了一系列变化。最主要的变化是前额愈来愈突出，双唇愈来愈后退，同时，颏的轮廓也变得愈来愈清晰。颏的发育不足或短小，颏不对称常使人感到整个面部的不对称。可见，颏的畸形影响了容貌的协调、匀称与统一。漂亮的颏是漂亮容貌所必不可少的。一个发育良好的颏被看作是勇敢、刚毅、果断等优良性格的象征。被社会公认的漂亮容貌的颏部标准是：如果将眶耳平面作为水平标志线，过软组织鼻根点和鼻下点分别作一条垂直与水平标志线的垂线。美貌男性的颏前点靠近过软组织鼻下点的垂线；女性颏前点则位于两条垂线之间，靠近软组织鼻根点所画的垂线。正常颏部非对称率小于10%。

（二）适应证 Indication

包括颏后缩、颏前突、颏过长、颏过短、颏不对称等各种颏部畸形。

（三）操作步骤 Procedures

1．麻醉 可行经鼻气管插管全身麻醉，或行神经传导阻滞加局部浸润麻醉。

2．软组织切口 双侧第一前磨牙之间的前庭沟略偏唇侧切开，黏膜切开后刀刃稍作倾斜，将一部分肌肉保留在下颌前部外侧骨板上，便于缝合。切开口内达到颏部骨质。剥离暴露颏部骨质（图13-32）。

3．截骨 截骨线与殆平面平行，位于颏孔下方约0.5cm，使用往复锯或摆动锯完成截骨（图13-33）。

4．对位固定 根据术前设计，将颏部骨段作前、后、上、下、左右各方向的移动达到设计要求以后，可采用钢丝或专用的坚固固定钛板固定（图13-34）。

5．缝合 分别将肌层和黏膜对位缝合。

6．加压包扎 为防止术后血肿，应加压至术后两周左右。

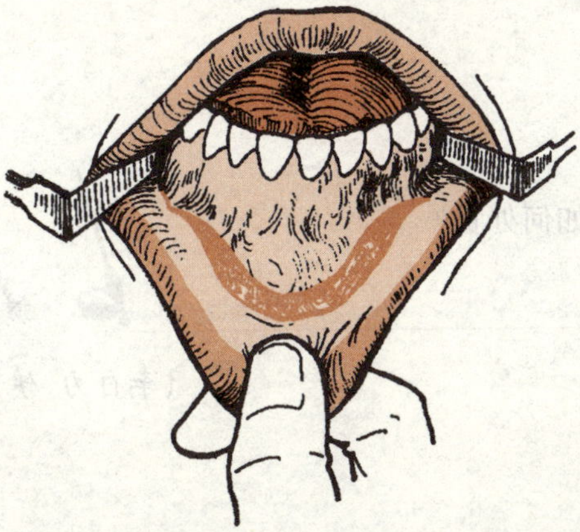

(1)

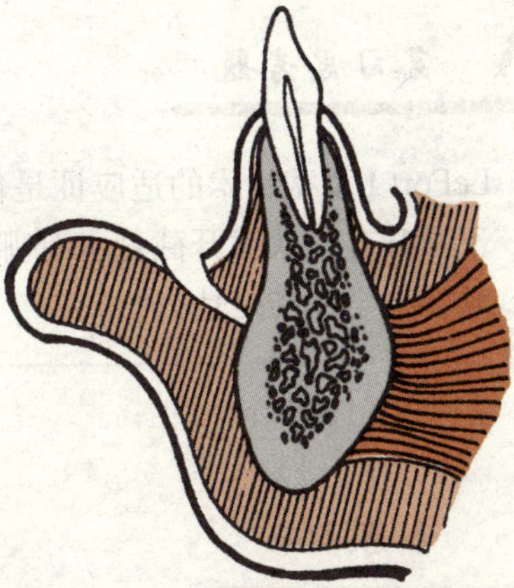

(2)

图13-32 软组织切口

(1) 水平截骨颏成形术口内软组织切口 (2) 软组织切口矢状剖面

(四) 并发症的预防处理 Prevention and treatment of complication

1．术中并发症 术中可能有明显的出血，为预防术后血肿的发生，术中应使用骨蜡、明胶海绵等各种止血手段妥善止血。不适当的牵拉可能会造成颏神经的损伤，截骨线位置过高也可能损坏颏神经。术中应小心保护颏神经。在未完全截开骨段时就强行撬动，可能造成意外骨折，故应注意彻底的骨截开，以防止意外骨折。

2．术后并发症 口腔卫生不良容易造成创口的感染，除严密缝合黏膜创口外，术后应作2～3次/日的口腔冲洗。术中完善的止血可避免口底血肿的发生。

3．唇颏部麻木及不适感 术中牵引颏神经所致，一般是暂时性的，少数患者可能是持久的。术前应向患者说明，术中轻柔操作，保护颏神经少受损伤是重要的。

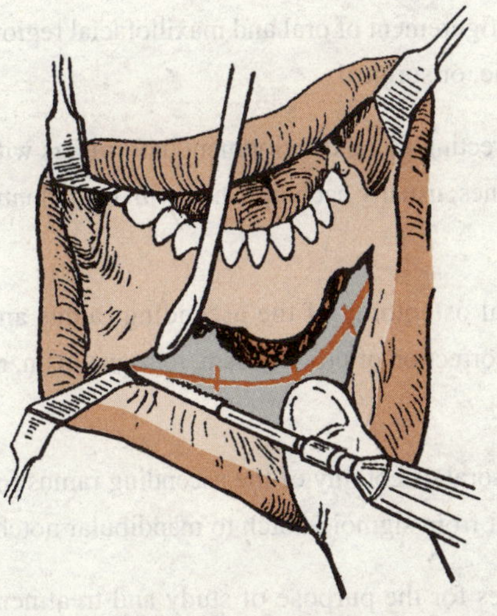

图13-33 使用来复锯行颏部水平截骨

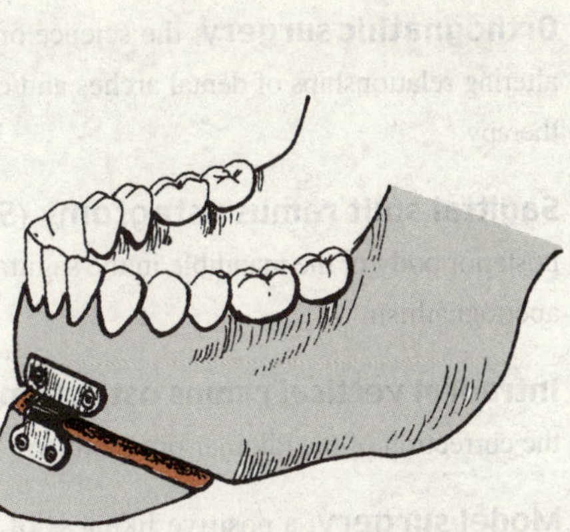

图13-34 骨内坚固内固定

复习思考题

1. LeFort I 型截骨术的适应证是什么？
2. 下颌升支矢状劈开截骨术有哪些并发症？如何处置？
3. 颏部美学标准是什么？

（李自力 伊彪）

参考文献

1. 王兴, 张震康, 高克南等. 中国美貌人群的 X 线测量研究. 中华口腔医学杂志, 1991, 26:3
2. 王兴, 张震康, 高克南等. 中国美貌人群的正位 X 线头影测量. 中华口腔医学杂志, 1988, 14:195
3. 傅民魁, 张震康, 张熙恩等. X 线头影测量在外科正畸诊断设计中的应用. 中华口腔医学杂志, 1986, 21:335
4. 张震康, 张熙恩, 傅民魁主编. 正颌外科学. 北京: 人民卫生出版社, 1994, 13-19, 27-95
5. 王兴, 张震康, 张熙恩主编. 正颌外科手术学. 济南: 山东科学技术出版社, 1999, 29-40, 52-78
6. Bell, Fonseca, Kennedy, et al. Revascularization after total maxillary osteotomy. J Oral Surg, 1975, 33: 253
7. Bell, Sinn, Finn. Cephalomatric treatment planning for superior repositioning of maxilla and concomitant mandibular advancement. J Oral Maxillofac Surg, 1982, 10:42
8. Bell, Proffit, White. Surgical correction of dentofacial deformities. Vol I, II, III 1ed Philadelphia: W. B.Saunders Company. 1980

Definition and terminology

- **Oral and maxillofacial deformity**: a distortion or disfigurement of oral and maxillofacial region, maybe congenital, familial, hereditary, acquired, pathologic, or surgical.
- **Orthognathic surgery**: the science or practice of correcting facial development deformities with altering relationships of dental arches and/or supporting bones, usually accomplished with orthodontic therapy.
- **Sagittal split ramus osteotomy (SSRO)** : intraoral osteotomy of the ascending ramus and posterior body of the mandible in the sagittal plane for the correction of prognathism, retrognathism, or apertognathism.
- **Intraoral vertical ramns osteotomy (IVRO)** : intraoral osteotomy of the ascending ramus for the correction of mandibular prognathism. The ramus is cut from sigmoid notch to mandibular notch.
- **Model surgery**: a positive likeness of dental structures for the purpose of study and treatment planning.

- **Maxillary protrusion**: facial disharmony in which maxillar project forward.
- **Maxillary deficiency**: facial disharmony in which maxillar is posterior to normal facial relationship.
- **Mandibular protrusion**: facial disharmony in which mandible project forward.
- **Mandibular deficiency**: facial disharmony in which mandible is posterior to normal facial relationship.
- **Cephalometric analysis**: the measurement of the bony and soft tissue structures of the head using standardized lateral and anteroposterior radiography of the head. It is mainly used foe assessment of the facial type of a skeleton and the relation of the parts to each other, and for diagnosis in orthodontics and orthognathic surgery.
- **Visual treatment objective** (**VTO**) : a diagnostic and communication aid, consisting of a cephalometric tracing modified to show changes anticipated in the course of growth and treatment.
- **Model surgery**: a positive likeness of dental structures for the purpose of study and treatment planning.
- **Genioplasty**: a surgical procedure performed intraorally or extraorally to correct deformities of the mandibular symphysis.

第十四章

颌骨牵引成骨技术

DISTRACTION OSTEOGENESIS FOR JAWS

第一节 概述

General Introduction

提　要

本节简要介绍牵引成骨以及颌骨牵引成骨技术的发展历史、基本原理、临床应用基本原则等。俄罗斯矫形外科医生Ilizarov20世纪50年代的工作奠定了牵引成骨技术的理论基础。美国整形外科医生McCarthy20世纪90年代成功地将牵引成骨技术引入口腔颌面部，报告了使用外置式牵引器完成的4例下颌骨牵引成骨病例。1995年，内置式颌骨牵引成骨技术问世并在短短的几年间成为国际口腔颌面外科界和整形外科界的研究热点。这一技术的成功应用被誉为20世纪口腔颌面外科领域具有里程碑意义的新进展。

一、简要发展历史　Brief development history

早在1905年，意大利学者Codivilla就曾成功地尝试过肢体长骨（股骨）的牵引延长，但使其成为一项可以成功应用的临床技术则归功于俄罗斯学者Ilizarov在20世纪50年代所进行的大量实验研究和临床研究工作。Ilizarov在矫形外科领域所进行的这一具有里程碑意义的工作被世界各国学者所认识则是在20世纪80年代以后。他不仅通过实验研究奠定了牵引成骨（distraction osteogenesis，DO）的理论基础，而且通过大量实验和临床研究提出了一系列临床应用的基本原则和技术细节。迄今为止这些基本原则仍是指导世界各国学者临床应用牵引成骨技术时所遵循的准则（图14-1，2）。

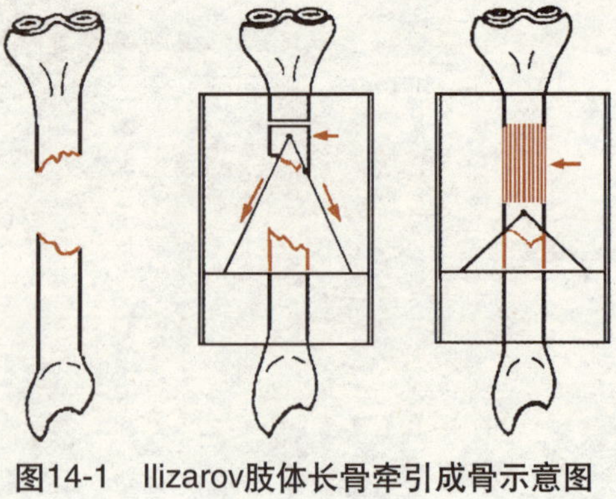

图14-1　Ilizarov肢体长骨牵引成骨示意图

颌骨牵引成骨技术（distraction osteogenesis for jaws）是在肢体长骨牵引成骨技术的基础上发展起来的。文献记载的最早的颌骨牵引成骨病例是著名德国口腔颌面外科医师Wassmund在他1935年出版的《口腔外科学》中引用的

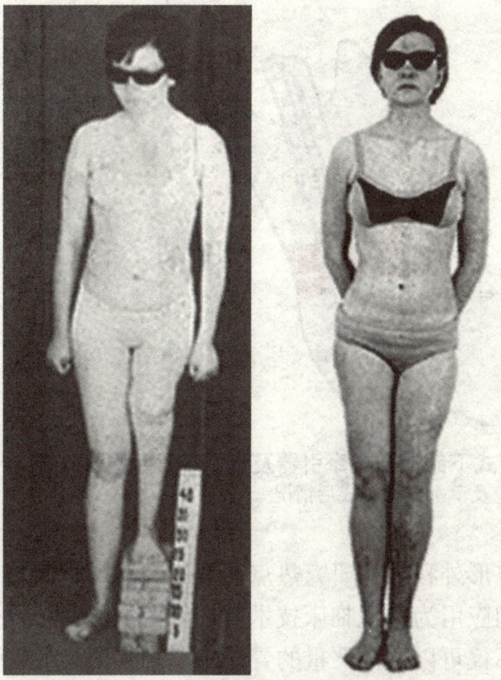

图14-2　Ilizarov下肢长骨牵引成骨病例
左：牵引成骨前，右：牵引成骨后

Rosenthal医生1927年完成的一个由牙支持的口内弹簧牵引装置所矫治的小下颌畸形病例。1973年美国学者Snyder在一只狗的半侧下颌骨进行了颌骨牵引成骨的实验研究，成功使狗的下颌骨牵引生成15mm的新骨。但是由于颌骨解剖的复杂性以其对于容貌结构的重要性，真正意义上的颌骨牵引成骨技术临床应用则公认自1992年美国学者McCarthy首次报告使用口外牵引装置完成的4个儿童病例开始。McCarthy的这一工作在国际上很快引起了广泛关注。但是口外牵引过程中产生的明显颜面皮肤瘢痕及其可能损伤面神经下颌缘支的并发症使许多学者对采用这一技术存在疑虑（图14-3，4）。

1995年McCarthy在美国，Wangerin在德国先后设计出了可以通过口内入路安放的颌骨牵引器，从而开启了内置式颌骨牵引成骨的新阶段（图14-5，6）。此后内置式颌骨

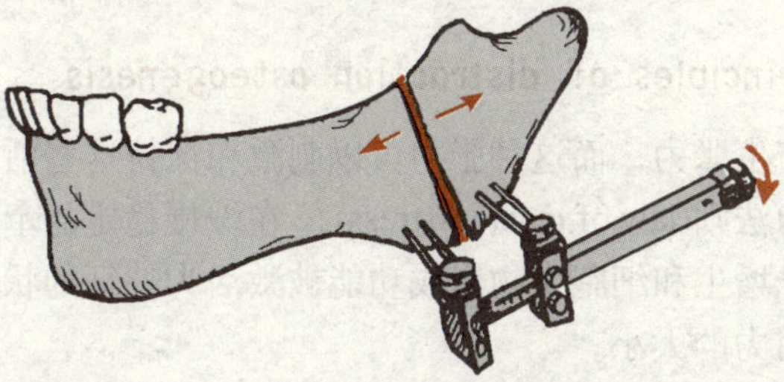

图14-3　McCarthy使用的口外下颌骨牵引成骨示意图

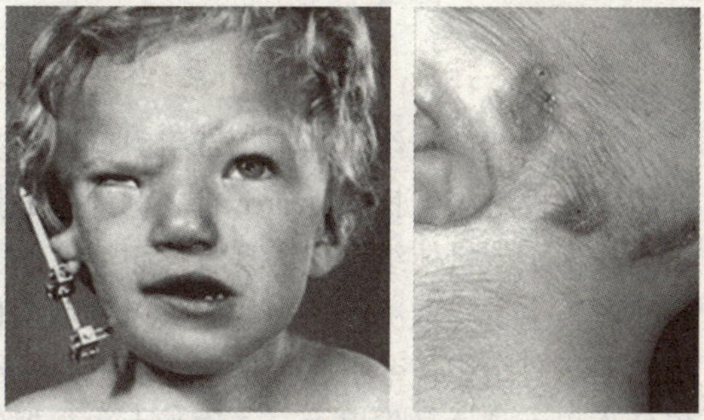

图14-4　McCarthy下颌骨口外牵引成骨病例
左：下颌骨牵引成骨过程中患者面像，右：拆除牵引器后颜面局部瘢痕情况

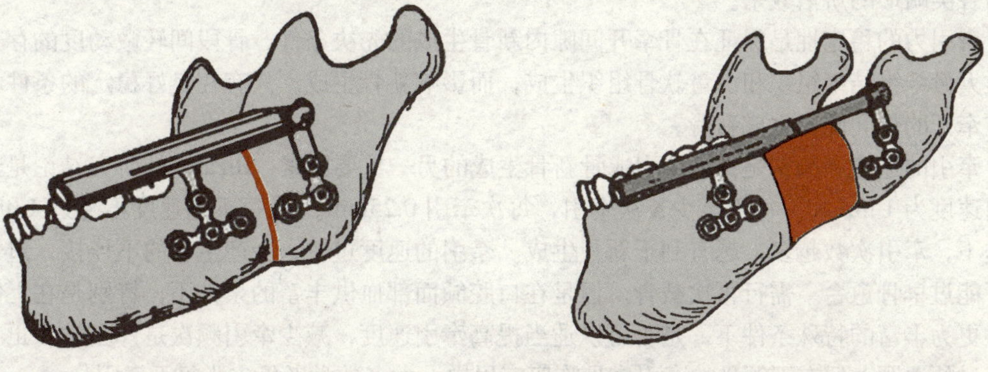

图14-5　Wangerin设计Medicon公司生成的内置式下颌骨体牵引器安放及牵引成骨示意图
左：牵引器安放固定，右：牵引成骨完成后情况

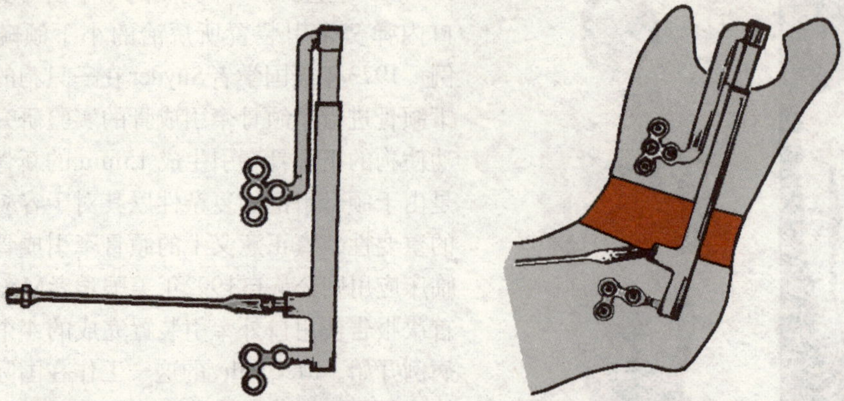

图14-6 Wangerin设计Medicon公司生成的内置式下颌骨升支牵引器及牵引成骨示意图
左：牵引器，右：牵引器安放固定及牵引成骨完成后情况

牵引成骨技术迅速成为国际口腔颌面外科界以及整形外科界的研究热点。被认为是20世纪口腔颌面外科领域最重要的新进展。因为它的出现和应用为常规临床技术所难以矫治的诸多复杂牙颌面畸形的矫正开辟了新的思路和途径。它不仅可以矫治严重的骨骼畸形，同时也使伴随的各类软组织（肌肉、血管、神经、皮肤等）得以延长。加之较常规手术明显减小了手术创伤，减少了手术并发症，提高了术后稳定性等一系列优点，越来越受到广大口腔颌面外科医生与患者的欢迎。

二、牵引成骨的基本原理 Basic principles of distraction osteogenesis

对生物活体组织逐渐施加牵引力可以使其产生张力，而这种张力可以刺激和保持这些活体组织的再生与生长。Ilizarov将之称为张力拉力法则(law of tension-stress)。在缓慢稳定的牵引力作用下，机体组织成为具有代谢活性的、以增生和细胞生物合成功能被激活为特征的状态。其再生过程取决于适当的血供以及刺激作用力的大小。

对于骨组织，牵引成骨是指在牵引力的作用下，在截开骨皮质的骨段之间会产生持续缓慢的作用力，这种作用力（或称张力）会促使骨组织和骨周软组织的再生，从而在牵开的骨段之间的间隙内形成新骨并导致骨周软组织的同步生长。临床上利用这一原理，不仅可以矫正骨骼畸形，而且可以同步矫正伴发的软组织畸形，而软组织的这一改变，有利于减少复发，提高各类畸形的矫治效果。

牵引力的稳定性是保证在骨牵开间隙内新骨生成的先决条件。骨段间轻微动度的存在将导致大量纤维结缔组织和少量软骨组织生成，而影响新骨生成。只有在良好稳定的条件下才会在牵开的骨间隙内生成新骨。

牵引的速度和频率是保证牵引成骨新骨生成的另一重要因素。Ilizarov的研究结论是最佳牵引速度为 1 mm /d。每天至少 4 次牵引，每次牵引 0.25mm。在每天的速度不超过 1mm 的前提下，牵引次数越多，越有利于新骨生成。牵引的速度过快，会产生骨的不连接，过慢则有可能过早骨愈合，需行再次截骨。但是在口腔颌面部血供丰富的条件下，特别是在上颌骨血供更为丰富的特殊条件下，是否可以适当提高牵引速度，减少牵引频次是许多学者正在积极探讨的课题。但在下颌骨的牵引成骨临床应用中，大多数学者仍主张每天牵引1mm，牵引频率以 3 ~ 4 次为宜。

截开骨皮质不损伤髓质骨并尽可能保留骨膜不被剥离，是肢体长骨成功牵引成骨的另一重要条件。在肢体长骨牵引成骨时仅作环形骨皮质切开，注重保持髓质骨不被伤及。但在颌骨牵引成骨时，学者们坚持了大体一致的观点，即均采用骨膜下剥离暴露颌骨，然后完成截骨，安放牵引器。在应用颌骨牵引成骨技术的初期，一些学者提出对成人患者下颌骨应行双侧骨皮质截开，而对儿童患者则仅行单侧（唇颊侧）骨皮质截开，原因是儿童的骨骼结构不像成人那么坚硬，牵开较容易。事实上，根据北京大学口腔医学院正颌外科中心的临床观察，儿童患者因其骨骼钙化程度较差对牵引器的稳定固定造成了相对不利的因素，因此截骨应该更为充分，以保证牵引器在牵引过程中不致松脱，顺利完成牵引。

复习思考题

1. 在牵引成骨技术发展的历史中，哪两位学者作出了非常重要的贡献？他们的主要贡献是什么？
2. 颌骨牵引成骨技术可分为哪两类？各有什么优缺点？
3. 颌骨牵引成骨技术的临床应用时遵循的基本原则（即牵引速度、频率）是什么？

第二节 颌骨牵引成骨的临床应用
Clinical application of disfraction osteogenesis for Jaws

提 要

本节将介绍有关颌骨牵引成骨的临床应用。包括口外、口内颌骨牵引装置；颌骨牵引成骨的临床分期、适应证、患者的选择；下颌骨牵引成骨对下牙槽神经以及颞下颌关节的影响等。自1996年开始，在国际上迅速形成了颌骨牵引成骨的研究热点。世界上许多国家的口腔颌面外科医生、整形外科医生都在致力于颌骨牵引成骨的实验和临床研究。大量的临床和实验研究被报告。其中大多数报告还是将颌骨牵引成骨技术用来矫治下颌骨发育不全的各类畸形，如半侧颜面发育不全畸形、小下颌畸形等。少数学者报告了应用颌骨牵引成骨技术矫治上颌骨发育不足以及矫治颞下颌关节强直以及下颌骨部分缺失的临床研究。

一、 颌骨牵引器 Distraction devices for jaws

（一）牵引器的基本组成 Basic construction of distraction devices

所有的牵引装置基本上都是由固定装置和牵引装置两部分组成。固定装置部分必须确保截骨线两端骨段间具有良好的稳定性。固定装置又可分为牙支持式和骨支持式。牙支持式是通过黏接带环、唇弓、舌杆等装置将牵开装置固定于牙之上，这一方式在牵引成骨过程中常易造成牙移动和骨移动的不等量，发生牙的倾斜移位等缺点，且稳定性较差，易复发。骨支持式即通过固定针、螺钉或种植体将牵引装置固定于颌骨。这种方式稳定性好、容易获得预期的牵引成骨效果。一些学者利用能产生骨结合(osseointegration) 的种植体(implant)作为固定装置，既可用于骨牵引延长，又可被日后的种植修复所利用。

牵引器的牵引部分一般由螺杆和螺旋轨道组成。按照预定的速度和频率旋转螺杆，牵引装置连同固定于牵引器上的骨段便会沿螺旋轨道移动。在截开骨段间产生张力，刺激骨组织的生长，同时骨周围软组织包括皮肤、肌肉、血管、神经同时被牵引延长，达到软硬组织同步延长的目的。

不同种类的牵引器，以上两部分的设计均不同。医生应根据患者的具体情况选择适宜的牵引器。

（二）口外牵引器 Extraoral distractor

1992～1995年，欧美学者均采用口外牵引器矫正颌骨畸形，口外牵引器依靠四根穿过皮肤的固定针将牵开装置固定于颌骨之上，在牵引成骨过程中牵引器固定针的移动加之暴露于口外面颊的显眼处，必不可免的会形成明显皮肤瘢痕，影响美观（图 14-7）。因此学者们积极研制开发了内置式牵引装置。目前临床应用的大多数牵引装置为内置式牵引装置。1997 年Polley设计了固定于颅骨外侧的颅外固定牵引器用于矫治上颌骨发育不全畸形，目前亦在临床广泛应用（图 14 -8）。

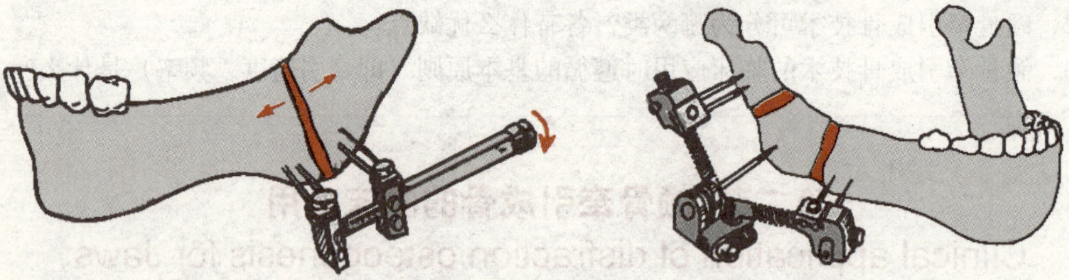

图14-7 口外牵引器。
左：下颌骨口外牵引器　右：下颌骨多向口外牵引器

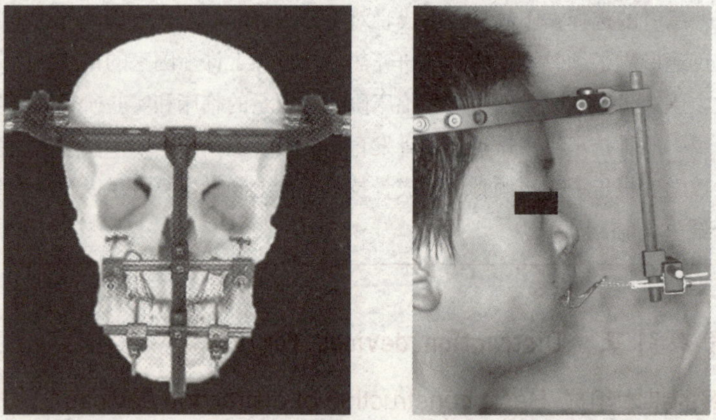

图14-8 颅外固定牵引器
左：颅外固定的上颌牵引器在颅骨上固定的情况　右：颅外固定牵引器牵引上颌骨的临床病例

（三）内置式牵引器 Internal distractor

内置式牵引器避免了口外牵引器的缺憾，它一出现便引起人们的极大兴趣。较早推出内置式牵引器的德国 Medicon 公司首先推出了适用于下颌骨体水平向延长的牵引器，随后又设计生产了适用于升支垂直向延长的牵引器，但是左右侧、垂直水平向均为专用牵引器，这给临床医生的应用带来了不便。Leibinger公司推出了同样适合于左右侧下颌骨体及两侧升支部延长的牵引器，优点是体积小，缺点是固定孔间距离太小，对医生截骨的准确性要求很高。后来Martin公司推出的内置式牵引器吸取了上述牵引器设计的长处，稍加改动，即使一个牵引器既可用于下颌骨水平向延长，又可用于升支部位的垂直向延长，既可用于左侧，又可用于右侧(图 14-9，10)。近年来各医疗器械厂家均推出了自己设计制作的内置式颌骨牵引器，国内一些厂家也推出了价格相对低廉质量上乘的国产内置式颌骨牵引器以及颅外固定牵引器，为这一技术的推广应用提供了方便（图 14-11)。

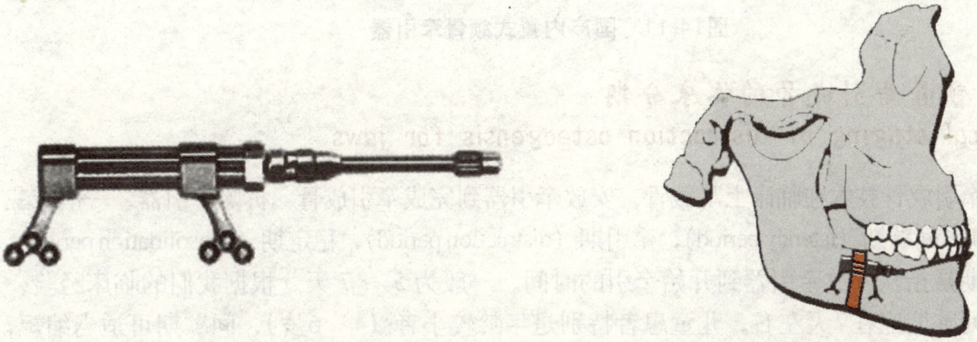

图14-9 Martin公司1996年设计生产的内置式下颌骨体牵引器

左：牵引器 右：牵引器在下颌骨体安放固定情况

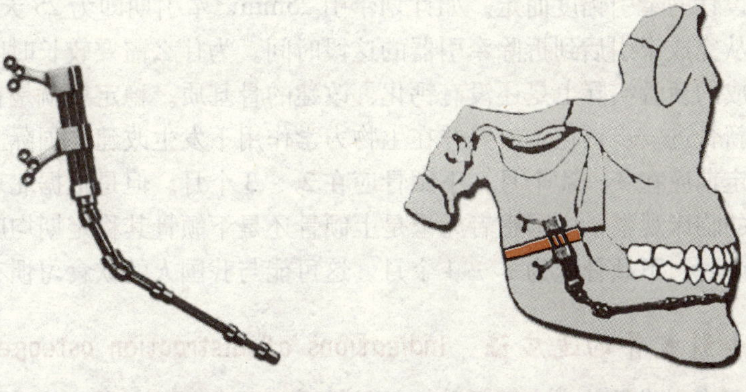

图14-10 Martin公司1996年设计生产的内置式下颌骨升支牵引器

左：升支牵引器 右：牵引器在升支安放固定情况

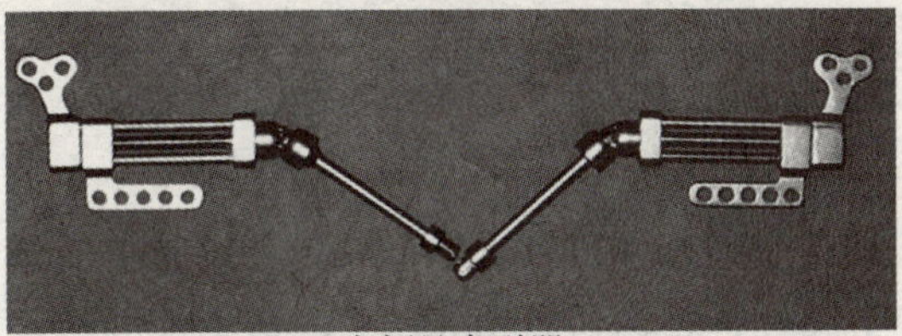

上颌骨牵引器

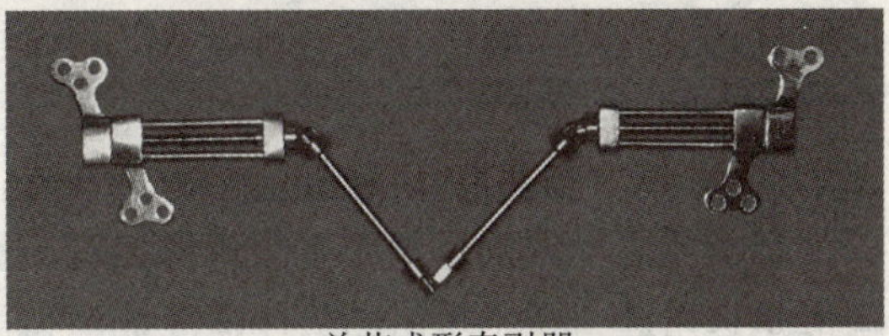

关节成形牵引器

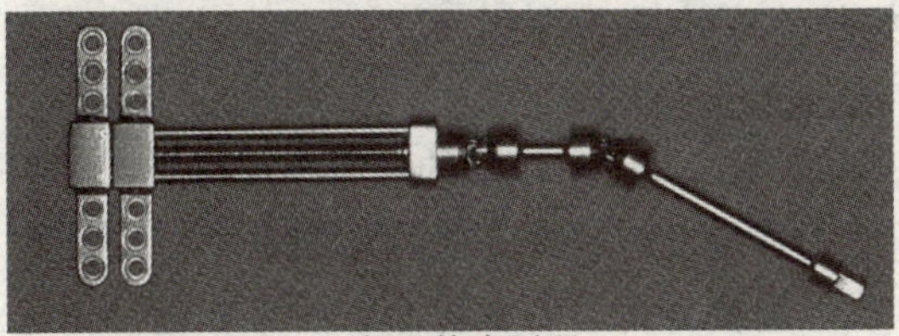

下颌骨体牵引器

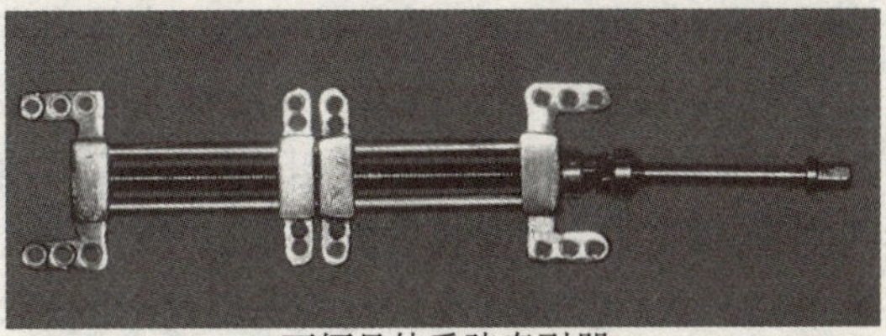

下颌骨体重建牵引器

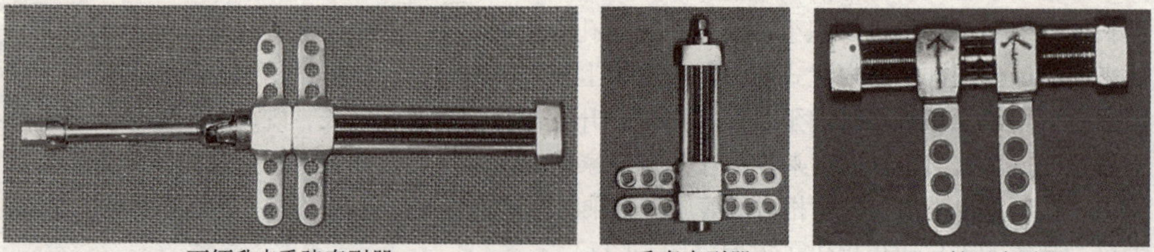

下颌升支重建牵引器　　垂直牵引器　　牙弓扩展牵引器

图14-11 国产内置式颌骨牵引器

二、颌骨牵引成骨的临床分期 Clinical staging of distraction osteogensis for jaws

颌骨牵引成骨技术在临床上从截骨、安放牵引器到完成牵引成骨、拆除牵引器，一般有三个临床分期：间歇期（latency period），牵引期（distraction period），稳定期（consolidation period）。

间歇期是指从安放牵引器到开始牵引的时间。一般为5～7天。根据我们的临床经验，成人患者间歇期应在7天左右。儿童患者特别是年龄较小者（4～6岁），间歇期可适当缩短，一般为3～5天。

牵引期是指每天按照一定速度和频率进行牵引达到设计牵引幅度所需要的时间。牵引期的长短依据术前设计的牵引幅度而定。如计划牵引25mm，牵引期即为25天。

稳定期是指从完成牵引后到拆除牵引器的这段时间。为什么需要较长时间的稳定期？是因为刚刚牵引生成的新骨实际上是还没有钙化、改建的骨基质。稳定期就是在牵引器的稳定作用下让生成的新骨进一步钙化、成熟并在生物力学作用下发生改建。国际上普遍认为上颌骨牵引成骨其稳定期应在3～4个月，下颌骨应在2～3个月。但是根据北京大学口腔医学院正颌外科中心的临床观察，中国患者无论是上颌骨还是下颌骨其稳定期均应适当延长。上颌骨可为4～6个月，下颌骨应为3～4个月。这可能与我国人的饮食习惯有关。

三、颌骨牵引成骨的适应证 Indications of distraction osteogenesis for jaws

Ilizarov总结了牵引成骨技术应用于肢体长骨的适应证有17种之多，几乎包罗了因肢体骨骨髓炎、骨肿瘤切除、发育畸形、外伤等导致的各类骨病及骨缺损、缺失等。在口腔颌面部颌骨牵引成骨技术的应用也越来越广泛，涉及下颌骨、上颌骨的各种不同类型的发育不全畸形和骨缺损、缺失畸形。如小颌畸形、半侧颜面发育不全综合征，Nager，Crouzen，Robin，Treacher collins 综合征等。

（一）小下颌畸形 Mandibular micrognathia

各类原因导致的重度小下颌畸形如双侧颞下颌关节强直（TMJ ankylosis）导致的小下颌畸形是选用这一技术矫治的最佳适应证。它可使下颌骨延长达到20mm以上，这不仅可以有效矫治此类患者严重的牙颌面畸形，而且对其伴发的阻塞性呼吸睡眠暂停综合征（obstructive sleep apnea syndrome，简称OSAS）也具有非常好的治疗效果（图14-12）。

（二）半侧颜面发育不全综合征 Hemifacial microsomia

半侧颜面发育不全综合征是以往临床矫治的一大难题，其颌骨畸形的矫治不仅受到骨骼条件本身的限制，而且伴发的软组织发育不全，即使手术难度也较大，而且常规手术的矫治效果不良，术后容易复发。过去这类畸形的矫治一般都需要等待患者发育停止后方才进行。这对患者的心理发育也造成了不良影响。近年来许多学者把下颌骨牵引成骨的焦点放在这类畸形

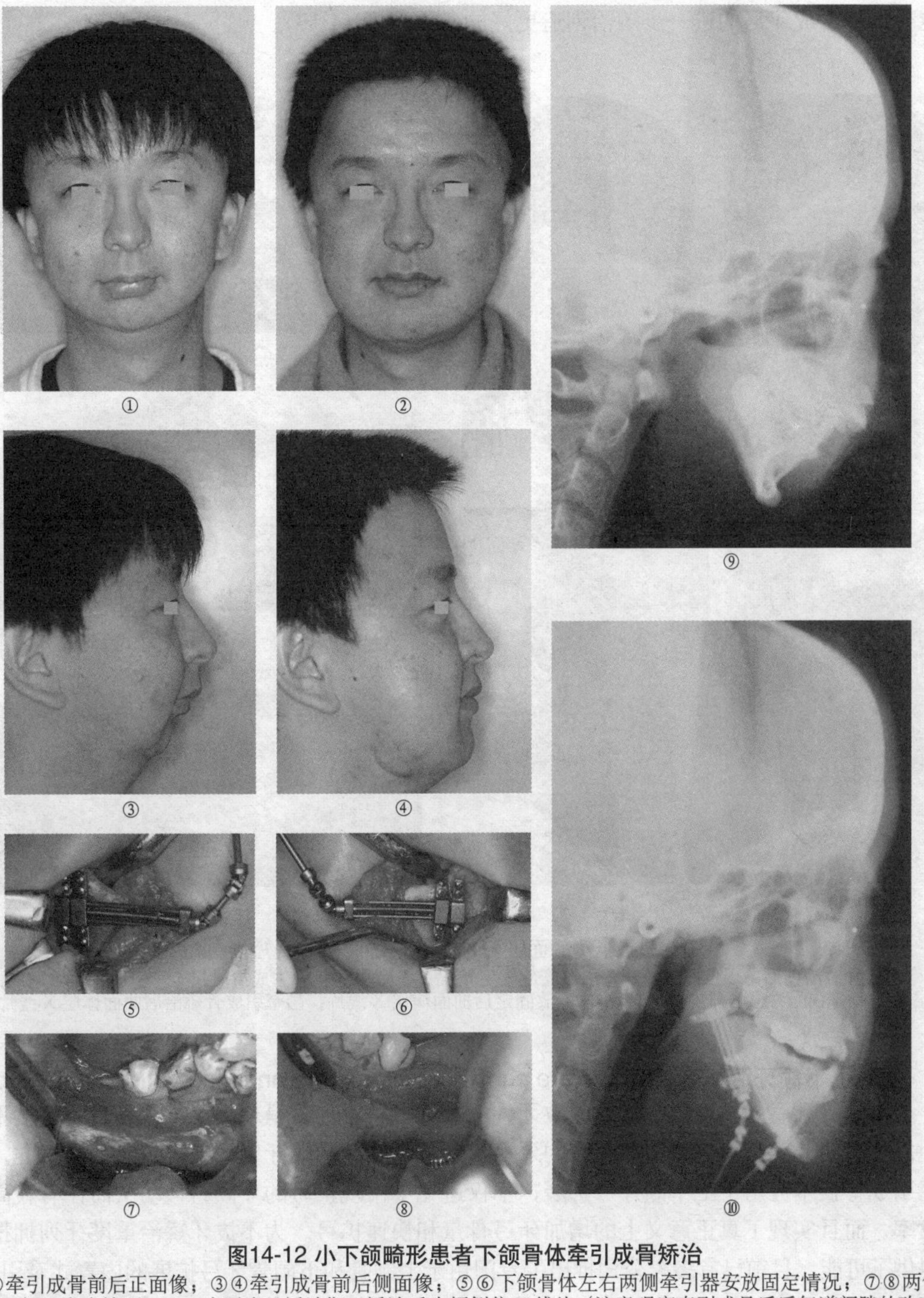

图14-12 小下颌畸形患者下颌骨体牵引成骨矫治

①②牵引成骨前后正面像；③④牵引成骨前后侧面像；⑤⑥下颌骨体左右两侧牵引器安放固定情况；⑦⑧两侧牵引区新骨生成情况；⑨⑩牵引成骨矫治期、矫治后头颅侧位X线片（注意观察牵引成骨后后气道间隙的改变）

的矫治上，收到了满意的效果。但是目前还缺乏儿童患者早期牵引成骨矫治后的长期随访研究。牵引成骨矫治后有无复发或与健侧的发育是否同步都有待进一步研究。但是有一点是肯定的，这就是早期的牵引成骨矫治无疑会大大减轻畸形的程度，有利于患者的心理发育，同时也会给患者成年后的进一步矫治创造更好的条件（图 14-13）。

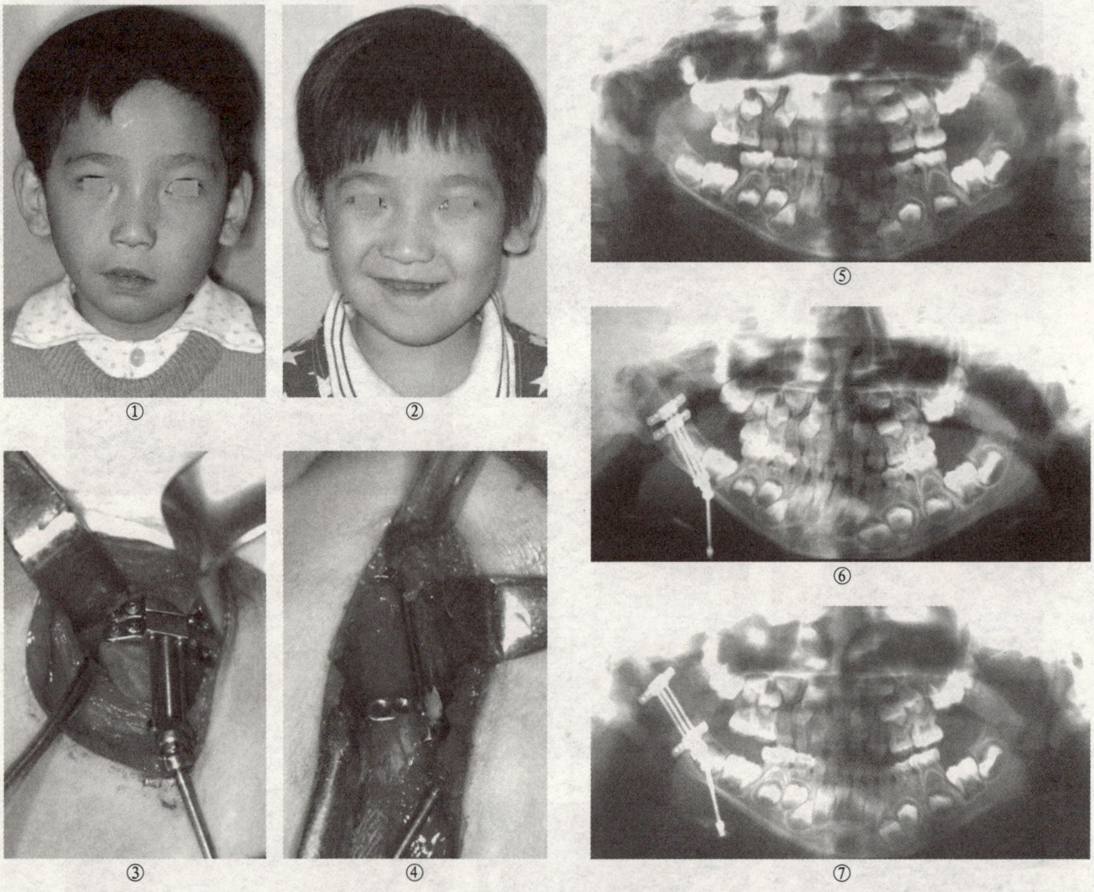

图14-13 半侧颜面发育不全畸形的牵引成骨矫治

①②牵引成骨矫治前后的正位面像；③牵引器安放固定情况；④牵引区新骨生成情况；⑤牵引成骨矫治前曲面体层 X 线片（右侧为患侧升支）；⑥牵引器安放固定后曲面体层 X 线片；⑦牵引成骨矫治后曲面体层 X 线片

（三）上下颌牙弓重度狭窄 Severe constriction maxillary and mandibular dental arch

上下颌骨牙弓的重度狭窄常常导致牙列的重度拥挤不齐，呈现出牙量、骨量的重度不协调。以往矫治此类畸形主要依靠正畸的牙弓扩展技术和减数拔牙以达到排齐牙列的目的。颌骨牵引成骨技术应用于上下颌牙弓扩展，不仅避免了常规扩弓的牙倾斜移动从而伴有较高的复发率，而且实现了真正意义上的增加牙弓骨量和快速扩弓。为不拔牙矫治重度牙列拥挤不齐提供了可能。目前已有多家公司推出了专门用于上颌骨和下颌骨牙弓扩展的内置式牵引器。常可使上下颌骨牙弓扩展达 15mm 以上（彩图 14-14）。

（四）下颌骨缺损、缺失的牵引成骨重建 Reconstuction of mandibular defect by distraction osteogensis

利用 Ilizarov 的“双焦点”（bifocal）“三焦点”（trifocal）牵引成骨原理，治疗下颌骨因肿瘤切除或外伤导致的部分缺失已在临床成功应用。Ilizarov 的“双焦点”原理是针对肢体长骨大段缺失的情况采用在一侧骨断端的上方截开骨皮质，形成牵引移动的骨段，向缺失间隙移动该骨段，使其与原骨段间不断生成新骨而最终与远心骨段断端在压力下愈合。下颌骨缺损、缺失的重建则是在下颌骨骨缺失的一侧或两侧先形成一个或两个长约 1.5cm 的移动骨段（transport disk），在特殊设计的双焦点或三焦点牵引器作用下，不断向一端或缺失中心移动，并最终于牵开骨间隙处形成新骨并与对侧骨段在压力下愈合，从而达到不用植骨而重建颌骨缺失的目的（图 14-15）。

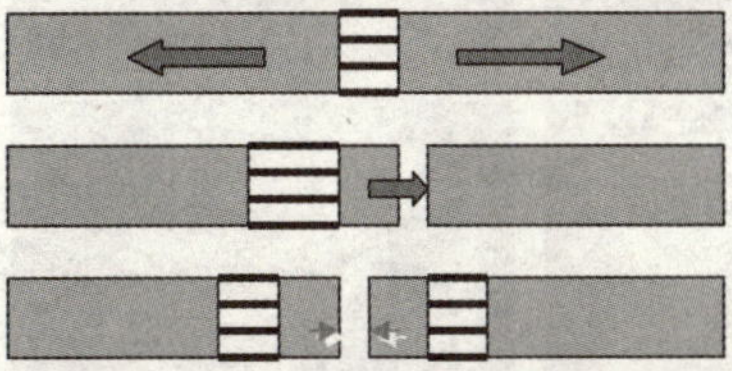

图14-15　三种不同牵引成骨方式

（五）垂直牵引成骨 Vertical distraction osteogenesis

以往重度的牙槽骨吸收萎缩只有依靠植骨手段重建牙槽骨。特别是希望种植修复牙列缺失的重度的牙槽骨吸收萎缩、缺失患者，重建缺失的牙槽骨恢复牙槽骨的垂直高度已成为一个临床难题。垂直牵引成骨技术（vertical distraction）的出现为这一难题的解决提供了简便易行而有效的新手段。近年来临床上不仅有大量成功牵引萎缩的牙槽骨的报告，而且在重建植入的腓骨瓣上也成功实施了垂直牵引成骨，从而使其满足种植修复的需要（彩图 14-16）。

（六）上颌骨发育不全的牵引成骨 Correction of maxillary hypoplasia by distraction osteogenesis

上颌骨发育不全是许多颅颌面发育不全综合征的主要临床症状。唇腭裂患者也常继发严重的上颌骨发育不全。常规正颌外科矫治此类畸形因受到颌骨移动幅度的限制，矫治效果常不理想。而且大幅度的移动颌骨后一方面需要大量植骨，另一方面术后复发率较高。内置式或颅外固定牵引器的上颌骨牵引成骨可以使上颌骨前徙达 15mm 以上。根据北京大学口腔医学院正颌外科中心的经验，内置式上颌骨牵引成骨易于为成人患者所接受，但上颌骨前徙的距离受到限制，过多的前徙还伴有牵引后上颌容易下垂的弊端。颅外固定牵引器因在牵引期间影响患者的社会活动，成人患者不易接受，但是其稳定性好，牵引幅度较少受到限制，且拆除牵引器方便，在儿童患者应用具有良好前景（图 14-17）。

（七）颞下颌关节的牵引成骨重建 Reconstruction of TMJ by distraction osteogenesis

长期以来颞下颌关节强直的治疗是口腔颌面外科临床的一大难题。它不仅影响患者的一系列口颌系统生理功能，还常常伴发严重的牙颌面畸形，许多患者还伴发不同程度的阻塞性睡眠呼吸暂停综合征。以往的治疗手段大多以解除关节强直、恢复患者的开口功能为目的。即使是仅为此目的，目前临床上多种多样的治疗方法都面临一个共同的难题，那就是复发。1997年McCormick报告采用口外牵引装置治疗颞下颌关节强直取得成功。其优点是：①可有效恢复患侧升支的高度，利于患者颜面畸形的矫治；②可在术后 2 ~ 3 天开始强迫性开口训练，因而复发率低。1998年北京大学口腔医学院正颌外科中心使用内置式颌骨牵引器治疗颞下颌关节强直，其后又设计了专门用于矫治颞下颌关节强直的内置式颌骨牵引器，经过矫治 40 余侧关节强直的应用，收到了十分满意的效果（图 14-18，图 14-19）。

四、患者的选择 Select of patients

（一）关于患者年龄的选择 Selection of patients' age

学者们的意见基本一致。即越早越好，因为幼儿具有较强的潜在生长能力，易成骨，矫

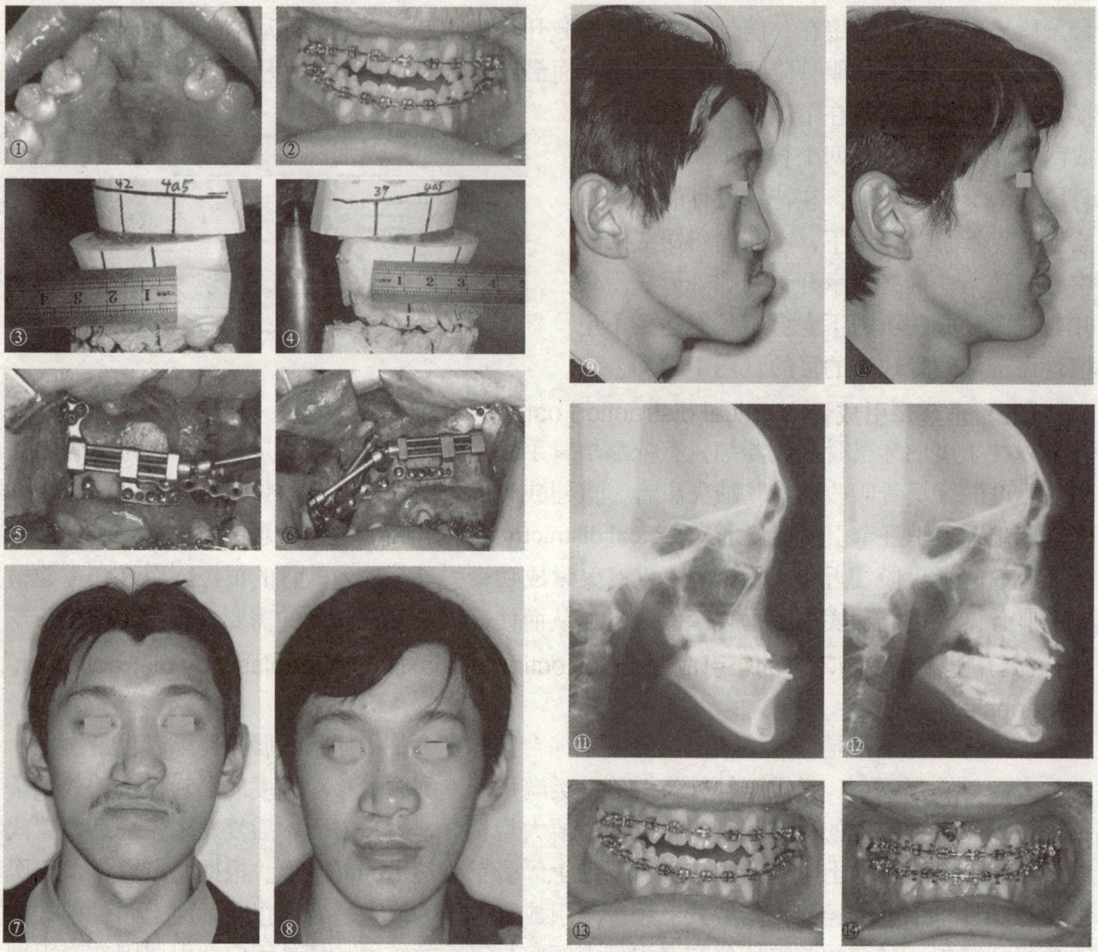

图14-17 腭裂继发上颌骨发育不全畸形的牵引成骨矫治

①②牵引成骨前患者的咬合关系；③④模型外科设计两侧牵引成骨幅度；⑤⑥术中完成 LeFort I 型截骨术后两侧牵引器安放固定情况；⑦⑧术前术后正位面像；⑨⑩术前术后侧位面像；⑪ ⑫术前术后头颅侧位 X 线片；⑬⑭术前术后正位咬合关系

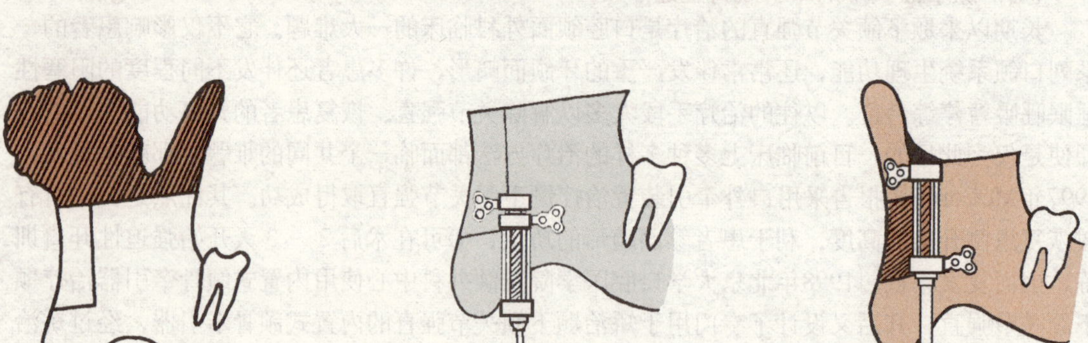

图14-18 颞下颌关节牵引成骨重建示意图

①牵引前骨球去除及传送盘制备 ②牵引器安放及固定（图中牵引器为专门用于颞下颌关节重建的内置式牵引器 ③牵引完成后情况

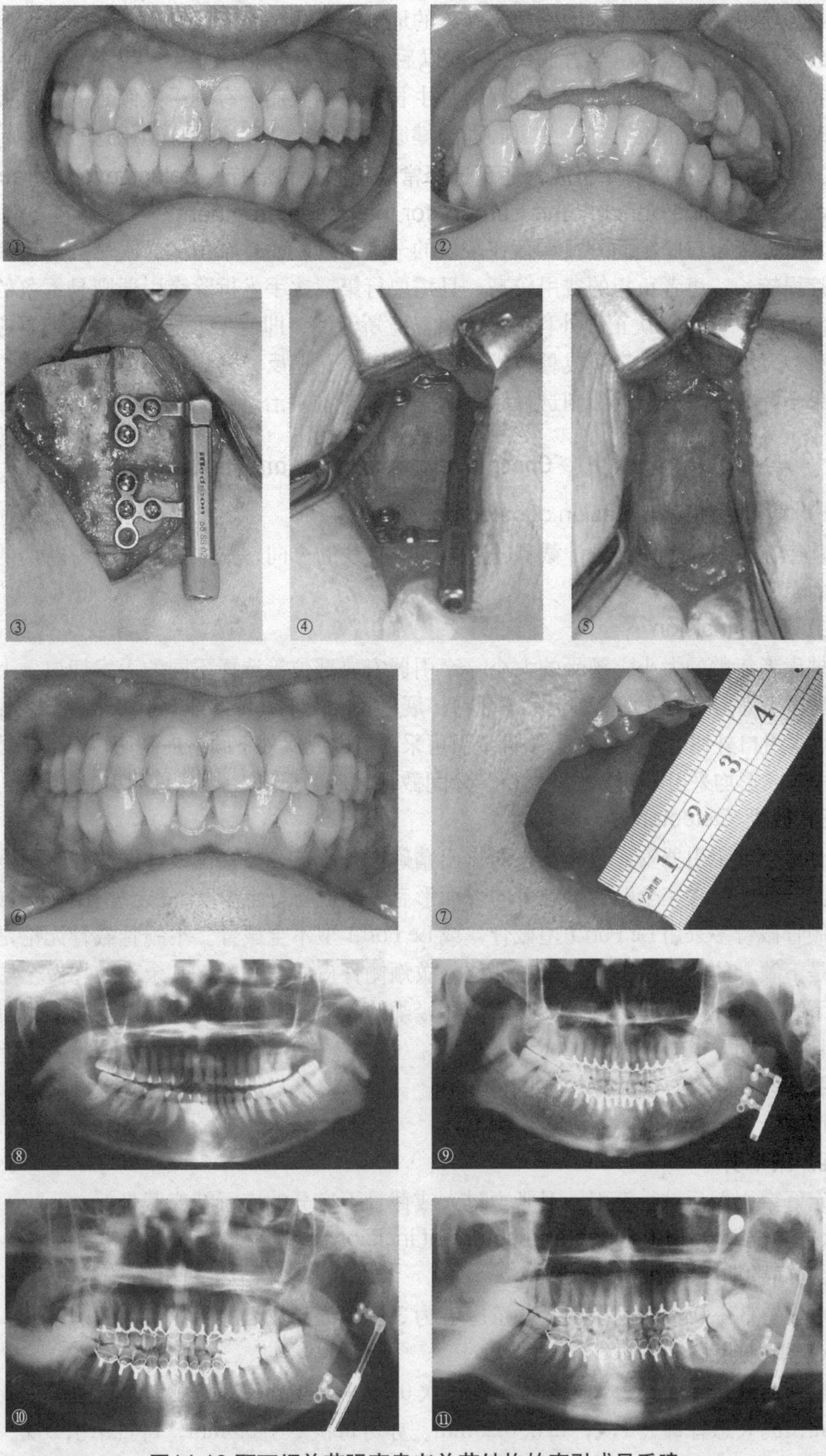

图14-19 颞下颌关节强直患者关节结构的牵引成骨重建

①②牵引成骨矫治前患者错乱的咬合关系；③截骨、牵引器安放固定；④⑤完成牵引成骨后牵引区新骨生成情况；⑥⑦牵引成骨矫治后咬合关系及开口度；⑧⑨⑩⑪牵引前、牵引中、牵引后患者的曲面体层X线片

治效果好，这也是较常规手术治疗颇具优势的地方。但是过小的发育尚不坚固的颌骨常使牵引器安放不易进行。因此，学者们认为4岁以后似乎是一个较为适当的年龄。早期手术的优点如下：颌骨的延长可早期解除其对上颌骨生长发育的限制，有利于上颌骨的正常发育。另外颌面畸形的早期矫正也有利于儿童心理的健康发育等。成年人同样适用这一技术。

（二）为患者选择颌骨牵引成骨还是选择常规正颌外科治疗？Select javo distraction osteogenesis or voutine orthognathic surgery for the patient treatnent?

这也是近年来口腔颌面外科界存在争议的一个问题。颌骨牵引成骨固然具有许多优势，但是其疗程较长、患者负担的费用较高，且需要行第二次手术拆除牵引器则是不争的事实。因此我们认为，凡是一次正颌外科手术可以满意矫治的，即使手术复杂一些，还是应该选择正颌外科，万不可把颌骨牵引成骨技术当成一种时髦。相反，常规正颌外科的确难以矫治或矫治效果不好的疑难复杂畸形则选择颌骨牵引成骨技术矫治。

五、操作程序及方法　Operative procedures and methods

（一）截骨线的设计 Design of osteotomy line

术前应在X线片上仔细设计截骨的部位和截骨线的方向，并根据不同畸形矫治的需要选择合适的牵引器。

（二）切口 Incision

根据患者年龄的大小、颌骨的大小、牵引器安放部位等选择不同的手术切口。上颌骨牵引、增高牙槽骨高度的垂直牵引、上下牙弓扩展以及成人下颌骨体部牵引多采用口内黏骨膜切口，也可采用口外切口。儿童的下颌骨牵引可采用口内或口外下颌下皮肤切口。颞下颌关节强直的假关节成形均采用下颌下皮肤切口。牙间截骨时，可采用口内外联合切口。

（三）截骨 Osteotorry

截骨前应就牵引器安放位置及方向作出精确准备。首先按术前设计摆放好牵引器，修改牵引器固定臂，使之完全贴合于颌骨的表面形态，然后备好至少3个固定螺孔后再开始截骨。

上颌骨截骨多采用Le Fort I型截骨，或Le Fort I型不全截骨。下颌骨截骨无论是在升支部位还是下颌骨体部，除下颌管所在部位仅做颊侧骨皮质截开外，其余部位均做全层骨皮质截开。下颌管所在部位的舌侧骨皮质则依靠轻柔的撬动使其裂开。14岁以下儿童患者也可仅作颊侧骨皮质切开。

（四）牵引器安放 Distractor placement

按照截骨前准备好的螺孔固定牵引器。

（五）试牵引

固定好牵引器后试行牵引，对张力过大或截骨不充分的应行补充截骨。

（六）冲洗缝合切口 Rinse and suture of incision

（七）间歇期 Latency period

术后应有3～7天的间歇期。儿童患者为3～5天，成人患者5～7天。

（八）牵引期 Distraction course

间歇期后开始牵引。每天3～4次，每次0.25～0.4mm。儿童患者每天可牵引3次，每次0.4mm，成人患者每天4次，每次0.25mm。亦可每次牵引0.5mm，每日牵引2次。根据患者不同情况，可适当调整牵引速度和频率。但牵引距离每天不超过1.5mm。对出现牵拉时疼痛、下唇麻木等症状的，可适当减慢牵引速度，减少牵引频率。牵引期的长短依术前设计的牵引距离而定。

（九）稳定期 Consolidation period

完成牵引后，牵引器需原位稳定一段时间。上颌骨牵引稳定期为3～4个月，下颌骨牵引稳定期为2～3个月。

（十）拆除牵引器 Remoral of disenctor

稳定期后根据X线片观察到的新骨生成改建情况，决定拆除牵引器。根据患者畸形矫治需要，其他矫治手术也可与牵引器拆除同期进行。

（十一）注意事项 Attentions

1．要注意选择设计合理、质量可靠的牵引器。

2．术前应准确设计牵引器安置方向，术中应严格按照术前设计安放牵引器。

3．下颌骨牵引时的截骨应尽可能保护下牙槽神经血管束不被截断。

六、颌骨牵引成骨的并发症及其对下牙槽神经及颞下颌关节的影响 Complications of distraction osteogenesis for jaws and the influence on mandibular alveolar nerve and teaporomandibular joint

（一）牵引成骨的并发症 Complication of distraction osteogenesis

口外入路的颌骨牵引延长技术不可避免的有皮肤瘢痕生成，影响美观，而且牵引器长时间的暴露于颜面，易导致感染并影响患者的日常社会生活。牵引成骨过程中也可能损伤面神经下颌缘支。内置式颌骨牵引成骨避免了上述缺点，但也存在感染及在牵引过程中的伤口裂开等并发症。在牵引过程中牵引器脱落、断裂亦有报道。下颌骨牵引成骨过程中截骨不当、牵引的速度频率不当有可能损伤下牙槽神经血管束。过长距离的牵引也会由于肌肉、神经的过分牵拉而产生疼痛。

（二）下颌骨牵引成骨对下牙槽神经及颞下颌关节的影响 Effect of mandibnlar distraction osteogensis on inferior alveolar nerve and teaporomandibular joint

下颌骨牵引有可能对下牙槽神经(inferior alveolar nerve，IAN)产生不同程度的影响。牵开区的下牙槽神经有一时性的可逆的脱髓鞘变，并有少量轴突细胞发生变性。王晓霞等使用狟河猴所进行的实验研究表明：牵引完成时牵引区IAN出现退行性变，神经纤维粗细不匀，单位面积轴突计数锐减，髓鞘厚度明显增加。但牵引后6周肿胀及退行性变明显消失，轴突连续性恢复，雪旺细胞大量增生，脱髓鞘变的神经纤维重新髓鞘化。至牵引12周基本恢复正常。但是在下颌骨牵引过程中应严格控制牵引的速度与频率，以避免对下牙槽神经产生不可逆性的损伤。在牵引过程中一旦出现下唇颏部麻木应立即减慢牵引速度。

下颌骨牵引成骨对颞下颌关节的影响是轻微的，可逆的。牵引侧的髁状突后斜面变平，髁状突软骨层变薄并有新骨沉积，微小骨折及退行性改变。继续固定10周后，髁状突出现修复性改变。临床和实验研究均未见髁状突有缺血性骨坏死的情况发生。单侧延长下颌骨时，延长侧髁状突的体积变大，位置更直立，垂直轴向接近正常，而未延长侧未见有明显异常改变。双侧延长的病例，髁状突体积均增大，形态更趋于对称和直立，从而更接近正常。

七、展望 Prospect

将颌骨牵引成骨技术引入颌面部的基础研究及临床应用研究大多是由整形外科医生开始的。他们较早使用了口外法颌骨牵引成骨技术，而且在下颌骨发育不全畸形的矫治中做了大量工作。但是因牙颌面畸形中涉及的牙殆畸形既是这类畸形矫正中的一个重要问题，又恰为整形外科医生所不熟悉。因之整形外科医生的临床研究报告中，较少有人展示其牙殆矫治的对比结果。近年来，口腔颌面外科医生在这一领域的研究工作显然弥补了上述不足。但是仅靠口腔颌面外科医生对殆问题的关注远远不够，必须有正畸科医生的参与，才能使这一技术在牙颌面畸形矫治中的应用趋于完善。

内置式颌骨牵引成骨技术一经问世，便引起了学者们的极大兴趣，但其发展历史还很短，需要不断改进与完善。相信会有各种各样的牵引器适合于不同畸形矫治，适用于上下颌骨不同部位的各类牵引器在不久的将来出现。一个内置式颌骨牵引器家族将会进一步推动这一技术在口腔颌面部应用的完善和发展。

颌骨牵引成骨技术一方面手术操作简单、不需植骨，使手术并发症如出血等大大减少，手术风险大大降低，另一方面它在一些需要大范围移动颌骨的复杂病例矫正中可达到常规手术所无法达到的矫治效果。同时延长伴随软组织的优势更是常规手术所不具备的。因此随着这一技术的进一步成熟和发展。其自身优势将会进一步充分发挥，为更多复杂疑难牙颌面畸形的矫治提供新手段。

复习思考题

1．颌骨牵引成骨有哪三个临床分期？
2．颌骨牵引成骨目前已应用在颌面外科领域哪些疾病的治疗中？
3．颌骨牵引成骨可能出现的并发症有哪些？

（王兴）

参考文献

1. Ilizarov GA. The tension-stress effect on the genesis and growth of tissues. Part I. The influence of stability of fixation and soft tissue preservation. Clin Orthop, 1989, 238:249-281
2. Ilizarov GA. The tension-stress effect on the genesis and growth of tissues. Part II. The influence effect of the rate and frequency of distraction. Clin Orthop, 1989, 239:263-285
3. McCarthy JG, Schreiber J, Karp N, et al. Lengthening the human mandible by gradual distraction. Plast Reconstr Surg, 1992, 89:1-8
4. Wangerin K, Gropp N. Intraoral distraction osteogenesis for lengthening of the horizontal mandibular ramus. International Congress on cranial and facial bone distraction processes. Paris, France 1997, 36
5. McCarthy JG, Staffenberg DA, Wood RJ, et al. Introduction of an intraoral bone-lengthening device. Plast Reconstr Surg, 1995, 96:978-981
6. Polley JW, Figueroa AA. Management of severe maxillary deficiency in childhood and adolescence through distraction osteogenesis with an external, adjustable, rigid distraction device, J Craniofac Surg, 1977, 8:181-185
7. Wang X, Lin Y, Yi B et al. Distraction osteogenesis in functional reconstruction of mandible. CJDR 2000, 3:16-25
8. Xing Wang, Xiao-xia Wang, Chen Liang, et al. Distraction osteogenesis in correction of micrognathia accompying obstructive sleep apnea syndrome. Plast Reconstr Surg, 2003, 112:1549-1557

9. Wang Xing, Lin Ye, Yi Biao et al.Mandibular functional reconstruction using distraction osteogenesis. Chinese Medical Journal 2002, 115(12):1863-1867
10. Xiao-Xia Wang, Xing Wang, Zi-Li Li. Effect of mandibular distraction osteogenesis on the inferior alveolar nerve: an experimental study in monkeys. Plast Reconstr Surg 2002, 109(7):2373-2383
11. 王兴, 林野, 伊彪, 等. 颌骨牵引成骨在矫治半侧颜面发育不全中的应用. 中华医学杂志, 2001, 81: 1-5
12. 王兴, 林野, 周彦恒, 等. 口内入路的颌骨牵引成骨技术. 中华口腔医学杂志, 1999, 35:170-173
13. 王兴, 伊彪, 梁成, 等. 内置式颌骨牵引器的研制及临床研究. 中华口腔医学杂志, 2002, 37(2):145-149
14. 王兴, 林野, 伊彪, 等. 内置式颌骨牵引成骨的系列临床和实验研究. 北京大学学报(医学版), 2002, 34(5):590-593
15. 王晓霞, 王兴, 李自力, 等. 下颌骨牵引成骨对下牙槽神经功能影响的实验研究. 中华口腔医学杂志, 2002, 37(1): 50-53
16. 王晓霞, 王兴, 李自力. 下颌骨牵引成骨术对下牙槽神经对影响. 中华病理学杂志, 2002, 31(1): 62-63
17. 王晓霞, 王兴, 李自力, 等. 单侧下颌骨牵引成骨术对颞下颌关节的影响. 北京大学学报（医学版), 2003, 6:649-653
18. 梁成, 王兴, 伊彪. 应用牵引成骨技术治疗颞下颌关节强直. 中华医学杂志, 2002, 82(12):807-809
19. 范海东, 王兴, 林野, 等. 牵引成骨技术在矫治唇腭裂继发重度上颌发育不全畸形中的应用. 中华医学杂志, 2002, 82(10):699-702
20. 林野, 王兴, 李健慧, 等. 牙槽骨垂直牵引成骨种植术的临床研究. 中华口腔医学杂志, 2002, 37(4): 253-256

Definition and Terminology

- **Distraction Osteogenesis, DO**: This is a surgical technique which uses tension-stress effect and distraction devices to elongate or broaden the bone by application of special rhythm and direction distraction force on the partly or completely fractured bone to progressively separate it and accelerate the new bone forming in the distraction gap.
- **Latency Period**: The time interval between the application and initiation of the distraction devices.
- **Distraction Period**: The time interval between initiation of the distraction devices and finishing of distraction procedure.
- **Consolidation Period**: The time interval between finishing of distraction procedure and the removal of the distraction devices.

第十五章

口腔颌面部获得性缺损与重建

ACQUIRED DEFECT AND RECONSTRUCTION IN ORAL AND MAXILLOFACIAL REGION

第一节 概 论

Generality

提 要

口腔颌面部后天畸形或缺损亦称获得性畸形或缺损，是指由于疾病或损伤等引起的畸形或组织缺损，常常造成不对称畸形与不规则的组织缺损，导致严重的功能障碍和外貌缺陷。常见的致畸因素包括肿瘤、炎症和损伤。拟定口腔颌面部后天性畸形和缺损的治疗计划时的注意事项，在本节中有详细描述。

口腔颌面部后天畸形或缺损（acquired deformity and defect）是指由于疾病或损伤等引起的畸形或组织缺损，亦称获得性缺损或畸形。由于致病因素的种类与作用程度的不同，常常造成不对称畸形与不规则的组织缺损，导致严重的功能障碍和外貌缺陷。因此，如何制定周密的治疗计划和选用合理的整复外科技术以最大限度地恢复其功能和外形，是消除病员精神心理上的痛苦，恢复正常的学习、工作及社交活动的基础。

一、致畸因素 Etiology

（一）肿瘤 Tumor

肿瘤是近年来颌面部获得性缺损或畸形的主要病因之一。因肿瘤本身造成颌面部畸形多为良性肿瘤，如先天性畸形中的错构瘤、管型瘤、神经纤维瘤等。少数非先天性肿瘤，如颌骨囊肿、牙源性肿瘤，也可因肿瘤发展压迫等因素造成不对称畸形。对于恶性肿瘤来说，多数系由手术切除后而致不同程度的缺损或畸形。除此之外，放射治疗也可导致组织缺损，特别见于放射性骨坏死，或由于放疗而引起发育抑制及组织萎缩。

（二）炎症 Inflammation

软组织的非特异性炎症可致畸形，但一般不引起组织缺损。颌面骨的炎症，由于骨质坏死、溶解和分离排出，常造成不同程度的颌面部畸形。畸形除可因骨质缺损本身引起外，也可因颌骨生长发育中心，例如儿童期髁突的破坏使一侧颌骨发育障碍而引起。

特异性炎症，包括梅毒、结核等均可引起颌面部组织缺损和畸形。晚期梅毒的树胶肿可导致腭部穿孔；梅毒可引起下一代的“鞍鼻”畸形。坏疽性口炎已日趋少见，因其可引起大面积软组织或骨组织坏死，而且常常由于严重的瘢痕挛缩而致牙关紧闭，造成假性颞下颌关节强直，故仍应注意。

（三）损伤 Injury

随着我国交通事业的迅速发展与现代化程度的提高，因交通事故而引起的口腔颌面部畸形与缺损日益增多。其次是生活外伤，包括儿童期的跌落伤是造成一侧（或双侧）颞下颌关节损伤、偏颌（或小颌）畸形的主要原因，有时还可因此伴张口受限，造成真性颞下颌关节强直。

二、诊断与治疗 Diagnosis and treatment

后天性口腔颌面部畸形与缺损的诊断一般比较容易，只要通过详细地问诊与检查，病因多不难明确。而明确病因对治疗计划的拟定又十分重要，如梅毒与结核所致的畸形，必须在治疗此病而且基本控制后才可进行手术。

在拟定手术计划前，还必须确定是以畸形为主还是以组织缺损为主，因二者在治疗计划的选择上有所不同。故术前应检查面部畸形或缺损的部位、范围、深浅、瘢痕的粘连、牵拉情况等，特别应估计外貌缺损与实际缺损之间的差距。为此宜以健侧作为对照，通过测量数据进行比较更为准确；而且除静态对比之外，还应作动态对比观察，如此拟定的治疗才可获得最好的效果。

在拟定口腔颌面部后天性畸形和缺损的治疗计划时，尚应注意以下几点：

（一）病员的健康状态 Health condition of patients

身体健康，营养良好，是创口愈合的有利条件；反之，患严重贫血、肺结核、糖尿病以及严重的心血管疾病不宜作整复手术。一般情况下，血红蛋白不应低于90～100g/L。严重损伤，特别是伴有大量软组织缺损者，是立即整复的手术指征。

（二）手术区及供区情况 Recipient and donor sites

整复手术关系到生理功能与外貌的恢复，除手术区的畸形与缺损情况外，尚应对面部有无感染及供区组织的质地、色泽及可供利用组织的大小等进行详细检查。

（三）手术时间 Timing

整复手术一般为选择性手术，宜在合适的时机进行。但在处理早期损伤病员时，为了消灭创面及尽早恢复功能的需要，则常常与损伤手术同时进行，并作为急诊手术的组成部分。

整复手术还可分为立即整复和延期整复两类。立即整复，常与切除肿瘤同时进行，例如下颌骨切除后立即植骨，即刻行皮瓣游离移植恢复大面积软组织缺损，以及保护重要血管、硬脑膜等。延期整复多用于因损伤、炎症所引起的继发畸形与缺损，以及不适宜行立即整复的恶性肿瘤术后缺损的整复。

（三）年龄 Age

老年以及10岁以下病员，其合作程度及对多次手术的耐受性一般较差，宜尽可能选择时间较短、操作相对简单而效果亦好的方法。如必须在儿童期行器官（耳，鼻）再造时，其形成的器官大小应与正常人相似，因被移植的组织生长发育缓慢，甚或无生长发育能力。

（四）病员的思想准备 Psychological status of patients

整复手术的目的为恢复功能与外形，但在不能兼顾的情况下，应以恢复功能为主，故手术前应将治疗计划，包括手术次数、需要时间、固定方法、饮食要求、预期效果等向病员与家属详细耐心地解释清楚。术前必要的心理治疗可以消除病员的思想顾虑或对过高而又不能达到的要求予以说明，取得病员合作。此外，整复手术前后应做好形象记录，包括照相、录像以及采取记录模型等，以便日后对照了解或评定治疗效果。

第二节　组织移植
Tissue transplantation

提　要

组织移植是治疗口腔颌面部后天畸形或缺损的主要手段，临床上常用的组织移植包括皮肤移植、真皮和脂肪移植、黏膜移植、皮瓣转移、骨移植、神经移植等，本节对各类组织移植的技术要点和临床适应证以及注意事项均有详细的阐述。并重点介绍了皮瓣移植和骨移植的分类及特点，在学习中应重点掌握。最后对组织扩张技术的适应证、优缺点、并发症及处理等做了简要的介绍。

一、皮肤移植　Skin graft

皮肤移植是目前应用的最多的自体组织移植方法之一。可分为游离皮片移植和皮瓣移植两大类。

（一）游离皮片移植 Free skin graft

1. 分类与特点　游离皮片移植（free skin graft）可按皮肤的厚度分为三种（图15-1）：

(1) 表层皮片：也称刃厚皮片、薄层皮片或Thiersh皮片。它包括表皮层和很薄一层真皮最上层的乳头层，厚度在成年人为0.2 ~ 0.25mm。这种皮片移植后的生活力强，抗感染力亦强，能生长在有轻微感染经过适当处理后的肉芽组织创面上，也能生长在渗血的骨创面、肌肉、脂肪、肌腱等组织上。表层皮片的供区一般不形成增厚的瘢痕，因此，在愈合后还可再次切取皮片。缺点是皮片收缩大，极易挛缩，质地脆弱，不耐受外力摩擦与负重，色素沉着严重，在肌腱、肌筋膜面等部位生长后，易产生挛缩性功能障碍。

(2) 中厚皮片：也称 Blair 皮片。它包括表皮及一部分真皮层。厚度在成年人约为

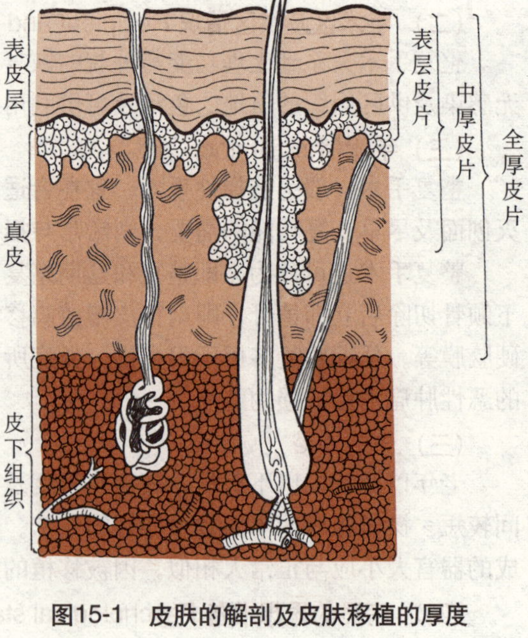

图15-1　皮肤的解剖及皮肤移植的厚度

0.35～0.80mm，即相当于皮肤全厚的1/3～3/4的厚度，又可分为薄中厚皮片（0.37～0.5mm）和厚中厚皮片（0.62～0.75mm）。中厚皮片移植后，收缩较表层皮片为小，因皮片内含有弹性纤维，故较柔软耐受摩擦，色素沉着也轻微，功能恢复与外表均较佳。

（3）全厚皮片：也称Wolfe-Krause皮片，包括表皮及真皮的全层。这种皮片成活后，柔软而富有弹性，活动度大，能耐受摩擦及负重，收缩小，色泽变化也小，特别适合于面部植皮（图 15-1）。

近年，保存真皮下血管网的全厚皮片移植已进入临床应用，为保存真皮下血管网，被切取的全厚皮片必须带一薄层脂肪组织，故也称带脂肪的全厚皮片移植。其主要优点是收缩小，较柔软适宜于在肌腱或肌纤维暴露处移植；缺点是在皮肤成活后，表面常呈花斑状色素变化，也可能由于脂肪液化，纤维增生而使移植皮片变硬，故有人主张保留的脂肪不宜太厚，以不超过 1 ～ 2mm 为宜。

2. 适应证　游离皮片移植适用于大面积的浅层组织，包括皮肤和黏膜的缺损。一般说来，面颈部植皮多采用全厚或厚中厚皮片；口腔内植皮，一般采用薄中厚皮片；有感染的肉芽创面或骨面，则只能采用表层皮片移植。头皮的全厚皮片因含有毛囊，移植后毛发可以再生，故也可用于眉再造等手术。

3. 取皮方法　取皮手术应根据整个手术需要而决定麻醉方法。供皮区与植皮区如面积较小，除小儿患者外，一般均可在局麻下进行手术；较大面积的取皮及植皮手术，则宜在全麻下进行。

（1）断层皮片切取法：①刀片取皮法：此法简便，器材仅需一般手术刀片、剃头刀或剃须刀片，另加两块平滑木板即可。②滚轴式取皮刀取皮法：采用特别的取皮刀，切取皮片的厚度，由调节滚轴两端的调节器来控制。③鼓式切皮机取皮法：鼓式切皮机主要由半圆形的平面鼓、横柄、刀片和调节螺旋组成。本机可精确调节刀片和鼓面的距离，从而可正确预计和切取所需厚度的皮片，特别适用于大面积取皮，并能很好的保持皮片的完整性。④电动式切皮机取皮法：电动式切皮机是在鼓式取皮机的基础上加以改良且以电力推动取皮，使用较为方便准确。

选择比较宽阔、平坦、少毛发区域的体表，如上臂、大腿内侧等。刀片取皮与滚轴式取皮刀取皮的徒手操作方法基本相同。先垫高取皮区，使之平坦，便于操作。取皮时助手用一块木板压紧供皮区的一端；术者一手持另一块木板紧压供皮区的另一端，两板之间相距6～7cm，并向相反的方向牵拉，使皮肤绷紧。术者用另一手持涂石蜡油的切皮刀倾斜地放在皮肤上，然后开始作拉锯式动作向前斜削皮肤，边切边将木板向后滑动。取皮片的厚度依据刀片与皮肤表面所构成的角度和刀片对皮肤的压力大小来决定。一般角度愈大，压力愈重，所取皮片愈厚；反之，皮片愈薄。除受上述因素影响外，滚轴式取皮刀所取皮片厚度，还由调节滚轴两端的调节器来控制。鼓式取皮机的鼓面涂有胶水或覆盖有胶纸，使之压紧在供皮区上，仍以拉锯式动作切取皮片。电动式切皮机则由机械控制，供皮区涂以石蜡油，调节好取皮厚度，将切皮机向前推进即可（图 15-2）。

（2）全厚皮片切取法：全厚皮片的供区可根据需要选择，行面部全厚皮片移植时，一般以耳后、上臂内侧、锁骨上窝或胸部皮肤应用较多。欲切取的皮片可根据缺损的形状与大小，按一般外科基本操作，将皮片全层切取。取下之皮片可用温热生理盐水纱布包裹，略加修整后准备植皮，皮片不应带有脂肪。

4. 供皮区的处理　断层皮片切取后，供皮区所遗留的创面，应立即用温热生理盐水纱布

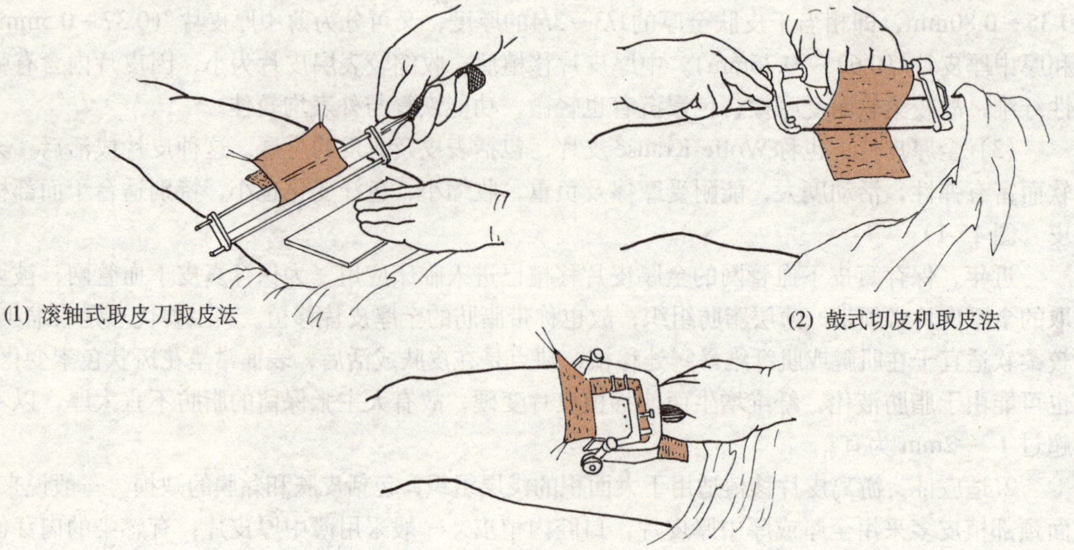

(1) 滚轴式取皮刀取皮法　(2) 鼓式切皮机取皮法　(3) 电动式切皮机取皮法

图15-2　各种取皮法

紧压止血，然后用消毒的油纱布平铺于创面，外加数层纱布与棉垫，再用绷带加压包扎。如无感染发生，一般在术后不必更换敷料，视供皮厚度，可在2～3周内愈合，敷料自行脱落。术后如发现敷料潮湿发臭，或痒疼渗血，可能为创面感染，应及时打开敷料检查，并根据需要采用湿敷、红外线烘疗等方法处理，定时更换敷料，直至愈合。

全厚皮片切取后遗留的供区创面，一般应行直接对位缝合。

5. 受皮区的处理　对于新鲜创面植皮，要求止血彻底，但结扎线头不宜过多。对于感染创面则应在术前妥加处理后才能植皮。如系肉芽创面，必须表面红润、坚实、无水肿及脓性分泌物。如有水肿，一般在术前应对创面行高渗生理盐水湿敷，感染较严重的肉芽创面，可用次氯酸钠、漂白粉硼酸液或利凡诺湿敷，或选用敏感有效的抗菌药物作湿敷；如有不良肉芽增殖的创面，尚需先将表面增生松软的肉芽组织用刀轻轻刮去，并用生理盐水冲洗，用绷带加压包扎 1 ～ 2 天后再行植皮手术。如为暴露的骨面，可用钻钻孔使之出血，肉芽生长后才可植皮。

面颈部与口腔前部的植皮固定法均可用打包法，即用皮片平铺于创面上，将创缘缝线留长，然后用棉花、纱布包于油纱布之内覆盖于皮片上，以留线分组结扎加压固定（图15-3）。

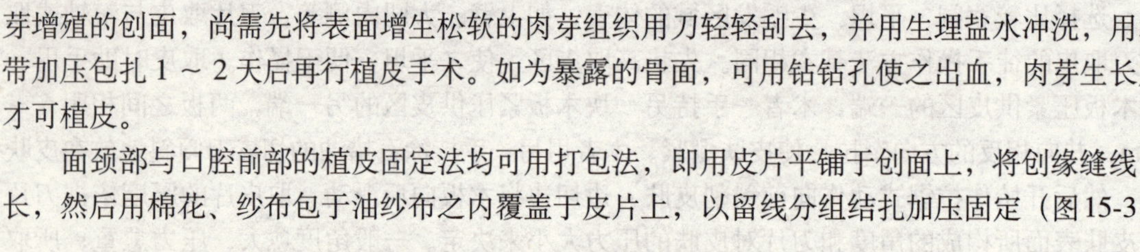

图15-3　游离皮片移植后打包（反包扎）固定

口腔内特别是口腔后部常用包膜法固定移植的皮片，通常用印模胶制成与创面相似的外形，将皮片用胶水反贴在印模胶模型上，再置入口内创面。如创面有倒凹，则可用碘仿纱条填塞加压固定，无论采用印模胶或碘仿纱布，均应在牙颌间用印模胶以加强固定。

一般在手术后一周左右拆除敷料，面颈部植皮可再继续加压包扎 1 ~ 2 天。口腔内由于皮片较薄，此时皮片大部分已成活，应进行张闭口的运动，锻炼 3 ~ 6 个月，以防皮片挛缩影响张口。

6. 皮片移植后的愈合　皮片移植到创面数分钟之后，创面的毛细血管即行扩张，有血浆渗出以供应皮片营养，维持皮片存活。血浆中的纤维蛋白可将皮片黏着于创面，并有助于创面新生毛细血管长入皮片内。约在18小时以后，创面的毛细血管与皮片的毛细血管即可发生吻合，皮片接受创面的血液循环；皮片下少量坏死组织、细菌与血凝块等可被血浆中的白细胞吞噬或溶解运走。因此，从生理上来说，48 ~ 72 小时后，皮片即已基本成活，术后8天已有足够的血运。如皮片未能与组织严密接触，或有渗血甚至血肿形成时，则皮片将不生长，并发生坏死，故严格的加压固定和彻底止血，对植皮的成活十分重要。

移植皮片成活后，产生大量纤维结缔组织，数周后皮片因此发生收缩，皮片愈薄，收缩愈大，因为在皮片与创面之间形成一薄层纤维结缔组织，故在几周内移植后的皮片较一般皮肤为硬；数月后，皮片下逐渐生长一薄层脂肪组织，细胞浸润逐渐消失，以后纤维组织逐渐减少，此时皮片方渐变软；再过数月后，神经末梢也开始生长，痛、触、冷、热觉也相继恢复，约一年后可完全恢复正常。在全厚皮片移植后，毛囊与汗腺可发生暂时退化现象，约一年左右方可开始逐渐重新生长。

（二）特殊技术 Special technique

1.网状植皮　网状皮片是断层皮片的特殊形式，通过网状切皮器械将断层皮片切出多数小孔，再经过专用塑料模板进行扩展，从而扩大皮片面积。网状皮片的面积可扩大到原断层皮片的1.5 ~ 6倍。网状皮片适用于有渗出的肉芽创面，如头皮大面积烧伤缺损，以及对皮肤弹性要求较高的受区，如眼睑皮肤缺损。网状皮片在头颈部应用价值有限，其明显的缺点是皮片的多数裂隙缺损须经再上皮化，最终外观仍呈网格状。皮片移植后应每日更换敷料，也可用弹性加压包扎法进行固定，以减轻创面瘢痕增生，提高植皮效果。

2.复合皮片　复合皮片包含两种或两种以上组织，在头颈部多用于修复鼻翼、外耳和眉毛缺损。外耳复合皮片是修复鼻翼缺损的理想供区，其优点是利用相应部位的外耳的解剖形态可最大限度恢复鼻翼缺损的轮廓，而且由于含有软骨，可避免术后收缩，修复效果稳定持久。常用供区是耳轮脚、对耳轮、耳屏和耳垂（含皮肤和脂肪），可根据缺损的形态和大小选择合适的部位。耳轮脚较平整，无边缘卷曲，最适于修复小型缺损，且其继发畸形较以耳轮为供区时为轻。

复合皮片对营养代谢条件要求较高，失败的可能性较大。由于移植体只能通过创缘与受区建立血液循环，在限定的时间内为移植体提供组织成活的基本血流量，成为手术的关键环节。为此，受区多选择血运丰富的外鼻。因为供区之间赖以建立血液循环的接触面积有限，精细的外科操作和止血处理尤为重要。复合皮片的长度和宽度限于 1.5 ~ 2.0cm 之内。

复合皮片移植后具有特殊性变化过程。移植后即刻呈苍白色，6小时后逐渐转为粉红色，24 小时后加深为青紫色，且可出现不同程度的肿胀。术后 3 ~ 7 天，若组织成活，颜色又转为粉红；若发生坏死，表皮变为痂皮样，或整个移植体变黑、皱缩，最终与创缘分离而脱落。

3. 毛发移植　复合头皮移植是修复眉缺损的重要方法。术前应对受区情况进行仔细检查，若局部存在瘢痕，移植体宽度不能超过5mm；受区条件正常时，宽度可达1cm。移植体的质地、形状及受区位置以对侧眉毛作为参考标准。

手术一般在局麻下完成。由于局部区域头发长轴的单向性与整个眉毛的多向性的差别，在做供区设计时，应使头发方向与条状移植体长轴成一定角度，以便更符合正常眉毛形态的要求。制取对侧眉毛模片，翻转后置于选择好的头皮供区，标好切口线，切缘方向应平行于毛干长轴以免损伤毛囊，切口深达骨膜。移植体切取后置于盐水中备用。按设计切除受区瘢痕，仔细止血，修整移植体，使毛囊层下方保留少量脂肪组织。受区只作皮肤缝合，伤口涂以抗生素油膏，松散包扎，一周后拆线。

圆形或椭圆形小型缺损，可用对侧相应区域眉毛－皮肤复合移植体水平旋转180°修复，供区常经潜行剥离后直接关闭（图 15-4）。

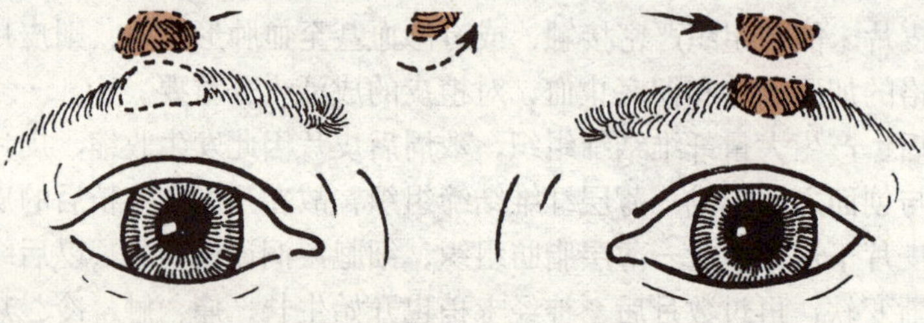

图15-4　眉毛－皮肤复合移植体修复对侧眉缺损

二、真皮及脂肪移植　Dermis-fat transplantation

真皮系去除了上皮层（表皮层）的皮肤组织，临床上常用于矫治颜面部凹陷畸形及颞下颌关节成形术时充填骨间间隙。

脂肪移植主要用于整复颌面部凹陷性缺损，恢复面容丰满度，使两侧对称。

临床经验证明，单纯脂肪移植后较其他组织移植后萎缩、吸收严重。如移植过程中，损伤较重，则吸收更多。脂肪组织对感染抵抗力也较低，易感染坏死。脂肪的中心部位有时还因血运欠佳而形成无菌性液化坏死。鉴于以上情况，目前多以真皮带脂肪或筋膜带脂肪的复合组织移植代替单纯脂肪移植，即使如此，移植后仍有一定程度的吸收。

近年来由于显微外科技术的进步，可行血管吻合血运重建的真皮脂肪，或单纯脂肪移植，只要成活，其吸收程度远远小于单纯游离移植，且可行大面积移植而无坏死之虑。血运重建的真皮脂肪移植的供区多选用腹股沟部，旋髂浅血管和腹壁浅血管均可供吻合，成功率也较高。

三、黏膜移植　Mucosa transplantation

黏膜移植也分为游离移植和带蒂移植两类。供黏膜移植的组织来源，多取自口腔内颊部，也可用唇、舌黏膜以及鼻中隔及腭部黏膜。由于组织来源有限，故临床应用不甚广泛，可用皮肤代替者，常用皮肤移植以代替之。

切取黏膜常可在局麻下用手术刀进行。由于黏膜极薄，均行不带脂肪的全层切取。口内两侧颊黏膜可在颊部前庭沟处附近切取，注意勿伤及腮腺导管。黏膜供区可直接拉拢缝合。移植在眼窝、口内之黏膜应按包膜植皮法处理。

唇红的缺损，则可用对侧唇黏膜或舌黏膜行带蒂黏膜瓣移植整复。

行唇颊沟加深术时，可考虑用硬腭黏膜游离移植重建唇颊沟。对肿瘤术后的颊黏膜后份缺损也可考虑用腭部岛状粘骨膜瓣转移修复，但修复的缺损不能大于硬腭的面积。

四、皮瓣移植 Flaps transplantation

皮瓣移植也称皮瓣转移（flap transfer）。皮瓣由皮肤的全厚层和皮下组织所构成。与游离皮片移植不同的是，皮瓣必须有与机体皮肤相连的蒂，或行血管吻合重建血循环后供给皮瓣血供和营养，才能保证移植皮瓣的成活。前者称为带蒂皮瓣移植（pedical flap transfer）；后者则称为游离皮瓣移植（free flap transfer），或血循重建或血管化游离皮瓣移植（revascularized or vascularized free flap transfer）。本节以带蒂皮瓣为重点内容。

（一）分类与特点 Classification

带蒂皮瓣在临床上可以分为若干类，目前较常用的是按转移形式与血供来源分类。

1．随意皮瓣（random flap）：也称皮肤皮瓣（skin flap）。此类皮瓣的特点是：由于没有知名血管供血，故在设计皮瓣时，其长宽比例要受到一定的限制。在肢体与躯干部位，长宽之比以1.5：1为最安全，最好不要超过2：1；在面部，由于血循丰富，根据实际情况可放宽至2～3：1，在血供特别丰富的部位可达4：1。随意皮瓣目前均属近位带蒂转移，按转移形式可有以下数种：

(1) 易位皮瓣（transposition flap）：又名对偶三角瓣或“Z”字成形术，是由皮肤三个切口连接成“Z”字而构成两个相对的三角形皮瓣彼此交换位置后缝合。两皮瓣的侧切口与中切口所形成的角度，一般以60° 为常用，此时三个切口的长度应基本相等，在两个三角形组织瓣交叉转移换位后，可增加其中轴长度的75%，从而达到松解瘢痕、恢复功能的目的，故这种皮瓣多应用于狭长形索状瘢痕挛缩的松解，也可用于恢复错位的组织或器官的正常位置与功能，以及用于长切口的闭合以预防术后瘢痕挛缩（图15-5）。此外，尚可根据治疗的需要考虑作多个附加切口，设置成连续的多“Z”形对偶三角瓣。

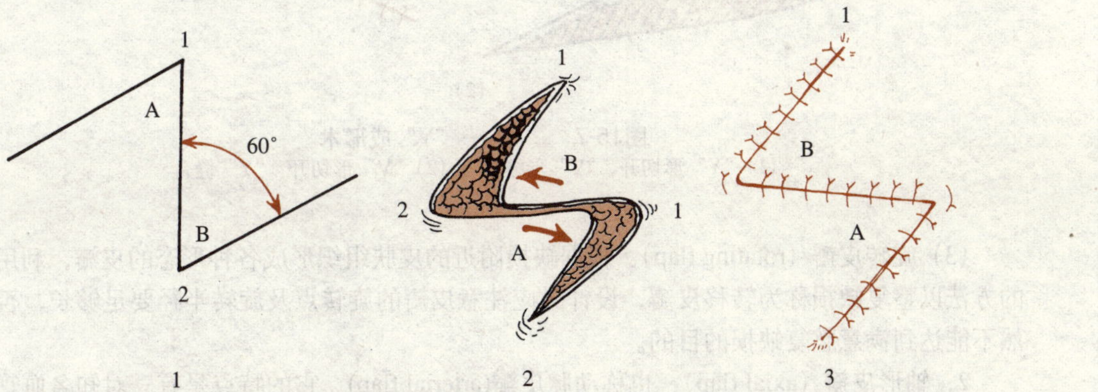

图15-5 “Z”字成形术示意（两瓣均为60° 时可纵向延长75%）

(2) 滑行皮瓣（sliding flaps）：又名推进皮瓣(advancing flap)。滑行皮瓣有一个蒂部。在接近缺损部位设计一个皮瓣，分离后利用组织的弹性，将其滑行到缺损部位以整复创面（图15-6）。皮瓣的设计应略大于缺损，因皮瓣形成后略收缩。切取皮下脂肪的厚度，应视缺损处需要而定。

临床上为了增加或缩短某一组织的长度和厚度而常用“V”或“Y”成形术，也属于滑行

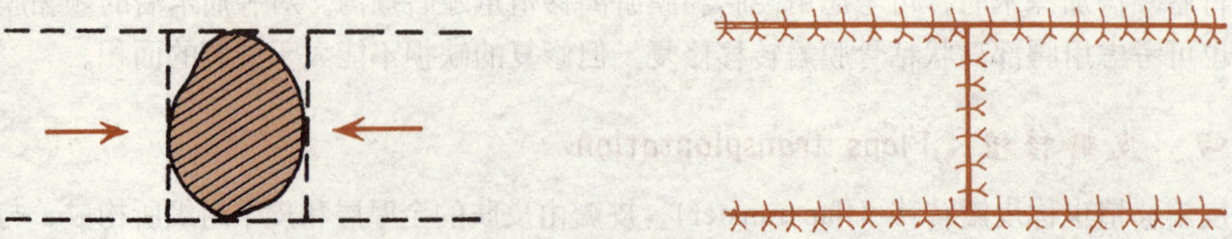

图15-6 滑行皮瓣

皮瓣的一种。在皮肤上作“V”形切口，分离三角形皮瓣及两侧皮下组织，利用组织的收缩性，使三角皮瓣后退，再将切口缝成“Y”形，可以使皮肤的长度增加，宽度缩小。反之，在皮肤上作“Y”形切口，分离三角形皮瓣及在直切口两侧行潜行分离，利用组织的弹性，将三角形皮瓣向前推进，把切口缝成“V”形，则可使皮肤长度缩短，宽度增加（图 15-7）。

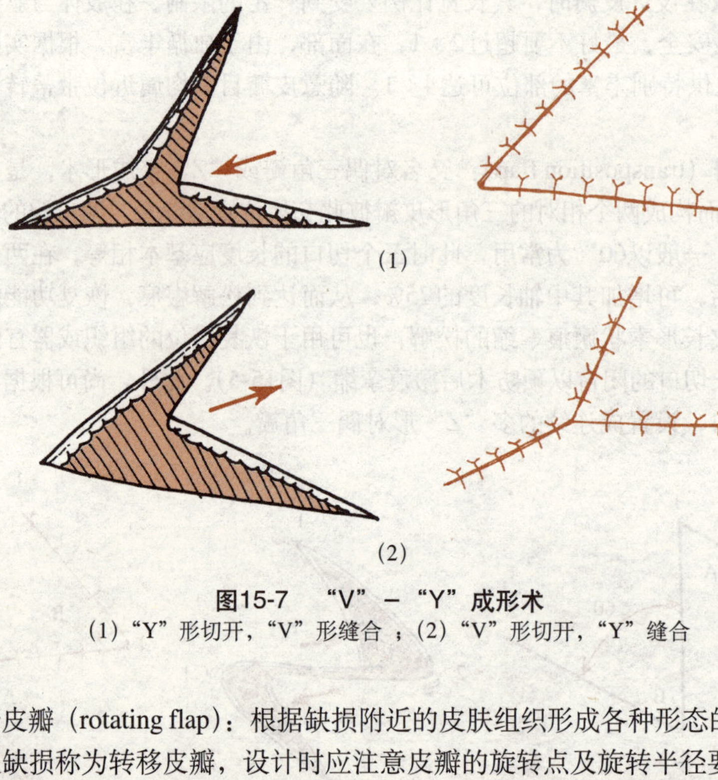

(1)

(2)

图15-7　“V”－“Y”成形术
(1)“Y”形切开，“V”形缝合；(2)“V”形切开，“Y”缝合

(3) 旋转皮瓣（rotating flap)：根据缺损附近的皮肤组织形成各种形态的皮瓣，利用旋转的方法以整复缺损称为转移皮瓣，设计时应注意皮瓣的旋转点及旋转半径要足够长，否则仍然不能达到满意整复缺损的目的。

2．轴形皮瓣（axial flap)：也称动脉皮瓣(arterial flap)。它的特点是有一对知名血管供血和回流，因而只要在血管的长轴内设计皮瓣，一般可不受长宽比例的限制。上述旋转皮瓣、滑行皮瓣等也均可以轴形皮瓣的形式转移。除此外，作为含有知名血管的轴形皮瓣常以岛状皮瓣或隧道皮瓣的形式转移。轴形皮瓣常用的有以下两种形式：

(1) 岛状皮瓣（island flap)：岛状皮瓣指一块皮瓣仅含有一血管蒂，它的特点是蒂长，经过皮下转移灵活，由头皮转移行眉再造常用此法。

(2) 隧道皮瓣：隧道皮瓣指皮瓣必须通过皮下或深部组织进行转移。与岛状皮瓣不同的是：除含有知名血管外，蒂部的横径与皮瓣的横径相一致，仅仅在通过隧道的部分蒂部被去除了表皮。因此，所谓隧道皮瓣实际上是岛状皮瓣与皮下皮瓣的结合和发展。

修复口腔颌面部缺损时，以隧道皮瓣应用最多，皮瓣可通过皮下隧道修复面部缺损，也可通过颧弓下隧道修复口腔及口咽缺损（图 15-8）。

这种皮瓣的最大优点是手术可一次完成，而不需二期断带或修整。

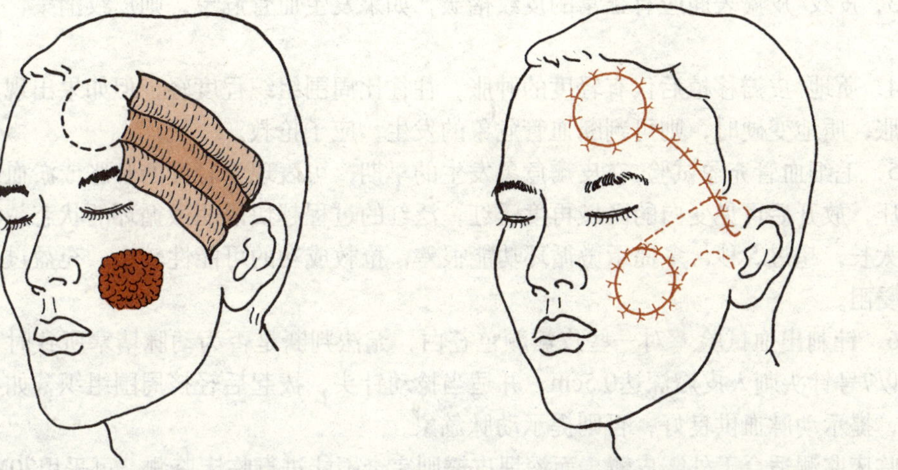

图15-8　隧道皮瓣示意额部隧道瓣通过面部皮下隧道修复皮肤缺损

（二）皮瓣的延迟 Delay of flap

皮瓣延迟手术的主要机制为增加皮瓣的血液供应，提高组织对缺氧的耐受性，以及阻断部分静脉短路回流。

延迟手术引起去交感神经化，从而大幅度削弱去甲肾上腺素的作用是局部血流增加的机制之一。皮瓣形成后 24 ～ 48 小时内去甲肾上腺素基本释放完毕，待儿茶酚胺的贮量也耗尽时，皮瓣则进入相对的去交感神经化状态，血管对肾上腺素类药物的敏感性提高，称为肾上腺素高敏状态。

通过延迟手术，皮下网状层血管数量增多，侧支循环的建立和大血管沿长轴的再定向分布是单蒂皮瓣远端血运供应增加的另一重要因素。炎症和轻度缺血造成的血管扩张剂的释放也使皮瓣长轴向血流分布情况得到改善。

（三）皮瓣成活的监测 Monitoring of flap

游离皮瓣移植后要保持室温在 25℃左右，以防血管痉挛；同时应用扩张血管及抗菌药物。头颈部体位要适当制动以免压迫静脉回流。术后创口内行负压引流者，其负压压力要适当。压力过大可直接压迫静脉回流；压力过小可因积血、积液而间接压迫静脉。

术后72小时是游离皮瓣最容易发生血管危象的时间。动物试验和临床观察均发现，皮瓣危象能否抢救成功，取决于对微循环障碍的早期发现和对受损血管的及早探察。切勿延误时机，经验指出，药物治疗是无益的，过多的等待观察，最终将导致全部失败。手术后皮瓣监测的目的是及早发现皮瓣灌注受损的征象，目前常用的方法仍是临床观察，包括观察皮瓣的颜色、温度、充盈情况、针刺出血情况等。

1．颜色　皮瓣的颜色应与供区皮肤颜色一致，有些病例术后 1 ～ 2 天内颜色稍显苍白，多属正常现象，应结合其他体征加以判断。如皮瓣颜色变暗、发绀，说明静脉淤血；如为灰白色，则表示动脉缺血，应及时探察。

2．温度 皮瓣移植后多有温度下降情况，尤其在寒冷的冬季，但一般不应低于皮温的3～6℃。皮瓣温度降低时可对皮瓣加以保温处理，可于表面覆盖棉垫，并以白炽灯距离30cm以外行照射加温，以保持正常的血循环。如果温度过低，加上颜色的变化（暗紫或灰白），则应探察、抢救。

3．皮纹 皮瓣表面应有正常的皮纹褶皱，如果发生血管危象，则皮纹消失，可见皮瓣肿胀。

4．质地 皮瓣移植后仅有轻度的肿胀，往往比周围组织程度轻，但如果出现皮瓣区域明显肿胀，质地变硬时，则可判断血管危象的发生，应予抢救。

5．毛细血管充盈试验 在皮瓣危象发生的早期，可表现为轻度的肿胀或淤血现象，以手指轻压，放开后可见变白的区域再度泛红，泛红的过程越快说明微循环的状态越好，如果该过程太长，超过5秒，多提示微循环功能很差，抢救成功的可能性较小。充盈过快反映静脉回流受阻。

6．针刺出血试验　对一些皮瓣颜色苍白，无法判断是否为动脉堵塞所致时，可采用此法，以7号针头刺入皮瓣深达0.5cm，并适当捻动针头，拔起后轻挤周围组织，如见鲜红血液流出，提示动脉血供良好，否则提示动脉危象。

临床监测适合于外露皮瓣，而深埋皮瓣则完全不能进行临床监测，可采用20MHZ脉冲多普勒或埋入式激光多普勒进行监测。

五、肌肉瓣和肌皮瓣移植　Muscular and myocutaneous flap transplantation

（一）肌肉的血管解剖 Vascular anatomy of muscle

肌肉的血供方式是复杂的，Mathes将可形成肌肉瓣的肌肉血供分为五种类型（图15-9）：

Ⅰ型：即单一血管蒂，进入肌肉的营养血管只有一组，如腓肠肌、股直肌、阔筋膜张肌等。

Ⅱ型：即优势血管加小血管蒂，有一至两个大血管蒂束，从肌肉的起点和止点进入，另外亦有一小血管蒂，此类肌肉有颈阔肌、胸锁乳突肌、斜方肌、颞肌以及股外侧肌等。

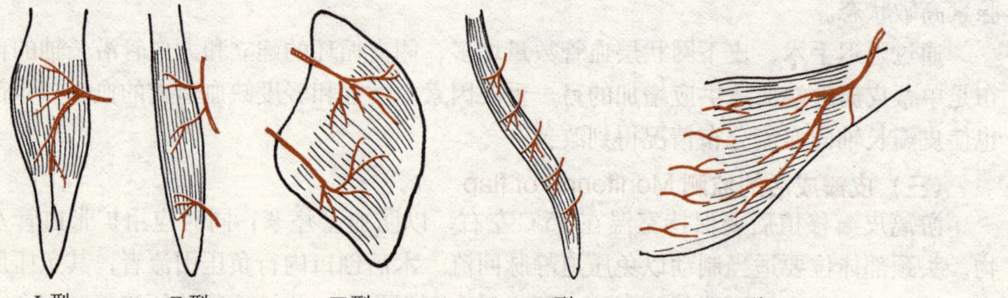

图15-9　肌肉血管供应的5种类型

Ⅲ型：即有两个优势血管，或称双大血管蒂，两个大血管蒂起自不同的大动脉，如臀大肌、腹直肌等。

Ⅳ型：即节段性血管蒂，一块肌肉由几组节段性血管供养，如缝匠肌、胫前肌等。

Ⅴ型：即一个优势血管蒂，加次要的节段性血管蒂，又称一大血管蒂加节段性血管蒂，如胸大肌、背阔肌等。

由此可见，肌肉的血供大多数是多源化的，各动脉之间有丰富的吻合支，但有一支管径最粗，供给该肌大部分血液，称为主要营养动脉。在临床应用时应力争保留或吻合这支主要的营养动脉以确保肌瓣或肌皮瓣的成活。

（二）肌皮瓣表面皮肤的血供方式 Stylesof blood supply for the skin of myocutaneous flap

皮瓣表面皮肤的血供方式可以细分为三种情况（图 15-10）。

1. 肌肉皮肤血管穿支　简称肌皮穿支，是节段性血管和皮肤血管系统之间的连接血管，这些血管不仅在肌肉内有分支，而且有无数分支穿出肌膜及深筋膜，以近似垂直方向进入皮下脂肪层形成皮下血管网而成为肌皮穿支。这是营养皮肤的主要形式。

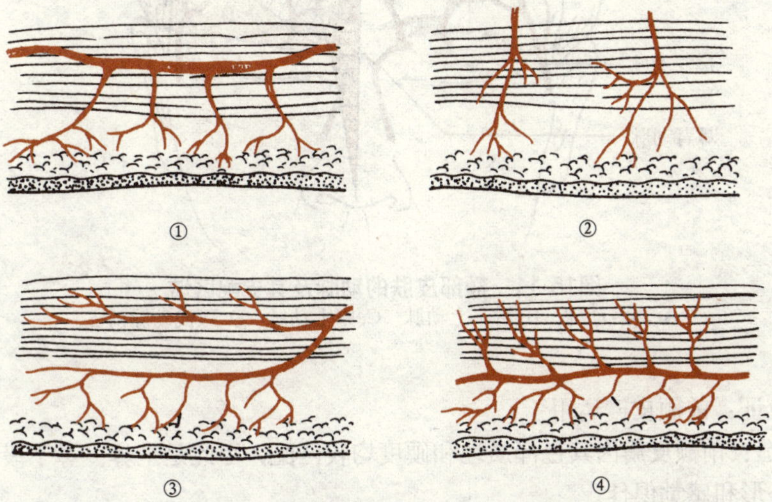

图15-10　肌肉皮肤血供的多样性

① 如颜面表情肌型　② 如阔筋膜张肌型　③ 如臀大肌型　④ 如背阔肌型

2. 血管缘支　肌皮血管缘支是肌皮动脉发出的侧支，主干没有穿过肌肉实质，而是沿着肌肉边缘的肌间隙进入皮下层，营养皮肤。

3. 皮下血管网　通过皮下血管网，肌皮瓣表面的皮肤可与邻近皮肤间的血管网形成广泛的吻合支，从邻近皮下获得部分营养，又可分为以下类型：①由在肌肉之上水平走行的主干血管向上下发出肌支和皮支，如颜面表情肌等。②皮支与肌支分为两条，各自单独走行，如阔筋膜张肌等。③来自肌肉下方的血管在途中向肌肉发出分支，并贯穿肌间或肌肉，其终支再分布至皮肤，如臀大肌等。④在肌肉间走行的肌支，向皮肤发出数个垂直的穿支，如背阔肌等。

（三）口腔颌面部常用的肌皮瓣 Myocutaneous flaps used commonly in oral and marillofacial region

1. 前额皮瓣（forehead flap）　前额皮瓣属典型的轴形皮瓣，常用于整形修复外科，很早就应用于鼻缺损的修复。近十余年来，由于对其血供有了进一步的认识，应用范围更加广泛。

（1）应用解剖：前额皮瓣一般包括皮肤、皮下组织和额肌连接紧密的三层组织，供应皮瓣的血管和神经均位于皮下组织内，被纤维组织包绕和固定。前额皮瓣的血液供应主要包括两个系统：颞浅动脉的额支和眶上动脉及滑车上动脉，这两组动脉之间有丰富的吻合支呈网状分布，以任何一支动脉为供应血管均可确保整个皮瓣的成活。颞浅动脉额支在耳屏前方约 3 cm处发出，平均外径1.6mm，向前走行至发迹内。滑车上动脉在眶的内上角穿眶隔向上走行，外径超过0.6mm。眶上动脉出眶上孔上行于额部。以上动脉均有同名静脉伴行。皮瓣的神经支配有面神经颞支，滑车上神经和眶上神经（图 15-11）。

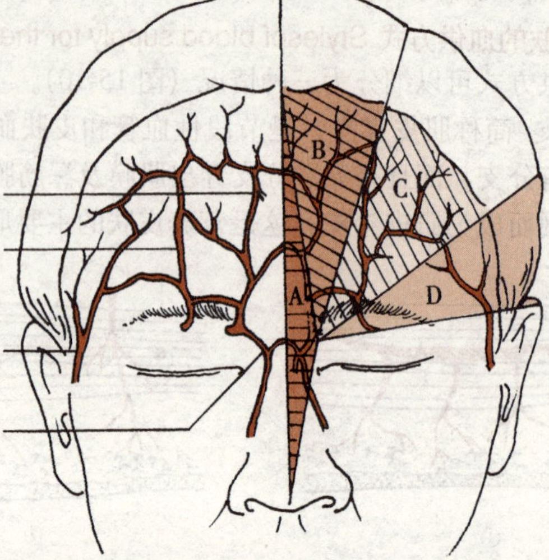

图15-11　额部皮肤的动脉及其支配区域
A. 鼻背动脉　B. 滑车上动脉　C. 眶上动脉　D. 颞浅动脉前支

（2）适应证：前额皮瓣运用于：

1）鼻再造：前额皮瓣因其色泽质地和硬度均较匹配，因此是全鼻、鼻下段和半鼻再造的首选材料，外形和感觉俱佳。

2）颊部缺损重建：如为包含口角的颊部洞穿性缺损，可用前额皮瓣反折成两层修复，内层修复黏膜，外层修复皮肤，反折处修复口角。

3）口底和咽部缺损的修复：可以采用过中线的前额皮瓣进行口内缺损的修复，不经延迟同样成活良好。

4）唇再造：对于不能用邻近组织修复的唇部广泛缺损，可采用双蒂的前额皮瓣修复。

2. 胸三角皮瓣（deltopectoral flap）　胸三角皮瓣位于胸上部，由胸廓内动脉的穿支（perforating branches of interal thoracic artery）供应。此皮瓣的皮下组织较薄，皮肤的质地颜色和厚度均和面颈部皮肤类似，是面颈部组织缺损修复的良好供区。

（1）应用解剖：胸三角皮瓣位于锁骨下，第四肋间以上的区域，属轴型皮瓣，其血供来自胸廓内动静脉的穿支。胸廓内动脉在胸骨外缘约 1cm 的区域发出肋间支穿肋间肌进入皮下。第二、三肋间穿支较粗，直径可达0.8～1.2mm，可作为胸三角皮瓣的主要供血动脉。如果需要皮瓣面积较大时，可切取包括三角肌表面皮肤在内的扩大胸三角皮瓣，皮瓣的一端以胸廓内动静脉的肋间穿支为蒂，另一端以营养三角皮瓣的旋肱后动脉皮支为蒂（图 15-12）。

胸三角皮瓣比较适合于修复面颈部较大范围的皮肤缺损，可转移到颈部、颧颊、口腔内甚至颞部等受区。根据缺损部位和修复要求，可通过延迟手术增加皮瓣的长度，必要时可延长至上臂中份。

关于胸三角皮瓣的解剖层次有两种意见，其一是在深筋膜的浅面进行分离，其二是将深筋膜和胸大肌肌膜与皮瓣一并翻起，以降低损伤皮瓣营养血管的可能。无论采取深筋膜浅层

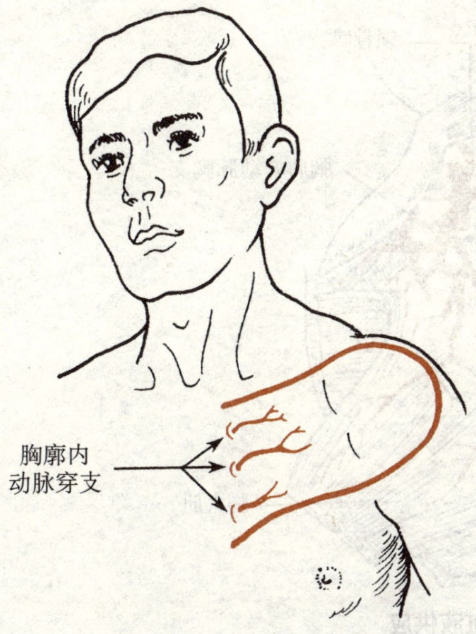

图15-12　胸三角皮瓣：标准设计及其轴形血管－胸廓内动静脉系统穿支分布

或深层解剖方法，皮瓣内侧解剖界限均为胸骨外侧 2cm，即胸廓内动脉肋间穿支进入皮瓣后约 1 cm 处。

(2) 转移方式：胸三角皮瓣可以以下几种方式转移：

1) 皮瓣的远端用于修复缺损，断蒂后其余部分复位至供区。若皮瓣远端与受区接触面积足够大，则可于断蒂时一次完成修复，否则应至少在断蒂后一周再进行修复手术。对于供区创面的处理，目前主张只在剩余皮瓣复位后无法覆盖的区域植皮，其余创面在皮瓣复位前做相应抗感染处理，在断蒂手术中用剩余皮瓣直接覆盖。

2) 皮瓣的远端和蒂部同时用于修复全颈部广泛缺损，在这种情况下皮瓣训练成为断蒂手术前不可缺少的步骤，否则近蒂部组织断蒂后容易坏死。皮瓣训练常需持续一周时间。

3) 间接转移方式，如先将皮管远端转移至颌下或耳后，经训练断蒂后最终转移至受区。

胸三角皮瓣供区距面颈部较近，皮瓣色泽质地比较符合面颈部外观要求。由于有可靠的血液供应，皮瓣转移较安全。如皮瓣较长，需先行延迟术。皮瓣形成转移等步骤，应注意勿损伤轴型血管，勿对皮瓣产生过度扭曲、压迫或牵拉等不利影响。皮瓣用于修复口腔内缺损时尤应注意预防感染。

3. 胸大肌皮瓣（pectoralis major myocutaneous flap）　胸大肌（pectoralis major muscle）位于胸廓前上部，起自胸骨、锁骨、胸锁关节及第一至第六肋软骨的前面和腹直肌鞘，止于肱骨大结节嵴。胸大肌的血供主要有三个来源，即胸肩峰动脉（thoracoacromial artery）的胸肌支及三角肌支，腋动脉的胸肌支和胸廓内动脉（internal thoracic artery）的前肋间动脉和穿支。此外，胸最上动脉和胸外侧动脉的分支也供应胸大肌，这些血管之间存在广泛的吻合（图 15-13）。

胸大肌皮瓣的血供以胸肩峰动脉的胸肌支（pectoral branch of thoracoacromial artery）为主。血管以及胸外侧神经在胸小肌锁骨喙突附着处内侧穿出胸锁筋膜。锁骨喙突内侧2～3cm是血管神经束进入胸大肌的重要标志点。血管的主干和主要分支并不立即进入肌肉实质内，而是在肌肉的深面向内下方走行，沿途发出小支进入肌肉。

胸大肌复合组织瓣有肌皮瓣和肌蒂岛状瓣两种形式。岛状瓣的皮瓣部分多位于乳头的下方，相当于第六肋骨水平。皮瓣的范围可大于下方的胸大肌，一般不应超过肌肉边缘的 3～4cm，且皮瓣部分应与腹直肌筋膜一并掀起。女性患者由于乳房的存在，特别是乳房形态和大小的差异，在设计皮瓣延长扩大的范围和方向时需要给予特殊考虑。皮瓣主要向内侧而不是向外侧和下方延伸。组织瓣以皮肤肌肉复合蒂形式应用时，相互平行的皮肤切口应以血管为轴，宽度主要由缺损范围决定。肌肉切口基本与皮肤切口一致。如果以肌蒂皮肤岛状瓣形式应用时，首先在相应部位标定皮瓣范围，切口深达肌肉或筋膜。下一步骤是暴露肌蒂并确定血管在肌蒂内。肌蒂一般与皮岛等宽。切断肌肉后将组织瓣自胸壁肋骨肋间肌和胸小肌浅面

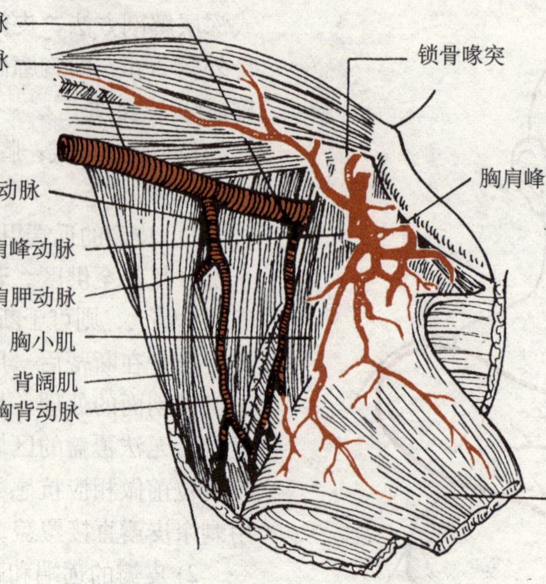

图15-13　胸大肌的血液供应

游离掀起，解剖范围可达锁骨喙突附近（图15-14）。手术过程中应注意保护血管蒂，尽量避免各种不良因素的影响。供区的继发性缺损，视其宽度及其周围组织移动性等情况可直接拉拢缝合，局部瓣转移或游离植皮覆盖。

胸大肌的主要供应血管位置恒定，易于解剖。因血运丰富，一般不需延迟手术即可形成较大范围的组织瓣。皮瓣的蒂较长，常可在无张力的情况下转移，用于修复口底、咽部、颌下及颈部较广泛的软组织缺损。由于皮瓣组织量大，有利于充填面部凹陷性缺损，消灭死腔。去除表皮后可形成真皮脂肪肌肉瓣，适用于矫正面颈部大范围凹陷性缺损。

4. 斜方肌皮瓣（trapezius myocutaneous flap）斜方肌（trapezius muscle）为三角形扁肌，底向脊椎，尖向肩峰，起自上颈线内侧、枕外隆突、颈韧带及胸椎棘突，止于锁骨外1/3，肩峰和肩胛骨。斜方肌的血供以颈横动脉（transverse cervical artery）的分支为主，此外还接受肩胛上动脉、枕动脉、耳后动脉、椎动脉和肋间动脉的分支。颈横动脉发自甲状颈干或锁骨下动脉，穿过臂丛后，多自斜角肌的前缘走行，其投影位于锁骨上缘上方2.5cm并平行之。在肩胛提肌前缘，血管又分为深浅两支，深支走行于肩胛提肌的深面，浅支位于肩胛提肌与斜方肌之间并再分为升降两支。升支向枕部斜方肌附着方向走行，降支向斜方肌下部处走行。颈横动脉的伴行静脉解剖变异较明显，最终汇入锁骨下静脉。斜方肌受副神经支配。

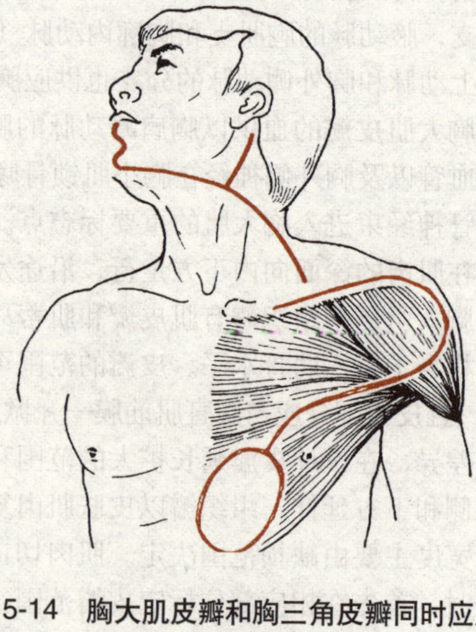

图15-14　胸大肌皮瓣和胸三角皮瓣同时应用修复口内外缺损的设计

斜方肌皮瓣系多源性血供，在皮下形成

丰富的血管网，同时该肌皮瓣组织量大，可满足不同类型的组织缺损修复的需要。临床上可制备成上斜方肌皮瓣、侧方斜方肌皮瓣、下斜方肌皮瓣以及斜方肌复合组织瓣等多种类型（图15-15），其适应证较广：①外伤所致的头面部及颈部组织缺损，如头皮撕脱伤后颅骨大面积外露和面颈部重要血管神经暴露等。②用于颌面部及颈部大面积瘢痕挛缩的矫治。③用于颌面部及颈部放射性溃疡以及炎性病灶切除后的组织缺损。④肌皮瓣去除表皮后用于充填面部凹陷畸形。

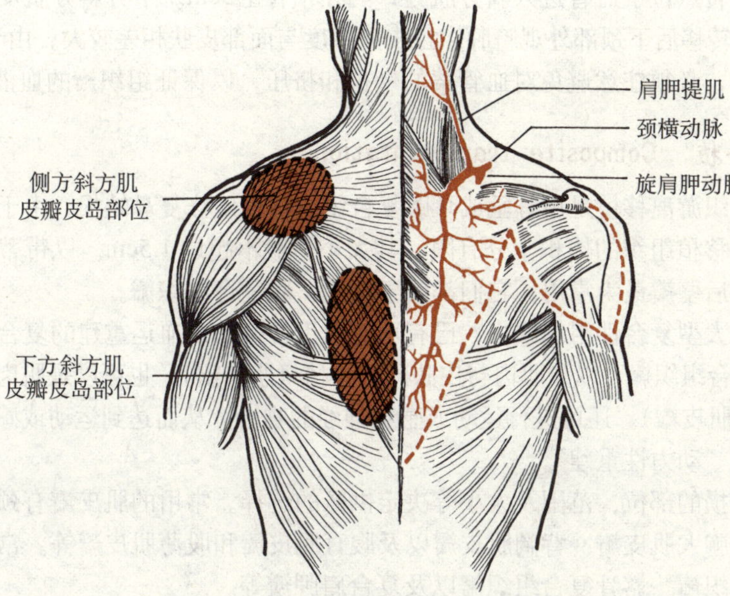

图15-15　斜方肌的血液供应及设计

斜方肌皮瓣可分为以下三种类型：

（1）上方斜方肌皮瓣(upper trapezius myocutaneous flap)：该组织瓣由Mccraw在1979年首先提出，包括斜方肌上部的肌肉筋膜和皮肤，主要的营养血管是枕动脉和颈横动脉的上行分支。皮瓣的旋转中心位于乳突下5cm处，前界不超过斜方肌前缘，后界至项后中线，下缘在肩胛冈之上，面积约为(6～10)×30cm，适于修复口底，咽侧壁和面颈部缺损。由于组织瓣内含有肌肉成分，明显地提高了应用的安全性。必要时可形成肌蒂岛状瓣，更便于组织瓣的转移及供区缺损的关闭。

（2）侧方斜方肌皮瓣(lateral trapezius myocutaneous flap)：侧方斜方肌皮瓣最早由Demergasso报道用于颌面部缺损的修复。肌皮瓣的前界是斜方肌前缘，沿肩胛冈向后方延伸，下方为用于修复缺损的皮瓣供区。为保证皮肤和肌肉组织成分中均包括所需要的血管，肌皮瓣范围必须达到颈横动脉在斜方肌深面消失之处，即锁骨上5cm左右。由于动脉解剖并不恒定，静脉回流也存在颈外静脉或锁骨下静脉两种途径，因此首先应在近蒂部进行解剖，以确定血管是否存在及其长度。解剖范围必须包括整个颈后三角。血管一般在锁骨上缘5cm处进入斜方肌，故此点可作为测量肌蒂长度的标志，然后再按血管走行确定肌皮瓣中用于修复缺损的皮瓣的位置和范围。将皮瓣或皮岛与其下方等宽度的斜方肌蒂从肩胛提肌浅面游离掀起，直达斜方肌前缘。肌皮瓣转移可与颈淋巴结清扫术同期完成。根治性颈淋巴结清扫术包括颈后三角的清扫和胸锁乳突肌的切除，因此颈横动脉已暴露在术野中。颈后三角的下部恰为组织瓣转移后肌蒂所在的部位，因此对肌皮瓣转移而言，并没有增加更多的外科操作步骤。但肌皮瓣转移与功能性颈清联合应用时，则必须增加颈后三角下部暴露血管蒂的手术步骤。组织瓣应经胸锁乳突肌的下方转移，以免对血管蒂造成牵拉。

(3) 下方斜方肌皮瓣(lower trapezius myocutaneous flap) Baek 和Mathes (1980) 分别报道以颈横动脉为主要血供的下方斜方肌皮瓣修复颌面部缺损。下方斜方肌皮瓣以颈横动脉系统的降支为蒂，血管在斜方肌深面走行并进入肌肉。斜方肌皮瓣的下方包括宽度相等的皮瓣和肌蒂。组织瓣的旋转点位于血管进入斜方肌处，约在锁骨上5cm。下方斜方肌皮瓣的问题之一是肌蒂较肥厚，转移后下颈部外观臃肿，且皮瓣厚度与面部皮肤相差较大。由于皮瓣厚重，在向前上方转移后，必须注意避免对血管蒂的牵拉和挤压，以保证组织瓣的血液循环。

六、复合移植 Composite transplantation

最早的复合组织游离移植是用耳垂或耳廓复合组织移植以修复鼻缺损，由于不能行血管吻合重建血运，致移植组织的体积十分有限，其大小一般不超过 1.5cm。以带蒂复合组织瓣论，则以舌瓣和咽后壁瓣最为常用，它们都属于黏膜、肌复合组织瓣。

目前对颌面部大型复合性组织缺损，已有可能应用带蒂的或血运重建的复合组织瓣游离移植一次成功。复合组织瓣可以是肌肉与皮肤同时移植（肌皮瓣），也可以是肌肉、皮肤和骨骼的复合移植（骨肌皮瓣）。还可进行运动或感觉神经的吻合，从而达到运动或感觉的功能重建目的，即所谓的“动力性重建”。

临床上根据缺损的部位、范围及大小等决定供区的选择。常用的肌皮瓣有颈阔肌皮瓣、胸缩乳突肌皮瓣、胸大肌皮瓣、背阔肌皮瓣以及腹直肌皮瓣和股薄肌皮瓣等。常用的骨肌复合瓣有腓骨复合组织瓣、髂骨复合组织瓣以及复合肩胛瓣等。

七、骨移植 Bone graft

骨移植可用于修复颌骨缺损以恢复咀嚼、语言等功能，也可用于整复凹陷性缺损，从而达到美容的目的。

临床上，下颌骨缺损常是行骨移植的主要指征。颧骨、鼻骨、额骨甚至颅骨缺损时，也可借助骨移植以恢复外形。上颌骨缺损也可借助骨移植以恢复外形和咀嚼功能（详见上颌骨重建章节）。

（一）骨骼来源 Source of bone graft

一般以自体骨移植为主。骨骼可取自患者本人的第 7、8、9 肋骨，髂骨的髂嵴及颅骨。异体骨多由骨库贮存，来自异体胸部手术时去除的肋骨或新鲜尸体的下颌骨及肋骨、髂骨。由异体骨引起的免疫排斥反应至今未完全解决，一般来说，成功率与远期效果均不及自体骨移植。

近年来诱导成骨的研究为修复骨缺损提供了另一途径。其中，从动物的骨基质中提取的骨诱导活性蛋白－骨形成蛋白（BMP）已用于临床，取得了初步效果。此外，在动物试验中还发现，陶瓷化异种骨、胎儿冷冻骨或各种异体骨与自体骨复合移植，均可以大大提高与加快骨的形成。

（二）骨移植的种类与特点 Classification and features of bone graft

目前骨移植可分为以下四种类型：

1. 单纯游离骨移植 其特点是行整块（或段）移植，包括骨密质、骨髓，有时还伴以骨膜。这种骨移植必须在受植区无感染的情况下才可进行。有污染的条件下行植骨时（如下颌骨切除后立即植骨），必须妥善封闭、严密缝合口腔黏膜，同时以大量抗生素控制感染，才能获得成功。如受植区有严重的瘢痕、软组织不足或血循欠佳，常不能保证植骨成功，也均被列为单纯游离骨移植术的禁忌证。

单纯游离骨移植后的愈合过程，一般公认系植入骨逐渐吸收，新生骨逐渐长成，即所谓爬行替代学说。骨愈合过程中，在显微镜下可见移植骨处有较多的破骨细胞及成骨细胞聚集；增生的破骨细胞紧附于哈佛管的周围，并不停地吞噬骨组织和再造新的骨组织，直到最后整个植入骨块完全消失，而代之以新的生活的骨组织。

单纯游离骨移植术的优点是简单易行，但有时塑形困难；植骨可发生部分吸收甚至完全吸收是其缺点。

2．成形性松质骨移植术　也称松质骨粒及骨髓移植术。其特点是以金属网或涤纶网做成的颌骨支架固定于颌骨缺损区，然后取髂骨松质骨及骨髓填入盘内，经成骨细胞活跃钙化后，可形成整段骨块。如无特殊反应，支架可任其存于体内；如出现排斥反应，可再次手术取出支架，但骨质保留而不影响最终效果。

这种植骨法的最大优点是松质骨抗感染力强，易成活；由于支架可任意成形，外形恢复好；操作也比较简单。其缺点是不能用于感染区、瘢痕区或软组织缺少时的植骨。其愈合机制与单纯游离植骨术基本相同，但其进展迅速，钙化过程短。

3．带肌蒂的骨移植术　常用的带蒂骨肌瓣有胸锁乳突肌带锁骨、胸大肌带肋骨、斜方肌带肩胛骨以及颞肌带颅骨等。这种带肌蒂骨移植的目的在于通过肌蒂部的血供来增加骨骼的营养，从而减少骨移植后的吸收率及增加移植成功率。但由于这种骨组织的营养基本来自骨膜，抗感染力不高，有时仍可因继发感染而遭致骨坏死或吸收。

本法的缺点是转移方向骨段的长度受到一定限制，仅适于整复下颌骨体段的中小型缺损。

4．血管吻合的游离骨移植术(revascularized free bone graft)　也称血管化游离骨移植术(vascularized free bone graft)，是应用显微外科技术行血管吻合，血循重建的一种新的骨游离移植技术。这种骨移植术的最大优点是可以不中断骨质的血供，可望获得骨的原位早期愈合，而不必经过传统植骨的爬行替代过程。术后核素扫描结果证明，与传统的单纯游离骨移植比较，二者在核素吸收上有显著的差别：后者早期缺乏血供，前者血供十分丰富。从X线片上也可以看出血管吻合的移植骨块骨小梁清晰，骨密质呈现明显，这些都证明这种骨移植方法的骨质愈合过程与传统植骨方法有根本不同。由于移植骨本身血供丰富，因此骨块的抗感染能力强，在瘢痕区、放疗区，甚至有慢性感染灶区也可移植成功。

临床上目前应用最广泛的是腓动脉供血的腓骨移植和旋髂深动脉供血的髂骨移植。以肋间动脉供血的肋骨移植，因常需要开胸切取供体，故不易推广。

必须指出的是，本法需要的技术条件较高，手术较复杂，因而不宜滥用，只有在传统的植骨方法不能解决者才选用本法，其具体适应证是：①存在慢性感染行立即植骨整复者；②有皮肤和黏膜缺损需同期修复者；③经过大剂量放疗或多次手术、外伤，致受区有广泛瘢痕、血供不良者。

（三）骨移植的注意事项 Tips of bone graft

1．全身情况必须良好，术前应保持口腔卫生，拔出残根，龋牙应予治疗，牙石、牙垢应予洁治。

2．选择适当的供骨区，骨缺损较少时可考虑就地取材，用健康的邻近下颌骨下缘的骨质整复。下颌骨体部缺损主要选用髂骨；半侧下颌骨或全下颌骨缺损时，目前主要选用腓骨，可进行骨段的切开塑形以适应下颌骨的外形。

3．移植骨段与颌骨断端固定方法，传统上有骨间固定、颌间固定和口外固定三种，目前随着材料学的进展，骨间坚强内固定技术的应用日益普及。

（四）异体骨的保存和处理 Preservation of variant bone

由于异体骨来源丰富和免疫学研究的进展，异体骨甚或异种骨的应用日益受到重视，这就需要建立相应的骨库来保存异体骨。目前有两种保存方法：一是用低温冷藏，即在无菌包装下保存在液氮中；另一种方法是干燥冷冻骨，将骨组织脱水后保存于密闭容器中，再低温保存。低温有助于去除抗原，对异体骨的成活及减少排异十分有利。近年来也有实验研究指出异体骨经脱钙处理后，能去除抗原和保持诱导新骨生成的能力，但尚待进一步更多的临床资料证实其远期效果。

八、软骨移植　Cartilage transplantation graft

软骨移植在颌面部整复手术中应用也较多，多用于填塞凹陷和恢复下颌升支的缺损。

（一）软骨来源 Source of cartilage graft

多取自体新鲜软骨，也可采用经过无菌处理冷藏、无皮肤病及传染病的异体新鲜尸体软骨。通常用的供骨为肋软骨。在修复小型缺损时，也可用鼻中隔软骨或耳廓软骨。

（二）操作技术 Procedures

1．肋软骨　可在全麻或局麻下进行。于第7、8、9肋软骨汇合处做切口，切开皮肤，分开肌肉与骨膜，露出软骨。按需要量切取适合的软骨块。最后分层缝合切口（图15-16）。切取软骨时应注意慎勿穿通胸膜，以免造成气胸。

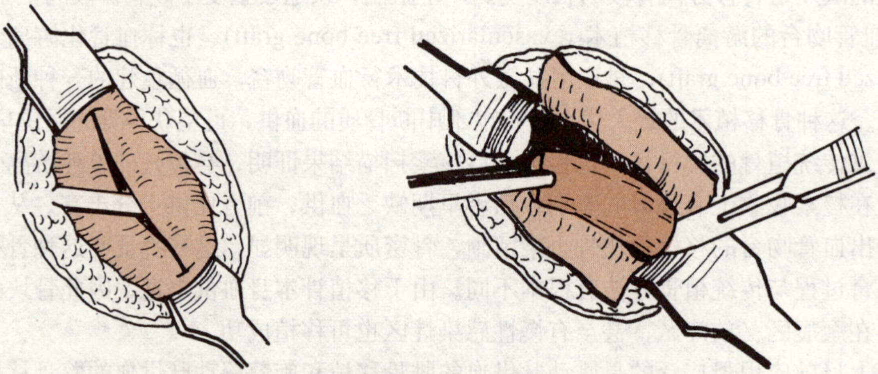

图15-16　肋软骨切取法

软骨块取下后，可修剪成适合缺损处的形状及大小，然后植入缺损处皮下包埋固定。

软骨移植后，有时可能发生弯曲变形，移植前如将软骨块放在生理盐水中，煮沸10分钟后再行移植，则不易变形，但容易发生吸收是其缺点。

自体软骨移植后，组织学上一般仅有轻微的细胞反应，并有扩张的毛细血管和结缔组织包绕软骨。异体软骨移植时，应将骨膜去除，甚至将其外层软骨去除，以减轻排斥反应。软骨无骨髓腔，仅富有较多成熟的软骨细胞，故排斥反应比异体骨移植小，因此异体软骨移植的效果也较好。

2．鼻中隔软骨及耳廓软骨　多适用于鼻部轻度凹陷畸形及鼻翼畸形的修复。

鼻中隔软骨多在局麻下切取，一般取中心部位。组织量较小是其缺点。耳廓软骨可取自耳廓边缘，多为软骨与两面皮肤整体切取，呈“三明治”式的复合组织移植，可用于鼻翼缺损的修复。也可取自耳廓中央区域软骨，自耳廓背面切开皮肤切取。可以单独取软骨，也可与皮肤联合切取，用于鼻背轻度塌陷的整复。如取复合组织移植，大小一般不超过1.5cm^2。

（三）软骨的保存 Preservation of cartilage

自体软骨及异体软骨，均可在无菌条件下，将软骨贮于生理盐水或复方氯化钠液中，然后放置在2～4°冰箱中备用。一般可保存2个月以上；如果保存于液氮中，则保存的时间可长达1年以上。

九、神经移植　Nerve transplantation

神经移植主要是用自体神经移植修复神经缺损。在颌面部整复手术中，神经移植主要用于肿瘤手术后的面神经缺损的整复，以及舌神经、迷走神经和下牙槽神经的修复，其中又以立即整复应用最多，因为早期整复，特别是立即整复，恢复功能的效果较佳。

对早期面瘫可以行腓肠神经横跨移植，即将正常侧的冲动通过移植的腓肠神经传导至患侧的神经末梢支，从而获得面部功能的恢复。对于晚期面瘫，则必须同时行肌瓣移植才能取得一定效果。

移植方法：神经损伤后如果缺损不多，应力争行端端吻合，其效果较好；如缺损过多，不能直接缝合时，则采用自体神经移植。自体神经可取自耳大神经或腓肠神经。前者的优点是临近颌面部，常不需要另作切口；后者的优点是神经较粗，可分成若干束以备移植吻合。

在神经近心端缺如的情况下（如面神经总干端缺失）也可采用神经转移吻合术，如副神经或舌下神经与面神经断端吻合术。

在行肌瓣移植整复陈旧性面瘫时，除长神经蒂肌束转移外，一般先行腓肠神经横跨移植；半年后，待正常侧神经冲动已能达到患侧时再行肌瓣移植，这样可缩短肌功能的恢复时间，避免肌萎缩。

十、组织扩张器　Tissue expander

皮肤扩张(skin expansion)技术一经出现，便受到临床广泛关注。组织扩张技术可用于头颈部多种缺损的修复。如果设计得当，组织扩张技术具备局部、区域以至远位皮瓣的修复作用。组织扩张技术的突出优点是所提供的皮肤得以维持感觉功能和附属结构，用于修复缺损的皮肤多具备与受区相同或相近的颜色、厚度及附属结构（如毛发）等组织解剖特征。多数情况下，可通过简单的推进转移方式关闭缺损，供区不遗留需要修复的继发缺损，从而避免了一般皮瓣应用中必须破坏一个区域的结构或外形去修复另一个区域缺损的缺陷。

由于经过扩张的皮肤局部血运得到改善，不但增加了修复的成功率，而且提高了皮瓣应用的灵活性。必要时同一区域可进行两次或三次重复扩张，以便为达到更理想的修复效果，提供更充分的组织量。

头颈部组织扩张器的主要缺点是包括埋植和取出扩张器、完成修复两个外科步骤。另一主要缺点是组织扩张过程中出现难以掩盖的局部畸形，这一点术前应向患者详细说明。

（一）术前准备 Preoperative preparation

1. 供区部位的选择　经扩张的皮肤应利于进行较简单的局部滑行或旋转皮瓣设计。

2. 扩张器类型的选择　组织扩张器由硅橡胶制成，有不同的类型和规格，容积自数毫升到数千毫升不等。基本可以分为两种类型：一种由扩张部、注射部及两者之间的连接部组成，另一种是扩张部和注射部为一整体。前者在头颈部多用，由于注射部与扩张部分开，不但减少扩张过程中刺破扩张器的可能，而且便于安排注射部的位置，如远离修复区域，甚至可置于体表。

3. 埋植扩张器前应预防性使用抗生素。

（二）手术要点 Surgical tips

组织扩张技术虽然并不复杂，但确可使以往常规方法难以完成的缺损修复成为可能。外科医师术前应对缺损部位、范围作出精确的判断及达到最佳修复效果的治疗设计。

1. 麻醉　根据植入扩张器的类型、部位、数量及病人全身情况可选择局部浸润麻醉或全身麻醉。

2. 切口设计　埋植扩张器的切口多设计在正常组织与拟修复缺损区域的交界处。若需进行多部位组织扩张技术，须根据修复缺损的局部皮瓣设计的要求来安置切口的位置。

3. 在进行头皮区域或额部皮肤扩张时，应在帽状筋膜与骨膜之间，作相应范围的潜行分离。在颈部，扩张器可安置在皮下层或颈阔肌下层。剥离范围应能够顺利置入扩张器为度，即扩张器植入后其基底部应平展，不可扭曲或折叠。扩张器的注射部位应经同一切口植入，通过潜行剥离的“隧道”进入单独的囊腔内。

4. 植入扩张器后，通过注射部即刻注入 50ml 液体，以利消灭死腔和对植入囊腔压迫止血，并有助于检查扩张器的就位情况和是否存在渗漏现象。用不可吸收缝线分层缝合皮下和皮肤，操作中注意切勿损伤扩张器。

5. 扩张器植入两周后开始扩张。以头皮针接 50ml 注射器经皮肤刺入注射部。

注入盐水的量依据表面皮肤张力变化及病人耐受程度而定。一般以扩张器表面皮肤轻微变白为度，然后缓慢回抽致皮肤颜色恢复正常。注入盐水引起的局部疼痛不适感觉常持续24～48小时。通常一周扩张两次，如果进行更为快速的扩张，各种并发症的发生机会将随之增加。

6. 扩张过程中皮肤逐渐变薄，扩展器周围形成软组织囊，表面皮肤常发生可逆性蓝色或红色改变。有时可见扩张的皮下静脉，须与发绀或感染等并发症加以鉴别。

7. 当扩张器表面被扩张的皮肤的弧长相当于缺损宽度的 3 ～ 4 倍时可中止扩张。完成这一过程，在面颈部约需 6 ～ 8 周，头皮部约需 12 周。

8. 取出扩张器和修复缺损在同一次手术中完成。释放全部或大部分盐水，从原切口或拟形成的皮瓣切口取出扩张器。根据修复缺损的术前设计和术中具体情况，形成带蒂推进或旋转皮瓣。由于扩张后皮肤血运丰富，允许适当修整去薄以更适应被修复区域的形态要求。供区放置负压引流，创面关闭与术后处理同一般皮瓣外科常规。

（三）并发症及处理 Management of complications

皮肤扩张术的并发症较多见，但经过正确的处理多不会对手术效果产生严重的影响。头颈部并发症的发生率因部位而异，以颈部发生率最高（69%），额部次之（50%），头皮区最低（17%）。

1. 皮肤坏死　因伤口裂开、皮肤坏死而扩张器暴露为较常见且较严重并发症，约占并发症中的30%。造成此种并发症主要有两个原因。首先是置入扩张器的切口过于临近扩张中心区，在扩张过程中，切口处承受张力过大而裂开。此外，由于持续扩张，扩张器表面的皮肤和软组织囊逐渐变薄也是发生坏死的重要原因。应注意置入扩张器时潜行剥离的层次和范围，以保证表面皮肤的厚度和质量。切勿因操作不当造成覆盖扩张器的软组织形成过于薄弱的区域。应避免在已受到放射性损害的部位置入扩张器。若已发生扩张器的暴露，则不宜继续进行扩张，应立即取出扩张器并进行修复手术。若因组织量不足而难以达到预期修复效果，则可重新设计，在初步修复的同时再次置入扩张器。

2. 扩张器渗漏　扩张器内液体一旦发生渗漏常使扩张术被迫终止。避免发生此类情况主要有两个环节：①术前仔细检查扩张器是否完好无损。尽量选择合适的扩张器，避免术中对连接部位作剪短、重新连接等处理。②置入手术及扩张操作过程中注意勿损坏、刺破扩张器的扩张部、注射部及连接装置。

3. 感染　头颈部血运丰富，皮肤扩张术后感染并不多见。局部红肿、皮温高、剧烈疼痛等为存在感染的明确指征。抗生素应用和引流为有效的对症处理措施。发生严重感染时，应取出扩张器，腔内填塞或引流。

4. 血肿或血清肿　术后即刻至数周内可能出现血肿或血清肿。若在血管瘤病损区周围行皮肤扩张术时，此类并发症的发生率较高。置入扩张器手术过程中应注意彻底止血，并于术后即刻注入适量的生理盐水使扩张器充盈以利压迫止血。术后正确引流是预防血肿或血清肿发生的重要环节。一旦出现血肿或血清肿，多次抽吸是主要治疗措施之一。

5. 疼痛　皮肤扩张术后及注射生理盐水后多数病人产生不适感或轻微疼痛。剧烈疼痛可能与扩张速度过快或局部神经解剖因素有关，并须与感染相鉴别。前额部由于有眶上神经和滑车上神经的丰富分支，常为疼痛的好发部位。

复习思考题

1. 试述游离皮片移植的分类及特点。
2. 试述带蒂皮瓣的分类。
3. 试述骨移植的分类、特点及注意事项。
4. 试述皮肤扩张术的并发症及处理。

第三节　显微外科
Microsurgery

提　要

显微外科手术是指外科医师借助手术显微镜或放大镜，用精细的显微外科器械和缝合材料，对较细小的组织进行精细的手术操作的一种外科技术。显微外科技术是现代外科技术中的一项新进展，而游离组织瓣移植是目前在口腔颌面部缺损与畸形整复中应用最广泛的手段。本节阐述了显微外科的基本原则，并重点介绍了口腔颌面部常用的几种游离组织瓣，包括游离前臂皮瓣、肩胛皮瓣、上臂外侧皮瓣、大腿前外侧皮瓣、腹直肌皮瓣、背阔肌皮瓣以及桡骨瓣、肩胛骨瓣、腓骨瓣、髂骨瓣等的解剖基础、制备特点、临床适应证以及术后并发症，在学习中应重点掌握。

一、显微外科的基本原则　Basic principles of microsurgery

显微外科手术是指外科医师借助手术显微镜或放大镜，用精细的显微外科器械和缝合材料，对较细小的组织进行精细的手术操作的一种外科技术。它是现代外科技术中的一次新进展，在口腔颌面部缺损与畸形整复中，用得最多的是显微血管外科和显微神经外科。

显微外科手术时应掌握以下基本原则

（一）严格掌握适应证 Strict indications

显微外科的技术要求高，操作复杂，手术时间长，以及有一定的失败率和发生并发症的缺点，故必须严格掌握适应证。其选择的原则是：

1. 由于显微外科手术要比带蒂皮瓣移植复杂得多，故要求病人的全身情况能够耐受，尤其在肿瘤手术后缺损的立即整复时要求更高。

2. 能用简单手术收到同样效果者，就不采用复杂的显微外科手术。

3.选择供区除考虑色泽、质地、厚度与受区相近外，还要考虑尽量避免供区的继发畸形或功能障碍。

一个最佳的手术方案必须是成功率高，受区的功能和外形好，对供区影响小，操作简单，病人痛苦少，费用低，此外还要考虑本院的医疗条件和术者的技术水平。

（二）精良的显微外科技术 Excellent microsurgery technique

精良的显微血管吻合技术是保证显微外科手术成功诸多因素中最重要的环节。显微外科技术一定要有一个正规的训练过程。临床医师在实际临床操作之前，应在动物试验中锻炼视觉，特别是锻炼手眼的配合。只有在动物身上操作有把握后，才能正式用于临床病人。

（三）术中、术后的正确处理 Correct management during the operation and postoperative period

根据口腔颌面部解剖生理上的特点，于术中、术后采用抗感染及预防口内感染等多种措施，为组织与器官缺损的整复创造和提供一个优良的环境和条件外，必须重视术中及术后各个环节的处理。

1. 保证无张力吻合，吻合口通畅和无损伤。
2. 严密止血，防止血肿形成。
3. 正确安置负压引流管，切勿与血管形成交叉压迫，且引流时负压适量。
4. 禁用凝血剂，术中可根据情况给以血管扩张、抗凝及改善循环等药物。
5. 严格颈部制动。
6. 严密观察皮瓣，出现血管危象后要及时（4 ~ 6 小时内）行手术探察。

二、显微神经外科　Microneurosurgery

在显微镜下行神经吻合比在肉眼下行神经吻合确有视野清晰、对位准确和避免轴突卷曲等优点。由于吻合正确，相应也提高了神经传导功能恢复的效果。然而，神经功能恢复的因素是多方面的，其中还包括神经外伤或缺损的程度，手术间隔时间，以及面肌是否已有萎缩，神经是否已有变性等问题在内。一般无论外伤或肿瘤术后缺损，立即吻合或移植的效果最好；局部血供好、瘢痕少，效果较佳；单纯吻合比神经移植效果要好；移植神经短的比长的效果要好。上述因素中，争取即刻在显微镜下吻合又是最主要的。

三、口腔颌面部常用的游离组织瓣
Common free flaps used in oral and maxillofacial regions

（一）前臂皮瓣 Forearm free flap

游离前臂皮瓣最早由我国杨果凡于1978年启用，因此又称为“中国皮瓣”。该皮瓣最早应用于四肢瘢痕挛缩的治疗，但很快就应用于头颈部重建方面，目前为头颈部缺损修复应用最广泛的游离皮瓣。

1. 解剖基础　前臂皮瓣的供养动脉为肱动脉的分支桡动脉(radial artery)。肱动脉行经肘窝时，于桡骨颈稍下方分为桡动脉和尺动脉。桡动脉在前臂上1/3行于旋前圆肌和肱桡肌之间，在前臂中1/3为肱桡肌内侧掩盖，因此前臂上2/3的桡动脉成为掩盖部。前臂下1/3桡动脉走行于肱桡肌肌腱和桡侧腕屈肌之间，位置表浅，仅为皮肤和筋膜覆盖，易于显露，因此又叫显露部。掩盖部桡动脉的直径为2.8 mm，显露部直径为2.0mm（图15-17）。

前臂皮瓣的静脉回流可通过浅表的头静脉(cephalic vein)或桡动脉的伴行静脉。头静脉起于手背桡侧，沿桡动脉的桡侧上行，其直径为2.5～3.5mm。桡静脉的直径为1.3mm。

前臂皮瓣的感觉神经为前臂外侧皮神经。该神经由肌支神经发出，在肱二头肌下端的外缘穿臂筋膜，经肘部到前臂外侧皮下，分布于前臂掌面外侧皮肤。前臂皮瓣可携带此神经，制备成感觉皮瓣。

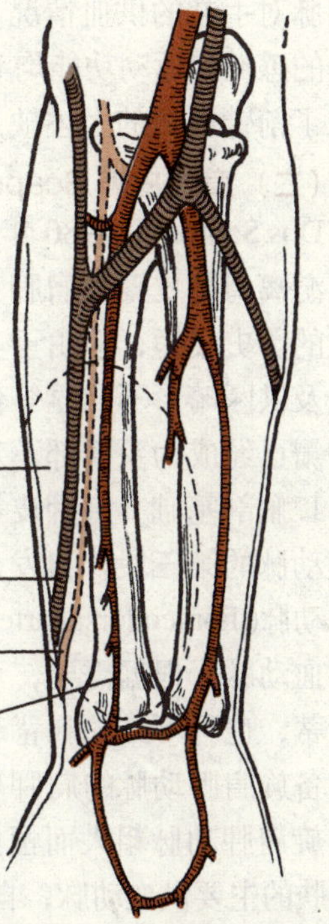

图15-17　前臂皮瓣的解剖

2. 术前准备　术前应仔细检查供区的组织厚度，头静脉分布和通畅情况，最重要的是通过Allen实验评价尺动脉对手部供血的可靠性。检查者先阻断桡动脉和尺动脉的血供，同时令患者作手掌交替握紧和张开的动作，通过这一机械驱血动作使手掌变白。然后令患者放开手掌并释放压迫尺动脉的手指，手掌将在15～20秒内变红。如果手掌变红的时间延长，则有可能尺动脉的循环不够充足，此时应慎用前臂皮瓣。

在少数情况下，如头静脉闭缩、缺失或无回流等无法用头静脉作皮瓣的回流静脉时，可以利用桡静脉作为皮瓣的回流静脉。虽然桡静脉细小，吻合较头静脉困难，但其作为皮瓣的回流静脉同头静脉一样可靠。

3. 供区处理　大多数文献介绍用中厚皮片覆盖前臂皮瓣切取后的遗留创面，也可采用腹部全厚皮片修复前臂创面。由于前臂皮瓣切取后有较多肌腱暴露，采用中厚皮片移植后，皮片易与肌膜发生粘连，影响腕和手指的功能。而全厚皮片成活后不易与深面的肌腱粘连，从而对功能影响较小。

前臂创面植皮前应彻底止血并用大量抗生素盐水冲洗，以防皮片下积血影响皮片成活。植皮区应适当均匀加压以利于皮片生长，切忌过分加压而造成皮片坏死。

4. 临床应用　前臂皮瓣是口腔颌面部应用最广的游离组织瓣，最常用于口腔内缺损的修复，可以用于几乎任何部位的口腔黏膜缺损的修复，如舌、颊、牙龈、口底、软腭和咽侧。此外还可以制备不带皮肤而仅有深筋膜和皮下组织的前臂筋膜瓣，用于颅底外科时修复脑膜缺损时十分有效，特别是对于那些无法容纳臃肿的肌皮瓣的病例。利用此质地较薄且动度较差的筋膜瓣覆盖于下颌骨的表面时，非常有利于义齿的戴入。

5．优缺点　前臂皮瓣具有许多优点：皮瓣的解剖恒定，制备简单；血管口径大，游离移植时容易吻合成功；皮瓣的血管蒂长，很容易到达对侧颈部而不必进行静脉移植；供区远离头颈部，允许实施“双组手术”；皮瓣薄而质地优良，是修复口腔内缺损的最佳选择；可制备成感觉皮瓣；还可以携带一片桡骨，用于颌骨重建。

前臂皮瓣最大的缺点是牺牲了前臂的一根主要供血动脉，因此术前应作Allen实验以了解尺动脉对手掌的供血情况。该皮瓣的另一缺点是供区无法直接拉拢缝合而需作游离植皮，并对手的感觉和运动功能均有一定的影响。近年来，上臂外侧皮瓣在头颈外科的应用越来越多，克服了前臂皮瓣的上述缺点，具有很大的潜力。

（二）肩胛皮瓣 Scapular flap

Dos Santos 于 1980 年首次介绍了游离肩胛皮瓣，但直到 1982 年 Gilbert 和 Nassif 分别介绍了游离肩胛皮瓣和肩胛旁皮瓣后，该皮瓣供区才引起广泛关注。游离肩胛皮瓣用于头颈部重建的历史较短，但由于其解剖恒定，血管蒂长且口径大，质地较薄，提供面积大，设计灵活以及供区畸形不明显等优点，在头颈重建外科领域的应用迅速推广，特别是近年来，游离肩胛瓣已经成为头面部不对称畸形显微外科矫正的最佳和首选供区。

1．解剖基础　肩胛皮瓣的血供来自肩胛下动脉(subscapular artery)的分支。肩胛下动脉发自腋动脉的第三段，自发出后向下走行 2 ~ 4 cm 后分为旋肩胛动脉（circumflex artery）和胸背动脉(thoracodorsal artery)。旋肩胛动脉为肩胛皮瓣的供血动脉，而胸背动脉是背阔肌皮瓣的供血动脉。根据需要，可以结扎胸背动脉后解剖血管蒂至肩胛下动脉根部，以获得较长的血管蒂，也可不结扎胸背动脉而以旋肩胛动脉为皮瓣的血管蒂。还可以肩胛下动脉为蒂，分别制备旋肩胛动脉的肩胛皮瓣和胸背动脉的背阔肌皮瓣，构成组合皮瓣。

旋肩胛动脉粗大而恒定，为肩胛骨及附着肌肉和表面皮肤的主要供血动脉，自肩胛下动脉发出后，先行于大圆肌深面，随后进入三边孔。旋肩胛动脉走行于三边孔时，发出肌肉支和骨膜支，通过肩胛骨浅面或深面的骨膜血管网供应肩胛骨的外侧缘。这些分支距旋肩胛动脉发自肩胛下动脉的距离约为 4cm，在此点旋肩胛动脉分为皮支和骨支。皮支随后沿肩胛骨外侧缘向后走行，分成三个或更多的分支。旋肩胛动脉的主要皮支包括升支、水平支和垂直支。横支水平走行，位于肩胛骨表面的疏松组织内，降支也在这一平面向肩胛骨尖部下行。以旋肩胛动脉水平支为供养血管的皮瓣称为肩胛皮瓣，以垂直支为供养血管的皮瓣称为肩胛旁皮瓣。旋肩胛动脉的外径为 1.5 ~ 4.0mm，随解剖部位深度不同而异（图 15-18）。

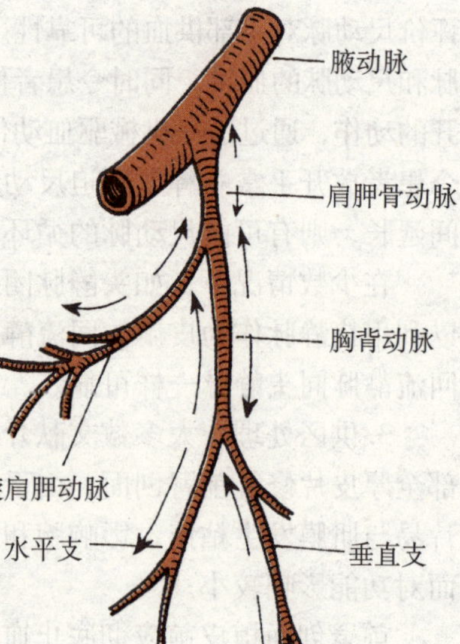

图15-18　肩胛下动脉系统解剖

肩胛皮瓣通过旋肩胛动脉的伴行静脉引流，该静脉为肩胛下静脉的终末支，外径为2.0 ~ 6.0mm，皮瓣可通过一对伴行静脉中的一支引流。该区域没有浅表静脉。

肩胛区域由肋间神经的后外侧分支支配，由于该神经细小而难以解剖，迄今尚无有关该皮瓣制备成感觉皮瓣的报道。

2．皮瓣的制备　术前对供区做仔细检查，有利于对三边孔和旋肩胛动脉的准确定位。旋肩胛动脉通过三边孔穿出，嘱患者用力将上臂外展和向内旋转90°，通过该动作很容易触及大圆肌和肱三头肌的收缩，此即为三边孔的肌性标志，有助于三边孔的定位。标记肩胛骨的外侧缘，内侧缘尖部及肩胛冈，随后标记肱三头肌长头，小圆肌及大圆肌。小圆肌、大圆肌和肩胛骨外侧缘交界处即为旋肩胛动脉发出处，标出旋肩胛动脉的水平支和垂直支，水平支和肩胛冈走行一致，而垂直支接近于肩胛骨的外侧缘的位置。标记三边孔后，即确定了血管蒂的发出处，随后可进一步通过超声多普勒证实。由于肩胛区域皮下筋膜层的血运十分丰富，该皮瓣可以设计成所需的各种形状，通常为横向或斜向的椭圆形（图 15-19）。

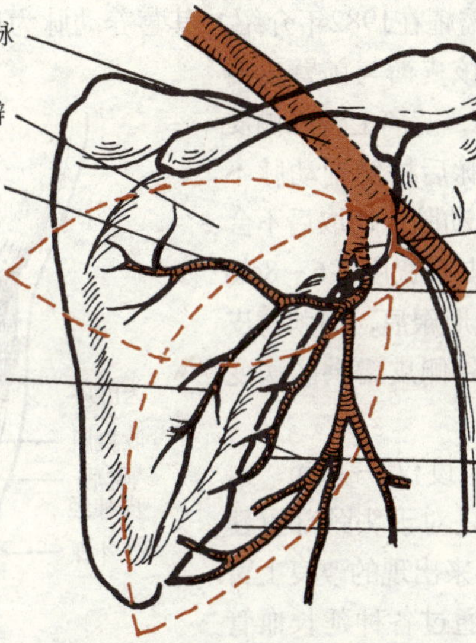

图15-19　肩胛皮瓣的设计

大多数学者提倡首先在外侧方解剖定位旋肩胛动脉并部分解剖血管蒂，该方法使随后的解剖简化，由于在整个过程中均能精确了解血管的位置，保证了皮瓣供养血管的安全性。如果对皮瓣的解剖十分熟悉，由内侧向外侧的解剖也许更为方便和快捷。

3．供区处理　单纯切取肩胛皮瓣，供区病变并不明显。宽度在10～13cm的椭圆形皮瓣在切取后，其供区可直接拉拢缝合，不会有十分明显的外形破坏。更大的皮瓣或组合皮瓣切取后，则必须同时作拉拢缝合和植皮。只要有可能，应尽量避免在背部植皮，因为在背部植皮易发生部分失败。

制备肩胛骨皮复合瓣时，由于术中需要切断腋窝周围较多的肌肉附着，术后可能对上臂功能造成影响。其中最为明显的是大圆肌，该肌通常在术中部分或全部从肩胛骨附着上切断，同时手术还会破坏该肌的神经支配和血液供应。大圆肌是上臂外展内旋和内收的肌肉，该肌切断后不可避免的会影响上述功能。如果手术结束时发现大圆肌血运不佳，应将其切除，以防肌肉坏死造成创口感染。

4．临床应用及优缺点　游离肩胛皮瓣解剖恒定，血管蒂长，口径大，质地较薄且通常无毛，并能提供较大面积的皮肤，因此十分适合于口内大中型缺损的修复。对于严重半侧颜面萎缩的显微外科矫正，应用最多的皮瓣供区是肩胛皮瓣。近年来，游离肩胛瓣已经成为头面部不对称畸形显微外科矫正的最佳和首选供区。肩胛区域独特的血供方式使得有可能制备单一血管蒂的多个皮瓣，也可同时切取肩胛骨的外侧缘作复合重建，因此在头颈部缺损的修复中具有很大的灵活性。由于肩胛皮瓣质地良好，因此十分适合口内缺损的修复。与前臂皮瓣相比，肩胛皮瓣有许多优点：①皮瓣切取后不会影响供区的血供；②供区隐蔽，容易为患者接受；③供区创口可直接拉拢缝合，无需植皮；④设计灵活，可切取皮瓣的面积较大；⑤可以同时携带一片肩胛骨用于骨修复。

肩胛骨由于形态和骨量的限制，不能很好的适应种植体的植入，因此随着游离腓骨瓣重建下颌骨技术的普及，目前用肩胛骨重建下颌骨已不多见。

游离肩胛皮瓣最大的缺点是制备组织瓣时需变换体位，无法行“双组手术”。

（三）上臂外侧皮瓣 Lateral arm free flap

游离上臂外侧皮瓣最早由宋儒耀在1982年介绍，其营养动脉为后桡侧副动脉(posterior radial collateral artery)(图 15-20)。该皮瓣与前臂皮瓣同属筋膜皮瓣，但与前臂皮瓣相比，游离上臂外侧皮瓣具有其独特的优点：其营养动脉后桡侧副动脉不同于桡动脉，为上肢的非主要供血动脉，切取后不会影响上肢血供；供区较为隐蔽，皮瓣宽度在6～8cm以下者可直接拉拢缝合，仅余留线形瘢痕，而前臂皮瓣供区通常均需植皮，因此上臂外侧皮瓣供区病变明显轻于前臂皮瓣。

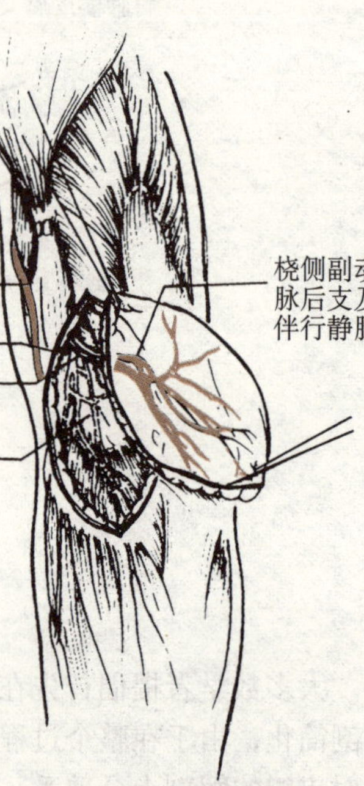

图15-20　上臂外侧皮瓣的解剖及制备

常规上臂外侧皮瓣的血管蒂长度仅2～6cm，大多数情况下无法满足需要，特别是对于头颈部重建的病例，往往需要血管移植。近年来出现的改良上臂外侧皮瓣技术克服了上述缺点，通过各种延长血管蒂的解剖方法，将血管蒂解剖至肱深动脉自肱动脉发出处，不仅大大延长了血管蒂的长度，而且获得了较大口径的供区动脉，提高了上臂外侧皮瓣游离移植的可靠性。另外，通过将皮瓣设计在上臂和前臂交接处，形成所谓的上臂/前臂上部皮瓣，一方面使皮瓣的质地更薄，另一方面也达到了延长血管蒂的目的。近年来，随着头颈部显微外科的不断普及和推广，上臂外侧皮瓣在头颈外科的应用越来越广，并已成为头颈重建常用的皮瓣供区之一。

（四）大腿前外侧皮瓣 Free anterolateral thigh flap

游离大腿前外侧皮瓣最早由我国宋业光于1984年介绍，此后国内外许多学者对该皮瓣作了详细的解剖学和临床应用研究，但直到1993年才由日本的Koshima首次介绍在头颈部肿瘤术后缺损的修复中应用此皮瓣。近年来，有关游离大腿前外侧皮瓣应用于头颈外科领域的报道越来越多，并逐步显示出其超越其他皮瓣供区的优点，成为目前头颈缺损修复常用的皮瓣供区之一。

1．解剖基础　旋股外侧动脉(lateral circumflex femoral artery)是游离大腿前外侧皮瓣的主要供血动脉。旋股外侧动脉大多起于股深动脉，少数直接起于股动脉，自腹股沟韧带下6～

9cm发出后，在股直肌深面走行向外侧，分为升支、横支和降支。升支走行于缝匠肌和股外侧肌之间，分布于髂骨的外层骨皮质，横支分布于阔筋膜张肌，降支向下走行于股直肌和股外侧肌之间的肌间隙内，其终末支分布于膝关节附近的股外侧肌。大腿前外侧皮瓣的血供通常来自旋股外侧动脉的横支或降支的穿支血管（图 15-21）。

旋股外侧动脉降支在肌间隙中可以用作皮瓣血管蒂的长度为 8 ～ 12cm，其平均直径为 2.5mm，有两条静脉与其伴行，外径稍粗于动脉，约为2.5～3.0mm。

游离大腿前外侧皮瓣可以制备成感觉皮瓣，其神经支配来自股前外侧皮神经，该神经在髂前上棘前下方 7 ～ 10cm 处穿出深筋膜，然后分为前后两支，前支在髂－髌连线1cm 范围内下行，进入大腿前外侧皮瓣的供区。

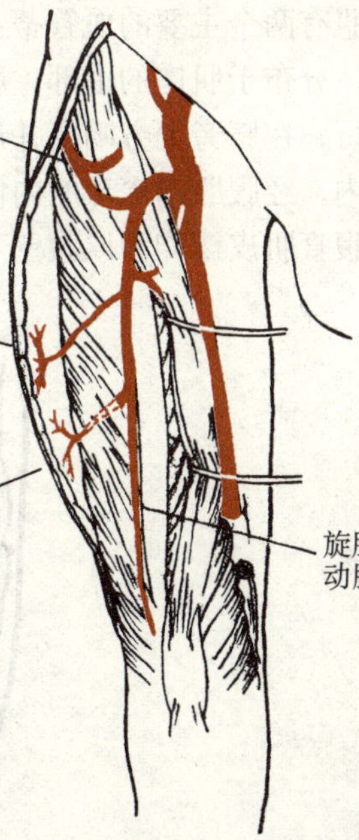

图15-21 大腿前外侧皮瓣的解剖

2. 优缺点 游离大腿前外侧皮瓣具有以下显著优点：供区远离头颈部，允许进行双组手术，大大缩短手术时间；皮瓣制备简单；可以获得足够长的血管蒂而不必进行血管移植；血管口径粗大，游离移植时容易吻合成功，并且不易受外界因素影响而形成血栓；皮瓣可同时携带股外侧肌、股直肌、髂骨阔筋膜等而形成复合组织瓣；该皮瓣可在旋股外侧动脉主干或降支的远端吻合另一组织瓣的血管蒂，组成所谓的旋股外侧动脉系统复合瓣；皮瓣的面积很大，可由单一的皮肤穿支血管供应25 cm长18cm宽的皮肤；该皮瓣通常较薄，质地优良，即使较厚也可通过切除深筋膜或皮下脂肪的方法达到皮瓣减薄，形成所谓的薄型皮瓣；可根据需要制备成感觉皮瓣；供区病变较小，宽度在 8cm 以下的皮瓣供区可直接拉拢缝合，且遗留的瘢痕相对较为隐蔽。

游离大腿前外侧皮瓣的主要缺点是皮肤穿支血管的解剖变异较大，这也是影响该皮瓣应用的主要原因。但是，绝大多数患者的大腿前外侧皮肤均有穿支血管，并且无论穿支血管发自何处（旋股外侧动脉的主干、降支、股深动脉或股动脉），还是皮肤的穿支血管是何种类型(隔皮穿支或肌皮穿支)，只要通过仔细解剖，均可成功的制备大腿前外侧皮瓣。

据 Kimata（1993）报道，有 5.4% 的患者的大腿前外侧皮肤既无肌皮穿支，又无隔皮穿支，对于这部分患者无法制备游离大腿前外侧皮瓣，但可以应用邻近的游离组织瓣，如大腿前内侧皮瓣、大腿外侧皮瓣或阔筋膜张肌皮瓣等，因此术者应熟悉和掌握有关这些组织瓣的解剖和制备。

（五）腹直肌皮瓣 Rectus abdominis free flap

以腹壁下动静脉为蒂的游离腹直肌皮瓣由 Pennington 在 1980 年首次介绍，Jones（1986）率先将腹直肌皮瓣应用于头颈部重建。目前，该皮瓣在大型头颈部缺损的修复中占据着十分重要的地位。腹直肌皮瓣可以制备成肌皮瓣，也可以制备成单纯肌肉瓣，还可以制备成不带肌肉的薄型皮瓣——腹壁下动脉穿支皮瓣，因此在头颈缺损的修复与重建中具有很大的灵活性，目前仅次于前臂皮瓣和腓骨瓣，成为头颈外科领域应用最多的游离组织瓣之一。

1．解剖基础 腹直肌起于耻骨联合和耻骨嵴，止于第5～7肋软骨，为躯干的主要屈肌。

腹直肌有两个主要的血管蒂：腹壁上动静脉和腹壁下动静脉。腹壁上动脉是乳房内动脉的终末支，分布于肌肉的上部，腹壁下动脉是髂外动脉的一个分支，这两个血管沿肌肉的纵轴方向走行，在脐旁上方吻合并形成桥动脉。腹壁下动脉走行于腹横筋膜和壁腹膜之间的腹膜前组织内，经腹股沟深环的内侧斜向内穿腹横筋膜走行于腹直肌和腹直肌鞘后层之间。本章介绍的腹直肌皮瓣均为以腹壁下动静脉为蒂的皮瓣（图 15-22）。

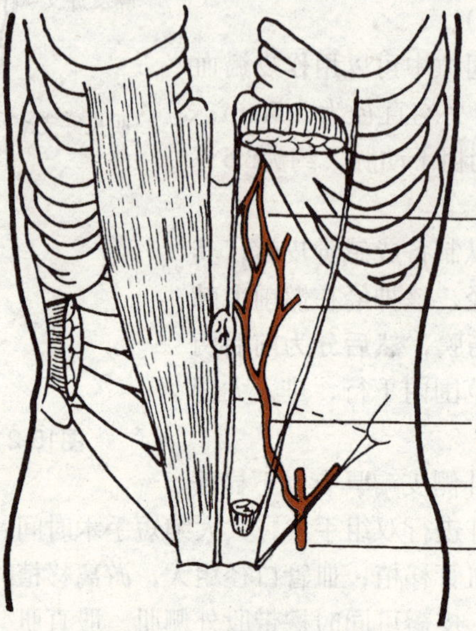

图15-22　腹直肌皮瓣的解剖

腹壁下动脉的体表投影为腹股沟内1/3和外1/3的交点和脐的连线。自起点至肌门的血管长度为9.0cm，起点处直径为2.5mm。肌门处直径为2.0mm。肌门的高度均在半环线上方，半环线以下腹壁下动脉很少有重要的分支，半环线以上，腹壁下动脉有三种类型与腹壁上动脉吻合：第一型：腹壁下动脉以一根主要肌内动脉上行（29%）；第二型：腹壁下动脉约在半环线水平发出两根主要分支与腹壁上动脉吻合，其中以外侧支为主要血管；第三型：腹壁下动脉约于半环线水平发出三根肌内动脉上行，与腹壁上动脉吻合。

腹壁下动脉主干在与腹直肌外侧缘交点附近，有一段平均长约 4.5cm 无血管分支，在此段以前，即腹壁下动脉起始部附近发出的分支较小，腹壁下动脉多数于半环线附近开始有较大的分支。动脉主干入半环线以后，沿途有节段性分支发出。除至腹内斜肌和腹横肌之间的肌支和至腹直肌的分支以外，主要有肌皮穿支，在两侧腹直肌鞘的前面，有排列较整齐的内外两侧，上下 4 ～ 5 排血管束，内侧支多从腹直肌鞘内 1/3 穿出，垂直穿过浅筋膜，管径较小，行程较短，供应腹直肌前面的皮肤。外侧支多自腹直肌鞘中1/3穿出，斜行向外上方，经浅筋膜到达皮下，管径较粗，行程较长，供应腹前外侧皮肤，这些分支呈放射状排列，在脐以上的分支走向外上，在脐以下的则横行分布，在这些分支中，最粗最长的分支均在脐周（即第二三排的血管的外侧支），外径0.8mm左右，长7 ~ 12cm 。较粗的分支是腹壁下动脉穿支皮瓣的主要营养血管。这些肌皮动脉在穿行腹直肌的行程中发出许多小支进入肌肉，主支穿过腹直肌前鞘至皮肤，因此在主支穿出处的血管周围应保留少量肌袖，以免损伤穿支。

腹直肌鞘分为前后两层，在弓状线以上，腹直肌鞘前层由腹外斜肌和腹内斜肌的腱膜融合而成，而腹直肌鞘后层由腹内斜肌的腱膜的后层和腹横肌腱膜融合而成。在弓状线下方，腹直肌鞘前层由腹外斜肌，腹内斜肌和腹横肌的腱膜构成，而腹直肌鞘后层仅由腹横筋膜组成。此点在临床上具有非常重要的意义，如果切取了弓状线以下的腹直肌鞘前层，则腹直肌鞘将变得十分薄弱，必须认真修补腹直肌前鞘，有时需植入人工合成物。弓状线位于耻骨结节和脐的中点线附近（脐下方 5cm 左右）。

2．组织瓣的设计和制备　组织瓣可以设计成单纯的肌肉瓣或肌皮瓣。若以肌皮瓣的形式转移，其皮岛可以垂直向直接位于肌肉的表面，也可以将皮瓣设计成斜向，皮瓣在腹直肌外侧缘以外的部分位于腹外斜肌腱膜的表面。

如果制备单纯的肌肉瓣，可以在肌肉表面作脐旁垂直切口，切开皮肤和皮下组织后，沿腹直肌鞘前层的整个行程将其切开，将肌肉从其上端的肋缘附着处切断，由上向下翻起肌肉，在肌肉的外侧和深面觅得血管蒂后，继续向近中解剖至其发自髂外血管处。

如果制备成垂直向皮岛的腹直肌皮瓣，在弓状线上方的脐旁区于腹直肌的表面标记皮瓣的范围。切开皮瓣的边缘到达并同时切开腹直肌鞘前层，在皮瓣的下方作垂直切口，切开皮肤、皮下组织和腹直肌鞘前层，随后切断腹直肌的最上缘，将肌肉连同表面的皮岛从腹直肌鞘后层翻起。解剖血管蒂至髂外血管处。在血管蒂的内侧切断腹直肌于耻骨处的附着，以进一步游离皮瓣。

如果设计斜行的腹直肌皮瓣，其皮岛的基底位于脐旁区，斜行的部分位于腹外斜肌腱膜的表面，并朝向肩胛骨尖部。切开皮瓣的四周，腹直肌皮瓣表面的皮岛部分深达腹直肌鞘前层的深面，在皮瓣的侧方位于腹外斜肌腱膜的表面的部分以筋膜皮瓣的方式从腱膜的表面翻起，当翻至腹直肌鞘前层的外侧缘时，垂直向切开之，于皮瓣的下方作垂直切口，切开皮肤、皮下组织和腹直肌鞘前层以暴露整个腹直肌。其后的解剖步骤如前述。

腹直肌供区一个潜在的缺点是切口疝。在关闭创口时应精细而认真的关闭腹直肌鞘，利用不可吸收缝线将腹直肌鞘前层对位缝合。在关闭切取腹直肌皮瓣以后遗留的创面时，可以将腹直肌鞘的外侧向中线拉拢与腹白线对缝，也可以将缺损的边缘与腹直肌鞘的后层缝合在一起。大多数情况下，腹直肌切取后不会引起腹壁强度降低相关的病变，为预防切口疝的发生，应常规使用聚丙烯网片作腹直肌前鞘的修补。

3．腹直肌皮瓣的优缺点及改良　传统的腹直肌皮瓣有两个明显的不足：对于过于肥胖的患者，皮瓣显得过于臃肿；由于术中切取了部分腹直肌前鞘和腹直肌，术后有发生切口疝的可能。为了克服上述缺点，1983 年 Taylor 首先提出了改良的腹直肌皮瓣，该皮瓣仅在皮瓣的肌皮穿支自腹壁下动脉发出处携带一窄条的腹直肌肌袖。其后，Koshima对该技术作了进一步的改进。1994 年，Allen 首次将此皮瓣命名为腹壁下动脉穿支皮瓣，并将其应用于乳房再造。目前，腹壁下动脉穿支皮瓣在临床的应用越来越广，大有取代传统腹直肌皮瓣的趋势。

腹直肌皮瓣的血管蒂十分可靠，解剖变异少；制备时无需改变患者的体位，允许实施“双组手术”；游离移植时容易吻合成功，在头颈缺损的修复重建中具有很大的灵活性。超长蒂腹直肌皮瓣的应用大大延长了血管蒂的长度，使得血管蒂很容易到达对侧颈部，避免了血管移植的必要。而腹壁下动脉穿支皮瓣的应用，不仅保存了腹直肌的功能，防止术后切口疝发生的危险性，同时克服了传统腹直肌皮瓣过于臃肿的缺点，使得该皮瓣的应用更加灵活和可靠。

（六）背阔肌皮瓣 Latissimus dorsi free flap

背阔肌皮瓣是医学文献记载最早的肌皮瓣，早在 1896 年 Tansini 就介绍了利用该皮瓣修复根治性乳房切除后的胸壁缺损。直到1978年，Quillen才首次报道用带蒂背阔肌皮瓣进行头颈部重建。由于该皮瓣具有神经血管蒂长而粗大，制备简单，面积大，供区病变小等优点，已成为头颈部重建的常用皮瓣（图 15-23）。

背阔肌的血供主要来自胸背动脉。背阔肌的运动神经为胸背神经，同时还接受 T_2 ~ T_6肋间神经的节段性支配，可以利用带胸背神经的背阔肌用于恢复运动功能。

游离背阔肌皮瓣的制备十分快速简单，血管蒂解剖恒定而可靠。背阔肌皮瓣的血管蒂长，血管口径大，质地较薄且通常无毛，并且能提供较大面积的皮岛，供区可直接拉拢缝合而无需植皮，从而使供区术后畸形和病变不明显。由于上述优点，背阔肌皮瓣已成为头颈部重建的常用皮瓣，主要用于覆盖广泛的头皮和颅骨缺损。该皮瓣特别适合于修复眼眶和颊部的洞穿性缺损，也可用于修复全舌切除后等口腔内的大中型缺损。

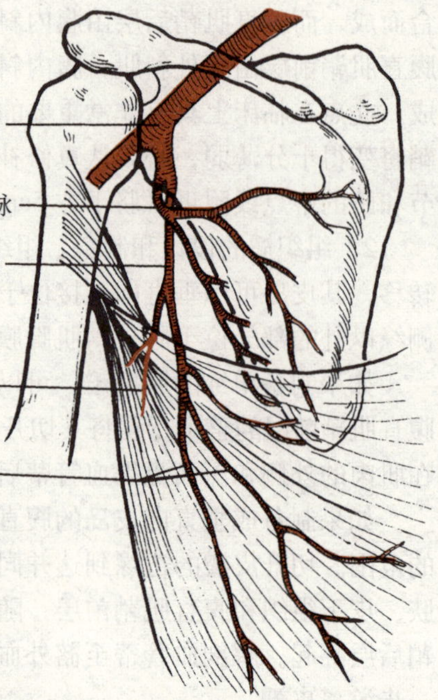

图15-23　背阔肌的血液供应

背阔肌皮瓣最大的缺点是组织瓣制备时需变换体位，无法进行“双组手术”，因此延长了手术时间。近年来，随游离腹直肌皮瓣在头颈部重建中的应用日益广泛，背阔肌皮瓣在头颈部修复中的地位正逐渐下降。

（七）桡骨瓣 Radial flap

前臂瓣可同时携带一片桡骨而制备成桡骨复合瓣。桡骨的血供来自桡动脉的直接筋膜骨膜支和肌骨膜支。桡骨切取的范围有一定限制，其最大厚度不应超过桡骨断面的40%，其最大长度为 10 ~ 12cm，即位于旋前圆肌和肱桡肌之间的骨段。

桡骨瓣最大的优点是其皮岛—前臂皮瓣十分灵活和可靠，适用于同时伴有严重软组织缺损的下颌骨复合缺损的修复，但其能够提供的骨量十分有限。虽然西方文献中应用桡骨瓣重建下颌骨已有较多的报道，作者不主张使用桡骨瓣，理由是：①桡骨瓣制备后供区很容易发生病理性骨折；②东方人桡骨瓣提供的骨量有限，植入牙种植体几乎是不可能的；③腓骨瓣的应用目前已经普及和可靠，完全可以取代桡骨瓣。因此对于部分伴有严重软组织缺损的下颌骨缺损的患者，我们采用腓骨瓣加前臂瓣的修复方法，取得了良好的效果。

（八）肩胛骨瓣 Scapular osseous flap

肩胛皮瓣可以与由肩胛下动脉供血的其他皮瓣形成不同的组合，这样有助于某些复杂缺损的修复。传统的肩胛骨复合瓣的皮岛和骨组织均由旋肩胛动脉的分支供血。虽然肩胛骨在下颌骨重建中曾发挥过重要的作用，但由于形态和骨量的限制，不能很好的适应牙种植体的植入，因此随着游离腓骨瓣重建口腔下颌骨技术的日益普及，目前应用肩胛骨重建下颌骨的报道已呈下降趋势。对于大型的口腔下颌骨复合缺损，过去主张采用单一的肩胛骨皮复合瓣修复，随着头颈显微外科技术的不断发展和提高，以及对术后外形功能和生活质量要求的提高，目前多主张采用双游离皮瓣移植技术。

（九）腓骨瓣 Fibular osseousflap

Taylor于1975年首次成功地应用游离腓骨瓣修复胫骨骨折。陈中伟等于1983年首次报道了腓骨骨皮瓣的应用。最初介绍的游离腓骨瓣均用于修复四肢长骨的缺损，直到 1989 年，Hidalgo 才将游离腓骨瓣用于下颌骨节段性切除术后缺损的修复。由于该组织瓣制备简单，血供可靠，并且供区远离头颈部，因此得到了越来越多的应用。

1．解剖基础　腓动静脉(fibular artery and vein)是腓骨骨皮瓣的主要供应血管。腓动脉从胫后动脉的上份发出后，先在胫骨后肌的浅面斜向下外，再沿腓骨内侧缘和踇长屈肌的深面下行至外踝的后上方浅出。沿途发出以下分支：肌支，发出至邻近诸肌；腓骨滋养动脉，穿入滋养孔至骨内；弓状动脉，为一系列环绕腓骨的细小分支，供应腓骨骨膜；穿支，发出后穿小腿后肌间隔至皮肤（图 15-24）。

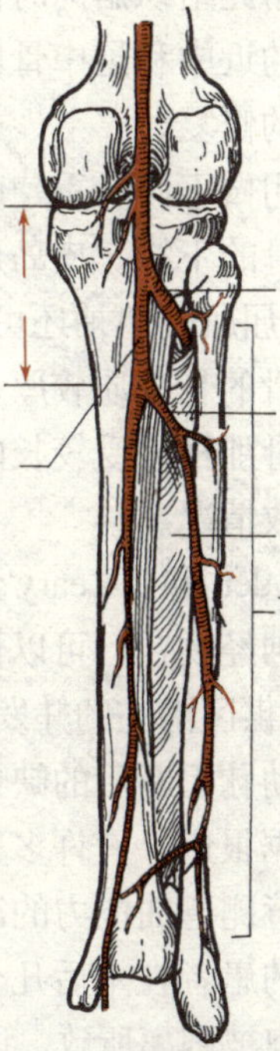

图15-24　腓骨瓣的解剖

腓动脉和腓静脉除了供应腓骨的滋养血管和肌肉—骨膜血管外，还发出走行于小腿后肌间隔内的筋膜皮肤穿支供应该区域的皮肤。这一点在利用腓骨复合瓣同时修复下颌骨，皮肤和黏膜的复合缺损时尤为重要。关于小腿后肌间隔附近进入皮肤的穿支目前有多种分类方法。1983 年，Yoshimura 介绍了三种不同类型的动脉：A型血管在小腿的近中侧穿过腓骨长肌，B型血管走行于比目鱼肌和腓骨肌之间，在进入皮肤前发出肌肉支，C 型血管走行与 B 型血管相似，但不发出肌肉支。Wei 则介绍了两种类型的隔皮穿支，一种为整个行程中穿过小腿后肌间隔，另一种则在进入小腿后肌间隔和供应皮肤之前，穿过踇长屈肌，胫后肌或比目鱼肌。Wei将后者称为肌皮血管。这些穿支血管是腓骨携带的皮岛的基础。

2．组织瓣的设计和利用　腓骨瓣可以设计成游离骨瓣或游离骨皮瓣两种方式。小腿外侧的皮肤由腓动脉发出的隔皮穿支或肌皮穿支供血。这些血管的位置变异均沿小腿后肌间隔分布。因此多应设计较长的皮岛包含这些有可能发生位置变异的穿支血管。如果切取较大面积的皮岛，则创面需要作皮肤移植。

虽然腓骨瓣血管蒂的位置和血管口径均十分恒定，但由于受胫后动脉分叉部位的牵制，血管蒂的长度通常都较短，通过切取更为远端的腓骨和皮岛，将血管蒂向远端行骨膜下游游离，并丢弃一段近中骨段，可以达到延长血管蒂的目的。Hidalgo报道通过这种方法可获得12 cm 长的血管蒂。

腓动静脉在沿腓骨全长的行程中，口径并无明显改变，这种特性使得腓骨瓣可以作为“桥梁皮瓣”，在腓动脉的远端再连接第二块皮瓣而成串联皮瓣。Wei 采用这种技术，通过一套受区血管，同时转移了两块游离组织瓣。

腓骨瓣主要适用于下颌骨节段性缺损的修复。因腓骨的可切取长度为 22 ~ 25cm，使其成为唯一可用于全下颌骨或次全下颌骨缺损修复的供区。笔直的腓骨必须通过楔形闭合式截骨进行塑形才能适应下颌骨的形态的要求。如果骨膜没有受到严重的损伤，则腓骨多处截骨后仍不会影响其远端的血液循环。Hidalgo反对在腓骨截骨前先剥离骨膜，而是直接在骨膜和骨上截骨。Jones 的研究表明，腓骨可截骨后自身折叠而成“双管”型血管化移植。“双管”型腓骨瓣目前已成功地应用于股骨和下颌骨节段性缺损的修复。

Sodave 和 Powell 对此项技术做了进一步的改进。除了截骨术以外，还去除一段 3 cm 的骨段，用此组织瓣同时修复一例严重外伤后的上下颌骨缺损。中间的骨段在骨膜下去除，使得剩余的近中和远中骨段可以在两个不同的三维空间作旋转和摆放，完成一定范围内上下颌骨缺损的修复。

当用做下颌骨重建时，组织瓣的位置必须使腓骨的血管蒂位于新下颌骨的舌侧面，皮岛位于腓骨的下缘。皮岛还可以绕过腓骨的颊侧而到达口内，并同时覆盖颊侧的固定装置。另外,踇长屈肌的肌袖还可以用于颌下区的充填。

腓骨的骨皮质较厚，能很好地接受牙种植体的植入。但是，腓骨的体积和高度较小，无法像髂骨那样接受较长的种植体。因此，必须做长期随访，以了解植入腓骨之种植体周围的骨质吸收情况。

Hayden 和 O Leary 介绍了神经感觉性腓骨骨皮瓣。通过切取腓肠外侧皮神经，并将其与适合的神经吻合，可以恢复皮岛的感觉功能。

3．供区潜在的并发症　腓骨瓣切取后最为严重的后果是足部缺乏侧支循环，从而导致足部在腓动脉阻断后的缺血现象。术前的评价有助于避免发生这种潜在的危险性。

根据报道，有许多关于供区不适的主诉，包括对无法忍受寒冷的及水肿。功能缺陷包括大踇指背侧弯曲能力的减弱，此与腓神经分支的损伤或肌肉，特别是踇长屈肌的瘢痕收缩有关。有的患者在术后几个月内有步行时的疼痛和无力。肌肉的无力是由于附着于腓骨和骨间膜的肌肉被剥离所致。详细的步态分析发现，患者有步伐、关节角度和地面反应力量的异常，据认为和肌肉的无力和负荷传导的改变有关。

过分的牵拉或不正确的解剖可导致腓总神经损伤，从而导致患者的足内翻畸形和小腿前部、外部以及足背的麻木。在解剖开始时仔细定位和显露该神经有助于避免该并发症的发生。为保护此神经，还可以在膝关节处保留与远端相同长度的骨段。

腓骨骨皮瓣的皮肤血供一直存在不确定性。外科医师只有在皮瓣切取后才能确定皮岛血供的可靠性。由于在5%～10%的病例中会发生皮岛的丢失，因此手术前必须有一备用皮瓣。这种准备在需要做较大软组织缺损修复的患者尤为重要。

（十）髂骨瓣 Free iliac crest flap

髂骨因部位隐蔽，兼有松质骨和皮质骨，取骨后对功能影响不大，因此是传统自体骨移植最常采用的供骨区。1978年，Taylor首先报道以旋髂浅血管为蒂的游离髂骨瓣移植治疗外伤性胫骨合并软组织缺损获得成功。1979 年 Taylor 和 Mayou 完成各自独立的研究后，确定了旋髂深血管(deep circumflex iliac artery & vein)是髂骨移植更可靠的血管蒂。Taylor的染料注射研究表明，该血管蒂同时供给整个髂骨骨内和骨膜的血供，其范围一直从髂前上棘延伸至骶髂关节。有关研究还表明，旋髂深动脉通过穿越三层肌肉的一排穿支血管，供应髂骨表面的皮肤。

1．解剖基础　旋髂深动脉(deep circumflex iliac artery)在腹股沟韧带头侧约 1 ～ 2 cm 处发自髂外动脉的外侧面，其包裹在有腹横筋膜和髂筋膜融合而成的筋膜鞘内，在其行程的外侧面，旋髂深动脉沿着髂骨的内板走行于腹内斜肌和髂肌形成的沟内，此沟距离髂骨内板0.4～2.2cm。在其行程中，发出升支供应腹内斜肌，并发出骨膜和骨内分支到达髂骨内。旋髂深动脉通过一系列穿过腹壁三层肌肉的穿支供应髂嵴表面的皮肤。大约在髂前上棘后方9～10cm 处，旋髂深动脉的终末支为一主要的皮肤供养血管（图 15-25）。

为保证保留良好的皮肤血管，必须牢记两点：①必须使皮岛包含有 3 ～ 9 根从腹外斜肌穿出的穿支血管。这些穿支的分布区域的延伸范围大约到髂前上棘后方9cm及髂嵴内侧25cm处。以髂前上棘与肩胛下角的连线为皮岛的中轴，可以将这些穿支血管的分布区域包含在内。

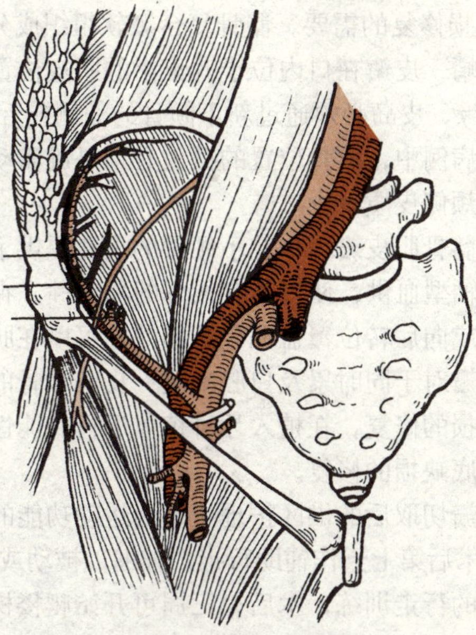

图15-25　髂骨瓣的解剖

②必须保留通过这些穿支血管的腹外斜肌，腹内斜肌和腹横肌的肌袖。

腹内斜肌位于腹横肌和腹外斜肌之间，起于胸腰筋膜、髂嵴和腹股沟韧带，旋髂深动脉是其主要血供。此外，在腹横肌和腹内斜肌之间的神经血管平面，腹内斜肌还接受腹壁下动脉和腰动脉胸肌动脉分支的供血。旋髂深动脉的升支较为粗大，直径1～2mm，可分为三种类型：在大约65%的病例，升支在距髂前上棘约1mm处发出；在15%的病例，升支的起点更为靠近内侧，距髂前上棘约2～4mm；在其余的20%的病例，有多个小分支在髂前上棘的外侧进入肌肉。因此，80%的病例其腹内斜肌有一支发自髂前上棘内侧的主要血管供血，对于这些病例，可将腹内斜肌作为一轴形瓣自由的操作，在剩余的20%的病例，为保护发自旋髂深动脉的多个细小分支，肌肉必须附着在髂嵴内板上。

股外侧皮神经（lateral femoral cutaneous nerve）自骨盆穿出，在髂前上棘内侧走行，于旋髂深动脉和旋髂深静脉的浅面或深面越过，该神经可以通过精细解剖得以保留，也可以切取该神经的一部分用于游离神经移植。

2．组织瓣的设计和利用　髂骨皮瓣的皮岛通常设计成梭形以利于创口的直接拉拢缝合。除了大小和在腹壁上的位置不同外，皮岛的变化很小，但皮岛的设计必须使其有足够的面积以包含足够数量的肌皮穿支血管。由于受自髂骨头侧腹外斜肌发出之穿支的牵制，皮岛和髂骨之间的关系较为固定。在确保皮岛的下缘包含皮肤穿支血管区域的前提下，可以将皮岛设计得更为朝向腹壁头侧，这样可以增加皮岛和髂骨之间的相对可动性。

腹内斜肌通常与附着于髂嵴内板的血管蒂一起切取，在80%的病例，腹内斜肌的营养血管为单根升支，因此可以以此血管为蒂，游离整块腹内斜肌而成轴型皮瓣。

由于髂骨血供丰富，所取骨块的大小和形状有很大的灵活性，根据受区血管的位置，髂骨可以多种方法就位以改变组织瓣血管蒂的位置。在设计时，必须考虑到髂骨的自然弯曲。根据Manchester建立的原则，髂前上棘可以作为新下颌角，通过向髂前下棘延伸截骨线而形成下颌升支和髁突。切取的髂骨块还可以通过截骨进一步塑形，以与下颌联合处的弯曲外形相匹配。

髂骨复合瓣在头颈外科最常见的适应证为下颌骨节段性缺损的修复。可切取的最大长度为16cm，能满足大多数缺损修复的需要。髂骨复合瓣软组织成分应用的灵活性很大，在骨皮瓣中，髂嵴用作新的牙槽嵴，皮瓣在口内位于其正常的肌皮位置即髂嵴顶部。与此相反，髂嵴也可用作新下颌骨的下缘，皮岛必须通过新下颌骨的颊侧或舌侧才能到达牙槽嵴顶的上方。必须牢记的是，在所有的病例中，髂骨位置的摆放必须是旋髂动静脉位于新下颌骨的舌侧，从而使钛板可置于髂骨的颊侧皮质骨上。

由三部分结构组成的髂骨肌皮瓣为口腔下颌骨的重建提供了充足的三维空间和体积。在80%的病例，腹内斜肌为轴型血供，使得其有很好的移动性。在大多数病例，腹内斜肌位于口腔中并包裹新下颌骨，或向后转位覆盖咽腔缺损处。可以在肌肉表面移植中厚皮片作一期的前庭沟成形术。该组织瓣对于同时累及口腔黏膜、皮肤和骨的缺损的修复十分理想。

髂嵴还可用于硬腭缺损的修复，在植入牙种植体后行功能性牙列修复。此外，髂嵴—腹内斜肌复合瓣还可用作颅底缺损的修复。

髂嵴骨皮瓣或骨肌皮瓣切取后的供区护理主要为运动功能的恢复。术后第三或第四天开始作渐进性运动，通常在术后第七天作辅助行走，辅助以被动或主动的各种范围的运动练习。在术后第二周时作渐进性的行走训练，术后第三周可开始爬楼梯。

3．供区可能的并发症 在使用髂骨复合瓣时可能会遇到几个潜在的问题。其中最大的顾虑与腹壁的坚固性有关。如果术前有腹壁薄弱或疝存在，则宜选用其他的供区，或是术中采用额外的方法作供区创口的关闭。有时如果自体组织不够，可采用人工网片。精良的技术和仔细处理好每一细节是获得成功的关键因素。手术时必须注意保护邻近的重要结构，如股神经和腹内容物，以免造成意外损伤。

复习思考题

1．试述游离皮片移植的分类及特点。
2．试述带蒂皮瓣的分类。
3．试述骨移植的分类、特点及注意事项。
4．试述皮肤扩张术的并发症及处理。
5．试述显微外科手术的基本原则。
6．试述前臂游离皮瓣的供应血管、适应证及优缺点。

第四节 各类畸形和缺损的修复

Correction of different malformations and defects

提 要

本节对口腔颌面部的各类缺损与畸形，包括口角歪斜、小口畸形、唇外翻或内卷、唇红缺损、面颊部皮肤缺损、鼻畸形及缺损、耳、眼睑及其他缺损与畸形、颊黏膜缺损、舌缺损的修复、口底缺损、软腭缺损以及上、下颌骨的缺损的特点和各类修复方法做了简要的介绍。应重点掌握舌缺损、颊黏膜缺损以及上、下颌骨缺损的修复方法。

一、口角歪斜 Distortion of commissure

口角或颊部因瘢痕挛缩常可导致口角不在一水平线上，从而造成口角歪斜。因索状瘢痕引起口角歪斜的手术方法主要是瘢痕切除，顺着皮纹方向设计“Z”成形术（图15-26）。

在非索状瘢痕，也无严重组织缺少情况下，也可用唇部及口角邻近组织行“z”成形术以

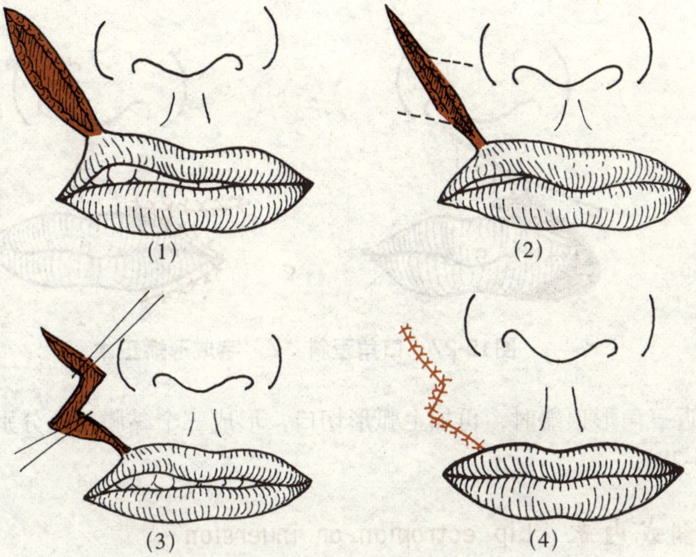

图15-26 口角索状瘢痕切除，“Z”字成形术

整复之。其方法是：如口角歪斜向上，可在患侧上唇中线处沿红唇缘作切口，延至同侧口角部，再继续弯向下唇，并沿红唇缘向中线伸展，再弯向下外侧皮肤形成一“Z”切口和（1）、（2）两组织瓣。先切开组织瓣（1），可达肌层，充分松解瘢痕，此时，上斜之口角一般可降至正常水平。然后视上唇部由于口角下降后缺损的大小，调整（2）瓣的大小，使之适合缺损部面积。校正无误后即将（2）瓣切开，自皮下分离，转移向上插入上唇下降后形成的创面内，缝合（图15-27）。如此则歪斜向上的口角可下降至与对侧口角平行。下唇部遗留的三角形创面，可在切口两侧稍作潜行剥离后，直接拉拢缝合。创口轻加压包扎1天后，可任其暴露干燥，每日清洗，5～7天后，即可间断拆除缝线。

如口角歪斜向下，可用同样原则进行手术。但是采用上唇皮瓣转移向下唇以整复之。

二、小口畸形 Microstomia

口裂的缩小，多发生在严重的灼伤或某些炎性疾病之后，肿瘤切除术后也可引起。小口畸形常使病员饮食、语言、咀嚼、表情等生理功能活动受限。

小口畸形常用的整复方法是：在口唇处沿唇红缘延伸，向外侧皮肤作长短、大小适宜的三角形切口。如为单侧裂过小，三角形的大小及顶端的位置可参照正常侧决定；如为双侧口裂过小畸形，则顶端的位置应在两侧瞳孔垂直线上。切除三角形切口内的皮肤、皮下组织，肌肉一般不切除，黏膜则应予以完全保留。黏膜切开形成口角，常用有两种方法：①沿口裂平面将三角形黏膜切开，至三角形顶端止。将此上下黏膜瓣翻转与上下皮肤切口缝合。②三

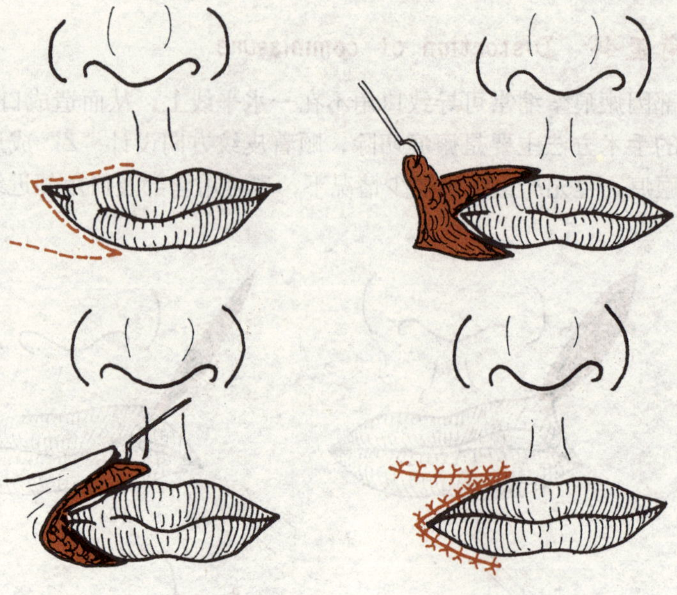

图15-27　口角歪斜“Z”字成形矫正术

角形黏膜切开至近三角形顶端时，再加上弧形切口，形成三个黏膜瓣。分别翻转向外与皮肤切口缝合（图 15-28）。

三、唇外翻或内卷　Lip ectropion or inuersion

口周皮肤瘢痕或组织缺损常引起唇外翻；口唇内侧黏膜缺失或瘢痕挛缩则常导致唇内卷。唇外翻和唇内卷均可导致牙外露，口唇闭合不全，唾液外溢。

轻度唇外翻或内卷可视瘢痕性状、外翻或内卷的程度和部位分别选用“Z”字成形术（图 15-29）或“V”-“Y”成形术或“Y”-“V”成形术以矫正之（图 15-30）。上唇如系条索状瘢痕引起外翻，则以“S”切开缝合为好，因术后瘢痕隐蔽（图 15-31）。

较严重而广泛的唇外翻或内卷时，常需选用瘢痕切除、局部皮瓣或黏膜瓣转移整复（图 15-32）。

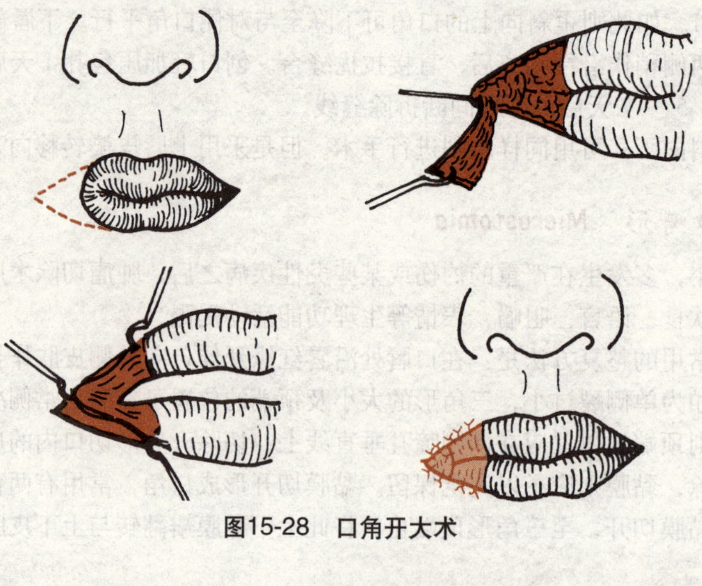

图15-28　口角开大术

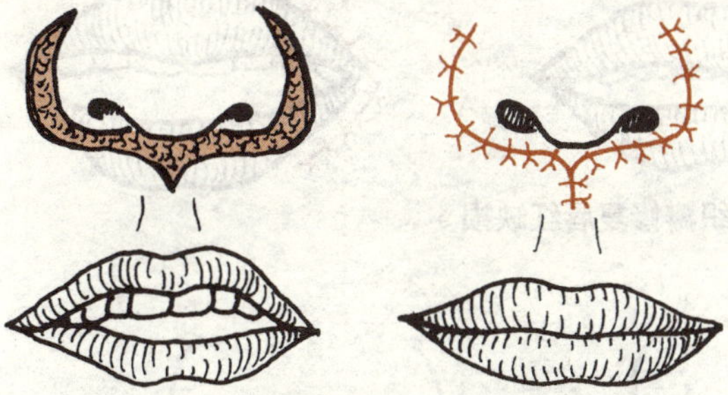

图15-29　唇外翻"Z"字成形矫正术

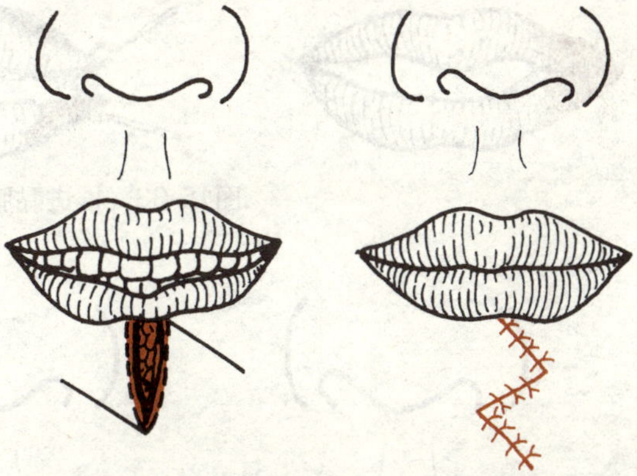

图15-30　上唇外翻"V"-"Y"成形矫正术

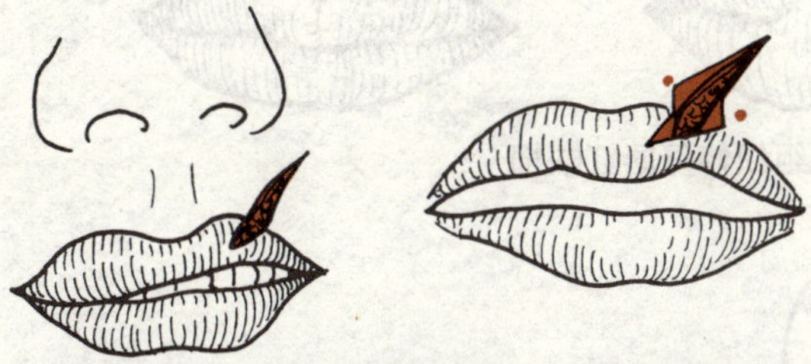

图15-31　上唇索状瘢痕切除"S"成形术

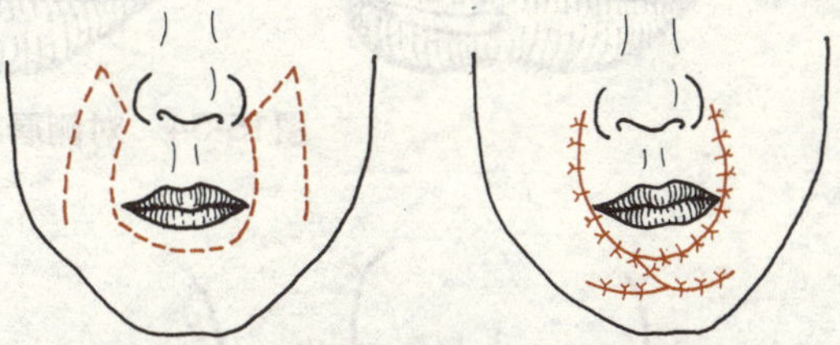

图15-32　下唇外翻鼻唇沟皮瓣整复术

严重唇外翻多见于颜面部灼伤瘢痕，这类畸形缺损多通过游离植皮或游离皮瓣整复，如因某些条件限制，不能行游离皮瓣整复时，则只能用皮管整复。

唇外翻选用游离植皮时，以选用全厚皮片为好。先将瘢痕切除使口唇恢复正常位置后再行植皮。应注意：①瘢痕组织必须彻底切除。②唇的高度或长度应矫枉过正，一般应比正常位置高约0.5cm，以补偿植皮后期收缩。③要注意恢复和重建正常解剖结构包括人中、唇弓以及下唇窝等。

四、唇红缺损　Defect of vermilion

唇红缺损多见于灼伤、损伤，以及口唇已用皮瓣或皮管修复尚待用黏膜形成口角时。唇红缺损可分为部分缺损与全唇红缺损。

部分唇红缺损，其范围不超过上下唇1/3者，可利用剩余的唇红形成一黏膜瓣，利用黏膜组织弹性推进滑行至缺损部位修复之（图 15-33）。

部分唇红缺损限于半侧上唇或下唇者，也可选用对侧唇红瓣带蒂转移法。注意黏膜瓣的长宽比例以不超过3：1为宜；转移时蒂部切不可扭曲过大，以免坏死。如创口顺利愈合，14天后即可行断蒂手术（图 15-34）。

全上唇或下唇唇红缺损，或上下口唇唇红均缺损时，则主要靠口唇内侧正常黏膜滑行瓣翻转成形（图15-35）。如果内侧黏膜不足，翻转后致唇内卷时，可在唇沟内作横行切开，则成一双侧蒂的唇内侧黏膜瓣，滑行翻转缝合于皮肤切口上；唇沟内创面可用碘仿纱条填塞，12周后抽去，自行愈合。如口唇内侧黏膜不足甚或无黏膜存在时，如已用皮瓣或皮管形成了上下唇，则只有采用颊黏膜游离移植；而最好和最可靠的方法可能是舌黏膜带蒂移植，根据缺损部位，在舌尖部形成带蒂黏膜瓣，直接与形成唇红的创面缝合（图 15-36），2～3周后

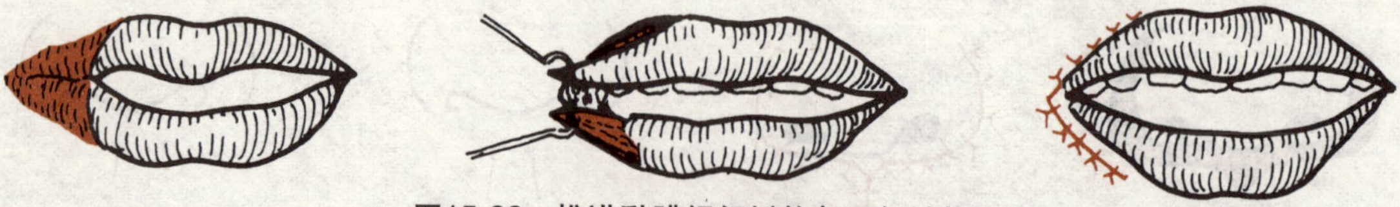

图15-33　推进黏膜组织瓣修复唇红缺损

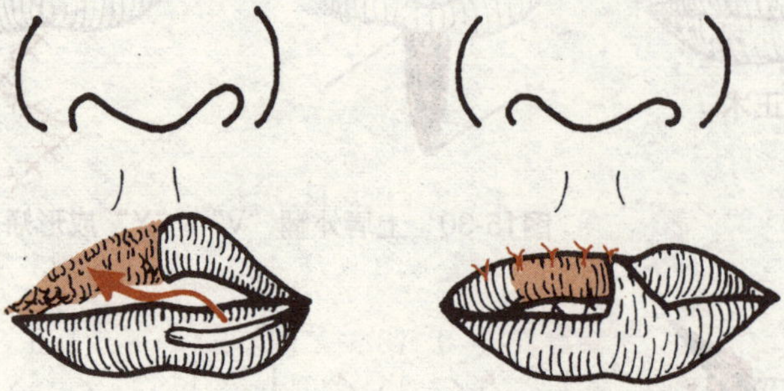

图15-34　对侧唇黏膜组织修复唇红缺损

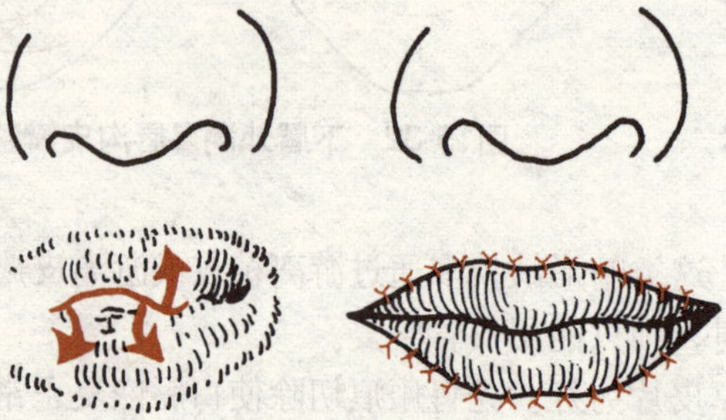

图15-35　口唇内侧黏膜瓣滑行翻转成形术修复唇红缺损

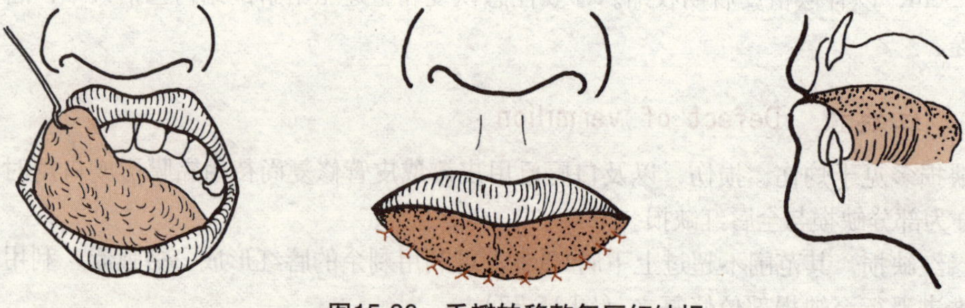

图15-36　舌瓣转移整复唇红缺损

断蒂，唇红即已形成。本法最大的缺点是在移植期间，病员禁止说话，而且必须进流质饮食。如上下唇均需移植，必须分期进行。

五、面颊部皮肤缺损　Faciobuccal skin defect

面颊部皮肤缺损以带蒂皮瓣整复最为常用。皮瓣来源以邻近组织（耳前方、颊、颈部等）为宜（图15-37）。有时也可采用额部隧道皮瓣，通过皮下转移。行邻近皮瓣转移时，还必须同时考虑供区所造成的继发性缺损创面的修复，通常可利用潜行分离，附加切口或游离植皮以关闭之。

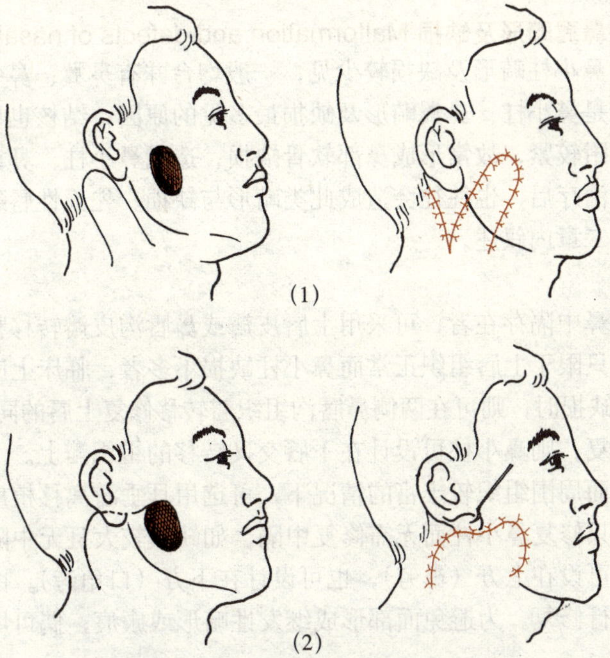

图15-37　耳后皮瓣修复面颊部皮肤缺损

对于包括皮下组织在内的大型颊部缺损，最好采用血管吻合的游离皮瓣移植，供区可根据情况选用前臂桡侧或尺侧皮瓣。

六、鼻畸形及缺损　Nasal malformation and defect

（一）鞍鼻 Saddle nose

鞍鼻的病因除发育畸形外，梅毒也是常见的原因（先天或后天均可发生）。鼻部损伤，特别在鼻骨骨折后未能适当处理，也可继发鞍鼻畸形。此外，鼻中隔脓肿未及早处理，感染可损坏鼻中隔软骨，也可发生此类畸形。

整复鞍鼻所使用的材料有自体组织与生物材料两种：自体组织可用自体肋软骨以及髂骨；生物材料以成形固体硅橡胶为常用。

鞍鼻的整复以恢复正常外形为主，其手术步骤如下：

1. 术前准备　应估计好植入体的大小和形态，必要时，预先制备好蜡型，以作为术中修整植入体时的参考。

2. 切口　沿鼻尖、鼻翼边缘作“鸟形”切口，近年来也有人用上唇唇沟内横切口或鼻腔内鼻翼两侧侧切口。

3. 剥离　切开皮肤或黏膜，皮下组织，然后用细剪向鼻跟部行潜行剥离；剥离后形成的腔隙，以植入体正好放入为度，便于术后固定，并达到预期的外形。如潜行剥离的层次在骨膜下则更容易固定移植体。剥离过程中注意勿穿通皮肤。

4. 填入充填物　将植入体修整合适后，最好一次放入创口固定，如不合适，应估计好修整的部位与多少，再次取出稍加修整。

5. 缝合及加压固定　原位严密缝合，鼻孔内置入衬以油纱布的橡皮管；鼻背再加用压力敷料包扎固定。

（二）鼻小柱、鼻翼畸形及缺损 Malformation and defects of nasal columella and ala

临床上，单独的鼻小柱畸形及缺损较少见，一般均合并有鼻翼、鼻尖的畸形和缺损。

损伤及走马牙疳是鼻小柱、鼻翼畸形及缺损最多见的原因；结核也易毁坏鼻软骨。由于鼻软骨前部与皮肤贴附较紧，故常形成鼻部软骨缺损，造成鼻小柱、鼻翼、鼻尖部畸形。此外，肿瘤手术或放射治疗后，也往往会造成此类畸形与缺损。先天性唇裂所伴发的鼻小柱及鼻翼的畸形已在第十二章内叙述。

整复方法

1. 鼻小柱缺损　鼻中隔存在者，可采用上唇皮瓣或鼻唇沟皮瓣转移整复。由于上唇组织量不大，故上唇皮瓣只限于上唇组织正常而鼻小柱缺损不多者，临床上应用不甚广泛。鼻小柱缺损同时伴有上唇缺损时，则可在两侧鼻唇沟组织瓣转移修复上唇的同时一期修复鼻小柱。如行三合一组织瓣修复，则鼻小柱可设计在下唇交叉转移的组织瓣上。

单纯鼻小柱缺损而周围组织较丰富的情况下，可选用耳垂游离移植皮瓣转移。鼻小柱伴鼻中隔缺损时，一般只修复鼻小柱而无需修复中隔。如缺损较大且无中隔支持，故多用鼻唇沟皮瓣修复。皮瓣蒂可设在上方（鼻旁），也可设计在下方（口角旁）。由于需要二次断蒂，故常形成管状皮瓣进行修复。为避免面部形成继发性畸形或瘢痕，偶可用上臂内侧小皮管修复。

2. 鼻翼畸形及缺损　鼻翼畸形常见于唇裂患者，也可继发于其他原因。其表现有鼻孔过小、鼻孔过大以及鼻翼移位等，整复方法请参阅唇腭裂章节。

鼻翼缺损的整复方法，应根据鼻翼缺损的范围、瘢痕组织的性质以及缺损周围组织健康的情况而选择决定。

（1）全厚皮片移植法：利用缺损周围瘢痕组织翻转作为衬里，全厚皮片移植修复鼻翼外层。全厚皮片可取自颈部或耳后区，移植后加压包扎。用外裹碘仿或油纱布之橡皮管或塑料管支撑鼻翼，外部以胶布固定敷料。

（2）局部皮瓣整复法：适用于一侧或双侧鼻翼全缺损。可设计鼻唇沟皮瓣折叠形成鼻翼的鼻腔面与皮肤面。多在缺损的外侧缘延伸向下设计鼻唇沟皮瓣，其长度应是缺损直径的2倍以上。鼻唇沟皮瓣与缺损区的外侧缘不能断离，以保持血供；继之使皮瓣向鼻腔侧翻转与缺损的上、内、外边缘形成的创面缝合形成鼻腔面。在缝合外侧缘时，应将皮瓣蒂部缝合处上皮切除少许，造成创面，以便缝合，然后将皮瓣剩余的远端二分之一当作皮肤面再行折叠缝合。供区可直接缝合关闭（图 15-38）。

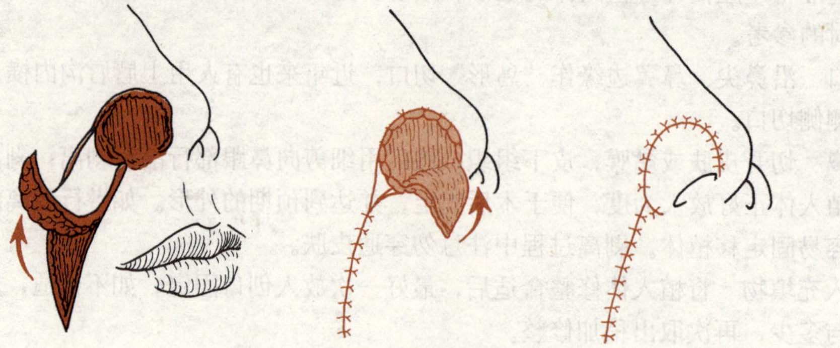

图15-38　局部皮瓣修复鼻翼缺损

鼻唇沟皮下皮瓣或隧道皮瓣修复法的优点是一般只需一次手术，特别适用于鼻翼肿瘤切除术后的立即整复。

(3) 耳廓复合组织游离移植法：本法对鼻翼缺损不超过1.5cm左右，而且鼻尖及鼻翼基底完整者效果较佳。在耳廓后缘中部切取包括软骨皮肤的全层复合组织瓣，供区直接缝合；然后与鼻翼缺损区缝合，缝合完毕后，仍行鼻孔内与外面双层加压包扎14天（图15-39）。

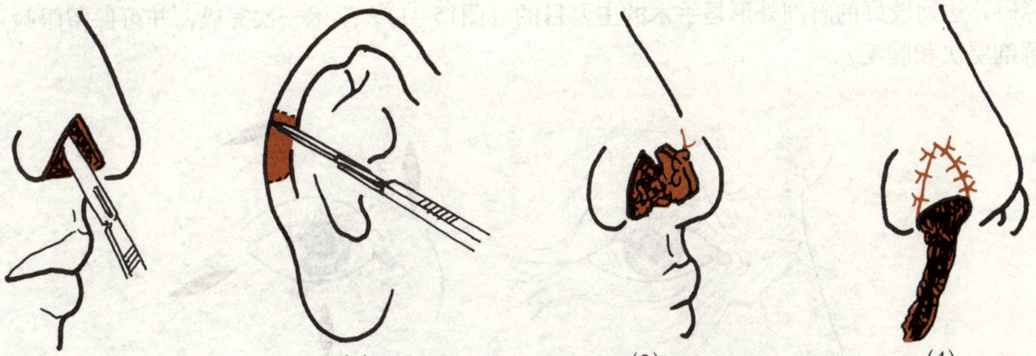

图15-39　耳廓复合组织游离移植整复鼻翼缺损

本手术方法最大的优点是无面部继发性畸形，由于无血管可供吻合，故移植体较小是其缺点。

(4) 鼻小柱、鼻尖、鼻翼联合缺损的整复：鼻小柱、鼻尖、鼻翼联合缺损的整复一般应根据缺损情况灵活设计手术方案，普遍认为以上臂内侧皮瓣修复较好。

3. 全鼻缺损　全鼻缺损应包括鼻骨、鼻软骨、鼻中隔软骨以及皮肤的完全缺损，这种缺损的整复所需组织较多。

有时鼻部软骨全部缺损形成的鼻部挛缩和塌陷，以及鼻下部的完全缺损也需应用全鼻整复术才能获得良好的效果。

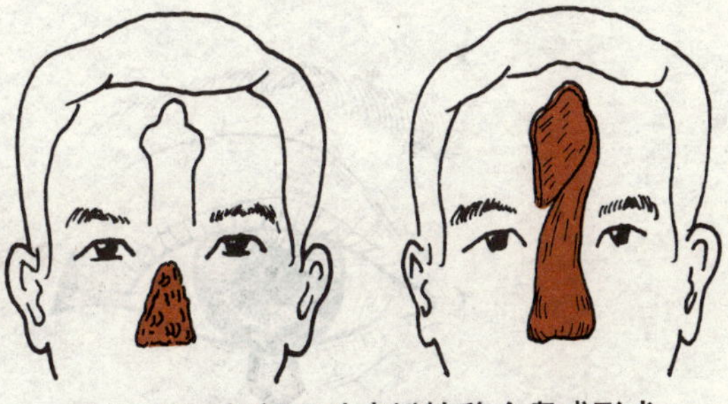

图15-40　额部三叶皮瓣转移全鼻成形术

修复方法根据实际缺损情况不同而设计上可有变异：对鼻根部尚完整的鼻缺损，多用额部正中三叶瓣转移形成鼻部，但需二期断蒂修整；如采用隧道皮瓣转移，则可一次完成鼻成形（图15-40）。皮瓣的血供由滑车上动脉提供，术中切勿损伤。额部余留创面用全厚皮片移植。近年来由于应用皮肤扩张技术，取瓣后可直接拉拢缝合而不必植皮。

应用血管吻合的游离皮瓣行全鼻重建，是近年来修复全鼻的又一方法，其成形效果与额瓣相似，但无额部继发畸形。

七、耳、眼睑及其他缺损与畸形
Malformations and defects of ear、eyelid and other structures

(一) 眼睑缺损与畸形 Malformation and defects of eyelid

眼睑缺损修复的目的是重建保护眼球的解剖结构与功能。从眼睑重建的解剖学角度看，眼睑可分为前后两层。前层由皮肤和眼轮匝肌组成，是眼睑的功能运动部分，并参与排泪功能的完成。后层由睑板和睑结膜组成。修复手术的设计取决于局部解剖结构缺损的范围、部位、形状和深度。表浅的缺损可只修复前层，全层缺损则必须行前后两部分重建，而且至少其中一部分必须具有充分的血液供应。

根据缺损类型采取不同的修复方法：

1．直接缝合　适合于直接拉拢缝合的病例，解剖结构的缺损不足以引起眼睑功能的明显障碍，达到较好的解剖外形是手术的主要目的（图15-41）。手术一次完成，并可保留眼睑正常解剖层次和睫毛。

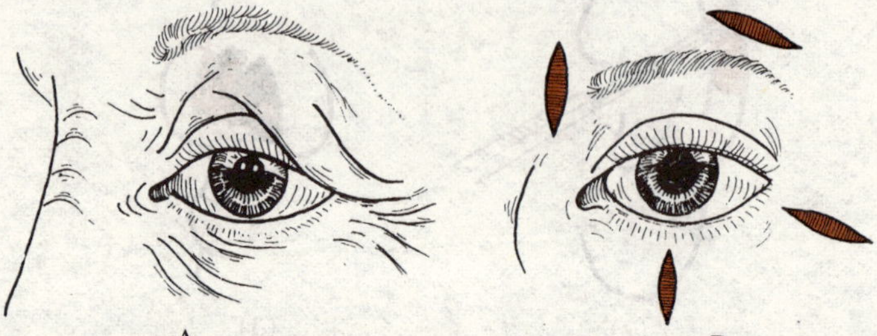

图15-41　A.眶周皮肤纹理走向　B.皮肤纹理一致的梭形皮肤缺损易于直接关闭而不引起外形变化

2．外眦成形术　当缺损范围较大时，直接拉拢缝合产生张力或解剖结构的形态异常，应辅以外眦成形术（图15-42）。沿外眦做水平切口，切开皮肤、肌肉和韧带。在此切口的末端上方切除底边宽度约等于缺损宽度的三角形皮肤，然后将组织瓣向缺损区推进。创缘处睑板必须准确相对缝合，以保证睑缘的连续和稳定。睑缘行垂直褥式缝合，防止创缘错位。

3．组织瓣转移术　组织瓣有局部皮瓣、肌皮瓣、睑板结膜瓣等多种类型，通过旋转、推进、换位等转移方式修复大型眼睑缺损。①局部皮瓣：推进皮瓣在眶周区域应用较普遍。单

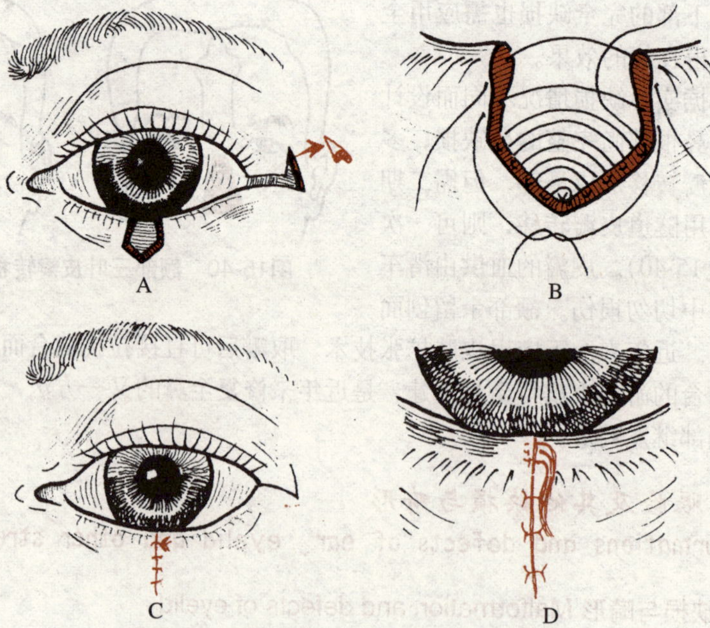

图15-42　应用外眦切开术关闭下睑缺损

A. 外眦切开术　B. 缝合睑板，注意勿刺激角膜　C、D. 应用垂直褥式缝合，使睑缘精确对合

蒂矩形皮瓣在此区域实际是肌皮瓣。充分利用皮肤的伸展性，可修复面积达25cm^{2}的缺损（图15-43）。菱形皮瓣是极合适于修复内眦和眶外侧缺损的换位皮瓣，但在设计时须注意对眼睑和眉毛解剖位置的影响（图15-44）。上睑双蒂皮瓣是修复下睑皮肤缺损的重要方法。位于侧方的下睑缺损，也可用单蒂皮瓣修复。②肌皮瓣：Tenzel皮瓣是包含外眦切开术在内的肌皮瓣，可关闭下睑范围达75%的缺损。以外眦角为圆心，向内眦角画一半径为20mm的圆弧，在此范围内形成皮肤和眼轮匝肌复合瓣，并向下方做广泛潜行剥离，以保证组织瓣向内侧充分移动。外眦切开后，离断外眦韧带下脚。若移动幅度有限，尚需切断眼轮匝肌和眶隔。肌皮瓣下缘与眶下缘内面骨膜缝合，以为下睑提供充分的侧方和向后的解剖支持作用。眼轮匝肌和皮肤分层间断缝合（图15-45）。由于缺乏睑板结构，内面仅以黏膜作为衬里，术后可能

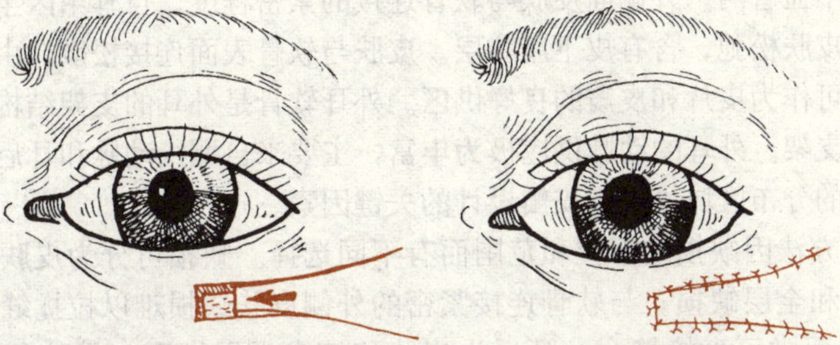

图15-43　单蒂矩形推进瓣修复睑板前皮肤缺损

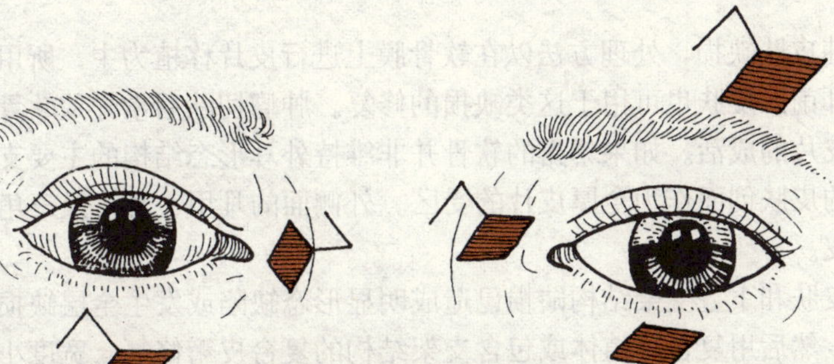

图15-44　眶周菱形皮瓣的设计

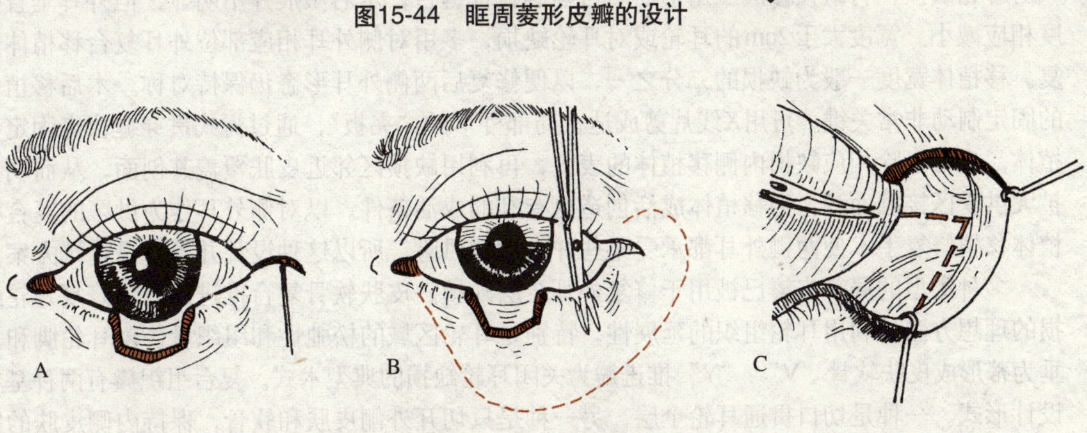

图15-45　Tenzel瓣

A. Tenzel 瓣的切口设计　B. Tenzel 瓣包含及特示眼轮匝肌，虚线示潜行剥离的范围
C. 行外眦切开，然后转移组织瓣关闭下睑缺陨

发生睑外翻、下陷等畸形。③睑板结膜复合瓣：亦称Hughes瓣，是利用上睑后层结构通过推进方式转移修复下睑缺损的传统术式，极适用于修复宽度超过60%的下睑缺损。主要优点是以相同类型组织完成眼睑后层的解剖性修复。但需二次断蒂，两次手术之间，眼睛维持4～6周的闭合状态。④骨膜瓣：颧骨带蒂骨膜瓣转移可修复下睑或上睑外侧后层缺损，并为眼睑后层提供了可靠的侧方固定，有利于外眦形态的恢复，手术一次完成，无需破坏眼睑其他部位以及鼻部或耳部解剖结构。可在不作睑闭合的情况下同时进行上下睑修复。其缺点是作为眼睑支持结构，骨膜的强度与睑板有较大差异。

(二) 耳廓缺损与畸形 Malformation and defects of auricle

外耳主要由皮肤和软骨支架组成。软骨支架结构是外耳形态的解剖基础。外耳表面的皮肤具有明显的部位差异。外侧面皮肤和软骨膜紧密粘连，缺乏皮下组织。皮肤和软骨膜之间的筋膜层含有皮下血管网。外侧面皮肤与软骨连接的紧密程度，自耳甲区至外耳道口逐渐增加。外耳内侧面皮肤松弛，含有皮下脂肪层。皮肤与软骨表面连接松散。由于皮肤量较大且富于延展性，常可作为皮片和皮瓣的良好供区。外耳软骨是外耳的支架结构，外耳的上三分之二均含有软骨支架。外耳的动脉供应极为丰富，主要来自颞浅动脉和耳后动脉。动脉血管的解剖及动脉网的分布区域是局部皮瓣设计的关键因素。

外耳的修复方法因缺损的部位和范围而有不同选择。缺损可分为皮肤缺损（合并或不合并软骨缺损）和全层缺损。与软骨连接紧密的外侧皮肤缺损难以拉拢缝合关闭；皮肤较松弛的内侧面创面常可直接缝合。耳后为皮肤移植术常用供区，借助局部皮肤良好的松弛、延展特性，供区创面多能一期缝合。耳轮缘小型缺损，通过耳轮软骨的适当修整也可拉拢缝合关闭。

外侧面单纯皮肤缺损，处理方法以在软骨膜上进行皮片移植为主，所用全厚皮片常取自对侧耳后区。耳前区皮肤也可用于这类缺损的修复。肿瘤切除后常导致软骨膜缺损，受区条件不利于游离皮片的成活。如果暴露的软骨并非维持外耳形态结构的主要支架部分，可将其切除，以下方的皮肤创面作为全厚皮片的受区。外侧面的耳甲、耳舟及三角凹等区域均适合切除软骨后植皮。

如果外侧皮肤和下方支架结构缺损已造成明显形态缺陷或发生全层缺损时，多应将缺损修整成三角形，然后用复合移植体或包含支架结构的复合皮瓣修复。宽度小于1.5cm的耳轮或对耳轮缺损，将缺损修成三角形后多可顺利拉拢缝合，术后瘢痕并不明显，但外耳垂直高度相应减小。宽度大于2cm的耳轮或对耳轮缺损，多用对侧外耳相应部位外耳复合移植体修复。移植体宽度一般为缺损的二分之一，以便修复后两侧外耳形态仍保持对称。术后移植体的固定制动非常关键。可用X线片剪成适合局部外形的“夹板”，通过褥式贯穿缝合来固定移植体。也可去除相应缺损内侧移植体的表皮，再利用缺损区邻近皮肤覆盖其创面，从而明显扩大供受区接触面积，为移植体成活创造更有利的成活条件。以对侧外耳作为供区的复合移植体移植修复手术使两侧外耳都承受某些并发症的风险，所以这种设计并不总是首选方案。

多种类型的局部皮瓣已被用于修复外耳全层缺损。皮肤软骨复合推进瓣等为修复耳轮缺损的理想方法。利用耳轮组织的延展性，特别是耳轮区域的松弛性和组织量，以耳轮脚和耳垂为蒂形成皮肤软骨“V”-“Y”推进瓣为关闭耳轮缺损的典型术式。复合组织瓣有两种基本设计形式。一种是切口贯通耳轮全层，另一种是只切开外侧皮肤和软骨，保持内侧皮肤的完整性。前一种组织瓣更便于推进转移。耳轮、耳舟区域的动脉网状结构为形成狭窄的复合组织瓣提供了血运保障。根据耳轮缺损的范围，切除一定量的皮肤和软骨，使缺损呈便于组织瓣修复的三角形。大范围的耳轮缺损一般用换位复合组织瓣转移和皮片移植等方法加以修复。

耳前、耳后区都适合制作小型皮管，而这种皮管是修复耳轮缺损的极好供体。根据缺损部位和范围设计皮管形成的区域和大小，先形成双蒂皮瓣，创缘相对缝合成管状，一端离断后转移至受区相应部位，三周后行断蒂术完成缺损修复。耳轮区域长度大于2.5cm的缺损最适于皮管修复。

耳后换位岛状皮瓣在修复耳甲缺损或一定范围全层耳轮缺损方面表现出比较明显的优点。皮瓣以耳后动脉的外耳支为供应血管，以皮下组织为蒂，皮瓣转移、缺损修复一次完成，供区创面也易于关闭。根据缺损大小、形状在供区合适位置标定皮瓣轮廓，切口深度达耳后肌肉层，后方须切开乳突骨膜。自前上方解剖皮瓣，注意保护自下方进入皮瓣的血管。维持皮下组织与皮岛的连续性，将皮瓣转移至耳甲或耳轮缺损区。耳后皮瓣也可带蒂跨越转移，分两期完成修复手术。在外耳内侧面形成与耳后皮下蒂皮瓣类似的组织瓣，经过插入或跨越转移，同样可以修复外耳外侧面皮肤缺损，但可提供的皮肤面积较小，且蒂部血运可靠性不如耳后皮瓣。

八、颊黏膜缺损的修复 Reconstruction of buccal mucosa defect

颊部的缺损多继发于肿瘤切除术后，原则上应同期立即整复。整复的方法根据缺损的大小和深度进行选择。

1. 黏膜缺损面积不大，较表浅，未超过肌层的缺损，可采用游离皮片移植。由于颊部开口肌很薄弱，不足以抵抗皮片的收缩力，故应严格掌握适应证。面积较大，涉及龈颊沟，或侵及肌层的缺损不宜采用游离植皮。

2. 面积不大且表浅的黏膜缺损，还可用邻近的黏膜瓣转移进行修复。如位于后颊部，可用颊脂垫转移修复。

3. 黏膜切除面积较大，并深达肌层，但未累及口角者，可酌情使用游离皮瓣或额瓣、颞顶筋膜瓣、胸三角皮瓣、颈阔肌皮瓣修复，但以游离皮瓣为首选。

4. 临近口角的前颊部小缺损，可选用蒂在下方的鼻唇沟瓣修复。

5. 颊部洞穿性缺损，分为两种类型：单纯的颊部洞穿性缺损，以及包括口角和临近上下唇的复合性洞穿缺损。

对于单纯颊部洞穿性缺损，应同时修复口内外两层组织，可选用两块组织瓣进行瓦合式修复，如用额瓣修复黏膜衬里，胸三角或胸大肌皮瓣修复皮肤缺损，或用前臂皮瓣、肩胛皮瓣等游离皮瓣覆盖外层缺损。也可用一块组织瓣折叠式修复，如前臂皮瓣和前额皮瓣，将皮瓣折叠，一面充当黏膜，另一面充当皮肤，两瓣之间去除一条表皮，形成创面，使其与前端口角部的黏膜和皮肤缝合，封闭洞穿性缺损。

对包括口角及部分唇一并切除的复合性洞穿缺损，可采用折叠式胸大肌肌皮瓣、双叶式肩胛皮瓣等进行修复。唇红部缺损可用舌瓣修复，小口畸形可行二期口角开大术。

九、舌缺损的修复 Reconstruction of lingual defect

舌是口腔最重要的器官，舌缺损到一定程度时，必须进行舌再造，以最大限度地恢复舌功能。

舌缺损修复的方法应根据缺损大小、部位以及是否伴有软、硬组织缺损等情况，选用不同的组织瓣。

1. 小型舌体缺损　指舌体缺损在1/3以内者。由于舌的代偿能力很强，因此一般不必行舌再造术，可直接拉拢缝合。缝合时应将舌缘与舌缘、或舌缘与口底缝合，而不应将舌缘与颊黏膜或颊侧牙龈缝合，以免影响舌的运动以及以后义齿的修复。

2. 舌体中型缺损　指舌体缺损1/3～1/2者。一般选用皮瓣或薄的肌皮瓣修复。游离皮瓣可选用前臂皮瓣或肩胛皮瓣。带蒂皮瓣可选用全额皮瓣、胸三角皮瓣等。薄的肌皮瓣可选用颈阔肌皮瓣，胸锁乳突肌皮瓣以及股薄肌皮瓣等。

3. 舌体大型缺损　指舌体缺损2/3以上者。因组织缺损多，需要提供较大的组织量才能恢复舌的外形和组织量，故宜选用厚的肌皮瓣。首选胸大肌皮瓣，可采用带蒂或游离移植两种方式。也可选用背阔肌或腹直肌皮瓣（图5-28）游离移植。大腿前外侧皮瓣因为组织量丰富，也可选用。

4. 舌根部缺损　也分为部分缺损和全部缺失，如为后者，则舌体部也无法保留，即典型的全舌缺损。对于部分舌根缺损，宜选择薄的肌皮瓣修复，如颈阔肌皮瓣、股薄肌皮瓣等。如为全舌缺损，必须提供足够的组织，才能修复缺损，故以腹直肌或背阔肌等厚肌皮瓣为首选。

十、口底缺损的修复　Restoration of defect of floor of mouth

口底缺损若行直接拉拢缝合或植皮，可因瘢痕收缩，限制舌的运动。除了老年人、无牙颌或拟作颌骨方块切除，病灶很小，可以切除后将舌侧缘与牙龈黏膜直接缝合外，均应采用组织移植以修复口底。

软组织缺损修复的方法及组织瓣的选择应根据缺损的大小、缺损的部位、颌骨及牙列是否完整等多种因素来考虑。

1. 小型缺损　缺损限于前部口底时，如果牙列完整，可选用颈阔肌皮瓣修复。如系无牙颌，或拟作颌骨方块切除者，可选用蒂在前的颊黏膜瓣或鼻唇沟皮瓣转移修复。如一侧组织瓣不足以修复缺损，可采用双侧组织瓣转移修复。

位于侧方口底的小型缺损，可选用侧颈部的颈阔肌瓣、单侧鼻唇沟瓣。需要时也可选用胸三角皮瓣或额瓣。游离皮瓣，如前臂皮瓣，既适合于修复前部，也适合于修复侧方的口底缺损，可作为首选。

2. 大型缺损　较晚期的口底癌切除后形成的较大型缺损，常包括舌腹部的缺损，宜选用前臂皮瓣等血管化游离皮瓣修复，这些皮瓣术后收缩性小，能保持舌体良好的运动状态。当切除肌性口底，宜选择组织量较大的肌皮瓣，如胸大肌皮瓣转移。下颌正中节段性缺损、重建钛板修复时，需要足够量的组织填充空隙并包裹接骨板，宜选用胸大肌皮瓣修复。广泛累及口底、颌骨及皮肤的晚期病例，切除后可造成口内外相通的洞穿性缺损，可选用腓骨肌皮瓣等复合组织瓣修复口内软组织及颌骨缺损，用前臂皮瓣或胸大肌皮瓣修复皮肤缺损。

十一、软腭缺损的修复　Restoration of soft palate defect

软腭有频繁的功能活动，其重建比较复杂和困难，可根据缺损大小选用以下方法：

1. 软腭口腔侧黏膜缺损　可选用：① 带腭大血管蒂的硬腭岛状瓣修复。一般选择一侧岛状瓣。如果硬腭中份的黏膜较厚，可用全硬腭或过中线的大部分硬腭的岛状瓣。②蒂在后的舌瓣旋转270°可修复软腭近后份的缺损，但需在术后两周左右断蒂，在此期间必须限制舌的活动，避免撕脱。

2. 软腭大型洞穿缺损　如缺损范围不太大而周围条件又好，可用蒂在上的咽后壁瓣修复软腭鼻腔侧黏膜缺损，然后用硬腭岛状瓣或颊部黏膜瓣修复软腭口腔侧黏膜缺损。如局部组织不能用于修复，可用游离前臂皮瓣修复软腭口腔侧黏膜缺损，鼻腔黏膜缺损用咽后壁瓣或植皮联合修复。对于老年或面部要求不高者，也可用额瓣转移行软腭再造，此法简单适用，但会导致继发性额部畸形，故不适用于年轻患者。

十二. 下颌骨缺损的修复　Reconstruction of mandibular defect

下颌骨位于面中下1/3，不但与维持外形有密切关系，而且和上颌骨共同承担咀嚼功能。由于肌群的附着也和维持舌的位置、保持呼吸道通畅有一定关系。因此下颌骨缺损的整复一直是临床医师最关注的问题。

【重建方法的选择】

（一）非血管化骨移植 Non-vascularized bone graft

很多供区，包括髂嵴、肋骨、颅顶骨在内的游离或带蒂骨移植（如胸大肌带肋骨，胸锁乳突肌带锁骨）都曾用于下颌骨重建。非血管化骨移植的成功率较低，特别是在接受术后放疗的病例。目前，这种方法只适用于单侧、小范围的（不超过5 cm）以及以前未接受放疗下颌骨缺损的修复。游离骨移植一般只适用于不能耐受长时间显微外科手术的患者。

（二）金属板联合或不联合软组织瓣的重建 Reconstructions with metal palate combined with or without soft tissue flap

重建板最初用于创伤的治疗，以后用于下颌骨重建，以连接骨断端以保持咬合和颞下颌关节的功能。这种方法具有使用简单，固定可靠，以及不需要供区等优点，然而所有的重建板系统均会由于下颌骨段的功能应力而导致螺钉松脱，金属疲劳和断裂，因而不能保证长期的可靠性。并且，除了应用于局限性的单侧缺损，其美观效果也较差。

如果没有足够的软组织覆盖，尤其在接受放疗的情况下，易导致金属板的外露。尽管金属板结合软组织游离瓣的成功率要高于带蒂瓣，但此方法综合了两种技术的缺点（使用异源性材料，而且手术时间长而复杂）。此外，大多数学者不赞成下颌骨前部缺损使用金属板重建。

尽管有上述局限性，在一些特殊的情况下，重建板还是一种理想的选择，它适用于预后不佳的单侧缺损、软组织缺损不多而且难以耐受显微外科手术的患者。

（三）血管化的骨皮瓣移植 Vascularized bone graft

显微外科发展和成熟使下颌骨缺损的重建获得了突破性进展。有许多供区可供选择以满足不同缺损修复的需要。采用血管化的骨皮瓣移植使得大多数重建手术都能在肿瘤切除的同时一期完成。血运良好的游离皮瓣改善了局部的创口环境，促进了创口的愈合（尤其对于放疗后组织）。切开的骨段能够迅速愈合以及与下颌骨段结合。这种有活性的骨组织可作为骨结合性种植体的种植床，以最大限度地提高美观和功能效果。因此血管化的骨皮瓣是大多数下颌骨缺损的最佳重建方法。

最常用于下颌骨的重建的游离骨皮瓣供区包括腓骨、髂骨、肩胛骨和桡骨。每种皮瓣都有其独特的优缺点。皮瓣的选择依赖于几个因素，最重要的是缺损区骨、软组织和皮肤的重建需要。供区的可用性和并发症，皮瓣制备的难易性，颈部血管情况，以及患者的全身情况都可能影响最终的选择。以下对各个供区作一简单介绍：

1. 桡骨　在国人，前臂挠侧骨筋膜皮肤瓣最多可提供10cm长的单层皮质骨段，且不能进行多处的骨切开塑形，此外其骨量不足以安置骨结合式种植体。由于皮瓣不能提供足量的骨和软组织，因此下颌骨前部缺损不能用这种方法重建。此方法的美观和功能效果都很差，供区取骨以后容易发生骨折，以及术后要长期安置石膏绷带，这对于老年患者会产生明显的功能障碍，因此这种方法不适用于国人下颌骨缺损的修复。

2. 髂骨　以旋髂动静脉为血管蒂的髂骨瓣多年以来一直是下颌骨重建的主要方法，因为它能提供足量的骨质，且髂嵴独特的外形在一定程度上与一侧下颌骨近似。髂骨很适合放置骨结合式种植体。但同其他皮瓣相比，髂骨不容易塑形，其外形上的局限性在修复下颌骨前部缺损时尤为突出。其携带的皮肤及软组织与髂骨紧密附着，且过于肥厚，不适用于做口内衬里，而且其所携带的皮肤的可靠性难以保证。

髂骨供区的并发症也很明显。除明显外形畸形外，腹壁薄弱、疝形成以及术后的病态步态都可能发生，因此这种皮瓣在大多数情况下不是下颌骨重建的最佳方法。

3. 肩胛骨　肩胛皮瓣最多可以提供 14cm 的骨质和一大的皮岛，且皮岛的设置灵活、血供可靠，可以提供足够的软组织用以修复口内外复合性缺损。但其骨质厚度不足，不利于放置骨结合式种植体，且骨切开塑形会影响骨段的血供。尽管用这种皮瓣进行外形和功能重建是可行的，但其主要缺点是不能同时制备皮瓣，术中需改变体位，会大大延长手术时间。因此对大多数的下颌骨重建，肩胛瓣不是首选方法，它主要适用于大型的口内外复合组织缺损，首要考虑重建软组织及关闭创口，而不是骨重建质量的病例。

4.腓骨　腓骨可提供最多25cm的双层皮质骨，由于其丰富的节段性骨膜供血，可进行多处骨切开和精确的塑形。腓骨是大型下颌骨缺损重建的理想选择，其骨质有足够的体积支持骨结合式种植体进行义齿修复。皮瓣远离头颈部因而制备很方便，其血管蒂很长，如需要可携带踇长屈肌以及血供可靠的皮岛修复软组织缺损。腓骨优越的特性及组织质量，使得此供区成为下颌骨解剖重建的首选方法。

（四）髁突的处理 Management of condylar process

包括髁突在内的一侧下颌骨切除，由于颞下颌关节功能的丧失，会导致颌骨向患侧偏斜。髁状突的重建方法已见于文献。一种方法是不完全重建下颌升支，使其达不到关节窝的高度，功能主要依靠对侧关节，会产生不同程度的单侧不稳定性。第二种方法是修正游离骨瓣的末端，使其成为髁状突的替代，结合使用自体组织如软骨、筋膜充填间隙。这种技术功能效果的评定文献中很少报道，但可能形成关节强直及张口受限。第三种方法是采用人工髁突，由于样式单一，一般功能不佳，而且还有潜在的严重的并发症，如脱出和金属腐蚀等，对于放疗后的病人，此方法更不可用。

通常恶性肿瘤很少累及髁状突，因此髁状突自体移植是一种安全有效的重建方法。这种方法最大限度地保存了解剖结构，功能和美观效果可靠，而且并发症少。髁状突自体移植可用于所有的切除髁状突，或切除部位近髁状突（高于升支中部水平），视野暴露不足难以固定的病例。

十三、上颌骨缺损的修复　Reconstruction of maxillary defect

上颌骨是面中部的骨性基础，参与面中部各个基本结构，如颧上颌复合体、鼻腔以及口颌复合体的构成。由于其多个组成部分复杂的解剖和功能特点，使得上颌骨的重建极具挑战性。任何重建技术都要达到下述的几个主要目的：①消除缺损；②恢复功能，特别是语言和咀嚼功能；③为外部结构，如鼻、颊和上唇等提供骨性支持；④重建外部结构的美学特征。

各种重建方法的选择

（一）使用赝复体的上颌骨重建 Prosthesis for maxillary reconstruction

历史上，上颌骨重建曾经属于颌面部修复医师的领域。赝复体由异源性材料如丙烯酸和聚氨甲酸乙酯聚合体等材料制作。大多数情况下，赝复体可用于阻塞腭部缺损，也可用于修复上颌骨、鼻、眶以及眼球的缺损。然而，赝复体缺乏生活组织的基本特征，容易导致放疗性黏膜炎和组织破溃，不能封闭口鼻腔瘘，因而影响吮吸和语音功能，而且难以保持卫生。因此赝复体不适用于大多数上颌骨缺损的重建。赝复体对于那些双侧上颌骨切除，不能耐受进一步的整复手术，以及需要进行定期复查的病例，还是一种可供选择的方法。赝复体还可作为最终治疗效果明确以前的临时处理措施。

（二）自体组织重建 Mmaxillary reconstruction by autologous tissues

大多数的上颌骨缺损是复合性的，因此即使是小型缺损，也涉及骨组织和软组织的重建，以提供牙列的形态结构、面部的皮肤覆盖以及鼻腔和口腔的黏膜覆盖。因此，大多数上颌骨的复合性缺损需要用两层软组织包裹骨组织的“三明治”式移植进行重建。

局部软组织瓣是颊部、上唇、腭部及鼻腔小型缺损重建的主要组织来源。一般情况下，小型缺损用局部皮瓣结合或不结合骨移植进行重建，如很多用于唇裂、腭裂和牙槽嵴重建的技术。局部皮瓣的应用局限于小的，部分上颌骨缺损，很少用于大型的创伤性或外科切除后缺损。

涉及超过半侧上颌骨的大型缺损，需要能提供大量的组织带蒂肌皮组织瓣转移修复。从最初的胸三角皮瓣，到以后的胸大肌、腹直肌、颞肌、胸锁乳突肌以及斜方肌皮瓣都曾用于上颌骨重建，但均未达到上颌缺损骨性结构的重建。此外，胸大肌、腹直肌和斜方肌皮瓣在多数情况下过于肥厚，很难折叠和用于复杂性缺损。带蒂肌皮瓣还可结合骨移植应用，在游离皮瓣普及以前，肌皮瓣联合颅骨、肋骨或髂骨游离移植是上颌骨自体组织重建的主流方法。

随着游离骨肌复合皮瓣，如前臂桡侧皮瓣、肩胛/肩胛旁皮瓣、腓骨瓣和髂骨瓣应用的日益普及，上颌骨重建领域获得了显著的进展。这些组织瓣可以提供包括皮肤、筋膜、肌肉和骨在内的复合组织，用于复杂的上颌骨缺损的重建，获得良好的外形和功能效果。此外，血管化骨移植技术有助于解决传统的骨和软骨移植的一些诸如感染、吸收等难题。其中，游离腓骨复合组织瓣具有其他骨瓣无法比拟的优越性。游离腓骨复合组织瓣能同期修复上颌骨的软硬组织缺损，其中腓骨用于牙槽突缺损的修复，皮岛用于口腔黏膜缺损的修复，所携带的跗长屈肌可用以充填上颌窦死腔。结合骨结合式种植体，还可有效地恢复患者的咀嚼功能。

复习思考题

1．舌缺损的修复方法有哪些？
2．列举下颌骨缺损的修复方法及各自适应证。

（毛驰）

参考文献

1. 邱蔚六，张震康. 口腔颌面外科学. 第 5 版. 北京: 人民卫生出版社，2003. 448-461，469-485

2. 邱蔚六，张震康，王大章. 口腔颌面外科理论与实践. 第 1 版. 北京: 人民卫生出版社，1998. 988-990，991-992.
3. 俞光岩，高岩，孙勇刚. 口腔颌面部肿瘤. 第 1 版. 北京: 人民卫生出版社，2002. 60-87，94-96
4. 毛驰，等. 头颈肿瘤缺损的显微外科重建. 现代口腔医学杂志，2001, 15(3):220
5. 毛驰，等. 改良的游离腓骨瓣制备技术. 口腔医学，2000，20(3):131
6. 毛驰，等. 应用游离腓骨复合瓣行上颌骨缺损修复的初步研究. 口腔颌面外科杂志，2001，11 (1):9
7. 毛驰，等. 腓骨复合瓣游离移植修复下颌骨缺损. 中国修复重建外科杂志，2001.15(6):335
8. 毛驰，等. 上颌骨及面中份缺损的显微外科修复. 肿瘤学杂志，2001，7(3):136
9. Aviv JE, Urken ML, Vickery C, et al. The combined latissimus dorsi-scapular free flap in head and neck reconstruction. Arch Otolaryngol Head Neck Surg. 1991 Nov; 117(11):1242-50
10. Ao M, Asagoe K, Maeta M, et al. Combined anterior thigh flaps and vascularised fibular graft for reconstruction of massive composite oromandibular defects. Br J Plast Surg, 1998, 51:350
11. Bake SR, Swanson NA: Oblique forehead flap for total reconstruction of the nasal tip and columella. Arch Otolaryngol. 1985 Jul; 111(7):425-9
12. Bake SR, Swanson NA: Tissue expansion of the head and neck. Indications, technique, and complications. Arch Otolaryngol Head Neck Surg. 1990 Oct; 116(10):1147-53
13. Brandt KE, Khouri RK. The lateral arm/proximal forearm flap. Plast Reconstr Surg. 1993 Nov; 92(6): 1137-43
14. Chen ZW, Yan W. The study and clinical application of the osteocutaneous flap of fibula. Microsurgery. 1983; 4(1):11-6
15. Civantos FJ, Burkey B, Lu FL: Lateral arm microvascular flap in head and neck reconstruction. Arch Otolaryngol Head Neck Surg. 1997 Aug; 123(8):830-6
16. Cordeiro PG, Santamaria E. The extended, pedicled rectus abdominis free tissue transfer for head and neck reconstruction.. Ann Plast Surg. 1997 Jul; 39(1):53-9
17. Freeman TJ, Maisel RH, Goding GS, et al. Inhibition of endogenous superoxide dismutase with diethyldithiocarbamate in acute island skin flaps. Otolaryngol Head Neck Surg. 1990 Dec; 103(6):938-42
18. Freije JE, Campbell BH, Yousif J, et al. Reconstruction after infrastrucure maxillectomy using dual free flaps. Laryngoscope, 1997, 107:694
19. Hidalgo DA, Disa JJ. A review of 716 consecutive free flaps for oncologic surgical defects: refinement in donor-site selection and technique. Plast Reconstr Surg. 1998 Sep; 102(3):722-32; discussion 733-4
20. Hidalgo DA. Fibula free flap: a new method of mandible reconstruction. Plast Reconstr Surg. 1989 Jul; 84(1):71-9

Definition and terminology

- **flap**: in reconstructive surgery, one to several associated tissue layers dissected and transferred to a nearby site with an intact blood supply or separated and transplanted to a distant site, with revascularization through anastomoses of recipient and doror arteries and veins ,also called surgical flap.
- **random flap**: A skin flap with its blood supply coming from a number of small and unidentified vessels,often running in various directions,rather than from a single and known main artery with its

accompanying veins.Also called random pattern flap.

- **axial flap**: A pedicled skin flap which has its blood supplied entively by a known artery and wein which are in the pedicle and which traverse the flap.
- **free flap**: A skin flap or composite flap having no continuous pedicle or tether between the donor and recipient sites. After being completely elevated ,as an island flap, on a long stale of its nourishing artery and vein(s),the base of stale is severed and the flap is transferred to the distant recipient sites, where it is revasculatized by anastomosing its artery and vein(s) to comparable isolated vessels in the new site. Also called microvascular free flap.
- **sliding flap** : A skin flap designed and elevated adjacent to a defect and then, taking advantage of the strechability of the skin ,pulled over the defect and sutured in place. Also called advancement flap, French flap.
- **myocutaneous flap**: A flap consisting of a muscle, usually in its entively, together with all the overlying tissue, including the skin ,also called musculocutaneous flap.

中英专业词汇索引

INDEX

D

E

F

G

H

J

K

T

W

Z

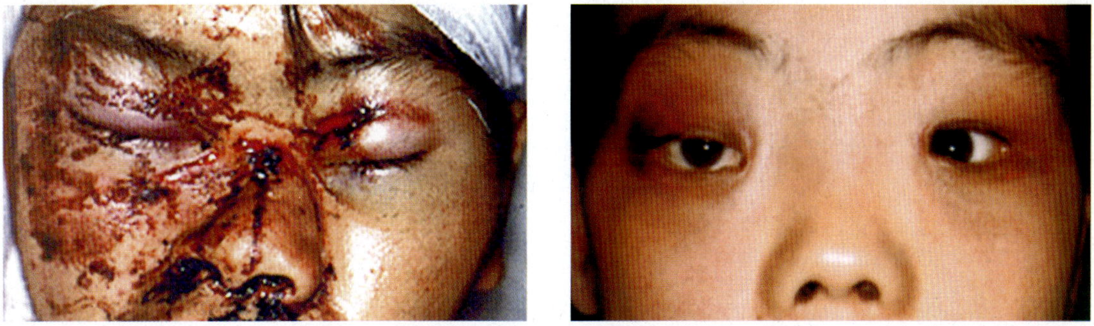

图7-57　NOE骨折的临床表现

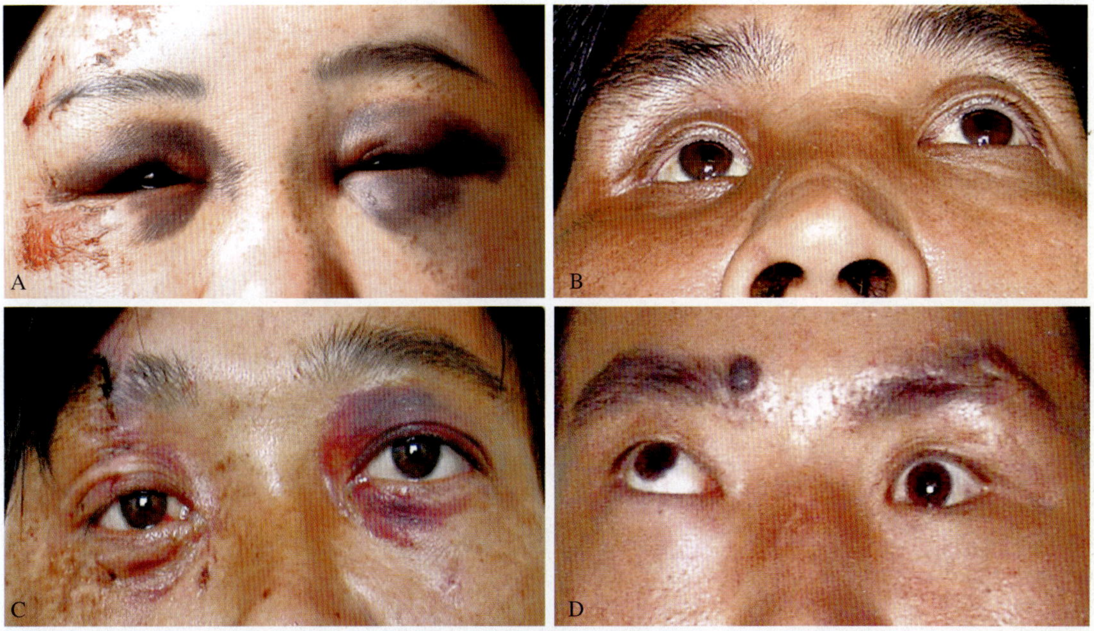

图7-54　眼眶骨折的临床表现

A.眶周肿胀、淤血；B.眼球内陷；C.眼球下陷；D.眼球运动障碍

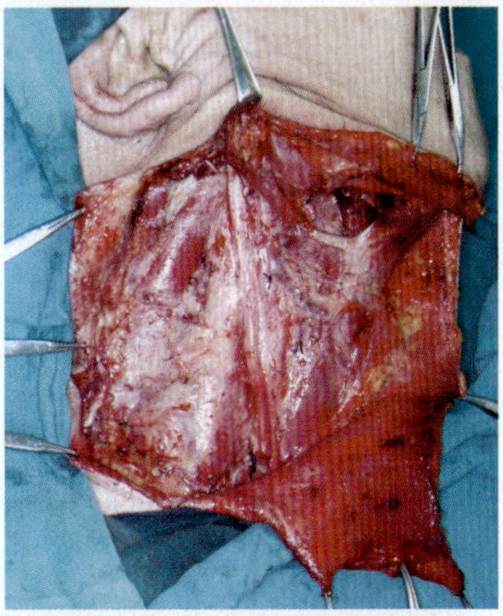

图8-3　传统根治性颈清术，切除了副神经、胸锁乳突肌及颈内静脉

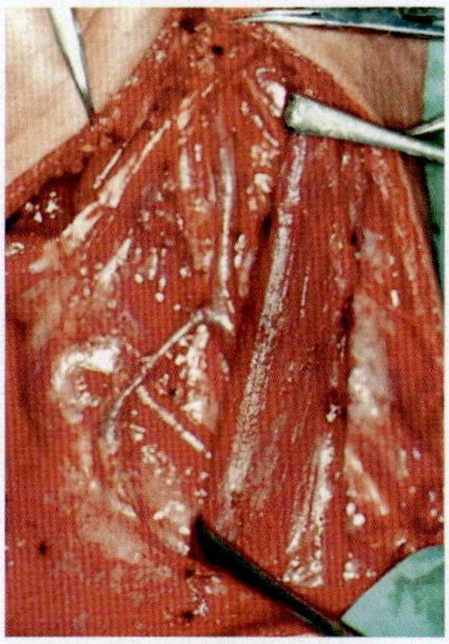

图8-4　III型改良根治性颈清术，保留了副神经、胸锁乳突肌及颈内静脉

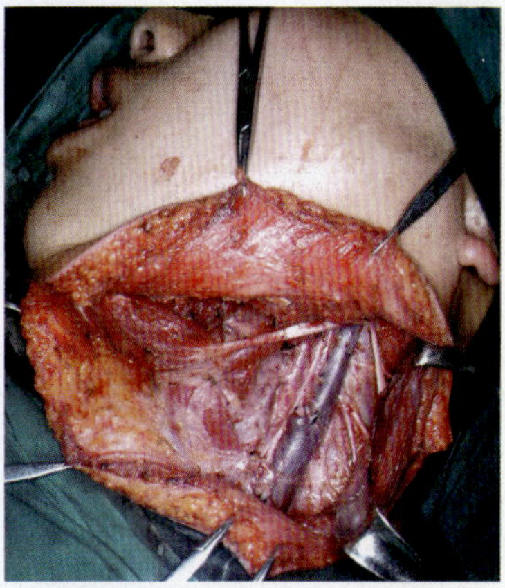

图8-5　肩胛舌骨上颈清术

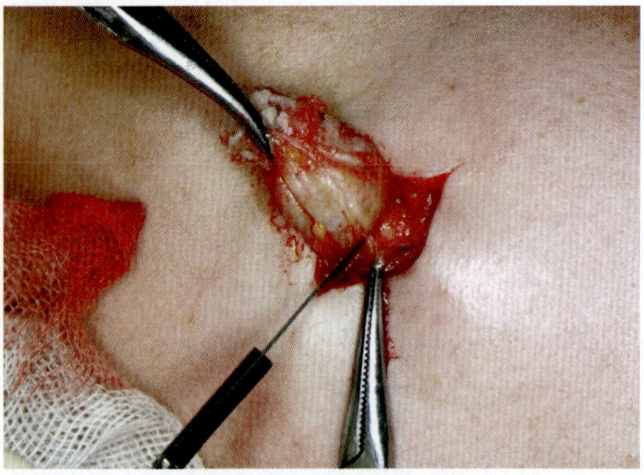

图8-7　锐分离摘除囊肿

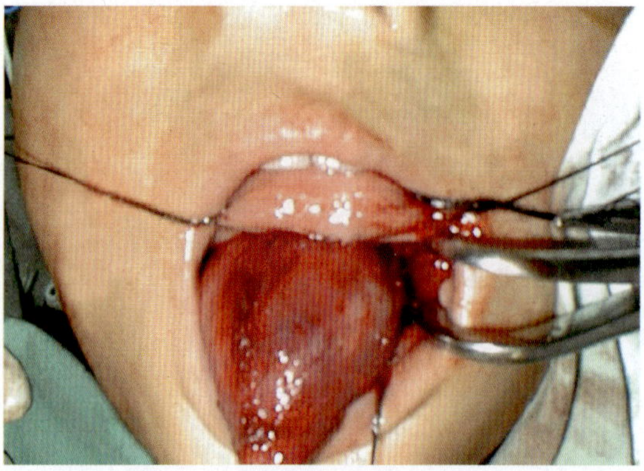

图8-9　口底皮样囊肿摘除术

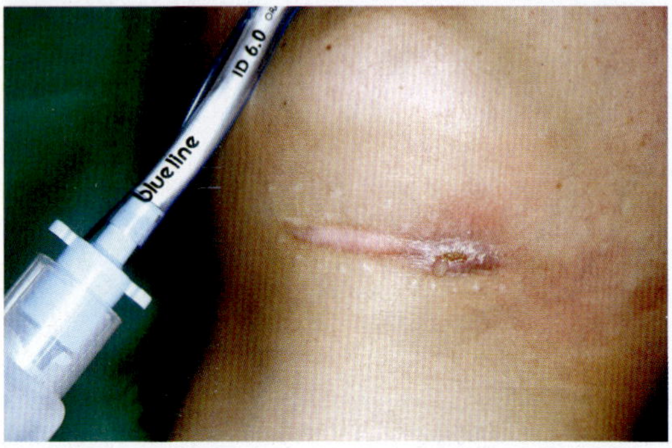

图8-10　甲状舌管瘘

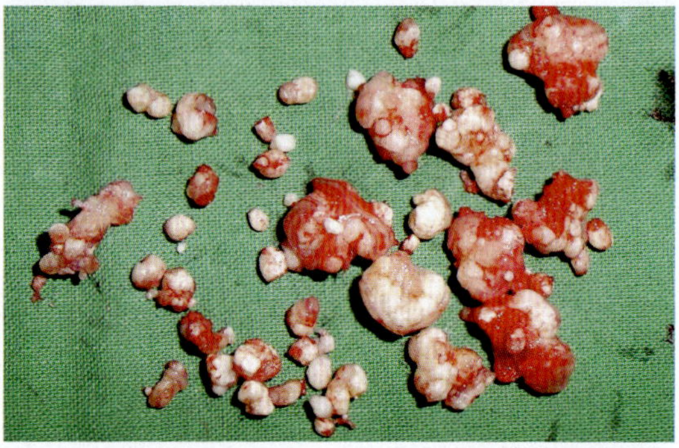

图8-12　组合性牙瘤术后标本

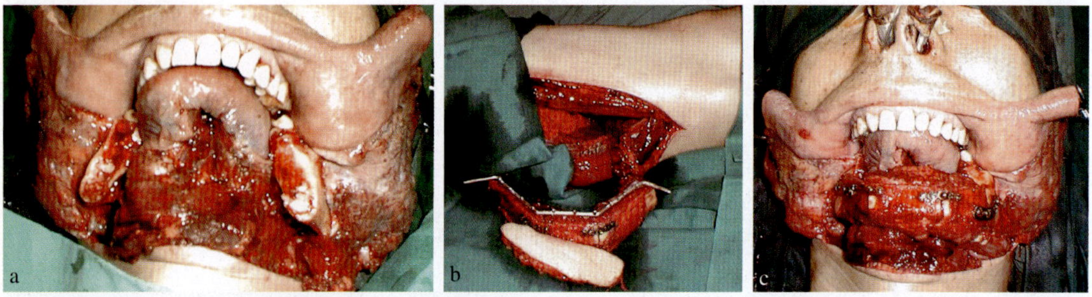

图 8-15　成釉细胞瘤切除后腓骨修复缺损

a 下颌骨成釉细胞瘤切除后缺损，b 制取腓骨瓣，c 腓骨瓣修复缺损

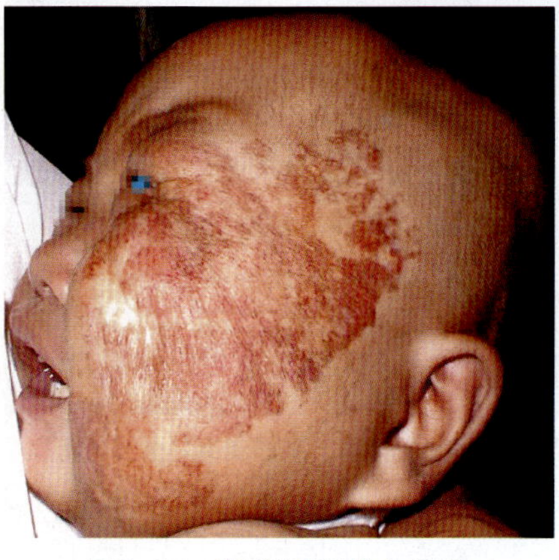

图8-17　葡萄酒斑状血管瘤

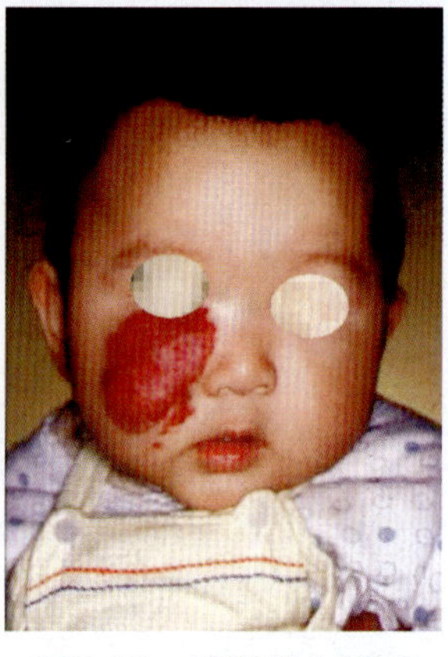

图8-18　杨梅样血管瘤

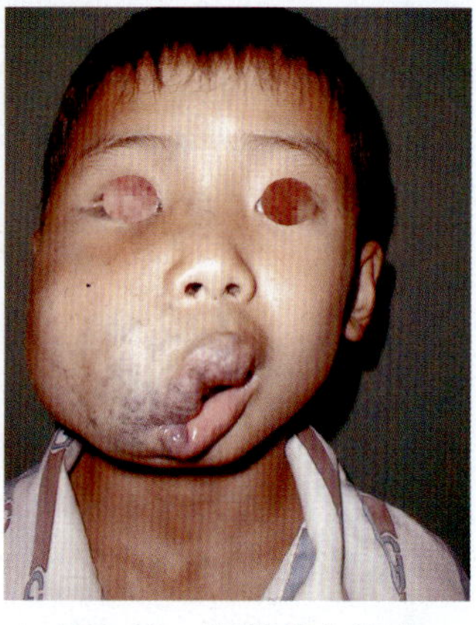

图8-19　海绵状血管瘤

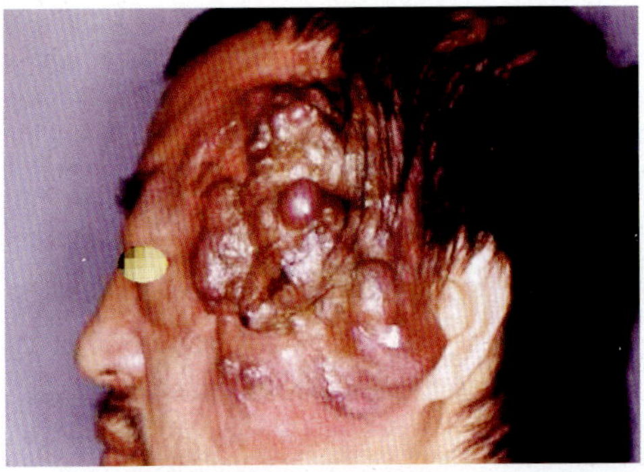

图8-20　蔓状血管瘤

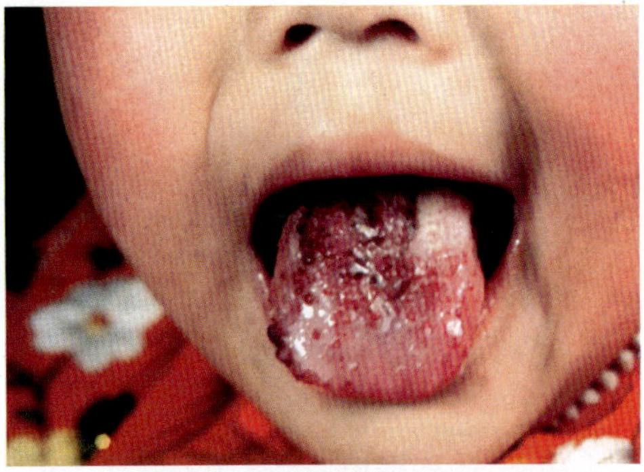

图8-21　毛细管型淋巴管瘤

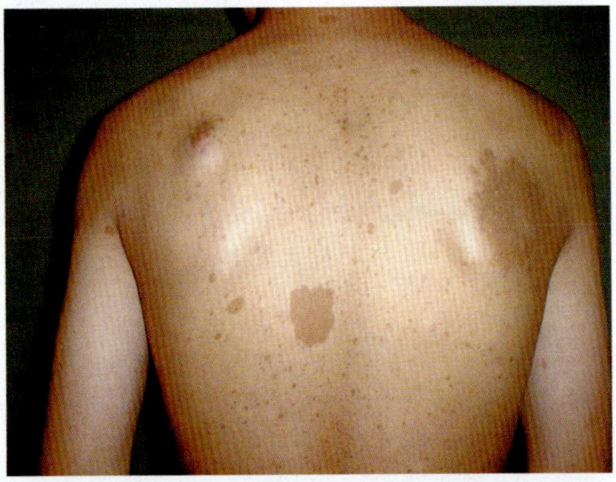

图8-24　神经纤维瘤病之棕色斑

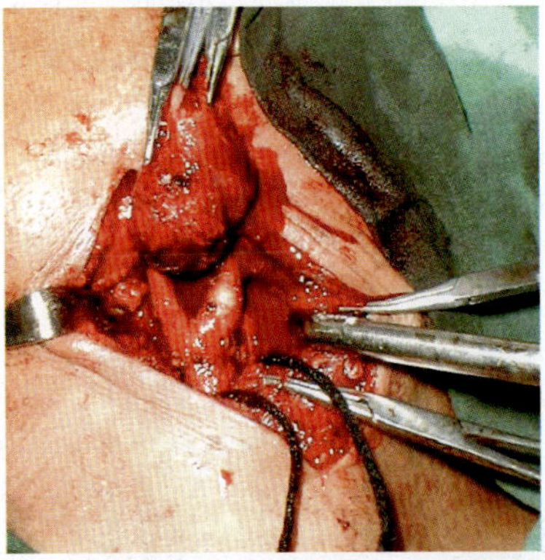

图8-27　颈动脉体瘤动脉外膜下肿瘤切除术

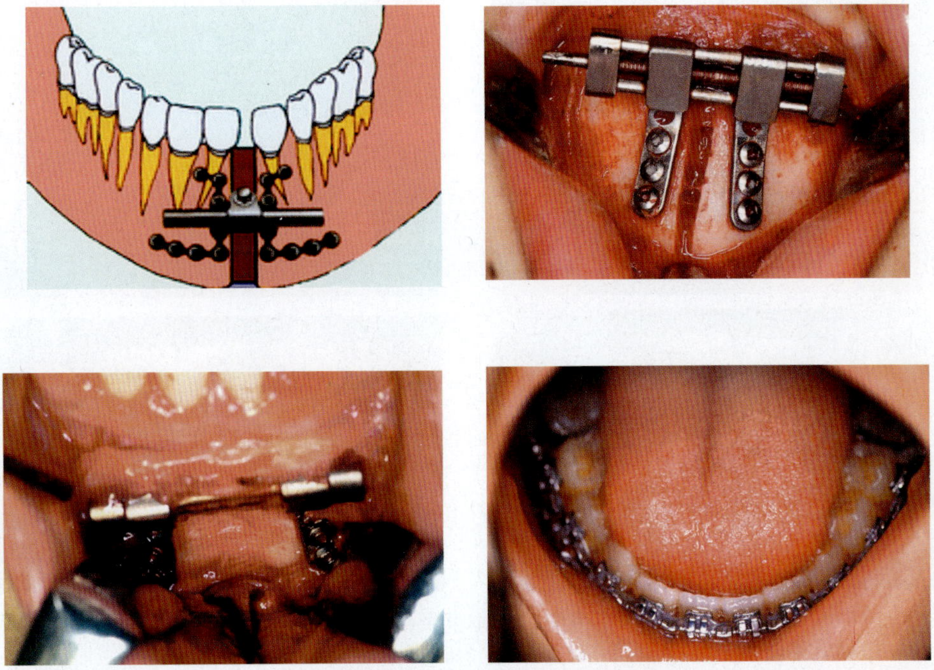

图14-14 牙弓重度狭窄的牵引成骨扩弓治疗

①下颌骨扩弓牵引器；②下颌骨扩弓临床病例，该图为牵引器安放固定情况；③完成牵引成骨扩弓后新骨生成情况；④扩弓后不拔牙排齐下颌牙列情况

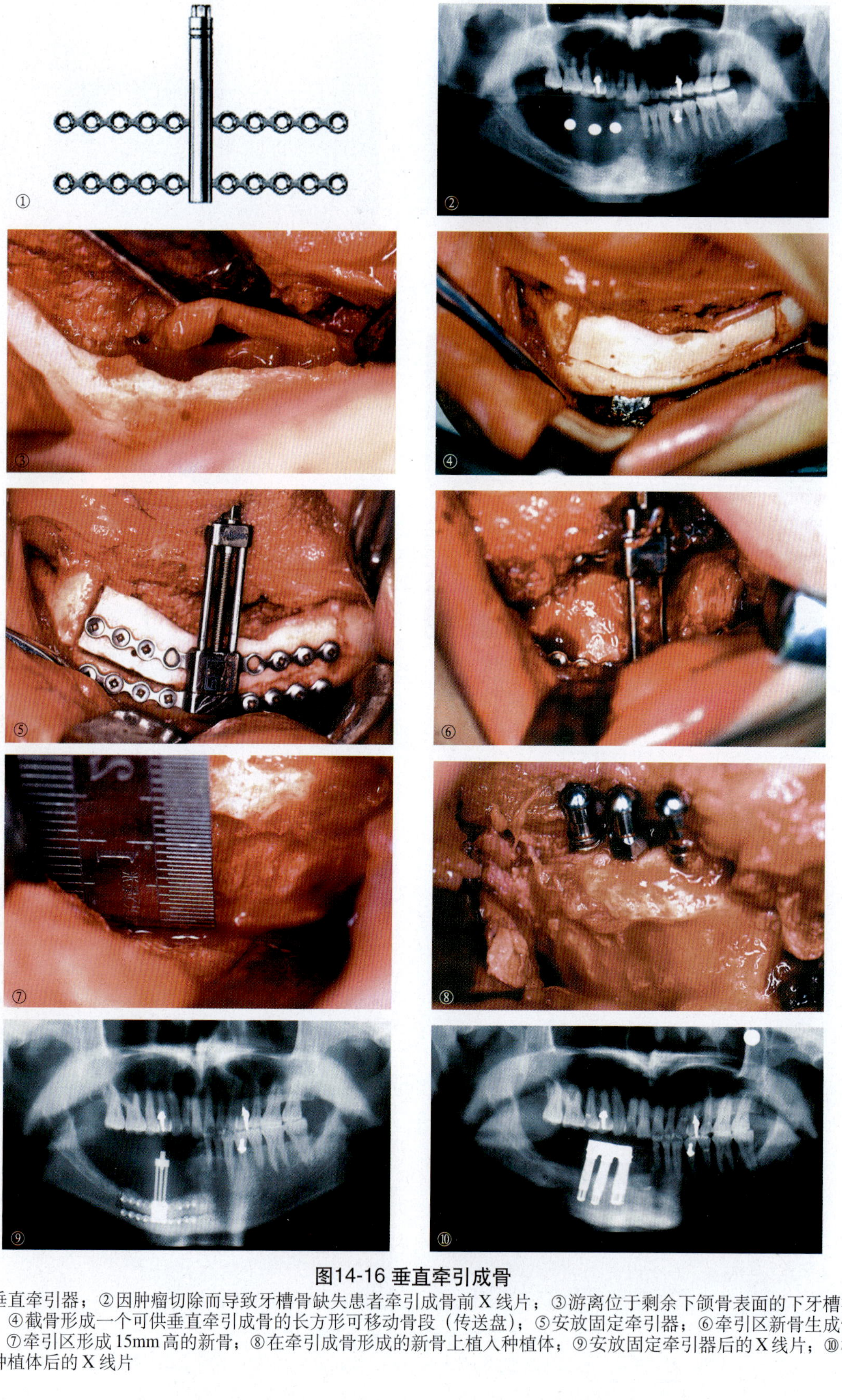

图14-16 垂直牵引成骨

①垂直牵引器；②因肿瘤切除而导致牙槽骨缺失患者牵引成骨前X线片；③游离位于剩余下颌骨表面的下牙槽神经；④截骨形成一个可供垂直牵引成骨的长方形可移动骨段（传送盘）；⑤安放固定牵引器；⑥牵引区新骨生成情况；⑦牵引区形成15mm高的新骨；⑧在牵引成骨形成的新骨上植入种植体；⑨安放固定牵引器后的X线片；⑩植入种植体后的X线片